Histología Médico-práctica

2.ª edición

Histología Médico-práctica

2.ª edición

Herminia Alicia Brusco

Bioquímica. Doctora en Bioquímica. Facultad de Farmacia y Bioquímica, Universidad de Buenos Aires (UBA).
Profesora Titular Consulta. Departamento de Histología, Biología Celular, Embriología y Genética. Facultad de Medicina, Universidad de Buenos Aires (UBA).
Investigadora Principal *Ad-Honorem*, Consejo Nacional de Investigaciones Científicas y Técnicas (CONICET).
Ex Directora del Instituto de Biología Celular y Neurociencia Prof. Eduardo De Robertis (IBCN, UBA-CONICET).

Juan José López Costa

Médico. Doctor en Medicina, Universidad de Buenos Aires (UBA).
Profesor Titular Regular. Departamento de Histología, Biología Celular, Embriología y Genética. Facultad de Medicina, UBA.
Investigador Independiente, Consejo Nacional de Investigaciones Científicas y Técnicas (CONICET).
Director del Departamento de Histología, Biología Celular, Embriología y Genética. Facultad de Medicina, UBA
Vicedirector del Instituto de Biología Celular y Neurociencia Prof. Eduardo De Robertis (IBCN, UBA-CONICET).

Fabián Loidl

Médico. Doctor en Medicina, Universidad de Buenos Aires (UBA).
Profesor Regular Adjunto, Departamento de Histología, Biología Celular, Embriología y Genética, Facultad de Medicina, UBA.
Investigador Independiente, Consejo Nacional de Investigaciones Científicas y Técnicas (CONICET). Instituto de Biología Celular y Neurociencia Prof. Eduardo De Robertis (IBCN, UBA-CONICET).

María Soledad Belingeri

Médica.
Profesora Regular Adjunta. Departamento de Histología, Biología Celular,
Embriología y Genética. Facultad de Medicina, Universidad de Buenos Aires (UBA).
Jefe de Sección de Endocrinología y Metabolismo, Hospital de Agudos J. M. Penna.
Subdirectora de la Carrera de Especialista en Endocrinología, Facultad de Medicina de la UBA, Sede Hospital de Agudos J. M. Penna, Ciudad Autónoma de Buenos Aires (CABA).

Laura Caltana

Médica. Doctora de la Universidad de Buenos Aires (UBA).
Profesora Adjunta. Departamento de Histología, Biología Celular, Embriología y Genética. Facultad de Medicina, UBA.
Investigadora Adjunta del Consejo Nacional de Investigaciones Científicas y Técnicas (CONICET). Instituto de Biología Celular y Neurociencia Prof. Eduardo De Robertis (IBCN, UBA-CONICET).

Fernando Locaso

Médico.
Profesor Regular Adjunto. Departamento de Histología, Biología Celular, Embriología y Genética. Facultad de Medicina, Universidad de Buenos Aires (UBA).
Médico especialista en Traumatología y Ortopedia. Servicio de Ortopedia y Traumatología del Hospital Teodoro Álvarez, Ciudad Autónoma de Buenos Aires (CABA).

Viviana Sánchez

Médica. Doctora de la Universidad de Buenos Aires (UBA).
Ex Profesora Adjunta. Departamento de Histología, Biología Celular, Embriología y Genética. Facultad de Medicina, UBA
Docente Investigadora del Instituto de Biología Celular y Neurociencia "Profesor E. De Robertis" (IBCN), Facultad de Medicina, UBA.

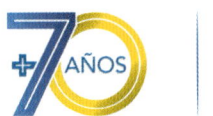 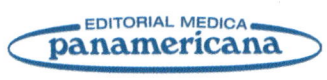

Desde 1953 formando Profesionales de la Salud

Buenos Aires - Bogotá - Madrid - México
www.medicapanamericana.com

ISBN: 978-950-06- 9740-8- Libro + Versión electrónica
ISBN 978-950-06-9739-2 - Versión electrónica

Histología médico práctica / Herminia Alicia Brusco ...
[et al.]. - 2.ª ed. - Ciudad
Autónoma de Buenos Aires : Médica Panamericana,
2025.
568 p. + Galería de imágenes y autoevaluaciones ;
28 x 20 cm.

ISBN 978-950-06-9740-8

1. Medicina. 2. Histología. I. Brusco, Herminia Alicia
CDD 611

© 2025. EDITORIAL MÉDICA PANAMERICANA S.A.C.F.

Av. Maipú 1300, CP C1006ACT, Ciudad Autónoma
de Buenos Aires, Argentina
Esta edición se terminó de imprimir en
Arcángel Maggio
Lafayette 1695, C1286 Ciudad Autónoma de Buenos Aires,
Argentina, en el mes de febrero de 2025

IMPRESO EN LA ARGENTINA

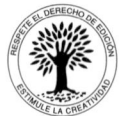

Los editores han hecho todos los esfuerzos para localizar a
los poseedores del copyright del material fuente utilizado. Si
inadvertidamente hubieran omitido alguno, con gusto harán
los arreglos necesarios en la primera oportunidad que se les
presente para tal fin.

Gracias por comprar el original.
**Este libro es el fruto del esfuerzo de profesionales que,
con su dedicación en el arte y la ciencia de curar o
enseñar, han encontrado tiempo para escribir esta obra.
Respetar la propiedad intelectual es evitar reproducir,
descargar, distribuir o compartir estos contenidos
a través de cualquier medio sin el permiso del autor
y del editor.**

Las ciencias de la salud están en permanente cambio. A
medida que las nuevas investigaciones y la experiencia
clínica amplían nuestro conocimiento, se requieren
modificaciones en las modalidades terapéuticas y en los
tratamientos farmacológicos. Los autores de esta obra
han verificado toda la información con fuentes confiables
para asegurarse de que esta sea completa y acorde con los
estándares aceptados en el momento de la publicación. Sin
embargo, en vistas de la posibilidad de un error humano
o de cambios en las ciencias de la salud, ni los autores, ni la
editorial o cualquier otra persona implicada en la preparación
o la publicación de este trabajo, garantizan que la totalidad de
la información aquí contenida sea exacta o completa y no se
responsabilizan por errores u omisiones o por los resultados
obtenidos del uso de esta información. Se aconseja a los
lectores confirmarla con otras fuentes. Por ejemplo, y en
particular, se recomienda a los lectores revisar el prospecto
de cada fármaco que planean administrar para cerciorarse
de que la información contenida en este libro sea correcta y
que no se hayan producido cambios en las dosis sugeridas
o en las contraindicaciones para su administración. Esta
recomendación cobra especial importancia con relación a
fármacos nuevos o de uso infrecuente.

Ilustración de tapa: Lic. Camila González Gentili

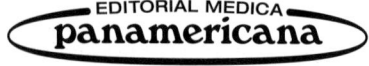

EDITORIAL MEDICA
panamericana

Visite nuestra página web:
http://www.medicapanamericana.com

ARGENTINA
Av. Maipú 1300, CP C1006ACT,
Ciudad Autónoma de Buenos Aires.
e-mail: info@medicapanamericana.com

COLOMBIA
Carrera 7a A N° 69-19 - Bogotá D.C., Colombia
Tel.: (57-601) 345-4508 / 314-5014 /
e-mail: infomp@medicapanamericana.com.co

ESPAÑA
Calle Sauceda 10, 5.ª planta (28050) - Madrid, España
Tel.: (34-91) 1317800 / Fax: (34-91) 4570919
e-mail: info@medicapanamericana.es

MÉXICO
Av. Miguel de Cervantes Saavedra N° 233 piso 8,
Oficina 801
Colonia Granada, Alcaldía Miguel Hidalgo -
C.P. 11520 - Ciudad de México, México.
Tel.: (52-55) 5250-0664
e-mail: infomp@medicapanamericana.com.mx

Dedicatoria

Dedicamos esta obra a nuestras hijas e hijos, quienes motivaron y motivan el trabajo diario, la pasión por el conocimiento y la gratificación de la labor cumplida.

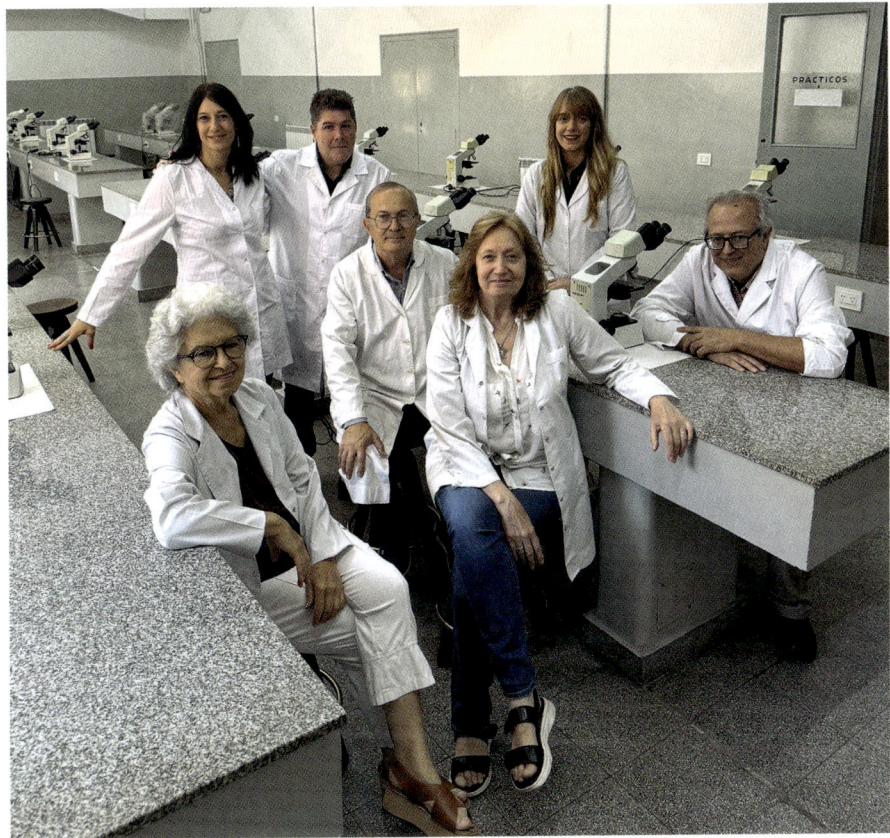

La Facultad de Medicina de la UBA cumple 150 años enseñando Histología.

Histología es una asignatura troncal en el conocimiento del cuerpo humano que, si bien es la anatomía microscópica del organismo, también ha permitido avanzar sobre la fisiología de las distintas células y tejidos que componen los órganos, y detectar las alteraciones morfológicas para diagnosticar distintas patologías.

Los avances en la investigación científica básica con el empleo de modelos animales han permitido y permiten comprender la funcionalidad del organismo, predecir y prevenir ciertas alteraciones nocivas, y así avanzar hacia la medicina traslacional con el objeto de mejorar la salud de personas.

Nuestro reconocimiento a quienes desde hace 150 años enseñaron y enseñan histología a estudiantes de la carrera de Medicina de la UBA, a aquellos que investigaron distintos aspectos de la morfología celular, tisular y organotípica.

Destacamos la labor docente realizada, la formación de nuevos docentes año a año y el compromiso para con el país, que ha llevado nuestra carrera al reconocimiento mundial como formadora de excelentes profesionales.

Como representantes de tantos y tantos docentes que en los últimos 75 años se han destacado en la enseñanza y la investigación, citamos a los Profesores Doctores Eduardo De Robertis, Amanda Pellegrino de Iraldi, Jorge Pecci Saavedra y Alberto Juan Solari como ejemplos de docentes/investigadores de histología en el país.

Colaboradores

Ana M. Adamo

Profesora Titular. Departamento de Química Biológica.
Facultad de Farmacia y Bioquímica-Universidad
de Buenos Aires (UBA).
Investigadora Independiente del Consejo Nacional
de Investigaciones Científicas y Técnicas (CONICET).

María Soledad Belingeri

Médica.
Profesora Regular Adjunta. Departamento de Histología,
Biología Celular, Embriología y Genética. Facultad de
Medicina, Universidad de Buenos Aires (UBA).
Jefe de Sección de Endocrinología y Metabolismo,
Hospital de Agudos J. M. Penna.
Subdirectora de la Carrera de Especialista en
Endocrinología, Facultad de Medicina, UBA,
Sede Hospital de Agudos J. M. Penna, Ciudad Autónoma
de Buenos Aires (CABA).

Carola B. Bozal

Odontóloga. Doctora de la Universidad de
Buenos Aires (UBA).
Profesora Adjunta Regular, Cátedra de Histología
y Embriología, Facultad de Odontología, UBA.

Melisa Bressan

Histotécnica.
Primera Unidad Académica, Departamento de Histología,
Biología Celular, Embriología y Genética. Facultad de
Medicina, Universidad de Buenos Aires (UBA).

Herminia Alicia Brusco

Bioquímica. Doctora en Bioquímica. Facultad de Farmacia y
Bioquímica, Universidad de Buenos Aires (UBA).
Profesora Titular Consulta. Departamento de Histología,
Biología Celular, Embriología y Genética. Facultad de
Medicina, Universidad de Buenos Aires (UBA).
Investigadora Principal *Ad-Honorem*, Consejo Nacional de
Investigaciones Científicas y Técnicas (CONICET).
Ex Directora del Instituto de Biología Celular y Neurociencia
Prof. Eduardo De Robertis (IBCN, UBA-CONICET).

Graciela C. Calabrese

Doctora de la Universidad de Buenos Aires (UBA).
Profesora Asociada Regular. Cátedra de Biología Celular
y Molecular. Departamento de Ciencias Biológicas.
Facultad de Farmacia y Bioquímica, UBA.

Laura Caltana

Médica. Doctora de la Universidad de Buenos Aires (UBA).
Profesora Adjunta. Departamento de Histología, Biología
Celular, Embriología y Genética. Facultad de Medicina, UBA.
Investigadora Adjunta del Consejo Nacional de
Investigaciones Científicas y Técnicas (CONICET). Instituto
de Biología Celular y Neurociencia Prof. Eduardo
De Robertis (IBCN, UBA-CONICET).

Enrique Carlos Cazado

Médico Endocrinólogo Universitario. Universidad de Buenos
Aires (UBA).

Ex Jefe de Sección Endocrinología y Metabolismo.
Hospital de Agudos J. M. Penna.
Director de la Carrera de Médico Especialista en
Endocrinología, UBA. Sede Hospital de Agudos J. M. Penna.
Consultor Endocrinología de la Reproducción y Andrología.
División Endocrinología. Hospital de Clínicas José de San
Martín, UBA.

José Luis Ciucci

Especialista en Cirugía, Cirugía Cardiovascular,
Flebología y Linfología.
Director del Departamento de Anatomía.
Facultad de Medicina. Universidad de Buenos Aires (UBA).
Profesor Titular, Tercera Unidad Académica de Anatomía.
Facultad de Medicina, UBA.
Director de la Maestría en Linfología,
Facultad de Medicina, UBA.
Ex Director General del Hospital Militar Central,
Ciudad Autónoma de Buenos Aires (CABA).

Karina Danilowicz

Doctora en Medicina.
Jefa de la División Endocrinología del Hospital de Clínicas,
Universidad de Buenos Aires (UBA).
Presidenta de la Fundación para la Asistencia,
Investigación y la Docencia en Endocrinología (FUNDAIDE).
Profesora Regular Adjunta de Medicina, UBA.
Coordinadora de la Carrera de Médicos Especialistas en
Endocrinología, UBA. Directora de la Sede
Hospital de Clínicas.
Ex Vicepresidenta de la Federación Argentina de Sociedades
de Endocrinología (FASEN).
Vicepresidenta de la Sociedad Argentina de
Endocrinología y Metabolismo (SAEM).

Walter De Bonis

Médico Urólogo.
Jefe de Urología. Hospital Durand. Ciudad Autónoma
de Buenos Aires (CABA).
Profesor Adjunto de Urología, Facultad de Medicina,
Universidad de Buenos Aires (UBA).
Consultor. Sociedad Argentina de Urología.

Sebastián Defranchi

Médico Especialista en Cirugía de Tórax.
Fundación Favaloro.
Director Ejecutivo. Fundación Favaloro.
Ciudad Autónoma de Buenos Aires (CABA).

Ana Patricia Fabro

Doctora de la Universidad Nacional del Litoral.
Profesora Titular de la Cátedra de Morfología Normal.
Facultad de Bioquímica y Ciencias Biológicas,
Universidad Nacional del Litoral, Argentina.
Investigadora Categoría II.

Romina P. Franchini

Médica Especialista en Otorrinolaringología.
Jefe de Trabajos Prácticos. Docente Adscripto. Primera

Unidad Académica, Departamento de Histología, Biología Celular, Embriología y Genética. Facultad de Medicina, Universidad de Buenos Aires (UBA).
Coordinadora Docente. Servicio de Otorrinolaringología. Hospital Interzonal General de Agudos (HIGA) Evita, Lanús Oeste, Provincia de Buenos Aires, Argentina.

María Eugenia Gil

Médica Dermatóloga. Universidad de Buenos Aires (UBA).

Mariela Lacave

Histotécnica. Cátedra de Histología y Embriología de la Facultad de Odontología, Universidad de Buenos Aires (UBA).

Néstor Rubén Lago

Profesor Titular. Departamento de Patología. Facultad de Medicina, Universidad de Buenos Aires (UBA).

Mercedes Lasaga

Profesora Titular Consulta. Departamento de Histología, Biología Celular, Embriología y Genética. Facultad de Medicina, Universidad de Buenos Aires (UBA).
Investigadora Principal *Ad-Honorem*, Consejo Nacional de Investigaciones Científicas y Técnicas (CONICET).

Fernando Locaso

Médico.
Profesor Regular Adjunto. Departamento de Histología, Biología Celular, Embriología y Genética. Facultad de Medicina, Universidad de Buenos Aires (UBA).
Médico especialista en Traumatología y Ortopedia. Servicio de Ortopedia y Traumatología del Hospital Teodoro Álvarez, Ciudad Autónoma de Buenos Aires (CABA).

Fabián Loidl

Médico. Doctor en Medicina, Universidad de Buenos Aires (UBA).
Profesor Regular Adjunto, Departamento de Histología, Biología Celular, Embriología y Genética, Facultad de Medicina, UBA.
Investigador Independiente, Consejo Nacional de Investigaciones Científicas y Técnicas (CONICET).
Instituto de Biología Celular y Neurociencia Prof. Eduardo De Robertis (IBCN, UBA-CONICET).

Juan José López Costa

Médico. Doctor en Medicina, Universidad de Buenos Aires (UBA).
Profesor Titular Regular. Departamento de Histología, Biología Celular, Embriología y Genética. Facultad de Medicina, UBA.
Investigador Independiente, Consejo Nacional de Investigaciones Científicas y Técnicas (CONICET).
Director del Departamento de Histología, Biología Celular, Embriología y Genética. Facultad de Medicina Universidad de Buenos Aires.
Vicedirector del Instituto de Biología Celular y Neurociencia Prof. Eduardo De Robertis (IBCN, UBA-CONICET).

Mariana López Ravasio

Histotécnica.
Laboratorio Nacional de Investigación y Servicios en Microscopía Electrónica (LANAIS-MIE). Universidad de Buenos Aires-Consejo Nacional de Investigaciones Científicas y Técnicas (UBA-CONICET).

Timoteo Marchini

Bioquímico. Doctor de la Universidad de Buenos Aires (UBA).
Director Adjunto. Laboratorio de Inmunología Vascular. Departamento de Cardiología. Hospital Universitario de Friburgo, Alemania.

Florencia Masmud

Especialista en Medicina Interna y Endocrinología, Universidad de Buenos Aires (UBA).
Ayudante de Primera de Medicina Interna, UBA.
Médica de Planta. Sección Endocrinología y Metabolismo. Hospital General de Agudos Dr. José M. Penna. Ciudad Autónoma de Buenos Aires (CABA).

Marcelo Mesquida

Médico. Universidad de Buenos Aires (UBA).
Especialista en Hepatología.
Jefe de Sección de Gastroenterología. Hospital de Agudos J. M. Penna. Ciudad Autónoma de Buenos Aires (CABA).
Miembro de la Sociedad Argentina de Hepatología (SAHE).

Jorge Negrete

Profesor Titular. Cátedra de Histología y Embriología y Cátedra de Biología Molecular. Facultad de Ciencias Médicas, Universidad Católica de Cuyo.
Provincia de San Juan, Argentina.
Académico Afiliado al Departamento de Anatomía y Biología Celular, Escuela de Medicina y Ciencias de la Salud, Universidad George Washington, Washington D.C., Estados Unidos.
Profesor Asociado Adjunto, Departamento de Bioquímica y Biología Celular y Molecular, Escuela de Medicina, Universidad de Georgetown, Washington D.C., Estados Unidos.

Alejandra R. Paganelli

Bioquímica. Doctora de la Universidad de Buenos Aires (UBA).
Profesora Adjunta. Departamento de Histología, Biología Celular, Embriología y Genética. Facultad de Medicina, UBA.

Gustavo Paratcha

Doctor en Ciencias Biológicas, Universidad de Buenos Aires (UBA).
Investigador Principal. Consejo Nacional de Investigaciones Científicas y Técnicas (CONICET). Instituto de Biología Celular y Neurociencias "Prof. E. De Robertis". Facultad de Medicina, UBA.

Susana Peressini

Bioquímica, Universidad de Buenos Aires (UBA).
Especialista en Bioquímica Clínica, Área Citología Exfoliativa, Facultad de Farmacia y Bioquímica, UBA.
Ex Jefa de la Sección de Citología Exfoliativa, Laboratorio de Análisis Clínicos Centralab.
Ex Docente de Histología y Biología Celular, Facultad de Medicina y Facultad de Farmacia y Bioquímica, UBA.

Ana María Puyó

Ex Profesora Titular. Cátedra de Anatomía e Histología. Facultad de Farmacia y Bioquímica, Universidad de Buenos Aires (UBA).

Iván Rabinovich Orlandi

Jefe de trabajos Prácticos. Departamento de Histología, Biología Celular, Embriología y Genética. Facultad de Medicina, Universidad de Buenos Aires (UBA).
Médico Patólogo Perinatal, Hospital Dr. Prof. Bernardo A. Houssay y Maternidad Santa Rosa, Vicente López; Sanatorio Mater Dei y CEMIC, Ciudad Autónoma de Buenos Aires (CABA).

Stella Maris Ranuncolo

Profesora Regular Adjunta. Departamento de Histología, Biología Celular, Embriología y Genética. Facultad de Medicina, Universidad de Buenos Aires (UBA).
Investigadora, Consejo Nacional de Investigaciones Científicas y Técnicas (CONICET).

Manuel Eduardo Rey Funes

Médico. Doctor de la Universidad de Buenos Aires (UBA).
Profesor Regular Adjunto. Departamento de Histología, Biología Celular, Embriología y Genética. Facultad de Medicina, Universidad de Buenos Aires (UBA).
Docente Investigador del Instituto de Biología Celular y Neurociencia "Profesor E. De Robertis" (IBCN). Facultad de Medicina, UBA.

María Jimena Ricatti

Médica y Doctora en Neurociencia. Universidad de Buenos Aires (UBA).
Investigadora Asistente. Departamento de Neurociencia y Biomedicina. Sección de Anatomía e Histología. Universidad de Verona, Italia.

Damián Rútolo

Jefe de Trabajos Prácticos Regular. Departamento de Histología, Biología Celular, Embriología y Genética. Facultad de Medicina, Universidad de Buenos Aires (UBA).
Médico de planta de Clínica Médica. Hospital General Zonal de Agudos Manuel Belgrano. San Martín, Provincia de Buenos Aires.
Subdirector de la Carrera de Médico Especialista en Medicina Interna. Facultad de Medicina, UBA.

Luciana M. Sánchez

Odontóloga. Doctora de la Universidad de Buenos Aires (UBA).
Profesora Adjunta Regular, Cátedra de Histología y Embriología, Facultad de Odontología, UBA.
Profesora Titular, Cátedra Histología y Embriología I y II, Carrera de Odontología, Facultad de Ciencias Médicas, Pontificia Universidad Católica Argentina.

Viviana Sánchez

Médica. Doctora de la Universidad de Buenos Aires (UBA).
Ex Profesora Adjunta. Departamento de Histología, Biología Celular, Embriología y Genética. Facultad de Medicina, UBA.
Docente Investigadora del Instituto de Biología Celular y Neurociencia "Profesor E. De Robertis" (IBCN), Facultad de Medicina, UBA.

Gabriel Edgardo Scicolone

Médico. Doctor de la Universidad de Buenos Aires (UBA).
Profesor Titular. Departamento de Histología, Biología Celular, Embriología y Genética. Facultad de Medicina, UBA.
Investigador Independiente. Consejo Nacional de Investigaciones Científicas y Técnicas (CONICET).

María Valentina Sorzzoni

Licenciada en Histotécnica.
Primera Unidad Académica, Departamento de Histología, Biología Celular, Embriología y Genética Facultad de Medicina, Universidad de Buenos Aires (UBA).
Kinesióloga de Guardia, Hospital de Infecciosas, Dr. Francisco J. Muñiz, Ciudad Autónoma de Buenos Aires (CABA).

Soledad Sosa

Médica Especialista en Clínica Médica y Endocrinología, Universidad de Buenos Aires (UBA).
Endocrinóloga de Planta. División de Endocrinología. Hospital de Clínicas "José de San Martín", UBA.
Docente Adscripta Facultad de Medicina, UBA.
Miembro del Departamento de Neuroendocrinología de la Sociedad Argentina de Endocrinología y Metabolismo (SAEM).

Gabriela Tachdjian

Médica Especialista en Anatomía Patológica y Citología.
Jefa de División de Anatomía Patológica, Hospital General de Agudos José M. Penna.
Médica Citóloga, Hospital Médico Policial Churruca-Visca, Ciudad Autónoma de Buenos Aires (CABA).

Eugenio Viviani Rossi

Médico Especialista Universitario en Nutrición.
Docente de Fisiología en Nutrición, EURHES.
Director de Posgrado de Alimentación basada en plantas, Universidad Nacional de La Plata (UNLP).
Vicepresidente de la Sociedad Argentina de Medicina de Estilo de Vida (SAMEV).

Nerina Villalba

Licenciada en Ciencias Biológicas. Facultad de Ciencias Exactas y Naturales. Universidad de Buenos Aires (UBA).
Técnica Universitaria de Hemoterapia e Inmunohematología. Facultad de Medicina, UBA.
Jefa de Trabajos Prácticos. Departamento de Histología, Biología Celular, Embriología y Genética. Facultad de Medicina, UBA.
Profesional Adjunta. Carrera de Profesional de Apoyo. Consejo Nacional de Investigaciones Científicas y Técnicas (CONICET).

Yesica Argentina Weigandt

Médica Especialista en Tocoginecología. Universidad de Buenos Aires (UBA).
Jefe de Trabajos Prácticos Regular. Departamento de Histología, Biología Celular, Embriología y Genética. Facultad de Medicina, UBA.
Jefe de Trabajos Prácticos. Unidad Docente Hospitalaria. Hospital Interzonal General de Agudos Prof. Dr. Luis Güemes, UBA.
Médica de Planta, Servicio en Tocoginecología del Servicio de Ginecología y Patología Mamaria del Hospital Interzonal General de Agudos Prof. Dr. Luis Güemes, Haedo, Provincia de Buenos Aires.

Prólogo

La Histología es una ciencia básica para la Medicina no solo para el patólogo que realiza el diagnóstico de las biopsias en muchas enfermedades, y sus pronósticos provisorios, sino también para el estudiante en los inicios de la carrera de Medicina, porque provee una descripción de los tejidos, de los tipos celulares y de las sustancias orgánicas en cada órgano y en cada región del organismo humano. Efectivamente, la presentación conjunta de estos temas ya se había realizado décadas atrás en un texto de gran importancia: el libro *Citología General*, de los autores Eduardo De Robertis, Víctor W. Nowinski y F. A. Sáez, el cual sentó las bases para la enseñanza actual de la *biología celular*.

El presente texto es otra muestra de la actividad continuada de la escuela de docencia e investigación creada por el Profesor De Robertis hace muchos años. Este libro realiza una presentación conjunta de la morfología (tanto a nivel de la microscopía óptica como de la microscopía electrónica, y da el aporte ultraestructural), la histoquímica y la citogenética en cada sector del organismo humano.

Este texto comienza con una descripción de los métodos usados para realizar los preparados histológicos que serán examinados por el estudiante, y luego una descripción general de cada tejido, para luego continuar con el análisis de cada órgano y región del cuerpo.

En el aprendizaje de la Histología es muy importante el uso de imágenes. Por este motivo, el presente texto utiliza imágenes histológicas que abarcan todos los órganos y resaltan cada estructura y, además, presenta ilustraciones originales producidas por los autores y colaboradores de esta obra. Las imágenes de microscopía de luz son complementadas con descripciones y esquemas también originales de las ultraestructuras presentes en las células (cilios, fibrillas, vesículas, etc.).

Este texto fue escrito por los docentes e investigadores de Departamento de Biología Celular, Histología, Embriología y Genética de la Facultad de Medicina de la Universidad de Buenos Aires (UBA). En esta segunda edición se han agregado contribuciones de reconocidos profesionales, profesores, investigadores y auxiliares del propio departamento académico y de otras facultades e instituciones del país, quienes aportaron sus conocimientos en las proyecciones médicas normales y patológicas en las que el diagnóstico histológico es de relevancia.

En resumen, se trata de una obra destinada a los estudiantes de Medicina y también de Ciencias Médicas y de la Salud, quienes, en un tiempo limitado, deben asimilar los conceptos básicos y actualizados de las "bioestructuras" del organismo humano.

A todos los coautores y colaboradores de este texto deseo enviarles mis plácemes. Muchas gracias por mostrar la continuidad de este faro de luz pedagógica iniciado por el Profesor Eduardo De Robertis hace muchos años.

Dr. Alberto J. Solari

Profesor Emérito, Facultad de Medicina, Universidad de Buenos Aires (UBA)
Académico de número, Academia Nacional de Ciencias (2003)
Académico, The New York Academy of Sciences (2000)

Prefacio de la segunda edición

Los avances en las técnicas de estudio de la morfología de células, tejidos y órganos, así como el constante y vertiginoso aporte de nuevos conocimientos de los mecanismos celulares y moleculares ocurridos en los últimos cincuenta años, hacen que el estudio de la Histología que hoy requiere conocer el médico y el profesional de las ciencias de la salud se haya enriquecido notablemente tanto en la calidad como en la cantidad de los contenidos. Los autores hemos sido testigos, y en parte partícipes, de estos cambios a lo largo de los últimos cuarenta años.

La idea central de esta segunda edición fue escribir una obra en la que pudiéramos volcar nuestros conocimientos, con el fin de lograr un libro de Histología útil para el profesional de la salud y la formación del futuro médico. Nos propusimos transmitir nuestra experiencia pedagógica adquirida durante años de dictado de clases en la Facultad de Medicina de la Universidad de Buenos Aires, ya que parte de esta no se encuentra habitualmente en textos de Histología, sino que se ha nutrido de la transmisión oral de magníficos maestros y docentes que nos precedieron y acompañaron.

Quisimos hacer un libro conciso, en el que intentamos reflejar los conocimientos más actualizados y completos, y que, además, sea lo suficientemente didáctico como para que, a través de esquemas y fotomicrografías, el lector pueda lograr una correcta descripción de un preparado histológico y realizar un diagnóstico acertado, de ahí el título Histología Médico-práctica.

El fin de esta obra se centra en el aspecto microscópico estructural y ultraestructural, para que, más adelante, puedan comprenderse la fisiología y la patología. Es por ello que, cuando incluimos una sucinta descripción de la fisiología y de la patología (proyecciones médico-clínicas, PMC) fue solo con el fin de reforzar la comprensión y la importancia funcional de cada estructura, y no para adelantar conocimientos que el alumno recibirá en las diferentes asignaturas durante el transcurso de la carrera.

Se ha puesto especial énfasis en las características morfológicas, sin descuidar los avances de la biología molecular, considerando que son conceptos indispensables en un texto de histología del siglo XXI. Así, en este libro, el lector encontrará capítulos especialmente dedicados a los métodos de estudio en histología, como los centrados en la microscopía y las técnicas histológicas. Hemos procurado que temas relevantes, como el epitelio glandular, el aparato circulatorio (con vasos linfáticos incluidos), los exámenes citológicos (PAP), tejidos y órganos de la cavidad bucal, sentidos químicos y una completa morfología del sistema nervioso tengan un mayor desarrollo, ya que son áreas de cierta carencia en los tratados de Histología tradicionales.

En esta nueva edición de Histología Medico-práctica nuestra intención es ofrecer una obra más completa, con un mayor desarrollo de temas específicos (es así que esta edición cuenta con cuatro nuevos capítulos) y también un mayor alcance en las proyecciones médicas en cada uno de los capítulos, en las que han colaborado especialistas en cada uno de los temas presentados, con especial análisis de fotomicrografías de material humano. Esta edición cuenta también con muchas más fotomicrografías ópticas y electrónicas que permiten ejercitar el diagnóstico. Hemos incorporado, además, una galería de imágenes online con fotomicrografías y una sección de preguntas de autoevaluación online al final de los capítulos.

Se ha pretendido que la lectura fluida y amena no desatienda la solidez de los conocimientos, y que la explicación didáctica no sea un obstáculo para abarcar la profundidad del conocimiento científico que sustenta siempre cada explicación.

Esperamos haberlo logrado y que este texto sea de utilidad.

Los autores

Agradecimientos

Expresamos nuestro agradecimiento a quienes colaboraron en la realización de esta obra.

A los colaboradores mencionados al inicio de estas páginas, que aportaron sus saberes en diferentes áreas a la realización de esta obra. Sus aportes son de relevancia y gran valor científico, necesarios para la enseñanza de la histología en el siglo XXI.

La preparación del material didáctico (preparados histológicos) utilizado en este libro fue realizada por compañeros en la labor docente y técnicos especializados: Med. Vet. Silvia Trejo, Lic. Valentina Zorzoni, Ing. Lisandro Antón, Lic. Margarita López, Sra. Emérita Jorge Vilela de Banchieri[†], Sra. Mariana López Ravasio y las Histotecnólogas Agustina De Franc, Brenda Ledesma y Melisa Bressan.

El aporte de fotomicrografías de otros profesionales se cita al pie de cada figura.

El diseño de los esquemas es original de los autores; los dibujos realizados por el Prof. Dr. C. Fabian Loidl son resultado de la experiencia docente, embellecido con el diseño gráfico profesional de Editorial Médica Panamericana.

Las distintas ilustraciones de microscopía óptica y electrónica fueron, en su gran mayoría, tomadas y editadas por la Prof. Dra. Laura Caltana a partir de preparados histológicos utilizados en los salones de trabajos prácticos de la Primera Unidad Académica del Departamento de Histología, Biología Celular, Embriología y Genética de la Facultad de Medicina de la UBA y de materiales de investigación propios e inéditos del Instituto de Biología Celular y Neurociencia Prof. Eduardo De Robertis (IBCN) (UBA-CONICET).

Para la ilustración de distintos capítulos pudimos contar con preparados histológicos de material humano normal, al que pudimos acceder gracias a la gestión de la Dra. Gabriela Tachdjian, Jefa de Anatomía Patológica del Hospital de Agudos José M. Penna (CABA). El nuevo capítulo de cavidad bucal pudo realizarse gracias al material aportado por las Prof. Dras. Carola Bozal y Luciana Sánchez, de la Facultad de Odontología de la Universidad de Buenos Aires (UBA).

Asimismo, los autores quieren agradecer al equipo profesional de Editorial Médica Panamericana, pues sin su intervención esta obra no hubiese sido posible.

Prefacio de la primera edición

Los avances en las técnicas de estudio de la morfología de células, tejidos y órganos, así como el constante y vertiginoso aporte de nuevos conocimientos en los mecanismos celulares moleculares ocurridos en los últimos cuarenta años, hacen que el estudio de la Histología que hoy requiere conocer el médico y el profesional de las ciencias de la salud se haya enriquecido notablemente tanto en la calidad como en la cantidad de los contenidos. Los autores hemos sido testigos, y en parte partícipes, de estos cambios a lo largo de los últimos treinta años.

Nuestra intención no fue la de escribir un libro más de la materia, sino que hemos volcado nuestro esfuerzo en lograr un libro de Histología útil para el profesional de la salud y la formación del futuro médico, con la idea central de transmitir una destreza pedagógica adquirida durante años de dictado de clases. Gran parte de esta experiencia no se encuentra en textos, sino que se ha nutrido de la transmisión oral de magníficos maestros y docentes que nos precedieron y acompañaron. Este libro no pretende ahondar en el conocimiento molecular, que distrae al estudiante del fin mismo de la materia, como sucede con muchos textos actuales. Quisimos un libro conciso, sin dejar de lado lo más moderno, y lo suficientemente didáctico como para que, a través de esquemas y fotomicrografías, el lector pueda lograr una correcta descripción de un preparado y realizar en lo posible un diagnóstico histológico acertado, de ahí el título Histología Médico-práctica.

El fin del presente libro se centra en el aspecto microscópico estructural y ultraestructural, para que más adelante pueda comprenderse la fisiología y la patología. Es por ello que, cuando incluimos una sucinta descripción de la fisiología y de la patología (proyección médica) fue solo con el fin de reforzar la comprensión de la estructura, y no para adelantar conocimientos que el alumno recibirá con el desarrollo apropiado durante el transcurso de la carrera.

Se ha puesto especial énfasis en las características morfológicas, tratando de no descuidar los avances de la biología molecular solo si consideramos beneficioso incorporarlos en un texto de histología. Así, en este libro, el lector encontrará capítulos especialmente dedicados a los métodos de estudio en Histología, como los centrados en la microscopía y las técnicas histológicas. Hemos procurado que temas relevantes, como el epitelio glandular, el aparato circulatorio (con vasos linfáticos), los exámenes citológicos (PAP) y el sistema nervioso tengan un mayor desarrollo, ya que son áreas de cierta carencia en los Tratados de Histología tradicionales.

Se ha pretendido que la sencillez no desatienda la solidez de los conocimientos, y que la explicación didáctica no sea un obstáculo para abarcar la profundidad del conocimiento científico que sustenta siempre cada explicación. Esperamos haberlo logrado.

Los autores

Materiales complementarios

Al final de cada capítulo, a través de los enlaces del libro digital, el lector podrá acceder a dos excelentes materiales complementarios: la galería de imágenes y las preguntas de autoevaluación.

GALERÍA DE IMÁGENES

CAPÍTULO 3: FUNDAMENTOS DE LA TÉCNICA HISTOLÓGICA

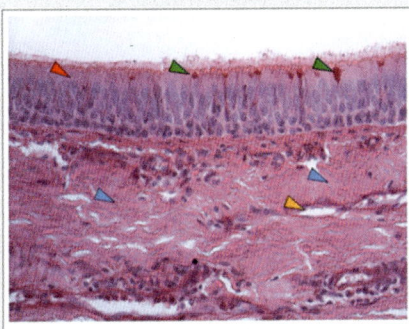

Fig. G3-1
Órgano: tráquea - mucosa
Tinción: H-E y PAS
Mucosa de la tráquea
Flecha roja: epitelio cilíndrico seudoestratificado ciliado con células caliciformes - epitelio respiratorio
Flecha verde: células caliciformes
Flechas azules: tejido conectivo laxo
Flecha naranja: vénulas

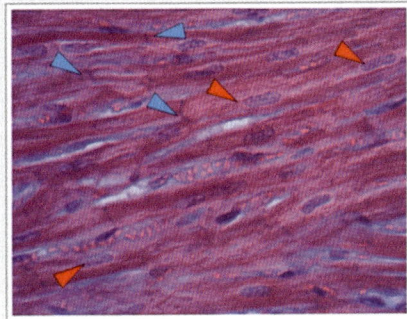

Fig. G3-2
Órgano: corazón - miocardio
Tinción: tricrómico de Masson
Flecha roja: fibras musculares estriadas cardíacas
Flechas azules: discos intercalares

AUTOEVALUACIÓN

PREGUNTAS DE OPCIÓN MÚLTIPLE

7-1. ¿Qué técnica histológica se empleó para obtener esta imagen?

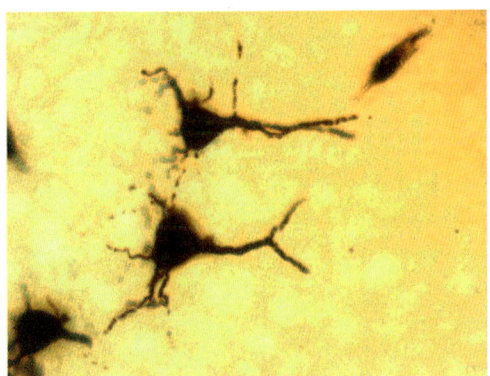

○ a) Impregnación argéntica. Técnica de Golgi.

○ b) Técnica de Nissl.

○ c) Técnica de H-E.

○ d) Impregnación argéntica. Técnica de Cajal.

7-2. La barrera hematoencefálica:

Índice resumido

1. De la célula al organismo: un enfoque morfológico   1

2. Microscopía   25

3. Fundamentos de la técnica histológica   43

4. Tejido epitelial   65

5. Tejido conectivo   83

6. Tejido muscular   105

7. Tejido nervioso   127

8. Tejido adiposo   147

9. Tejido cartilaginoso   157

10. Tejido óseo   167

11. Sangre y hematopoyesis   187

12. Aparato circulatorio   207

13. Inmunidad, tejido linfático y órganos linfáticos   231

14. Aparato respiratorio   253

15. Aparato urinario   271

16. Cavidad bucal   291

17. Aparato digestivo   313

18. Glándulas anexas del aparato digestivo   331

19. Sistema endocrino   347

20. Aparato genital femenino   377

21. Aparato genital masculino   409

22. Sistema tegumentario: piel y faneras   435

23. Sistema nervioso   455

24. Órganos de los sentidos   485

Índice de capítulos

Prólogo	XI
Prefacio	XIII
Agradecimientos	XV
Prefacio de la primera edición	XVII
Materiales complementarios	XIX

1. De la célula al organismo: un enfoque morfológico — 1

INTRODUCCIÓN — 1

LA CÉLULA EUCARIONTE — 1

COMPOSICIÓN QUÍMICA DE LA CÉLULA — 2

ORGANIZACIÓN ESTRUCTURAL DE LA CÉLULA EUCARIONTE — 4

Núcleo celular — 4

Retículo endoplasmático — 5

Envoltura nuclear — 6

Aparato de Golgi — 6

Lisosomas — 7

Organelas no dependientes del sistema de endomembranas — 7

Mitocondrias — 7

Peroxisomas — 8

Citosol — 8

Citoesqueleto — 9

Microfilamentos — 9

Filamentos intermedios — 10

Microtúbulos — 11

Inclusiones citoplasmáticas — 11

Polirribosomas libres — 11

Proteasomas — 12

Composición química de las membranas biológicas — 12

Concepto de mosaico fluido — 12

Concepto de unidad de membrana — 13

Permeabilidad de las membranas celulares — 13

Membrana plasmática — 13

INTERACCIONES DE LA CÉLULA CON EL MEDIO — 13

Endocitosis — 13

Exocitosis — 14

Vesículas extracelulares: microvesículas y exosomas — 14

INTERACCIONES CÉLULA-CÉLULA — 14

Uniones de adhesión celular — 14

Uniones estrechas — 15

Uniones en hendidura, nexo o *gap junction* — 16

Señalización celular — 16

Interacción célula-matriz extracelular — 16

Migración celular — 16

CICLO CELULAR — 17

MUERTE Y RENOVACIÓN CELULAR — 17

Muerte celular — 17

PMC 1-1. El proceso de la migración celular — 18

Renovación celular — 20

ORGANIZACIÓN DE LOS TEJIDOS — 20

ÓRGANOS — 20

PMC 1-2. Muerte celular: su importancia en la clínica — 21

APARATOS — 22

SISTEMAS — 22

UTILIDAD DE LA CITOLOGÍA EN LA CLÍNICA — 22

Hemograma — 22

Estudio del extendido vaginal por la técnica de Papanicolau — 22

Espermograma — 23

Detección del cáncer y de las infecciones — 23

2. Microscopía — 25

INTRODUCCIÓN — 25

PARTES DEL MICROSCOPIO ÓPTICO — 25

Parte mecánica — 25

Parte óptica — 27

Lente ocular — 27

Lente objetivo — 27

MANEJO DEL MICROSCOPIO ÓPTICO — 28

Iluminación — 28

Enfoque	29
LÍMITE DE RESOLUCIÓN Y PODER RESOLUTIVO. CONCEPTO Y FORMAS DE MEJORARLOS	29
MARCHA DE RAYOS Y CARACTERÍSTICAS DE LA IMAGEN	31
Conceptos generales	31
Lente objetivo	31
Lente ocular	31
Combinación de las lentes objetivo y ocular, y obtención de la imagen final	33
TIPOS ESPECIALES DE MICROSCOPIOS ÓPTICOS	33
Microscopio invertido	33
Microscopio de fondo oscuro	33
Microscopio de luz polarizada o de polarización	34
Microscopía de contraste de fase e interferencia	34
Microscopio de fluorescencia	34
Microscopio confocal	36
Microscopía de dos fotones	36
Microscopía de superresolución	36
MICROSCOPIOS ELECTRÓNICOS	37
Microscopio electrónico de transmisión	38
Microscopio electrónico de barrido o *scanning*	39
TELEMICROSCOPÍA	40
ANÁLISIS DE IMÁGENES	40
PASOS PARA LA DESCRIPCIÓN HISTOLÓGICA ÓPTICA DE UN PREPARADO	41
PASOS PARA LA DESCRIPCIÓN HISTOLÓGICA SUBCELULAR DE UN PREPARADO	41
PMC 2-1. Microscopio confocal de reflectancia	42
3. Fundamentos de la técnica histológica	43
TÉCNICA HISTOLÓGICA PARA LA MICROSCOPÍA ÓPTICA	43
Obtención del tejido o muestra	43
Características de las muestras para microscopía óptica	43
Procedimiento de fijación	43
Fundamentos de la fijación	44
Tipos de fijadores	44
Fijadores químicos	44
Fijadores simples	44
Mezclas fijadoras	44
Fijadores físicos	44
El frío	44
Desecación/calor	45
Deshidratación y aclaración	45
Inclusión	45
Corte	45
Desparafinización e hidratación	47
Coloración	47
Fundamentos de la coloración con hematoxilina-eosina	48
Deshidratación y aclaración	48
Montaje	48
PROCESAMIENTO DE LAS MUESTRAS PARA MICROSCOPÍA ELECTRÓNICA DE TRANSMISIÓN	49
Obtención de las muestras	49
PMC 3-1. Técnica de hematoxilina-eosina en el diagnóstico médico	50
Fijación	50
Inclusión	50
Corte	50
Contraste-coloración	51
TÉCNICAS CITOQUÍMICAS E HISTOQUÍMICAS	51
Coloración con el reactivo de Schiff	51
Coloración de Feulgen	51
Reacción de PAS	52
Coloración de Sudán	52
Metacromasia	53
Tricrómico de Mallory	53
Tricrómicos de Masson y de Van Gieson	53
Técnicas enzimáticas	53
Técnicas clásicas para el estudio del sistema nervioso	55
Técnica de Nissl	55
Impregnación argéntica. Métodos de Golgi y de Cajal	55
Impregnación de oro sublimado de Cajal para astrocitos	57
Técnicas para mielina: Weigert, tetróxido de osmio y Klüver-Barrera	57
Marcación retrógrada con peroxidasa	57
Tinción intracelular con Lucifer yellow	57
Proteína verde fluorescente	57
TÉCNICAS INMUNOCITOQUÍMICAS	57
Técnica de inmunoperoxidasa indirecta	58

Método de biotina-avidina-peroxidasa (complejo ABC) 59

Método de estreptavidina-peroxidasa 60

Técnica de inmunofluorescencia 60

Técnicas de doble marcación inmunocitoquímica 60

Técnica de inmuno-oro e inmunoferritina 60

Tinción de contraste o contratinción 60

RADIOAUTOGRAFÍA 60

HIBRIDACIÓN IN SITU 62

PMC 3-2. Utilización de la técnica de inmunohistoquímica en el diagnóstico médico 63

4. Tejido epitelial 65

DEFINICIÓN 65

CARACTERÍSTICAS 65

FUNCIONES 65

Funciones generales 65

Protección 65

Absorción 65

Secreción 65

Funciones especiales 66

Transporte 66

Lubricación 66

Sensorial y sensitiva 66

Excreción 66

Inmunitaria 66

Sostén y nutrición 66

Difusión de gases 66

CLASIFICACIÓN 66

Epitelios de revestimiento 66

Epitelio simple 66

Epitelio plano simple 66

PMC 4-1. Mesotelio 66

Epitelio cúbico simple 68

Epitelio cilíndrico simple 68

Epitelio cilíndrico seudoestratificado 68

Epitelios estratificados 70

Epitelio plano estratificado 70

Epitelio cúbico y cilíndrico estratificado 71

Epitelio polimorfo, urotelio o epitelio de transición 72

Epitelio glandular 72

Clasificación de las glándulas exocrinas según el producto de secreción 74

Proteínas 74

Glucoproteínas 75

Lípidos 75

Electrolitos y agua 75

Clasificación de las glándulas exocrinas según la forma de secreción 76

Merocrinas 76

Apocrinas 76

Holocrinas 76

Citocrinas 76

Clasificación de las glándulas exocrinas según el número de células que las componen 76

Glándulas exocrinas unicelulares 76

Glándulas exocrinas multicelulares 76

MEMBRANA BASAL 78

Funciones de la membrana basal 79

REGENERACIÓN DE LOS EPITELIOS 81

RENOVACIÓN DE LOS EPITELIOS 81

PMC 4-2. Alteraciones de las membranas basales 82

PMC 4-3. Alteraciones de los epitelios 82

5. Tejido conectivo 83

INTRODUCCIÓN 83

CARACTERÍSTICAS 83

FUNCIONES 83

Funciones mecánicas 83

Funciones nutricias 83

Funciones de defensa y reparación 83

En el tejido conectivo se produce el proceso de inflamación 83

En el tejido conectivo se produce el proceso de cicatrización. 83

Otras funciones 84

COMPONENTES 84

Células fijas o residentes 84

Fibroblastos 84

Miofibroblastos 84

Fibrocitos 84

Adipocitos 84

Pericitos 85

Células mesenquimáticas	86
Células reticulares	86
Histiocitos	86
Células móviles o migratorias	**86**
Macrófagos	87
Mastocitos o células cebadas	88
Plasmocitos o células plasmáticas	88
PMC 5-1. Shock anafiláctico	**88**
Leucocitos o glóbulos blancos	89
MATRIZ EXTRACELULAR	**89**
Glucosaminoglucanos y proteoglucanos	**89**
Características tintoriales	90
Glucoproteínas	**90**
Fibras	**90**
Fibras colágenas	90
PMC 5-2. Alteraciones estructurales de las fibras colágenas	**92**
Características tintoriales	94
Fibras elásticas	94
Fibras reticulares	94
CLASIFICACIÓN DEL TEJIDO CONECTIVO	**94**
PMC 5-3. Alteraciones estructurales de las fibras elásticas	**95**
Tejido conectivo no especializado	**96**
Tejido conectivo colágeno laxo	96
Tejido conectivo colágeno denso	96
Tejido conectivo colágeno denso modelado	97
Tejido conectivo colágeno denso no modelado	99
Tejido conectivo elástico	99
PMC 5-4. Entesopatía del tendón de Aquiles	**99**
Tejido conectivo reticular	101
Tejido conectivo mucoso	101
REGENERACIÓN DEL TEJIDO CONECTIVO (CICATRIZACIÓN)	**101**
6. Tejido muscular	**105**
INTRODUCCIÓN	**105**
Músculo estriado esquelético	**105**
Estructura de las miofibrillas. El sarcómero	**108**
Placa neuromuscular	**110**
Estructura de la tríada	**111**
Mecanismo de contracción en la fibra muscular estriada	**112**
Células satélites	**112**
Fibras rojas y blancas	**113**
PMC 6-1. Regeneración del músculo estriado esquelético	**114**
Histogénesis, crecimiento y regeneración del músculo estriado esquelético	**115**
Epimisio, perimisio y endomisio	**115**
MÚSCULO ESTRIADO CARDÍACO	**115**
Ultraestructura de los discos intercalares	**116**
Células de conducción cardíaca	**118**
Histogénesis, crecimiento y regeneración del músculo estriado cardíaco	**119**
MÚSCULO LISO	**119**
Ultraestructura de la fibra muscular lisa	**120**
Mecanismo de contracción de la fibra muscular lisa	**123**
Histogénesis, crecimiento y regeneración del músculo liso	**125**
7. Tejido nervioso	**127**
GENERALIDADES	**127**
FUNCIONES DEL TEJIDO NERVIOSO	**127**
NEURONA	**127**
Tipos de neuronas	**129**
SUSTANCIAS GRIS Y BLANCA	**129**
PMC 7-1. Degeneración axonal	**129**
TRANSPORTE AXÓNICO	**131**
POLARIDAD DE LA MEMBRANA	**132**
MIELINA	**133**
CONDUCCIÓN CONTINUA Y SALTATORIA	**137**
SINAPSIS	**137**
CÉLULAS GLIALES	**139**
Astrocitos	**140**
PMC 7-2. Reacción astroglial	**141**
Oligodendrocitos	**141**
PMC 7-3. El oligodendrocito. Enfermedades desmielinizantes	**142**
Células microgliales, microgliocitos o de Pío del Río Hortega	**143**
NERVIO	**145**

ESTUDIO HISTOLÓGICO DEL TEJIDO NERVIOSO 145

8. Tejido adiposo 147

DEFINICIÓN 147

CARACTERÍSTICAS DEL TEJIDO ADIPOSO 148

CLASIFICACIÓN DEL TEJIDO ADIPOSO 148

TEJIDO ADIPOSO BLANCO (GRASA BLANCA) 148

Características tintoriales 149

Histofisiología del tejido adiposo blanco 150

PMC 8-1. Tejido adiposo como glándula endocrina 150

TEJIDO ADIPOSO PARDO (GRASA PARDA) 151

Características tintoriales 152

PMC 8-2. Obesidad 153

Histofisiología del tejido adiposo pardo 154

ADIPOCITOS *BEIGE* 154

9. Tejido cartilaginoso 157

INTRODUCCIÓN 157

COMPONENTES DEL TEJIDO CARTILAGINOSO 157

Células 158

Condroblastos 158

Condrocitos 158

Matriz cartilaginosa 158

PMC 9-1. Cartílago y trasplantes 158

TIPOS DE CARTÍLAGO 159

Cartílago hialino 159

Cartílago elástico 160

Cartílago fibroso 161

PMC 9-2. Osteoartritis 161

CRECIMIENTO DEL CARTÍLAGO 162

Crecimiento aposicional por la proliferación y diferenciación de las células condroprogenitoras 162

Crecimiento intersticial por la división mitótica de los condrocitos 164

PMC 9-3. Cartílago del crecimiento o metáfisis 165

10. Tejido óseo 167

INTRODUCCIÓN 167

COMPOSICIÓN DEL TEJIDO ÓSEO 167

Células 167

Osteoblastos 167

Osteocitos 168

PMC 10-1. Proceso de biomineralización del tejido óseo 169

Osteoclastos 170

Células osteoprogenitoras 171

Células de revestimiento óseo o *lining cells* 171

Matriz ósea 172

CLASIFICACIÓN DEL TEJIDO ÓSEO 173

Hueso compacto 173

Sistema de Havers u osteona 173

PMC 10-2. Osteogénesis imperfecta 173

Hueso esponjoso 174

Periostio 174

Endostio 177

Estudio histológico del hueso 178

PROCESOS DE OSIFICACIÓN 178

Osificación intramembranosa 178

Osificación endocondral 178

HISTOFISIOLOGÍA DEL TEJIDO ÓSEO: REMODELADO ÓSEO Y SUS MODULADORES 181

PMC 10-3. Osteopenia y osteoporosis 185

11. Sangre y hematopoyesis 187

COMPOSICIÓN DE LA SANGRE 187

ESTUDIO MICROSCÓPICO DE LA SANGRE 187

Métodos de estudio 187

Estudio cuantitativo 187

Estudio cualitativo 189

GLÓBULOS ROJOS, ERITROCITOS O HEMATÍES 191

LEUCOCITOS 193

Granulocitos 193

Neutrófilos 193

PMC 11-1. Patologías debidas a alteraciones de los eritrocitos 193

Eosinófilos 195

Basófilos 195

Agranulocitos 197

Linfocitos 197

Monocitos 197

PLAQUETAS 197

PLASMA 198

PMC 11-2. Patologías debidas a alteraciones de los leucocitos — 199

SUERO — 199

HEMATOPOYESIS — 199

Médula ósea — 199

Organización estructural de la médula ósea — 199

Células madre hematopoyéticas — 201

Eritropoyesis — 203

Leucopoyesis — 204

Neutrófilo — 204

Eosinófilo — 204

Basófilo — 205

Monocito — 205

Linfocito — 205

Trombopoyesis — 205

12. Aparato circulatorio — 207

INTRODUCCIÓN — 207

PATRÓN HISTOLÓGICO BÁSICO DEL APARATO CIRCULATORIO — 207

CARACTERÍSTICAS HISTOLÓGICAS DE LA PARED DE LOS VASOS SANGUÍNEOS EN LA CIRCULACIÓN SISTÉMICA — 209

Macrovasculatura arterial — 209

Arterias elásticas — 209

Arterias musculares — 211

Microvasculatura — 211

Arteriolas — 211

Metaarteriolas o esfínteres precapilares — 212

PMC 12-1. Ataque cerebrovascular — 212

Capilares — 213

Tipos de capilares — 215

PMC 12-2. Aterosclerosis y aneurisma — 217

Vénula pericítica o poscapilar — 217

Vénula muscular — 217

Macrovasculatura venosa — 217

Venas propiamente dichas — 217

Grandes venas — 217

CARACTERÍSTICAS HISTOLÓGICAS DE LA PARED DE LOS VASOS SANGUÍNEOS EN LA CIRCULACIÓN SANGUÍNEA PULMONAR — 218

PMC 12-3. Várices — 219

CARACTERÍSTICAS HISTOLÓGICAS DE LOS SISTEMAS PORTA — 221

DIAGNÓSTICO DIFERENCIAL ENTRE UN VASO ARTERIAL Y UNO VENOSO EN CORTES HISTOLÓGICOS DE RUTINA — 221

CORAZÓN — 221

Endocardio — 223

Miocardio — 224

Epicardio — 224

Sistema cardionector — 224

PMC 12-4. Angina de pecho — 224

PMC 12-5. Infarto de miocardio — 224

PMC 12-6. Derrame pericárdico — 225

VASOS LINFÁTICOS — 226

Túnica íntima — 227

Túnica media — 227

Túnica adventicia — 227

Vasos colectores prelinfonodales o poslinfonodales — 228

Vasos linfáticos mayores — 228

Estructura histológica de las válvulas linfáticas — 229

Linfangión — 229

13. Inmunidad, tejido linfático y órganos linfáticos — 231

INMUNIDAD — 231

Inmunidad innata — 231

Inmunidad adquirida — 232

Respuesta inmune — 234

Moléculas de membrana que participan en el reconocimiento inmunitario — 234

Complejo mayor de histocompatibilidad — 234

Receptores de células T y B — 234

Secuencia simplificada del mecanismo de la reacción inmune — 235

PMC 13-1. Síndrome de inmunodeficiencia adquirida — 235

Inmunidad celular — 236

Inmunidad humoral — 236

TEJIDO LINFÁTICO — 237

Características — 237

Clasificación	237
ÓRGANOS LINFÁTICOS	**237**
Timo	**237**
Barrera hematotímica	241
Ganglio linfático	**241**
Drenaje linfático	242
Circulación sanguínea	243
Funciones	243
Bazo	**244**
PMC 13-2. Centro germinativo de Flemming	**244**
Descripción histológica	246
Irrigación	248
Función	248
Amígdalas	**249**
Tejido linfático asociado a las mucosas	**249**
Placas de Peyer	**249**

14. Aparato respiratorio	**253**
GENERALIDADES	**253**
VÍAS DE CONDUCCIÓN DEL AIRE	**254**
Fosas nasales	**254**
Faringe	**254**
Laringe	**256**
Tráquea	**257**
Epitelio de la tráquea	257
Cartílago traqueal	258
Bronquios	**258**
Bronquíolos	**260**
PMC 14-1. Importancia de los cilios en las vías aéreas	**261**
Epitelio bronquiolar	262
ALVÉOLOS	**262**
PMC 14-2. Asma	**263**
Barrera hematoalveolar o hematogaseosa	**266**
Tipos de células de los capilares alveolares	266
Unidades anatomofuncionales pulmonares	**266**
PMC 14-3. Enfisema	**267**
PLEURA	**268**
PMC 14-4. Diseminación tumoral a través de los espacios alveolares	**269**

15. Aparato urinario	**271**
GENERALIDADES	**271**
ESTRUCTURA DEL RIÑÓN	**271**
Estructura histológica del nefrón	**273**
Corpúsculo renal	273
Barrera de filtrado glomerular	275
Túbulo contorneado proximal	277
PMC 15-1. Compromiso de la membrana basal glomerular	**278**
Túbulo recto proximal	280
Segmento delgado del asa de Henle	280
Asa gruesa ascendente de Henle (túbulo recto distal)	281
Mácula densa	281
Túbulo contorneado distal	282
Túbulos colectores y papila renal	**282**
Pelvis renal	**284**
Células intersticiales	**284**
Irrigación renal	**284**
Sistema porta renal	285
APARATO YUXTAGLOMERULAR	**286**
Sistema renina-angiotensina-aldosterona	**286**
URÉTER	**286**
VEJIGA	**288**

16. Cavidad bucal	**291**
INTRODUCCIÓN	**291**
Mucosa bucal	**292**
Epitelio bucal	**292**
Población intrínseca	293
Epitelio plano estratificado queratinizado	294
Epitelio plano estratificado no queratinizado	295
Población extrínseca	295
Corion o lámina propia	**295**
LENGUA	**296**
DIENTES Y PERIODONTO	**297**
Desarrollo embriológico del germen dental	**299**
Tejidos dentarios	**300**
Esmalte	**300**
Características generales	300
PMC 16-1. Agenesia dentaria	**300**

Estructura histológica	301
Amelogénesis	301
Dentina	**303**
Características generales	303
Estructura histológica	303
PMC 16-2. Amelogénesis imperfecta	**304**
Dentinogénesis	304
Pulpa	**306**
Características generales	306
PMC 16-3. Caries dental	**307**
Cemento	**307**
Características generales	307
Periodonto	**308**
Ligamento periodontal	308
Hueso alveolar	309
Encía y unión dentogingival	309

17. Aparato digestivo	**313**
GENERALIDADES	**314**
ESTRUCTURA GENERAL DEL TUBO DIGESTIVO	**314**
ESÓFAGO	**314**
ESTÓMAGO	**316**
Glándulas gástricas	**317**
Tipos celulares de las glándulas gástricas	318
Células mucosas superficiales	318
Células mucosas del cuello	318
Células parietales u oxínticas	318
Células principales o adenomorfas	319
Células enterocromafines	319
Células madre o indiferenciadas	320
INTESTINO DELGADO	**320**
Vellosidades	**321**
Criptas o glándulas de Lieberkühn	**322**
PMC 17-1. Enfermedad celíaca	**322**
Duodeno	**323**
Yeyuno	**324**
Íleon	**324**
INTESTINO GRUESO	**325**
Ciego y apéndice cecal	**325**
Colon	**326**

Recto	**328**
Ano	**328**
MICROBIOMA Y MICROBIOTA INTESTINAL	**328**
PMC 17-2. Cáncer colorrectal o cáncer de colon	**328**
Funciones	**329**

18. Glándulas anexas del aparato digestivo	**331**
INTRODUCCIÓN	**331**
GLÁNDULAS SALIVALES	**331**
Parótida	**331**
Glándula submaxilar	**331**
Glándula sublingual	**333**
Conductos excretores de las glándulas salivales	**333**
Saliva	**334**
HÍGADO	**334**
Generalidades	**334**
Lobulillo hepático clásico	**335**
Hepatocito	337
Espacio de Disse	337
Sinusoides hepáticos	338
Tríada portal	339
Irrigación del hígado	339
Tipos de lobulillos hepáticos	**340**
Lobulillo clásico	340
Lobulillo portal	341
Ácino hepático de Rappaport	341
Regeneración hepática	**342**
VÍAS BILIARES Y VESÍCULA BILIAR	**342**
Vías biliares	**342**
Vesícula biliar	**342**
PMC 18-1. Hipertensión portal y síndrome ascítico edematoso	**343**
PÁNCREAS EXOCRINO	**344**

19. Sistema endocrino	**347**
GENERALIDADES	**347**
HIPOTÁLAMO	**347**
HIPÓFISIS	**347**
Adenohipófisis	**348**
Pars distalis	348

Pars intermedia — 350

Pars tuberalis — 350

PMC 19-1. Hipófisis: tumorigénesis hipofisaria — **351**

Estroma — 352

Sistema porta hipotálamo-hipofisario — **352**

PMC 19-2. Hipófisis: quistes de la bolsa de Rathke — **353**

Neurohipófisis — **353**

PMC 19-3. Hipófisis: tumores de la neurohipófisis — **355**

EJE HIPOTÁLAMO-HIPÓFISO-GLANDULAR — **355**

GLÁNDULA TIROIDES — **356**

Histofisiología tiroidea: síntesis y funciones de las hormonas tiroideas — **359**

PMC 19-4. Tiroides: citología tiroidea: punción aspirativa con aguja fina — **360**

Funciones de las hormonas tiroideas — **360**

PMC 19-5. Tiroides: síndrome de Pendred — **361**

PARATIROIDES — **361**

PMC 19-6. Tiroides: tiroiditis autoinmune o enfermedad de Hashimoto — **361**

Células principales — **362**

Células oxífilas — **362**

GLÁNDULAS SUPRARRENALES — **362**

Corteza suprarrenal — **363**

Zona glomerular — 363

Zona fasciculada — 365

Zona reticular — 366

Médula suprarrenal — **366**

Células cromafines — 366

Células ganglionares — 368

Irrigación suprarrenal — **368**

GLÁNDULA PINEAL — **369**

SISTEMA NEUROENDOCRINO DIFUSO — **370**

PARAGANGLIOS — **372**

PÁNCREAS ENDOCRINO — **372**

Células alfa — **372**

Células beta — **372**

Células delta — **373**

Células PP o F — **374**

Células EC — **374**

Células D1 — **374**

Células épsilon — **374**

20. Aparato genital femenino — **377**

INTRODUCCIÓN — **377**

OVARIOS — **377**

Folículos ováricos — **378**

Folículos preantrales — 378

Folículos antrales — 380

Folículos atrésicos — 381

Cuerpo lúteo — **383**

Función ovárica — **384**

Ciclo ovárico — **384**

Fase folicular — 384

Ovulación — 385

Etapa lútea — 386

TROMPAS DE FALOPIO — **386**

Túnica mucosa — **386**

Túnica muscular — **387**

Túnica serosa — **387**

Función tubaria — **387**

ÚTERO — **387**

Cuerpo uterino — **388**

Endometrio — 388

Miometrio — 388

Perimetrio — 389

Irrigación — **389**

Ciclo endometrial — **389**

Etapa menstrual — 390

Etapa proliferativa — 390

Etapa secretora — 390

Cuello uterino — **392**

PMC 20-1. Endometriosis — **393**

Cambios del endocérvix durante el ciclo sexual femenino — 394

VAGINA — **394**

Mucosa — **394**

Muscular — **394**

Adventicia — **394**

CITOLOGÍA EXFOLIATIVA GINECOLÓGICA. PRUEBA DE PAPANICOLAOU — **394**

Estudio hormonal 395

Estudio oncológico 396

GLÁNDULA MAMARIA 396

PMC 20-2. Virus del papiloma humano 398

Adenómeros 399

Conductos excretores 399

Función de la glándula mamaria 400

PLACENTA 400

Desarrollo embrionario 401

Desarrollo y ultraestructura del trofoblasto velloso 402

Características histológicas de la placenta según la etapa gestacional 402

Primer trimestre 402

Segundo trimestre 403

Tercer trimestre 403

PMC 20-3. Preeclampsia y sus efectos sobre la maduración vellositaria 405

Cordón umbilical y membranas placentarias 406

Histofisiología placentaria 407

21. Aparato genital masculino 409

INTRODUCCIÓN 409

TESTÍCULOS 409

Compartimento tubular: túbulos seminíferos 410

Células de Sertoli 411

Funciones de las células de Sertoli 413

Células germinales 414

Espermatogonias 414

Espermatocitos 415

Espermátides 415

Proceso de espermiogénesis 416

Fase de Golgi 416

Fase del capuchón 416

Fase del acrosoma 416

Espermatozoides 417

PMC 21-1. Polaridad celular planar 418

Compartimento intersticial: células de Leydig 419

Células de Leydig 419

Histofisiología testicular 419

Vías espermáticas intratesticulares 421

Vías espermáticas extratesticulares 422

Conductillos eferentes 422

Epidídimo 423

Conducto deferente 423

Conducto eyaculador 424

Uretra 424

GLÁNDULAS ANEXAS 425

Vesículas seminales 425

Próstata 426

Glándulas bulbouretrales de Cowper y de Littré 426

Glándulas de Cowper 427

Glándulas de Littré 428

ESPERMOGRAMA: ESTUDIO FISICOQUÍMICO Y CITOLÓGICO DEL SEMEN 428

Toma de la muestra 428

Análisis fisicoquímico 429

Análisis citológico 429

Otras pruebas diagnósticas de calidad espermática y funcionalidad 430

Análisis inmunológico - Aglutinación 430

Prueba MAR 431

Inmunobeads 431

Prueba MOST (modified sperm stress test). Medición de especies oxidativas reactivas en el semen (ROS) 431

Fragmentación del ADN 432

PENE 432

Histofisiología de la erección peneana 432

PMC 21-2. Disfunción sexual eréctil 434

22. Sistema tegumentario: piel y faneras 435

INTRODUCCIÓN 435

EPIDERMIS 436

Queratinocitos 438

Melanocitos 440

Células de Langerhans 441

Células de Merkel 442

Polaridad de la epidermis 442

Unión dermoepidérmica 443

DERMIS 443

PMC 22-1. Epidermólisis ampollar 444

Hipodermis 445

GLÁNDULAS 445

Glándulas sudoríparas ecrinas — 445

Glándulas sudoríparas apocrinas — 447

Glándulas sebáceas — 448

UÑA — 449

PELO — 449

RENOVACIÓN DE LA PIEL — 450

VASCULARIZACIÓN — 451

CAMBIOS DE LA PIEL CON LA EDAD, LA EXPOSICIÓN SOLAR Y LA ESTIMULACIÓN HORMONAL — 451

23. Sistema nervioso — 455

GENERALIDADES — 455

Sistema nervioso central y sistema nervioso periférico — 455 / 455

SISTEMA NERVIOSO CENTRAL — 457

Cerebro — 457

Corteza cerebral — 457

Columnas corticales y capas de la corteza cerebral — 458

Hallocórtex e isocórtex — 461

Sistema extrapiramidal — 462

Cuerpo estriado — 463

Aferencias al estriado — 464

Eferencias estriatales — 464

Sistema límbico — 464

Hipocampo — 464

Otras estructuras límbicas — 466

Tronco del encéfalo — 466

Cerebelo — 467

Laminillas cerebelosas — 468

Corteza del cerebelo — 468

Núcleos profundos del cerebelo — 472

Sustancia blanca del cerebelo — 473

Aferencias cerebelosas — 473

Eferencias del cerebelo — 473

Médula espinal — 474

Sustancia gris — 474

PMC 23-1. Manifestaciones clínicas de las alteraciones del cerebelo — 475

Sustancia blanca — 476

Sistema nervioso autónomo — 476

Hipotálamo — 477

SISTEMA NERVIOSO PERIFÉRICO — 478

Ganglios raquídeos y del sistema nervioso autónomo — 478

LÍQUIDO CEFALORRAQUÍDEO — 478

MENINGES (DURAMADRE, ARACNOIDES Y PIAMADRE) — 479

PMC 23-2. Importancia clínica y utilidad diagnóstica del líquido cefalorraquídeo — 481

Barreras del cerebro — 481

Barrera hematoencefálica y ventanas del cerebro — 481

Barrera líquido cefalorraquídeo-encefálica — 481

Barrera líquido cefalorraquídeo-hemática — 482

Neurogénesis adulta — 482

24. Órganos de los sentidos — 485

GENERALIDADES — 485

El organismo y su entorno — 485

CLASIFICACIÓN DE LOS RECEPTORES — 485

Localización de los receptores — 485

Función de los receptores — 485

OJO — 486

Esclerótica — 487

Córnea — 488

Limbo esclerocorneal — 489

Coroides — 490

Cuerpo ciliar — 490

Iris — 491

Cristalino — 491

Cuerpo vítreo o humor vítreo — 492

Retina — 492

Epitelio pigmentario — 493

Tipos celulares de la retina neural — 495

Células fotorreceptoras o fotorreceptores — 495

Células horizontales — 496

Células bipolares — 496

Células amacrinas — 496

Células interplexiformes — 496

Células ganglionares — 496

Células de Müller — 497

Análisis integrado de las capas de la retina — 497

Capa de conos y bastones — 497

Membrana limitante externa — 497

Capa nuclear externa — 497

Capa plexiforme externa — 497

Capa nuclear interna — 498

Capa plexiforme interna — 498

Capa de células ganglionares — 498

Capa de fibras del nervio óptico — 498

Membrana limitante interna — 498

Histofisiología de la retina — 498

PMC 24-1. Correlación histológica de la tomografía de coherencia óptica. Glaucoma — 499

Topografía retiniana — 500

Irrigación de la retina — 500

Párpados — 501

Glándulas lagrimales — 501

PMC 24-2. Enfermedades degenerativas de la retina — 501

OÍDO — 502

Oído externo — 503

Membrana del tímpano — 503

Oído medio — 503

Trompa de Eustaquio — 503

Oído interno — 503

Células ciliadas — 505

Histofisiología — 506

Laberinto vestibular — 506

Histofisiología del laberinto vestibular — 507

Formación y drenaje de la endolinfa — 508

Irrigación del oído — 508

ÓRGANOS DE LOS SENTIDOS QUÍMICOS — 508

Olfato — 508

Estructura del epitelio olfatorio — 509

Receptores olfatorios — 510

Histofisiología — 510

Gusto — 511

Estructura del corpúsculo gustativo — 511

Receptores gustativos — 512

Histofisiología — 513

Percepción del sabor y otras sensaciones orofaríngeas — 513

RECEPTORES CUTÁNEOS — 513

Terminaciones libres — 514

PMC 24-3. Disfunción olfativa por SARS-CoV-2 — 514

Corpúsculos de Pacini — 514

Corpúsculo de Meissner — 514

Corpúsculo de Ruffini — 515

ÍNDICE ANALÍTICO — 517

🖼️ **GALERÍA DE IMÁGENES**

solo disponible en versión digital

❓ **AUTOEVALUACIÓN**

solo disponibles en versión digital

De la célula al organismo: un enfoque morfológico

INTRODUCCIÓN

El cuerpo humano está formado por más de doscientos tipos de células que provienen de una única célula denominada célula huevo. Todas las células del cuerpo humano surgen a partir de esta célula, que se origina por la fecundación de un ovocito por un espermatozoide, seguida de procesos de división mitótica y posterior diferenciación.

Cuando la célula huevo se divide mitóticamente surgen dos células iguales, pero que tienen zonas muy diferentes: la zona en contacto con la otra célula y la zona en contacto con el medioambiente. Cuando estas vuelven a dividirse, surgen cuatro células equivalentes, cada una con zonas bien diferenciadas. Al continuar las sucesivas divisiones mitóticas, se forma una masa celular donde las células no son todas equivalentes y así siguen los distintos procesos, ya que unas volverán a dividirse a una velocidad mayor que otras, y se formarán cavidades y estructuras. Todas las células tienen la misma información genética; por lo tanto, la diferente función que cumple cada una depende de la activación y el silenciamiento de genes particulares, lo cual se debe en gran medida a las señales que la célula recibe de su entorno. Así, la funcionalidad de una célula depende de su composición genética, pero también, y mucho, de su relación con otras células y con el medio circundante. La complejidad de nuestro cuerpo depende de las diferentes funciones de cada tipo celular.

Todas las células del cuerpo humano están relacionadas entre sí de manera directa o indirecta, por lo que se analizarán las células como componentes fundamentales a partir de las cuales se organizan los tejidos. Estos conforman los distintos órganos que están funcionalmente relacionados en los diferentes aparatos; por ejemplo, el aparato digestivo conformado por la boca, el esófago, el estómago, el intestino, el hígado, el páncreas y la vesícula biliar. Además, existen sistemas que permiten la adecuada señalización e interacción entre las distintas partes del cuerpo, como el sistema circulatorio, el sistema endocrino y el sistema nervioso.

A continuación, se describirán brevemente las características morfológicas de la célula como entidad y la relación que la estructura y la ultraestructura celular tienen con su función específica. Estos conocimientos básicos permiten entender la formación de los tejidos, órganos y sistemas que constituyen la organización del cuerpo humano y que determinan su funcionalidad.

LA CÉLULA EUCARIONTE

La célula se define como la unidad anatómica y funcional de todos los seres vivos. Se dice que es la unidad anatómica y funcional porque es la menor porción de la materia viva capaz de cumplir con todas las funciones de un organismo vivo. O sea que la célula puede realizar todas las funciones básicas, que son:

- Reproducirse, ya que tiene información genética.
- Realizar la síntesis de macromoléculas para su propia organización estructural.
- Sintetizar y secretar moléculas que le permiten interaccionar con el medio.
- Recibir señales del medioambiente, procesarlas y emitir señales al medio.
- Obtener la energía para sus procesos vitales.
- Digerir sustancias que toman del medioambiente o de sus propios componentes.
- Realizar procesos catabólicos.
- Respirar aeróbica y anaeróbicamente.
- Moverse (más notorio en ciertos tipos celulares).

Las organelas, denominadas también organoides subcelulares, son porciones de materia más pequeñas que la célula, pero no son capaces de llevar a cabo todas las funciones de un ser vivo.

La célula eucarionte es el elemento fundamental del cuerpo humano, la característica principal de toda célula eucarionte es su compartimentalización. Está constituida por un núcleo y un citoplasma rodeado de una membrana plasmática. Las distintas organelas del citoplasma tienen una composición y organización especial (**fig. 1-1**).

El tamaño de las células del cuerpo humano varía entre amplios límites, desde las más pequeñas de 4 µm de diámetro (células grano del cerebelo) hasta una de las más grandes de 250 µm de diámetro (ovocito).

Existen en el ser humano elementos formes que corresponden a partes de células y provienen de procesos celulares específicos; es el caso de los eritrocitos y de las plaquetas (**fig. 1-2**).

La forma de las células del cuerpo humano también es muy variada: hay células esferoidales, totalmente simétricas como el linfocito (núcleo central, organelas igualmente distribuidas, membrana plasmática sin

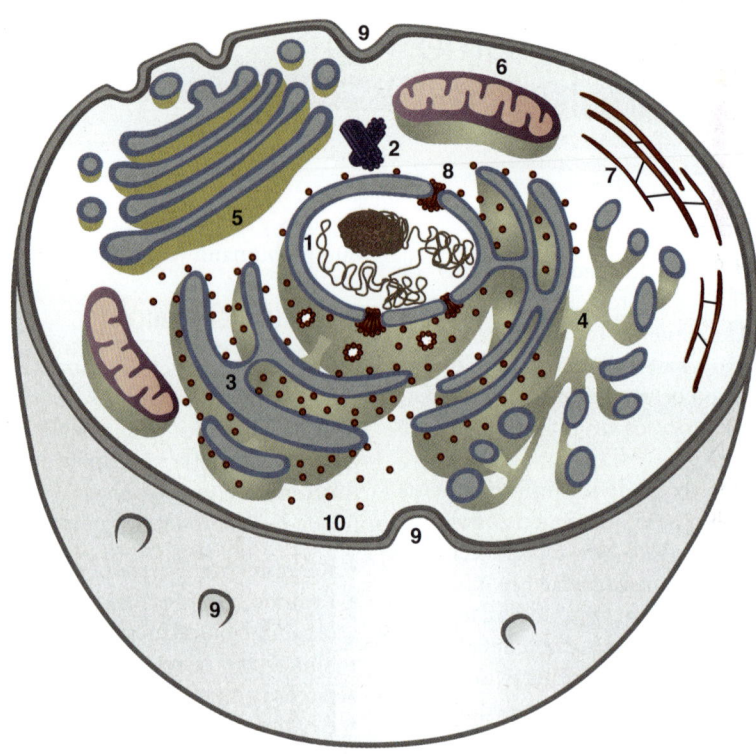

Fig. 1-1. Esquema tridimensional de un corte de una célula eucarionte. Los componentes señalados en el esquema son: 1. Núcleo: se diferencian dos zonas: el nucléolo y el nucleoplasma, en el que las asas cromatínicas entran en contacto con la cara interna de la envoltura nuclear. La envoltura nuclear se continúa con las cisternas del retículo endoplasmático rugoso (RER) (3). 2.Centríolos: estructuras microtubulares formadas por 9 tripletes de microtúbulos ubicados en el centrosoma celular. 3. RER: las cisternas del RER son paralelas y están tapizadas del lado citosólico por ribosomas. 4. REL: los sáculos dispuestos forman una red y se continúan con el RER. 5. Aparato de Golgi, cara cis cercana al núcleo y cara trans hacia la membrana plasmática, hacia donde se dirigen las vesículas que surgen del Golgi. 6. Mitocondrias. 7. Microfilamentos de actina que forman la corteza celular por debajo de la membrana plasmática. 8. Poro nuclear: estructura proteica que permite el pasaje de sustancias del núcleo al citoplasma y viceversa. 9. Invaginación de la membrana plasmática que indica la posible fagocitosis/pinocitosis de material extracelular. 10. Ribosomas: pueden estar en forma libre o adosados al retículo endoplasmático rugoso.

variaciones en toda su superficie), otras cilíndricas con marcada polaridad celular como la célula del epitelio intestinal (núcleo en el tercio basal; distribución diferencial de sus organelas; diferenciaciones de membrana según sea apical, lateral o basal), o células absolutamente asimétricas con un cuerpo o soma estrellado con diferentes tipos de ramificaciones, como las neuronas de Purkinje (**fig. 1-3**).

COMPOSICIÓN QUÍMICA DE LA CÉLULA

La célula está compuesta por distintas moléculas:

- Macromoléculas: ácidos nucleicos, proteínas, lípidos e hidratos de carbono.
- Moléculas simples: agua, sales, iones, etc.

Los **ácidos nucleicos** son el ácido desoxirribonucleico (ADN) y el ácido ribonucleico (ARN). Ambos son polímeros de nucleótidos, son moléculas de naturaleza ácida por la presencia de grupos fosfatos en sus moléculas.

El ADN ubicado en el núcleo celular tiene la información para todas las funciones celulares y su autorreplicación permite la proliferación celular. El ADN presente en la matriz mitocondrial le da a esta organela la información para autorreplicarse dentro de la célula; de ahí que se considere que la mitocondria es una organela semiautónoma.

Hay tres tipos principales de ARN: el ribosómico o ribosomal (ARNr), el de transferencia o de transporte (ARNt) y el mensajero (ARNm). Existen, además, otros tipos de ARN (pequeños nucleares y pequeños cito-

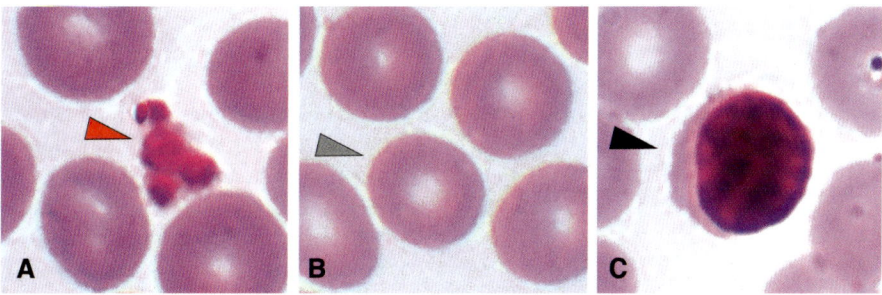

Fig. 1-2. Fotomicrografía óptica de elementos formes y de una célula presentes en un frotis de sangre. **A.** Plaquetas (flecha roja). **B.** Glóbulos rojos, eritrocitos o hematíes (flecha gris). **C.** Linfocito, obsérvese que la célula tiene núcleo y citoplasma (flecha negra). Aumento original 1000×.

plasmáticos) que son ARN de función reguladora. Los distintos tipos de ARN son sintetizados en el núcleo a partir del ADN por el proceso de transcripción y sufren en el núcleo distintos procesamientos postranscripcionales característicos de cada uno de ellos. Los ARN tienen su función principal en el citosol y participan en la síntesis proteica, aunque se han descubierto importantes funciones de los ARN en la regulación de la expresión génica nuclear. También hay ARN en la mitocondria: ARNm, ARNr y ARNt, sintetizados a partir de la transcripción del ADN mitocondrial (salvo el ARNr 5S que es de origen nuclear), lo que permite la síntesis de algunas proteínas mitocondriales (**fig. 1-4**).

El ADN mitocondrial contiene la información para la síntesis de algunas de las proteínas de las mitocon-

drias, pero el mayor número de ellas están codificadas en el ADN nuclear.

Las **proteínas** son polímeros de aminoácidos. Los aminoácidos están unidos entre sí por uniones peptídicas y forman cadenas polipeptídicas de diferentes longitudes. Hay proteínas formadas por una sola cadena de aminoácidos y proteínas formadas por varias subunidades peptídicas (varias cadenas de aminoácidos). Las proteínas pueden clasificarse según su forma en globulares y fibrilares. También se las puede clasificar en básicas y ácidas, según su composición aminoacídica. Las proteínas llamadas estructurales (por formar parte de la estructura celular) son las que integran las membranas biológicas, la cromatina, los ribosomas y el citoesqueleto celular. Las enzimas –proteínas que median reacciones químicas– intervienen en todas las funciones celulares, por ejem-

Fig. 1-3. Distintos tipos celulares. Nótese la diferencia de tamaño entre estos distintos tipos de células del cuerpo humano además de la diferente simetría que presenta cada una de ellas: (**A**) la célula de Purkinje del cerebelo, absolutamente asimétrica y con extensas ramificaciones; (**B**) el linfocito y (**C**) la célula del túbulo contorneado proximal del riñón, con notorias diferencias entre sus caras.

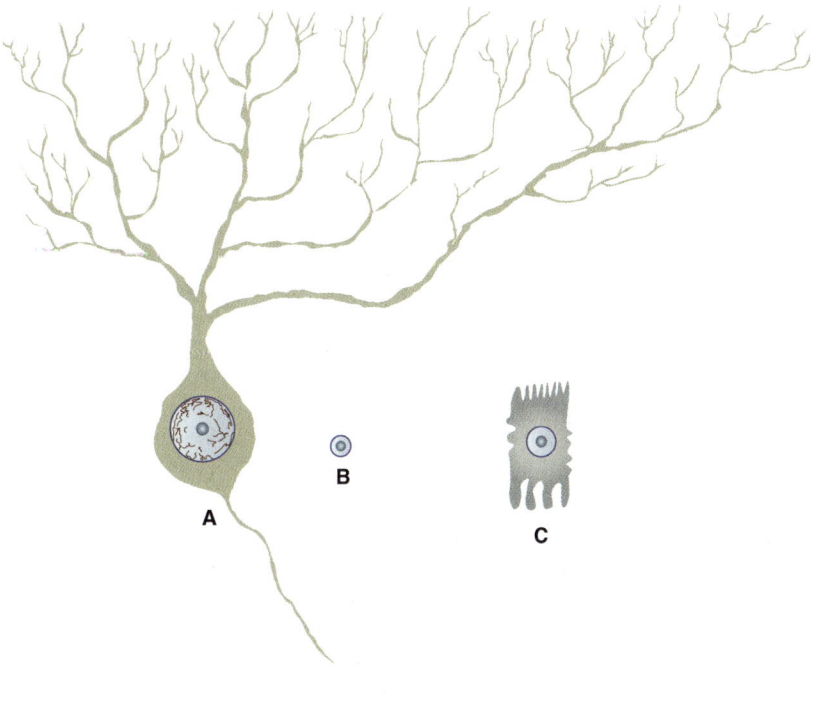

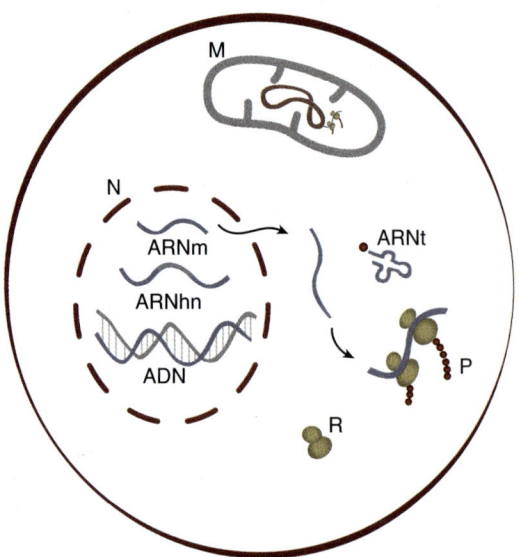

Fig. 1-4. Ubicación de los ácidos nucleicos en la célula eucarionte. Se indica el ADN nuclear confinado al núcleo celular; allí se transcribe a los distintos tipos de ARN (mensajero, de transferencia y ribosómico). En la figura se ejemplifica el ARNm que sale del núcleo al citoplasma, donde se traduce en proteínas. El ADN mitocondrial presente en la matriz mitocondrial se transcribe y traduce simultáneamente dentro de la mitocondria, lo que da lugar a unas 13 proteínas mitocondriales.
R: ribosoma; P: polipéptido; ARNt: ARN de transferencia; ARNhn: ARN heterogéneo nuclear; ARN recién transcrito, sin que se hayan producido los procesamientos postranscripcionales típicos; ARNm: ARN mensajero maduro; N: núcleo; M: mitocondria.

plo: síntesis, procesamiento y degradación de ADN y ARN, síntesis y degradación de lípidos, síntesis y degradación de proteínas, síntesis y degradación de hidratos de carbono.

Los lípidos son un conjunto heterogéneo de moléculas caracterizadas por una propiedad física: su hidrofobicidad.

Los **lípidos** más simples son los ácidos grasos, que se almacenan como triglicéridos o grasas que generan energía cuando se degradan. Los fosfolípidos son los principales componentes de las membranas biológicas, son moléculas anfipáticas que tienen una parte polar y una no polar en sus moléculas. El colesterol (no polar) es un lípido presente también en las membranas celulares. Además de estas funciones, muchos lípidos actúan como moléculas de señalización, por ejemplo, las hormonas esteroideas (derivadas del colesterol).

El colesterol es un lípido no polar presente en la estructura de las membranas celulares, pero también, mediante procesos enzimáticos puede ser sustrato para la síntesis de hormonas. Las hormonas derivadas del colesterol se denominan esteroideas (p. ej., hormonas suprarrenales y gonadales).

Los **hidratos de carbono** presentes en la célula son azúcares simples como la glucosa y polisacáridos como el glucógeno.

Los azúcares simples son los nutrientes principales y los polisacáridos comunes (almidón en las plantas y glucógeno en los animales) son las formas de depósito o almacenamiento de energía. Algunos polisacáridos complejos forman parte de la matriz extracelular (glucosaminoglucanos y proteoglucanos). Otros hidratos de carbono unidos a lípidos y proteínas originan glucolípidos y glucoproteínas respectivamente, que forman parte de la estructura celular e, incluso, participan en los procesos de señalización celular.

ORGANIZACIÓN ESTRUCTURAL DE LA CÉLULA EUCARIONTE

La célula eucarionte tiene la característica distintiva de que sus componentes y sus funciones están confinados a determinadas zonas (compartimentos), o sea, está compartimentalizada.

Esta célula tiene, en principio, un núcleo y un citoplasma. El límite celular está determinado por la membrana plasmática y los distintos compartimentos están delimitados por membranas.

Tanto la membrana plasmática como las membranas que delimitan los compartimentos que constituyen el sistema de endomembranas son membranas biológicas interconectadas. Estas membranas forman una solución de continuidad en algunos casos (envoltura nuclear, retículo endoplasmático granular, retículo endoplasmático liso); en otros mantienen una relación funcional porque una membrana depende de otra en cuanto a su origen (membrana plasmática/vesículas de exocitosis, aparato de Golgi/lisosomas; retículo endoplasmático liso/membranas de las mitocondrias y de los peroxisomas). Todas se forman por la síntesis de sus componentes (proteínas, lípidos, glucoproteínas, glucolípidos) que tiene lugar en el retículo endoplasmático (**fig. 1-5**).

Núcleo celular

Es el compartimento celular que contiene la cromatina y está separado del citoplasma por la envoltura nuclear, que es una dependencia del sistema de endomembranas. Las células del cuerpo humano tienen, por lo general, un núcleo de forma redondeada. Hay células con núcleo bilobulado o trilobulado (eosinófilos y neutrófilos, respectivamente), multilobulado (neutrófilos y megacariocitos) y otras células con múltiples núcleos o multinucleares (células musculares estriadas esqueléticas y osteoclastos).

La cromatina, presente solo en el núcleo celular, está formada por ADN y proteínas básicas denominadas histonas asociadas a otras proteínas ácidas que forman el esqueleto cromosómico. Esta cromatina se encuentra en forma laxa o densa en el núcleo de las células en

Fig. 1-5. Fotomicrografía electrónica de una célula eucarionte. Se indican: N: núcleo; en: envoltura nuclear; Cr: cromatina; REL: retículo endoplasmático liso; G: aparato de Golgi; r: polirribosomas; RER: retículo endoplasmático rugoso; m: mitocondrias.

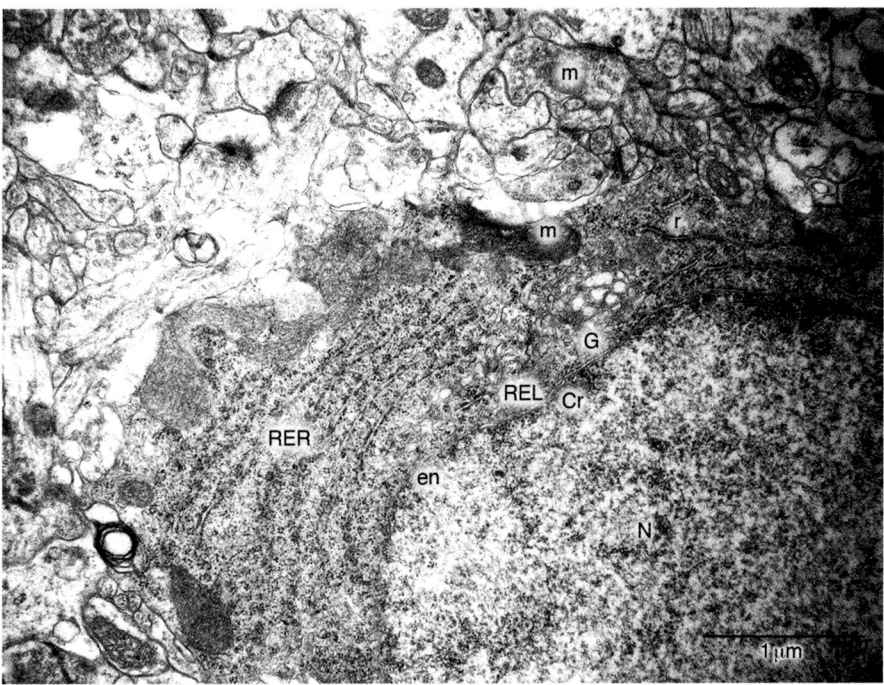

interfase, y alcanza el máximo grado de condensación en el estadio de metafase en la división celular mitótica o meiótica. La cromatina tiene en algunas células una distribución particular, como en el caso de los plasmocitos (células secretoras de inmunoglobulinas), que presentan la heterocromatina distribuida en el núcleo en forma de parches, que dan la apariencia de una rueda de carro (**fig. 1-6**).

La cromatina muy condensada, o heterocromatina, es transcripcionalmente inactiva, y se clasifica en heterocromatina facultativa y heterocromatina constitutiva. La primera depende de la actividad transcripcional de la célula, o sea, de la funcionalidad. La heterocromatina constitutiva corresponde a secuencias de ADN que nunca se transcriben, como las secuencias satélites de los cromosomas.

La cromatina contiene la información para todas las funciones de la célula. Existen zonas de cromatina pertenecientes a determinados cromosomas que tienen la información para transcribirse en ARNr. Estas zonas son los organizadores nucleolares porque originan la zona del núcleo donde se establece el nucléolo. Las células con una síntesis proteica activa tienen nucléolos evidentes, dado que requieren mucho ARNr para formar sus ribosomas y algunas pueden tener más de un nucléolo en su núcleo (p. ej., hepatocito).

Hay células con núcleo grande con cromatina muy laxa y nucléolo evidente (p. ej., neuronas), y células con núcleo pequeño con cromatina muy condensada que no permite visualizar el nucléolo (p. ej., fibrocito) (véase **fig. 1-6**).

Retículo endoplasmático

El retículo endoplasmático es una red de túbulos y cisternas delimitados por membrana. El espacio delimitado por la membrana corresponde a la luz o espacio intracisternal (lumen).

Hay dos tipos principales de retículo endoplasmático: el rugoso o granular (RER o REG), que tiene ribosomas del lado citosólico, participa en la síntesis de proteínas de membrana, lisosomales y de exportación, y el liso (REL), sin ribosomas, relacionado con el metabolismo lipídico, el almacenamiento del calcio y la detoxificación. Podría considerarse un retículo endoplasmático de transición desde el que parten vesículas hacia el aparato de Golgi.

El retículo endoplasmático rugoso (RER), que se presenta ultraestructuralmente como cisternas aplanadas paralelas cubiertas por ribosomas en su cara citosólica, es muy abundante en las células secretoras de proteínas y en las células con gran actividad enzimática (**fig. 1-7**).

La distribución del RER en la célula depende del tipo celular, por ejemplo, el RER en un plasmocito (secretor de inmunoglobulinas) se distribuye de manera uniforme en el citoplasma; en cambio, en una célula pancreática (secretora de enzimas digestivas) está confinado a su tercio basal y rodea el núcleo de la célula. Esto determinará distintas características morfológicas y de tinción.

Las proteínas que van a ser secretadas (proteínas de exportación), la mayoría de las proteínas de membrana plasmática y las enzimas lisosomales se sintetizan en el RER, de allí migran a través del lumen hasta el aparato de Golgi, desde el cual se transportan a sus

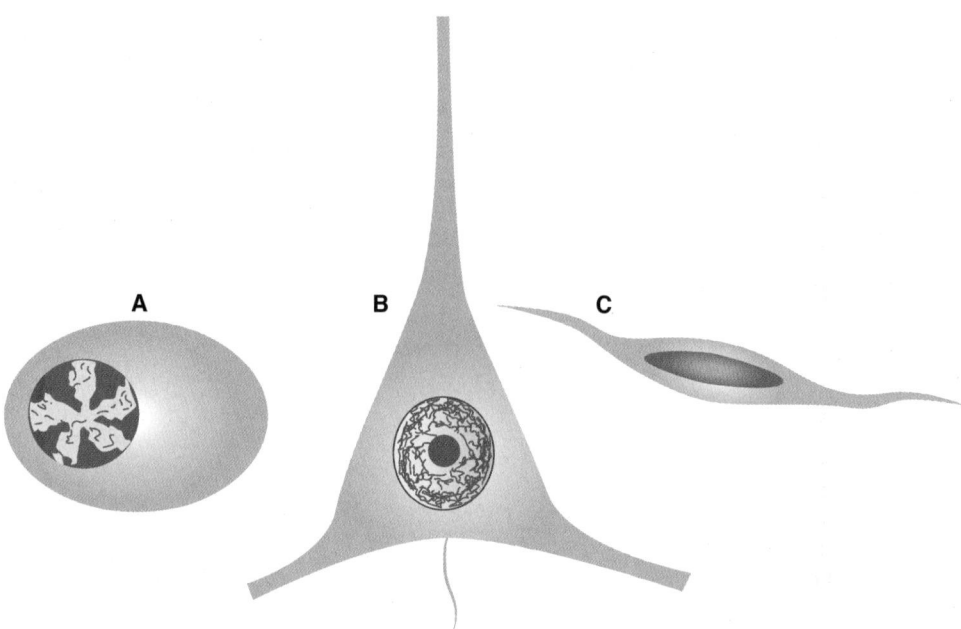

Fig. 1-6. Células con diferentes tipos de núcleo. **A:** plasmocito, presenta un núcleo excéntrico con grumos de cromatina pegada a la carioteca, lo que le da el aspecto de una rueda de carro. **B:** neurona piramidal de la corteza cerebral, el núcleo ubicado en el centro del cuerpo celular tiene cromatina laxa y nucléolo evidente (núcleo semejante a un ojo de búho). **C:** fibrocito, núcleo ahusado de ubicación central con cromatina condensada.

destinos finales.

Las proteínas que van a ser secretadas estarán en vesículas de secreción, otras se incorporarán a las membranas vesiculares para formar parte estructural de la membrana plasmática y otras serán enzimas que conformarán el contenido lisosómico.

Hay proteínas sintetizadas en el RER que se retienen en sus membranas porque cumplirán funciones locales o en el aparato de Golgi.

El REL está formado por túbulos delimitados por membrana y se continúa con el RER en una solución de continuidad funcional. La zona del retículo endoplasmático correspondiente al REL está distribuida ultraestructuralmente de forma uniforme en el citoplasma, de manera desorganizada entre las organelas citoplasmáticas.

El REL abunda en las células con metabolismo lipídico activo. Por lo tanto, es abundante en las células que sintetizan hormonas esteroideas, ya que estas se sintetizan a partir del colesterol en el retículo endoplasmático. También abunda en los hepatocitos, porque en estas células se metabolizan diversos compuestos liposolubles, y en las células musculares, donde cumple la importante función de almacenamiento del calcio.

Envoltura nuclear

La envoltura nuclear es uno de los componentes del sistema de endomembranas; por lo tanto, está formada por cisternas o sáculos que determinan dos superficies membranosas: la membrana interna (en contacto con el nucleoplasma, con la lámina nuclear y, por medio de ella, con la cromatina) y la membrana externa (en contacto con el citosol y tapizada de ribosomas), que se continúa con el retículo endoplasmático rugoso. Ambas membranas se continúan una con otra en los poros nucleares, que son zonas de comunicación del nucleoplasma con el citosol (**figs. 1-8 y 1-9**).

Aparato de Golgi

El aparato de Golgi está compuesto por sáculos de membranas aplanados y vesículas asociadas, dispuestas de tal forma que le dan una notoria polaridad estructural y funcional. Las proteínas y los lípidos provenientes del retículo endoplasmático entran en el aparato de Golgi por su cara cis, se modifican allí y lo abandonan en vesículas por su cara trans. Los diferentes procesamientos de proteínas y lípidos tienen lugar en las distintas regiones del aparato de Golgi, donde se glucosilan y se distribuyen a sus destinos finales (**fig. 1-10**).

En las células secretoras de proteínas, el aparato de Golgi se dispone entre el RER y la membrana plasmática; en las células polarizadas, el RER es infranuclear y el aparato de Golgi se ubica supranuclearmente.

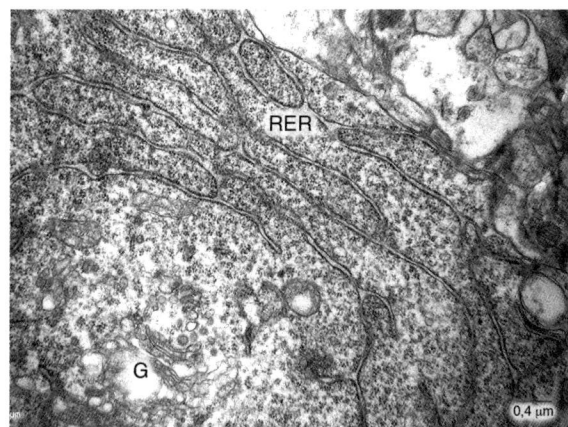

Fig. 1-7. Fotomicrografía electrónica del citoplasma en el que se visualiza el retículo endoplasmático rugoso (RER) y el aparato de Golgi (G). Las cisternas del RER se presentan en una disposición paralela, interconectadas entre sí. Se puede distinguir la luz cisternal del RER separada del citoplasma en el que hay abundantes polirribosomas libres que forman rosetas y ribosomas adosados a la cara citosólica de las membranas del RER.

Lisosomas

Son organelas delimitadas por una única membrana que contiene enzimas que degradan toda clase de polímeros biológicos (proteínas, ácidos nucleicos, hidratos de carbono y lípidos). Su función es digerir el material que la célula captó del exterior por fagocitosis/endocitosis y degradar los componentes celulares envejecidos.

Desde el punto de vista morfológico, se distinguen ultraestructuralmente como vacuolas dispersas por el citoplasma celular que presentan diferentes formas (esféricas, ovoides), cuyo contenido se visualiza muy irregular. Los hay muy densos y uniformes, otros con contenido amorfo y otros con cristaloides.

Organelas no dependientes del sistema de endomembranas

Mitocondrias

Son organelas delimitadas por dos membranas: una membrana mitocondrial externa y una membrana mitocondrial interna, la cual tiene pliegues que forman las crestas mitocondriales. La membrana mitocondrial interna delimita la matriz mitocondrial y entre las dos membranas se ubica el espacio intermembranoso. En la matriz mitocondrial se encuentra el ADN mitocondrial, que permite que la mitocondria sea una organela semiautónoma. Este ADN está desnudo (no está asociado a histonas), se replica y se transcribe en distintos ARN mensajeros, ARN ribosómicos y ARN de transferencia, necesarios para la síntesis proteica que ocurre en la matriz mitocondrial. Muchas de las proteínas esenciales para los procesos descritos provienen del citosol, y atraviesan ambas membranas mitocondriales acopladas a otras proteínas y complejos proteicos de las membranas. En la matriz mitocondrial ocurre el ciclo de Krebs que, acoplado a la fosforilación oxidativa que se da en las crestas mitocondriales, rinde finalmente el ATP, que es la energía metabólica producida por la mitocondria que permite llevar a cabo las distintas funciones celulares (**fig. 1-11**).

La forma de las mitocondrias es variada, son redondeadas, alargadas (con forma de bastón), con ramificaciones (0,5 μm diámetro y hasta 7 μm de largo), y pueden ser redondeadas al corte transversal o alargadas al corte longitudinal. La disposición de las crestas es característica del tipo celular. Si bien predominan las mitocondrias con crestas transversales, existen mitocondrias con crestas longitudinales e, incluso, con crestas tubulares. Las células productoras de hormonas esteroideas (células de Leydig, células de las tecas de los folículos ováricos y células de la corteza suprarrenal) tienen mitocondrias con crestas tubulares.

Fig. 1-8. Fotomicrografía electrónica de un núcleo celular en el que se distinguen la eucromatina (e), la heterocromatina (h), el nucléolo (N) con su porción fibrilar más clara y la granular más electrodensa, los poros nucleares (flechas) en los que se puede visualizar una especie de diafragma correspondiente a la estructura proteica que lo forma y que permite la conexión núcleo-citoplasma.

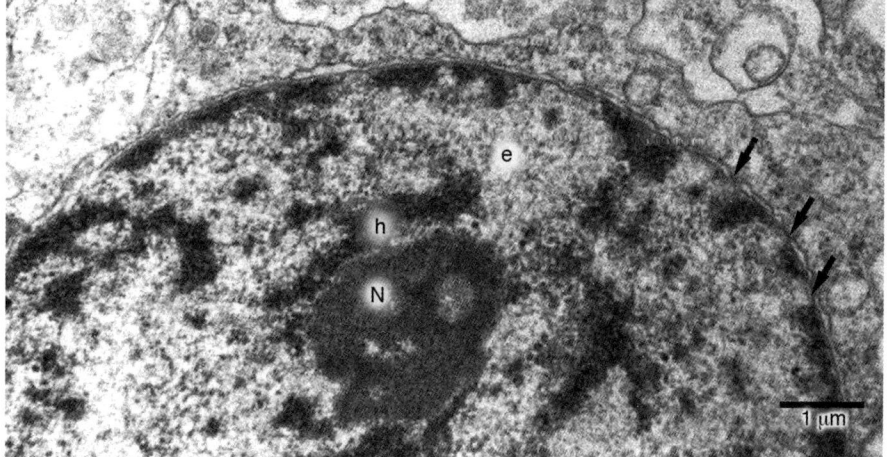

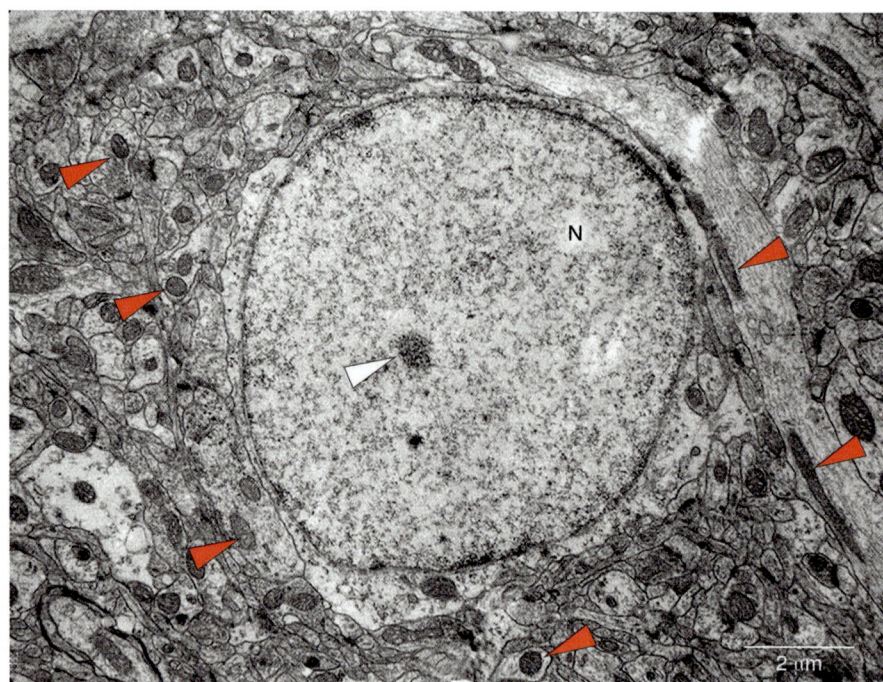

Fig. 1-9. Se observan un núcleo esférico (N) de cromatina laxa y un nucléolo evidente (flecha blanca). Las mitocondrias tienen formas y tamaños diversos (flechas rojas).

La cantidad de crestas da cuenta de la actividad mitocondrial; una célula que requiere mucha energía tendrá muchas mitocondrias con muchas crestas, mientras que las células con escasa actividad y, por lo tanto, menor requerimiento energético, tendrán menos mitocondrias o mitocondrias con menos crestas. La ubicación de las mitocondrias en la célula es propia de cada tipo celular y está relacionada con el requerimiento energético particular del citoplasma. Por ejemplo, en la célula muscular se ubican entre los miofilamentos que permiten la contracción muscular que requiere mucho ATP. En la célula parietal de la glándula fúndica se ubican entre los canalículos que forman el repliegue de la membrana plasmática apical, ya que así la mitocondria provee la energía para la bomba de protones que hay en esa membrana. En el espermatozoide, las mitocondrias se ubican en la pieza intermedia y forman una vaina alrededor del axonema, el cual requiere mucho ATP para el movimiento flagelar. Estas ubicaciones de las mitocondrias en el citoplasma responden a los requerimientos energéticos según la función de cada tipo celular (**fig. 1-12**).

Peroxisomas

Son organelas pequeñas rodeadas por una membrana y contienen enzimas que participan en las reacciones metabólicas. La mayoría de las células humanas contienen unos 500 peroxisomas. Los peroxisomas contienen unas 50 enzimas que llevan a cabo reacciones oxidativas (producen agua oxigenada que es degradada por la catalasa presente también en ellos). Además, intervienen en la biosíntesis de los lípidos y los ácidos biliares, y en la betaoxidación de los ácidos grasos.

Citosol

Es el contenido citoplasmático sin organelas, retículo endoplasmático, aparato de Golgi, lisosomas y endosomas.

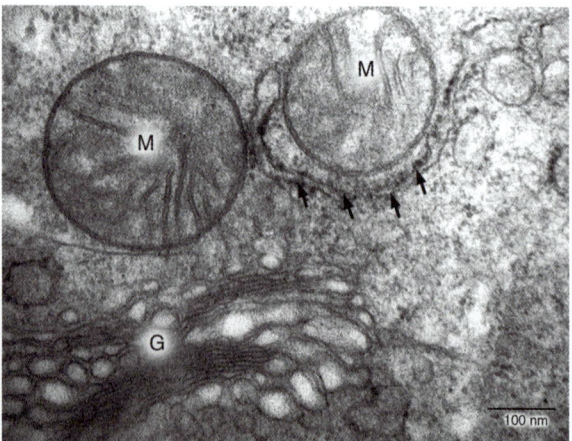

Fig. 1-10. Fotomicrografía electrónica en la que se visualiza la organización ultraestructural de las membranas del aparato de Golgi (G) y las vesículas que se desprenden de él. También se observa un par de mitocondrias (M) en las que pueden distinguirse las dos membranas que las delimitan. Las flechas señalan un perfil de una cisterna del retículo endoplasmático rugoso.

Fig. 1-11. Fotomicrografía electrónica de tejido nervioso donde se observan mitocondrias con diferente morfología y las crestas mitocondriales formadas por la membrana interna de estas (flechas blancas). M: mitocondrias; S: sinapsis.

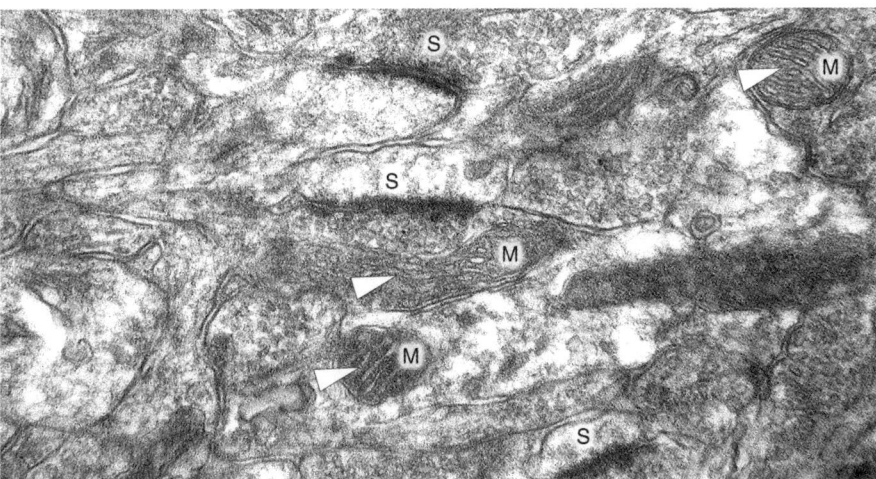

En ese protoplasma se dan muchísimas reacciones químicas biosintéticas, como la síntesis de proteínas en polirribosomas libres, la gluconeogénesis, la glucólisis anaerobia y el procesamiento postraduccional de muchas proteínas citoplasmáticas y nucleares. Las proteínas nucleares, que se sintetizan en polirribosomas libres, incluyen todas las enzimas intervinientes en la duplicación y transcripción del ADN. Las proteínas citoplasmáticas sintetizadas en los polirribosomas libres incluyen todas las proteínas de los componentes del citoesqueleto y las distintas enzimas que participan en el metabolismo celular. También en los polirribosomas libres del citosol se sintetizan enzimas proteosómicas y algunas enzimas mitocondriales, y comienza la síntesis de proteínas que se incorporarán al RER.

Citoesqueleto

La forma de una célula; la organización, distribución y desplazamiento de sus organelas; la relación con las células vecinas y el entorno celular; así como el proceso de división celular se deben en gran medida al citoesqueleto celular, sin el cual cada célula no podría tener identidad. El citoesqueleto está constituido por un conjunto de filamentos formados por la polimerización de proteínas sintetizadas por la propia célula. Estos filamentos se distribuyen de manera muy particular entre el núcleo y el citoplasma, y en las distintas partes o zonas, tanto del citoplasma como del núcleo.

Los componentes del citoesqueleto son filamentos de composición proteica que se dividen en tres grandes grupos: los microfilamentos (5-7 nm de diámetro), los filamentos intermedios (9-11 nm de diámetro) y los microtúbulos (25 nm de diámetro). Todos son estructuras dinámicas capaces de reorganizarse constantemente mediante la polimerización y despolimerización de sus componentes.

Microfilamentos

Los microfilamentos están compuestos por actina fibrilar, se forman por la polimerización y despolimerización de la actina globular y tienen dos extremos distintos (+ y −). Son estructuras polares y dinámicas. Si bien la actina se encuentra también en el núcleo, en el citoplasma se ensamblan y forman redes y haces, para lo cual se asocian a distintas proteínas que forman puentes de unión entre los filamentos de actina.

Los microfilamentos forman una red debajo de la membrana plasmática, llamada corteza celular, que está unida a las proteínas de membrana y da soporte estructural a la superficie celular.

Los microfilamentos están relacionados con el movimiento celular, ya que la actina se asocia a la miosina, que es una proteína motora. La actina fibrilar y la miosina II forman estructuras que participan en los procesos de contracción celular, como en el caso de las fibras musculares (células musculares), donde alcanzan el nivel máximo de organización en el sarcómero, aunque participan en la contracción de los tres tipos de fibras musculares: la lisa, la estriada esquelética y la estriada cardíaca. Otras miosinas permiten el desplazamiento de vesículas sobre los microfilamentos y participan en los procesos de endocitosis y exocitosis. Los microfilamentos participan también en otros tipos de movimientos celulares, como la emisión de seudópodos, la endocitosis, la exocitosis y la división celular, y forman el anillo contráctil que separa las dos células hijas para finalizar una división.

El esqueleto de las microvellosidades es un haz de unos 30 filamentos paralelos de actina, entrecruzados con proteínas que los mantienen equidistantes entre sí y proteínas que los asocian a la membrana plasmática de la microvellosidad. Su presencia genera el plegamiento de la membrana celular que forma la microvellosidad. Ese plegamiento determina un aumento de la superficie

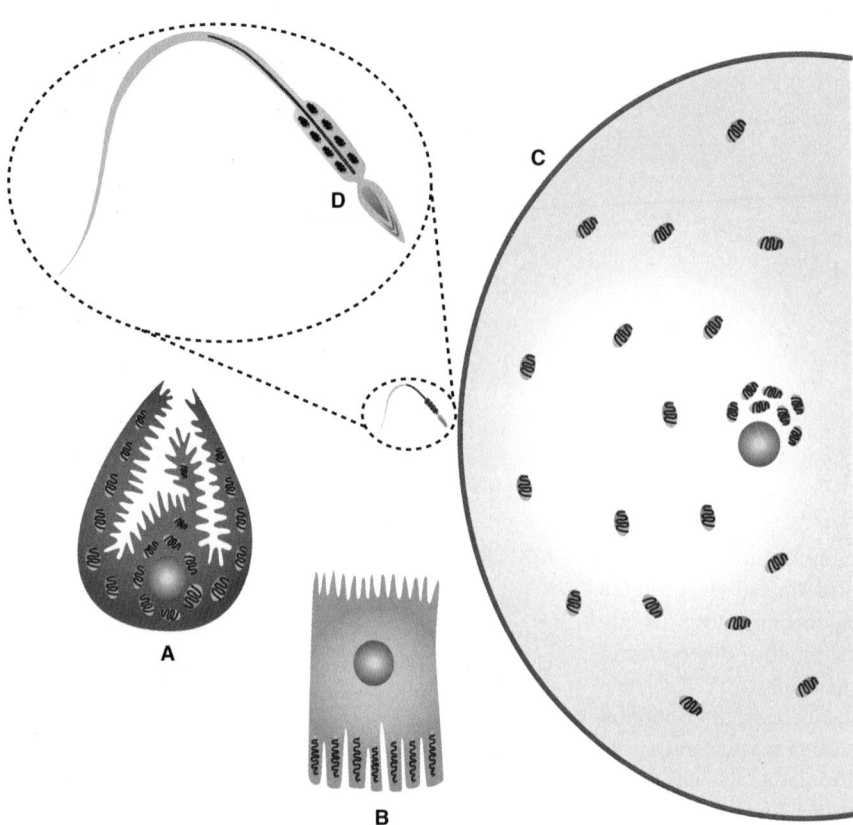

Fig. 1-12. Esquemas de una célula parietal de la glándula fúndica (**A**), una célula del túbulo contorneado proximal del riñón (**B**), un ovocito (**C**) y un espermatozoide (**D**). Obsérvese la distinta ubicación de las mitocondrias en el citoplasma de cada una de estas células.

apical que conlleva un aumento de capacidad absortiva de la célula. Un ejemplo de células con abundantes microvellosidades son las del intestino delgado, en las que el conjunto de microvellosidades apicales se denomina chapa estriada, mientras que en los túbulos contorneados proximales renales se describen como ribete en cepillo. En la chapa estriada las microvellosidades son cortas y de longitud uniforme, mientras que en el ribete en cepillo tienen distintas longitudes. Por tal motivo, estas estructuras se observan diferentes al microscopio óptico a pesar de estar formadas por la misma diferenciación apical de la membrana (**fig. 1-13**).

Los estereocilios son microvellosidades especiales más largas y rígidas. Se los encuentra en el epitelio del epidídimo, en el segmento proximal del conducto deferente y en el epitelio sensorial del oído interno, donde actúan como mecanorreceptores (véase **fig. 1-13**).

En la unión adherente, los filamentos de actina forman una especie de cinturón alrededor de cada célula, subyacente a la membrana plasmática, y están anclados a estas por otras proteínas (véase **fig. 1-13**).

Filamentos intermedios

Son los elementos del citoesqueleto que confieren a la célula resistencia mecánica; crean un armazón que le da a la célula su identidad morfológica. Están formados por proteínas filamentosas con extremos equivalentes, o sea, son estructuras sin polaridad.

Los filamentos intermedios son característicos de cada tipo celular; hay distintas proteínas que forman los filamentos intermedios de los distintos tipos celulares. Por ejemplo, hay varios tipos de queratinas: las duras que forman pelos y uñas, y las blandas que están en las células epiteliales. En las células musculares se encuentra la proteína desmina, en las neuronas distintos tipos de neurofilamentos y en los astrocitos la proteína gliofibrilar ácida. Pero todas las células tienen el filamento intermedio proteína de las láminas nucleares A, B y C como parte de la estructura que mantiene armada la envoltura nuclear y que, cuando se desfosforila, se desensambla y permite así la desorganización de la envoltura nuclear, un proceso que se produce al comienzo de la división celular y que posibilita la distribución de los cromosomas en las células hijas.

Los filamentos intermedios de las células adyacentes están asociados por efecto de las cadherinas y forman los desmosomas (véase **fig. 1-13**).

Microtúbulos

Son polímeros de la proteína tubulina, muy dinámicos y con una polaridad muy marcada. Nacen del centrosoma y se extienden hacia la periferia celular (véase **fig. 1-1**). Los centrosomas están constituidos por un par de centríolos orientados de forma perpendicular, rodeados de sustancia pericentriolar. Cada centríolo está formado por nueve tripletes de microtúbulos. Los centríolos forman los cuerpos basales de cilios y flagelos, y participan en la coordinación del ciclo celular.

El dinamismo de los microtúbulos y las proteínas motoras asociadas a ellos (dineína, quinesinas, entre otras) determina la función principal de los microtúbulos que es la de participar en el transporte intracelular (tráfico de organelas), el movimiento de vesículas hacia la membrana plasmática, la formación y estabilización de las prolongaciones celulares, como el axón y las dendritas de las neuronas, y los movimientos celulares, típicos en el barrido superficial del moco realizado por los cilios o el movimiento de la cola del espermatozoide.

Durante la división celular forman el huso mitótico y participan en la separación de los cromosomas.

Inclusiones citoplasmáticas

Las inclusiones citoplasmáticas típicas de las células humanas son los depósitos de glucógeno, que se observan al microscopio electrónico como estructuras sin membranas ("rosetas") muy electrodensas y dispersas por el citosol. Estos depósitos incluyen no solo el polisacárido glucógeno, sino también las enzimas que participan en su síntesis y le otorgan una gran palidez al citosol de las células teñidas con hematoxilina-eosina. Su presencia puede revelarse al microscopio óptico con la técnica de PAS (véase **cap. 3**).

En algunas células, el glucógeno se almacena en el citosol y se visualiza ultraestructuralmente como granos electrodensos de 35 nm de diámetro dispersos en el citosol. Cuando la célula requiere energía para alguna de sus actividades específicas, es degradado por las enzimas que lo rodean y, por lo tanto, los granos electrodensos desaparecen del citosol. En la microscopía óptica, los gránulos de glucógeno se visualizan como zonas vacuoladas en las que la tinción es muy pálida o inexistente.

Polirribosomas libres

Las subunidades ribosómicas se ensamblan y forman los ribosomas (20-30 nm de diámetro) solo cuando están traduciendo un ARNm en proteínas. Si la proteína que sintetizan cumple sus funciones en la propia célula y no pertenece a la membrana ni es una enzima lisosomal, los ribosomas no se acoplan a las membranas del RER. Se los observa en el citosol acoplados a un ARNm, y forman los polirribosomas libres o polisomas.

Las células metabólicamente muy activas necesitan gran cantidad de enzimas y cofactores proteicos que, al ser proteínas de la célula con función en el núcleo o en el propio citoplasma, se sintetizan en polirribosomas libres. Estos se observan al microscopio electrónico

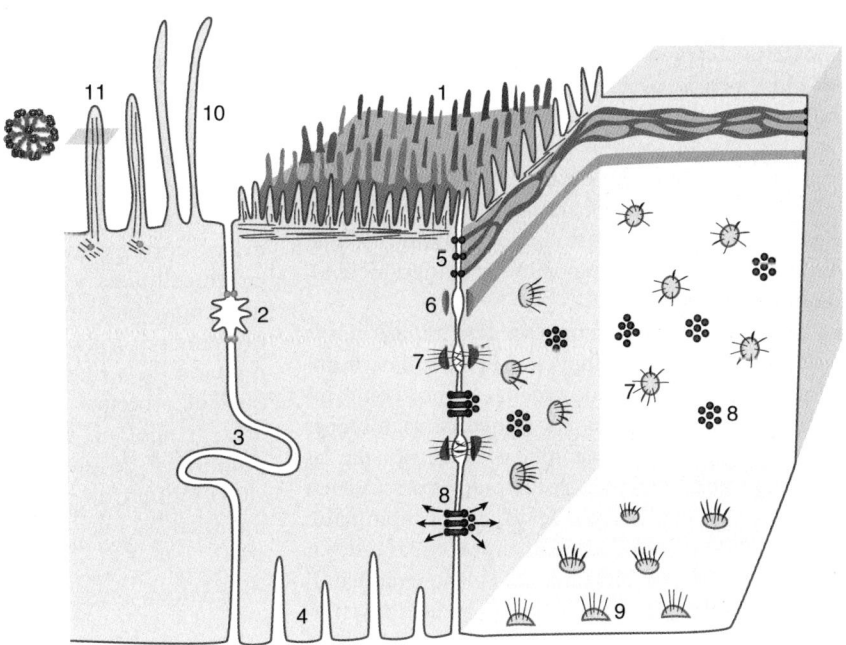

Fig. 1-13. Distintos tipos de diferenciaciones de la membrana apical (1, 10, 11), lateral (2, 3, 5, 6, 7, 8) y basal (4, 9). 1, microvellosidades; 2, canalículo; 3, interdigitación; 4, pliegues; 5, *zonula occludens;* 6, *zonula adherens;* 7, desmosoma; 8, unión nexo; 9, hemidesmosoma; 10, estereocilio; 11, cilio.

como cadenas o anillos de ribosomas acoplados a un ARNm, y forman estructuras de aspecto curvo y arrosariado (véase **fig. 1-1**). En las neuronas, la abundancia de polirribosomas determina en el soma neuronal la presencia de los clásicos corpúsculos de Nissl observados con el microscopio óptico (véase **cap. 3**).

Proteasomas

Los proteasomas son grandes complejos de enzimas proteolíticas que tienen su función en el citosol. No pueden observarse con el microscopio óptico. Con tinción negativa en microscopía electrónica (véase **cap. 3, Técnica histológica**), se los puede observar como barriles de 10 nm de diámetro por 50 nm de largo, en los que entrarían las proteínas que van a ser degradadas por las enzimas proteasómicas.

Composición química de las membranas biológicas

Todas las membranas celulares están formadas por lípidos y proteínas. Los primeros conforman una bicapa lipídica que por su naturaleza anfipática (zonas hidrófobas y zonas hidrófilas en sus moléculas) forman una barrera entre los dos compartimentos acuosos que delimitan: membrana plasmática entre el interior y el exterior celular; retículo endoplasmático entre el interior cisternal y el citosol; membrana mitocondrial interna entre la matriz y el espacio intermembranoso. Las proteínas dispuestas entre los lípidos cumplen diferentes funciones (canales iónicos, enzimas que sintetizan los propios componentes de las membranas, moléculas receptoras, moléculas transportadoras).

Los lípidos que determinan la bicapa lipídica son los fosfolípidos: dos cadenas de ácidos grasos hidrófobos unidos a una cabeza hidrófila que tiene fosfatos. Las colas hidrófobas se asocian y quedan en el interior de la membrana y las cabezas hidrófilas están en contacto con los compartimentos acuosos que la membrana separa. La composición lipídica de las membranas celulares es característica para cada membrana, pero básicamente contienen fosfolípidos (fosfatidilcolina, fosfatidilserina, fosfatidiletanolamina, esfingomielina), glucolípidos y colesterol.

La fluidez de las membranas está determinada por la temperatura y por la composición lipídica. Los fosfolípidos con ácidos grasos de cadenas cortas, como interaccionan menos entre sí, hacen que las membranas que los contienen sean más fluidas, mientras que las membranas que contienen fosfolípidos con cadenas de ácidos grasos más largos o ácidos grasos insaturados (los dobles enlaces introducen curvaturas en las cadenas de ácidos grasos que dificultan el empaquetamiento) son menos fluidas. Los fosfolípidos no se distribuyen simétricamente en ambas caras de las membranas, por eso se dice que las membranas biológicas son asimétricas.

El colesterol se inserta en la bicapa de fosfolípidos con su único grupo polar próximo a los grupos hidrófilos de los fosfolípidos, mientras que los anillos hidrocarbonados rígidos interactúan con las cadenas de ácidos grasos de los fosfolípidos. Esto disminuye la movilidad y hace que la parte de la membrana en la que está presente sea menos fluida, pero como también el colesterol interfiere las interacciones entre las cadenas de ácidos grasos de los fosfolípidos mantiene la fluidez a bajas temperaturas.

Otro de los constituyentes de las membranas son las proteínas, responsables de las funciones específicas de las membranas celulares. Por su asociación con los lípidos de las membranas se pueden dividir las proteínas en integrales (en estrecha y fuerte asociación con la bicapa lipídica) y periféricas (débilmente asociadas a la bicapa, en general a través de interacciones con las proteínas integrales).

Las proteínas integrales son muchas veces proteínas transmembrana, o sea que tienen partes expuestas de ambos lados de la bicapa, algunas atraviesan la membrana una sola vez, pero otras tienen muchas regiones que atraviesan la membrana. Las proteínas transmembrana suelen estar asociadas a los hidratos de carbono en una de sus superficies.

Algunas proteínas integrales se anclan a las membranas por sus interacciones covalentes con los lípidos. Pueden estar ancladas a la cara citosólica de la membrana, a la cara extracelular o a la cara cisternal.

El tercer constituyente químico de las membranas celulares son los glúcidos (hidratos de carbono) que están asociados a lípidos y proteínas, y forman glucolípidos y glucoproteínas. Estas asociaciones suelen darse en una sola de las caras de la membrana (cara extracelular o cara luminal, según el tipo de membrana) y son las principales responsables del reconocimiento celular por el cual se dan las interacciones celulares.

La proporción de lípidos, proteínas e hidratos de carbono de las membranas no es igual para todas las membranas celulares. La mayoría de las membranas plasmáticas tienen casi un 50% de lípidos y un 50% de proteínas. Solo el 5-10% de la masa de la membrana corresponde a fracciones hidrocarbonadas en glucolípidos y glucoproteínas, de tamaños muy diferentes. Hay aproximadamente una molécula de proteína por cada 100 moléculas de lípido. La composición de la mielina es de un 80% de lípidos y un 20% de proteínas.

La membrana mitocondrial interna tiene mayor proporción de proteínas que de lípidos; se invierte allí la proporción proteína/lípido de la mayoría de las membranas biológicas.

Concepto de mosaico fluido

Las membranas biológicas se consideran fluidas bidimensionalmente en el plano de la bicapa lipídica, o sea que el movimiento de los componentes químicos se facilita en ese plano (traslación, rotación y flexión), pero de forma excepcional se mueven los componentes de una capa hacia la otra (*flipping*). Tanto las proteínas periféricas como las integrales en general se insertan en la bicapa lipídica y le dan el aspecto de un mosaico. Por lo tanto, la característica de mosaico fluido se debe a que hay proteínas intercaladas entre los lípidos y se producen movimientos en el plano de la bicapa. Estas propiedades pueden visualizarse con técnicas especiales en las que se observan por videomicroscopía de fluorescencia los movimientos de una marca fluorescente en un elemento de la bicapa en particular.

Concepto de unidad de membrana

El espesor de las membranas biológicas puede determinarse mediante microscopía electrónica. Debido a los metales pesados utilizados en el contraste (véase **cap. 3**), las membranas se visualizan como dos bandas muy electrodensas (de 20 Å de espesor) separadas por una banda más translúcida de 35 Å de espesor, lo que da para la medición del espesor de membrana aproximadamente 75 Å (esta medición corresponde a la realizada sobre una membrana fijada y contrastada con metales pesados).

Permeabilidad de las membranas celulares

Las membranas celulares tienen una permeabilidad selectiva, de manera que controlan la composición interna de la célula y la distribución de las moléculas en los distintos compartimentos.

Las moléculas pequeñas no cargadas pueden difundirse libremente a través de la bicapa de fosfolípidos (oxígeno, dióxido de carbono, etanol, nitrógeno, agua).

Las moléculas cargadas como los iones (sodio, protones, cloruro, potasio, calcio) o las moléculas grandes no cargadas (glucosa, aminoácidos) no pueden difundirse libremente por la bicapa lipídica y necesitan proteínas transmembrana que actúan como transportadores, activos en contra de un gradiente o pasivos a favor de un gradiente, y como canales proteicos; los más importantes son los canales iónicos que se abren para que pasen los iones en respuesta a una señal (**fig. 1-14**).

Membrana plasmática

Los lípidos que constituyen la bicapa de la membrana plasmática son mayoritariamente los cuatro fosfolípidos ya citados, pero hay un quinto fosfolípido, el fosfatidilinositol, localizado del lado citosólico, aunque minoritario, que desempeña funciones importantes en la endocitosis y en la se-

ñalización celular. La distribución de los fosfolípidos en la bicapa es asimétrica: en el lado extracelular se ubican mayoritariamente la fosfatidilcolina y la esfingomielina, mientras que en el lado citosólico lo hacen el fosfatidilinositol y la fosfatidilserina, lo que da lugar a un predominio de fosfolípidos cargados negativamente en la cara citosólica de la membrana. Esto le confiere a la membrana una diferencia de potencial.

Las membranas plasmáticas son ricas en glucolípidos y glucoproteínas, importantes en los procesos de señalización y reconocimiento celular.

El colesterol y los esfingolípidos tienden a agregarse y a formar zonas de membrana plasmática denominadas balsas lipídicas, en las que abundan las proteínas que participan en la señalización celular y en la endocitosis.

No todas las proteínas de las membranas plasmáticas pueden difundirse libremente en el mosaico fluido porque muchas de ellas están asociadas a elementos del citoesqueleto. Además, cuando se asocian células como en el caso de los epitelios, las membranas plasmáticas presentan dominios bien específicos. Así, se habla de una cara apical, una cara lateral y una cara basal en las células de un epitelio cilíndrico, como el epitelio intestinal. Existen diferenciaciones de membrana específicas para cada cara. La superficie apical de una célula intestinal presenta microvellosidades (prolongaciones citoplasmáticas en forma de dedo de guante que aumentan la superficie de absorción). La superficie apical de una célula del epitelio respiratorio tiene cilios (diferenciación apical con un citoesqueleto particular, tiene como función desplazar partículas por la superficie del epitelio). La membrana lateral de las células epiteliales presenta una constitución proteica especial que le permite anclarse a las células adyacentes. Lo hace a través de los complejos de unión, que son especializaciones de membrana que sirven de barrera al movimiento de lípidos y proteínas de membrana, y delimitan el dominio apical del dominio basolateral.

La superficie externa de las células está cubierta por el glucocáliz, formado por los hidratos de carbono provenientes de las glucoproteínas y glucolípidos de la membrana. El glucocáliz no solo protege la superficie celular, sino que participa activamente en el reconocimiento célula-célula en los procesos de adhesión celular.

INTERACCIONES DE LA CÉLULA CON EL MEDIO

Endocitosis

Las células eucariontes pueden captar macromoléculas y partículas del entorno mediante el proceso de endocitosis, en el cual el material por introducir es rodeado por una porción de membrana plasmática que se invagina para formar una vesícula que contiene el material ingerido. Cuando este último corresponde a partículas grandes o células (bacterias u otras células) se denomina fagocitosis y cuando las partículas son pequeñas o fluidas se denomina pinocitosis.

La unión de una partícula a los receptores de superficie de la membrana activa la extensión de la superficie celular que rodea a la partícula, con lo cual se funden sus extremos y se forman vesículas intracelulares llamadas fagosomas, que luego se fusionan con los lisosomas y forman los fagolisosomas, en los que el material ingerido es digerido por las enzimas lisosomales. Este proceso es particularmente importante en la función de defensa del organismo que llevan a cabo los leucocitos y los macrófagos en otros tejidos.

La entrada selectiva de una macromolécula específica en una célula es el proceso llamado endocitosis mediada por receptor. Las moléculas por introducir se unen a receptores específicos de la superficie celular. Estos receptores se acumulan en regiones especializadas de las membranas plasmáticas denominadas depresiones, revestidas del lado citosólico con una proteína (clatrina). Se forman así **vesículas revestidas con clatrina** que contienen los receptores unidos a sus macromoléculas (ligandos). Estas se unen con endosomas tempranos, donde el contenido se transporta a los lisosomas y los receptores se reciclan a la membrana.

Las células también tienen vías de endocitosis independientes de la clatrina. En estas células, la internalización de las moléculas que van a ser endocitadas tiene lugar por medio de caveolas. Estas son pequeñas invaginaciones de la membrana plasmática organizadas por moléculas de caveolina, la cual funciona junto con los lípidos como receptores de la molécula por endocitar (**fig. 1-14**).

Exocitosis

El proceso inverso a la endocitosis es la exocitosis, por la cual el material sintetizado para su secreción por la célula se confina en vesículas secretoras que, al fusionarse con la membrana plasmática, liberan su contenido al medio extracelular y la membrana vesicular aumenta la superficie de la membrana plasmática de la célula. De este modo, las proteínas receptoras también se incorporan a la membrana plasmáticas.

La secreción puede ser constitutiva o facultativa/regulada. En la primera, la célula secreta sus productos de forma continua sin necesidad de un estímulo específico. Esa secreción ocurre, por ejemplo, en los fibroblastos que liberan el contenido de sus vesículas, procolágeno, a la matriz extracelular (véase **cap. 5**).

En la secreción regulada la célula secretora almacena el producto de síntesis en vesículas que se liberarán cuando reciba el estímulo correspondiente. median-

te este proceso se liberan las enzimas digestivas; el ejemplo clásico son las células del ácino pancreático (véase la estructura de estas células en el **cap. 18**); se liberan los neurotransmisores en las sinapsis (véase la morfología de las sinapsis químicas en el **cap. 7**), y se remodelan los huesos (véase osteoclastos en el **cap. 10**).

Vesículas extracelulares: microvesículas y exosomas

Tanto las microvesículas como los exosomas son estructuras secretadas al medio extracelular caracterizadas por estar delimitadas por una membrana biológica que contiene material citoplasmático en su interior en el que se distinguen distintos tipos de macromoléculas.

Estas vesículas extracelulares se originan por gemación de la membrana plasmática (microvesículas) o por libración del contenido de cuerpos multivesiculares (exosomas), e integran redes de comunicación intercelular ya que transportan proteínas, ácidos nucleicos como ARNm, microARN (miARN) y lípidos. Las vesículas extracelulares circulan/se transportan por los líquidos extracelulares y permiten el intercambio de información genética a distancia mediante el transporte de ácidos nucleicos, particularmente los miARN, que sobresalen entre las diferentes estructuras y estrategias que tienen las células para comunicarse.

El análisis de las vesículas extracelulares de los líquidos corporales se ha utilizado como herramienta de diagnóstico en el cáncer y, recientemente, en distintas enfermedades renales.

El término "exosoma" se utiliza para nombrar las vesículas extracelulares de origen endosómico, tienen un diámetro de entre 70 y 150 nm, y contienen proteínas, ARNm y miARN. Su membrana está enriquecida con colesterol, ceramidas y esfingolípidos.

INTERACCIONES CÉLULA-CÉLULA

La función del organismo depende de las interacciones entre las células, y entre ellas y el entorno. Algunas interacciones célula-célula son transitorias (interacciones entre células del sistema inmune e interacciones entre leucocitos y tejidos inflamados). Otras interacciones entre células son estables y desempeñan un papel fundamental en la organización de los tejidos (uniones entre células epiteliales). Hay también uniones específicas entre células especializadas (sinapsis entre células nerviosas, uniones entre células cardíacas, unión neuromuscular).

Uniones de adhesión celular

La adhesión célula-célula está mediada por proteínas transmembrana denominadas moléculas de adhesión celular, de las que existen cuatro tipos: las selectinas, las integrinas, la superfamilia de las inmunoglobulinas y las cadherinas. Muchas de las interacciones adhesivas requieren cationes divalentes (dependen del calcio, el magnesio o el manganeso). Las selectinas reconocen los hidratos de carbono de la superficie celular y, por ejemplo, median la adhesión inicial de los leucocitos (glóbulos blancos) a las células endoteliales durante la migración de estos desde la circulación sanguínea hasta los focos de infección.

Las cadherinas forman parte de las uniones de adhesión selectiva entre células embrionarias y de la formación de sinapsis específicas en el sistema nervioso, y son las principales responsables de las uniones estables entre las células en los tejidos.

Las interacciones célula-célula mediadas por selectinas, integrinas y la mayoría de los miembros de la superfamilia de las inmunoglobulinas suelen ser temporales, aunque una de las proteínas de la superfamilia de las inmunoglobulinas interviene en la creación de uniones estables en las sinapsis neuronales.

En las uniones de adhesión estables entre el citoesqueleto de células adyacentes (uniones adherentes y desmosomas) suelen intervenir las cadherinas. En las uniones adherentes, las cadherinas se unen a los microfilamentos de actina de las células contiguas. En los desmosomas, las cadherinas se asocian a los filamentos intermedios de las células contiguas (véase **fig. 1-13**).

Uniones estrechas

Las uniones estrechas son típicas de los epitelios de revestimiento como el epitelio intestinal. Forman sellos que evitan el paso de moléculas, incluso iones, entre las células de los epitelios y separan dominios de la membrana plasmática (el dominio apical del dominio basolateral). Impiden así la libre difusión de lípidos y proteínas de membrana de un dominio a otro.

Las uniones estrechas son los contactos más cercanos o de menor espesor que existen entre las células adyacentes. Están formadas por una red de fibras proteicas (proteínas transmembrana de células adyacentes, ocludina, claudina y moléculas de adhesión) que continúan a lo largo de toda la circunferencia celular, y cuyas colas citosólicas

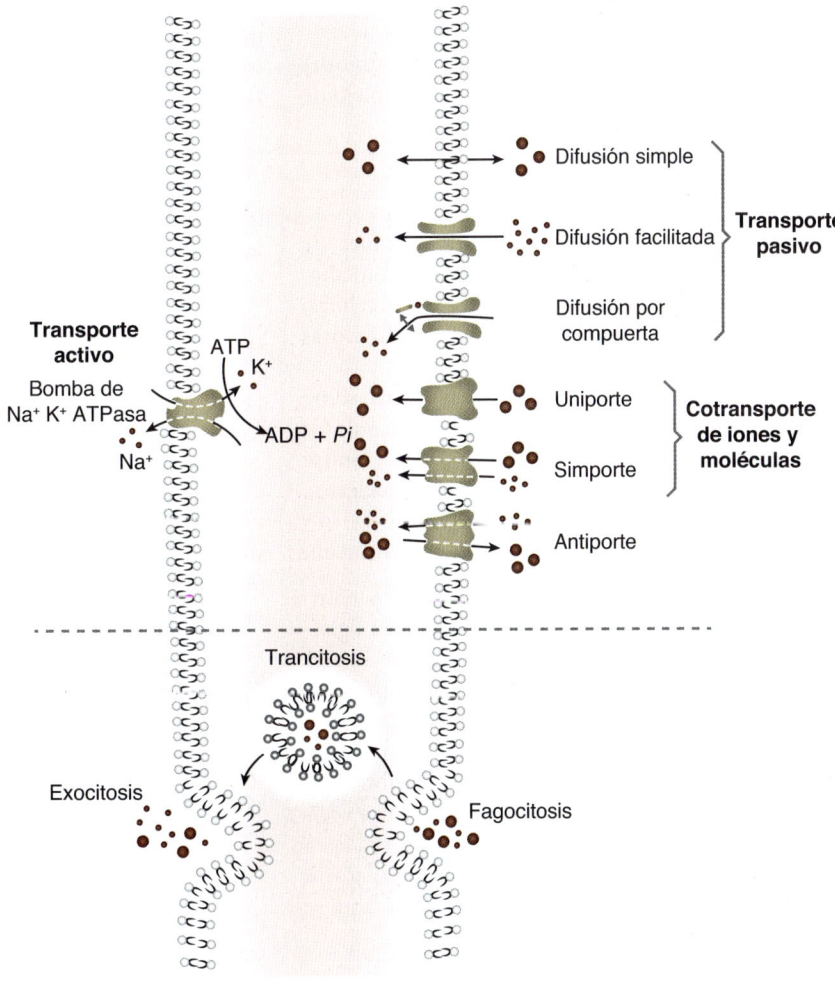

Fig. 1-14. Mecanismos de transporte a través de la membrana plasmática.

se asocian a los filamentos de actina del citoesqueleto y mantienen la unión estrecha en su precisa localización en la membrana plasmática de la célula (véase **fig. 1-13**).

Uniones en hendidura, nexo o gap junction

Las uniones en hendidura, nexo o *gap junction*, son canales abiertos a través de la membrana plasmática que permiten la libre difusión de iones y pequeñas moléculas entre células vecinas, e impiden el paso de proteínas y ácidos nucleicos (véase **fig. 1-13**). Estas uniones acoplan las actividades metabólicas y las respuestas eléctricas de las células que conectan. Las células epiteliales, así como las de los músculos cardíaco y liso, se comunican por uniones en hendidura.

Están formadas por conexina (proteína transmembrana) y se ensamblan en grupos de seis monómeros para formar un poro acuoso abierto en su centro. Este ensamblaje se denomina conexón. El conexón de una célula se alinea con el conexón de la célula adyacente y crea un canal abierto entre ambos citoplasmas. Entre las células nerviosas se producen ensamblajes especializados de uniones en hendidura que forman sinapsis eléctricas (véase **fig. 1-13**).

Las uniones estrechas, junto con las uniones adherentes y los desmosomas, forman un complejo de unión (véase **fig. 1-13**).

Señalización celular

El cuerpo humano está compuesto por miles de células que interactúan constantemente con el medio. Existen distintos tipos de interacciones entre las células, todas ellas llevadas a cabo por moléculas señalizadoras y sus receptores específicos.

Las moléculas de señalización pueden actuar sobre receptores que están en la membrana plasmática de las células diana, o bien traspasar esta membrana y unirse a receptores intracelulares, citoplasmáticos o nucleares, de esas células.

Los tipos de señalización célula-célula se clasifican en:

- Señalización directa, cuando un receptor de la membrana de una célula entra en contacto con su ligando, que es una proteína de la membrana de la otra célula. Este tipo de señalización también se produce entre una célula y la matriz extracelular que la rodea.
- Otro tipo de señalización está mediada por moléculas secretadas por las células y que actúan sobre ellas mismas (secreción autocrina), sobre las células vecinas (secreción paracrina), o sobre células situadas a distancia y transportadas por el torrente circulatorio (secreción endocrina; la molécula en cuestión aquí se denomina hormona).

En la comunicación sináptica que se realiza a través de moléculas denominadas neurotransmisores, se in-terrelacionan dos neuronas o una neurona y una fibra muscular (unión neuromuscular). Los neurotransmisores son de distinto tipo: catecolaminas; aminoácidos; de naturaleza proteica, lipídica, indólica, gaseosa, etc. Son sintetizados por una célula y actúan sobre un receptor ubicado en la membrana plasmática de otra célula (postsináptica) con la que se asocia estrechamente a través de uniones estabilizadoras de tipo proteico. Estos receptores se encuentran en la zona postsináptica tanto en los contactos sinápticos entre neuronas como en la unión neuromuscular.

Los receptores de membrana cumplen un papel muy importante porque, si bien están ubicados en la membrana plasmática, algunos están acoplados a proteínas citoplasmáticas de tipo fosforilasa/quinasa, de modo que la unión del ligando al receptor de membrana desencadena una cascada molecular que evoca la respuesta.

Interacción célula-matriz extracelular

Las proteínas fibrosas de la matriz extracelular interactúan con el citoesqueleto de actina a través de receptores de superficie celular llamados integrinas. Estas anclan los microfilamentos de actina, se asocian a otras proteínas y forman las adhesiones focales. Esto es importante para el crecimiento celular y el desplazamiento de células en un entorno dado.

Las integrinas también unen la lámina basal a los filamentos intermedios junto con otras proteínas que le dan estabilidad y forman los hemidesmosomas, una estructura importante en muchos epitelios.

Las integrinas intervienen en las uniones estables entre las células y la matriz extracelular.

Migración celular

La superficie de la célula está en estrecha relación con proteínas de la matriz extracelular con las que, al interaccionar, envían señales al citoesqueleto celular y dan lugar a la formación de prolongaciones citoplasmáticas en la zona de avance celular y retracciones citoplasmáticas en la región posterior que llevan a que la célula pueda, en muchos casos, moverse en el medio extracelular, proceso denominado migración celular.

Este proceso por el cual una célula se desplaza a través de los tejidos, en el que intervienen expansiones citoplasmáticas llamadas lamelipodios y filopodios, ocurre sobre todo en el desarrollo de los tejidos y rara vez en el organismo adulto (limitado a procesos homeostáticos como la respuesta inmune y la reparación de tejidos), y puede contribuir a algunos procesos patológicos como las enfermedades vasculares, las enfermedades inflamatorias crónicas y los procesos metastásicos.

CICLO CELULAR

Una de las propiedades características de las células es su capacidad para proliferar y dividirse mediante mitosis sucesivas. En el ciclo celular se distinguen dos períodos principales: la interfase y la mitosis. La duración de estas fases no solo es específica de cada tipo celular, también puede variar por su interacción con el medio, ya que distintos factores pueden promover la división celular, así como inhibirla.

La regulación del ciclo celular se lleva a cabo por la acción de quinasas específicas y los cambios que sufre la célula se reconocen con facilidad tanto por microscopía óptica como electrónica.

Los acontecimientos que se producen en cada una de las etapas mitótica y meiótica dan lugar a la separación de las cromátidas hermanas (mitosis y meiosis II) o la separación de los cromosomas homólogos (meiosis I).

La acción coordinada de los elementos del citoesqueleto hace posible la separación del material genético, la distribución equitativa de las organelas en las células hijas y la separación definitiva de estas células (**fig. 1-15**).

Cada tipo celular tiene un ciclo característico; hay células en constante renovación (células sanguíneas), otras como las de la capa basal de la epidermis que permiten el mantenimiento de ese epitelio, y otras que difícilmente se dividan una vez diferenciadas, como las neuronas.

MUERTE Y RENOVACIÓN CELULAR

El cuerpo humano resulta de un equilibrio entre la renovación celular y la muerte celular. Las células que se pierden se reemplazan por nuevas células provenientes de la proliferación de células madre indiferenciadas de cada uno de los tejidos.

Muerte celular

La muerte celular es un evento importante en el desarrollo embrionario, la renovación de los tejidos y el mantenimiento de la homeostasis del organismo.

Existen distintos tipos de muerte celular y es posible diferenciarlos por microscopía óptica y electrónica. Básicamente, hay dos tipos de muerte celular: la muerte celular programada y la muerte celular no programada (**fig. 1-16**).

La muerte celular programada se inicia por señales moleculares y se distinguen dos grandes grupos: la muerte celular programada apoptótica y la no apoptótica.

La muerte celular programada apoptótica puede ser por apoptosis, anoikis o partanatos. Las manifestaciones morfológicas de la apoptosis incluyen la formación de ampollas en la membrana celular, el encogimiento de la célula y la formación de los cuerpos apoptóticos, que son vesículas compuestas por fragmentos nucleares y porciones de citoplasma. Estos son fagocitados por los macrófagos, lo que evita su permanencia y la respuesta autoinmune; por ende, es un proceso que tiende a evitar la inflamación. La característica prominente de la apoptosis es la ausencia de daño sistémico o localizado a otras células debido a la falta de inflamación durante su inicio, finalización y eliminación de células muertas.

La anoikis es un tipo de apoptosis en el que la célula se desprende inicialmente de la matriz extracelular y la partanatos ocurre por la alteración de la membrana mitocondrial externa, pero es independiente de las caspasas.

La muerte celular programada no apoptótica comprende la autofagia y la entosis, que se producen por vacuolización; y la piroptosis, la NETosis y la necroptosis, que corresponden a distintos procesos inflamatorios e inmunes.

La muerte celular no programada es la necrosis, que es la muerte celular resultante de una lesión o

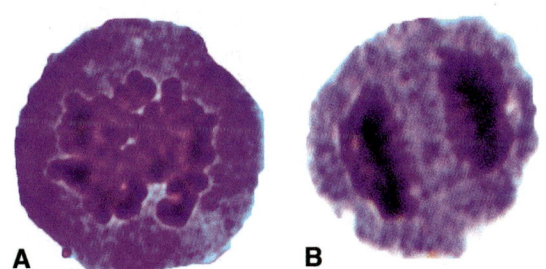

Fig. 1-15. Imágenes microscópicas de dos células humanas tñidas con hematoxilina-eosina en distintos estadios de la mitosis. **A.** Célula en prometafase. Véase que los cromosomas están condensados. La imagen corresponde a una vista polar. **B.** Célula en anafase. Se visualizan los dos juegos cromosómicos que migran hacia los polos.

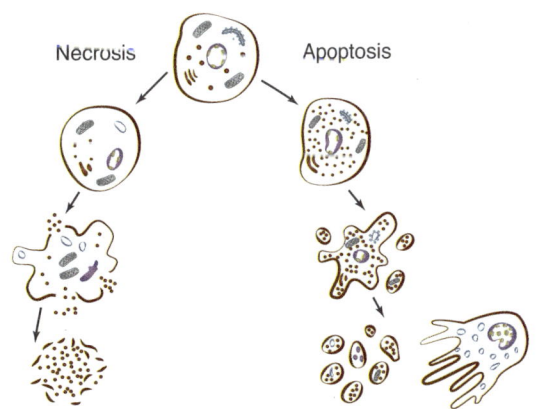

Fig. 1-16. Cambios morfológicos ultraestructurales en la muerte por necrosis y en la muerte por apoptosis.

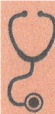

Proyección médico-clínica

1-1. El proceso de la migración celular

La migración celular es el desplazamiento activo de las células en una dirección determinada. Es un evento complejo que participa en un amplio rango de fenómenos del desarrollo –como la gastrulación, la morfogénesis del sistema nervioso central, la migración de las células de las crestas neurales y la angiogénesis–; en procesos inflamatorios y de reparación de los tejidos, así como en la invasión tumoral y la producción de metástasis.

Si bien hay distintas formas de migración celular, en todas ellas pueden describirse cuatro etapas: 1) La generación de una señal. 2) La detección de la señal por las células, muchas veces por receptores ubicados en la membrana plasmática. 3) La transmisión de la señal de estos módulos de detección (receptores) a la maquinaria motora (citoesqueleto), incluido a menudo un fenómeno de amplificación de la señal. Este proceso se denomina señalización intracelular. 4) La respuesta motora, en la que la señal se convierte en la aplicación de fuerzas asimétricas sobre el sustrato, que casi siempre es la matriz extracelular (MEC). Esto produce un cambio de la forma celular que le permite a esta acercarse o alejarse de la señal que dio origen al fenómeno. La dinámica del citoesqueleto desempeña un papel fundamental en esta etapa, mientras que la regulación de la adhesión célula-matriz extracelular o célula-célula, y el remodelado de la MEC tienen una importancia variable, según el tipo de migración celular (**fig. PMC 1-1**).

La señal que inicia el proceso de migración puede ser transitoria (como una sustancia química difusible secretada en el medio extracelular que guía a las células durante un breve período) o constituir un cambio duradero que guía a las células durante un período prolongado (como cambios físicos del entorno). La migración celular puede clasificarse de acuerdo con el tipo de señal que le da origen y la mantiene.

Así, se habla de: a) quimiotaxis, cuando las células migran hacia un gradiente de una sustancia química soluble o se alejan de él; b) haptotaxis, cuando la migración es guiada por moléculas asociadas a la MEC o a la superficie de otras células; c) topotaxis, cuando la migración depende de las características geométricas del sustrato; d) durotaxis, cuando la migración depende de la dureza y la elasticidad diferenciales de distintas regiones del sustrato, y galvanotaxis, cuando la migración es guiada por diferencias en las cargas eléctricas del sustrato.

Formas de migración

De acuerdo con los mecanismos moleculares mediante los cuales las células migran (respuesta motora), pueden determinarse distintas formas de migración: individual o colectiva. La migración individual se clasifica en mesenquimática o ameboide, pero esta clasificación se ha complicado debido a la plasticidad de los modos de migración en diferentes medios, es decir que las células pueden modificar su modo de migración según los cambios en su microambiente. Por este motivo, pueden describirse transiciones entre los distintos modos de migración. Además, se observaron modos intermedios de migración individual entre las formas mesenquimática y ameboidal.

La migración mesenquimática es aquella por la que suelen migrar los fibroblastos, varios tipos de células madre o troncales, y algunas células cancerosas. El primer evento es la protrusión de un frente de avance, en el que predomina la formación de lamelipodios (protrusiones delgadas y aplanadas en forma de láminas) y filopodios (protrusiones en forma de dedos). Estas protrusiones se forman porque el centrosoma se ubica delante del núcleo, y los microtúbulos se estabilizan y crecen por polimerización hacia la zona que formará el frente de avance.

Los filamentos de actina también se estabilizan y polimerizan en la misma dirección, pero en una zona más periférica de la célula, empujan la membrana plasmática y forman lamelipodios si se polimerizan como microfilamentos ramificados y filopodios si forman haces paralelos de microfilamentos (véase **fig. PMC 1-1**). Luego, la célula genera adhesiones con el sustrato llamados contactos focales. Estas adhesiones conectan la MEC con la maquinaria contráctil formada por los filamentos de actina (dispuestos en forma antiparalela entre sí) y la proteína motora miosina II ubicada entre los filamentos de actina, y forman en conjunto estructuras denominadas fibras de estrés.

Mediante la combinación de un fenómeno de tironeo desde el frente de avance y de compresión o retracción desde la parte trasera de la célula, el soma celular se desplaza hacia adelante. La retracción de la parte posterior se produce porque las moléculas de miosina II deslizan los filamentos de actina antiparalelos acercándolos entre sí. Finalmente, las adhesiones antiguas se desprenden del sustrato o se desorganizan desde la parte posterior de la célula. Además, en el frente de avance la célula secreta enzimas que degradan la MEC y facilitan su avance. Paralelamente, en la parte posterior de la célula, que se retrae, disminuye la superficie de la membrana plasmática en contacto con el sustrato mediante el proceso de endocitosis, mientras que en el frente de avance aumenta la superficie celular en contacto con la MEC mediante el proceso de exocitosis. Se produce un fenómeno de transporte vesicular sobre los microtúbulos y microfilamentos que mantiene este intercambio de membranas. Así, la migración mesenquimática se caracteriza por una morfología celular alargada, con formación de protrusiones con gran dependencia de la adhesión al sustrato (sobre el cual genera fuerzas de tracción) y de la degradación de la MEC, lo que da lugar a un proceso de migración lento.

La migración de tipo ameboidal (denominada así porque se describió en las amebas) es empleada por un amplio rango de células, entre ellas las células germinales primordiales, los leucocitos y las células tumorales. En este modo de migración, las células muestran una forma más esferoidal y variable mediante la rápida formación y retracción de protrusiones de membrana que forman adhesiones débiles con el sustrato, lo cual generalmente permite una migración veloz. Las células modifican su forma y pueden pasar por espacios pequeños de la MEC sin degradarla. El centrosoma suele ubicarse detrás del núcleo y las protrusiones varían desde lamelipodios y filopodios que se extienden por polimerización de actina hasta protrusiones en forma de burbujas (blebs) transitorias que basan su movimiento en la contracción producida por la acción de la miosina y por la presión dependiente

Continúa

MIGRACIÓN CELULAR

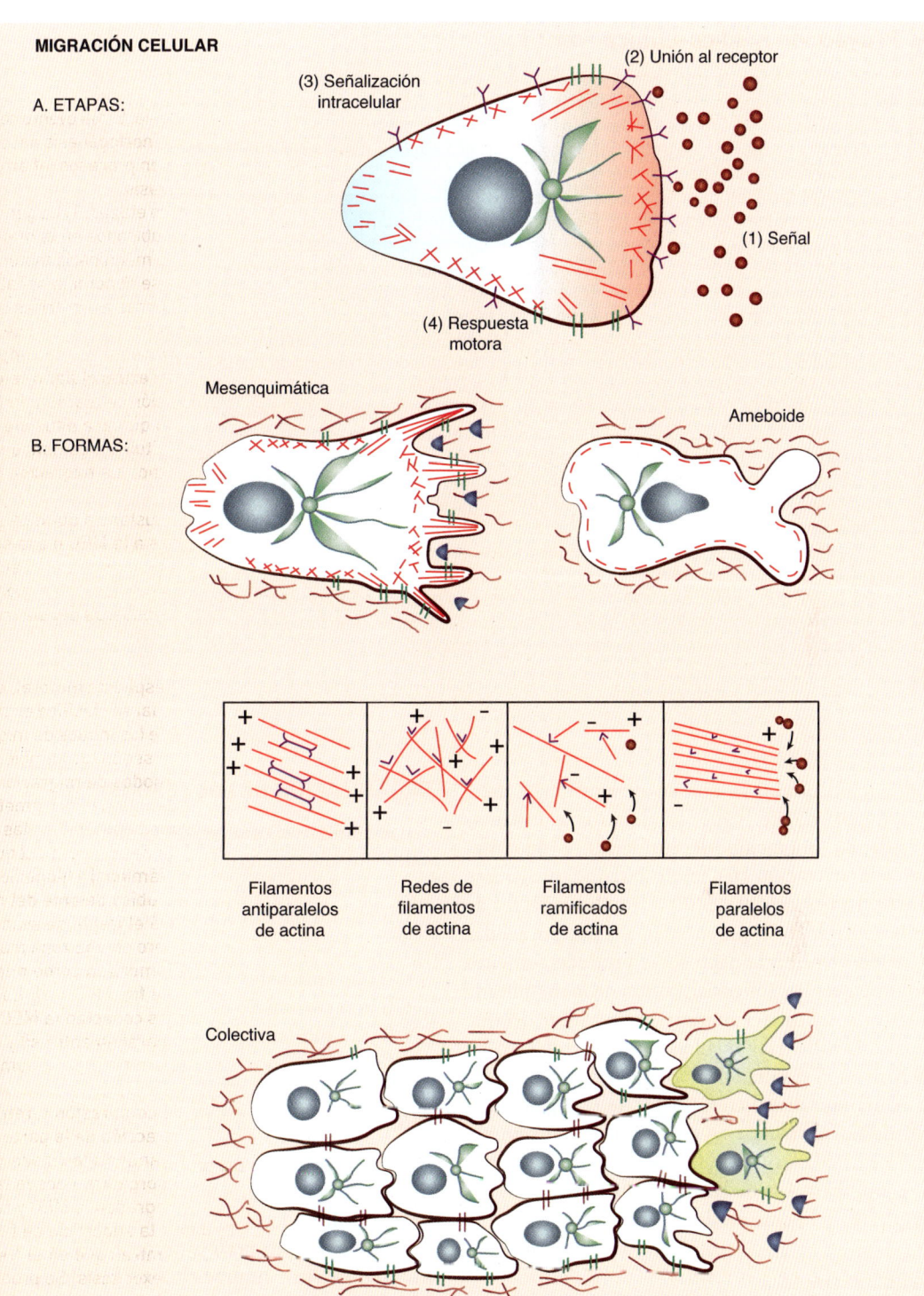

Fig. PMC 1-1. Migración celular. **A.** Etapas del proceso de migración. (1) Señal extracelular (círculos rojos). (2) Unión de las moléculas señales a los receptores celulares (violeta). (3) Señalización intracelular (los sombreados naranja y celeste indican una distribución asimétrica de las moléculas intracelulares). (4) Respuesta celular mediante un cambio morfológico que adquiere polaridad anteroposterior a través de la reorganización del citoesqueleto –centrosoma y microtúbulos (verde), microfilamentos (rojo)– y la organización y distribución asimétrica de moléculas de adhesión (verde) que forman parte de las uniones de la célula con la matriz extracelular (MEC). **B.** Formas de migración celular y su relación con las diferentes formas de organización de los filamentos de actina. Formas de migración celular: individuales –mesenquimática y ameboide– y colectiva. Núcleos y proteasas extracelulares (azul), centrosoma y microtúbulos (verde), microfilamentos (rojo), moléculas de adhesión que forman las uniones de la célula con la de actina (violeta).

Continúa

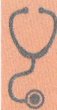

Proyección médico-clínica *(cont.)*

del flujo citosólico. La deformabilidad de estas células depende de los cambios de posición de los filamentos de actina corticales (que forman redes bajo la membrana plasmática) y de la deformabilidad del núcleo. Así, las células migran con rapidez, se deforman y pasan por los espacios menos resistentes de la MEC con escasa adhesión a esta y sin necesidad de degradarla.

Las células también pueden migrar de forma colectiva (en grupos). Algunas células de tipo epitelial y mesenquimático emplean este tipo de migración, la cual es importante en el remodelado de los tejidos que se produce durante los procesos de morfogénesis (adquisición de forma de estructuras durante el desarrollo embrionario), cicatrización de heridas e invasión de células tumorales. A diferencia de la migración celular individual, en la migración colectiva las células conservan las uniones intercelulares. Las señales extracelulares se transmiten al conjunto de células que actúan de forma coordinada. Así, en el conjunto celular se organiza una polaridad anteroposterior a nivel supracelular. Las células de la parte anterior actúan como células líderes que dirigen la migración de las células posteriores, extienden lamelipodios y filopodios hacia la MEC, forman contactos focales con la MEC y ejercen fuerzas de tracción hacia ella. También pueden degradar la MEC mediante la secreción de proteasas. Esto crea un pasaje a través de la MEC por donde pueden avanzar las células más posteriores del grupo. Además de ejercer fuerzas de tracción (mediadas por la adhesión con la MEC) y degradar la MEC, procesos similares a los de la migración individual mesenquimática, algunas células que migran en grupo pueden adoptar una migración basada en la propulsión como la migración de tipo ameboide.

En síntesis, el proceso de migración es un comportamiento celular en el cual la dinámica del citoesqueleto cumple un papel central, asociado a la regulación diferencial de la adhesión célula-MEC, la dinámica de las membranas celulares a través de la endocitosis, el transporte vesicular y la exocitosis, y la necesidad o no de degradar la MEC para que las células puedan avanzar a través de esta. Por otro lado, la presencia o la ausencia de la adhesión intercelular es clave para que el proceso de migración celular sea individual o colectivo. Por último, es fundamental tener en cuenta que distintos tipos celulares realizan distintos tipos de migración celular, pero que también pueden modificar el modo de migración según las condiciones de su microambiente.

---

una alteración originada por un desequilibrio energético, nutritivo, etc., que conduce a la inflamación (edema, migración de linfocitos y macrófagos) y a la afectación del tejido circundante (véase **fig. 1-16**). La necrosis presenta un amplio espectro de cambios morfológicos que suceden a la muerte celular en el tejido vivo. En la necrosis se produce aumento del volumen celular (oncosis), rotura de la membrana plasmática y salida del material intracelular, lo que da lugar a la inflamación. El aspecto morfológico de la necrosis es el resultado de la digestión enzimática de la célula (autólisis/heterólisis) y de la desnaturalización de las proteínas. Se observa lisis del retículo endoplasmático, rotura de las membranas mitocondriales con liberación de las proteínas mitocondriales al citoplasma y liberación del contenido celular.

Renovación celular

Es la formación de un conjunto de células nuevas provenientes de la proliferación de células madre indiferenciadas. Así ocurre por ejemplo en el hígado, en las células neuroprogenitoras del hipocampo y en las células madre hemopoyéticas.

Pero la renovación celular puede deberse también a la proliferación de células con cierto grado de diferenciación, como las células basales de los epitelios o los fibroblastos del tejido conectivo.

ORGANIZACIÓN DE LOS TEJIDOS

Las células con características morfológicas y funcionales similares se agrupan en tejidos. Un tejido es un conjunto de células dispuestas de forma organizada.

Los tejidos básicos son cuatro:

- Tejido epitelial.
- Tejido conectivo.
- Tejido muscular.
- Tejido nervioso.

ÓRGANOS

Cada órgano del cuerpo humano debe describirse en función de la organización de los tejidos que lo componen utilizando el objetivo de menor aumento del microscopio. Esto permitirá reconocer si el órgano es hueco o macizo, aunque al corte histológico no se vea la luz, ya sea por el nivel del corte histológico o porque la luz puede estar colapsada.

Los tejidos que componen la pared de un órgano hueco se describen desde adentro hacia afuera y los que componen los órganos macizos, desde afuera hacia adentro.

Los órganos huecos suelen organizarse en túnicas o capas, y deben describirse desde la túnica más interna (en contacto con la luz) hacia la más externa (periferia). Los órganos macizos suelen ser capsulados

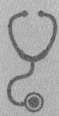

Proyección médico-clínica

1-2. Muerte celular: su importancia en la clínica

La muerte celular es el cese de las funciones vitales de una célula. Puede ser el resultado del proceso natural por el cual las células viejas mueren y son reemplazadas por otras nuevas, o deberse a factores como una enfermedad, una lesión localizada o la muerte del organismo del que forman parte las células. La muerte celular se define como la degeneración irreversible de las funciones vitales de la célula, en especial la producción de ATP y la preservación de la homeostasis de oxidorreducción, que culminan en la pérdida de la integridad celular y de la permeabilidad permanente de la membrana plasmática y causan la fragmentación celular.

La muerte celular puede ser predeterminada, programada y limpiamente ejecutada, como en el caso de la apoptosis, o puede ser traumática, inflamatoria y repentina como muchos tipos de necrosis.

Tanto el inicio como la ejecución de la muerte celular son procesos complejos y existen muchas clasificaciones. Según criterios morfológicos, pueden clasificarse en apoptosis, necrosis y autofagia. Más recientemente se las clasificó conn base en sus aspectos moleculares. También se las puede clasificar en muerte celular no programada y programada.

La apoptosis ayuda a mantener la homeostasis en los organismos multicelulares y es crucial para el desarrollo celular. Este proceso es fundamental para el desarrollo embrionario humano, por ejemplo, en la formación de los dedos, y en el desarrollo y mantenimiento del sistema inmune mediante la eliminación de los linfocitos T citotóxicos. También es importante en la aparición de distintos tipos de cáncer en los cuales, si la señalización apoptótica funciona correctamente, las células no deseadas pueden ser eliminadas del organismo. Las células cancerígenas tienen la capacidad de prevenir la apoptosis y, por ello, se multiplican sin control.

La apoptosis se puede ejecutar a través de tres vías: la vía extrínseca, la vía intrínseca y el estrés del retículo endoplasmático. Estas vías implican la acción de las cisteínas proteasas llamadas caspasas.

La vía extrínseca desencadena la apoptosis en respuesta a estímulos externos, como la unión de ligandos en los receptores de muerte en la superficie celular. Estos receptores son miembros de la familia de genes del factor de necrosis tumoral. La unión del ligando al receptor inicia la activación de las caspasas.

La vía intrínseca, también llamada vía mitocondrial, desencadena la apoptosis en respuesta a estímulos internos como estrés bioquímico, daño del ADN y falta de factores de crecimiento. La mitocondria libera el citocromo c que forma un apoptosoma dentro del cual la caspasa-9 activa otras caspasas efectoras. Esta vía está modulada por dos grupos de moléculas: Bax (proapoptótica) y Bcl-2 (antiapoptótica). Estos grupos de moléculas determinan si una célula sobrevivirá o sufrirá apoptosis en respuesta a los estímulos. Los inhibidores de Bcl2 se utilizan para combatir el carcinoma microcítico pulmonar, mientras que los activadores de Bcl2 se emplean en enfermedades neurodegenerativas como la enfermedad de Alzheimer, para rescatar neuronas que entran en apoptosis.

Con respecto a la tercera vía, las funciones del retículo endoplasmático pueden verse afectadas por infecciones, hipoxia y otras causas que contribuyen a la acumulación excesiva de proteínas mal plegadas que se acumulan en él. Una célula puede sufrir necrosis como resultado de la exposición al calor, traumatismos, o anoxia a agentes infecciosos y químicos. Los factores genéticos, las reacciones inmunes, los desequilibrios nutricionales y el envejecimiento también pueden provocar necrosis. Ciertos inhibidores de la necrosis que actúan inhibiendo una proteína de la matriz mitocondrial, la ciclofilina D, tienen potencial terapéutico en algunos casos de isquemia e infarto agudo de miocardio.

Tipos de muerte similares a la necrosis

Estas muertes celulares están relacionadas con la rotura de la membrana celular, pero están reguladas por diferentes vías de señalización, factores externos y mediadores internos. Estos tipos de muerte incluyen metosis, NETosis, necroptosis, piroptosis y pironecrosis.

La NETosis es un mecanismo de muerte celular programada en el que los neutrófilos liberan una red de cromatina y proteínas granulares al espacio extracelular en respuesta a microorganismos y otras moléculas activadoras. Estas redes, llamadas trampas extracelulares de neutrófilos (NET), son capaces de atrapar y destruir gérmenes, por lo que tienen una función microbicida al destruir o inhibir el crecimiento de los microorganismos. El cáncer y las enfermedades autoinmunes se asocian con alteraciones en la NETosis.

La **autofagia** es un proceso catabólico celular que secuestra y entrega componentes citoplasmáticos al lisosoma para su degradación. Interviene en el recambio fisiológico de componentes citoplasmáticos, y en el desarrollo, diferenciación y remodelado de los tejidos. Si bien interviene en la supervivencia celular, puede matar a la célula por distintos mecanismos como la autosis. La autosis es una muerte celular no apoptótica caracterizada por la rotura focal de la membrana plasmática, la presencia de mitocondrias inflamadas, un retículo endoplasmático fragmentado y la autofagia excesiva.

Continúa

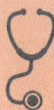

Proyección médico-clínica *(cont.)*

Otros tipos de muerte celular

La autofagia se caracteriza por la vacuolización masiva del citoplasma, la acumulación de vacuolas autofágicas de doble membrana (autofagosomas), la ausencia de condensación de la cromatina, y la escasa o inexistente fagocitosis. Hay procesos de autofagia selectiva como la mitofagia, que controlan la calidad mitocondrial al degradar las mitocondrias dañadas para evitar las respuestas inmunes. La desregulación de la autofagia está presente en diversas enfermedades que podrían revertirse con su modulación. La sepsis puede provocar una disfunción de la mitofagia que desencadene respuestas inflamatorias excesivas.

La **entosis** es una muerte celular programada causada por la ingestión de células vivas por otras células vivas vecinas (canibalismo celular). En función del tipo de células internalizadas, podría estar involucrada tanto en los mecanismos supresores de tumores como en los procesos procarcinogénicos.

La **ferroptosis** es una muerte celular programada dependiente del hierro causada por la acumulación de peroxidación lipídica intracelular. Se caracteriza morfológicamente por la presencia de mitocondrias condensadas, reducción de las crestas mitocondriales y aumento de la densidad de la membrana. La ferroptosis es clave para la regulación de la homeostasis del estrés oxidativo celular, el metabolismo celular y las respuestas inmunes, y desempeña un papel fundamental en los procesos fisiológicos y patológicos de numerosos sistemas. También puede inhibir el crecimiento tumoral y aumentar la sensibilidad de diversos tumores a los antineoplásicos y a la inmunoterapia. Al mismo tiempo, la ferroptosis provoca daños en los tejidos y órganos sanos directamente involucrados en la aparición y desarrollo de enfermedades como las cardiovasculares y cerebrovasculares, y las neurodegenerativas.

La **partanatosis** (*parthanatos*) es un tipo de muerte celular programada no apoptótica, independiente de las caspasas, y bioquímica y morfológicamente distinta de la necrosis y la apoptosis.

Conclusión: la desregulación de los procesos de muerte celular está involucrada en enfermedades autoinmunes e inflamatorias, así como en numerosas patologías, entre ellas las cardiovasculares, las neurodegenerativas y, en especial, el cáncer. En una terapéutica perspectiva, la inducción química de la apoptosis y de muchas otras formas de muerte celular podría ser uno de los tratamientos efectivos contra diversos tumores. A medida que se desentrañen los mecanismos de los distintos tipos de muerte celular, es posible que surjan nuevas terapias capaces de eliminar las células cancerosas sin afectar a las sanas.

y pueden estar organizados en diferentes regiones, como lobulillos, corteza y médula). Su descripción suele realizarse desde la periferia hacia las regiones internas.

APARATOS

Cada aparato del cuerpo humano está conformado por la relación de los órganos que lo componen.

Por ejemplo, el aparato respiratorio está conformado por las fosas nasales, la faringe, la laringe, la tráquea, los bronquios y los pulmones. Cada uno de estos órganos tiene una estructura histológica particular.

SISTEMAS

Se entiende por sistema el conjunto de órganos que, al funcionar de manera coordinada, relacionan distintas partes del organismo. Así, el sistema circulatorio transporta nutrientes y oxígeno a todas las células del organismo, y recoge el dióxido de carbono, los deshechos celulares y los productos metabólicos; el sistema endocrino permite conducir hormonas sintetizadas en un órgano hacia sus células blanco en otros órganos, y el sistema nervioso permite la coordinación de todas las funciones a través de las sinapsis químicas y eléctricas.

UTILIDAD DE LA CITOLOGÍA EN LA CLÍNICA

En la práctica médica, las características morfológicas de determinadas células y la cuantificación de los tipos celulares hacen posible el diagnóstico.

El estudio citológico (células) e histológico (tejidos) permite la detección de enfermedades y su diagnóstico definitivo, lo que le facilita al médico adecuar el tratamiento correspondiente.

Hemograma

Mediante el extendido de sangre visto al microscopio óptico con la tinción de May-Grünwald-Giemsa, se pueden determinar las anomalías en los eritrocitos en calidad y cantidad que presentan ciertos tipos de anemias, y también la fórmula leucocitaria (al identificar y cuantificar los tipos de leucocitos), que da un perfil del estado de defensa del organismo.

Estudio del extendido vaginal por la técnica de Papanicolau

En la citología exfoliativa es posible, por ejemplo, diagnosticar la proporción de cada tipo celular y caracterizar el epitelio vaginal mediante un extendido vaginal: la conocida técnica de Papanicolau. La detección del carcinoma de útero se realiza por este método. Es una técnica sencilla, de bajo costo, que permite la detección temprana de enfermedades infecciosas (HPV) o neoplásicas (carcinoma del cuello uterino) del aparato genital femenino.

Espermograma

Este estudio aporta las características químicas (componente líquido) y citológicas (gametos) del esperma. Mediante un extendido de la muestra sobre un portaobjetos se evalúan la cantidad y las características morfológicas (cabeza, cuerpo y cola) y funcionales (movilidad) de los gametos masculinos.

Se utiliza para analizar capacidad probable de fecundación y también para el diagnóstico de enfermedades del aparato reproductor masculino.

Detección del cáncer y de las infecciones

El análisis de las células obtenidas por punción aspirativa con aguja fina (PAAF) de cualquier órgano permite el diagnóstico de neoplasias o de otras patologías (infecciones).

BIBLIOGRAFÍA

Alberts B, Bray D, Hopkin K y cols. Introducción a la Biología Celular. 5.ª ed. Madrid: Editorial Médica Panamericana; 2021.

Carranza-Aguilar CJ, Ruiz-Quiñonez AK, González-Espinosa C, Cruz-Martín-del-Campo SL. Tipos de muerte celular y sus implicaciones clínicas. El Residente. 2020;15(3):97-112. Disponible en: https://dx.doi.org/10.35366/95960.

Cooper GM, Hausman RE. La célula. 8ª. ed. Madrid: Marbán; 2022.

Lander GC, Martin A, Nogales E. The proteasome under the microscope: the regulatory particle in focus. Curr Opin Struct Biol. 2013;23(2):243-51.

Merino-Casallo F, Gomez-Benito MJ, Hervas-Raluy S, García-Aznar JM. Unravelling cell migration: defining movement from the cell surface. Cell Adh Migr. 2022;16(1):25-64.

Peters JM, Cejka Z, Harris JR, Kleinschmidt JA, Baumeister W. Structural features of the 26 S proteasome complex. J Mol Biol. 1993;234(4):932-7.

Rovira J, Diekmann F, Campistol JM, Ramírez-Bajo MJ. Uso terapéutico de las vesículas extracelulares en la insuficiencia renal aguda y crónica. Nefrología 2017;37(2):126-37. Disponible en: http://dx.doi.org/10.1016/j.nefro.2016.04.006.

SenGupta S, Parent CP, Bear JE. The principles of directed cell migration. Nat Rev Mol Cell Biol. 2021;22(8):529-47.

Wu JS, Jiang J, Chen BJ, Wang K, Tang YL, Liang XH. Plasticity of cancer cell invasion: Patterns and mechanisms. Transl Oncol. 2021;14(1):100899.

 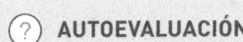

AUTOEVALUACIÓN

Microscopía

2

INTRODUCCIÓN

Los estudios macroscópicos, como la anatomía descriptiva normal y patológica, pueden realizarse mediante la simple observación directa con los ojos. Sin embargo, el estudio de las células y los tejidos está por debajo de la agudeza visual normal. En citología e histología, es necesario reconocer estructuras muy pequeñas que están separadas por distancias que no son discernibles a simple vista. La distancia mínima a la que pueden verse dos puntos de forma independiente se denomina límite de resolución (LR), que es de solo 0,1 mm en el caso del ojo humano. Es decir que el estudio de las células y los tejidos está por debajo del límite de resolución del ojo humano. Por ello, surgió la necesidad de emplear un instrumento que permitiera ver las cosas pequeñas con un aumento mayor, pero que también tuviera la capacidad de diferenciar, discriminar y separar objetos que están muy próximos. Ese instrumento es el microscopio óptico, cuyo límite de resolución es de alrededor de 0,2 microns (μm) (**cuadro 2-1**).

En el siglo XVII, Zacharias Janssen construyó en Holanda el primer microscopio óptico. Constaba de dos lentes superpuestas y, con él, Anton Van Leuwenhoek pudo describir microorganismos por primera vez en la historia. Desde entonces, se han diseñado distintos modelos de microscopios, pero en esencia todos tienen dos lentes (ocular y objetivo) alineadas en el mismo eje. Al principio, los microscopios fueron monoculares, pero hoy predominan los binoculares. Por supuesto, las ópticas han mejorado muchísimo y las partes mecánicas ahora son ergonómicas, es decir, se adaptan a la posición del observador para aumentar el confort durante la operación del equipo.

El microscopio óptico es un instrumento que permite observar y estudiar las células y los tejidos. El instrumento tiene dos lentes alineadas, denominadas ocular y objetivo, que magnifican las imágenes de células, tejidos u órganos en estudio, y permiten observarlos con nitidez y detalle. Utiliza la luz visible para iluminar el campo, por lo que también se denomina microscopio de luz e, incluso, algunos autores lo llaman microscopio fotónico, a diferencia del microscopio electrónico, que emplea un haz de electrones. En consecuencia, el fundamento del funcionamiento del microscopio óptico se basa en la absorción de la luz visible por el preparado histológico que contiene células y tejidos, que in vivo son transparentes y se hacen visibles por los colorantes utilizados para teñirlos.

PARTES DEL MICROSCOPIO ÓPTICO

Si bien hay una gran diversidad de modelos de microscopios ópticos, todos tienen dos partes: una mecánica y otra óptica.

Parte mecánica

La parte mecánica incluye un pie o estativo, un brazo o columna que se articula con el pie por medio de un tornillo denominado charnela, un tubo en cuyos extremos se encuentran las lentes oculares (próximas al ojo del observador) y objetivos (próximas al preparado) (**fig. 2-1**).

En el caso de los microscopios monoculares, el tubo tiene en su parte superior una única lente denominada ocular y, en la parte inferior, una pieza giratoria denominada revólver, que tiene roscas que le permiten llevar tres o más lentes objetivos de distintos aumentos y cualidades. El tubo se puede desplazar de forma ascendente y descendente para enfocar el preparado por medio de los tornillos macrométricos (desplazan el tubo grandes distancias, fácilmente apreciables por el observador) y micrométrico (desplaza el tubo pequeñas distancias, difíciles de apreciar por el observador, pero imprescindibles para lograr el foco a grandes aumentos) (véase **fig. 2-1**).

La platina es la superficie plana de forma circular o cuadrada en la cual se apoya el portaobjetos con la sección coloreada del tejido que se va observar. Tiene un orificio amplio por el cual pasa la luz proveniente del condensador y, en muchos casos, un carro que permite el movimiento del preparado por medio de dos tornillos en los dos ejes del plano de la platina. Debajo de la platina, existe un sistema denominado subplatina que sostiene el aparato de iluminación que consta de condensador, diafragma, anillo portafiltro y espejo o fuente de luz. Por medio de un tornillo se asciende o desciende una pieza mecánica que contiene los tres primeros elementos (condensador, diafragma y anillo) gracias a un sistema de piñón y cremallera. Esto permite concentrar el haz de luz en el plano del preparado. Debajo de esta pieza, en los antiguos microscopios se encuentra un espejo que se puede orientar de forma universal para reflejar la luz proveniente de una lámpara o la luz natural enfocándola en el preparado (véase **fig. 2-1**). Los microscopios modernos tienen la fuente de luz incorporada en el pie y basta con presionar un interruptor y girar una perilla para encender y ajustar la intensidad de la luz, y lograr la correcta iluminación del campo microscópico que se quiere observar.

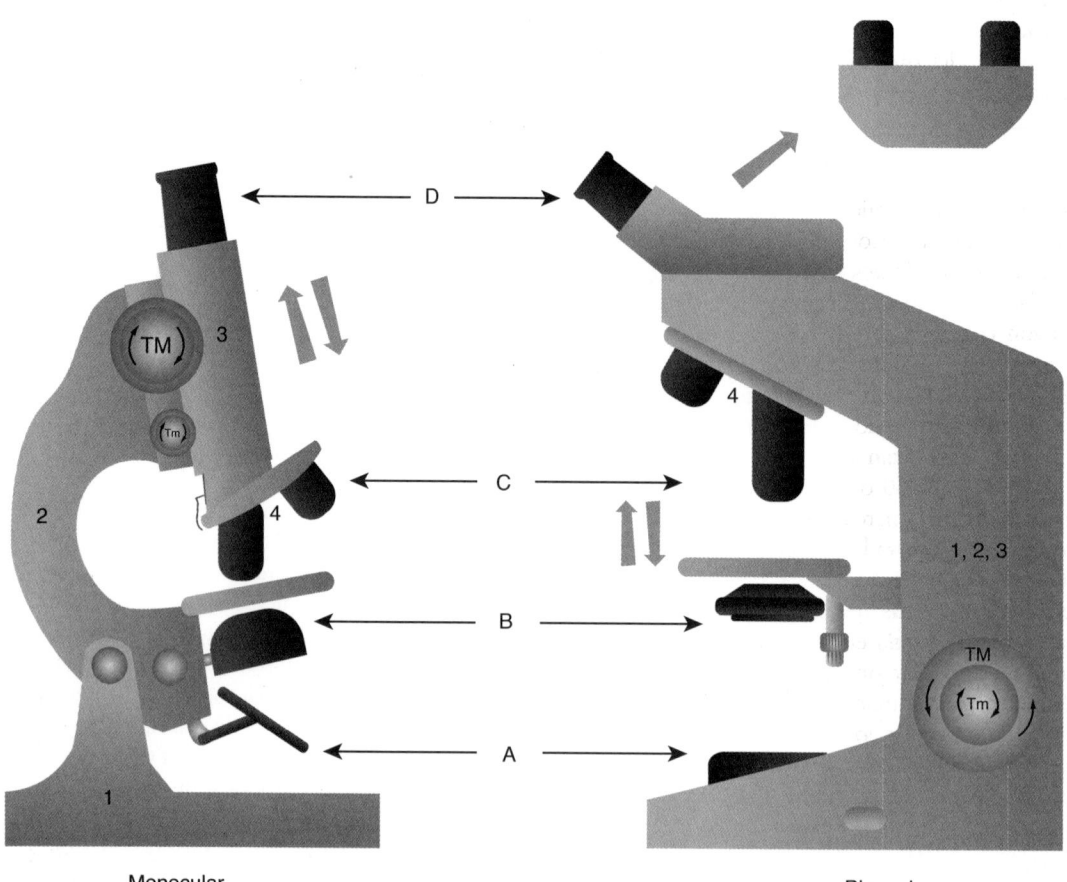

Fig. 2-1. Esquemas comparativos de los microscopios ópticos monocular (izquierda) y binocular (derecha). En los esquemas se representan a) las partes mecánicas (*beige*): 1: pie; 2: empuñadura; 3: tubo; 4: revólver. TM: tornillo macrométrico; Tm: tornillo micrométrico. b) las partes ópticas (rojo): A: fuente (espejo o lámpara); B: condensador; C: objetivos; D: ocular(es). Las flechas señalan el movimiento ascendente y descendente del tubo en A o de la platina en B para enfocar. Los pares de flechas en sentido contrario indican el movimiento del tubo (en el microscopio monocular) o de la platina (en el microscopio binocular).

En los microscopios binoculares, la columna y el pie forman una única pieza sin articulación. El tubo tiene un ángulo o curvatura y un sistema de prismas espejados en su interior que reflejan la luz proveniente de los objetivos hacia las lentes oculares. Esta angulación permite una observación cómoda por parte del observador sin necesidad de inclinar la columna del microscopio. Las lentes oculares están montadas sobre un sistema que permite graduar la distancia entre ellas de acuerdo con la distancia interpupilar del observador. Las lentes objetivo están montadas en un revólver como en los microscopios monoculares (véase **fig. 2-1**).

El movimiento de enfoque del preparado se logra girando un único tornillo que tiene dos perillas concéntricas de distinto diámetro que hacen las veces de tornillo macrométrico: la externa que es de mayor diámetro y de tornillo micrométrico: la interna que es de menor diámetro. Estos tornillos son de gran tamaño y se ubican

en la parte inferior del cuerpo del microscopio, a ambos lados de este. En este caso, la platina se desplaza de forma ascendente o descendente para hacer foco en el preparado (véase **fig. 2-1**).

En la platina se encuentra un carro para colocar el preparado cuyo movimiento en los dos ejes se logra por medio de uno o dos tornillos. En el caso de un tornillo único, este tiene dos perillas giratorias concéntricas de distinto diámetro.

Debajo de la platina existe un sistema denominado subplatina que sostiene el sistema de iluminación que consta de condensador, diafragma, anillo portafiltro y filtro. Al igual que en los microscopios monoculares, por medio de un tornillo se asciende o desciende una pieza mecánica que contiene los tres elementos (condensador, diafragma y anillo), lo que permite concentrar el haz de luz en el plano del preparado. Debajo, la fuente de luz está incorporada en el pie del microscopio y basta con encender un interruptor y girar una perilla (reóstato) para ajustar la intensidad de la luz y lograr la correcta iluminación del campo y, en consecuencia, del preparado histológico que se desea observar (véase **fig. 2-1**).

Parte óptica

La parte óptica del microscopio consta de un espejo o una fuente de luz incorporada, un condensador con diafragma y de las lentes denominadas ocular y objetivos (véase **fig. 2-1**). Todas las lentes del microscopio óptico son convergentes o son sistemas de lentes que se comportan de manera convergente, y sus ejes ópticos están alineados y son perpendiculares al plano de la platina en el microscopio monocular. Las lentes ocular y objetivo se encuentran alineadas y a una distancia fija entre sí, que es de 160 o 170 mm en los microscopios monoculares. En el microscopio binocular el haz de luz que atraviesa el preparado es dirigido por el sistema de espejos que están en el tubo hacia las lentes oculares. Por el contrario, la distancia del objetivo al preparado (portaobjetos) la regula el observador con los tornillos macrométricos y micrométricos hasta lograr el foco. Esa distancia, denominada distancia frontal, es de solo 0,16 a 1,17 mm para los objetivos de gran aumento (p. ej., 40×), lo cual destaca la importancia de hacer el foco con el tornillo micrométrico.

Lente ocular

El ocular del microscopio monocular se encuentra en la parte superior del tubo y su aumento es generalmente de 10×. Las lentes oculares son lentes o conjuntos de lentes convergentes (**fig. 2-2**) que aumentan de tamaño la imagen real e invertida, producto de la lente objetivo para obtener una imagen mayor, virtual e invertida respecto del objeto observado (véase más adelante **Marcha de rayos y características de la imagen**). Existen oculares especiales denominados aplanáticos que corrigen las aberraciones producidas por los objetivos. Es común montar un pelo, puntero o señalador en el ocular para indicar o señalar células o estructuras en el campo del microscopio.

En los microscopios binoculares es posible adaptar la distancia de los oculares a la distancia interpupilar del observador (véase **fig. 2-1**) y también corregir el déficit en las dioptrías de los ojos del observador mediante el giro del ocular sobre sí mismo. Incluso, algunos modelos tienen una escala graduada que permite leer el valor de la corrección efectuada.

El microscopio trinocular es básicamente un microscopio óptico binocular al cual se le ha agregado una tercera salida, donde es posible montar una cámara fotográfica para tomar imágenes de los preparados histológicos, o bien una cámara de video que envía la imagen a una computadora para su almacenamiento y posterior análisis.

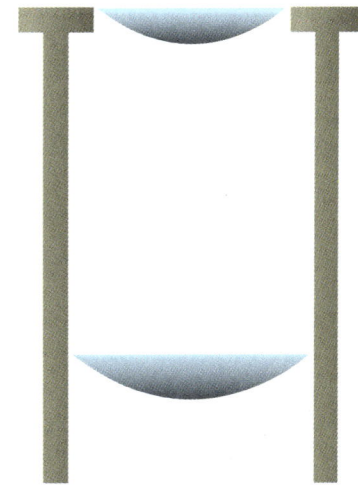

Fig. 2-2. Esquema de un ocular. Obsérvese que este tipo de ocular tiene dos lentes convergentes planoconvexas.

Lente objetivo

Las lentes objetivos están montadas en el revólver, sus aumentos suelen ser de 2,5× (objetivo de campo), 10× y 40×. Algunos microscopios tienen además un objetivo de 100× (objetivo de inmersión), que se identifica fácilmente porque lleva pintado un anillo negro alrededor, y debe utilizarse con aceite de inmersión entre la lente y el preparado para que no se dispersen los rayos de luz por fuera del preparado histológico. El cálculo del aumento final de la imagen se realiza multiplicando la magnificación del ocular por la magnificación del objetivo que se emplea en cada caso. Así, las magnificaciones que se obtienen empleando el ocular de 10× y los objetivos de campo secos (2,5×, 10× y 40×) e inmersión (100×) serán de 25×, 100×, 400× y 1000×, respectivamente.

Las lentes objetivos suelen ser sistemas de lentes centrados o concéntricos (tipo Flint-Crown) en los cuales se asocia una lente divergente con una lente convergente para corregir parcialmente aberraciones cromáticas y de esfericidad (lentes acromáticas y aplanáticas) (**fig. 2-3**). Las lentes más caras, compuestas por cristales de fluorita, corrigen de manera parcial o total las aberraciones cromáticas (semiapocromáticas y apocromáticas, respectivamente).

Las lentes objetivo suelen tener inscritos los números que indican datos específicos como el aumento y su apertura numérica. En las más antiguas se puede leer también la distancia respecto del ocular y la distancia frontal en la que hacen foco.

El campo visual de un microscopio es el diámetro máximo del área visible al mirar por el ocular o registrar la imagen en una cámara, la cual podría también tener un aumento que deberá tenerse en cuenta para estimar correctamente el campo visual observado. El tamaño del campo del microscopio varía según las

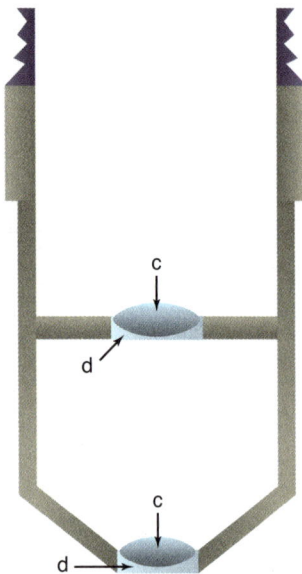

Fig. 2-3. Esquema de un objetivo. Obsérvese que las lentes están compuestas por sistemas de lentes convergentes (c) y divergentes (d), pero su comportamiento final es convergente.

combinaciones de lentes empleadas y conocer su valor es de utilidad para estimar el tamaño de las estructuras histológicas (p. ej., los vasos sanguíneos) o de células individuales (p. ej., un leucocito). Cuando se emplea un ocular de 10× y un objetivo de 10×, el diámetro del campo visual es de 1500 µm, cuando se usa el objetivo de 40× es de 400 µm y cuando se utiliza el objetivo de inmersión es de 150 µm. O sea que a mayor aumento del objetivo, menor será el tamaño del campo observado.

Hay que tener en cuenta que este cálculo es solo una estimación. Para obtener el campo visual real de un microscopio, en particular con una lente del objetivo y unas lentes oculares concretas, es necesario calibrar el microscopio con una platina de calibración o micrómetro.

Esta calibración se debe realizar para cada combinación de ocular y lente del objetivo.

El condensador es una lente o un conjunto de lentes de tipo convergente que tiene por finalidad concentrar los rayos de la fuente luminosa en el plano de la cara superior del portaobjetos. El modelo más común es el de tipo Abbe, que tiene una lente plano-convexa superior y otra biconvexa inferior (**fig. 2-4**). Además, en su parte inferior, se encuentra un diafragma de tipo iris que se regula por medio de una pequeña palanca o mediante el giro de un anillo. Este diafragma limita el número de rayos luminosos y nunca debe cerrarse en exceso porque puede disminuir el poder resolutivo del microscopio si impide el ingreso al objetivo de los rayos que delimitan el ángulo de apertura.

En muchos modelos se observa un anillo portafiltro que permite colocar filtros de menor longitud de onda

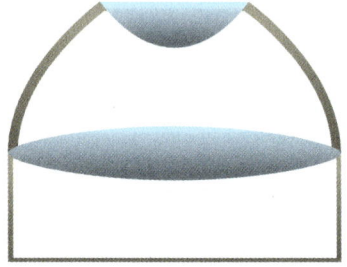

Fig. 2-4. Esquema de un condensador.

que la luz blanca (p. ej., un filtro azul) para mejorar el poder resolutivo del microscopio, puesto que al disminuir la longitud de onda disminuye el límite de resolución y, por ende, aumenta el poder resolutivo.

MANEJO DEL MICROSCOPIO ÓPTICO

Deben distinguirse dos etapas que son: 1) la iluminación, y 2) el enfoque.

Iluminación

En los microscopios más antiguos y elementales, es necesario, en primer término, adaptar el microscopio a la posición correcta del observador. Para ello, se puede inclinar la empuñadura o columna del microscopio en aquellos que lo permitan, ya que los más modernos, como ya se describió en detalle, tienen una posición fija, pero adaptada anatómicamente. Hay que girar el revólver y seleccionar el objetivo de menor aumento o seco débil (10×), elevar el condensador, y fijarse que el diafragma esté abierto y que el anillo portafiltro no se interponga en el haz lumínico. Luego, se debe encender la lámpara y observar por el ocular. Si el microscopio no tiene lámpara incorporada, se mueve el espejo para reflejar la luz en el interior del microscopio y lograr una iluminación homogénea del campo. En caso de necesidad, es posible iluminar el microscopio con la luz ambiente difusa proveniente de un artefacto ubicado en el techo o, simplemente, de la luz solar proveniente de una ventana. Para ello, los microscopios tienen espejos con dos caras: una plana y otra cóncava. En los casos de luz difusa se usa la cara cóncava, mientras que en los casos de luz artificial más intensa (lámpara) se usa la cara plana.

Los microscopios binoculares más modernos son generalmente ergonómicos y no es necesario inclinar la empuñadura. Se gira el revólver para seleccionar el objetivo de menor aumento o seco débil (10×) y se ajusta la distancia de los oculares a la distancia interpupilar del observador. En el pie hay un interruptor para encender la fuente que está incorporada al microscopio y un reóstato o resistencia variable permite darle una intensidad de luz adecuada y tolerable. Al igual que en el caso anterior, hay que elevar el condensador, y fijarse que el diafragma esté abierto y que el anillo portafiltro no se interponga en el haz lumínico.

Además, si se desea, en ambos casos, una vez iluminado se puede incorporar un filtro azul para aumentar el poder resolutivo del microscopio.

Enfoque

Se coloca el portaobjetos en el carro que se ubica sobre la platina siempre con la sección y el cubreobjetos hacia arriba. Este paso es esencial para hacer un buen enfoque, ya que si se coloca al revés puede llegar a romperse el preparado porque el portaobjetos es mucho más grueso que el cubreobjetos y no permite llegar a la distancia focal del objetivo. Comenzando siempre con el objetivo de menor aumento (seco débil), se lo baja hasta que esté casi en contacto con el cubreobjetos. Esta maniobra se realiza observando el microscopio desde el costado de la platina para evitar romper el preparado durante el acercamiento. Luego, se comienza a mirar por la lente ocular y se levanta lentamente el tubo usando el tornillo macrométrico hasta visualizar el preparado. Por último, con el tornillo micrométrico se realizan los ajustes finos para lograr el foco óptimo. Con este objetivo se realiza la observación general del preparado, y se identifican estructuras, túnicas, tejidos y órganos. Para observar las células y los detalles celulares o extracelulares es necesario utilizar objetivos de mayor aumento. Para ello, una vez enfocado el preparado con el objetivo seco débil, basta con girar el revólver y seleccionar un objetivo de mayor aumento. Si no se ve nítido, se corrige el enfoque solo con el tornillo micrométrico. El microscopio tiene una propiedad, denominada parafocalia, según la cual todos los objetivos están en foco a la misma distancia ocular-preparado. Por lo tanto, no hay que tocar el tornillo macrométrico, sino que simplemente se gira el revólver, se observa por el ocular y, como se dijo, se corrige el foco con el micrométrico. Si no se opera de esta forma se corre el riesgo de romper el preparado con el objetivo del microscopio. Cuando para la observación de características celulares se requiere el uso del objetivo de inmersión (100×), una vez que se hizo foco con el objetivo de 40×, se gira el revólver de manera que ningún objetivo esté alineado con el tubo y se coloca una gota de aceite de inmersión sobre el cubreobjetos. Se gira nuevamente el revólver hasta que el objetivo de 100× hace tope (o hace clic) y su extremo toca el aceite. Luego, se observa por el ocular y se corrige el foco solo con el tornillo micrométrico.

Las maniobras de enfoque son las mismas para los microscopios monoculares y binoculares de todos los tipos, salvo que en estos últimos la platina es la que se mueve durante el enfoque. El acercamiento se logra subiendo la platina y el foco se obtiene bajándola.

LÍMITE DE RESOLUCIÓN Y PODER RESOLUTIVO. CONCEPTO Y FORMAS DE MEJORARLOS

El límite de resolución (LR) es la menor distancia a la cual dos puntos pueden distinguirse como tales. Su valor puede medirse y es de alrededor de 0,1 mm para el ojo humano y de 0,2 μm para el microscopio óptico. De este valor depende la capacidad del instrumento para observar con claridad y nitidez; esa capacidad se denomina poder resolutivo. Este último concepto indica la capacidad del instrumento para resolver o distinguir dos puntos muy cercanos como puntos independientes. Esta capacidad carece de unidades y de valores numéricos. El poder resolutivo es inversamente proporcional al límite de resolución, es decir que a menor límite de resolución se obtiene un mayor poder resolutivo y viceversa. La situación buscada es la primera. El poder resolutivo es independiente del aumento o magnificación obtenido por la combinación de las lentes usadas. El aumento se calcula mediante el producto entre el aumento del ocular y el aumento del objetivo empleado.

El límite de resolución es directamente proporcional a la longitud de onda de la luz empleada, es decir que a menor longitud de onda, menor será el límite de resolución y, a mayor longitud de onda, mayor será el límite de resolución.

El límite de resolución es inversamente proporcional a la apertura numérica (AN) de una lente, es decir que a menor AN, mayor será el límite de resolución y a mayor AN, menor será el límite de resolución. Abbe determinó que el valor de la apertura numérica es igual a η sen α. Donde η es el índice de refracción del medio interpuesto entre el preparado y el objetivo (aire $\eta = 1$; agua $\eta = 1,33$; aceite $\eta = 1,515$; vidrio $\eta = 1,52$) y el seno de α corresponde al seno del semiángulo de apertura de la lente objetivo (**fig. 2-5**). Por ello, cada lente objetivo tiene asignado un valor de AN.

El ángulo de apertura es el ángulo limitado por los rayos más periféricos que parten del objeto y penetran en la lente para formar la imagen. La imagen dependerá del número de rayos que al entrar en la lente objetivo colaboren en su formación. Conceptualmente, cuanto mayor sea el número de rayos que entren, mejor será la calidad de la imagen. Esto se logra con lentes que tengan un mayor ángulo de apertura, o bien, dada una misma lente, variando el medio interpuesto entre el preparado y la lente objetivo. Si el medio es aire ($\eta = 1$), los rayos se refractarán más (se desviarán respecto del eje perpendicular) al salir de la superficie del cubreobjetos y será menor el número de rayos que participen en la formación de la imagen. Si se interponen medios como el agua ($\eta = 1,33$) o el aceite de inmersión ($\eta = 1,515$), la refracción de los rayos será menor y, por lo tanto, un número mayor de rayos penetrarán en el objetivo para formar la imagen (véase **fig. 2-5**).

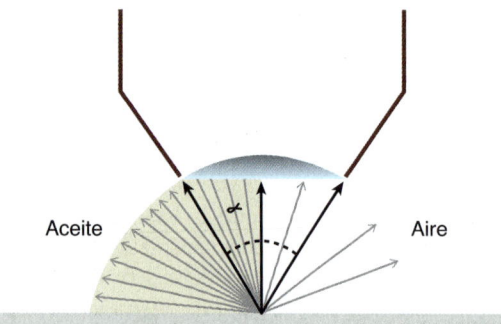

Aceite · Aire

Fig. 2-5. Esquema de un objetivo. Se observan los rayos lumínicos que ingresan en el objetivo para formar la imagen. Los rayos más periféricos que penetran en el objetivo para formar la imagen determinan el ángulo de apertura. Se indica el semiángulo de este, que se emplea en el cálculo de la apertura numérica. En el semiángulo izquierdo se observa que los rayos se refractan (desvían) menos, cuando el medio interpuesto entre el objetivo y el preparado es aceite de inmersión, y un mayor número de rayos colaboran en la formación de la imagen. En el lado derecho, los rayos se refractan (desvían) más cuando el medio interpuesto entre el objetivo y el preparado es aire, y un menor número de rayos participan en la formación de la imagen.

Estos razonamientos nos conducen a la siguiente fórmula:

LR =K . λ/AN, donde K = 0,61
Sabiendo que AN = n. sen α.
Reemplazando en la primera ecuación resulta:
LR = 0,61. λ/n.sen α.

A partir de los conceptos anteriores es posible deducir cómo se puede mejorar el poder resolutivo de un microscopio óptico. Se debe disminuir el límite de resolución. Para ello, una posibilidad es disminuir la longitud de onda de la luz empleada. Esto se logra poniendo un filtro azul en el anillo portafiltro de la subplatina. La longitud de onda (λ) de la luz azul es 0,486 μm (4860 Å) y es inferior a la λ de la luz monocromática (0,526 μm o 5260 Å). La otra forma de disminuir el límite de resolución es interponer un medio de mayor índice de refracción (aceite de inmersión) entre el objetivo y el cubreobjetos para aumentar la apertura numérica.

Con la finalidad de realizar mediciones en microscopía es necesario familiarizarse con las unidades de medida. En general, en microscopía óptica las distancias o tamaños se miden en micrones y en microscopía electrónica se miden en nanómetros y en angstroms (Å), medida del radio atómico (**cuadro 2-1**).

Cuadro 2-1. Unidades de medida

El metro y sus subunidades (el milímetro, mm; el micrón, μm; el nanómetro, nm; el Angstrom, Å) expresados en nanómetros (nm)
$1\ m = 10^3\ mm = 10^6\ \mu m = 10^9\ nm$
$1\ mm = 10^3\ \mu m = 10^6\ nm$
$1\ \mu m = 10^3\ nm$
$11\ nm = 10\ Angstrom$
$1\ Å = 0,1\ nm$

Las subunidades del metro (el milímetro, mm; el micrón, μm; el nanómetro, nm; el Angstrom, Å) expresadas en metros
$1\ mm = 10^{-3}\ m$
$1\ \mu m = 10^{-3}\ mm = 10^{-6}\ m$
$1 nm = 10^{-3}\ \mu m = 10^{-6}\ mm = 10^{-9}\ m$
$1\ angstrom = 10^{-1}\ nm = 10^{-4}\ \mu m = 10^{-7}\ mm = 10^{-10}\ m$

TABLA SINÓPTICA DE EQUIVALENCIAS

	1 m	1 mm	1 μm	1 nm	1Å
1 m	1	10^3	10^6	10^9	10^{10}
1 mm	10^{-3}	1	10^3	10^6	10^7
1 μm	10^{-6}	10^{-3}	1	10^3	10^4
1 nm	10^{-9}	10^{-6}	10^{-3}	1	10^1
1Å	10^{-10}	10^{-7}	10^{-4}	10^{-1}	1

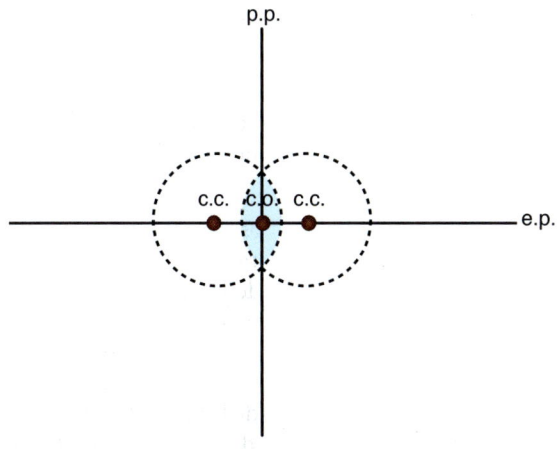

Fig. 2-6. Partes de una lente. p.p.: plano principal; c.c.: centro de curvatura; c.o.: centro óptico; e.p.: eje principal.

MARCHA DE RAYOS Y CARACTERÍSTICAS DE LA IMAGEN

Conceptos generales

Las lentes del objetivo y ocular tienen 2 caras que pueden ser convexas (lentes biconvexas) o planoconvexas. Estas son lentes de tipo convergente, ya que los rayos que las atraviesan se acercan entre sí. Las partes de una lente (**fig. 2-6**) comprenden: 1) el centro de curvatura (c.c.): corresponde al centro de la circunferencia que se obtiene si se completa la convexidad de la cara de la lente; al ser dos caras hay, por lo tanto, dos c.c.; 2) el eje principal (e.p.): corresponde a la recta que pasa por los dos centros de curvatura; 3) el centro óptico (c.o.): es el punto de la lente en el cual todo rayo que lo atraviesa no se desvía; 4) el plano principal (p.p.): es el eje perpendicular al e.p. que contiene al c.o.; 5) el foco principal imagen (f'): es un punto del e.p. que converge la imagen de un objeto ubicado en el infinito (**fig. 2-7**) y 6) el foco principal objeto (f): es el punto del e.p. en el cual debe ubicarse el objeto para que la imagen se forme en el infinito (**fig. 2-8**).

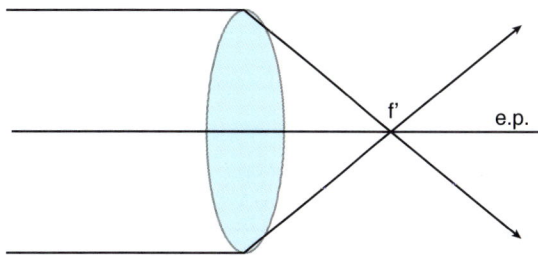

Fig. 2-7. Foco principal imagen (f') es un punto del eje principal en el que converge la imagen de un objeto ubicado en el infinito; e.p.: eje principal.

Los rayos incidentes (representados por flechas en las figuras) en una lente biconvexa pueden seguir tres direcciones: a) si el rayo incidente es paralelo al e.p. se desvía pasando por f' (**fig. 2-9**); b) si el rayo incidente pasa por f, se desvía y emerge paralelo al e.p. (**fig. 2-10**), y c) si el rayo incidente atraviesa el c.o. el rayo no se desvía (**fig. 2-11**).

Lente objetivo

La lente objetivo tiene corta distancia focal. El objeto (o) por observar debe encontrarse entre el doble de la distancia focal (2f) y el foco principal objeto (f). La imagen (i) que resulta será real (imagen del lado opuesto a la lente), invertida (orientada en sentido inverso al objeto) y mayor (en tamaño) (**fig. 2-12**).

Lente ocular

La lente ocular hace foco con el objeto ubicado muy cerca de la lente, a menor distancia que la focal (f). En este caso el rayo que pasa por el c.o. se prolonga hacia el lado donde está el objeto hasta cruzarse con la línea que atraviesa el punto f' (también hacia el lado del objeto), con lo cual la imagen será virtual (imagen del mismo lado que el objeto), directa (orientada en el mismo sentido que el objeto) y mayor. Esto es lo que sucede también con la lupa (**fig. 2-13**).

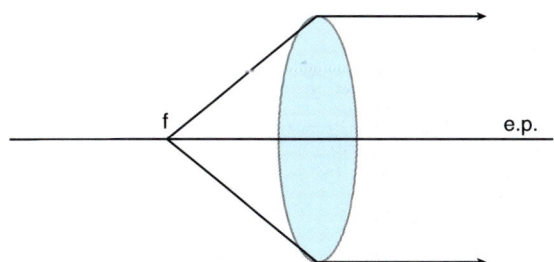

Fig. 2-8. Foco principal objeto (f) es el punto del eje principal en el cual debe ubicarse el objeto para que la imagen se forme en el infinito; e.p.: eje principal.

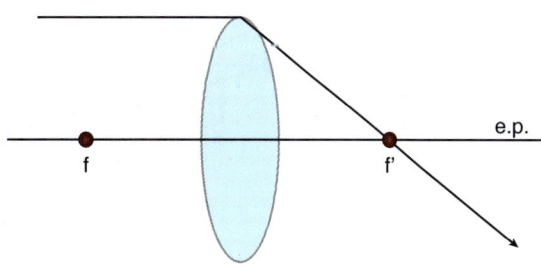

Fig. 2-9. En una lente biconvexa cuando el rayo incidente es paralelo al eje principal se desvía pasando por f'; e.p.: eje principal.

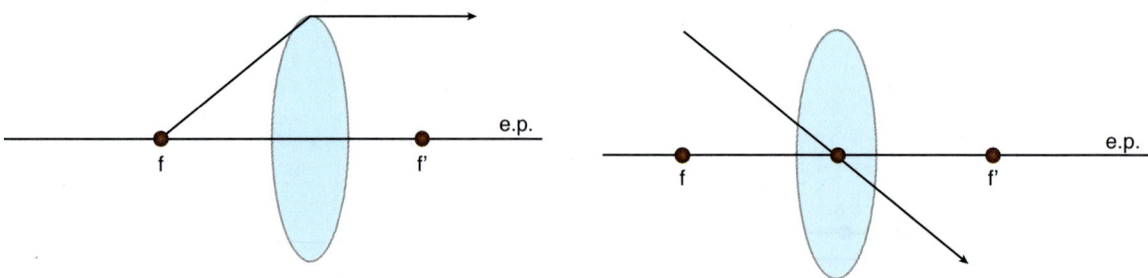

Fig. 2-10. En una lente biconvexa si el rayo incidente pasa por f, se desvía y emerge paralelo al eje principal; e.p.: eje principal; e.p.: eje principal.

Fig. 2-11. En una lente biconvexa si el rayo incidente atraviesa el centro óptico no se desvía; e.p.: eje principal.

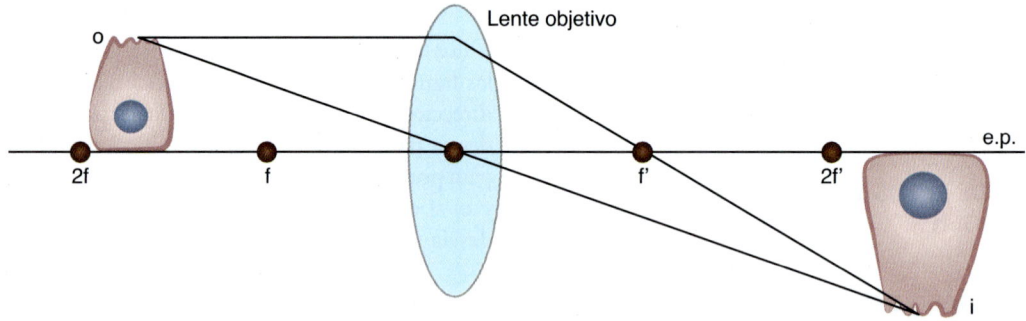

Fig. 2-12. El objeto (o) por observar se debe encontrar entre el doble de la distancia focal (2f) y el foco principal objeto (f). La imagen (i) que resulta será real, invertida y mayor; e.p.: eje principal.

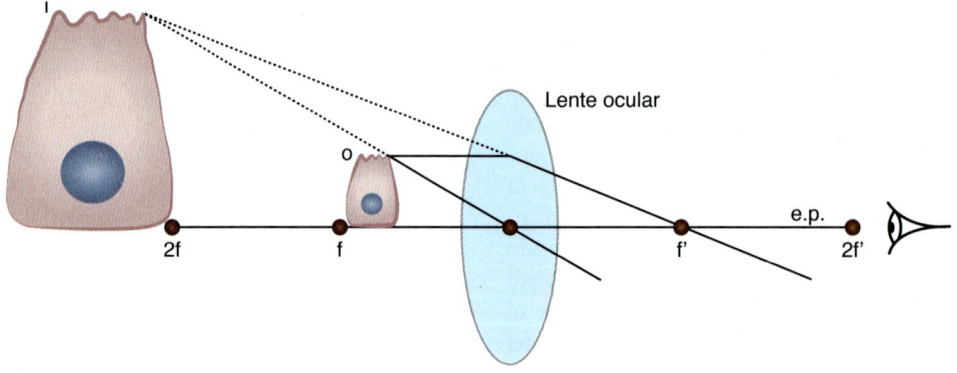

Fig. 2-13. El rayo que pasa por el centro óptico se prolonga hacia el lado donde está el objeto hasta cruzarse con la prolongación del rayo que pasa por el punto f'. La imagen será virtual, derecha y mayor; e.p.: eje principal.

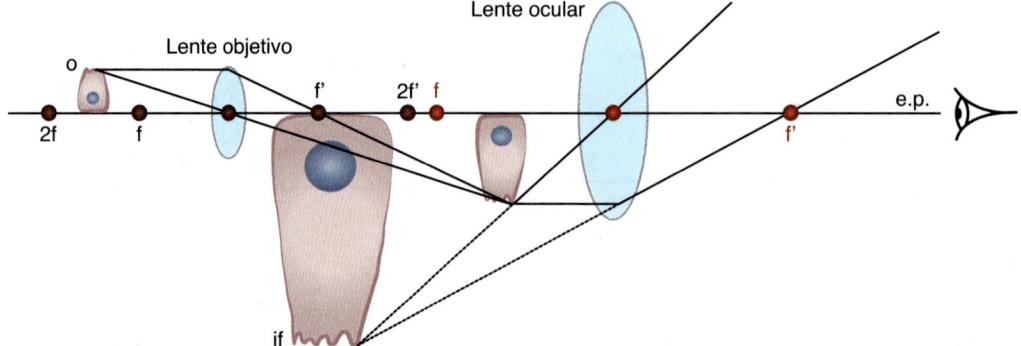

Fig. 2-14. La imagen final (if) resultante de ambas lentes, objetivo y ocular, será con respecto al objeto (o) colocado en la platina del microscopio óptico, virtual, invertida y mayor; e.p.: eje principal.

Combinación de las lentes objetivo y ocular, y obtención de la imagen final

La imagen (i) que resulta de la lente objetivo (de corta distancia focal) será el objeto (o) para la lente ocular, que cae muy cerca de dicha lente, a menor distancia que la focal (f). En este caso el rayo que pasa por el c.o. se prolonga hacia el lado donde está el objeto hasta cruzarse con la línea que atraviesa el punto f'. La imagen final resultante de ambas lentes será entonces, con respecto al objeto colocado en la platina del microscopio óptico, virtual, invertida y mayor (**fig. 2-14**).

TIPOS ESPECIALES DE MICROSCOPIOS ÓPTICOS

Microscopio invertido

El microscopio invertido es muy útil para el estudio de los cultivos celulares, ya que permite observar células vivas que se encuentran adheridas al fondo de cápsulas de Petri. Como se mencionó, la distancia a la cual se logra enfocar los preparados histológicos a gran aumento con los microscopios ópticos convencionales es de alrededor de 0,16 a 1,17 mm. En consecuencia, ninguna célula cultivada que esté adherida al fondo de una cápsula de Petri se podría observar desde arriba de la tapa de una cápsula con un microscopio óptico convencional. El problema se resolvió observando las células desde abajo de la cápsula, donde los objetivos se pueden aproximar más al vidrio o al plástico con la finalidad de realizar el enfoque. El microscopio invertido tiene la fuente de luz y el condensador en la parte superior de la platina, en la cual se colocan las cápsulas de Petri con los cultivos. Debajo de la platina se encuentra el revólver con los objetivos. En el interior del microscopio un sistema de prismas dirige la luz hacia las lentes del binocular a través del cual mira el observador. Estos microscopios pueden, además, estar equipados con sistemas de contraste de fase, de interferencia e, incluso, con una segunda fuente de luz ultravioleta y con filtros de fluorescencia. La incorporación de cámaras fotográficas permite tomar imágenes de los cultivos celulares.

La incorporación de cámaras de incubación en las que se pueden mantener las condiciones adecuadas (temperatura, humedad y porcentaje de CO_2) para el cultivo de células in vitro permite la observación de los cultivos por tiempos prolongados de vida y también el estudio de procesos biológicos completos o en etapas. Para ello, se filman los cambios morfométricos y fisiológicos de las células en tiempo real (*live-cell imaging*), que consiste en la adquisición de imágenes (videos o conjunto de fotos) cada cierta cantidad de tiempo (microscopía de lapso de tiempo o *time lapse*). Se pueden adquirir imágenes multidimensionales, lo que significa que pueden analizar diferentes variables (posiciones en los ejes X, Y, Z, tiempos, colores, etc.). Se logra así observar la dinámica celular de eventos biológicos de interés, y obtener la información necesaria para su análisis posterior a través de programas que permiten la cuantificación de diferentes parámetros.

La filmación en tiempo real permite el seguimiento de las células vivas en estados fisiológicos nativos o alterados por algún tratamiento al que hayan sido expuestas, durante un tiempo determinado. Esta técnica reduce los artefactos que pueden aparecer con otras técnicas como la inmunotinción de células fijadas. También puede observarse la localización y el transporte de biomoléculas u organelas celulares mediante la marcación con sondas fluorescentes o transfecciones transitorias con proteínas fluorescentes (p. ej., MitoTracker® o GFP, respectivamente). Dado el potencial de esta técnica de observación in vivo, existe un amplio abanico de aplicaciones y ensayos (viabilidad, migración celular, citotoxicidad, entre otros) que la utilizan. Por lo tanto, la filmación de células en tiempo real tiene una gran flexibilidad para abordar las necesidades de investigaciones específicas de los modelos vivos in vitro.

Microscopio de fondo oscuro

Con el microscopio de fondo oscuro es posible estudiar o detectar el relieve y la estructura superficial de células y microorganismos en preparados frescos sin colorear. Se usa para el estudio de suspensiones celulares, líquidos con partículas, sangre, serosidades, raspados de tejidos, etc. Se ha utilizado ampliamente para el estudio de *Treponema pallidum* (agente etiológico de la sífilis) y de los gránulos específicos de células sanguíneas.

El microscopio de fondo oscuro es, en esencia, un microscopio óptico en el que los rayos luminosos penetran en el objetivo de forma oblicua. Así, el campo del microscopio aparece oscuro, pero cuando se interpone un elemento biológico, célula o microorganismo cuyo índice de refracción es distinto al del medio o la solución de la suspensión en la que se encuentra, sus propiedades ópticas determinan la refracción de los rayos (desvío), y puede ingresar en la lente objetivo, lo que muestra la presencia de la célula o microorganismo, o revela su estructura superficial. En general, las células y los microorganismos se ven brillantes sobre un fondo oscuro y no son visibles sus detalles internos.

Técnicamente, se logra convertir un microscopio óptico en uno de fondo oscuro si se interpone un diafragma interceptor en el anillo portafiltro que deja pasar solo los rayos luminosos periféricos. Algunos microscopios tienen un disco rotativo con distintos diafragmas para cada objetivo entre los cuales hay uno, identificado con la letra D (*darkfield*: campo oscuro). Basta con rotar esta placa y seleccionar el diafragma D para convertir un microscopio óptico en un microscopio de fondo oscuro. Otra alternativa es emplear un tipo especial de condensador que puede ser de tipo parabólico o cardioide. Estos condensadores iluminan de forma oblicua el preparado y convierten el microscopio óptico convencional en un microscopio de fondo oscuro (**fig. 2-15**).

Microscopio de luz polarizada o de polarización

El microscopio de luz polarizada se emplea en biología para estudiar la presencia de moléculas o estructuras birrefringentes capaces de rotar el plano de la luz polarizada, como el colágeno y los microtúbulos, en los tejidos normales; o cristales de oxalato, cuerpos extraños y sustancia amiloide en el medio extracelular de tejidos patológicos o anormales.

En esencia, todo microscopio óptico puede convertirse en un microscopio de luz polarizada si se interponen en el eje óptico dos prismas de un material denominado *nicol*, que son el polarizador y el analizador. El primero se coloca entre la fuente de luz y el condensador, mientras que el segundo se sitúa en la parte superior del tubo del microscopio óptico. La luz es una onda electromagnética que vibra en 360° en el espacio. Un prisma de nicol selecciona solo uno de los planos de vibración. El polarizador y el analizador pueden girar o rotar sobre su eje de forma que queden paralelos (situación en la que ambos dejan pasar las ondas que vibran en el mismo plano y, por lo tanto, se observa el campo iluminado), o pueden estar a 90° entre sí (situación en la que la luz no pasa y el campo se observa oscuro). Cuando se coloca un preparado sobre la platina, si contiene sustancias birrefringentes, estas cambiarán el plano de la luz polarizada y se observarán oscuras en un campo iluminado o brillantes en un campo oscuro (**fig. 2-16**).

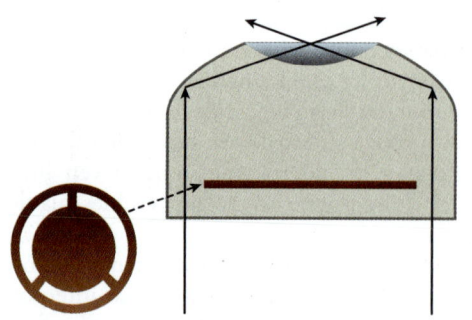

Fig. 2-15. Condensador parabólico. Este tipo de condensador se usa para campo oscuro. En el inserto se muestra un detalle del diafragma. Obsérvese cómo este dispositivo ilumina el preparado de forma oblicua.

Microscopía de contraste de fase e interferencia

Como se mencionó, el funcionamiento del microscopio óptico se basa en la absorción de la luz visible por la célula o los tejidos. Pero como los componentes celulares son casi transparentes, ofrecen poco contraste al observarlos de forma directa. En consecuencia, los tejidos se suelen fijar y colorear para su observación con el microscopio óptico. Puede decirse que nuestro conocimiento de las células y de los tejidos se ha realizado principalmente en células muertas, en las que se intenta preservar lo máximo posible la estructura celular. Sin embargo, cuando se desea estudiar células vivas, el microscopio óptico no es adecuado. Los microscopios de contraste de fase e interferencia permiten el estudio de los tejidos vivos. En estos microscopios, el pequeño retardo de fase de las ondas que atraviesan las regiones de células con distintas densidades se utiliza para crear interferencias constructivas o destructivas que producen un aumento o una disminución de la amplitud de la onda, lo que se traduce en aumentos o disminuciones del contraste de la imagen, respectivamente.

Este tipo de recurso óptico permite observar las células vivas sin teñir. Un microscopio óptico puede convertirse en un microscopio de contraste de fase si se le incorporan un condensador anular, una placa de fase y objetivos *ad hoc*.

En los microscopios de contraste de fase e interferencia, las células se ven en sobrerrelieve sobre un fondo transparente y se aprecian las diferencias entre el núcleo y el citoplasma, las especializaciones de membrana como microvellosidades, cilios y flagelos, pero además por estar vivas, se pueden observar fenómenos dinámicos como el barrido ciliar, el movimiento flagelar, la contracción muscular, el movimiento ameboide e, incluso, el transporte anterógrado o retrógrado a lo largo de microtúbulos en las prolongaciones axonales de neuronas. En la microscopía de interferencia se observa además una leve coloración natural de las preparaciones y se pueden hacer estimaciones cuantitativas de sustancias en el tejido.

El microscopio de interferencia diferencial (DIC: *differential interference contrast*) o microscopio con óptica de Nomarski es el más usado en la actualidad. El empleo de cámaras de video acopladas a computadoras para el análisis o el procesamiento de imágenes permite mejorar aún más la calidad al aumentar el contraste de las imágenes obtenidas por microscopía de fase o interferencia (*video-enhanced differential interference contrast microscopy*).

Microscopio de fluorescencia

Este microscopio permite la observación de sustancias autofluorescentes de los tejidos o de colorantes fluorescentes (denominados fluorocromos) que, ligados a anticuerpos o sondas de ADN o ARN, se unen a sitios específicos en el interior de las células y tejidos. Estas sustancias emiten un color dentro del espectro visible cuando son excitadas por luz de longitud de

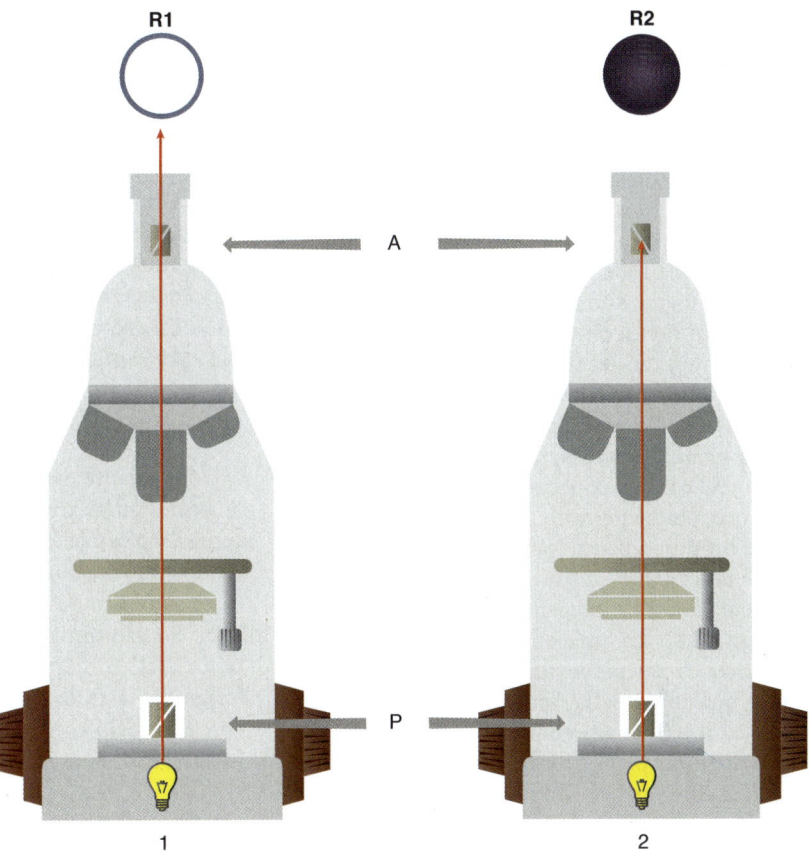

Fig. 2-16. Microscopio de luz polarizada (vista frontal). P: polarizador; A: analizador. 1. Se observa que P está orientado igual que A; en consecuencia, la luz pasa a través de las lentes y el campo se observa completamente iluminado (R1). 2. Se observa que A está perpendicular respecto de P; en consecuencia, la luz no pasa a través de la lente ocular y el campo se observa oscuro (R2).

onda muy corta (luz ultravioleta). Los microscopios de fluorescencia tienen una fuente de luz ultravioleta emitida por una lámpara de mercurio, un juego de filtros de excitación y de emisión, y lentes objetivos especiales.

El tipo de microscopio de fluorescencia más usado en la actualidad se denomina de epifluorescencia porque el preparado se ilumina desde "arriba" a través de objetivos. La fuente emite luz ultravioleta, la cual pasa por un filtro de excitación que selecciona la longitud de onda de la luz que excita el fluorocromo, la luz pasa por el objetivo e incide en el tejido. El fluorocromo, presente en el tejido, emite luz de un color dentro del espectro visible que penetra en el objetivo, es seleccionada por un segundo filtro (de emisión) y es vista por el observador a través del ocular (**fig. 2-17**).

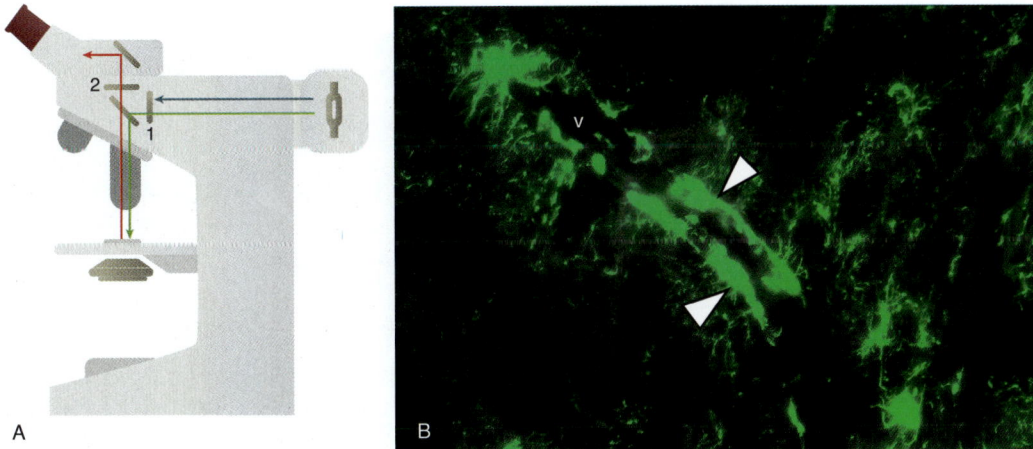

Fig. 2-17. A. Microscopio de epifluorescencia. El filtro (1) selecciona la longitud de onda que excitará al fluorocromo (presente en la muestra) y este emite una radiación de otra longitud de onda que el filtro (2) deja pasar y se observa por el ocular. **B.** Imagen de una inmunofluorescencia tomada con el microscopio de epifluorescencia. Se observa en verde la distribución de prolongaciones astrogliales (punta de flecha) en el tejido nervioso en contacto con un vaso sanguíneo (v).

Microscopio confocal

Un tipo particular de microscopio de fluorescencia es el microscopio confocal. Estos microscopios también permiten observar preparados histológicos en los que se han empleado anticuerpos o sondas marcadas con fluorocromos, pero la calidad de la imagen es superior porque el foco se realiza en un único plano focal y se elimina toda la información que está fuera de foco. Para lograr este tipo de imágenes, el microscopio confocal tiene como fuente de luz un rayo láser que recorre o escanea la superficie del preparado y lo ilumina. El o los fluorocromos excitados emiten su luz que pasa por el orificio confocal muy pequeño (*confocal pinhole*) y es recogida por un detector electrónico o una cámara conectada a una computadora. El orificio confocal permite el paso de la luz proveniente de un único plano focal e impide el pasaje de los rayos procedentes de otros planos que generan ruido y enturbian la imagen (información fuera de foco) (**fig. 2-18**). La imagen obtenida es como un corte óptico en un plano focal del preparado, algo así como una tomografía óptica del preparado fluorescente. El microscopio confocal puede tomar imágenes en distintos planos focales de las secciones empleadas. Las imágenes se guardan en la memoria de la computadora y después, si el observador lo desea, es posible, mediante programas de reconstrucción 3D, alinearlas y reconstruir la estructura tridimensional de la célula contenida en la sección. Estos microscopios son muy requeridos en la actualidad. Algunos dispositivos inteligentes permiten transformar un microscopio óptico de cualquier marca y modelo en un moderno microscopio confocal.

La microscopía de fluorescencia de lámina de luz, mejor conocida con la sigla LSFM (*light sheet fluorescence microscopy*), permite obtener una resolución intermedia a alta. Esta técnica emplea un haz de luz láser en forma de hoja de papel o lámina que ilumina la sección de manera perpendicular a la dirección de la observación. El haz excita las moléculas fluorescentes presentes en ese plano de la sección, mientras que todas las moléculas y estructuras de los otros planos focales no se excitan y, por lo tanto, no son visibles. Esto hace posible visualizar una porción muy delgada de la muestra y eliminar todo lo que se encuentra fuera del plano focal de forma análoga al microscopio confocal, pero más eficaz (**Proyección médico-clínica 2-1. Microscopio confocal de reflectancia**).

Microscopía de dos fotones

Una variante del microscopio confocal que permite la observación tridimensional de colorantes fluorescentes, aplicable en células vivas, es el microscopio de dos fotones o de excitación multifotónica. En este caso, solo cuando dos o más fotones, emitidos por el láser, excitan simultáneamente un fluoróforo este emite luz. Tal emisión se produce solo en el plano de enfoque del láser, lo que evita la presencia de una placa con el orificio confocal, pese a lo cual se obtiene una imagen tridimensional.

Microscopía de superresolución

En los últimos años, debido a los progresos tecnológicos, se han creado técnicas avanzadas de microscopía óptica con la finalidad de obtener un mayor poder de resolución. La microscopía de superresolución agrupa este conjunto de técnicas que han superado el límite de difracción de la luz y disminuido el límite de la resolución (LR) lateral de 200 nm (que es el LR del microscopio óptico estándar) a 20 nm; y agrega una resolución en profundidad que es la axial (de 600 nm a 100 nm). Esto mejora de manera significativa el po-

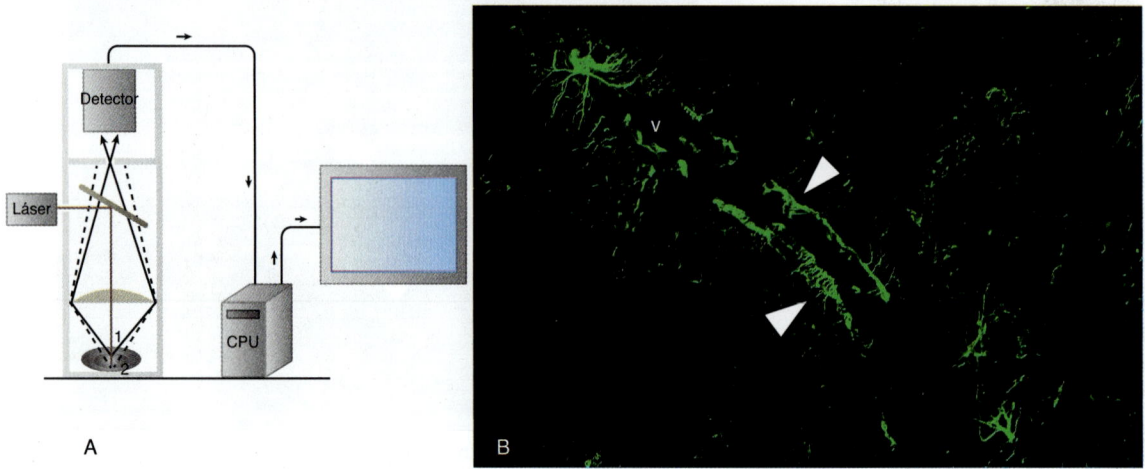

Fig. 2-18. A. Microscopio confocal. **B.** El mismo preparado de la **figura 2-17** observado con un microscopio confocal. Nótese la mayor resolución que se obtiene con el microscopio confocal.

der resolutivo de esos microscopios, ya que no solo se distinguen como individuales los puntos laterales más cercanos, sino también los puntos individuales en la profundidad del preparado.

Con esa finalidad se han diseñado microscopios que utilizan diferentes estrategias para mejorar la resolución, como usar superlentes de materiales especiales con muy bajo índice de refracción; dos objetivos enfocados sobre la misma muestra (microscopía 4Pi); o dos láseres para excitar y apagar cromóforos fluorescentes presentes (natural o artificialmente). En los tejidos se utilizan moléculas fluoróforas que se pueden encender y apagar. También se puede modular la fluorescencia que emiten, elaborar una imagen y verla en movimiento en procesos dinámicos.

Una de las técnicas de microscopía de alta resolución más utilizadas es la microscopía de agotamiento de la emisión estimulada (STED: *stimulated emission depletion microscopy*). Esta técnica emplea dos láseres puntuales que recorren el preparado. Mientras uno excita el fluoróforo en un punto focal, el otro láser desexcita o agota la emisión de los fluoróforos que rodean ese punto focal y forman un anillo con una intensidad nula en el área externa y máxima en el centro, lo que crea un mayor contraste y mejora la resolución. Este tipo de microscopio permite una gran profundidad de campo (10-15 μm) y una resolución de 30-60 nm; sin embargo, la velocidad de adquisición de las imágenes es lenta en grandes campos.

Las microscopías de localización fotoactivada (PALM: *photoactivated localization microscopy*) y de reconstrucción óptica estocástica (STORM: *stochastic optical reconstruction microscopy*) utilizan moléculas fluorescentes (p. ej., *quatum dots*) que varían entre estados fluorescentes y oscuros (es decir que titilan como las estrellas) de manera aleatoria. Cuando estos fluoróforos se excitan con luz ultravioleta, emiten luz a una determinada longitud de onda, que se registrará en múltiples capturas instantáneas, lo que permitirá localizar esas moléculas individuales y obtener la información necesaria para reconstruir una imagen de superresolución con un LR de hasta 20 nm mediante modelos matemáticos (**fig. 2-19**).

MICROSCOPIOS ELECTRÓNICOS

A principios del siglo pasado, el físico francés Louis de Broglie enunció su principio según el cual una partícula, cualquiera que sea su masa, tiene una onda asociada. Este principio le permitió pensar que un haz de electrones emite o se asocia con una onda cuya longitud se pudo calcular con la ecuación desarrollada por él mismo. Además, este enunciado teórico abrió las puertas para el desarrollo del primer microscopio electrónico por Ernst Ruska en 1933 y del primer microscopio electrónico comercial por Siemens en 1939.

Los microscopios electrónicos son una familia de microscopios en la que se encuentran dos grupos principales: los microscopios electrónicos de transmisión (MET) y los microscopios electrónicos de barrido o de *scanning* (MEB). Más recientemente, se sumaron los microscopios electrónicos de alto voltaje o alto poder resolutivo. En los microscopios electrónicos de transmisión, la sección es atravesada por el haz de electrones,

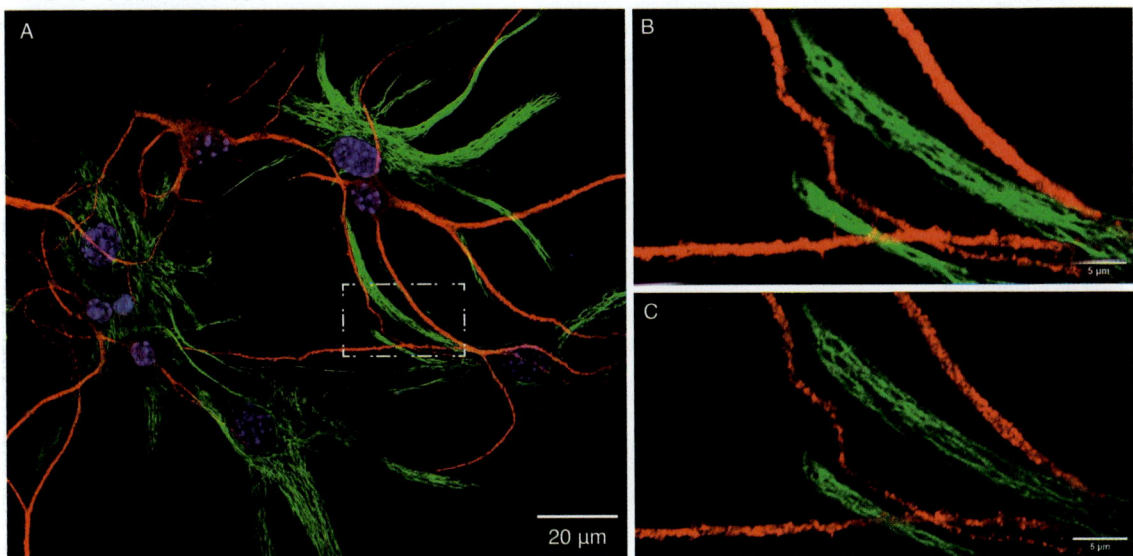

Fig. 2-19. Inmunofluorescencia de un cultivo primario mixto. Se observan astrocitos (en verde) y neuronas (en rojo) con sus núcleos teñidos con Hoechst. Fotomicrografía obtenida con un microscopio confocal con un objetivo de 20× (**A**). Ampliación de un área del cultivo en el que observan con mayor detalle las espinas dendríticas y los filamentos. Fotomicrografía obtenida con un microscopio confocal estándar (**B**) y con un módulo de superresolución (**C**) con un objetivo de 60×.

mientras que en los de barrido los electrones no atraviesan la muestra, sino que chocan contra la superficie de esta.

Microscopio electrónico de transmisión

El microscopio electrónico de transmisión emplea una fuente que emite un haz de electrones o rayos catódicos cuya longitud de onda es inferior a la de la luz visible (λ= 0,054 Å si el voltaje es 50 kilovoltios y λ=0,037 Å si el voltaje es 100 kV). Ello permite lograr límites de resolución de 2 a 5 Å, o sea, 0,2 a 0,5 nm, por lo que su poder resolutivo es superior al del microscopio óptico. El fundamento del funcionamiento del microscopio electrónico de transmisión se basa en la dispersión del haz de electrones por estructuras de mayor densidad electrónica que contienen átomos de mayor peso atómico. Dado que los tejidos están constituidos por moléculas biológicas en cuya composición participan átomos de bajo peso molecular, principalmente el carbono, el hidrógeno, el oxígeno y el nitrógeno, con la finalidad de aumentar la densidad electrónica de las estructuras biológicas (p. ej., membranas, proteínas fibrilares, cromatina), los tejidos se fijan con tetróxido de osmio y se tratan con sales de metales pesados como el acetato de uranilo y el citrato de plomo.

Las imágenes obtenidas con el microscopio electrónico de transmisión permiten el estudio de la ultraestructura celular, entre las cuales cabe mencionar todas las organelas celulares y sus detalles, los elementos del citoesqueleto y las membranas biológicas. Cabe destacar que los filamentos finos o microfilamentos del citoesqueleto (diámetro = 6 nm= 0,006 µm), los filamentos gruesos o microtúbulos (diámetro = 25 nm = 0,025 µm) y las membranas biológicas (espesor = 7,5 nm = 0,0075 µm) están muy por debajo del límite de resolución del microscopio óptico (LR = 0,2 µm = 200 nm). La ultraestructura celular no puede estudiarse con ese microscopio, por lo que el surgimiento del microscopio electrónico (LR: 2 a 5 Å, o sea, 0,2 a 0,5 nm) representó un gran avance en el conocimiento de la organización de los componentes de la célula (**cuadro 2-2** y **fig. 2-20**).

El microscopio electrónico de transmisión consta de una columna de alto vacío con un filamento o cátodo en el extremo superior de la columna, alimentado por una fuente de alto voltaje, que emite un haz de electrones que viaja por el vacío hasta el extremo inferior de la columna, donde una pantalla fluorescente brilla o se ilumina al ser impactada por los electrones. A lo largo de su recorrido, el haz de electrones es condensado y acelerado por bobinas electromagnéticas (condensadora, objetivo y proyectora) que cumplen la función de las lentes de cristal del microscopio óptico. Entre la lente condensadora y la lente objetivo se ubica el preparado, que en este caso es muy delgado (aprox. 100 nm) y está montado sobre una grilla metálica, generalmente de cobre, aunque puede ser de otros materiales como níquel y oro.

Cuadro 2-2. Comparación entre el microscopio óptico y el microscopio electrónico de transmisión

	MICROSCOPIO ÓPTICO	MICROSCOPIO ELECTRÓNICO
Utilidad	Estudio de la estructura microscópica de órganos, tejidos y células	Estudio de la ultraestructura celular
Principio del funcionamiento	Absorción de la luz	Dispersión de los electrones
Límite de resolución	0,2 micrones	2-5 Angstrom
Poder resolutivo	Menor	Mayor
Fuente de iluminación	Lámpara	Filamento incandescente
	Luz visible	Haz de electrones
Longitud de onda	5500 Angstrom	0,037 a 0,054 Angstrom
Medio	Aire, presión atmosférica	Columna al vacío
Lentes	Cristal o vidrio	Bobinas electromagnéticas
Características de la imagen	Mayor, virtual e invertida	Mayor, real, derecha o invertida
Otras características de la imagen	Color	Blanco y negro
Características del tejido	Muerto o vivo	Muerto

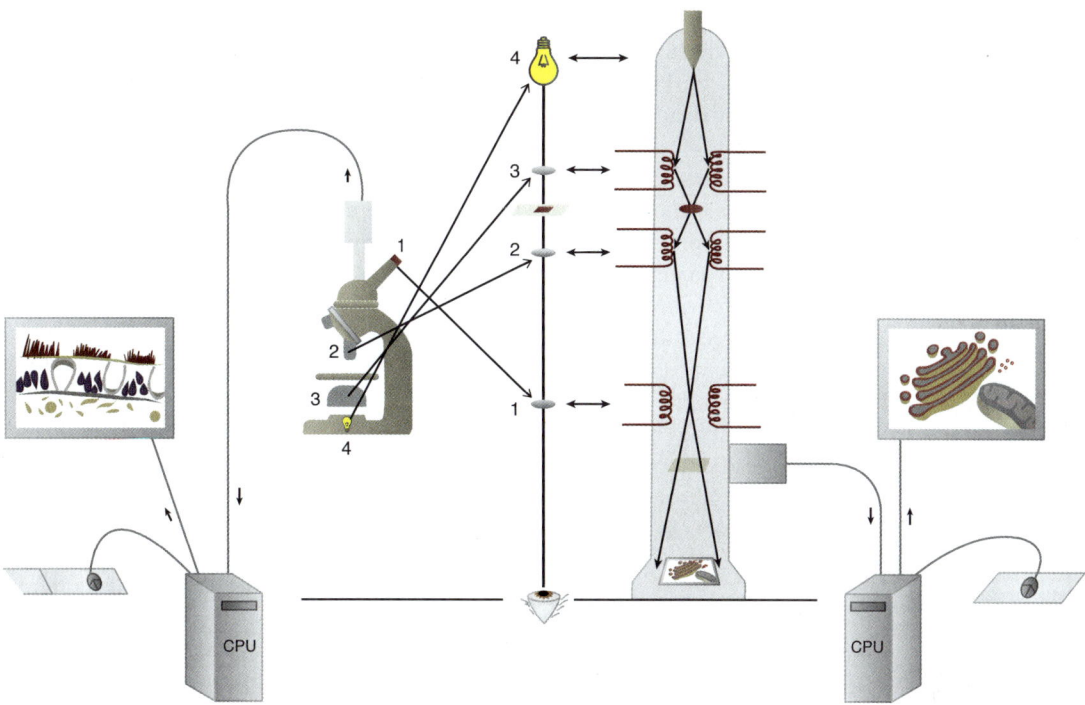

Fig. 2-20. Esquema comparativo del microscopio óptico (MO) y el microscopio electrónico de transmisión (MET). Se modificaron las dimensiones para permitir la comparación y el MO se representa invertido para facilitar la comparación correlativa.1: ocular, 2: objetivo, 3: diafragma, 4: fuente.

El haz de electrones atraviesa la muestra biológica, pero los electrones se dispersan en las membranas, en las zonas de heterocromatina y en todas aquellas estructuras del preparado donde se depositan las sales de metales pesados (osmio, uranilo y plomo) durante la preparación (zonas electrodensas). Por el contrario, los electrones pasan fácilmente a través de las zonas libres de organelas del citosol sin dispersarse (zona electrolúcida). Así, se genera una especie de "sombra china" de la célula que es proyectada por el haz de electrones sobre la pantalla fluorescente. El observador puede ver esa imagen en la pantalla a través de una pequeña ventana, amplificar detalles y hacer foco en ella gracias a una lupa binocular accesoria incorporada al microscopio. La imagen se puede fotografiar mediante una cámara convencional o analógica ubicada debajo de la pantalla, o interponer en el eje del microscopio después de la lente proyectora. Hoy se emplean cámaras digitales que se conectan a computadoras (ordenadores). Esto permite la observación de las imágenes en un monitor en tiempo real y su almacenamiento en el disco rígido de la computadora, un CD o un *pendrive*.

Los microscopios electrónicos de alto voltaje o alto poder resolutivo, en los que el filamento se alimenta con un voltaje de 200 kV hasta 3 megaelectrón-voltios, ofrecen la ventaja de un mayor poder resolutivo debido a su mayor penetración del haz, que permite estudiar especímenes de mayor grosor y disminuir las aberraciones. Estos microscopios, que son variantes del microscopio electrónico de transmisión, pueden analizar muestras más gruesas, de hasta 5 µm de espesor debido a su alto voltaje. El uso de estos microscopios ha permitido obtener información tridimensional sobre la organización del citoesqueleto e, incluso, ha sido posible introducir células vivas (bacterias y células en cultivo) en pequeñas cámaras especiales para su estudio. Sin embargo, hasta ahora, los daños ocasionados por los rayos en las muestras son considerables.

La microscopía crioelectrónica (*cryoelectron microscopy*) es otra variante del microscopio electrónico de transmisión en la cual las muestras se congelan de inmediato en nitrógeno o helio líquido, lo que evita las modificaciones introducidas por los métodos de procesamiento del material para microscopia electrónica convencional (véase **cap. 3**). El agua de las células pasa al estado vítreo en lugar de cristalizarse y las moléculas se encuentran en un estado denominado nativo.

Microscopio electrónico de barrido o *scanning*

Los microscopios electrónicos de barrido o *scanning* permiten obtener información de la morfología de la superficie celular con un alto grado de resolución. En este caso los electrones son producidos también por un filamento incandescente en una columna con alto va-cío. Los electrones son acelerados y concentrados por bobinas electromagnéticas, la última de las cuales, denominada de barrido, hace que el delgado haz de electrones barra, recorra o escanee la superficie de la célula o estructura por estudiar. Los electrones chocan con la superficie de las células –que está cu-bierta por una delgada película de carbón o metales como el oro– se dispersan y pierden energía (elec-trones secundarios) o se reflejan (*backscattered elec-trons*). Los electrones denominados secundarios son recogidos por un detector, el cual genera fotones que se amplifican y se envían a un osciloscopio para ob-tener la imagen. Las imágenes muestran en forma tridimensional la superficie de las estructuras biológi-cas estudiadas en blanco y negro (p. ej., cilios, microve-llosidades, barrera de filtrado glomerular) (**fig. 2-21**).

TELEMICROSCOPÍA

La telemicroscopía es un recurso novedoso que per-mite utilizar un microscopio electrónico a distancia con solo tener una computadora conectada a la red (web). Así, un investigador o un patólogo puede enviar sus muestran a centros de microscopía electrónica a distancia y verlas desde la computadora de su labora-torio o consultorio al mismo tiempo que el operador recorre el preparado a miles de kilómetros e, incluso, puede manejar de forma remota el microscopio desde su laboratorio una vez que el operador pone la grilla en el interior del microscopio electrónico.

ANÁLISIS DE IMÁGENES

Durante muchos años, la observación microscópica fue descriptiva y la cuantificación (determinación del número de células, tamaños, diámetros, perímetros e intensidad de reactividad) tediosa y a menudo poco confiable por su subjetividad. Al principio, se utilizaban pequeñas reglas o retículos en los oculares de los micros-copios para establecer los tamaños de las estructuras y las células. Cuando se empleaban técnicas histoquímicas, se solía decir que la reacción era positiva o negativa y, en el primer caso, se podía leer que había dos o tres grados de reactividad (+, ++, +++), lo cual dependía en gran me-dida de la capacidad de discernimiento del observador.

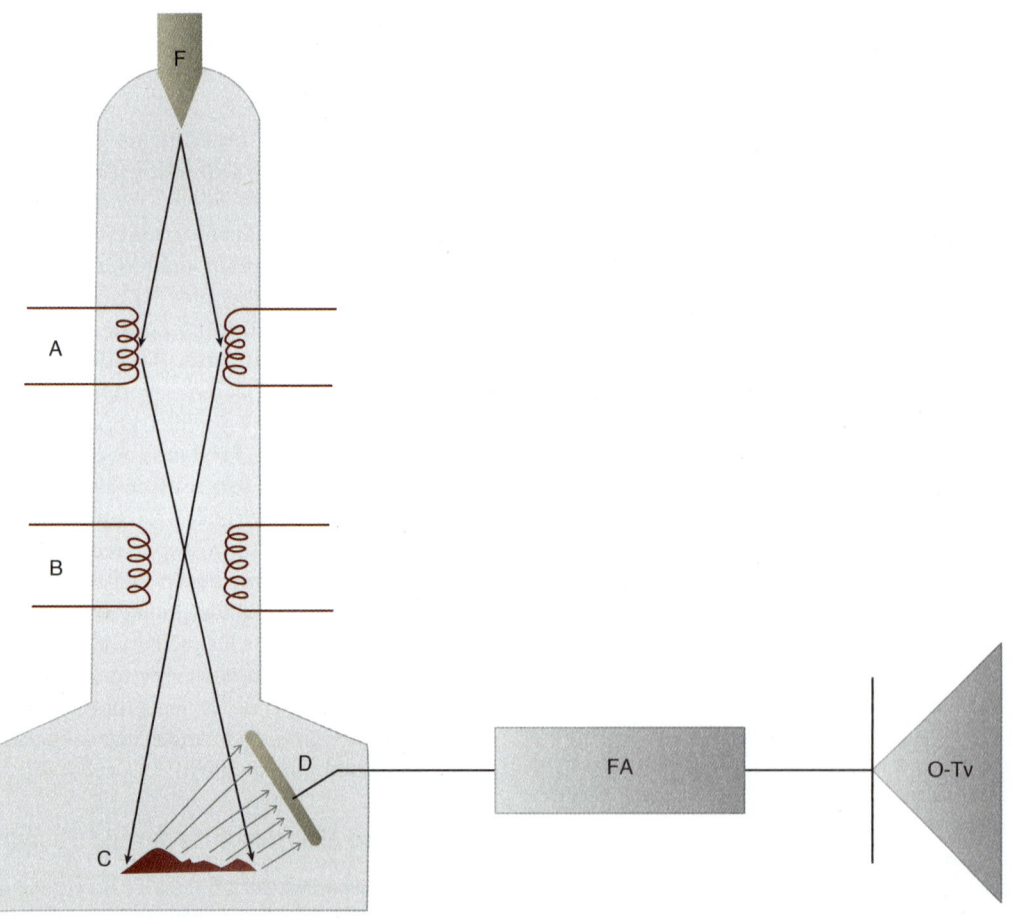

Fig. 2-21. Microscopio electrónico de barrido (MEB) o *scanning*. F: filamento; A y B: lentes (bobinas electromagnéticas); C: preparado; D: detector; FA: fotomultiplicador; O-TV: osciloscopio o monitor de televisión.

Con el progreso de la computación y el advenimiento de la digitalización de imágenes, fue posible aplicar programas de análisis procedentes de otras áreas del conocimiento o de la industria como la metalurgia, que empleó programas en la búsqueda de fallas en los materiales o en las costuras de los caños; o la aeronáutica, que utilizó los programas para mejorar y analizar imágenes aéreas y satelitales.

La imagen digital puede entenderse como una sumatoria de puntos denominados píxeles. El número de píxeles de la imagen indica la resolución o calidad de esta. La imagen digital puede mejorarse por medio de funciones matemáticas de los programas de análisis de imagen para aumentar el contraste o el brillo, separar objetos o borrar artefactos, de forma similar a lo que hace el popular Photoshop. Los programas también pueden medir parámetros geométricos como distancias, diámetros máximos y mínimos, áreas y perímetros celulares de forma interactiva o automática. Estas determinaciones las expresan en píxeles y si previamente se calibra el equipo informándole cuántos micrones corresponden a "x" píxeles, los resultados que informe el equipo serán en micrones. Las determinaciones se pueden realizar en tejidos normales y en tejidos patológicos, o en tejidos de animales tratados y sin tratar, lo cual demuestra la gran utilidad de estos programas tanto para el diagnóstico como para la investigación.

Asimismo, las computadoras discriminan 256 grados de grises distintos entre el blanco y el negro, mientras que el ojo humano solo ve 10 u 11 grados de grises. Esto significa que la computadora puede discriminar muchísimo más que el ojo humano las diferencias en las reacciones colorimétricas como las reacciones histoquímicas e inmunocitoquímicas de los tejidos (véase **cap. 3**). Estas determinaciones, denominadas densitométricas, no permiten establecer la concentración absoluta de una sustancia en un tejido, pero sí realizar determinaciones relativas de la concentración de sustancias entre tejidos normales y patológicos, o entre tejidos de animales de experimentación tratados y no tratados que se tiñen al mismo tiempo con técnicas histoquímicas o inmunocitoquímicas.

Mientras que en sus inicios los programas de análisis de imágenes eran engorrosos y difíciles de utilizar, los más modernos son más amigables y se basan en un entorno de Windows. Los costos de los programas han disminuido e, incluso, su uso se ha popularizado tanto que hay algunos de dominio público en la web, como el desarrollado por los *National Institutes of Health* (NIH: institutos nacionales de salud) de los Estados Unidos, llamado Image J, que incluye un manual y un demo para su empleo.

PASOS PARA LA DESCRIPCIÓN HISTOLÓGICA ÓPTICA DE UN PREPARADO

Para describir la estructura microscópica se debe:
Comenzar con el objetivo de menor aumento (si hay un objetivo de campo; si no, con el de 10×). Se obtiene así una imagen más o menos panorámica del preparado histológico.

Con el objetivo de campo o con el de menor aumento disponible en el microscopio, se puede deducir recorriendo el preparado si corresponde a un órgano hueco, a un órgano macizo o a un extendido (o frotis sanguíneo).

Si se trata de un órgano hueco, la descripción debe realizarse de forma ordenada desde la luz hacia la periferia, y diagnosticar los tejidos que conforman las diferentes capas de la pared del órgano. Se debe prestar atención a la coloración, ya que permite distinguir las estructuras o células especiales de los tejidos.

En el caso de un órgano macizo, la descripción debe realizarse de forma ordenada desde la periferia hacia el centro, y diagnosticar los tejidos presentes en el trayecto. La observación de la tinción homogénea o heterogénea permitirá distinguir estructuras o células especiales en esos tejidos. Es importante considerar si ese órgano macizo tiene o no cápsula; si presenta tabiques; o si está organizado en lóbulos o lobulillos, corteza y médula, estructuras que se repiten, o tiene aspecto alveolado.

Si se trata de un extendido, deben evitarse las zonas de mayor aglomeración, ya que para estos preparados será necesario diagnosticar los tipos celulares presentes y, eventualmente, contarlos. En general, se acostumbra recorrer el preparado en forma de guarda griega para no contar varias veces un mismo campo. También hay que tener en consideración que en este caso no se observarán cortes, sino células enteras.

PASOS PARA LA DESCRIPCIÓN HISTOLÓGICA SUBCELULAR DE UN PREPARADO

Para describir la ultraestructura se debe:
Tener en cuenta que la imagen vista en el microscopio electrónico de transmisión directamente, en un monitor de una computadora o en una fotomicrografía es en blanco y negro, y tiene todos los rangos de grises intermedios, salvo que se haga algún falso color, lo cual debería haberse informado previamente.

La imagen obtenida con el microscopio electrónico de transmisión permite observar partes de células, células enteras, sustancia intercelular y elementos intracelulares. Solo con aumentos muy bajos (2500×) pueden observarse estructuras formadas por varias células, ya que con aumentos altos (20 000×-100 000×) solo pueden diagnosticarse estructuras y detalles ultraestructurales. Así, se verá electrolúcida la zona atravesada por los electrones y electrodensa la zona donde los electrones fueron retenidos por los metales pesados utilizados en la preparación del material (osmio, plomo, uranilo), lo que depende de la composición química del elemento predominante.

Se distinguen con relativa facilidad el núcleo con el tipo de cromatina (laxa o densa), y según el estado de la célula, los cromosomas, los poros nucleares, el nucléolo y la membrana plasmática de las células, las diferenciaciones de membrana, el citoesqueleto; las organelas (mitocondrias, peroxisomas, vesículas, inclusiones citoplasmáticas) y los componentes del sistema de endomembranas (RER, REL, Golgi, lisosomas). También las especializaciones de la membrana que permiten el anclaje celular, por ejemplo, los desmosomas, las sinapsis químicas, la organización del citoesqueleto celular (p. ej., los componentes del sarcómero en la célula muscular) y la organización de la matriz extracelular (las fibras de colágeno con su periodicidad característica).

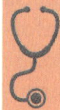

Proyección médico-clínica

2-1. Microscopio confocal de reflectancia

El desarrollo de la microscopía ha permitido el estudio detallado de aspectos morfológicos del ser humano que están más allá del poder de resolución del ojo humano. Los microscopios, al disminuir el límite de resolución, han posibilitado avances diagnósticos tanto en tejidos *post mortem* como in vivo.

La piel es el órgano que está en contacto con el medioambiente. Debido a la accesibilidad para su estudio, la dermatología ha desarrollado herramientas tecnológicas que priorizan el estudio in vivo. Entre sus objetivos se encuentran la posibilidad de realizar el diagnóstico diferencial de las distintas lesiones cutáneas, dentro de las cuales cobra relevancia el diagnóstico temprano de las lesiones malignas.

En los últimos años, se han creado nuevas técnicas que utilizan la dermatoscopía y la microscopía confocal de forma complementaria.

La dermatoscopía es una técnica que permite el estudio de la piel mediante el dermatoscopio. Se trata de un equipo monocular con amplificación 10× que incluye una lente acromática y convergente. El principio básico es la transiluminación de la piel, lo cual facilita la observación detallada de las capas cutáneas porque elimina la reflexión de la luz producida por la capa córnea. Sin su empleo, la reflexión, la refracción, la dispersión y la absorción de la luz impiden observar muchas estructuras internas. A través de este dispositivo es posible observar estructuras que conforman patrones. Además, se detectan los colores por la presencia de uno o más de los tres principales cromóforos de la piel: melanina, hemoglobina y queratina. Se diferencian el blanco, el rojo, el negro, el amarillo, el gris y el marrón claro a oscuro. Como complemento al diagnóstico por dermatoscopía, con la microscopía confocal se puede hacer una aproximación a la evaluación histopatológica tradicional, dado que permite realizar el estudio de las estructuras a escala celular. Se trata de un equipo de microscopía óptica que emplea como fuente de luz, coherente y monocromática, un láser de diodo de 830 nm que se proyecta sobre el tejido y elimina los rayos disidentes en la formación de la imagen. La imagen obtenida corresponde a cortes paralelos a la superficie cutánea (perpendiculares a los observados en los cortes histológicos de rutina). Se obtienen secciones horizontales finas que se proyectan en escala de grises. La visualización de la piel se realiza a escala celular (0,5-1,0 μm en la dimensión lateral y 4-5 μm en la dimensión axial). Alcanza una profundidad de 200 a 300 μm (llega a analizar la dermis reticular superficial).

En la histopatología tradicional, el contraste se produce por la coloración de las muestras histológicas. Por ejemplo, en la técnica histológica de rutina se utiliza hematoxilina y eosina. En cambio, con el microscopio confocal de reflectancia el contraste se genera por el índice de reflectividad de diferentes estructuras como los melanosomas, la queratina y el colágeno.

El microscopio confocal obtiene imágenes en un plano horizontal (*vivablock*) y en un plano vertical (*vivastack*). Escanea hasta 8 × 8 mm y cada imagen es de 500 μm × 500 μm.

Los equipos contienen una cámara para la obtención de imágenes dermatoscópicas, junto con el equipo de microscopía confocal.

El mayor poder de resolución de ambos dispositivos permite observar estructuras que están por debajo del límite de resolución del ojo humano. Esto hace posible una atención médica de precisión en dermatología, y favorece el diagnóstico temprano de diversas patologías, como los carcinomas o el melanoma.

BIBLIOGRAFÍA

Alberts B, Bray D, Hopkin K y cols. Introducción a la Biología Celular. 5.ª ed. Madrid: Editorial Médica Panamericana; 2021.

Capowski JJ. Video input techniques. En: Capowski JJ. Computer Techniques in Neuroanatomy. New York: Plenum Press; 1989. pp 129-46.

Cooper GM, Hausman RE. La célula. 8.ª ed. Madrid: Marbán; 2022.

Hofmann-Wellenhof R, Pellacani G, Malvehy J, Soyer HP. Reflectance confocal microscopy for skin diseases. Heidelberg:Springer; 2012.

Ovesný M, Křížek P, Borkovec J, Svindrych Z, Hagen GM. ThunderSTORM: a comprehensive ImageJ plug-in for PALM and STORM data analysis and super-resolution imaging. Bioinformatics. 2014;30(16):2389-90.

Tagliaferro P, Ramos AJ, Onaivi ES, et al. Morphometric study on cytoskeletal components of neuronal and astroglial cells after chronic CB1 agonist treatment. En: Onaivi ES. Marijuana and Cannabinoid Research. Methods and Protocols. New Jersey: Humana Press; 2006. pp. 91-105.

Wang Z, Chen J, Hoi SCH. Deep learning for image super-resolution: a survey. IEEE Trans Pattern Anal Mach Intell. 2021;43(10):3365-87.

 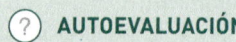

Fundamentos de la técnica histológica 3

El examen de células y tejidos puede realizarse de forma inmediata en tejido fresco o in vivo en algunos casos (larvas, protozoos, células de la mucosa bucal o vaginal, epitelio bronquial o espermatozoides). En estos casos, es necesario usar el microscopio de contraste de fase que permite la observación de células y tejidos sin colorear. También es importante el empleo de soluciones con una concentración fisiológica de sales para mantener las células vivas durante la observación (p. ej., solución fisiológica con cloruro de sodio al 0,9%, solución de Ringer). Cuando se desea observar las células vivas en cultivo, se debe usar un microscopio invertido equipado con contraste de fase y una platina calefaccionada que mantenga la temperatura de la placa de cultivo (36 °C) durante toda la observación. Como se mencionó en el **capítulo 2**, el fundamento o principio del funcionamiento del microscopio óptico es la absorción de la luz, por lo que solo es posible hacer observaciones limitadas de células y tejidos frescos o in vivo, los cuales deben procesarse mediante la técnica histológica para resaltar su estructura y composición química.

Para identificar las células es necesario incorporar colorantes que se unan a los componentes químicos de estas. Cuando la incorporación de los colorantes se realiza en los tejidos u organismos vivos, se denomina coloración vital. El procedimiento puede hacerse de dos maneras: 1) in vivo o intravital, mediante la administración del colorante a animales de experimentación vivos (por ingestión, inyección o inmersión); y 2) in vitro o supravital, mediante la administración del colorante a células en cultivo o a células vivas depositadas sobre un portaobjetos. En la coloración intravital, el animal continúa vivo luego de la administración del colorante. Son ejemplos de colorantes intravitales la inyección de tinta china para la demostración de células de Kupffer en los sinusoides hepáticos y, la inyección estereotáctica de peroxidasa de rábano (HRP) en el sistema nervioso para realizar marcaciones retrógradas.

En forma supravital, el colorante se agrega a las células sobre el portaobjetos mientras conservan la vida. Un ejemplo de esta técnica es el empleo del colorante verde Jano para la observación de las mitocondrias. Sin embargo, la observación de las células y tejidos se realiza sobre todo en tejidos post mortem. Estos tejidos requieren un procesamiento que preserve la estructura y la composición química y, además, otorgue color a sus distintos componentes. Asimismo, deben cortarse en láminas o secciones muy delgadas que puedan ser atravesadas por la luz. El conjunto de pasos que permiten la visualización de las células y tejidos al microscopio óptico se conoce como técnica histológica.

TÉCNICA HISTOLÓGICA PARA LA MICROSCOPÍA ÓPTICA

La técnica histológica incluye una serie de pasos que son: fijación, inclusión, corte, coloración y montaje.

Obtención del tejido o muestra

El tejido puede obtenerse de una biopsia de un órgano de un paciente o de un animal vivo. En todos los casos debe tomarse una muestra representativa y pequeña del órgano por estudiar. Otra posibilidad es obtener una muestra de un órgano o tejido de una persona o un animal *post mortem*, caso en el cual se dice que el material proviene de una necropsia. A veces, los materiales provenientes de necropsias humanas han sufrido procesos de autólisis *post mortem*. El empleo de material *post mortem* procedente de animales de experimentación permite acortar el tiempo entre la eutanasia y la toma de la muestra para disminuir la aparición de los fenómenos de autólisis y proceder a su fijación inmediata.

Características de las muestras para microscopía óptica

Las muestras deben carecer de cápsulas que impidan o dificulten la entrada del fijador y de los solventes utilizados, y ser de tamaño pequeño (cubos de unos 5 mm de lado) para que el fijador pueda entrar hasta su centro.

Procedimiento de fijación

Por lo general, las muestras se sumergen en fijadores líquidos. El volumen del fijador debe ser importante y se recomienda que la relación sea de al menos 10:1 respecto del volumen de la muestra. Este procedimiento se denomina fijación por inmersión. Durante la inmersión, el fijador difunde desde la periferia de la muestra hasta el centro de esta, lo que evita los fenómenos de autólisis, detiene el metabolismo celular y preserva la estructura de las células que componen los tejidos y órganos. Sin embargo, el proceso de fijación no es inmediato y algunos órganos, como los pertenecientes al sistema nervioso, el páncreas y las glándulas suprarrenales, suelen sufrir alteraciones tempranas de su estructura. En estos casos, y en numerosos estudios experimentales, es conveniente fijar los tejidos por perfusión. Este procedimiento consiste en introducir el fijador o la mezcla fijadora por medio de una aguja inserta en el ventrículo izquierdo o en la arteria aorta abdominal del animal de experimentación anestesiado. En este caso la fijación se alcanza antes de la muerte del animal y la eutanasia ocurre durante el procedimiento de fijación. A continuación, se extirpan los órganos por estudiar y se disecan las áreas de interés, que pueden fijarse posteriormente por inmersión en el mismo u otro fijador, para garantizar una mejor preservación. Cuando se desea estudiar órganos del tubo digestivo es posible realizar una fijación intraperitoneal inyectando el fijador en la cavidad peritoneal del animal anestesiado. Luego se extirpan los órganos, se cortan en bloques pequeños y, como en el caso de la perfusión, se fijan después por inmersión.

Fundamentos de la fijación

El objetivo de la fijación es preservar la estructura, la ultraestructura y la composición química de las células y los tejidos para que su observación con el microscopio revele fielmente la morfología y la localización de sus distintos componentes. Además, la fijación impide los procesos de autólisis que se producen durante la muerte celular, detiene el metabolismo celular y evita la acción de los gérmenes (putrefacción) que destruyen las muestras. Un buen fijador no debe extraer componentes químicos de las células ni agregar elementos (precipitados, cristales), debe tener un pH que se aproxime al pH neutro (generalmente 7,2-7,4), y una osmolaridad similar a la del tejido que evite el colapso de estructuras como las cavidades con soluciones coloidales (p. ej., folículos tiroideos o blástulas embrionarias). Además, debe penetrar en el interior del bloque o muestra y lograr la fijación de la periferia y del centro de este. Los fijadores endurecen las piezas durante el proceso de fijación, lo cual no es bueno si la dureza del tejido obtenida es superior a la del medio de inclusión (véase más adelante). En consecuencia, debe evitarse el endurecimiento excesivo del tejido, ya que lo volvería quebradizo. También debe evitarse una fijación insuficiente porque haría que el tejido se volviera friable (desmenuzable).

Tipos de fijadores

Los fijadores pueden ser químicos o físicos.
Los fijadores químicos pueden, a su vez, ser simples o complejos, o mezclas fijadoras.
Los fijadores físicos son frío o desecación-calor.

Fijadores químicos

Fijadores simples

El fijador más usado en microscopía óptica es el formaldehído al 4% P/V y el más empleado en microscopía electrónica es el glutaraldehído al 0,25-0,5% V/V. El grupo aldehído tiene la particularidad de formar enlaces covalentes con los grupos amino ($-NH_2$) y carboxilo ($-COOH$) de las proteínas y crear puentes metilénicos entre ellas. Esto crea un enrejado molecular que se precipita en el interior de la célula y preserva la estructura. La presencia de dos grupos aldehído en la molécula de glutaraldehído lo convierte en un fijador más enérgico y el de elección para la microscopía electrónica (estudios ultraestructurales).

El formaldehído comercial se obtiene en soluciones al 40% P/V en agua y se lo diluye 10 veces para obtener la formalina, cuya concentración final de formaldehído es del 4% P/V. Como ya se mencionó, los tejidos se sumergen en esta solución o se perfunden con ella. A fin de mantener el pH y la osmolaridad, las diluciones se realizan con una solución *buffer* o amortiguadora de fosfatos 0,2 M, pH 7,4 para obtener, por ejemplo, el formaldehído al 4% P/V en *buffer* fosfatos 0,1 M, pH 7,4.

En ambos casos, el empleo de mezclas frías (4 °C) retarda los procesos de autólisis y favorece la acción del fijador.

Otros fijadores simples son el alcohol metílico, que se emplea para los frotis celulares; el bicloruro de mercurio, una sustancia oxidante ácida que permite buenas coloraciones nucleares; el tetróxido de osmio al 1-2% P/V, es ácido, volátil y tiene gran afinidad por los lípidos; el bicromato de potasio, y el ácido acético. El alcohol etílico se puede utilizar como fijador, pero tiene el inconveniente de endurecer mucho las piezas.

Mezclas fijadoras

La más empleada en microscopía óptica es la mezcla de Bouin que contiene ácido pícrico, formol y ácido acético. La presencia de ácido acético en esta mezcla favorece la penetración del fijador en la muestra. Otras mezclas son el líquido de Zenker (bicromato, acético) y el líquido de Jolly (bicromato, formol).

Fijadores físicos

El frío

El frío permite conservar las muestras biológicas. En histología se emplea la congelación, la cual se puede realizar en nitrógeno líquido o por medio de mezclas refrigerantes con hielo seco y acetona. Los bloques de tejido se conservan en el freezer a -20 °C o menos, y se cortan en secciones con un equipo denominado criostato. La congelación no desnaturaliza las proteínas y muchas de sus propiedades reaparecen cuando el tejido se hidrata, por lo que reaparecen los procesos de autólisis. Por eso se dice que el frío no es un fijador propiamente dicho. Las secciones suelen fijarse posteriormente por inmersión en formalina. Sin embargo, la congelación mantiene en el tejido componentes químicos que son extraídos por los solventes durante el procesamiento de la técnica histológica de rutina o convencional (fijación por inmersión en fijadores químicos y coloración con hematoxilina-eosina). Además, evita las alteraciones antigénicas que ocurren por efecto de los fijadores químicos y los solventes orgánicos. Por ello, la congelación y la realización de secciones con el criostato se han popularizado en inmunocitoquímica. La congelación ofrece la ventaja de preservar la actividad de las enzimas en los tejidos para su demostración mediante técnicas enzimáticas. Asimismo, se la utiliza mucho en el diagnóstico anatomopatológico durante las intervenciones quirúrgicas. En los grandes quirófanos es habitual que haya un criostato o un micrótomo de congelación. La congelación-desecación no es un procedimiento rutinario, pero es el de elección para los estudios histoquímicos.

Desecación/calor

Para los estudios de frotis de sangre o suspensiones celulares procedentes de líquidos de punción abdominal o torácica, es común desecar las muestras sobre el portaobjetos y flamearlas sobre la llama de un mechero tres a cuatro veces, con lo cual se coagulan las proteínas y luego se procede a su coloración. También se pueden desecar a temperatura ambiente y fijar por inmersión en alcohol metílico.

Deshidratación y aclaración

La inclusión tiene por objetivo endurecer el tejido para obtener secciones delgadas que puedan observarse al microscopio óptico. Con esta finalidad, se embebe el tejido en parafina o en un medio sintético similar (Paraplast®). Estos medios son hidrófobos, por lo que antes de la inclusión en parafina es necesario deshidratar la muestra. La deshidratación se logra mediante pasajes en alcoholes de gradación creciente (alcohol 50°, 70°, 96° y 100°). Luego se sumerge el tejido en un solvente orgánico, casi siempre xileno o tolueno, que desplaza al alcohol y que es solvente de la parafina. Como durante este pasaje el tejido se vuelve traslúcido, este paso se conoce como aclaración. Si la muestra tiene aspecto lechoso, la deshidratación fue insuficiente y hay que recomenzar el proceso.

Inclusión

Durante este paso, el bloque se embebe en una sustancia que le otorga una consistencia o dureza que permite la obtención de los cortes de tejido (secciones). Para ello se usa la parafina o medios sintéticos análogos como el Paraplast®. A temperatura ambiente, la parafina (o el Paraplast®) tiene la consistencia de una vela. Es necesario calentarla para que pase al estado líquido. A tal efecto, los bloques de parafina se ponen en un vaso de precipitado en una estufa a 60 °C. Una vez aclarado el tejido, se sumerge la muestra en un recipiente que contiene parafina líquida/xilol (mezcla 1:1) y se deja dentro de la estufa de inclusión. Luego, se hacen otros dos pasajes de 2 horas cada uno en parafina líquida pura durante los cuales la parafina desplaza al xilol. Se fabrica un molde en papel, en aluminio o en barras de metal (barras de Leuckart), en el que se coloca el bloque de tejido embebido en parafina y se llena con parafina líquida orientando el bloque de tejido según la dirección en la que se van a realizar los cortes. Luego se enfría el molde, con lo que se solidifica la parafina y se obtiene el taco.

Corte

Los tacos de parafina que contienen la muestra se cortan con un instrumento denominado micrótomo. Este se parece a una máquina de cortar fiambre, tiene una manivela que se gira manualmente (también los hay automáticos) y hace que la pieza, donde se fija el taco, avance automáticamente solo unos micrones y descienda por el filo de la cuchilla para realizar la sección.

Las secciones para microcopía óptica suelen tener un espesor de 5 µm. Las secciones se levantan con un pincel y se ponen en un baño termostático con agua a 40 °C. Esto hace que las secciones se estiren. Luego, se sumerge un portaobjetos gelatinado o pretratado con albúmina en el baño y, con ayuda de un pincel, se ubica la sección sobre la superficie del portaobjetos mientras se lo eleva. Los portaobjetos con las secciones se dejan secar a temperatura ambiente o sobre una platina a 40°C para que las secciones se peguen a la superficie del vidrio. El tratamiento previo de los portaobjetos con gelatina o albúmina tiene por objeto lograr que las secciones se adhieran al portaobjetos y no se despeguen durante los procedimientos posteriores (**fig. 3-1**). Hay otros tipos de equipos para hacer cortes de tejidos para microscopía óptica, además del micrótomo, que se detallan a continuación.

El vibrátomo (**fig. 3-2**) es un equipo que permite hacer secciones de 40 a 50 µm de espesor de un órgano o de un bloque de tejido sin fijar o que ha sido fijado, pero que no ha sido incluido en parafina. Este bloque no tiene la dureza de la parafina sólida, por lo que el vibrátomo tiene una cuchilla que avanza lentamente

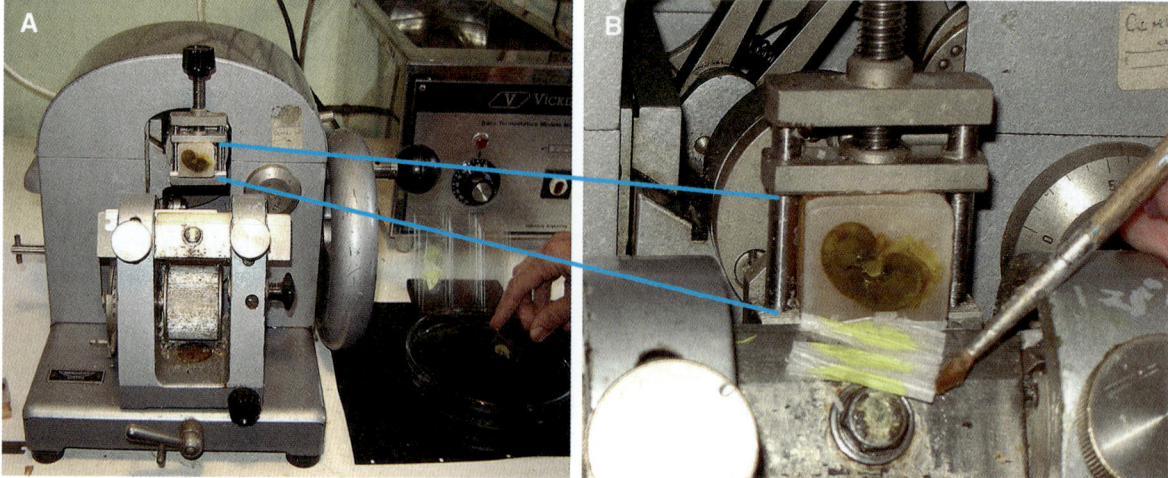

Fig. 3-1. A. Fotografía en la que se muestran ordenadamente de izquierda a derecha: el taco de parafina en el que está incluido el tejido para cortar; el micrótomo en el que puede observarse la posición del taco por cortar y la navaja que efectúa el corte; a la derecha en el fondo se observa el baño termostático en el que se extiende el corte recogido en el portaobjetos, mostrado abajo a la derecha. **B.** Detalle de la forma de recolección del corte sobre la navaja ayudada por un pincel.

y al mismo tiempo vibra de forma lateral para realizar el corte o sección. El procedimiento se realiza dentro de una cuba que forma parte del equipo, cuyo interior está lleno de una solución amortiguadora o *buffer*, a baja temperatura (0-4 °C). Las secciones obtenidas flotan en la cuba y se recolectan con un pincel para su procesamiento posterior en pequeños tubos de ensayo o en los pozos de las placas Multiwell® (con múltiples pozos) (procesamiento de los cortes en flotación) o pueden recogerse sobre los portaobjetos gelatinados directamente. Dado que el tejido no está incluido en parafina, no se ha sumergido en solventes orgánicos y no se ha calentado, su preservación antigénica es mejor que la obtenida con la técnica histológica convencional. Esto lo ha convertido en uno de los procedimientos de elección para inmunocitoquímica (véase más adelante). El **criostato** (**fig. 3-3**) y el micrótomo de congelación permiten obtener cortes o secciones de 16 a 20 μm de espesor de un órgano o bloque de tejido que ha sido congelado, o que ha sido fijado y luego congelado. Las secciones se adhieren a la superficie de portaobjetos

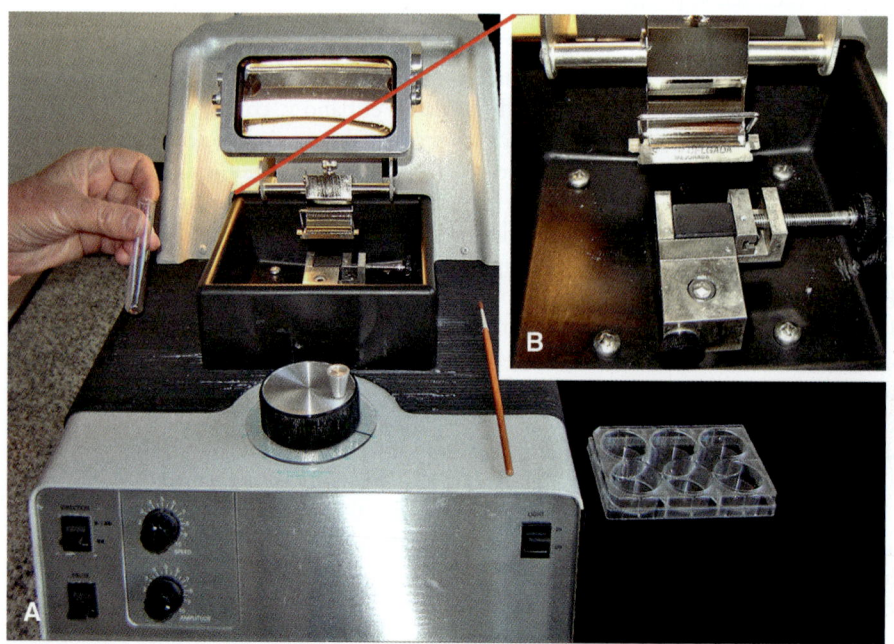

Fig. 3-2. A. Vibrátomo: con este equipo pueden obtenerse cortes en fresco o fijados sin incluir. El corte lo hace una navaja que avanza sobre el tejido pegado en un soporte metálico (véase inserto **B**). El corte se recoge con un pincel y se puede procesar por flotación en un tubo de ensayo o en una placa con múltiples pozos, como se observa en **A.**

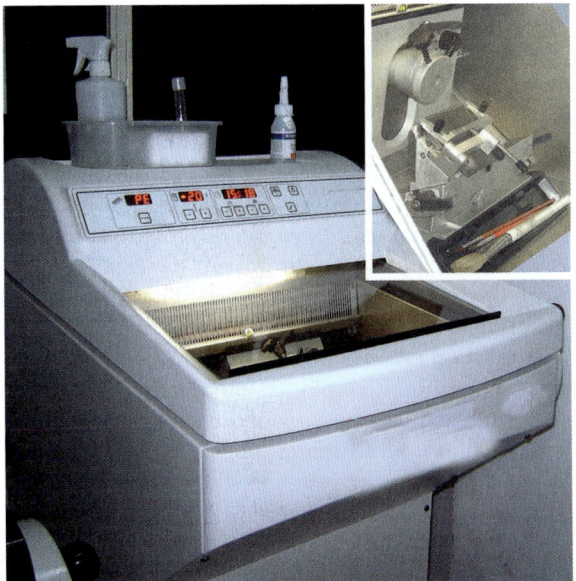

Fig. 3-3. Criostato. Este equipo permite realizar cortes por congelación (obsérvese en la pantalla que los cortes se realizan a -20 ºC). En el inserto se observa el detalle del soporte en el que se pega el tejido (arriba del equipo se puede observar el frasco del pegamento) y la posición de la navaja que realiza el corte, el cual se recoge con pincel.

pretratados con gelatina para su procesamiento posterior, o se colocan en pequeños tubos de ensayo o en los pozos de placas Multiwell® para los procesamientos por flotación. Como estos cortes provienen de tejidos que no han sufrido procesos de inclusión o deshidratación, son de elección para los estudios mediante técnicas inmunoenzimáticas e inmunofluorescentes (véase más adelante).

Desparafinización e hidratación

Para colorear las secciones, dado que los colorantes son soluciones acuosas, es necesario eliminar la parafina, o sea, desparafinizar las secciones. Esto se logra sumergiendo los portaobjetos con las secciones en xilol en un recipiente *ad hoc* denominado Coplin. Este solvente orgánico elimina la parafina. Luego, se hidratan las secciones sumergiéndolas en soluciones con alcoholes de gradación decreciente (100˚, 96˚, 70˚ y 50˚) y finalmente se hace un pasaje en agua destilada (**fig. 3-4 A**).

Coloración

Las secciones se tiñen de rutina con hematoxilina-eosina. La hematoxilina (H) es un colorante natural que se obtiene de una leguminosa de América Central, el "palo de Campeche", y la eosina es un colorante

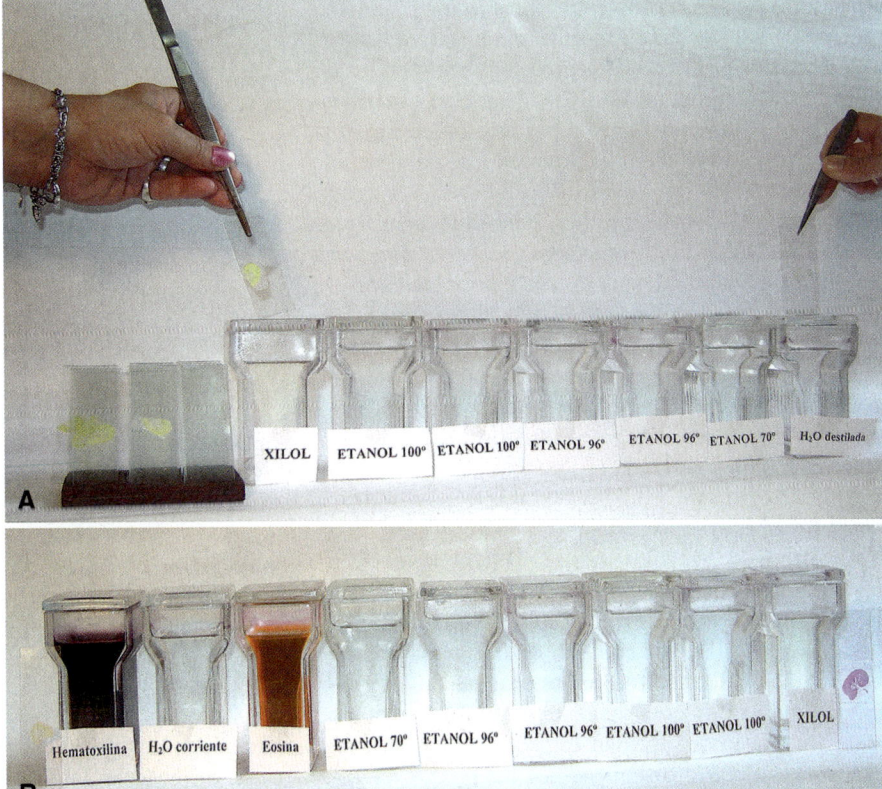

Fig. 3-4 A. Proceso de desparafinización e hidratación. De izquierda a derecha se pueden seguir los distintos pasajes del preparado histológico incluido en parafina hasta su total hidratación. **B.** Proceso de coloración con hematoxilina y eosina, deshidratación y pasaje por xilol. A la derecha se observa el preparado coloreado y montado.

artificial derivado de la fluoresceína. Primero se sumergen los cortes adheridos a los portaobjetos en una solución con hematoxilina, luego se realiza el viraje con agua de canilla o una solución alcalina débil (el color de la hematoxilina cambia del rojo al azul) y, por último, se sumergen las secciones en eosina (E) (color rojo) (**fig. 3-4 B**).

Fundamentos de la coloración con hematoxilina-eosina

Los fundamentos de la tinción con hematoxilina-eosina se basan en principios químicos, por lo que es necesario revisar algunos conceptos básicos de la química. Una sustancia básica es aquella capaz de aceptar o captar protones y que, luego de aceptarlos, queda con una o más cargas positivas; mientras que una sustancia ácida es aquella capaz de liberar o ceder protones y que, luego de liberarlos, queda con una o más cargas negativas. En los tejidos existen moléculas anfóteras capaces de comportarse como sustancias ácidas o básicas según el pH del medio. En general, las sustancias anfóteras se comportan como ácidos en un medio básico y como bases en un medio ácido. Para ello es necesario tener en cuenta el punto isoeléctrico (pI). El punto isoeléctrico es el pH del medio en el cual la sustancia anfótera se comporta tanto como ácido o como base. Por debajo de ese valor de pH (pI), las sustancias se comportan como bases, aceptan protones y quedan cargadas en forma positiva, mientras que a un pH superior al pI las sustancias anfóteras se comportan como ácidos, liberan protones y quedan cargadas en forma negativa. Tanto los ácidos nucleicos como las proteínas son sustancias anfóteras; sin embargo, el pI de los ácidos nucleicos es tan bajo (2 o menos) que, al pH fisiológico y al pH de la mayoría de las técnicas de tinción se comportan como ácidos, liberan protones y quedan con carga neta negativa. De ahí que nos refiramos siempre a ellos como los "ácidos" nucleicos. Su carga negativa se debe principalmente a la ionización de los fosfatos que componen sus nucleótidos. Por el contrario, las proteínas tienen un pI próximo o ligeramente superior al pH neutro y al pH de las preparaciones, por lo que suelen comportarse como bases, aceptan protones y quedan con carga positiva. En las proteínas, los grupos amino ($-NH_2$) aceptan los protones, mientras que los grupos carboxilo (-COOH) o sulfhidrilo (-SH) los liberan.

Por otro lado, los colorantes se pueden clasificar en dos grupos: a) básicos como la hematoxilina, el azul de metileno, los azures, el azul de toluidina y el verde de metilo; b) ácidos como la eosina, el naranja G y la fucsina ácida. Los colorantes básicos, de los cuales la hematoxilina es el mejor representante, aceptan protones, por lo que quedan cargados de forma positiva: son colorantes catiónicos. En los tejidos los colorantes catiónicos se unen a las sustancias ácidas que tienen cargas negativas, es decir, a los ácidos nucleicos (ADN y ARN). En consecuencia, todos los núcleos de las células tienen afinidad por los colorantes básicos y decimos que son basófilos (se tiñen de azul violáceo). Las zonas de eucromatina son basófilas leves, y las zonas de cromatina condensada y los nucléolos son intensamente basófilos. En cambio, el citoplasma de una célula tiene una coloración de acuerdo con su actividad específica: así, el citoplasma de una célula que tiene una importante actividad de síntesis proteica y que, por lo tanto, es rica en retículo endoplasmático rugoso o con muchos polirribosomas, tendrá un citoplasma basófilo. Ejemplos de ello son los plasmocitos que sintetizan las inmunoglobulinas (los anticuerpos son proteínas), y las células de los acinos serosos de la parótida y el páncreas que sintetizan enzimas digestivas.

Los colorantes ácidos como la eosina liberan protones y quedan cargados en forma negativa. Son colorantes aniónicos. En los tejidos, los colorantes aniónicos se unen a las sustancias que tienen cargas positivas, generalmente a los grupos amino ($-NH_2$) de las proteínas. En consecuencia, los citoplasmas de las células, dado que tienen proteínas, suelen tener afinidad por los colorantes ácidos, se tiñen de color rosado al rojizo y decimos que son acidófilos. La acidofilia o eosinofilia puede ser mayor si hay en el citoplasma un gran número de mitocondrias, ya que sus membranas y su matriz son muy ricas en proteínas (tienen las enzimas de la cadena respiratoria, del ciclo de Krebs y de la fosforilación oxidativa). Las células con altos requerimientos energéticos como las células parietales del estómago tienen gran cantidad de mitocondrias, por ende, son intensamente acidófilas. Una célula de un acino pancreático que tiene gran síntesis proteica, con RER muy desarrollado en su parte basal y que tiene vesículas secretoras con enzimas digestivas (proteínas) en su citoplasma apical, puede presentar gran basofilia basal y acidofilia apical.

En la **figura 3-5** pueden observarse distintos tejidos teñidos con hematoxilina-eosina.

Deshidratación y aclaración

El siguiente paso es el montaje, para el que generalmente se emplea una sustancia hidrófoba. Dado que las secciones están en un medio acuoso durante la coloración, es necesario deshidratarlas por medio de pasajes en alcoholes de gradación creciente (50°, 70°, 96° y 100°) y luego sumergirlas en xilol, el cual desplaza al alcohol y permite la penetración del medio de montaje (véase **fig. 3-4 B**).

Montaje

Se añade una gota de bálsamo de Canadá o de un medio de montaje sintético (DPX o Histomount®) e inmediatamente se deposita una delgada lámina de vidrio,

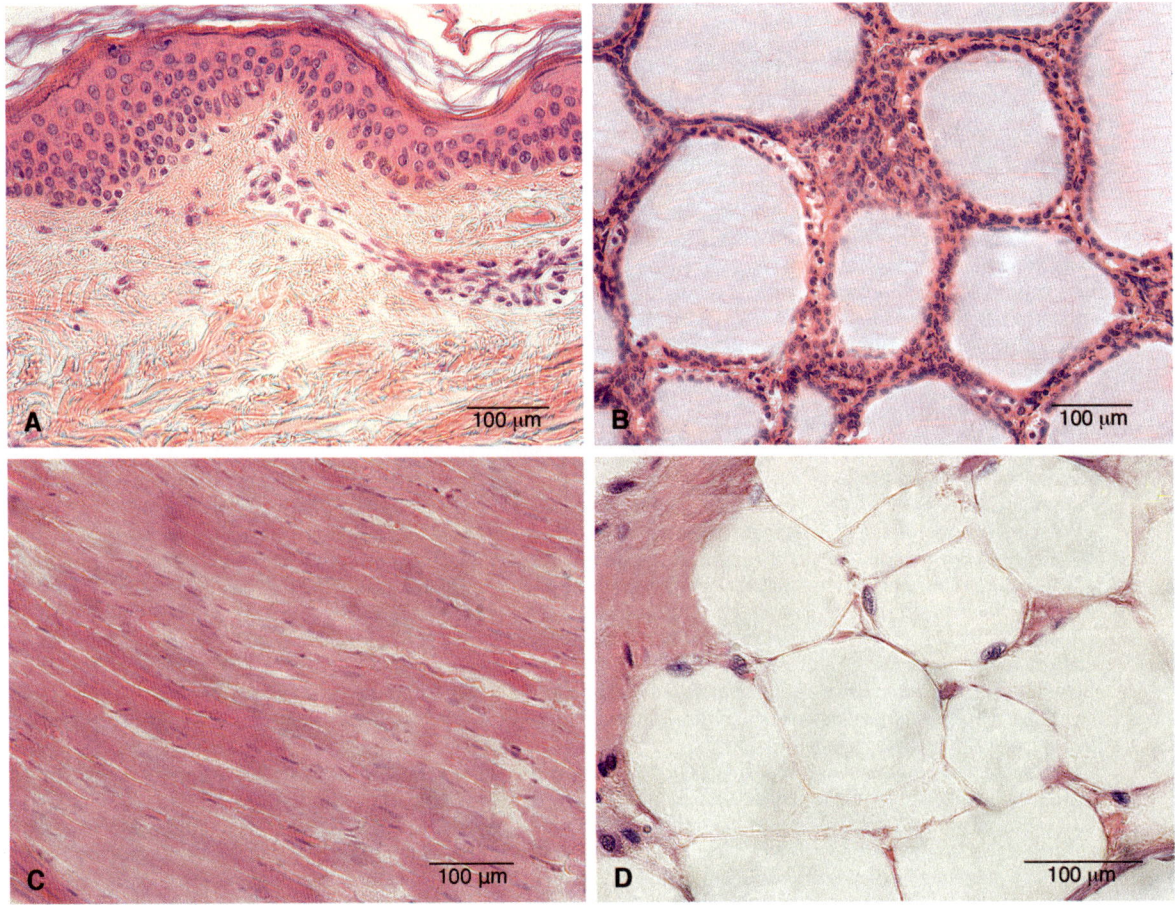

Fig. 3-5. Fotomicrografías de preparados histológicos teñidos con la técnica de hematoxilina y eosina. **A.** Piel. En la parte superior se observa un epitelio plano estratificado queratinizado. Los núcleos celulares se observan basófilos mientras que los citoplasmas son eosinófilos. Hay un aumento de la eosinofilia en los estratos superiores (granuloso y córneo). El epitelio apoya sobre tejido conectivo colágeno que muestra la eosinofilia de las fibras de colágeno que aumentan a medida que se alejan del epitelio. **B.** Tiroides. Folículos tiroideos. El epitelio cúbico simple muestra núcleos basófilos y citoplasmas acidófilos. El centro de los folículos está ocupado por un coloide constituido por la proteína tiroglobulina de tinción eosinófila. **C.** Miocardio. Las fibras musculares muestran sus citoplasmas eosinófilos y se observan los núcleos basófilos de las fibras y del tejido conectivo. **D.** Tejido adiposo. Se observan los núcleos basófilos de los adipocitos con un delgadísimo citoplasma eosinófilo que es desplazado por una gran gota de lípidos que lo ocupa y que es negativa con la técnica porque los lípidos son extraídos del tejido por los solventes (alcohol y xilol) durante el procesamiento.

denominada cubreobjetos, sobre la sección evitando la formación de burbujas de aire. Una vez que el medio de montaje se solidifica, el preparado está listo para su observación al microscopio sin riesgos de que se mueva el cubreobjetos. Los preparados así montados se usan de rutina en la enseñanza de histología y también en los estudios de diagnóstico anatomopatológico. Otra característica es que duran décadas y pueden volver a observarse las veces necesarias, por lo que pueden formar parte de los archivos de preparados histológicos que permiten hacer estudios retrospectivos tanto en la clínica médica como en la investigación básica (**Proyección médico-clínica 3-1. Técnica de hematoxilina-eosina en el diagnóstico médico**).

PROCESAMIENTO DE LAS MUESTRAS PARA MICROSCOPÍA ELECTRÓNICA DE TRANSMISIÓN

Obtención de las muestras

El procesamiento de las muestras para microscopía electrónica de transmisión (MET) es análogo y sigue la misma lógica que para los preparados de microscopía óptica, si bien hay algunas diferencias que se destacan a continuación. Las muestras de tejidos para estudios ultraestructurales deben tener un tamaño muy pequeño, cubos de alrededor de 1 o 2 mm de lado.

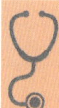

3-1. Técnica de hematoxilina-eosina en el diagnóstico médico

La técnica histológica de hematoxilina-eosina (H-E) es uno de los procedimientos de tinción más comúnmente utilizados en patología para el diagnóstico de innumerables trastornos y enfermedades. Se usa para preparar muestras de tejido biológico, como biopsias o muestras quirúrgicas, de manera que los patólogos puedan examinarlas en el microscopio y obtener información valiosa sobre la morfología celular y tisular.

La descripción microscópica de una muestra patológica es un componente fundamental en el informe histopatológico, ya que proporciona detalles específicos sobre lo que se observa en el microscopio. Esta descripción le permite al patólogo caracterizar los cambios en las células y los tejidos, lo que a su vez contribuye al diagnóstico y a la comprensión de la enfermedad. Los elementos que se tienen en cuenta en la descripción microscópica de una muestra patológica son:

- Arquitectura tisular (histología): se describe la organización de las células y los tejidos, incluida la disposición de las células (p. ej., formación de glándulas, láminas, patrón de crecimiento sólido).
- Morfología celular (citología): se describen las características de las células, como el tamaño, la forma, el núcleo, el citoplasma y la relación núcleo-citoplasma. Se identifican las características anómalas, como atipia celular, pleomorfismo (variabilidad en la forma y el tamaño celular) y mitosis anormales.
- Presencia de inflamación: se menciona si hay signos de inflamación en la muestra, como infiltración de células inflamatorias (p. ej., linfocitos, neutrófilos, células plasmáticas) y cambios inflamatorios en los tejidos.
- Presencia de necrosis, autólisis o apoptosis: permite evaluar el daño tisular agudo (en general, asociado a necrosis) o prolongado (en general, asociado a apoptosis), así como distinguir cuánto lleva el tejido muerto o sin fijar (autólisis).
- Presencia de vascularización: se describe la presencia e integridad de los vasos sanguíneos y linfáticos en la muestra, y se evalúa también la ocurrencia de embolias metastásicas en el caso de los tumores malignos.
- Tejido adyacente: se menciona la relación con el tejido adyacente y si hay invasión de tejidos circundantes en el caso de los tumores malignos.
- Graduación y estadificación histológica: se puede asignar un grado histológico a los tumores, que refleja el grado de diferenciación y agresividad de las células tumorales. Por otro lado, se puede estadificar una lesión basándose, por ejemplo, en la distancia de invasión.
- Marcadores inmunohistoquímicos (si es aplicable): se pueden mencionar los resultados de la inmunohistoquímica (IHQ) y cómo estos marcadores específicos ayudan a caracterizar la muestra.

La descripción microscópica es esencial para que los médicos y otros profesionales de la salud comprendan la naturaleza de la enfermedad y tomen decisiones clínicas informadas. Es importante que esta descripción sea clara, concisa y precisa a fin de garantizar una comunicación eficaz entre el patólogo y el equipo médico.

Fijación

Las nuestras se fijan con glutaraldehído que se diluye al 2,5 o 3% V/V en soluciones *buffer* o amortiguadoras (fosfato o cacodilato) y se fijan posteriormente en tetróxido de osmio, un fijador empleado de rutina en la microscopía electrónica de transmisión que tiene gran afinidad por los lípidos y que le otorga un contraste a las membranas biológicas por su alto contenido lipídico. Al igual que en la microscopía óptica, los bloques de tejido se deshidratan en alcoholes de gradación creciente y luego se los pasa a un solvente orgánico, en este caso el óxido de propileno.

Inclusión

La inclusión se realiza en una resina de tipo epoxi de gran dureza (EPON® 812, Durcupan® o Westopal®). Su dureza es similar a la de los pegamentos comerciales usados en los hogares para pegar utensilios y, al igual que estos pegamentos, requiere que se mezclen sus componentes en el momento de hacer la inclusión porque enseguida comienzan a endurecerse. Estos medios de inclusión tienen un color similar al ámbar o a la miel, y en los tacos se pueden visualizar las muestras de color negro, que le otorga el osmio. Una vez que el tejido se embebe en la mezcla de resina durante una noche, los tacos se colocan en moldes de goma o de gelatina con resina fresca y se los polimeriza en una estufa de inclusión a 60 °C durante 48 horas.

Corte

El corte se realiza en un equipo especial que es el ultramicrótomo (**fig. 3-6 A**) que tiene cuchillas de vidrio o de diamante (**fig. 3-6 B y C**) y que permite obtener secciones semifinas de 1 μm de espesor hasta secciones ultrafinas de 70 nm de color plateado. Estos cortes se emplean en microscopía óptica y electrónica respectivamente. El ultramicrótomo tiene una gran precisión, pero el fundamento del equipo es similar al del micrótomo de tipo Minot utilizado en microscopía óptica. El ultramicrótomo utiliza navajas de vidrio descartables o de diamante, que son más duraderas y pueden volver a afilarse. Estas últimas son indispensables para los tejidos muy duros como las plantas o las semillas, pero no para el material humano.

Las secciones se recogen sobre una grilla metálica de cobre que tiene una delicada malla fina. Para algunos

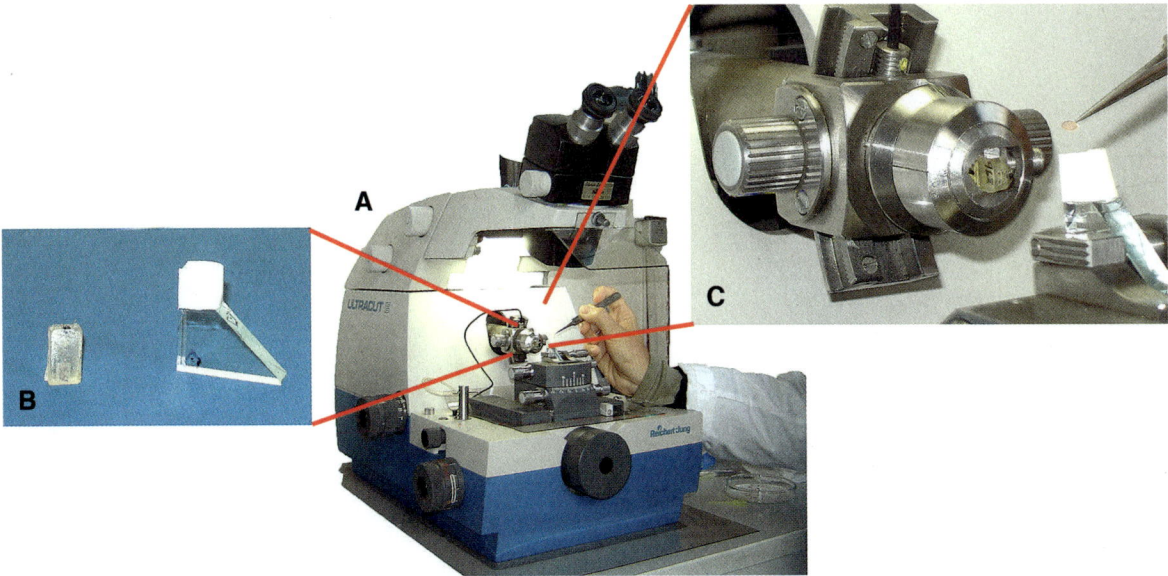

Fig. 3-6. A. Ultramicrótomo. **B.** Taco y navaja de vidrio. **C.** Detalle de la zona de corte del ultramicrótomo donde puede observarse el taco en el soporte, la navaja que hace el corte y la forma de recoger el corte con la grilla.

procedimientos especiales, la grilla suele ser de níquel u oro. La grilla reemplaza al portaobjetos de vidrio utilizado en la microscopía óptica (véase **fig. 3-6 C**).

Contraste-coloración

Las secciones se colorean apoyando las grillas con las secciones sobre gotas de acetato de uranilo y citrato de plomo. Estos metales pesados se depositan en las estructuras celulares y aumentan el peso atómico de las estructuras biológicas que dispersan los electrones en el MET. Las grillas una vez secas están listas para su observación sin ningún tratamiento adicional (**fig. 3-7**).

A lo largo del libro se muestran fotomicrografías obtenidas con el MET (véanse **figs. 1-5, 1-7, 1-8, 1-9, 1-10**).

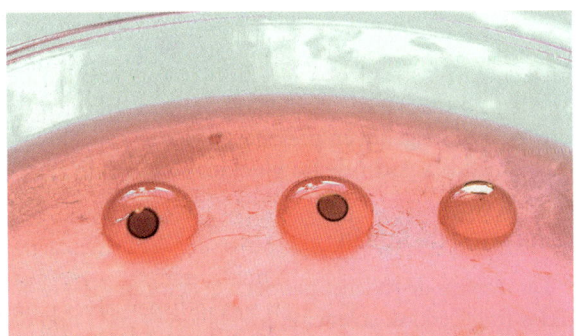

Fig. 3-7. Coloración del corte para microscopía electrónica. El corte está sobre la grilla y, en este caso, la coloración se hace apoyando la cara de la grilla que sostiene el corte sobre gotas de acetato de uranilo y citrato de plomo.

TÉCNICAS CITOQUÍMICAS E HISTOQUÍMICAS

Se denominan así un conjunto de técnicas utilizadas en histología que permiten identificar y localizar de forma específica los componentes químicos de las células y los tejidos.

Coloración con el reactivo de Schiff

El reactivo de Schiff es una fucsina básica que se decolora en presencia de ácido sulfuroso. Cuando este reactivo se pone en contacto con aldehído, toma un color magenta intenso. Su empleo sobre los tejidos permite la identificación de aldehídos libres (generalmente con largas cadenas alifáticas). Esta reacción se conoce como reacción plasmal. El reactivo se usa también en las coloraciones de PAS (*periodic acid Schiff*) y de Feulgen, que se explican a continuación.

Coloración de Feulgen

La reacción de Feulgen permite demostrar la presencia de ADN en el núcleo de las células. Tiñe los núcleos de color magenta. Tiñe o visualiza los núcleos de las células en interfase y tiñe los cromosomas de la célula en división (**fig. 3-8 A**).

En esta reacción, el tejido se somete a una hidrólisis suave con ácido clorhídrico (HCl) que extrae a los ARN y extrae las bases púricas del ADN. El HCl produce la apertura de los anillos de las desoxirribosas y, al reaccionar con estas, origina grupos aldehídos. Luego se incuba el tejido con el reactivo de Schiff (fucsina básica decolorada) y este adquiere el típico color magenta en presencia de los grupos aldehído formados a partir de las desoxirribosas del ADN.

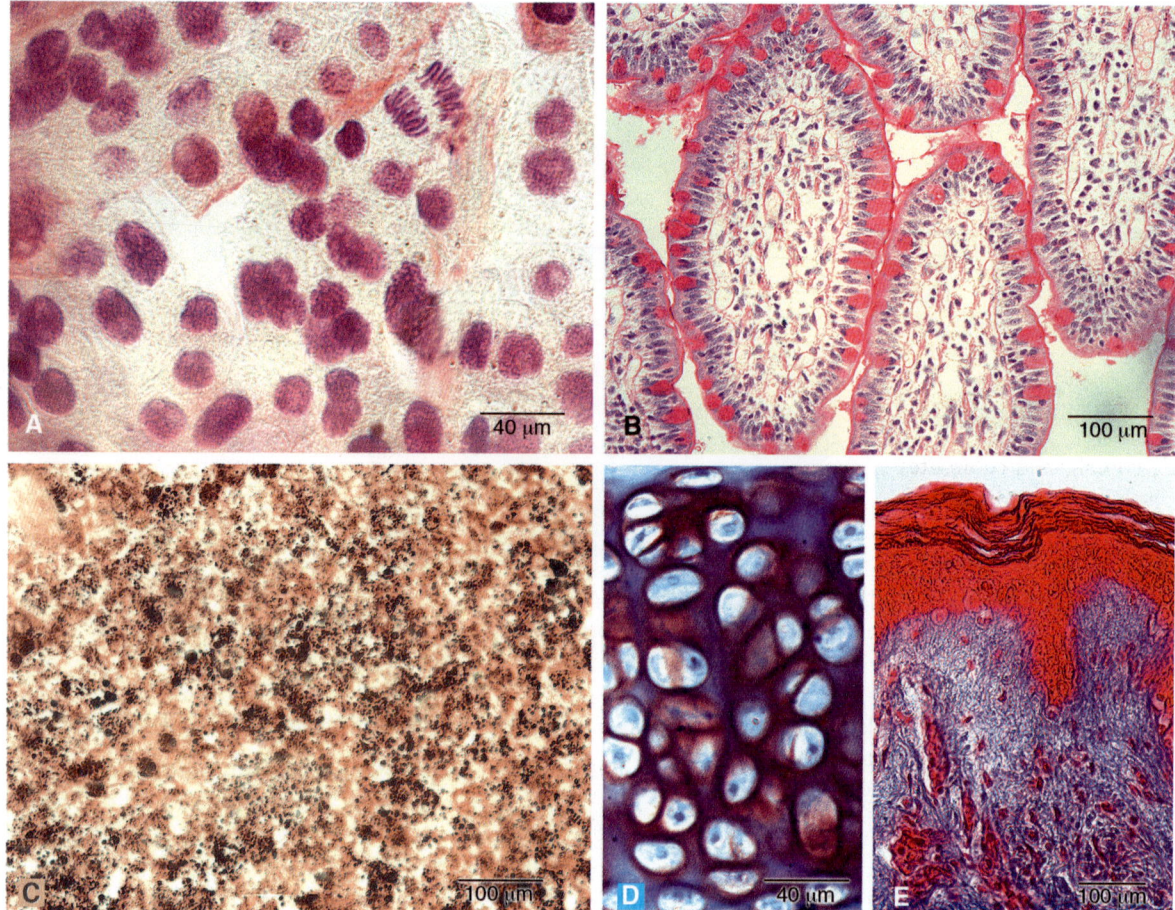

Fig. 3-8. Preparados histológicos teñidos con técnicas histoquímicas. **A.** Técnica de Feulgen. Tejido meristemático de la raíz de cebolla. Se observan núcleos interfásicos o en profase temprana teñidos en forma positiva, en los cuales los nucléolos (uno o dos por núcleo) se ven negativos porque están compuestos principalmente por ARNr. En la parte superior derecha se observa un núcleo en anafase donde los cromosomas se individualizan como dos conjuntos que migran hacia los polos. **B.** Técnica de PAS y H-E. Cortes transversales de vellosidades intestinales. El tejido cilíndrico con células caliciformes reviste cada vellosidad. Se tiñen con la técnica de PAS, de color magenta, la mucina contenida en el citoplasma de las células caliciformes, el glucocáliz de la chapa estriada del epitelio intestinal y las membranas basales del epitelio intestinal y de los capilares ubicados en el tejido conectivo del centro de la vellosidad. **C.** Técnica de Sudán negro. Corteza suprarrenal teñida con la técnica de Sudán. Se observan los depósitos o inclusiones intracelulares de hormonas esteroides y sus precursores como gránulos negros en las células epiteliales de la corteza (espongiocitos). **D** y **E.** Metacromasia. D) Cartílago hialino. La matriz cartilaginosa del cartílago hialino muestra una coloración metacromática (cambia el color del azul de metileno. E) Piel. La sustancia fundamental de la dermis muestra tinción metacromática.

Reacción de PAS

La reacción de PAS (*periodic acid Schiff*) permite la visualización de glúcidos de todo tipo, glucógeno y glucoproteínas en los tejidos a los que tiñe de color magenta. Se visualizan así las membranas basales de los tejidos epiteliales, la mucina de las células caliciformes, el glucocáliz de las células epiteliales y las inclusiones de glucógeno de los hepatocitos (**fig. 3-8 B**).

En la reacción se somete al tejido a una oxidación con ácido peroyódico (HIO_4), lo cual logra romper los anillos de las hexosas y crea grupos aldehído en los grupos glucólicos 1 y 2 a partir de los grupos hidroxilo (-OH). Luego se incuba el tejido con el reactivo de Schiff (fucsina básica decolorada), el cual adquiere el típico color magenta en presencia de los grupos aldehído formados a partir de los glúcidos en el tejido.

Coloración de Sudán

Las técnicas de sudanes permiten la demostración de lípidos (triglicéridos, colesterol, fosfolípidos y todo tipo de esteroides) en los tejidos. Hay sudanes de distintos colores, por ejemplo, Sudán negro B y Sudán III (rojo escarlata).

El principio por el cual tiñen los lípidos es un principio físico. Los sudanes son más solubles en los lípidos que en los solventes que los contienen y, por ello, tienden a unirse en el tejido a los sitios donde se encuentran los lípidos.

En la fijación pueden ser necesarios fijadores especiales (mezclas para fijar lípidos) o hacer los cortes por congelación.

Las inclusiones de lípidos pueden verse en las células de la corteza suprarrenal y en el tejido adiposo unilocular o multilocular (**fig. 3-8 C**).

Metacromasia

La metacromasia es una propiedad de algunos componentes químicos de las células y tejidos de cambiar el color del colorante empleado. Esta propiedad se da con algunos colorantes catiónicos como el azul de toluidina, el azul de metileno, la tionina y el azur A, que cambian de color cuando reaccionan en el tejido con mucopolisacáridos ácidos sulfatados o unidos a fosfatos (GAG y proteoglucanos). Estas moléculas son polianiónicas y en ellas la distancia entre los grupos aniónicos es de 5 Å o menor. Cuando las moléculas del colorante catiónico se unen a su superficie constituyen un polímero que cambia de color (haciendo que cambie la longitud de onda de la luz refractada y, por lo tanto, el color cambia de azul a un rojo violáceo en los ejemplos mencionados). Son ejemplos de sustancias metacromáticas el sulfato de condroitina presente en la matriz extracelular del tejido cartilaginoso y en la gelatina de Warthon del cordón umbilical, y los gránulos con heparina de basófilos y mastocitos (**fig. 3-8 D y E**).

La metacromasia no es una técnica histoquímica propiamente dicha, pero puede emplearse para identificar algunos componentes químicos si antes se somete el tejido a la acción de enzimas que digieren moléculas que se sabe que son metacromáticas.

La ausencia de coloración en el tejido luego del procedimiento confirma la presencia de la sustancia.

Tricrómico de Mallory

Es una técnica que utiliza fucsina ácida, azul de anilina y naranja G. Tiñe las fibras colágenas y reticulares, la matriz extracelular del cartílago y el hueso de color azul; los citoplasmas, núcleos, células musculares en distintas tonalidades de rojo; y las fibras elásticas y hematíes de amarillo (**fig. 3-9 A**).

Tricrómicos de Masson y de Van Gieson

El tricrómico de Masson usa hematoxilina de Mayer, fucsina Ponceau y azul de anilina. Tiñe los núcleos de azul, los citoplasmas de rojo, las fibras colágenas de celeste, y los glóbulos rojos y el músculo de fucsia (**fig. 3-9 B**).

El tricrómico de Van Gieson es una mezcla de ácido pícrico, fucsina ácida y hematoxilina férrica. Tiñe los núcleos de marrón o negro, las fibras de colágeno de rosado a rojo y el citoplasma de las células musculares de amarillo.

Técnicas enzimáticas

Estas técnicas permiten visualizar la localización de las enzimas en las células y los tejidos. Para lograrlo es importante contar con un proceso de fijación adecuado que preserve no solo la localización de las enzimas, sino además su actividad. El formaldehído, que es el más utilizado, puede alterar en mayor o menor grado la reactividad de las enzimas según su concentración y el tiempo de fijación. Pueden usarse cortes de congelación que no alteran las enzimas.

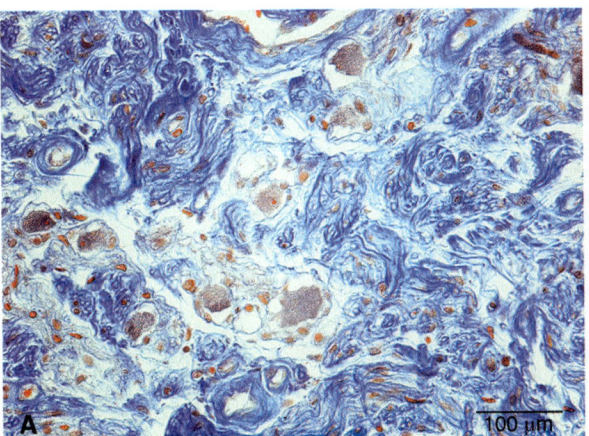
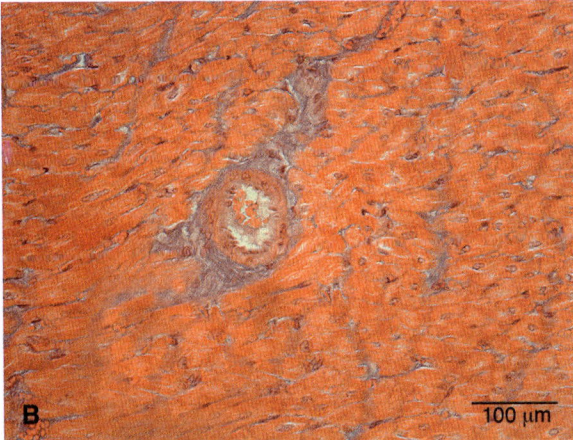

Fig. 3-9. A. Tricrómico de Mallory. Ganglio raquídeo. Se observan los citoplasmas neuronales azul grisáceos con un puntillado rojizo citoplasmático (polirribosomas) y nucléolo rojizo (ARN), fibras colágenas y tejido conectivo de color azul. **B.** Tricrómico de Masson. Se observan las fibras musculares de color rojo y los núcleos azulados, el tejido conectivo de color azul-celeste y un vaso arterial en el centro con los hematíes de color rojo-amarillento.

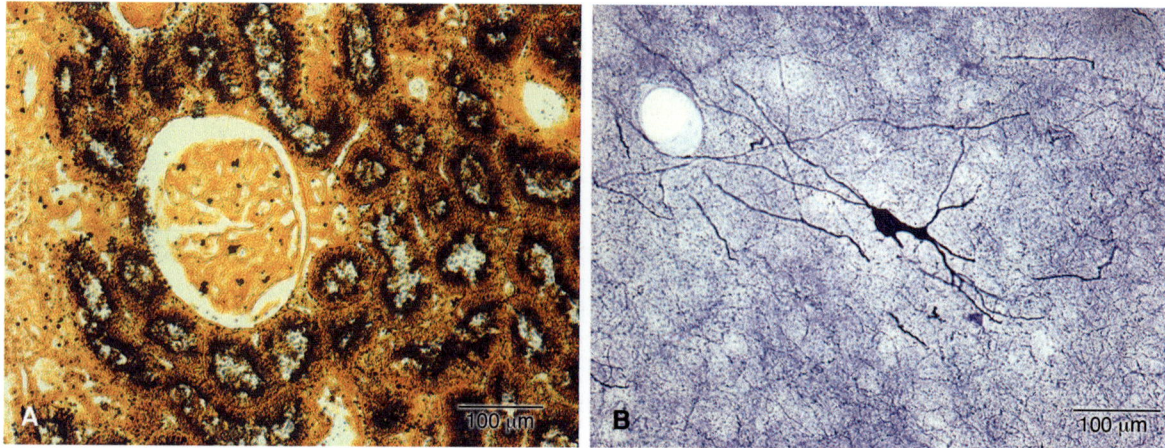

Fig. 3-10. A. Reacción de fosfatasa alcalina. Corteza renal. La reacción produce un precipitado marrón oscuro casi negro de sulfuro de plomo en el epitelio de los túbulos contorneados proximales que rodean a un glomérulo renal (negativo). **B.** Reacción de NADPH diaforasa. Corteza cerebral. La reacción origina un precipitado azul oscuro en el soma, prolongaciones dendríticas y axón de la neurona nitrérgica fotografiada.

Para las técnicas enzimáticas se requiere incubar el tejido con un sustrato (reactivo de captura) de la enzima por demostrar que origine un producto que reúna dos características: 1) que precipite y 2) que tenga un color visible. El reactivo de captura puede ser un metal pesado, como en la técnica de fosfatasa ácida (**fig. 3-10 A**) o un colorante como en la técnica de NADPH diaforasa.

La técnica de fosfatasa y la NADPH diaforasa son ejemplos de técnicas histoquímicas.

Para demostrar la fosfatasa ácida en las células, se incuba el tejido con su sustrato (glicerofosfato) en presencia de plomo o calcio, y se forma en el tejido fosfato de plomo o calcio (incoloro). En una segunda reacción, el fosfato de plomo reacciona con el sulfuro de amonio y origina sulfuro de plomo (marrón oscuro) en las células que tienen fosfatasa ácida en sus lisosomas (véase **fig. 3-10 A**).

La técnica de NADPH diaforasa es una técnica enzimática basada en reacciones de oxidorreducción. Cuando el tejido se fija con formaldehido, solo la enzima sintasa de óxido nítrico (NOS) conserva esta actividad y da positiva la reacción de NADPH diaforasa en el tejido.

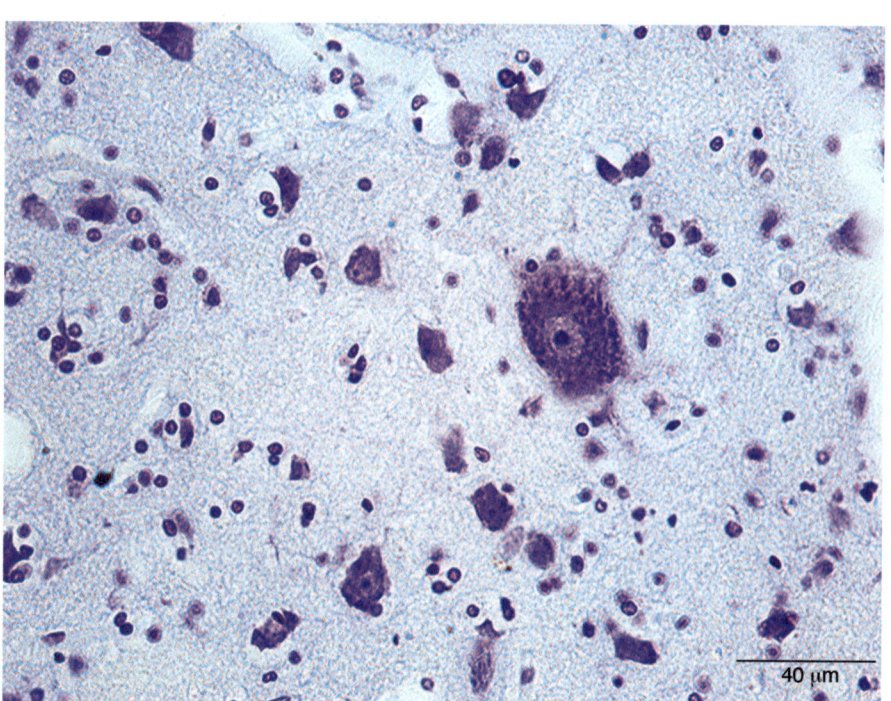

Fig. 3-11. Técnica de Nissl. Corteza cerebral teñida con la técnica de Nissl. Se observa una neurona grande con su soma basófilo (color azul). En el citoplasma se observan gránulos que corresponden a la sustancia tigroide de Nissl (RER y polirribosomas libres). El núcleo es de cromatina laxa y el nucléolo es prominente. Se ven otras neuronas de menor tamaño, pero con las mismas características tintoriales. En el resto de la fotografía se observan núcleos que corresponden a las células gliales (véase **cap. 7, Tejido nervioso**).

Para demostrar la presencia de la NOS, se incuba el tejido con NADPH y el colorante azul de nitro-tetrazolio (NTB). La enzima reduce el NBT y originan un producto denominado formazán, que se precipita en el tejido y tiene un color azul oscuro. Las neuronas o las células endoteliales que se tiñen tienen alguna de las isoformas de la NOS (neuronal o endotelial, respectivamente) (**fig. 3-10 B**).

Técnicas clásicas para el estudio del sistema nervioso

Técnica de Nissl

La técnica de Nissl es una técnica de basofilia que emplea azul de toluidina, azul de metileno o violeta de cresilo para teñir las células del tejido nervioso (neuronas y células gliales). Como ya se explicó, estos colorantes que son catiónicos se unen a los ácidos nucleicos.

Las neuronas muestran sus núcleos de cromatina laxa, nucléolo prominente y basofilia citoplasmática debida a la denominada sustancia tigroide, gránulos o cuerpos de Nissl, que son áreas de retículo endoplasmático rugoso y muchos polirribosomas libres, afines por los colorantes catiónicos.

Con esta coloración, las células gliales solo muestran sus núcleos. Los astrocitos tienen núcleos ovales de cromatina laxa, los oligodendrocitos núcleos ovales más pequeños de cromatina densa y los microgliocitos núcleos alargados de cromatina densa (**fig. 3-11**).

Impregnación argéntica. Métodos de Golgi y de Cajal

Las técnicas de impregnación argéntica utilizan sales de plata, en las que la plata se reduce y precipita en las células del tejido. En general, se usan para el estudio del sistema nervioso, aunque hay variantes del método que permiten teñir las fibras reticulares del tejido conectivo e, incluso, hay variantes que tiñen las mitocondrias.

La técnica de Golgi es una técnica de impregnación argéntica en la que el bloque de tejido fijado se impregna con dicromato de potasio y nitrato de plata. Se desconoce el fundamento de la técnica, empíricamente se sabe que tiñe de negro uniforme solo el 10% de las neuronas sin distinguir diferencias entre el núcleo y el citoplasma, pero a diferencia de la técnica de Nissl, se tiñen el soma y todas las prolongaciones neuronales (dendritas y axón) (**fig. 3-12 A**).

La técnica de Cajal es una técnica de impregnación argéntica en la que el bloque de tejido fijado se sumerge en una solución de nitrato de plata (15%) y luego se reduce con hidroquinona y formol. El precipitado de plata ocurre sobre los neurofilamentos, que son los filamentos intermedios de las neuronas. Se observan las neuronas de color marrón, se tiñen el soma y las prolongaciones neuronales (todas las partes de las neuronas que contienen neurofilamentos). No se tiñe el núcleo, que se ve como una imagen negativa casi siempre amarillenta cuando el corte de la célula lo atraviesa (**fig. 3-12 B**).

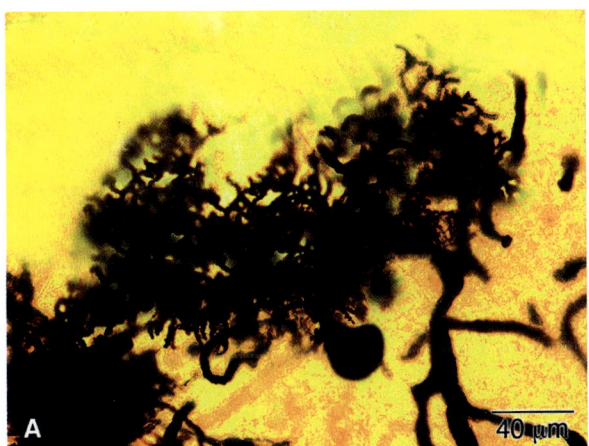 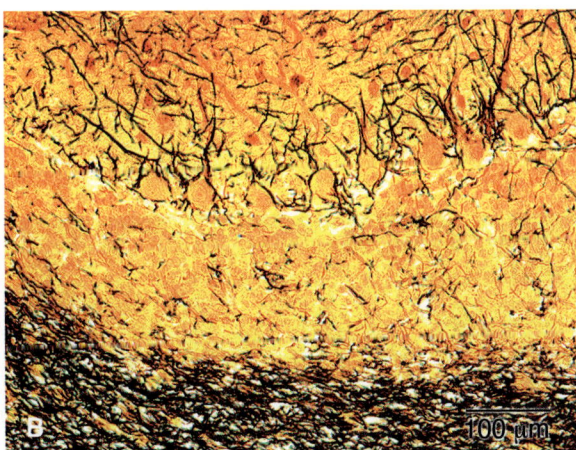

Fig. 3-12. A. Técnica de Golgi. Esta técnica tiñe de negro una célula de Purkinje (neurona) de la corteza cerebelosa. Obsérvese el soma piriforme (forma de pera), la gruesa dendrita apical que se ramifica profusamente y el nacimiento del axón que se ven en el borde inferior derecho del soma. No se diferencia el núcleo del citoplasma. **B.** Técnica de Cajal. Esta impregnación argéntica tiñe las células de Purkinje, sus somas neuronales, prolongaciones dendríticas y axón de color marrón. Las células de Purkinje se ven alineadas en una hilera en la foto y constituyen una capa en la corteza cerebelosa. Se diferencia las células de Purkinje (marrón amarillento) de las fibras en la capa superior (marrón intenso). En la parte inferior de la foto se ven numerosas fibras teñidas de marrón intenso en la sustancia blanca. El área interpuesta corresponde a la capa de células grano.

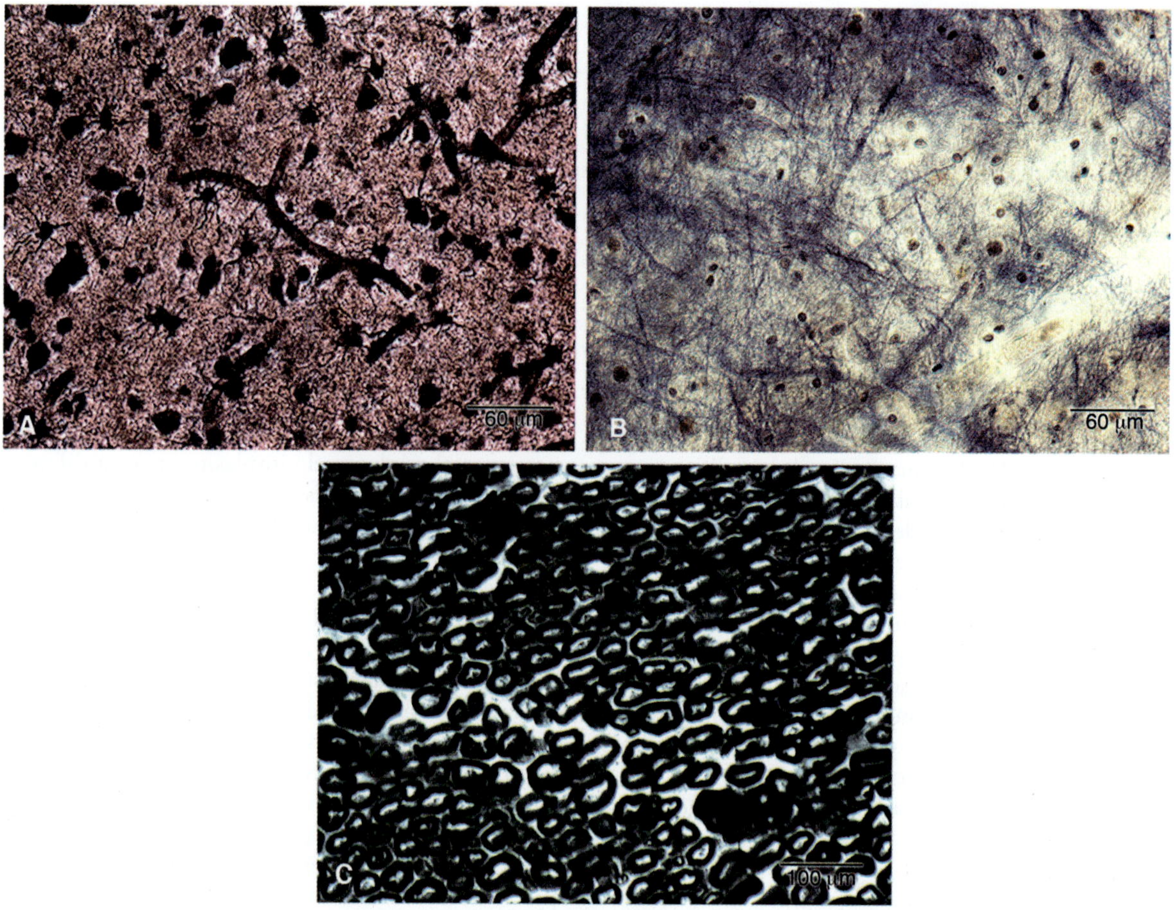

Fig. 3-13. A. Técnica de oro sublimado de Cajal. Esta es una técnica de impregnación que tiñe los astrocitos de color negro sobre un fondo púrpura o violeta. Las células tienen una forma estrellada y sus prolongaciones contactan y rodean capilares sanguíneos. **B.** Técnica de Weigert. Se observan los axones mielínicos de color azul oscuro. En la foto se observan fibras mielínicas en la sustancia gris de la corteza cerebral y en la sustancia blanca (parte superior izquierda). **C.** Técnica de tetróxido de osmio. La técnica tiñe la mielina de color negro. En este corte transversal del nervio ciático se ven numerosas imágenes de cortes transversales de axones mielínicos donde los centros negativos corresponden a los espacios ocupados por los axones y las cubiertas mielínicas son los círculos negros que las rodean.

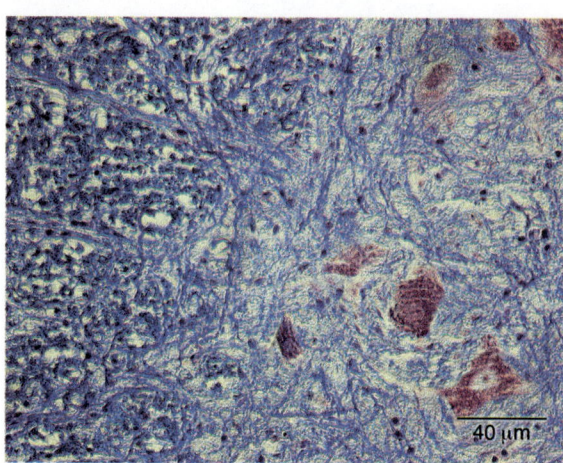

Fig. 3-14. Técnica de Klüver-Barrera. La técnica tiñe las neuronas como la técnica de Nissl, los somas con citoplasma basófilo (violeta por el colorante violeta de cresilo), núcleo de cromatina laxa y nucléolo evidente (parte derecha de la foto). Los axones mielínicos se observan de color azul (debido al colorante luxol *fast blue*) en cortes longitudinales y transversales que predominan en la sustancia blanca (parte izquierda de la foto).

Impregnación de oro sublimado de Cajal para astrocitos

Esta técnica emplea bicloruro de mercurio y cloruro de oro. El oro reducido se precipita sobre los paquetes de gliofilamentos de los astrocitos. La técnica tiñe los astrocitos de negro sobre un fondo violeta (**fig. 3-13 A**).

Técnicas para mielina: Weigert, tetróxido de osmio y Klüver-Barrera

La técnica de Weigert es una técnica específica para teñir mielina (el colorante tiñe las lipoproteínas). Utiliza hematoxilina y un mordiente de cloruro férrico que permite la tinción de la mielina por la hematoxilina. Solo se tiñen las vainas de mielina de color negro/violeta (**fig. 3-13 B**).

El tetróxido de osmio es una sustancia lipófila usada como fijador en microscopía electrónica. Debido a su afinidad con los lípidos a los que otorga un color negro, el tetróxido de osmio se puede usar en la microscopía óptica para teñir las vainas de mielina. Se tiñen las vainas de mielina de negro (**fig. 3-13 C**).

La técnica de Klüver-Barrera es una combinación de una basofilia con un colorante para mielina. Utiliza el violeta de cresilo (colorante básico) y el luxol *fast blue* (colorante de mielina). Tiñe las neuronas con núcleo de cromatina laxa, nucléolo prominente y citoplasma basófilo, se observan los núcleos gliales y las prolongaciones mielínicas de las neuronas de color azul (**fig. 3-14**).

Marcación retrógrada con peroxidasa

Las técnicas de marcación retrógrada se han utilizado ampliamente para el estudio de las vías de conexión en el sistema nervioso. Es una técnica intravital basada en el hecho de que los granos de peroxidasa se incorporan en los terminales neuronales por vesículas de endocitosis y estas son transportadas en forma retrógrada al soma neuronal utilizando el conocido mecanismo de transporte retrógrado (las moléculas motoras, conocidas como dineína, transportan las vesículas desde el terminal hacia el soma a lo largo de los neurotúbulos presentes en el axón). Finalmente, los gránulos con peroxidasa llegan al soma y su presencia se revela por medio de una reacción enzimática.

Para estudiar una determinada vía en el sistema nervioso de un animal de experimentación, se inyecta peroxidasa en la zona inervada. Ha sido muy útil y necesario el uso de instrumental estereotáctico para determinar las coordenadas de los sitios de inyección de la peroxidasa, y de mapas del sistema nervioso realizados con la técnica de Nissl, en los que se identifican todos los núcleos (grupo de neuronas que comparten características neuroquímicas y morfológicas) del sistema nervioso central (SNC). Algún tiempo después de la inyección, se realiza la eutanasia del animal bajo anestesia y la fijación del SNC. Se efectúan secciones seriadas del SNC, en las que se revela la peroxidasa incubándolas con diaminobenzidina (DAB) en presencia de agua oxigenada (H_2O_2). La peroxidasa oxida la DAB y forma un precipitado marrón. Los somas de las neuronas que se proyectan al sitio de la inyección se observan de color marrón.

Tinción intracelular con Lucifer yellow

La caracterización de las neuronas que constituyen el sistema nervioso no solo es morfológica, es también bioquímica y funcional. Desde el punto de vista funcional, es posible realizar la caracterización electrofisiológica de las neuronas. Para ello, se emplean electrodos de vidrio muy finos que se manejan con la ayuda de un micromanipulador. Una vez finalizada la caracterización electrofisiológica se inyecta un colorante fluorescente amarillo, denominado amarillo de Lucifer, que se difunde por el interior de la neurona inyectada, incluidas sus prolongaciones dendríticas y el axón. La imagen obtenida es similar a las obtenidas con la técnica de Golgi, pero de color amarillo fluorescente. En este caso, es posible hacer un correlato fisiológico-morfológico de las neuronas estudiadas.

Proteína verde fluorescente

La GFP (*green fluorescent protein*) es una proteína verde fluorescente que se encuentra en la medusa *Aequorea victoria*. No es tóxica para las células y su gen se utiliza como gen "reportero" en investigación. El gen de la GFP puede acoplarse con otros genes regulados por la misma secuencia promotora, y la observación de fluorescencia en las células o los animales de experimentación en los que se introdujo el gen X más el gen de la GFP es indicativa de que los genes, regulados por el mismo promotor, se están expresando. Es decir, con solo observar las células vivas con un microscopio de fluorescencia, el investigador sabe que los genes se están expresando sin necesidad de aislar y caracterizar el ARN o las proteínas. La proteína GFP es una herramienta de la biología molecular con múltiples y crecientes usos en experimentación (**fig. 3-15**).

TÉCNICAS INMUNOCITOQUÍMICAS

Las técnicas inmunocitoquímicas permiten localizar componentes químicos en las células y tejidos mediante anticuerpos específicos. Así, se pueden localizar proteínas de la matriz extracelular, proteínas del citoesqueleto, receptores de membrana o citosólicos tanto para neurotransmisores como para hormonas, enzi-

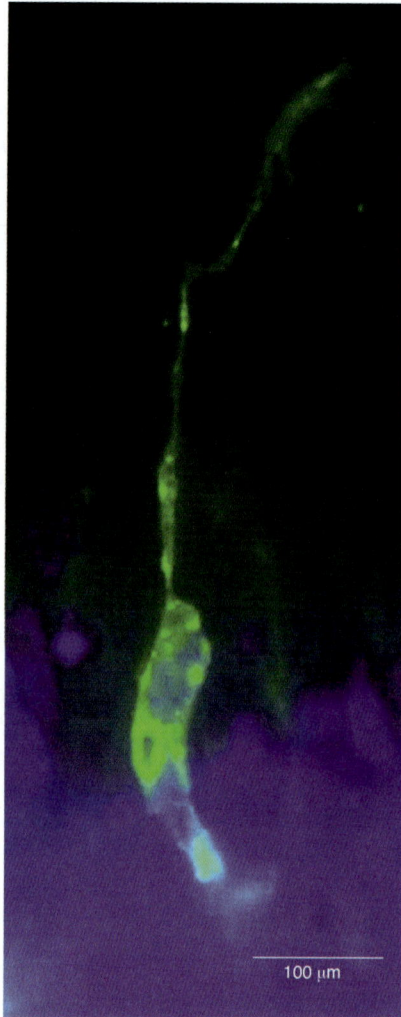

100 μm

Fig. 3-15. Neurona en cultivo celular transfectada con un plásmido que contiene GFP (*green fluorescent protein*). Los núcleos están teñidos con Hoechst. Cortesía del Dr. Luciano Fiore.

mas citosólicas, marcadores de diferenciación celular, proteínas nucleares, enzimas que participan en el proceso de apoptosis, algunas hormonas (peptídicas o proteicas), neuropéptidos e, incluso, neurotransmisores. En resumen, se puede localizar de forma específica cualquier molécula capaz de evocar una respuesta inmune y dar origen a un anticuerpo. En estas técnicas los anticuerpos se usan como herramientas para detectar moléculas gracias a las características de unión específica y selectiva que estos tienen.

Para que una molécula induzca o evoque la síntesis de un anticuerpo debe reunir dos condiciones: 1) ser heteróloga (extraña al organismo donde se la inyecta) y 2) tener alto peso molecular. Sin embargo, en algunas moléculas pequeñas como los neurotransmisores, que son haptenos o antígenos incompletos (heterólogos, pero de bajo peso molecular),

es posible inducir o evocar la síntesis de anticuerpos acoplándolos a una proteína que les aporta un alto peso molecular.

En todos los casos, los anticuerpos policlonales se obtienen inyectando a animales (generalmente conejos o cabras) con los antígenos y luego se aíslan las IgG contra el antígeno inyectado. En los casos de anticuerpos monoclonales, las células que sintetizan los anticuerpos provienen de células híbridas (hibridoma), que son el producto de la fusión de linfocitos B de ratas o ratones con células de mielomas múltiples. Estas últimas son células tumorales productoras de grandes cantidades de inmunoglobulinas. Todos estos anticuerpos tanto monoclonales como policlonales producidos contra un antígeno se denominan, en la técnica inmunocitoquímica, anticuerpos primarios.

Los anticuerpos están disponibles comercialmente, y se pueden adquirir anticuerpos policlonales y monoclonales para detectar y localizar una gran cantidad de moléculas celulares.

Desde el punto de vista de la clasificación, las técnicas inmunocitoquímicas pueden dividirse en inmunoenzimáticas (p. ej., la técnica de inmunoperoxidasa) e inmunofluorescencia. A su vez, pueden ser directas e indirectas. Una técnica es directa cuando el anticuerpo primario empleado para detectar la molécula buscada se acopla a una molécula reportadora que puede ser ferritina, oro coloidal o una enzima (peroxidasa o fosfatasa alcalina), cuya presencia se visualiza luego mediante una reacción enzimática o un fluorocromo. Las técnicas directas no se utilizan mucho ahora, ya que requieren el marcado del anticuerpo primario, lo que disminuye su reactividad. Una técnica es indirecta cuando se detecta el anticuerpo primario unido de forma específica a su antígeno en el tejido mediante la incubación con otro anticuerpo de otra especie que reconoce al anticuerpo primario. Este último anticuerpo es un anticuerpo anti-IgG que se denomina anticuerpo secundario y es el único que está marcado con un fluorocromo (fluoresceína o rodamina) o una enzima (peroxidasa o fosfatasa alcalina). Este procedimiento permite utilizar un único anticuerpo secundario (p. ej., un anticuerpo de cabra contra IgG de conejo) para localizar un gran número de anticuerpos primarios desarrollados en conejos, lo que hace innecesario marcar todos los anticuerpos primarios.

Las técnicas más usadas son las técnicas inmunoenzimáticas (en particular, las técnicas de inmunoperoxidasa) y las técnicas de inmunofluorescencia.

Técnica de inmunoperoxidasa indirecta

En estas técnicas, las secciones de tejido se incuban con el anticuerpo primario (p. ej., anticuerpo de conejo contra ¨X¨). Luego se lavan para retirar el excedente de anticuerpos y eliminar las moléculas que no están unidas en forma específica al tejido. A continuación, las secciones se incuban con un anticuerpo secundario (en el ejemplo IgG de cabra contra IgG de conejo) unido con peroxidasa. El inmunocomplejo queda unido al sitio donde se encuentra ¨X¨. La presencia del inmunocomplejo se revela por medio de una técnica enzimática. Para ello, se incuba el tejido con un sustrato denominado diaminobenzidina (DAB) que es oxidado por la peroxidasa en presencia de agua oxigenada (H_2O_2) y origina un precipitado insoluble marrón exclusivamente en los lugares donde están los inmunocomplejos. El resultado mostrará la presencia del color marrón en el tejido donde se encuentre "X" al microscopio óptico y se observa como un precipitado electrónicamente denso al microscopio electrónico (**figs. 3-16 A** y **3-17 A**).

Por otra parte, se han creado numerosas variantes de la técnica de inmunoperoxidasa que aumentan notoriamente la sensibilidad del método inmunocitoquímico y añaden ventajas cualitativas al método indirecto. Ejemplos de estas técnicas son la técnica de peroxidasa-antiperoxidasa (PAP) de Sternberger, el empleo de anticuerpos secundarios biotinilados, y los métodos de biotina-avidina-peroxidasa y biotina-estreptavidina-peroxidasa.

En la PAP, luego de la incubación con el anticuerpo primario, se incuba el tejido con un anticuerpo secundario en alta concentración de manera que uno de los extremos de la molécula de IgG se une al anticuerpo primario, pero el otro extremo queda libre para reconocer otra molécula de IgG de la misma especie a la que pertenece el anticuerpo primario. En una tercera etapa se agrega un complejo PAP constituido por tres moléculas de peroxidasa y dos moléculas de anticuerpos (IgG) antiperoxidasa desarrollados en la misma especie a la que pertenece el anticuerpo primario. Este complejo es reconocido por el anticuerpo secundario, el cual se une a este por su extremo libre. Por último, se procede al "revelado" mediante la reacción enzimática con DAB en presencia de agua oxigenada que permite visualizar la peroxidasa. Así, de forma indirecta, donde se detecta la peroxidasa está el antígeno que se buscaba en el tejido.

Método de biotina-avidina-peroxidasa (complejo ABC)

La biotina es una vitamina hidrosoluble que puede unirse a anticuerpos o a enzimas. En este método se emplea además la avidina, una glucoproteína de la

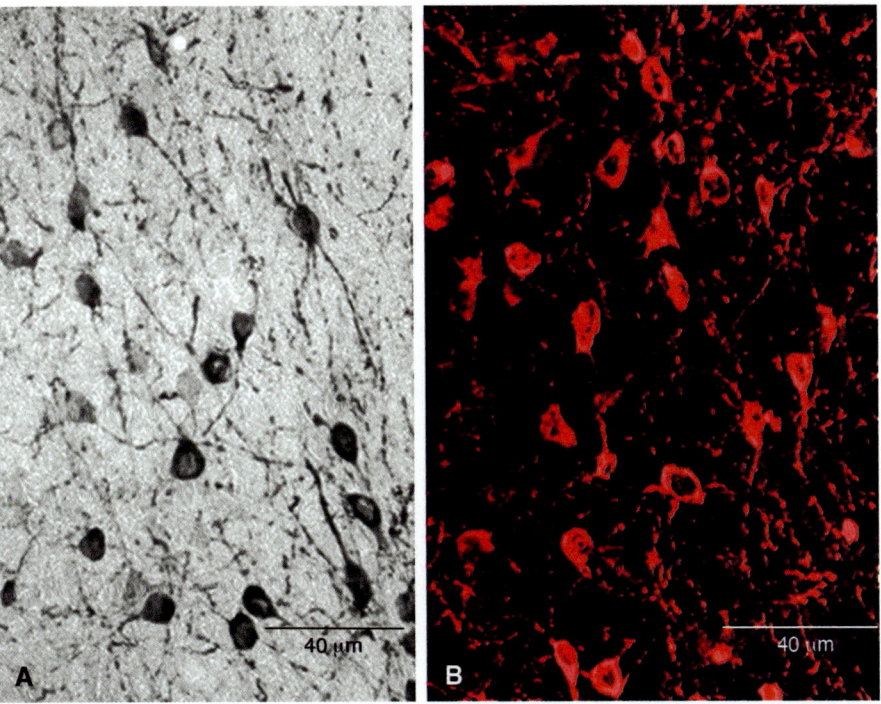

Fig. 3-16. A. Técnica inmunocitoquímica de peroxidasa-antiperoxidasa (PAP). Se muestran neuronas dopaminérgicas de la sustancia negra teñidas mediante un anticuerpo que reconoce la enzima tirosina-hidroxilasa. Las neuronas muestran inmunorreactividad en sus somas y en sus prolongaciones. Los núcleos neuronales son negativos. **B.** Técnica inmunocitoquímica de inmunofluorescencia. Se muestran neuronas dopaminérgicas de la sustancia negra teñidas mediante un anticuerpo que reconoce la enzima tirosina- hidroxilasa pero, en este caso, el anticuerpo secundario está marcado con rodamina. Se marcan los somas y las prolongaciones neuronales con color rojo fluorescente y los núcleos son negativos.

clara del huevo que puede unirse con 4 moléculas de biotina con alta afinidad. Esta propiedad se ha usado para desarrollar un gran complejo macromolecular formado por varias moléculas de peroxidasa biotinilada unidas por avidina. Este complejo se conoce como ABC (*avidin-biotin-complex*). En la técnica, las secciones se incuban con el anticuerpo primario, después con un anticuerpo secundario biotinilado y, por último, con el complejo ABC que, al contener avidina en su composición, se une al anticuerpo secundario biotinilado. Como ya se describió, el último paso es el revelado mediante la reacción enzimática con DAB en presencia de agua oxigenada, que permite visualizar la peroxidasa.

Método de estreptavidina-peroxidasa

La estreptavidina es una proteína e aislada de *Streptomyces avidinii* y que, al igual que la avidina, puede unirse a cuatro moléculas de biotina. Asimismo, la estreptavidina se puede conjugar con la enzima peroxidasa. En esta variante de la técnica, las secciones se incuban con el anticuerpo primario, después con un anticuerpo secundario biotinilado y, por último, con el complejo estreptavidina-peroxidasa. Este último se une al anticuerpo biotinilado por medio de la estreptavidina. Como ya se explicó, el último paso es el revelado mediante la reacción enzimática con DAB en presencia de agua oxigenada, que permite visualizar la peroxidasa.

Estas dos últimas variantes de la técnica inmunocitoquímica aumentan la sensibilidad de la técnica.

Técnica de inmunofluorescencia

En forma análoga a lo visto en las técnicas de inmunoperoxidasa, las secciones se incuban con el anticuerpo primario (p. ej., un anticuerpo de conejo contra un antígeno Y). Luego de los lavados que eliminan el exceso de anticuerpo y las moléculas que se unen de forma inespecífica, las secciones se incuban con un anticuerpo secundario marcado con fluoresceína (IgG de cabra contra conejo unida con fluoresceína). El inmunocomplejo fluorescente quedará unido en forma específica en el sitio donde se encuentra Y. Al observar el preparado en el microscopio de fluorescencia con el filtro adecuado, se verá una fluorescencia verde en el sitio del tejido donde se encuentre Y (véase **fig. 3-16 B**). Si bien los fluorocromos más conocidos son la fluoresceína (verde) y la rodamina (rojo), se han desarrollado numerosos fluorocromos (familia de colorantes Alexa®, Texas Red®, etc.) de distintos colores que permiten la visualización de gran número de marcadores en una misma sección.

Técnicas de doble marcación inmunocitoquímica

El uso de anticuerpos primarios desarrollados en especies distintas (conejo, rata o ratón), junto con el uso de anticuerpos secundarios específicos que utilizan distintos fluorocromos, ha permitido el desarrollo de técnicas en las que se pueden reconocer distintos marcadores en una misma sección. Esto hace posible, por ejemplo, reconocer distintos neurotransmisores en una misma sección del sistema nervioso para estudiar circuitos neuronales o la coexistencia de diferentes neurotransmisores en una misma neurona. Así, un neurotransmisor puede detectarse con un anticuerpo desarrollado en una especie (p. ej., ratón) y otro neurotransmisor desarrollado en otra especie (p. ej., rata) y un tercero desarrollado en una tercera especie (p. ej., conejo). Los secundarios fluorescentes serán contra cada una de las especies de los anticuerpos primarios y estarán marcados con fluorocromos diferentes. De este modo, pueden detectarse las coexistencias celulares de neurotransmisores o de otros componentes celulares.

Técnica de inmuno-oro e inmunoferritina

Estas técnicas son variantes de la técnica de inmunocitoquímica en las cuales los anticuerpos secundarios están acoplados a la proteína ferritina que acompleja hierro (inmunoferritina) o partículas de oro coloidal (inmuno-oro). Estas partículas son electrodensas y pueden visualizarse con el microscopio óptico y el electrónico. Además, la existencia de partículas de oro de distinto diámetro permite identificar dos marcas o antígenos distintos en una misma sección (**fig. 3-17 A y B**).

Tinción de contraste o contratinción

Cuando se hacen tinciones con métodos inmunocitoquímicos, a menudo es necesario realizar tinciones de contraste para observar la estructura histológica en la que se encuentran las células inmunomarcadas, identificar cuáles están marcadas y cuáles no, y hacer semicuantificaciones propias de la morfometría.

El procedimiento se realiza al finalizar la inmunotinción. Cuando las secciones se tiñen con inmunoperoxidasa o alguna de sus variantes, suele utilizarse hematoxilina u otra basofilia. Cuando se emplean inmunofluorescencias, se suele usar DAPI o el colorante Hoechst, ambos se unen al ADN y son de color celeste fluorescente. (**Proyección médico-clínica 3-2. Utilización de la técnica de inmunohistoquímica en el diagnóstico médico**).

RADIOAUTOGRAFÍA

La radioautografía es una técnica que permite estudiar distintos eventos celulares dinámicos, como la duplicación celular y el ciclo secretor, mediante la incorporación in vivo de sustratos como nucleótidos (timidina) o aminoácidos, respectivamente, a los que se unen isótopos radiactivos.

Los isótopos más usados son el isótopo del hidrógeno denominado tritio (^{3}H), el azufre-35 (^{35}S) y el fósfo-

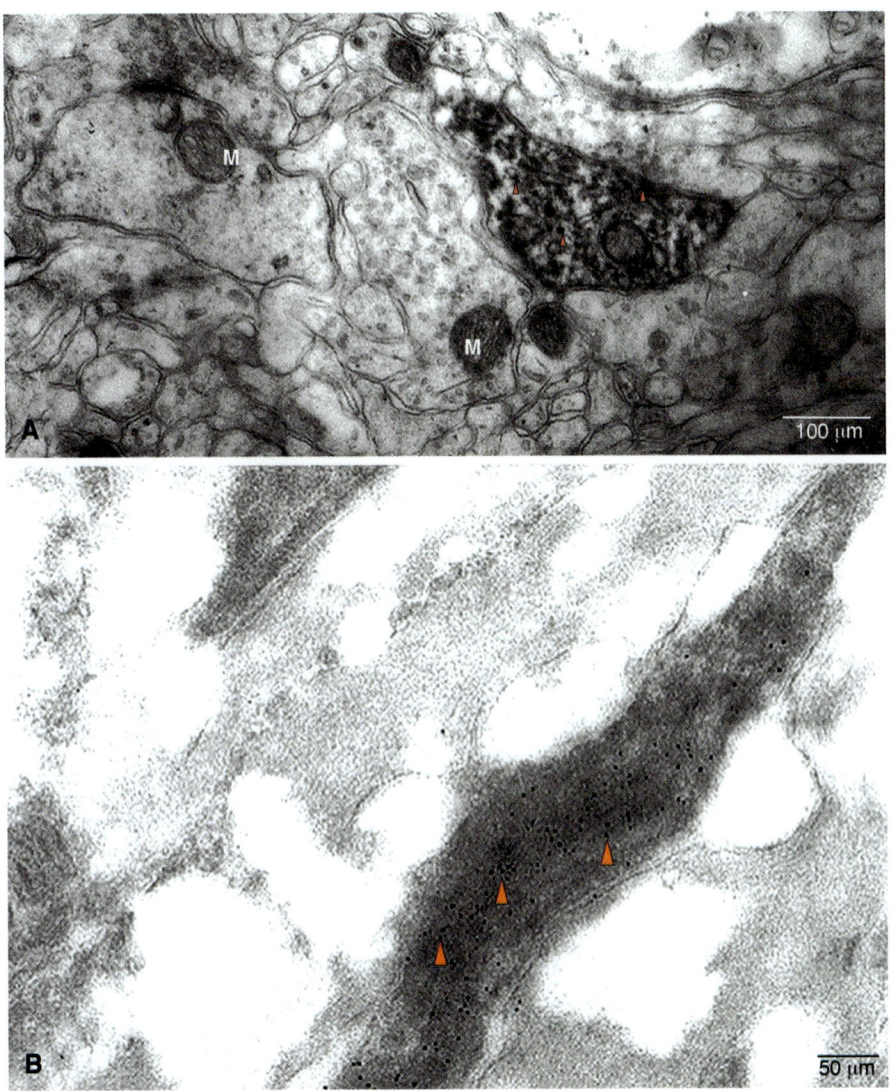

Fig. 3-17. A. Técnica de inmunoperoxidasa al microscopio electrónico. Se observa una prolongación dendrítica de una neurona serotoninérgica utilizando un anticuerpo antiserotonina. Las puntas de flecha rojas señalan depósitos de DAB. **B.** Técnica de inmuno-oro al microscopio electrónico. Se observa el corte longitudinal de un axón inmunomarcado con anticuerpo antineurofilamentos y partículas de oro coloidal de 10 nm de diámetro. Las puntas de flecha rojas señalan partículas de oro coloidal.

ro-32 (^{32}P). Mientras que el primero es un emisor alfa, los siguientes son emisores beta. La radiación emitida por los isótopos tiene la particularidad de provocar la precipitación de los cristales de bromuro de plata de las películas radiográficas. Este principio permite la detección de las moléculas marcadas.

El procedimiento comienza con la inyección del precursor radiactivo al animal de experimentación. Si se desea saber si hay duplicación celular en un tejido, se inyecta timidina (precursor del ADN) marcada con ^{3}H. Transcurrido un tiempo, se realiza la eutanasia del animal y se extirpan los órganos, que se fijan, se deshidratan, se incluyen en parafina y se cortan como ya se explicó. Luego, las secciones se ponen en contacto con una placa radiográfica en oscuridad dentro de un casete que impide la entrada de la luz; de esta forma la placa se expone a la radiactividad presente en el tejido. Si en las secciones hay núcleos que duplicaron su ADN, estos habrán incorporado nuevas moléculas de timidina que, en este caso, tienen ^{3}H. En consecuencia, los núcleos de esas células emiten radiación que provoca la precipitación de cristales de bromuro de plata de la placa radiográfica en el sitio de contacto con el núcleo en cuestión. La placa se revela como cualquier placa radiográfica o película fotográfica, y muestra pequeños puntos o manchas negras en los sitios donde hubo exposición a la radiación (timidina ^{3}H). Los preparados se pueden colorear con hematoxilina-eosina, u otro colorante. La superposición de los preparados con las placas permitirá localizar en qué regiones o zonas del tejido hubo duplicación celular. Si bien la técnica es muy útil, la resolución no es muy precisa y, en la forma explicada, da una idea regional de la localización del evento estudiado en un órgano o tejido; por ejemplo, se dirá que hay duplicación celular en el hipocampo (una región del SNC).

Cuando se desea obtener una resolución a nivel celular, es necesario proceder de otra manera. Las secciones del tejido, en lugar de ponerse en contacto con una placa radiográfica, se sumergen en la emulsión de plata con la que se fabrican las placas radiográficas. Se forma una delgada película que se adhiere a la sección y experimenta el mismo fenómeno fisicoquímico producido en la placa. Es decir, los isótopos provocan la precipitación de los cristales de bromuro de plata, pero estos se depositan en el tejido Los portaobjetos que contienen las secciones de tejidos se guardan en la oscuridad mientras ocurre la exposición y luego se revelan como las placas radiográficas. Después se colorean y se montan para observarlos al microscopio. Los núcleos celulares que muestren pequeños puntos negros serán los que duplicaron su ADN. En este caso, se podrá decir, por ejemplo, que hay duplicación celular en las células granulosas del giro dentado del hipocampo. Otro de los usos de la radioautografía es la localización de receptores o de sitios de unión de péptidos y neurotransmisores en los tejidos intactos. Esta técnica no solo permite detectar esos sitios, sino que además permite medir la unión del ligando al receptor en el tejido, lo cual ofrece una información adicional a la simple medición cuantitativa en un homogenato de tejido. Brevemente, las secciones de tejido se incuban con el agonista del receptor marcado con un isótopo radiactivo (radioligando). Luego se ponen en contacto con la emulsión de una película apropiada. Esta última se revela y se toma una fotografía que contiene información acerca de la distribución y concentración de los receptores o sitios de unión en estudio. La densidad de la marca es proporcional a la concentración del receptor. Mediante programas especiales, se pueden asignar colores falsos a cada valor de intensidad de gris para visualizar más fácilmente los sitios con mayor densidad de receptores en la sección de un órgano (**fig. 3-18**).

HIBRIDACIÓN IN SITU

Las técnicas de hibridación in situ permiten identificar la presencia de ARNm e incluso de genes en los cortes histológicos de órganos y tejidos. Para detectar estas moléculas se utilizan sondas moleculares formadas por pequeñas porciones de ácidos nucleicos que pueden ser ADN bicatenarios, ADN monocatenarios, ARN u oligonucleótidos. Estas cuatro moléculas se denominan sondas y pueden unirse a los ARNm en el tejido o a los genes que se desea detectar mediante la complementariedad de bases para formar híbridos estables.

La complementariedad de la secuencia otorga la especificidad de las sondas. Si bien hay distintos tipos de sondas, ahora se utilizan mucho los oligonucleótidos y los sintetizadores automáticos de oligonucleótidos han popularizado su empleo. A partir del conocimiento del genoma humano y de otras especies, es posible consultar las secuencias genómicas y de ARN mensajeros en las bases de datos. Mediante programas especiales, se puede identificar cuál es el segmento de ADN o ARNm que no tiene homologías con otros genes o mensajeros conocidos para desarrollar una sonda específica. La información se suministra al sin-

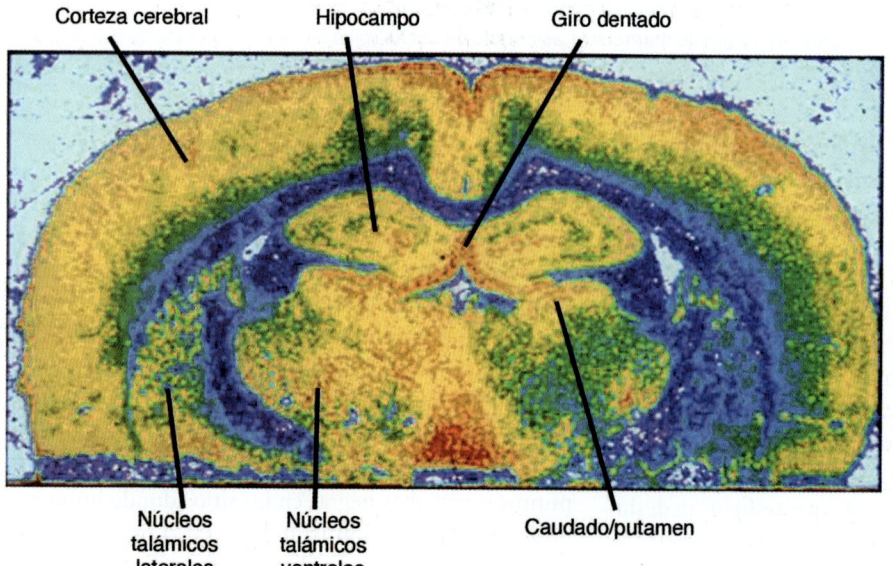

Corteza cerebral   Hipocampo   Giro dentado

Núcleos talámicos laterales   Núcleos talámicos ventrales   Caudado/putamen

Fig. 3-18. Radioautografía de un corte transversal de cerebro de rata, en el que se muestra la presencia de Na/K-ATPasa utilizando ouabaína tritiada (en rojo, los sitios de mayor concentración y en azul los de menor concentración). Cortesía de Marta Antonelli.

tetizador automático y se obtiene la sonda que será marcada mediante un procedimiento químico con un fluorocromo, un isótopo o una enzima antes de la hibridación. Muchas sondas y kits de marcado son comerciales.

La formación de los híbridos requiere el calentamiento de las secciones de tejido en presencia de una sustancia denominada formamida y de una determinada concentración salina. En estas condiciones, se rompen los puentes de hidrógeno de los ácidos nucleicos y quedan expuestas sus bases y accesibles para unirse a las sondas. Luego, las sondas se unen por complementariedad de bases a sus moléculas blanco y, mediante sucesivos lavados, se eliminan los excesos de reactivo del tejido, en el cual quedan solo los híbridos estables. Las sondas están unidas a fluorocromos, enzimas como fosfatasa alcalina (**fig. 3-19**) o isótopos (^{3}H, ^{35}S o ^{32}P), lo que posibilita su detección en el tejido por medio de microscopía de fluorescencia, reacciones enzimáticas o radioautografía, respectivamente.

Las técnicas de hibridación in situ han permitido profundizar en el conocimiento de la expresión génica mediante la detección de los ARNm de proteínas estructurales, enzimas de síntesis de neurotransmisores, receptores, moléculas de señalización

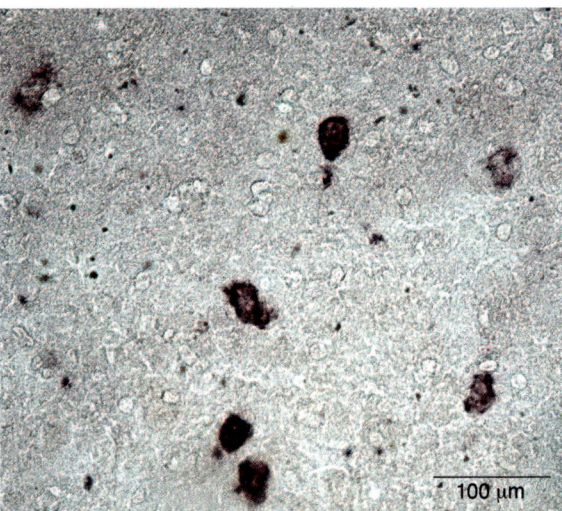

Fig. 3-19. Técnica de hibridación in situ no radiactiva. En la fotomicrografía se observan neuronas somatostaninérgicas mediante el empleo de un oligonucleótido unido a la fosfatasa alcalina que muestra la presencia del ARNm de la somatostatina.

intracelular y otras, tanto en condiciones basales como tras el bloqueo de vías o tratamientos farmacológicos.

Proyección médico-clínica

3-2. Utilización de la técnica de inmunohistoquímica en el diagnóstico médico

La inmunohistoquímica (IHQ) es una técnica importante utilizada en el diagnóstico de patología para identificar y caracterizar ciertas proteínas específicas en muestras de tejido. Les permite a los médicos patólogos obtener información adicional sobre las características moleculares de las células y los tejidos. Algunas aplicaciones comunes de la inmunohistoquímica en el diagnóstico patológico son:

- Subtipificación de tumores: la IHQ se utiliza para distinguir entre diferentes subtipos de tumores que pueden parecer similares en la morfología bajo el microscopio. Por ejemplo, en el cáncer de mama, se pueden utilizar marcadores como el receptor de estrógeno, el receptor de progesterona y el HER2/neu para determinar el subtipo y la posible respuesta al tratamiento.

- Diagnósticos diferenciales: en algunos casos, se usa para confirmar un diagnóstico de manera más precisa. Por ejemplo, en el diagnóstico de linfomas, los marcadores de linfocitos B o T pueden ayudar a determinar el tipo exacto de linfoma.

- Pronóstico: la expresión de ciertas proteínas detectadas mediante IHQ puede proporcionar información sobre el pronóstico del paciente. Por ejemplo, en el cáncer de colon, la detección de la proteína p53 puede estar asociada a un peor pronóstico.

- Evaluación de metástasis: la IHQ se utiliza para identificar la fuente de las metástasis en casos de cáncer de origen desconocido. Al analizar marcadores específicos, los patólogos pueden determinar el origen primario de las células metastásicas. Por ejemplo, el uso del marcador CDX2 permite identificar la presencia de metástasis de adenocarcinoma de colon en el hígado.

- Identificación de agentes infecciosos: también puede usarse para identificar la presencia de agentes infecciosos en muestras de tejido, como la detección de antígenos virales en biopsias hepáticas de los pacientes con hepatitis.

- Caracterización de tumores de origen incierto: cuando la morfología del tumor no es suficiente para definir la estirpe u origen tumoral, la IHQ puede ayudar a identificar el tipo de diferenciación celular principal y, por lo tanto, el diagnóstico y el pronóstico.

- Evaluación de la respuesta al tratamiento: en el seguimiento de los pacientes con cáncer que reciben terapia específica dirigida a una proteína en particular, la IHQ puede usarse para evaluar la respuesta al tratamiento midiendo la disminución o desaparición de la expresión de esa proteína.

BIBLIOGRAFÍA

Di Fiore MM. Diagnóstico Histológico. 5ª ed. Buenos Aires: El Ateneo; 1963.

Kumar V, Abbas A, Fausto N. Robbins y Cotran. Patología estructural y funcional. 7.ª ed. España: Elsevier; 2005.

Luna LG. Manual of Histologic Staining Methods of the Armed Forces Institute of Pathology. 3rd ed. New York: MacGraw-Hill; 1968.

Mesulam MM. Tracing neural connections with horseradish peroxidase. IBRO Handbook Series: Methods in Neuroscience. Bath: J Wiley & Sons; 1982.

Polak JM, Priestley JV. Electron Microscopic Immunocytochemistry. Principles and Practice. Oxford University Press, Walton Street, Oxford OX2 6DP, GB; 1992.

Sternberger L. Immunocytochemistry. 3rd ed. New York: John Wiley & Sons; 1985.

Uhl G. In situ hybridization in brain. Toronto: Plenum Press; 1986.

GALERÍA DE IMÁGENES

AUTOEVALUACIÓN

Tejido epitelial

4

DEFINICIÓN

El tejido epitelial es el tejido que reviste las superficies y cavidades corporales. Se apoya sobre una estructura llamada membrana basal que la separa del tejido conectivo. Forma parte de la piel y reviste la pared interna de órganos como el estómago o la tráquea, y de estructuras más pequeñas como los vasos; también forma glándulas de secreción endocrina y exocrina.

CARACTERÍSTICAS

1. Tiene una elevada celularidad. El tejido epitelial teñido con hematoxilina-eosina presenta al microscopio óptico una intensa basofilia originada por la abundancia de núcleos debido a que las células están muy juntas entre sí.
2. Hay escasa sustancia intercelular, por lo que las células que lo constituyen están en contacto unas con otras presentando uniones intercelulares típicas. Estos tipos de uniones son características de los epitelios de revestimiento, alcanza el máximo grado de organización en el complejo de unión presente en las membranas laterales de los epitelios cilíndricos simples.
3. Sus células están en contacto con una superficie, o forman glándulas exocrinas o endocrinas.
4. El tejido epitelial se apoya sobre el tejido conectivo. De hecho, su nombre, introducido en el siglo XVIII por Frederik Ruysch, hace referencia a que es un tejido que crece (del griego *theleo*) sobre otro (del griego *epi*) tejido.
5. Las células que componen una superficie de una célula de espesor, presentan polaridad, con una cara apical separada de la luz por el glucocáliz; una cara basal que asienta sobre una membrana basal apoyada sobre el tejido conectivo, y caras laterales que están en estrecho contacto con las células vecinas. En cada cara se encuentran diferentes tipos de especializaciones de la membrana (véase **cap. 1**).
6. Es avascular. El tejido epitelial se nutre por difusión de gases y nutrientes desde los capilares del tejido conectivo subyacente (excepción: estría vascular del oído interno).
7. Sus células tienen un alto poder de regeneración, por lo que es común observar figuras de mitosis.
8. Está inervado por terminaciones nerviosas libres que discurren entre las células y hay receptores especializados.
9. Si sus células se disponen en varias capas, en ellas se observan distintos estadios de diferenciación de un tipo celular e, incluso, distintos tipos celulares. La capa en contacto con la luz tendrá diferenciaciones apicales características (véase **cap. 1**); las capas intermedias presentan células características del tipo de tejido en cuestión, con uniones intercelulares específicas, y en la capa basal se observan células madre en división que permiten la renovación celular de todo ese epitelio.

FUNCIONES

Funciones generales

Protección

El tejido epitelial (sobre todo el que recubre las superficies externas) protege los tejidos subyacentes. Esta es la función principal de los epitelios que tienen varias capas de células de espesor (estratificados). Las células madre, que se apoyan sobre la membrana basal, se regeneran constantemente y dan lugar a nuevas células madre y a otras que migran para formar las capas más superficiales. Dado el espesor de estos epitelios, protegen de los daños mecánicos (roces, golpes), químicos (ácidos, álcalis), físicos (radiaciones, quemaduras), biológicos (virus, bacterias, hongos, parásitos) y mantienen el equilibrio osmótico (evitan el exceso de hidratación y la deshidratación).

Absorción

Es la función principal de los epitelios de una sola capa celular de espesor, que en la cara apical tienen en general abundantes microvellosidades para aumentar la superficie en contacto con la luz. Así, se absorben nutrientes, agua y electrolitos, para ser procesados o transportados desde la luz hacia el tejido conectivo subyacente y de allí a los vasos sanguíneos para su distribución.

Secreción

Es una función de algunos epitelios simples en los que la célula epitelial secreta hacia la luz el producto, que puede ser proteico o mucoso. Las células que cumplen con esta función son a veces células aisladas que se encuentran entre otras células del mismo epitelio, pero con una función especial, como en el caso de las células caliciformes. En ocasiones, un conjunto de células o todas las células del epitelio tienen una función secretora (como en el caso del adenómero de las glándulas exocrinas).

Funciones especiales

Transporte

Es una función particular del epitelio respiratorio. Al inhalar aire atmosférico, permanentemente ingresan impurezas (carbón, polen, etc.) que pueden alcanzar la tráquea y los bronquios. Desde allí, son transportadas por sus epitelios hasta las vías respiratorias superiores para ser expectoradas o ingeridas. Este epitelio se caracteriza por tener alternadas células cuya cara apical presenta abundantes cilios, así como células caliciformes que secretan moco. La viscosidad del moco permite que las impurezas se adhieran a él y el movimiento activo de los cilios las barre hacia el exterior.

Lubricación

Es una función de algunas glándulas de la mucosa y la submucosa del aparato digestivo que, al secretar una sustancia mucosa, favorece el pasaje del bolo alimenticio a lo largo del esófago, y de la materia fecal en la parte distal o terminal del tubo digestivo. También es una función de los mesotelios que, mediante la secreción de una sustancia oleosa, permite el deslizamiento sin que se despeguen las dos hojas mesoteliales presentes en la pleura, el pericardio y el peritoneo.

Sensorial y sensitiva

Los epitelios están inervados y cumplen con esta función, que está particularmente incrementada en algunos con función sensitiva, como el epitelio del pulpejo de los dedos y el epitelio de la córnea. Además, pueden encontrarse células especializadas en captar estímulos, como las olfatorias en el epitelio olfatorio y los corpúsculos gustativos en las papilas de la lengua.

Excreción

Hay epitelios especializados en el transporte de solutos y agua desde y hacia la luz, por ejemplo, los de los conductos excretores estriados de las glándulas salivales, que participan en la composición hidroelectrolítica del producto secretado hacia la luz.

Inmunitaria

Los epitelios constituyen la primera barrera para la entrada de sustancias extrañas (bacterias, parásitos) en el organismo. Además, entre las células de un epitelio se encuentran algunas con una función inmune específica que forman parte del epitelio (células presentadoras de antígenos) y otras no pertenecientes al epitelio, pero que están distribuidas entre las células epiteliales, que migraron desde el tejido conectivo subyacente (linfocitos, neutrófilos).

Sostén y nutrición

Entre los epitelios especializados, como los epitelios germinativos, se encuentran las células encargadas del sostén y la nutrición de las células germinales (ovocitos y espermatozoides). Las células que cumplen con estas funciones son las células de Sertoli presentes en el túbulo seminífero y las células de la granulosa en los folículos ováricos.

Difusión de gases

Existen epitelios simples en los alvéolos pulmonares y en los vasos sanguíneos de poco calibre (capilares, vénulas) en los que las células epiteliales participan en la difusión del oxígeno y del dióxido de carbono desde la luz hacia el tejido conectivo subyacente o desde el tejido conectivo subyacente hacia la luz.

CLASIFICACIÓN

Los epitelios se clasifican en dos grandes grupos. Los epitelios de revestimiento tienen como función principal cubrir superficies o tapizar cavidades, y los epitelios glandulares que tienen como función principal la secreción de sustancias.

Epitelios de revestimiento

El tejido epitelial de revestimiento se clasifica según el número de capas o estratos, a partir de la membrana basal, en simple (una sola capa de células) o estratificado (dos o más capas de células).

Epitelio simple

Los epitelios simples se clasifican según la forma de las células que los componen. En los epitelios simples teñidos con hematoxilina-eosina observados al microscopio óptico no puede distinguirse la verdadera forma de la célula ni los límites intercelulares, ya que el espesor de la membrana plasmática está por debajo del límite de resolución del microscopio. Por lo tanto, la forma de las células se deduce por la forma y disposición de sus núcleos.

Los epitelios simples se clasifican como se explica a continuación.

Epitelio plano simple

Las células que conforman un epitelio plano simple son planas, es decir, muy delgadas y de altura muy baja en comparación con la de los otros dos ejes celulares. Las células están estrechamente adheridas entre sí por complejos de unión (véase **cap. 1**). En un corte histológico teñido con hematoxilina-eosina y perpendicular a la superficie, los núcleos del epitelio plano simple se observan ahusados y en algunos casos protruyen hacia la luz. Si el corte es tangencial (paralelo a la superficie), las células del epitelio plano se observan dispuestas como un entramado poliédrico en el que algunas células tienen un núcleo central y otras no, según la altura del corte en cuestión (**cuadro 4-1**). Un ejemplo de este epitelio es el endotelio vascular que tapiza los vasos sanguíneos (**fig. 4-1**).

Los mesotelios son un tipo especial de epitelio plano simple y se denominan así por su origen mesodérmico. Se caracterizan por una disposición particular, en la que dos epitelios planos simples se deslizan uno sobre otro sin poder despegarse, y hay entre ellos un espacio virtual con abundante ácido hialurónico que les proporciona una consistencia oleosa. Son ejemplos de mesotelio la pleura, el pericardio y el peritoneo (**fig. 4-2**) (**Proyección médico-clínica 4-1. Mesotelio**).

Cuadro 4-1. Epitelios de revestimiento simples: en la segunda columna se observan fotomicrografías ópticas de los distintos epitelios simples; en la columna central, los esquemas de los tipos celulares epiteliales que asientan sobre el tejido conectivo subyacente y en la última columna, un esquema del tipo celular presente en cada uno de los tejidos (en el epitelio plano simple la célula se esquematiza en corte tangencial y perpendicular a la superficie)

Epitelio de revestimiento simple	Fotografía al microscopio óptico	Esquema	Morfología de las células
Plano			
Cúbico			
Cilíndrico			
Seudoestratificado			

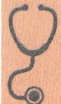

Proyección médico-clínica

4-1. Mesotelio

El mesotelio es un tejido epitelial de revestimiento plano simple que forma parte de las serosas como la pleura, el pericardio y el peritoneo, y se localiza tanto en la hoja parietal como en la visceral.

Entre las características de este tejido epitelial, las células que lo componen presentan una morfología aplanada con escaso citoplasma y un núcleo aplanado de cromatina densa de ubicación central. La tinción citoplasmática con H-E es de coloración acidófila debido al gran desarrollo del citoesqueleto celular.

Desde el aspecto ultraestructural, estas células epiteliales presentan filamentos intermedios de citoqueratina y de actina que participan en la estructura de las uniones intercelulares. La membrana plasmática es rica en complejos de unión y presentan en su dominio lateral y uniones estrechas, mácula adherente (*macula adherens*) y *nexus*. En la cara basal, la presencia de hemidesmosomas y microvellosidades apicales desempeña un papel importante.

La función principal del mesotelio es dar protección mecánica al formar parte de una barrera epitelial. Sin embargo, dado el gran desarrollo de los dominios de su membrana plasmática, tiene otras funciones, entre ellas, participar activamente en el intercambio de agua y iones entre el compartimento intravascular y la cavidad serosa, función inmune, drenaje linfático y presentación antigénica. Esta función se lleva a cabo mediante la secreción de interferones (INF) e interleuquinas (IL-15, IL-2) relacionados con la activación de los linfocitos T. Es un tejido con una gran capacidad de respuesta mitótica ante el daño o lesión celular en los procesos inflamatorios. En la práctica médica, la propiedad de barrera semipermeable del mesotelio de la serosa correspondiente al peritoneo permite realizar un tipo de tratamiento para los pacientes con insuficiencia renal crónica llamado diálisis peritoneal.

Epitelio cúbico simple

Las células del epitelio cúbico son poliédricas, o sea que los tres ejes celulares son semejantes (las células tienen el mismo ancho, largo y alto) (**fig. 4-3** y véase **fig. 4-1**). En un corte histológico teñido con hematoxilina-eosina y perpendicular a la superficie, los núcleos son redondos y de posición central. Si el corte es tangencial, las células del epitelio cúbico se observan como un entramado cuadriculado semejante a un embaldosado en el que todos los cuadrados contienen un núcleo central y otros no contienen el núcleo celular, según la altura del corte en cuestión (véase **cuadro 4-1**). Ejemplos de este epitelio son el del túbulo contorneado distal del riñón y el adenómero de la glándula sudorípara

Epitelio cilíndrico simple

En el epitelio cilíndrico simple todas las células son cilíndricas, es decir que la altura predomina sobre los otros dos ejes. En un corte histológico teñido con hematoxilina-eosina y perpendicular a la superficie, los núcleos suelen observarse en el tercio basal, son ovalados, con el eje mayor perpendicular a la membrana basal y están todos a la misma altura de la célula. En un corte tangencial a la superficie, las células tienen una forma parecida a la que presenta un corte tangencial de un epitelio cúbico. Si el plano de corte es oblicuo a la superficie, pueden observarse zonas de células sin núcleo visible, en otras zonas los núcleos centrales pueden ser de distintos tamaños, según la zona de la célula por la que pasó el plano del corte (**fig. 4-4**; véase también **cuadro 4-1**). Ejemplo de este epitelio es el que se observa en la mayor parte del tubo digestivo (estómago, duodeno, yeyuno, íleon y colon) y en partes de órganos genitales (por ej. mucosas del útero y de las trompas de Falopio).

Epitelio cilíndrico seudoestratificado

Si bien todas las células que componen el epitelio seudoestratificado están en contacto con la membrana basal, no todas están en contacto con la luz (**fig. 4-5**; véase también **cuadro 4-1**). En cuanto a las características morfológicas, la forma de estas células varía: algunas son cúbicas, con núcleos más redondeados ubicados más cercanos a la membrana basal y no llegan a contactar con la luz; otras son cilíndricas, con núcleos ovalados ubicados en el centro de la célula cúbica, por

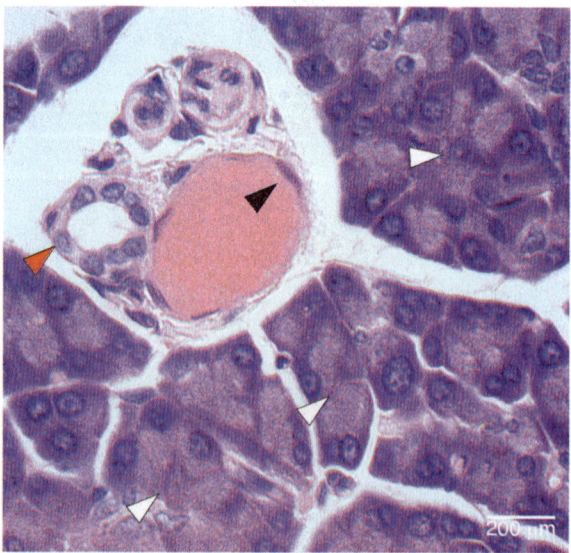

Fig. 4-1. Fotomicrografía del páncreas exocrino teñido con H-E. En la imagen se observan ácinos serosos (flechas blancas) y un conducto interlobulillar, cuyo epitelio es cúbico simple (flecha roja). Las flechas negras indican el epitelio plano simple que reviste la luz de los vasos sanguíneos, denominado endotelio.

Fig. 4-2. Fotomicrografía de la porción externa de la pared del duodeno donde se observan cortes transversales de las fibras musculares lisas de la túnica muscular longitudinal externa (TML) y el revestimiento peritoneal (flechas) que corresponde a un epitelio plano simple.

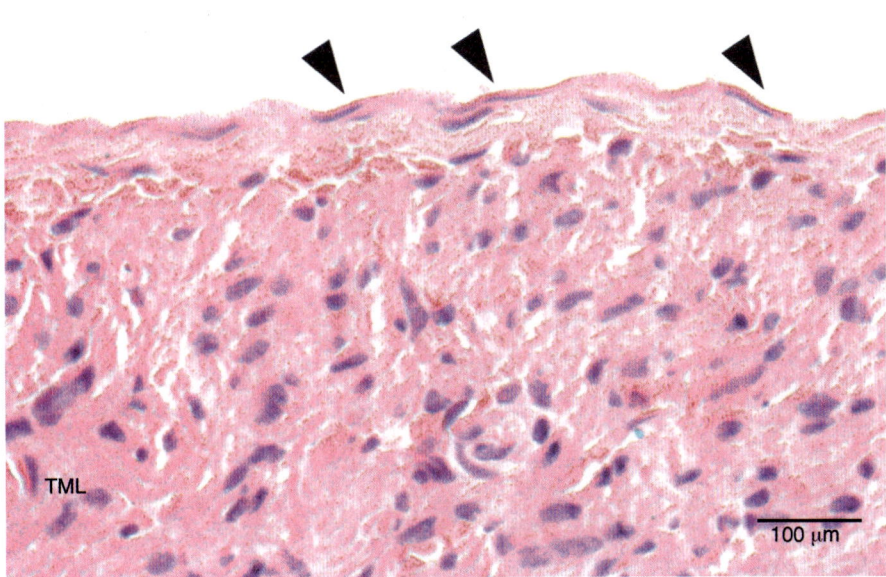

lo cual tienen una disposición más superficial que los núcleos de las células cúbicas del mismo epitelio.

En un corte histológico teñido con hematoxilina-eosina y perpendicular a la superficie, los núcleos de las células de este epitelio son redondos y ovalados, y constituyen en apariencia diversas capas. Por lo tanto, es un epitelio que semeja (seudo) un epitelio estratificado de varias capas. Sin embargo, todas sus células están en contacto con la membrana basal, por lo que en realidad es un epitelio simple. En los cortes tangen-

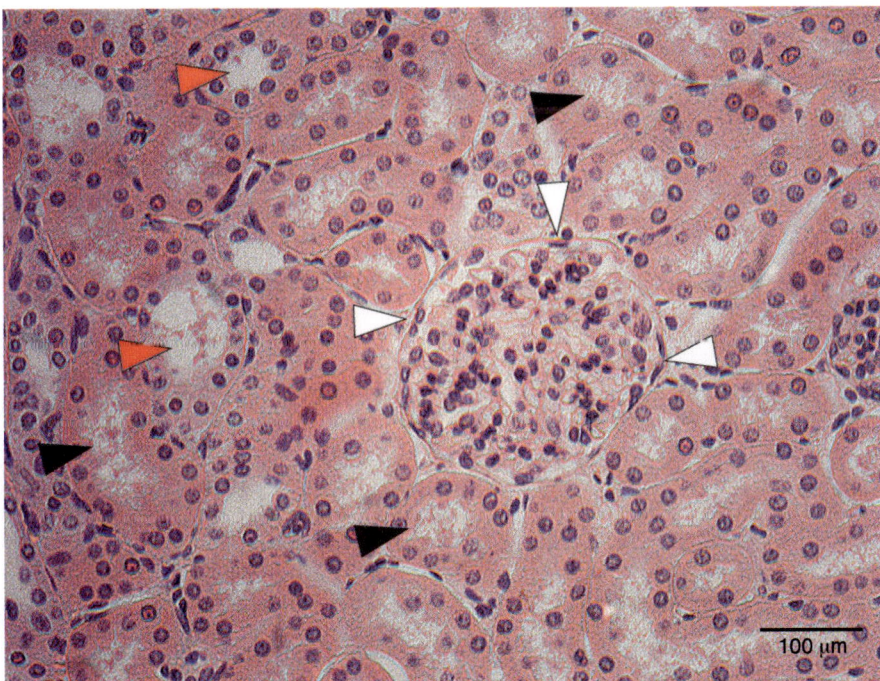

Fig. 4-3. Fotomicrografía de un corte histológico teñido con H-E de la corteza renal donde se observa el corpúsculo renal en el que el glomérulo renal está rodeado por un epitelio plano simple (flechas blancas) que corresponde a la hoja parietal de la cápsula de Bowman. Además, se observan cortes longitudinales y transversales de túbulos contorneados proximales (flechas negras) revestidos por un epitelio cúbico simple con ribete en cepillo y túbulos contorneados distales (flechas rojas) revestidos por un epitelio cúbico simple.

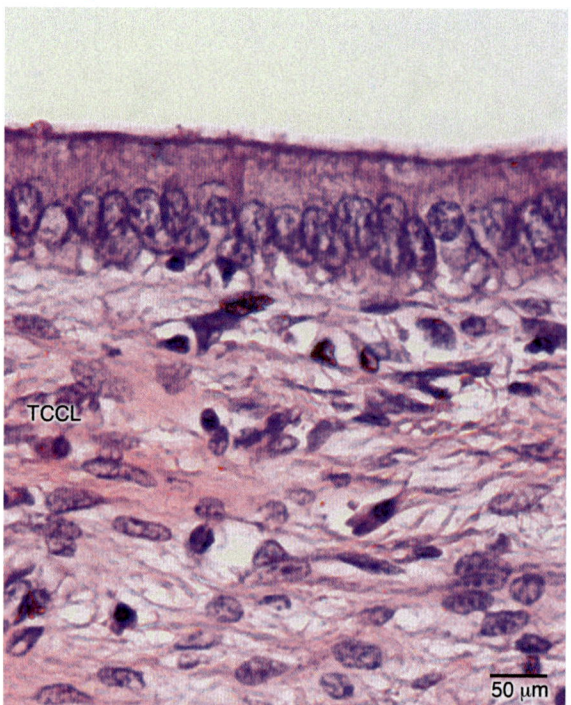

Fig. 4-4. Fotomicrografía de un corte histológico del endocérvix teñido con H-E Se observa un epitelio cilíndrico simple y, por debajo, el tejido conectivo colágeno laxo (TCCL).

ciales a la superficie, se observan o no los núcleos de cada tipo celular dependiendo de la altura a la que se realizó el corte, de manera similar a lo descrito para los otros tipos de epitelios simples. Este epi-

telio cilíndrico seudoestratificado es característico del tracto respiratorio, donde se denomina epitelio respiratorio. Una forma de verificar que este epitelio es en realidad un epitelio simple es la observación de células caliciformes, que no están en el epitelio estratificado, así como la presencia de cilios, que no se encuentran en los epitelios estratificados y pueden verificarse con el microscopio electrónico. Otro órgano con epitelio seudoestratificado es el epidídimo.

Epitelios estratificados

El epitelio estratificado tiene dos o más capas de células. Se lo clasifica según la forma de las células que se encuentran en el estrato que está en contacto con la luz.

Los epitelios estratificados se clasifican como se explica a continuación.

Epitelio plano estratificado

Este epitelio presenta varias capas de células; las que están en contacto con la luz son planas, apreciables por la forma ahusada y la cromatina fuertemente densa de sus núcleos. Puede ser de tipo queratinizado o no queratinizado.

El **epitelio plano estratificado queratinizado** es característico de las superficies secas como la epidermis (en la piel). La queratina, derivada del filamento intermedio de las células epiteliales, forma una capa de láminas acidófilas en contacto con la luz, producto de la muerte de las células más su-

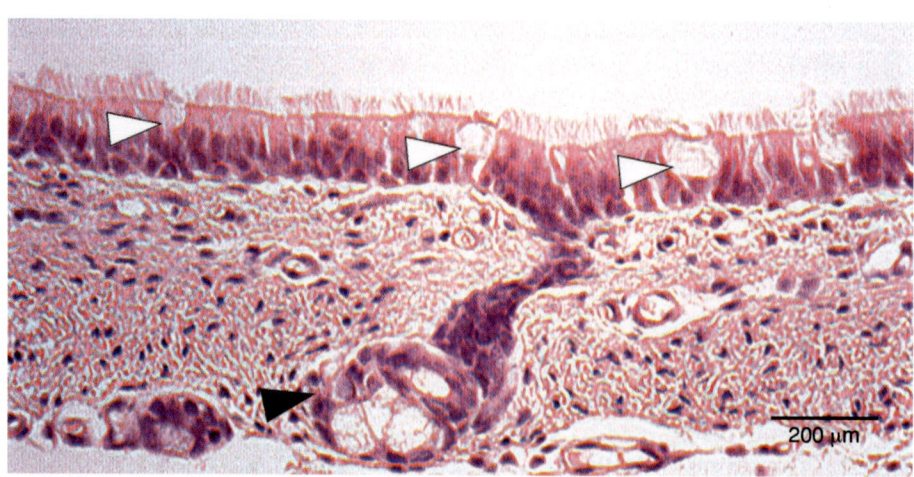

Fig. 4-5. Fotomicrografía de la pared traqueal teñida con hematoxilina eosina en la que se observa el epitelio de revestimiento cilíndrico seudoestratificado ciliado con células caliciformes (flechas blancas) y glándulas seromucosas (flecha negra) ubicadas en la túnica submucosa. Se observa el conducto excretor de la glándula que atraviesa el epitelio y desemboca en la luz traqueal.

perficiales, es decir, las láminas de queratina están compuestas por restos celulares lipoproteicos y su función es protectora (impermeabilización) (**cuadro 4-2** y **fig. 4-6**).

El **epitelio plano estratificado no queratinizado**, característico de las superficies húmedas, tiene una capa luminal sin queratina, en la que son evidentes los núcleos ahusados típicos de los epitelios planos (**fig. 4-7**). Este tipo de epitelio se encuentra en la cor-

nea y en la mucosa que recubre la boca, el esófago, la vagina y el conducto anal.

Epitelio cúbico y cilíndrico estratificado

En general, son epitelios biestratificados, es decir, tienen dos capas de células. La forma de los núcleos en contacto con la luz es redonda u ovalada. Estos tipos de epitelios se limitan al conducto excretor de las

Cuadro 4-2. Epitelios de revestimiento estratificados: en la segunda columna se observan fotomicrografías de distintos tipos de epitelios estratificados (plano estratificado queratinizado, biestratificado y polimorfo); en la tercera columna, un esquema que muestra la distribución de las células epiteliales en cada uno de los epitelios y, en la última columna, un esquema del tipo celular más característico de cada uno de ellos, por el que se determina el diagnóstico histológico

Epitelio de revestimiento estratificado	Fotografía al microscopio óptico	Esquema de los tipos celulares	Morfología de la célula en contacto con la luz
Plano			
Cúbico			
Polimorfo			

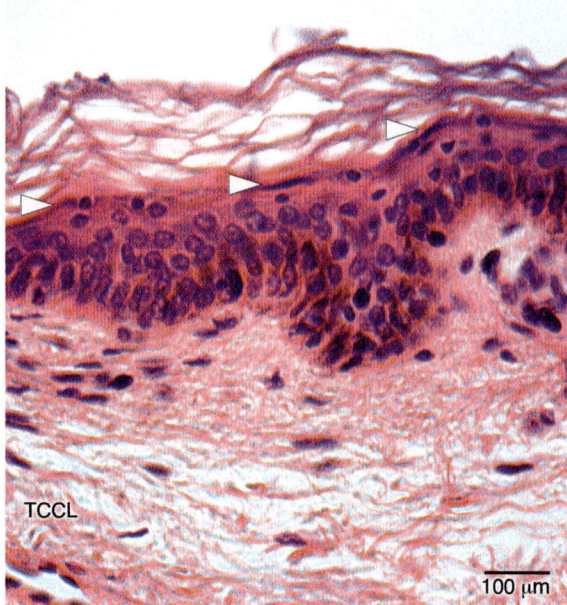

Fig. 4-6. Fotomicrografía de un corte histológico de piel fina teñido con H-E. Se observa un epitelio plano estratificado queratinizado y, por debajo, el tejido conectivo colágeno laxo denominado dermis papilar (TCCL). Las flechas señalan el estrato superficial de células epiteliales planas.

glándulas sudoríparas, la uretra femenina, el epitelio no fotosensible de la retina y los distintos tipos de folículo ovárico (bilaminar, multilaminar; **fig. 4-8**; véase también **cuadro 4-2**).

Epitelio polimorfo, urotelio o epitelio de transición

En el ser humano, el epitelio polimorfo o de transición se encuadra dentro de los epitelios estratificados. Si bien la denominación de epitelio de transición es muy común, ya no debería utilizarse, dado que antes se pen-

saba que era una transición entre un epitelio simple y un epitelio estratificado. Es un epitelio exclusivo de las vías urinarias (pelvis renal, uréteres, vejiga, uretra femenina y tercio superior de la uretra masculina), por lo que también se denomina urotelio. Las células del urotelio tienen vesículas discoidales en su citoplasma que sirven para adicionar membrana cuando el epitelio se encuentra en tensión (con la luz del órgano que tapizan llena de orina), con lo cual las células se estiran y disminuyen así el número de capas. Dado que las células más superficiales pueden adoptar una forma redondeada o aplanada (según el órgano esté relajado o en tensión), este tipo de epitelio recibe también el nombre de polimorfo.

En un corte histológico teñido con hematoxilina-eosina y perpendicular a la superficie, las células de la capa apical son grandes, globulosas y fuertemente acidófilas, con un núcleo central de cromatina muy densa (por ende, intensamente basófilo) (**fig. 4-9**). Estas células grandes, al apoyarse sobre varias subyacentes, presentan una convexidad apical. Por debajo de estas células apicales, se observan numerosas capas de células más pequeñas, con núcleos centrales redondos de cromatina más laxa, con un característico halo perinuclear claro y citoplasma levemente basófilo. Por último, apoyadas sobre la membrana basal, se encuentran numerosas células basales redondeadas (véase **cuadro 4-2**).

Existe controversia en cuanto a si el urotelio pertenece a un epitelio estratificado o seudoestratificado. Parece predominar el primer concepto en el ser humano y el segundo en diversas especies animales.

Epitelio glandular

Una glándula está formada por una célula o una asociación de células especializadas en la secreción de macromoléculas que se originan durante un proceso llamado ciclo secretor. El producto de secreción tiene una acción definida una vez excretado.

Las glándulas pueden ser unicelulares o multicelulares. Las glándulas unicelulares están intercaladas

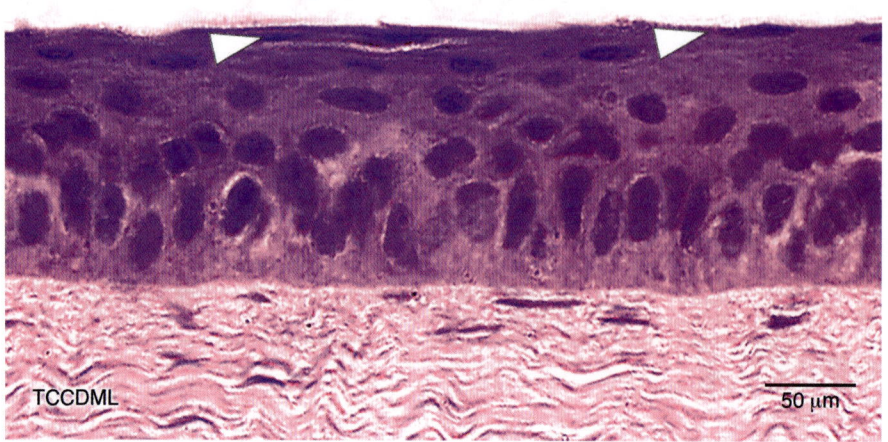

Fig. 4-7. Fotomicrografía de un corte histológico de la región anterior de la córnea teñido con H-E. Se observa un epitelio plano estratificado no queratinizado y, por debajo, el tejido conectivo colágeno denso modelado laminar (TCCDML). Las flechas señalan el estrato superficial de células epiteliales planas.

entre las células de un epitelio de revestimiento. Estas células pueden secretar: a) hacia la luz, como las células caliciformes (secreción exocrina de moco) (**fig. 4-10**); b) hacia células vecinas (secreción paracrina), como las células del sistema neuroendocrino difuso que secretan polipéptidos reguladores; c) hacia capilares presentes en el tejido conectivo (secreción endocrina) y d) pueden secretar sustancias que las autoestimulen (secreción autocrina), ya que tienen receptores para su propio producto de secreción y e) liberar células o estructuras (secreción citocrina) (**fig. 4-11**).

Las glándulas multicelulares se originan por invaginación de células desde el epitelio de revestimiento hacia el tejido conectivo subyacente. Si mantienen el contacto con la luz a través de los conductos excretores y vuelcan hacia estos su secreción, se denominan glándulas exocrinas, mientras que si pierden el contacto con el epitelio de revestimiento y vierten su secreción hacia los capilares que están en el tejido conectivo, se denominan glándulas endocrinas (**fig. 4-12**). Por ello, el producto se secreta hacia una luz (cavidades intracorporales o el exterior del cuerpo) en las glándulas exocrinas o hacia los capilares sanguíneos en las glándulas endocrinas a través de los cuales el producto de secreción (hormonas) circula por el torrente circulatorio y se distribuye por todo el organismo hasta entrar en contacto con sus receptores específicos, que suelen

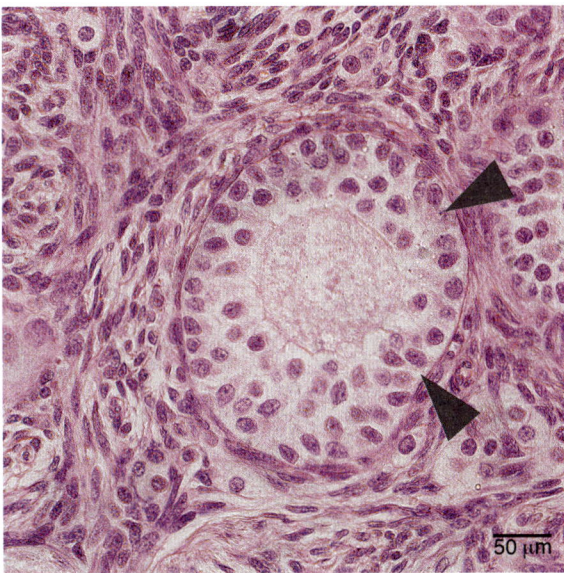

Fig. 4-8. Fotomicrografía de un corte histológico de la corteza ovárica teñido con H-E. Se observa un epitelio cúbico estratificado (flechas) que rodea al ovocito.

estar lejos, en células denominadas blanco o *target* (véase **cap. 19**).

Las glándulas multicelulares exocrinas solo mantienen continuidad con el epitelio de revestimiento

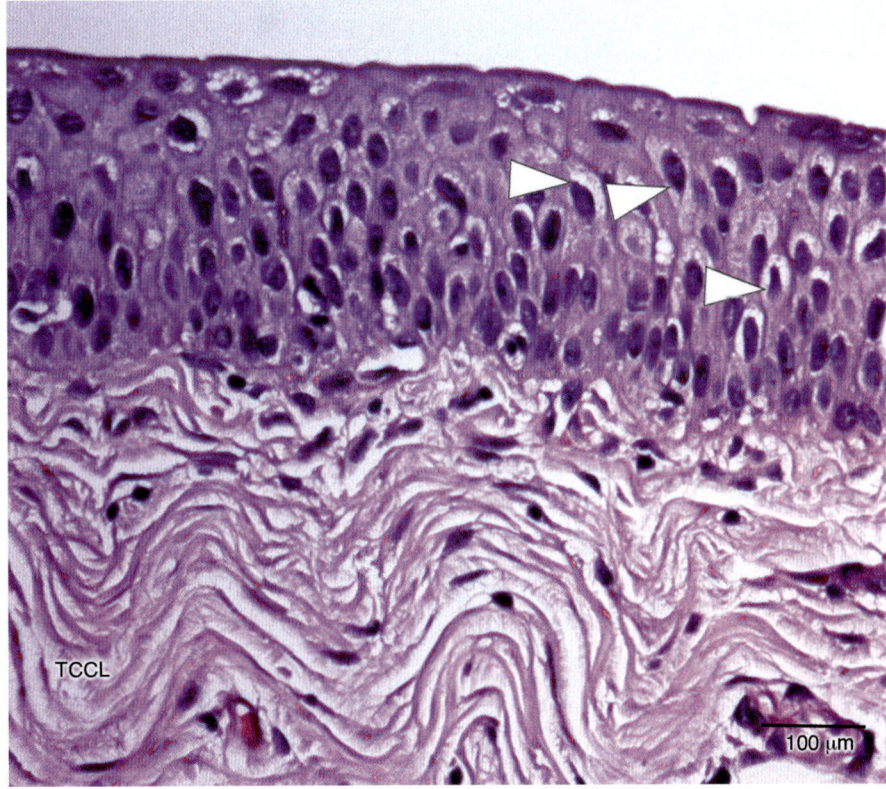

Fig. 4-9. Fotomicrografía de un corte histológico de la mucosa de la vejiga teñido con H-E. Se observa un epitelio polimorfo o de transición (urotelio) y, por debajo, el tejido conectivo colágeno laxo (TCCL). Las flechas señalan el halo claro perinuclear característico de las células que forman el epitelio.

TCCL

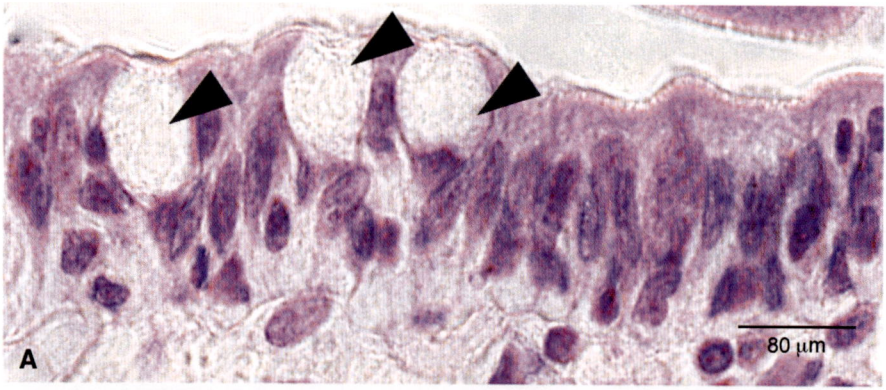

A

80 μm

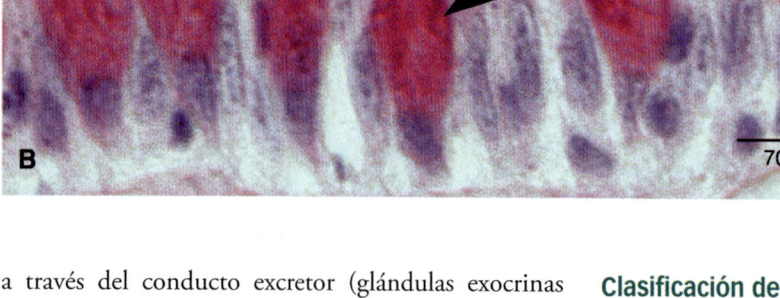

B

70 μm

Fig. 4-10. Fotomicrografía de un corte histológico de un epitelio cilíndrico simple con chapa estriada y células caliciformes (flechas), teñido con la técnica de H-E (**A**) PAS-hematoxilina (**B**). Obsérvese que las células caliciformes y la chapa estriada en el borde apical son PAS positivas.

a través del conducto excretor (glándulas exocrinas extraepiteliales) (véase **fig. 4-12**), pero hay una excepción en que se constituye una glándula multicelular exocrina intraepitelial, con células que no se extralimitan del epitelio de revestimiento, en el epitelio de la uretra peneana (glándulas de Littrè). Las glándulas que se describen en este capítulo son las exocrinas, que pertenecen al epitelio glandular.

Clasificación de las glándulas exocrinas según el producto de secreción

Proteínas

El producto de secreción de las glándulas serosas (suero: agua y proteínas) es de naturaleza proteica. En un corte histológico teñido con hematoxilina-eosina,

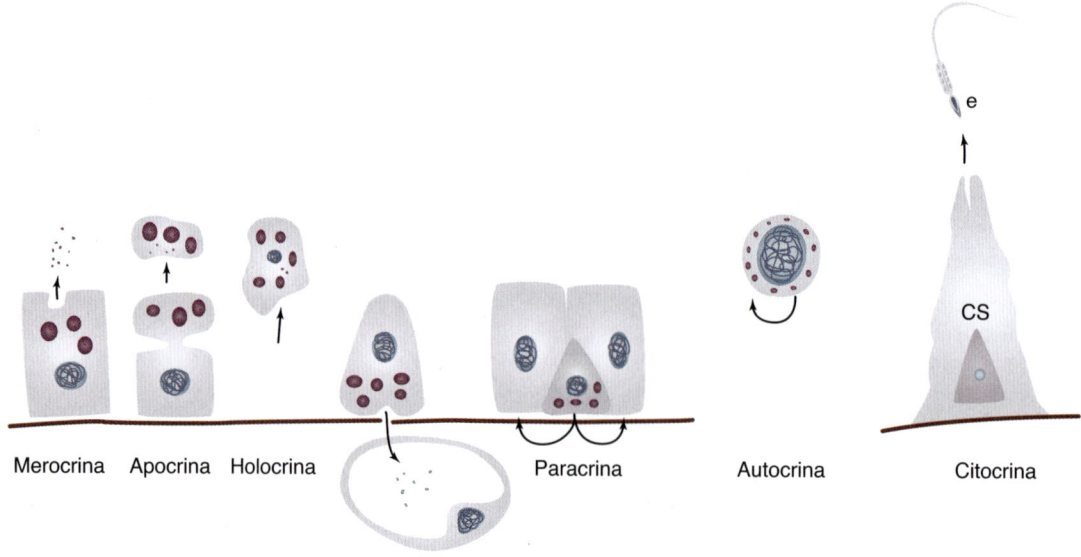

Merocrina Apocrina Holocrina

Endocrina

Paracrina

Autocrina

CS

e

Citocrina

Fig. 4-11. Distintos tipos de secreción. CS: célula de Sertoli; e: espermatozoides.

las células del epitelio glandular son basófilas debido a su abundante retículo endoplasmático rugoso y cuando se acumulan los gránulos proteicos (gránulos de zimógeno) presentan acidofilia en la zona apical del citoplasma debido a la acumulación de proteínas en los gránulos de secreción.

Glucoproteínas

El producto de secreción de las glándulas mucosas (moco) está compuesto por glucoproteínas. En un corte histológico teñido con hematoxilina-eosina, la tinción del citoplasma de las células de este epitelio glandular es negativa, ya que contiene gránulos de moco (gránulos de mucígeno) que no se tiñen o lo hacen con una acidofilia muy leve por la escasa cantidad de proteínas. Estos gránulos se tiñen con la técnica de PAS.

Lípidos

Son el producto de secreción de las glándulas holocrinas como las glándulas sebáceas, en las que las células se cargan de lípidos, experimentan apoptosis y se excretan las células muertas enteras. En un corte histológico teñido con hematoxilina-eosina, se observan células con citoplasma muy pálido y un núcleo pequeño de cromatina densa.

Electrolitos y agua

Son el producto de secreción de las glándulas sudoríparas y también de los conductos excretosecretores o estriados de algunas glándulas exocrinas. En un corte histológico teñido con hematoxilina-eosina, las células de los conductos excretores (epitelio biestratificado) presentan una acidofilia intensa (estriaciones acidófilas), ya que ultraestructuralmente se han evidenciado pliegues basales con abundantes mitocondrias, necesarias para los sistemas activos de transporte de iones (bombas iónicas presentes en la membrana plasmática) que intervienen en esa secreción. Las células de los adenómeros tubulares de las glándulas sudoríparas constituyen un epitelio cúbico simple con escasa luz y tinción débilmente eosinófila (**fig. 4-13**).

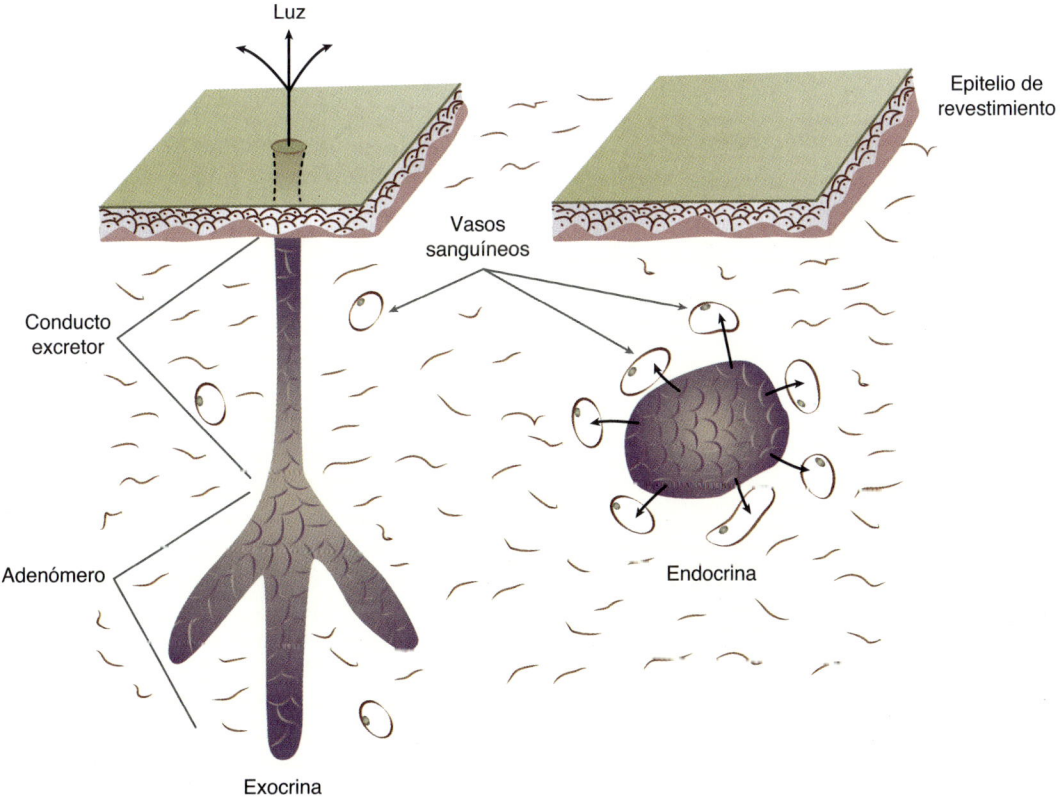

Fig. 4-12. Ubicación de las células secretoras extraepiteliales exocrinas y endocrinas. En el esquema de la glándula exocrina, obsérvese la ubicación del adenómero y del conducto excretor respecto del epitelio. Las flechas señalan el sentido de la secreción.

Clasificación de las glándulas exocrinas según la forma de secreción

Merocrinas

La secreción del producto se vierte hacia la luz por exocitosis y se mantiene la integridad de las células (p. ej., glándulas sudoríparas y salivales) (**fig. 4-14**; véase también **fig. 4-13**).

Apocrinas

La secreción incluye el material secretorio con una pequeña porción del citoplasma y las membranas que comprenden la porción apical de las células (p. ej., alvéolos mamarios) (**fig. 4-15**).

Holocrinas

La secreción comprende la totalidad de la célula, que incluye células muertas (p. ej., glándula sebácea) (**fig. 4-16**).

Citocrinas

La secreción citocrina implica la fagocitosis de porciones citoplasmáticas durante el proceso de liberación del producto de secreción. Mediante este mecanismo, los espermatozoides se liberan en la luz del túbulo seminífero durante la espermiación y los melanosomas se transfieren a los queratinocitos vecinos. En la **figura 4-11** se muestra un esquema simplificado de la liberación de espermatozoides del epitelio del túbulo seminífero por acción de las células de Sertoli que fagocitan los puentes citoplasmáticos entre las espermátides maduras.

Clasificación de las glándulas exocrinas según el número de células que las componen

Se clasifican en unicelulares o multicelulares (**cuadro 4-3**).

Glándulas exocrinas unicelulares

El ejemplo típico de glándula unicelular exocrina es la célula caliciforme, que se encuentra entre las células de los epitelios intestinal y respiratorio. Debe su nombre a su forma de cáliz, que se da cuando está llena de gránulos de mucígeno (fácilmente evidenciables con PAS) (véase **fig. 4-10**).

Glándulas exocrinas multicelulares

Las glándulas exocrinas multicelulares se clasifican, a su vez, por la morfología del conducto excretor (porción que excreta el producto) y del adenómero (porción que sintetiza y secreta el producto). Si el conducto excretor no está dicotomizado se denomina simple y si tiene dicotomizaciones es compuesto (véase **cuadro 4-3**). A su vez, el adenómero se clasifica según el número y la forma. Por su número, es no ramificado si está formado por un único adenómero o ramificado si tiene dos o más que descargan su producto en un conducto excretor (véase **fig. 4-12**). En cuanto a su forma, puede ser de tipo tubular, acinar o alveolar (véase **cuadro 4-3**).

A su vez, una glándula tubular puede formar: a) glándulas tubulares simples, como las glándulas fúndicas (**fig. 4-17**); b) glándulas tubulares glomerulares, que son glándulas tubulares enrolladas sobre sí mismas, como las glándulas sudoríparas de la dermis de la piel (véase **fig. 4-13**); o c) glándulas saculares, que adoptan la forma de una glándula maciza con aspecto de "saco o bolsa", con su luz llena de células muertas que se excretan de forma holocrina. Ejemplos de este último tipo son las glándulas sebáceas de la dermis, formadas por células con contenido lipídico en su citoplasma, por lo que son negativas con la tinción de hematoxilina-eosina. Estas células descargan su producto hacia un conducto excretor muy corto que desemboca en un folículo piloso (véase **fig. 4-16**).

Las glándulas acinares están constituidas por adenómeros de forma ovoide que en el corte transversal muestran una luz pequeña rodeada por una única hilera de células piramidales (que forman un ácino). El

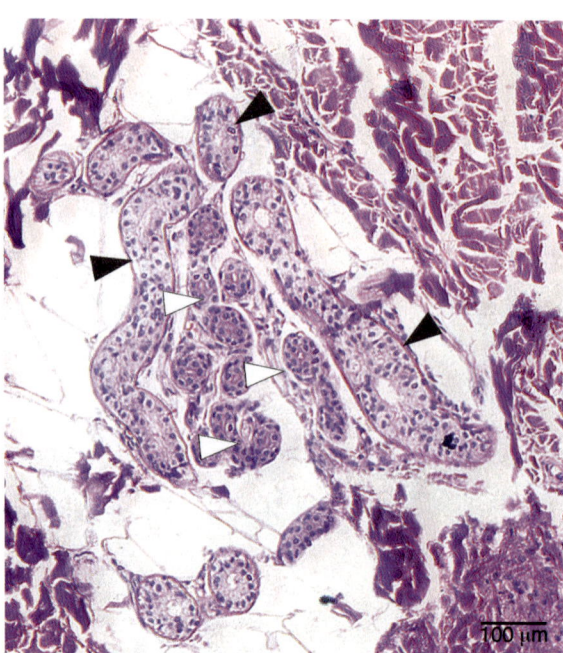

Fig. 4-13. Fotomicrografía de una glándula tubuloglomerular teñida con H-E. Se observa una glándula sudorípara en la que pueden distinguirse las distintas incidencias de cortes del adenómero tubuloglomerular con epitelio cúbico simple débilmente eosinófilo que bordea una luz amplia (flechas negras) y cortes de conductos excretores con epitelio cúbico biestratificado fuertemente eosinófilo y con luz pequeña (flechas blancas).

ácino descarga su producto de secreción hacia esa luz, que se continúa con la luz de los conductos excretores. Las células tienen la forma de un cono truncado y en un corte transversal son piramidales, con los vértices que apuntan hacia una luz central. Según el producto que secretan, los ácinos pueden ser serosos o mucosos.

Los ácinos serosos secretan suero (que contiene proteínas, iones y agua), por lo que su secreción es fluida. Son ácinos de tamaño y luz más pequeña que los mucosos, y sus células son basófilas porque contienen grandes cantidades de retículo endoplasmático rugoso, principalmente en la porción basal de la célula (p. ej., glándula parótida, que secreta saliva continuamente) y, si el tipo de secreción es discontinuo, acumulan el producto de secreción en la parte apical, lo que determina que estas células tengan, además de acidofilia apical (p. ej., páncreas, cuyo producto de secreción se almacena principalmente en el período interdigestivo), una zona basal basófila. Los límites intercelulares no se pueden distinguir y los núcleos son redondeados, de cromatina laxa, y se ubican entre las porciones media y basal de la célula (**cuadro 4-4** y véase **fig. 4-14**).

Los ácinos mucosos producen una secreción viscosa formada por mucoproteínas. Son de tamaño y luz más grandes que los serosos, sus células presentan una acidofilia muy pálida porque contienen grandes cantidades de gránulos de mucígeno en su citoplasma. Los límites intercelulares se distinguen con claridad, pero no se deben a la membrana plasmática de las células (ya que no son visibles en el microscopio óptico), sino al poco citoplasma remanente que está desplazado contra la periferia celular por los gránulos. Los núcleos son de forma aplanada, de cromatina densa y ubicados en la parte basal, ya que son empujados por el moco intracelular (véase **cuadro 4-4**).

También hay ácinos de secreción mixta (mucosa y serosa). En un corte histológico teñido con hematoxilina-eosina, los ácinos mixtos presentan una parte central correspondiente a un ácino mucoso y una periférica en forma de semiluna que es un ácino seroso (denominada semiluna de Gianuzzi) (véanse **cuadro 4-4** y **fig. 4-14**). La forma de secreción de estos últimos no está totalmente dilucidada y puede ser concomitante hacia los conductos excretores de los ácinos mucosos o independiente de estos.

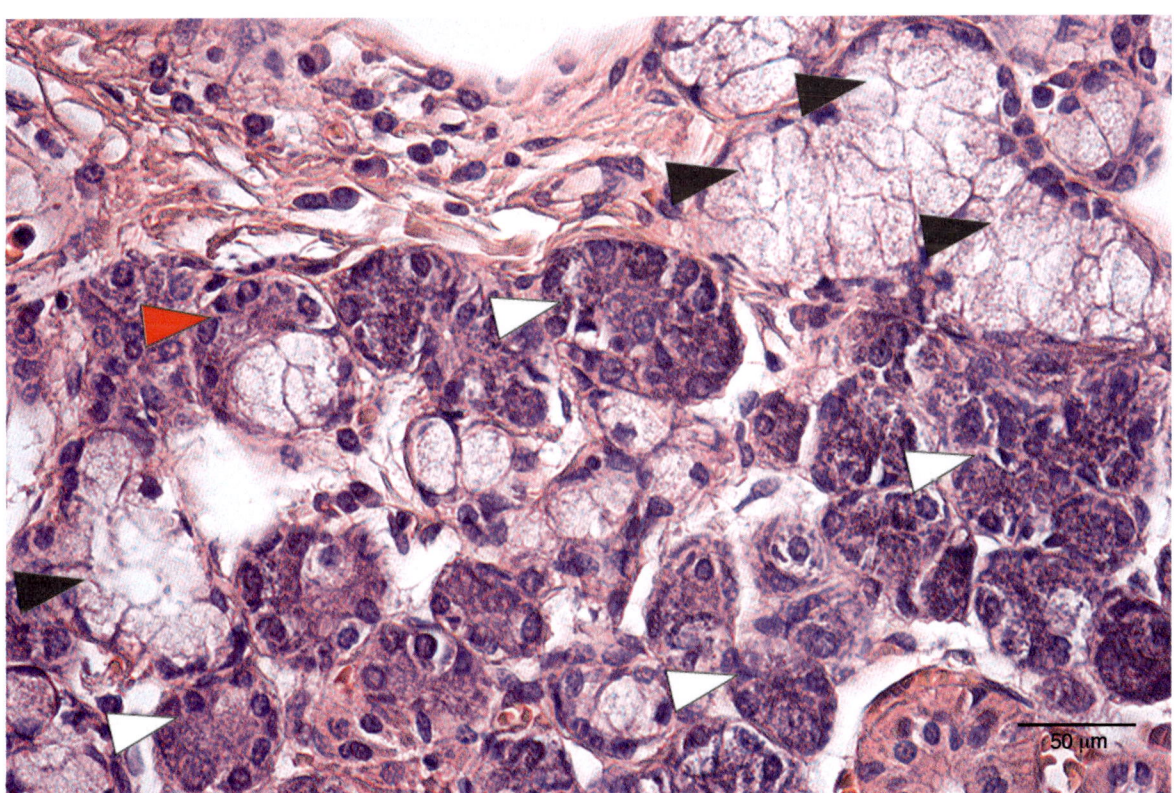

Fig. 4-14. Fotomicrografía de un corte teñido con H-E de adenómeros de una glándula exocrina que muestra ácinos serosos (flechas blancas), ácinos mucosos (flechas negras) y ácinos mixtos (flecha roja), perteneciente a una glándula salival (submaxilar). Los ácinos serosos se observan intensamente basófilos, con núcleo esférico y basal. Los adenómeros mucosos muestran una tinción eosinófila pálida, las células presentan límites intercelulares bien identificables y núcleos aplanados de cromatina densa en la base de las células. Los ácinos mixtos presentan una semiluna de células basófilas que rodean el ácino mucoso (semiluna de Gianuzzi).

Cuadro 4-3. Distintos tipos de glándulas. A: apocrina; E: endocrina; H: holocrina; M: merocrina; SNED: sistema neuroendocrino difuso

Número de células	Tipo de secreción					Ejemplos	Forma de secreción
Unicelular	Exocrina					Célula caliciforme	M
	Endocrina					SNED	E
Multicelular		Conducto excretor	Adenómero				
		Simple	Ramificación	Característica	Formas		
	Exocrina		No ramificado	Tubular	Simple	Intestino delgado	M
		Compuesto			Glomerular	Glándulas sudoríparas	M
					Sacular	Glándula sebácea	H
			Ramificado	Acinar		Glándula salival	M
				Alveolar		Glándula mamaria	A

Otro tipo de adenómero es el alveolar (alvéolo) que, en un corte histológico teñido con hematoxilina-eosina se observa como una estructura redondeada con una luz central amplia tapizada por células cúbicas que vierten su producto de secreción hacia esa luz y desde allí hacia los conductos excretores. A diferencia de los ácinos, sus células son cúbicas, con núcleos redondos centrales. El ejemplo típico de glándula con este tipo de adenómeros es la glándula mamaria, pero además se encuentran en la glándula prostática (véase también **fig. 4-15; fig. 4-18**).

Por último, existen glándulas con secreción tanto endocrina como exocrina denominadas glándulas anficrinas, por ejemplo, el hígado y el páncreas. El hígado tiene células (hepatocitos) que cumplen ambas funciones, por lo que este órgano se considera una glándula anficrina mixta, mientras que el páncreas tiene células que secretan hormonas (islotes de Langerhans) y otras células dispuestas en ácinos serosos que secretan un jugo rico en enzimas (jugo pancreático), por lo que este órgano representa una glándula anficrina doble.

MEMBRANA BASAL

La membrana basal es una estructura laminar constituida por proteínas como el colágeno, las glucoproteínas y los proteoglucanos sobre la que asienta el tejido epitelial, al cual otorga sostén y participa además en su adhesión al tejido conectivo. La membrana basal es difícil de ver en los preparados histológicos teñidos con hematoxilina-eosina, salvo que sea muy gruesa, en cuyo caso es eosinófila; en general, es necesario usar técnicas especiales para ponerla en evidencia. Con las técnicas de PAS o de impregnación argéntica, las membranas basales se observan como una delgada línea de color magenta o negro respectivamente, en la interfaz entre los epitelios y el tejido conectivo subyacente o circundante. Con el microscopio electrónico es posible distinguir dos zonas claramente diferenciadas en la membrana basal: una más próxima al epitelio denominada lámina basal y otra más próxima al tejido conectivo denominada lámina reticular.

La lámina basal está adherida a los epitelios, pero también se encuentra rodeando los adipocitos, las células musculares y las células de Schwann, donde se conoce como lámina externa. Las células epiteliales y los distintos tipos celulares mencionados participan en la síntesis de los componentes de la lámina basal y de la lámina externa, respectivamente.

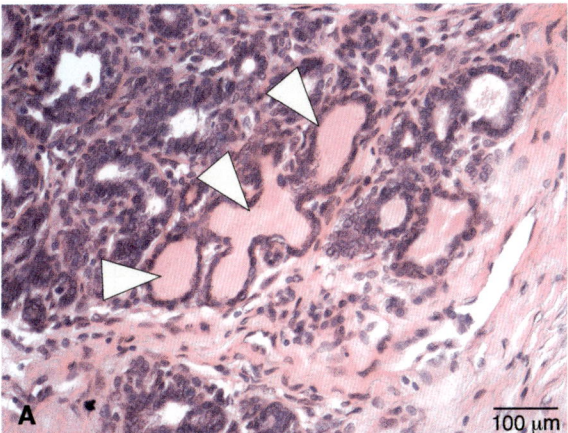

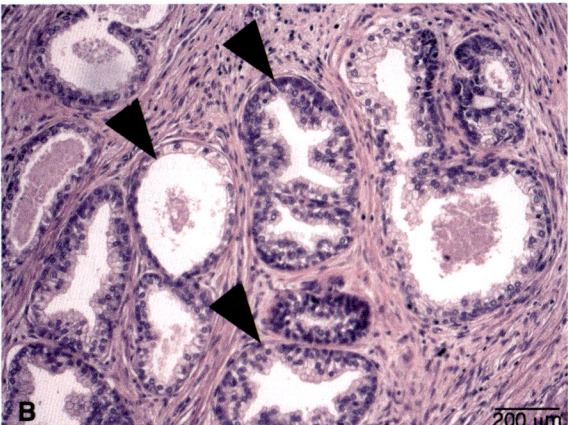

Fig. 4-15. Fotomicrografía de un corte histológico teñido con H-E de glándulas tubuloalveolares. **A**. Adenómeros alveolares de la glándula mamaria (flechas blancas). **B**. Adenómeros alveolares de la próstata (flechas negras). Obsérvese la forma irregular de los adenómeros alveolares, formados por epitelio cúbico simple levemente basófilo y la luz amplia con un contenido levemente acidófilo.

La lámina basal consta de dos zonas observables al microscopio electrónico: la lámina lúcida, que es electrolúcida y se observa como un espacio de 40-60 nm de espesor próximo al epitelio; y la lámina rara o densa, que tiene un espesor similar al de la anterior y un aspecto homogéneamente electrodenso.

La lámina lúcida es el sitio donde los receptores de las células epiteliales, denominados integrinas, se unen a proteínas de adhesión como la laminina. Hay cierta controversia sobre la verdadera existencia de la lámina lúcida. Algunos autores sostienen que es un espacio artificial formado entre las células y la lámina densa durante el proceso de fijación y deshidratación al que se somete el tejido para la microscopía electrónica convencional.

La lámina densa está compuesta en un 50% por colágeno de tipo IV más las glucoproteínas adhesivas laminina y entactina, y el proteoglucano perlecano.

El colágeno de tipo IV tiene la particularidad de formar redes o mallas de colágeno, y el resto de las moléculas realizan uniones cruzadas o entrecruzamientos de la red y con las proteínas de las células. Así, la entactina tiene sitios de unión al perlecano, la fibronectina, la laminina y el colágeno. El perlecano es un proteoglucano que da volumen y cargas negativas a la lámina basal y se interconecta con la laminina, el colágeno IV y la entactina. La laminina es una glucoproteína constituida por 3 cadenas polipeptídicas en forma entrecruzada que se une a las integrinas de las células epiteliales y a los componentes de la lámina basal mencionados. Por último, la lámina basal se fija a la lámina reticular por el colágeno de tipo VII.

La lámina reticular es la parte de la membrana basal más próxima al tejido conectivo. Está formada por colágeno de tipos I y III (fibras reticulares). Se ha sugerido que las membranas basales se tiñen con impregnación argéntica debido a la presencia de fibras reticulares en esta lámina; sin embargo, esto también es controvertido.

Funciones de la membrana basal

La membrana basal le otorga el sostén y la adhesión del epitelio a la matriz extracelular. Forma una malla o red que funciona como filtro por el que tienen que pasar las moléculas que nutren a los epitelios. Realiza así una selección pasiva de los componentes que la atraviesan por tamaño (deja pasar las moléculas más pequeñas) y por carga (tiene carga negativa debido a los proteoglucanos). La membrana basal impide el paso de las células normales, salvo los leucocitos, y también de las células patológicas o cancerosas del epitelio. Estas últimas atraviesan la membrana gracias a la liberación de enzimas (metaloproteasas y colagenasas) que degradan tanto la membrana basal como la matriz extracelular y favorecen la invasión de los tejidos subyacentes. Mientras las células

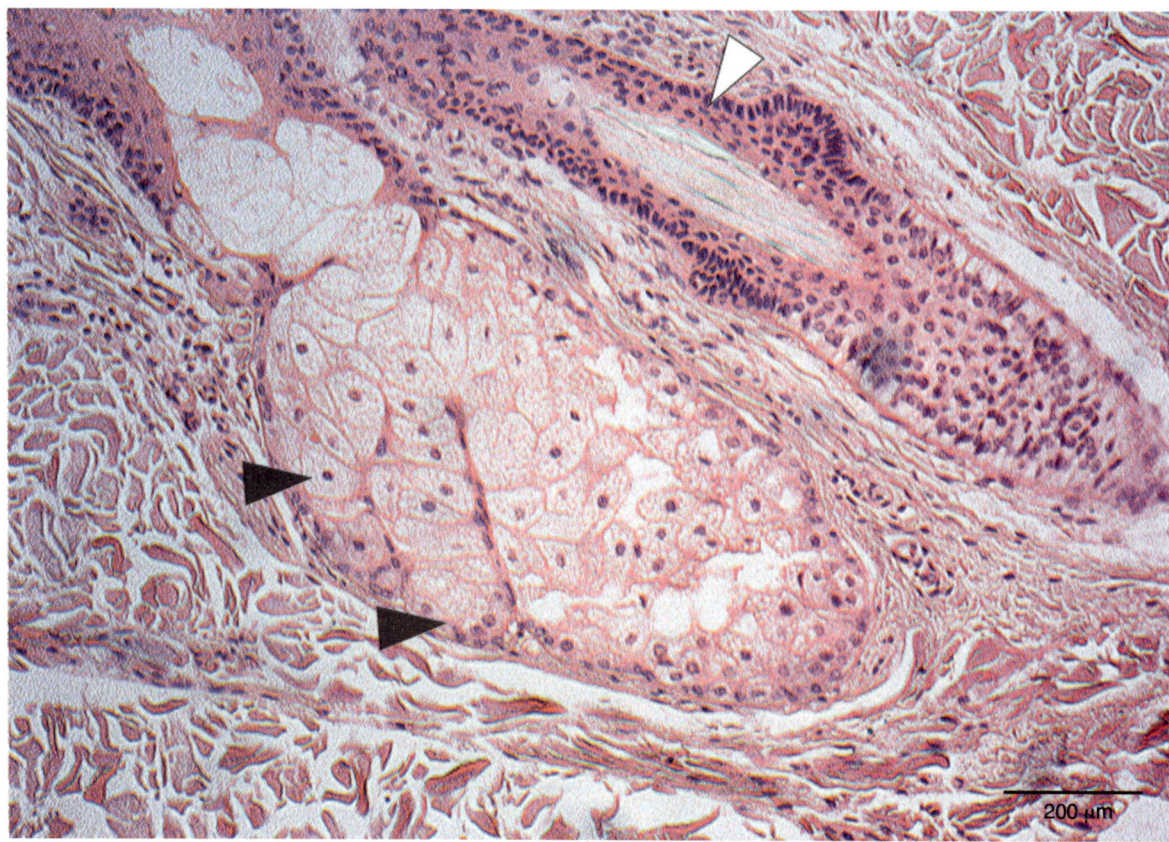

Fig. 4-16. Fotomicrografía de una glándula sebácea teñida con hematoxilina eosina (flechas negras). Obsérvese que corresponde a un adenómero de tipo sacular; el citoplasma de sus células se tiñe muy pálidamente o en forma negativa debido a la acumulación de lípidos y a que las células con núcleos picnóticos están ubicadas en el centro de la glándula, donde se produce la muerte celular (glándula holocrina). La glándula vierte su secreción a través de un pequeño conducto hacia el folículo piloso (flecha blanca).

Cuadro 4-4. Comparación en microscopia óptica de los distintos tipos de ácinos. En la primera hilera se observan las fotomicrografías ópticas teñidas con H-E. Por debajo de estas, el cuadro sinóptico indica las principales características morfológicas y de tinción de cada tipo de ácino

Ácinos		Seroso	Mucoso	Mixto
Microscopia óptica				
Secreción		Serosa (fluida)	Mucosa (viscosa)	Seromucosa
Tamaño		+	+++	++/+++
Luz		+	+++	++
Citoplasma	H-E	Basofilia basal + acidofilia apical	Acidofilia pálida	
	Límites intercelulares	No visible	Nítido	
Núcleos	Forma	Redondeada	Aplanada	
	Cromatina	Laxa	Densa	
	Ubicación	Entre tercio medio y tercio basal	Basal	

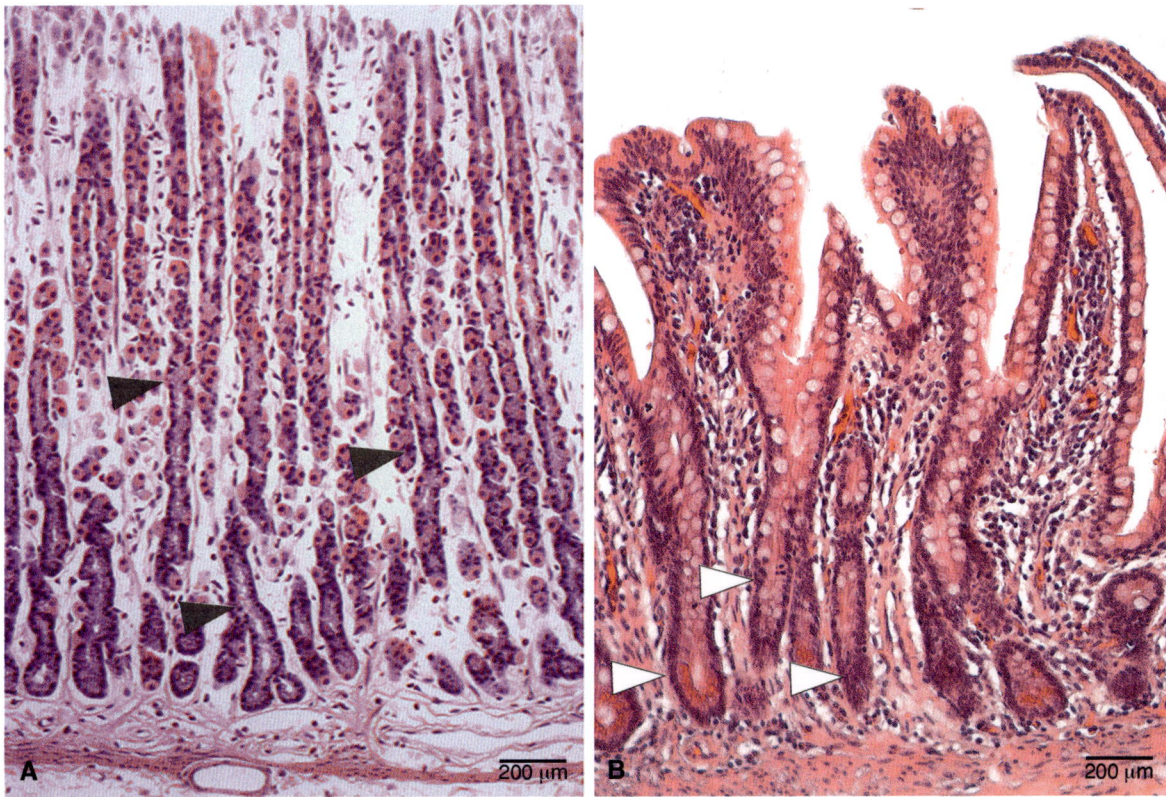

Fig. 4-17 A. Fotomicrografía de un corte longitudinal de glándulas tubulares ramificadas (flechas negras) de la mucosa gástrica teñidas con H-E. **B**. Fotomicrografía de un corte longitudinal de glándulas tubulares simples ramificadas (flechas blancas) de la mucosa del yeyuno teñidas con H-E. Cuando el corte pasa tangencialmente a la pared de la glándula, se observa una acumulación celular sin que se observe la luz.

malignas se limiten al epitelio y no atraviesen la membrana basal, se habla de carcinoma in situ y su detección temprana evita la invasión tumoral y la aparición de metástasis.

La membrana basal participa en la guía de los procesos migratorios durante el desarrollo embrionario tanto como sustrato como en complejos mecanismos de señalización y durante los procesos de cicatrización. También desempeña un papel importante como guía durante la regeneración axonal (**Proyección médico-clínica 4-2. Alteraciones de las membranas basales**).

REGENERACIÓN DE LOS EPITELIOS

De todos los tejidos básicos, el tejido epitelial es el que tiene mayor capacidad regenerativa, ya que contiene células madre (indiferenciadas) capaces de dividirse por mitosis y diferenciarse en los tipos celulares propios de cada epitelio.

Después de lesiones que comprometen los epitelios y generan soluciones de continuidad en estos, las células epiteliales remanentes se aplanan y migran para cubrir el área lesionada (área sin epitelio).

A continuación, las células epiteliales de los bordes de la lesión proliferan para cubrir el tejido conectivo con un tejido epitelial que tiene las mismas características que el tejido epitelial original anterior a la lesión.

RENOVACIÓN DE LOS EPITELIOS

Algunos epitelios como el epitelio plano estratificado queratinizado de la epidermis y el epitelio cilíndrico simple del tubo digestivo renuevan constantemente sus poblaciones celulares, al igual que la sangre (que es un tipo especial de tejido conectivo). Esto significa que en estos epitelios hay células madre que proliferan y dan lugar a otras células madre, y a células que migran y se diferencian. Estas últimas continúan el proceso de diferenciación a medida que se desplazan de manera progresiva hacia la luz o el extremo de las vellosidades, para descamarse hacia la superficie de la piel o la luz intestinal respectivamente. Este fenómeno asegura la renovación continua de estos tejidos y el mantenimiento de la población celular que los forma (**Proyección médico-clínica 4-3. Alteraciones de los epitelios**).

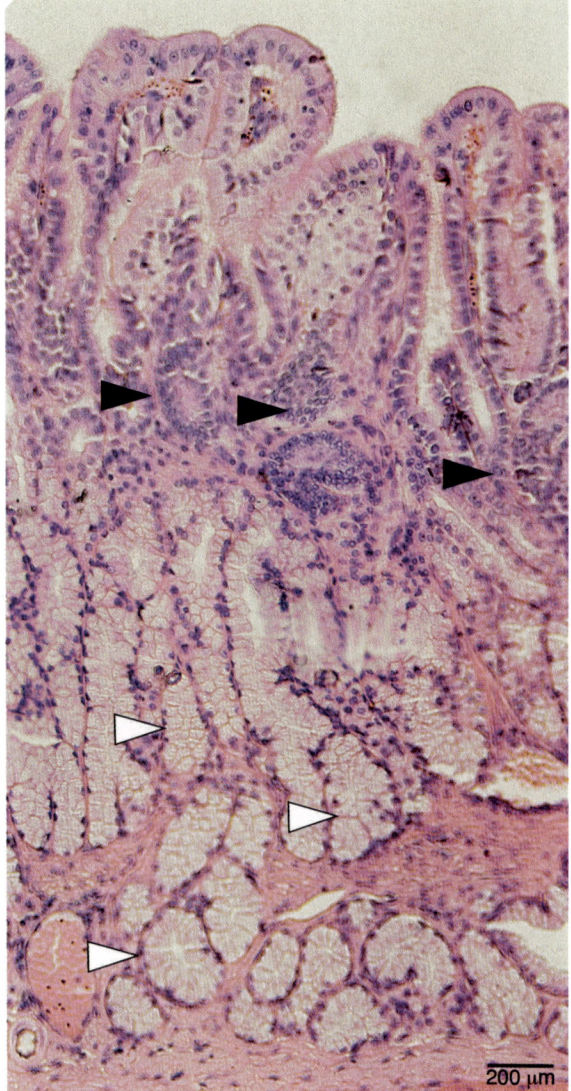

Fig. 4-18. Fotomicrografía de la pared del duodeno teñida con hematoxilina eosina en la que se observan glándulas tubulares simples en la mucosa (flechas negras) y glándulas tubuloalveolares ramificadas en la submucosa (flechas blancas).

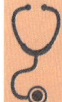

Proyección médico-clínica

4-2. Alteraciones de las membranas basales

Las membranas basales son el denominador común de estructuras denominadas barreras (barrera hematoencefálica, barrera hematotímica, barrera hematotesticular, etc.) que desempeñan el papel de filtros pasivos para el pasaje de sustancias a los distintos órganos.

Debido a ello, la membrana basal puede ser asiento o lugar de depósito de sustancias retenidas, como los complejos antígeno-anticuerpo, y determinar diversas patologías. En el síndrome de Goodpasture hay alteración de las membranas basales de la barrera alveolocapilar y de la barrera de filtrado glomerular. En las glomerulonefritis posestreptocócicas se altera, entre otras estructuras renales, la barrera de filtrado glomerular, y en la membrana basal se observan depósitos electrodensos por microscopía electrónica.

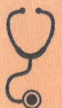

Proyección médico-clínica

4-3. Alteraciones de los epitelios

Los epitelios pueden sufrir cambios en respuesta a determinadas noxas. El ejemplo más conocido es el efecto del humo del cigarrillo sobre el epitelio cilíndrico seudoestratificado ciliado de las vías aéreas superiores, en el que, como consecuencia del efecto del humo, se pierden los cilios y, con el tiempo, el epitelio cambia a un epitelio plano estratificado. Este fenómeno se conoce como metaplasia escamosa. El epitelio plano estratificado, si continúa el efecto dañino del humo, puede sufrir una transformación maligna y originar un tumor invasor.

BIBLIOGRAFÍA

Bloom-Fawcett. Tratado de Histología. 11.ª ed. Madrid: Interamericana-McGraw-Hill; 1987.

Giepmans BN, van Ijzendoorn SC. Epithelial cell-cell junctions and plasma membrane domains. Biochim Biophys Acta. 2009;1788(4):820-31.

Michailova KN. Mesothelial lamellar bodies in norm and experimental conditions. Transmission and scanning electron microscopic observations on the peritoneum, pleura and pericardium. Anat Embryol (Berl). 2004;208(4):301-9.

Mutsaers SE. The mesothelial cell. Int J Biochem Cell Biol. 2004;36(1):9-16.

Pozzi A, Yurchenco PD, Iozzo RV. The nature and biology of basement membranes. Matrix Biol. 2017;57-58:1-11.

 GALERÍA DE IMÁGENES

 AUTOEVALUACIÓN

Tejido conectivo

5

INTRODUCCIÓN

El tejido conectivo (o conjuntivo) es el mayor constituyente tisular del organismo. Forma, junto con los tejidos epitelial, muscular y nervioso, uno de los cuatro tejidos básicos, entendiéndose por tejido básico un agrupamiento de células con una morfología semejante y una función común. Está compuesto por una gran diversidad de tipos celulares y abundante matriz extracelular, y participa fundamentalmente en la integración sistémica del organismo.

CARACTERÍSTICAS

Dos de las características más relevantes del tejido conectivo son: la diversa morfología que presentan sus células y la abundante matriz extracelular en la que estas se encuentran inmersas.

Teñido con hematoxilina-eosina se observa generalmente acidófilo debido a la presencia de abundantes fibras de carácter proteico presentes en su matriz extracelular (excepto el cartílago hialino y el tejido conectivo mucoso).

El tejido conectivo está ricamente vascularizado (a excepción del cartílago y la córnea), ya que a través de él llegan los nutrientes y se eliminan los deshechos celulares de los demás tejidos.

Las células del tejido conectivo derivan principalmente de células mesenquimáticas, las cuales, a medida que el embrión se desarrolla, migran y penetran en los órganos en desarrollo. Estas células se originan en el mesodermo, aunque algunas provienen del ectodermo. Su morfología es muy diversa y está estrechamente ligada a la función que cumplen.

FUNCIONES

Funciones mecánicas

El tejido conectivo conecta los demás tejidos entre sí (de ahí su nombre); los epitelios se apoyan sobre él y constituyen el estroma de ciertos órganos. Por su gran elasticidad y resistencia a través de mallas o redes formadas por fibras y células da sostén al organismo (tejido óseo) y permite el anclaje de los músculos al esqueleto a través de los tendones. Además, provee protección a varios órganos al formar cápsulas y tabiques.

Funciones nutricias

Todas las sustancias (nutrientes) que son absorbidas por los epitelios tienen forzosamente que atravesar el tejido conectivo para su transporte a distintos tejidos y órganos. Por este motivo, se lo considera el medio interno del organismo. Además, a través del tejido conectivo circulan los desechos celulares que, por el líquido tisular, se dirigen hacia los vasos. En el tejido conectivo se almacenan grasas, aminoácidos, iones y agua, y es por él por donde transcurren los vasos sanguíneos y los conductos excretores que transportan la sangre y los productos de secreción, respectivamente. Como está ricamente vascularizado, mantiene la viabilidad de los tejidos epiteliales suprayacentes (avasculares). El soporte tanto mecánico como nutricional que ofrece el tejido conectivo a los diferentes epitelios les permite a estos últimos cumplir con sus funciones de protección, secreción, excreción y absorción, las cuales no podrían realizarse sin el aporte fundamental del tejido conectivo subyacente.

Funciones de defensa y reparación

En el tejido conectivo se produce el proceso de inflamación.

La inflamación es un proceso tisular constituido por una serie de fenómenos moleculares, celulares y vasculares que tiene como finalidad la defensa del organismo frente a agresiones físicas, químicas o biológicas. En ella participan los leucocitos provenientes de la sangre y su función es neutralizar o destruir el agente agresor (p. ej., bacterias).

En el tejido conectivo se produce el proceso de cicatrización.

La cicatrización es un proceso biológico que ocurre en la reparación de heridas u otro tipo de lesiones, durante la cual se llevan a cabo una serie de complejas reacciones celulares para frenar o anular el daño. Son las células del tejido conectivo (fibroblastos/fibrocitos y miofibroblastos derivados también de células mesenquimáticas) y su matriz extracelular (fibras de colágeno mayoritariamente) las que cumplen con esta importante función.

Otras funciones

Una función muy importante del tejido conectivo es la bioinformación, induciendo el desarrollo y la homeostasis de tejidos y órganos. En su matriz extracelular se concentran distintos compuestos como factores de crecimiento (p. ej., BMP4, FGF), proteasas encargadas del remodelado tisular (p. ej., metaloproteasas, activadores del plasminógeno), moléculas que intervienen en las respuestas inflamatorias (p. ej., prostaglandinas), entre otros.

Otra función del tejido conectivo es el control pasivo de la permeabilidad a través de las membranas basales al participar en la formación de la lámina reticular de estas.

COMPONENTES

El tejido conectivo está formado por células (fijas o residentes y móviles o migratorias) y abundante matriz extracelular.

Células fijas o residentes

Las células fijas constituyen una población estable y de vida prolongada. Se originan a partir de células mesenquimáticas, que se desarrollan, permanecen y actúan en el tejido conectivo. Entre ellas se encuentran los fibroblastos, fibrocitos, adipocitos, pericitos, células mesenquimáticas y células reticulares. Los macrófagos son células que pueden ser fijas (llamados también histiocitos) o móviles (**cuadro 5-1**).

Fibroblastos

Los fibroblastos son las células más abundantes del tejido conectivo, tienen forma alargada, un núcleo oval central de cromatina laxa con un nucléolo evidente (véase **cuadro 5-1**).

Su citoplasma presenta múltiples prolongaciones, con hematoxilina-eosina se observa basófilo por la abundancia de retículo endoplasmático rugoso aunque, debido a que la tinción de la matriz extracelular (MEC) puede enmascararlo, el diagnóstico mediante el microscopio óptico se realiza fundamentalmente por la morfología del núcleo. Ultraestructuralmente, predominan, además del retículo endoplasmático rugoso, un aparato de Golgi muy desarrollado que participa en la exportación de componentes tanto fibrilares como glucoproteicos de la MEC (**fig. 5-1**).

Los fibroblastos rara vez se dividen y pueden desplazarse; esto último lo hacen sobre todo durante el proceso de cicatrización. Durante la reparación tisular, son los encargados especialmente de la síntesis de las fibras de colágeno. Se los encuentra de forma abundante en la dermis papilar y rodean los vasos sanguíneos en todo su recorrido.

También pueden diferenciarse en otros tipos celulares como adipocitos, condroblastos y osteoblastos.

Los fibroblastos son células que, una vez cumplida su principal función que es formar las fibras y los componentes amorfos de la matriz extracelular, disminuyen su actividad biosintética y se transforman en fibrocitos.

Miofibroblastos

Los miofibroblastos son células contráctiles, muy parecidas morfológicamente a los fibroblastos, dispersas en el tejido conectivo de la pared de los vasos sanguíneos. Se originan a partir de las células mesenquimáticas y participan activamente en el proceso de cicatrización.

Fibrocitos

Los fibrocitos son células que se originan por la diferenciación de los fibroblastos. Están rodeados por abundantes fibras de colágeno intensamente acidófilas. Su citoplasma es escaso, acidófilo y presenta menos prolongaciones que el fibroblasto. Su núcleo tiene una morfología aplanada en forma de huso, de extremos afinados y cromatina muy densa. En su citoplasma hay escaso desarrollo de organelas (**figs. 5-2** y **5-3**; véase también **cuadro 5-1**).

Ante una lesión tisular son capaces de revertir la morfología a fibroblasto y sintetizar abundante matriz extracelular para reparar la lesión. En las etapas finales del proceso de cicatrización, la producción de fibras de colágeno alcanza su máxima expresión (fibrosis), y en la cicatriz estas son las células predominantes.

Adipocitos

Los adipocitos son células especializadas en la síntesis y almacenamiento de triglicéridos, se distribuyen por todo el organismo, abundan en el tejido celular subcutáneo y cuando se agrupan en gran cantidad forman el tejido adiposo, del cual existen dos tipos: la grasa blanca y la grasa parda (véase **cap. 8**).

En el ser humano adulto se encuentra grasa blanca, en la que los adipocitos se distinguen por ser células muy grandes de aspecto globuloso. Pueden estar aisladas o formar pequeños grupos dentro del tejido conectivo laxo. El adipocito almacena en su interior una gran gota lipídica que desplaza el citoplasma hacia la periferia de la célula y se lo puede observar como una delgada región acidófila que contornea una zona central y amplia H-E negativa (gota de lípido). El núcleo se encuentra desplazado hacia la periferia, es de cromatina densa y tiene una forma aplanada característica. Dada la morfología tan particular de esta célula, se la suele denominar "en anillo de sello" (véase **cuadro 5-1**).

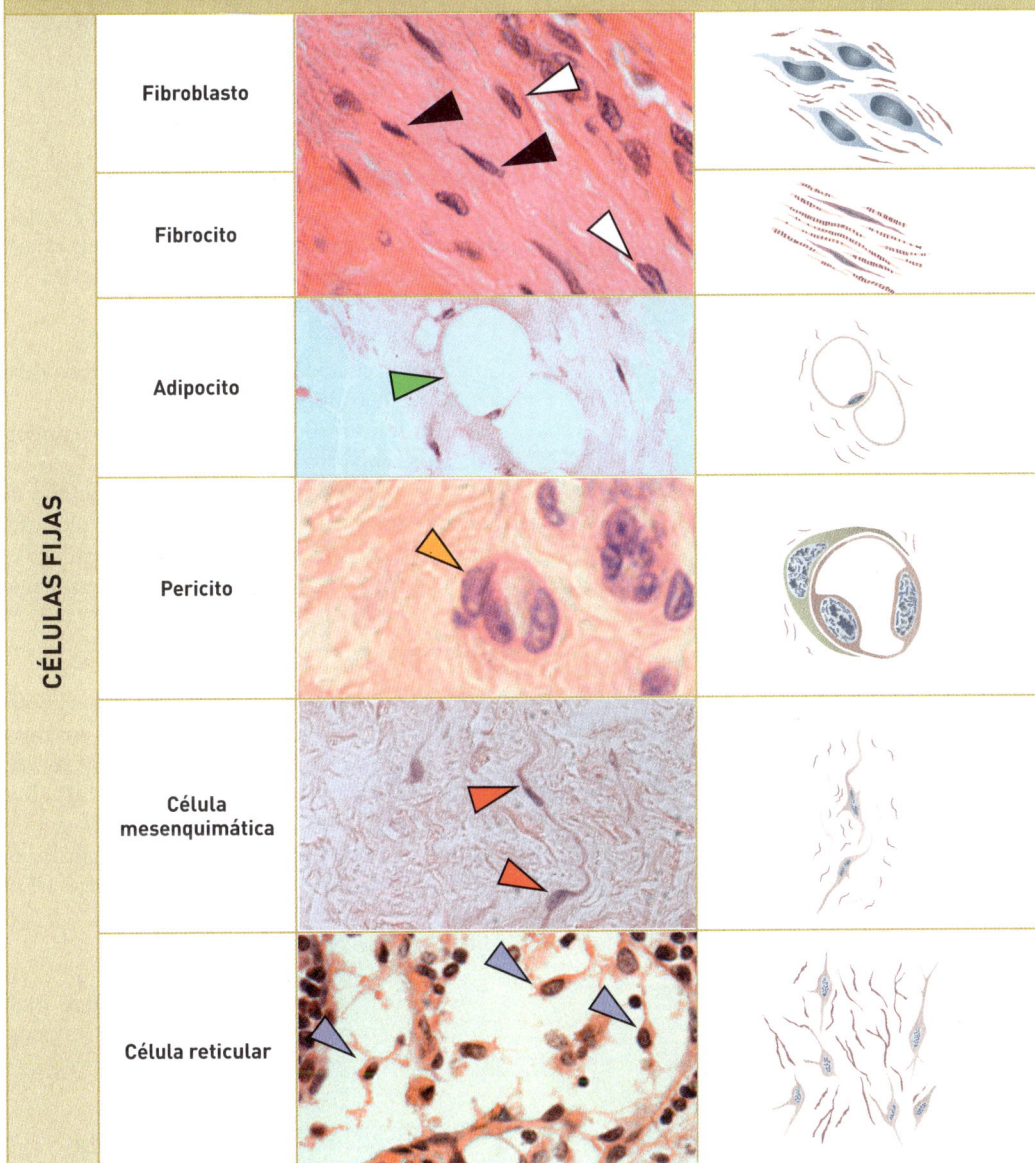

Cuadro 5-1. Células fijas del tejido conectivo. En el panel izquierdo se muestran imágenes de cortes teñidos con H-E y en el panel derecho, esquemas de los tipos celulares. Las flechas negras señalan los fibrocitos y las flechas blancas los fibroblastos. La flecha verde señala un adipocito. La flecha naranja señala un pericito. Las flechas rojas señalan células mesenquimáticas. Las flechas celestes señalan células reticulares

CÉLULAS FIJAS

- Fibroblasto
- Fibrocito
- Adipocito
- Pericito
- Célula mesenquimática
- Célula reticular

Pericitos

Los pericitos, también llamadas células murales o de Rouget, son células con múltiples prolongaciones que se extienden alrededor de pequeñas arteriolas, capilares y vénulas a lo largo de todo el organismo. Tienen un núcleo ovoide o de forma curva y cromatina laxa (véanse **cuadro 5-1** y **fig. 5-3**). Ultraestructuralmente, se observan en el citoplasma depósitos de glucógeno y pequeñas gotitas de lípidos. Estas células tienen actividad fagocítica y se considera que cumplen con fun-

ciones reguladoras del flujo sanguíneo, ya que tienen proteínas contráctiles. Durante la angiogénesis, los pericitos intervienen en la estabilidad de los nuevos vasos formados y, en caso de lesión vascular, actúan en la reparación, pues son capaces de diferenciarse tanto en células endoteliales como en células musculares lisas.

A diferencia de las células musculares lisas que se pueden encontrar rodeando el endotelio vascular, los pericitos están envueltos por la membrana basal de las células endoteliales, con las que mantienen un estrecho contacto a través de uniones en hendidura.

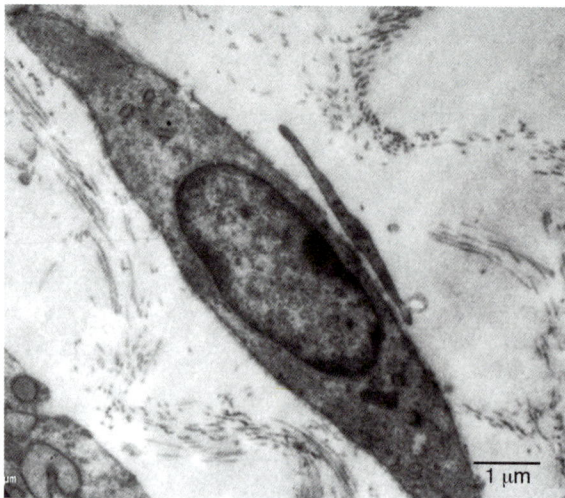

Fig. 5-1. Fotomicrografía electrónica de un fibroblasto.

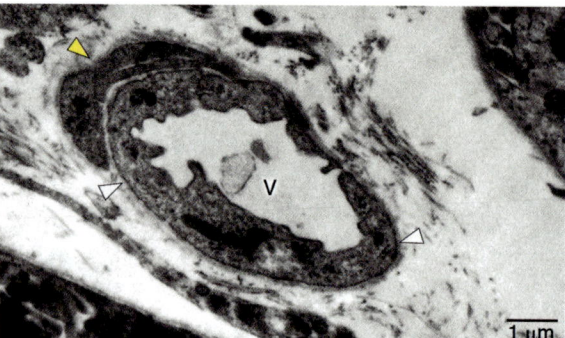

Fig. 5-3. Fotomicrografía electrónica de un capilar sanguíneo (V). Se observa un pericito (flecha amarilla) que rodea el vaso. Las flechas blancas señalan la célula endotelial.

Células mesenquimáticas

Las células mesenquimáticas son células con forma estrellada o fusiforme (similares a los fibroblastos, pero algo más pequeñas). Son células indiferenciadas y pluripotentes que acompañan el trayecto de pequeños vasos, principalmente en el tejido conectivo pericapilar o inmersas en los tejidos conectivos laxos de diferentes regiones del organismo. Estas células pueden dispersarse en medio de la matriz extracelular con abundante sustancia amorfa y fibras reticulares; constituyen entonces el tejido conectivo mucoso (véase **cuadro 5-1**). Su núcleo es grande, casi siempre esférico, con un nucléolo evidente. El citoplasma contiene, además, un aparato de

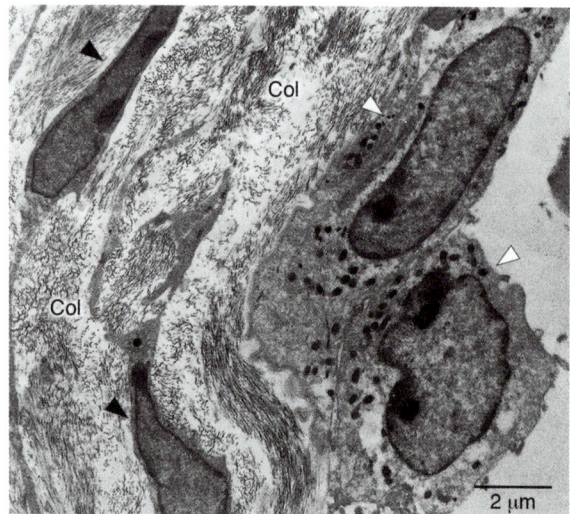

Fig. 5-2. Fotomicrografía electrónica de fibrocitos (flechas negras) y fibroblastos (flechas blancas). Se evidencian fibras colágenas (Col) que rodean las células.

Golgi y un retículo endoplasmático rugoso desarrollados, lo que le confiere una leve basofilia.

Si bien son difíciles de identificar al microscopio óptico, expresan antígenos de superficie que pueden utilizarse para identificarlas. Tienen la capacidad de diferenciarse en diversos tipos celulares incluidos osteocitos (células óseas), condrocitos (células del cartílago), adipocitos, fibroblastos y distintos tipos de células sanguíneas.

Células reticulares

Las células reticulares son parecidas a los fibroblastos, aunque de morfología más estrellada por sus numerosas prolongaciones. Al microscopio óptico se las identifica por su núcleo ovoide de localización central y de cromatina laxa. Sintetizan fibras reticulares (colágeno de tipo III) que forman densas redes (estroma) en los órganos linfáticos y en la médula ósea (véase **cuadro 5-1**).

Histiocitos

Los histiocitos son macrófagos fijos que residen en el tejido conectivo y tienen las mismas características morfológicas que los macrófagos libres.

Células móviles o migratorias

Estas células se originan en la médula ósea o derivan de células sanguíneas y, como circulan por la sangre, también se las denomina libres (**cuadro 5-2**). En caso de recibir un estímulo o señal, se extravasan (atraviesan el endotelio de los vasos sanguíneos) y se dirigen al tejido conectivo, donde cumplen su función. Una vez extravasadas no pueden volver a la sangre, cumplen con su función en el tejido conectivo y mueren; por lo tanto, son de vida media corta (a excepción de los linfocitos, que pueden volver a la circulación y vivir muchos años).

Estas células son los macrófagos, mastocitos, plasmocitos y leucocitos (neutrófilos, eosinófilos, basófilos, monocitos y linfocitos).

Cuadro 5-2. Células móviles del tejido conectivo. En el panel izquierdo se muestran imágenes de cortes teñidos con H-E y en el panel derecho, esquemas de los diferentes tipos celulares. La flecha blanca señala un macrófago alveolar y la flecha azul, un plasmocito

Macrófagos

Los macrófagos se originan en la médula ósea a partir de unidades formadoras de colonias (UFC) de los monocitos, que luego circulan por la sangre y se extravasan como respuesta a señales en el tejido conectivo, donde finalmente se diferencian en macrófagos. Su vida media aproximada es de dos meses.

Los macrófagos son células grandes (20-30 µm de diámetro) que a nivel estructural se observan de forma irregular y su núcleo suele ser arriñonado con indentaciones, la cromatina presenta grumos heterocromáticos o cromatina "en damero". Son muy difíciles de identificar en la microscopía óptica con la técnica de hematoxilina-eosina,

salvo que exhiban material dentro del citoplasma. Se los identifica mediante la inyección de tinta china o azul tripán (técnica vital), ya que estos colorantes son incorporados por un proceso de fagocitosis al citoplasma y permiten su identificación. En condiciones normales, se encargan de la eliminación de los eritrocitos envejecidos y los restos celulares que se producen durante el remodelado de los tejidos. Fagocitan también cuerpos extraños y material necrótico (detritos), además de tener una función protectora frente a agentes biológicos invasivos. En ocasiones, se fusionan entre sí y forman grandes células multinucleadas (como sucede en la tuberculosis y la lepra). Ultraestructuralmente, se caracterizan por tener prolongaciones digitiformes que a la manera de filopodios y seudópodos les permiten acercarse al material o agente que deben fagocitar. Tienen abundantes lisosomas y gran desarrollo tanto del retículo endoplasmático rugoso como del aparato de Golgi. Estas células se activan por la presencia de cuerpos extraños o moléculas quimiotácticas provenientes de agentes biológicos. Su activación incluye la diapédesis (capacidad de desplazamiento) y su actividad fagocítica. Pertenecen al sistema fagocítico mononuclear (o sistema reticuloendotelial en los textos antiguos).

Mastocitos o células cebadas

Los mastocitos son células de gran tamaño (20 a 30 µm de diámetro), de forma redondeada, con un núcleo de cromatina densa, esférico y central. Su citoplasma contiene gran cantidad de gránulos basófilos que tienen principalmente heparina (anticoagulante) e histamina (inductor de la vasodilatación y de la permeabilidad capilar), entre otros componentes (véase **cuadro 5-2**). Como tienen heparina, estos gránulos también tienen la propiedad de ser metacromáticos. Estas células abundan en la dermis y en el tejido conectivo subyacente a los epitelios de los tractos digestivo y respiratorio (corion o lámina propia). Los mastocitos reaccionan frente al estrés celular (cambios térmicos y de presión) y se los considera centinelas del sistema inmunitario, junto con los macrófagos, por reconocer la presencia de cuerpos extraños. Frente a estos, aumenta la permeabilidad de los vasos, lo que permite la fácil extravasación de leucocitos para que ejerzan su función defensiva en el tejido conectivo. Para que se produzca la degranulación mastocitaria (liberación del contenido de sus gránulos), es necesario que la célula reconozca el antígeno a través de proteínas de membrana (inmunoglobulinas de tipo E). Inicialmente, se produce una reacción de anticuerpos anti-alergeno que se fijan a los receptores IgE de la membrana del mastocito y luego, ante una segunda exposición, se estimula la degranulación.

Los mastocitos intervienen, junto con los basófilos, en los procesos alérgicos (un estado de respuesta inmune exacerbada ante antígenos como el polen, los ácaros, los pelos o algún fármaco) mediante una reacción llamada hipersensibilidad inmediata o reacción anafiláctica (**Proyección médico-clínica 5-1. Shock anafiláctico**).

Plasmocitos o células plasmáticas

Los plasmocitos, también denominados células plasmáticas, son células ovoides que tienen un núcleo característico, esférico y excéntrico, con una disposición particular de su heterocromatina denominada "en rueda de carro" (porque recuerdan los rayos de esta) y un nucléolo evidente (**fig. 5-4** y véase **cuadro 5-2**). Tiene una zona yuxtanuclear clara con forma de semiluna (halo claro perinuclear), donde la tinción con hematoxilina-eosina es negativa, que corresponde al aparato de Golgi muy desarrollado. El citoplasma es fuertemente basófilo por la presencia de gran cantidad de retículo endoplasmático rugoso, dado que esta célula se encarga de la síntesis y la secreción de anticuerpos (inmunoglobulinas), que son proteínas que pueden presentarse como monómeros, dímeros o pentámeros, y participan en la respuesta inmune humoral del organismo. Los plasmocitos derivan de la diferenciación de linfocitos B que han interaccionado con antígenos y tienen una vida media que oscila entre dos y tres semanas. Son abundantes en los órganos linfáticos y en el tejido conectivo, en zonas de inflamación crónica o próximos a los sitios de entrada de sustancias extrañas o microorganismos (véase detalle sobre inmunoglobulinas en el **cap. 13**).

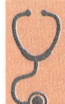

Proyección médico-clínica

5-1. Shock anafiláctico

Es un cuadro clínico caracterizado por la degranulación masiva de mastocitos y basófilos en individuos sensibles a determinados alérgenos (medicamentos, tóxicos de insectos, etc.). En esta respuesta exacerbada, las células liberan grandes cantidades de heparina, histamina y proteasas neutras que generan un aumento de la permeabilidad capilar y extravasación del plasma (edema) asociado al incremento de la secreción mucosa bronquial y la contracción del músculo liso de las vías respiratorias, lo que produce broncoespasmo. Se liberan otras sustancias activadoras como el factor quimiotáctico de eosinófilos (ECF: *eosinophil chemotactic factor*), que atrae esas células para la fagocitosis de complejos antígeno-anticuerpo y la destrucción de los parásitos; y el factor quimiotáctico de neutrófilos (NCF: *neutrophil chemotactic factor*), que atrae a los neutrófilos que fagocitan microorganismos. Sus gránulos también contienen leucotrienos (vasoconstrictores y broncoconstrictores), que se forman a partir de precursores de membrana y que aumentan la permeabilidad vascular, incluso de forma más potente que la histamina. Los gránulos también contienen tromboxanos (actúan en la coagulación sanguínea), prostaglandinas (vasodilatadores), citoquinas (interleuquinas y factor de necrosis tumoral alfa [TNF-alfa: *tumor necrosis factor-alpha*]), que actúan en la respuesta inmune. La expresión clínica del shock anafiláctico se traduce en edema, broncoconstricción y dificultad respiratoria que requiere tratamiento urgente para revertir los síntomas en estos pacientes. Es importante en los individuos susceptibles identificar el alérgeno relacionado con esta respuesta exacerbada para evitar la recurrencia de las reacciones anafilácticas.

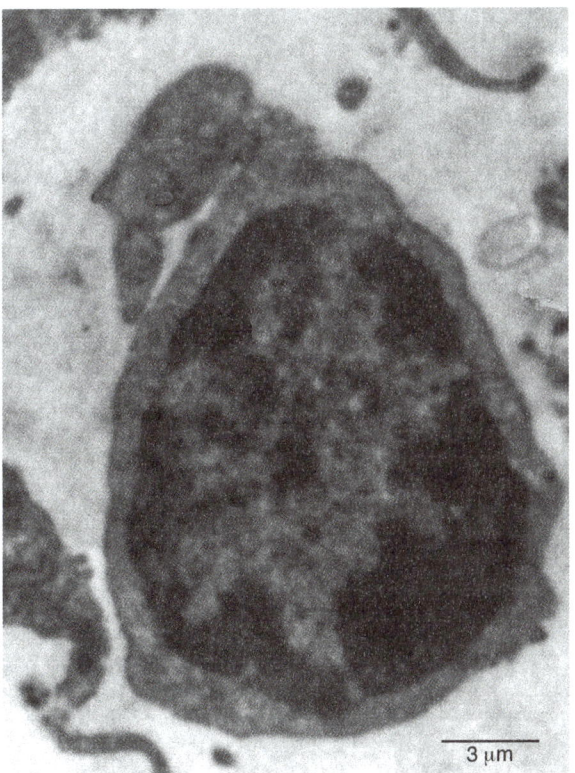

Fig. 5-4. Fotomicrografía electrónica de un plasmocito.

Leucocitos o glóbulos blancos

Los leucocitos son las células de la sangre y comprenden los neutrófilos, eosinófilos, basófilos, monocitos y linfocitos. Todos ellos provienen de la medula ósea. Son células con gran movilidad, capaces de atravesar la pared de los vasos y migrar a través de los tejidos, donde ejercen sus funciones. Participan activamente en la respuesta inmune frente a virus, bacterias, parási-

tos y sustancias que pueden provocar una reacción de hipersensibilidad en personas susceptibles (alérgenos). Se describen extensamente en el **capítulo 11** (véase **cuadro 5-2**).

MATRIZ EXTRACELULAR

La matriz extracelular (MEC) es una estructura sumamente compleja compuesta por una red de fibras, glucoproteínas, glucosaminoglucanos (GAG), proteoglucanos, agua y iones, que se dispone entre las células y constituye un gel muy hidratado. Todos los componentes orgánicos de esta matriz son sintetizados y secretados por las células del tejido conectivo a las que rodean (**cuadro 5-3**).

Entre los componentes proteicos, los proteoglucanos (glucosaminoglucanos unidos a un eje proteico) se caracterizan por sus elevadas cargas negativas, que retienen cationes y atraen agua por difusión selectiva. Estos compuestos le proporcionan al tejido conectivo una turgencia característica que se opone a la deformación que producen las fuerzas de compresión. Las proteínas glucosiladas como la laminina y la fibronectina participan en los fenómenos de adherencia o adhesión celular. La MEC proporciona además sostén mecánico a las células del tejido conectivo, mantiene la forma celular, favorece la migración de las células, permite la comunicación intercelular y modula la diferenciación celular.

Por otra parte, la cantidad, la composición y la disposición de la matriz extracelular dependen del tipo de tejido conectivo. La matriz extracelular en el tejido conectivo es el elemento más importante en volumen, mientras que en otros tejidos, como en el epitelial, es escasa o mínima.

Glucosaminoglucanos y proteoglucanos

Los proteoglucanos están formados por una proteína axial de más de 200 o 300 nm unida covalentemente

Cuadro 5-3. Cuadro sinóptico de la composición de la sustancia intercelular				
SUSTANCIA INTERCELULAR	**Amorfa**	Inorgánica	Agua, iones	
		Orgánica	Proteoglucanos	Sulfatados	Condroitín-sulfato Dermatán-sulfato Queratán-sulfato Heparán-sulfato
			Glucoproteínas	No sulfatados	Ácido condroitínico Ácido hialurónico
	Forme	Fibras colágenas Fibras elásticas Fibras reticulares		

a gran número de largas cadenas hidrocarbonadas de polímeros de disacáridos sulfatados llamadas glucosaminoglucanos (GAG) dispuestas a lo largo de la proteína axial. Los principales glucosaminoglucanos sulfatados son el condroitín-sulfato (en cartílago, hueso y piel), el dermatán-sulfato (en piel, pulmón, corazón), el queratán-sulfato (en córnea, cartílago y núcleo pulposo del disco intervertebral) y el heparán-sulfato (en aorta, hígado, pulmón y lámina lúcida de las membranas basales). Los glucosaminoglucanos sulfatados (p. ej., heparán-sulfato) atraen agua y iones, generan turgencia y viscosidad, y constituyen un tamiz en la membrana basal.

El ácido hialurónico, un componente muy importante de la MEC, es un polisacárido muy grande del tipo de los glucosaminoglucanos, compuesto por un polímero de disacáridos: el ácido D-glucurónico y la N-acetil-D-glucosamina, unidos por enlaces beta. En estado fresco, el dominio molecular que abarca el ácido hialurónico retiene un gran volumen de agua que amplía el espacio de la MEC. Además de hidratar los tejidos, en la dermis es responsable de la humedad de la piel, también regula el balance de agua y la presión osmótica. A través de proteínas de enlace se une a los proteoglucanos de la MEC para formar grandes redes.

El ácido hialurónico, llamado también hialuronano (presente en piel, vasos sanguíneos, cartílago, líquido sinovial, humor vítreo, cordón umbilical, líquido pleural y pericárdico) y el ácido condroitínico son ejemplos de glucosaminoglucanos no sulfatados (véase **cuadro 5-3**).

En la matriz extracelular, la mayoría de las moléculas de proteoglucanos están unidas por su cabeza globular a una larga molécula de ácido hialurónico mediante una proteína de enlace; las moléculas están separadas por intervalos de 30 nm y forman agregados de proteoglucanos. Una única molécula de ácido hialurónico puede tener adheridas incluso 100 moléculas de proteoglucanos, de manera que estos agregados son lo suficientemente grandes como para quedar atrapados en la trama de fibras de colágeno de la matriz.

Características tintoriales

La coloración de la matriz extracelular está directamente relacionada con el predominio de sus componentes. Las matrices con alto contenido de GAG (cartílago hialino) se van a observar basófilas con la técnica de hematoxilina-eosina por la interacción de colorantes básicos (catiónicos) con los grupos sulfato (con carga negativa). Otra propiedad que le confieren los proteoglucanos por constituir polímeros polianiónicos es la metacromasia si se utilizan colorantes de la familia de las tioninas (azul de metileno). Con la técnica de PAS, las matrices con alto contenido de GAG y proteoglucanos se observan PAS positivas (véase **cap. 3**).

Glucoproteínas

Las glucoproteínas están formadas por largas cadenas polipeptídicas (proteínas) unidas de forma covalente a cadenas hidrocarbonadas cortas y ramificadas (oligosacáridos). A diferencia de los proteoglucanos, carecen de unidades repetidas de disacáridos y no están sulfatadas. Ejemplos de estas son la entactina, y las familias de lamininas y fibronectinas.

La entactina, también llamada nidógeno, es una glucoproteína pequeña que se localiza en las láminas basales y une la laminina con el colágeno de tipo IV.

Las lamininas forman un grupo de glucoproteínas de gran peso molecular: entre 140 y 400 kDa. Están constituidas por el ensamblaje de tres polipéptidos unidos por puentes disulfuro y se unen a otras proteínas como entactina, proteoglucanos y fibronectinas para formar las membranas basales. Las lamininas son esenciales en el desarrollo embrionario temprano y la organogénesis y cumplen funciones de anclaje, señalización y ensamblado de las membranas basales de diferentes tejidos (p. ej., óseo, muscular y nervioso periférico).

La familia de las fibronectinas es un grupo de glucoproteínas de unos 440 kDa que pueden presentarse en forma monomérica o dimérica. Está formada por dos subunidades y existen 20 isoformas diferentes. Forma parte de las membranas basales y del tejido conectivo e interviene en los procesos de adhesividad, movimiento, crecimiento y diferenciación celular.

Las glucoproteínas mencionadas también se encuentran en la superficie de las células musculares lisas y estriadas y constituyen la lámina externa.

Otras glucoproteínas son el procolágeno (precursor del colágeno) y la proteína microfibrilar (componente de las fibras elásticas).

Fibras

El componente fibrilar de la MEC de los tejidos conectivos está constituido por grandes polímeros de proteínas extracelulares insolubles que proporcionan resistencia y elasticidad al tejido, y funcionan como un carril sobre el que se disponen las células. Existen tres tipos de fibras en el tejido conectivo: **colágenas, elásticas y reticulares.**

Fibras colágenas

Las fibras colágenas reciben este nombre porque al hervirlas en agua producen gelatina (*xenos*), que sirve como pegamento o cola (*kollos*); en estado fresco son blancas (como se observa en los tendones, donde abundan). El colágeno está compuesto por moléculas proteicas alargadas y paralelas que forman fibras (fibras colágenas). Estas se encuentran en todos los organismos pluricelulares y son secretadas por las células del tejido conectivo (principalmente los fibroblastos, pero también otros tipos celulares). Son el componente más abundante de la piel y los huesos, y corresponden al 25% de la masa total de proteínas en los mamíferos. Son importantes en la resistencia al estiramiento, a la presión y en el sostén estructural de los órganos expansibles. También intervienen en el proceso de filtración por formar un tamiz en las membranas basales. El colágeno se origina de una proteína precursora (monómero) llamada procolágeno, formado por tres cadenas polipeptídicas llamadas cadenas alfa, cada una de las cuales está constituida por un polipéptido rico en los aminoácidos prolina, hidroxiprolina y glicina, fundamentales en la formación de la triple hélice. En la estructura de la fibra colágena, la prolina estabiliza la conformación helicoidal en cada una de sus cadenas alfa, mientras que la glicina ocupa un lugar cada tres residuos a lo largo de la región central, y favorece el denso empaquetamiento de las tres cadenas alfa. Las tres cadenas se enrollan y se fijan mediante enlaces transversales para formar una triple hélice (superhélice), la cual se mantiene unida gracias a los puentes de hidrógeno (**fig. 5-5**).

Cada una de las cadenas polipeptídicas es sintetizada por los ribosomas unidos a la membrana del retículo endoplasmático y luego traslocada a la luz de este en forma de grandes precursores (procadenas alfa), y presenta aminoácidos adicionales en los extremos aminoterminal y carboxiloterminal. En el retículo endoplasmático, los residuos de prolina y lisina se hidroxilan. Estas hidroxilaciones son útiles para la formación de los puentes de hidrógeno intercatenarios que ayudan a la estabilidad de la superhélice. Posteriormente, y siempre dentro del retículo endoplasmático rugoso, se produce la glucosilación de la molécula de procolágeno.

Tras su secreción, los extremos no helicoidales (terminales) de las moléculas de procolágeno son degradados mediante proteasas que las convierten en moléculas de tropocolágeno (microfibrillas), las cuales se asocian en el espacio extracelular y forman las fibrillas de colágeno.

Además, las unidades de tropocolágeno se unen entre sí por medio de enlaces (*crosslinks*) entre algunos aminoácidos.

Las microfibrillas de 280 nm de longitud pueden representarse esquemáticamente por una flecha: la punta indica el extremo amino de la proteína y la cola, el carboxilo (**fig. 5-6**; véase también **fig. 5-5**).

Cientos de moléculas de tropocolágeno (microfibrillas) constituirán la fibrilla en la que cada extremo amino de un monómero se continúa con el extremo carboxilo de otro monómero sin unión química ni contacto entre ambos extremos; adoptan una disposición ordenada en la que las microfibrillas están desfasadas unas sobre otras.

Esta disposición ordenada y desfasada de los monómeros de tropocolágeno produce las características es-

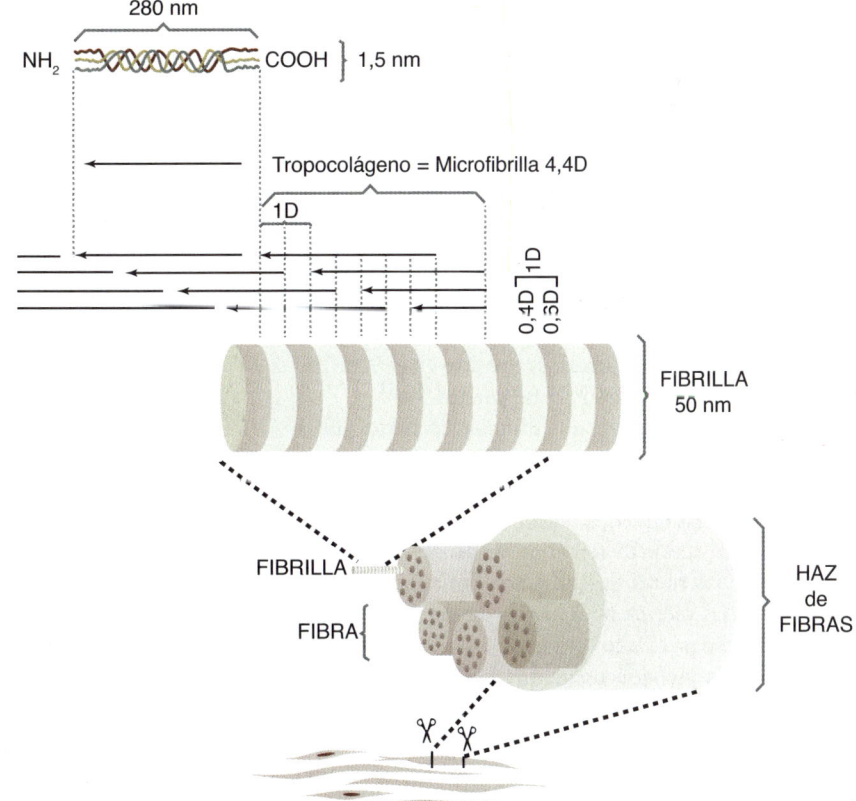

Fig. 5-5. Esquema de la fibra de colágeno. En la parte superior, a la izquierda, se muestra la triple hélice de la molécula de tropocolágeno o microfibrilla. Se observa la representación gráfica como una flecha (grupo aminoterminal, punta de la flecha, y grupo carboxilo, cola de la flecha) y la organización espacial de las moléculas de tropocolágeno (paralelas y desfasadas constituyen una fibrilla). La disposición de las moléculas de tropocolágeno permite explicar la periodicidad de las bandas claras y oscuras del colágeno en cuanto a su ultraestructura. En la parte inferior del esquema se observa el conjunto de fibrillas que constituyen una fibra de colágeno y en su conjunto forman un haz de fibras de colágeno.

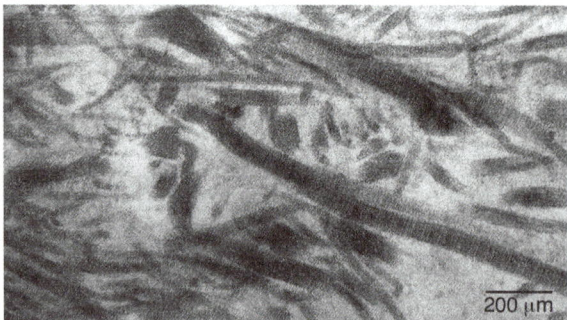

Fig. 5-6. Fotomicrografía electrónica de la matriz extracelular donde se observan las fibras colágenas.

triaciones (visibles con el microscopio de polarización) o periodicidad ultraestructural de las microfibrillas (visibles con el microscopio electrónico) (**cuadro 5-4**; véase también **fig. 5-2**).

La consecuencia de esta disposición es que, a nivel ultraestructural, se observa que las zonas que contienen las moléculas de tropocolágeno son electrolúcidas (se ven claras, pues no hay depósitos de metales pesados) y alternan con zonas de menor superposición de estas moléculas, lo que origina bandas electrodensas (se ven oscuras porque allí se depositan los metales pesados). La banda oscura junto a la banda clara tiene una longitud de 64 nm (distancia considerada 1D o distancia axial), que expresa la longitud de la periodicidad del tropocolágeno, que al tener 280 nm de longitud total incluye 4,4D (equivalente a 4,4 bandas claras y oscuras). En cada distancia axial (1D), la banda clara ocupa el 40% (0,4D) y la banda oscura el 60% (0,6D). Esta disposición ordenada de los monómeros (microfibrillas formadas por tropocolágeno) forma un polímero (fibrilla de colágeno) que llega a tener un diámetro de 50 nm. Muchas fibrillas de colágeno forman una fibra de colágeno, y un manojo de estas, un haz de fibras de colágeno que pueden ser sumamente gruesas, como se observa en el tejido conectivo colágeno denso (véase **fig. 5-5** y **5-6**).

Los colágenos de tipos I, II, III y V tienen periodicidad, no así los otros tipos de colágeno. Los cuatro tipos de colágeno mencionados constituyen el 90% del colágeno en el ser humano (véase **cuadro 5-4**).

La formación de fibrillas está dirigida, en parte, por la tendencia de las moléculas de procolágeno a autoensamblarse mediante enlaces covalentes entre los residuos de lisina y conformar un empaquetamiento, que será mayor o menor según el tipo de tejido conectivo observado.

Dado que las fibras de colágeno forman estructuras que resisten las fuerzas de tracción, su diámetro en los diferentes tejidos es muy variable y su organización también. En la piel de los mamíferos están organizadas y forman un entretejido que le permiten soportar las tracciones ejercidas desde múltiples direcciones. En los tendones estas fibras se disponen en haces paralelos que se alinean a lo largo del eje principal de tracción y au-

mentan su resistencia. En el tejido óseo adulto forman laminillas circulares en los sistemas haversianos y en la córnea se disponen en láminas delgadas y superpuestas paralelas una a otra que forman un ángulo recto entre las capas adyacentes. Esta disposición característica le da transparencia al tejido corneal.

Diferentes fuerzas actúan sobre las células y la MEC tanto mecánica como químicamente, lo que produce notables efectos sobre la arquitectura tisular. Así, distintas fuerzas actúan sobre las fibrillas de colágeno que se han secretado, y ejercen tracciones y desplazamientos sobre ellas. Esto provoca su compactación y su estiramiento, según se requiera. La alteración en la formación correcta de la estructura fibrilar del colágeno por diferentes causas se relaciona con manifestaciones clínicas por compromiso de la función de órganos donde estas fibras son un componente estructural fundamental (**Proyección médico-clínica 5-2. Escorbuto. Síndrome de Ehlers-Danlos**).

Según la composición de la triple hélice, existen más de 20 tipos de colágeno.

Colágeno de tipo I: es muy abundante en la dermis, el hueso, el tendón y la córnea. Se presenta en fibrillas estriadas de 20 a 100 nm de diámetro, que se agrupan para formar fibras colágenas mayores. Sus subunidades mayores están constituidas por cadenas alfa de dos tipos, que difieren ligeramente en su composición de aminoácidos y en su secuencia: uno se designa como cadena alfa-1 y el otro, como cadena alfa-2. Es sintetizado por fibroblastos, condroblastos y osteoblastos. Su función principal es la resistencia al estiramiento.

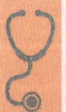

Proyección médico-clínica

5-2. Alteraciones estructurales de las fibras colágenas

Escorbuto

El escorbuto era una enfermedad común entre los antiguos navegantes, que al carecer de vitamina C o ácido ascórbico (rico en los cítricos y verduras frescas), sufrían graves hemorragias gingivales, articulares y cutáneas, así como un mayor riesgo de fracturas que los llevaba a la muerte. La vitamina C es un reductor de la enzima prolil-hidroxilasa que permite la hidroxilación de la prolina. Al faltar la hidroxiprolina, se debilitan las uniones del tropocolágeno y se altera la estructura final de la fibra.

Síndrome de Ehlers-Danlos

El síndrome de Ehlers-Danlos es un grupo de alteraciones hereditarias, con frecuencia autosómicas dominantes, que provocan defectos en la formación del colágeno y afectan la función del tejido conectivo. Los tipos de colágeno que se afectan con mayor frecuencia son I, III y V. El cuadro clínico se caracteriza por hiperelasticidad de la piel, hiperlaxitud articular y tendencia a las luxaciones recidivantes.

Cuadro 5-4. Tipos principales de colágeno presentes en los tejidos conectivos no especializados y especializados. Se indica para cada uno la afinidad tintorial, la ultraestructura, su interacción con glucosaminoglucanos (GAG), los tipos celulares que los sintetizan y su función.

TIPO	TEJIDOS	TINCIÓN	ULTRAESTRUCTURA	INTERACCIÓN CON GAG	SÍNTESIS	FUNCIÓN
I	DERMIS Cartílago fibroso Hueso Tendón Dentina	Eosinofilia ++	Diámetro variable Periodicidad +++	+	Fibroblastos Osteoblastos Condroblastos	Resistencia al estiramiento
II	Cartílago - Hialino - Elástico	Eosinofilia +/-	Muy finas Periodicidad +	+++	Condroblastos	Resistencia a la presión
III	Músculo liso Endoneuro Arterias Útero Hígado Bazo Riñón Pulmón	Argirofilia (negras) +++	Ramificadas Periodicidad ++	++	Célula muscular lisa Fibroblastos Células reticulares Célula de Schwann Hepatocitos	Sostén estructural de órganos expansibles
IV	Membrana basal	Argirofilia (marrones) +	Forma mallas sin periodicidad	Datos insuficientes	Células epiteliales Células endoteliales	Sostén y filtración

Colágeno de tipo II: se encuentra sobre todo en el cartílago, pero también se presenta en la córnea embrionaria y en la notocorda, en el núcleo pulposo del disco intervertebral y en el humor vítreo del ojo. En el cartílago forma fibrillas finas de 10 a 20 nm de diámetro, pero en otros microambientes puede formar fibrillas más grandes, indistinguibles morfológicamente del colágeno de tipo I. Están constituidas por tres cadenas alfa-2. Es sintetizado por el condroblasto. Su función principal es la resistencia a la presión intermitente.

Colágeno de tipo III: abunda en el tejido conectivo laxo, en la pared de los vasos sanguíneos (capa adventicia), la dermis de la piel y el estroma de varias glándulas. Es un constituyente importante de las fibras de 50 nm, llamadas tradicionalmente fibras reticulares. Está constituido por una clase única de cadena alfa-3, evidencia una secuencia de bandas transversales de 68 nm, tiene un diseño ramificado y no suelen formar haces. Es sintetizado por fibroblastos, miofibroblastos y células del músculo liso. Su función es de sostén en los órganos expansibles. Dado que este tipo de colágeno se encuentra muy glucosilado, se lo puede observar con la técnica de PAS.

Colágeno de tipo IV: forma la lámina basal que subyace a los epitelios. Es un colágeno que no se polimeriza en fibrillas, sino que forma un fieltro o malla de moléculas orientadas al azar, asociadas a proteoglucanos y con las proteínas estructurales laminina y fibronectina. Es sintetizado por las células epiteliales y endoteliales. Su función principal es de sostén y filtración.

Colágeno de tipo V: presente en la mayoría del espacio intersticial, que en el ser humano recientemente se observó utilizando técnicas microscópicas in vivo (espacio prelinfático constituido por haces de colágeno, células de tipo fibroblástico y líquido intersticial) en las mucosas y submucosas de varios órganos. También se lo observa en láminas basales epiteliales y musculares. Frecuentemente se asocia al tipo I.

Colágeno de tipo VI: presente en la mayoría del espacio intersticial. Sirve de anclaje de las células en su entorno. Se asocia al tipo I.

Colágeno de tipo VII: se encuentra en la lámina basal y constituye las fibras de anclaje que permiten unir el colágeno de tipo IV a la malla reticular.

Colágeno de tipo VIII: se encuentra en la córnea, específicamente en la membrana de Descemet y también es producido por algunas células endoteliales durante la angiogénesis.

Colágeno de tipo IX: presente en el cartílago articular maduro. Interactúa con el tipo II.

Colágeno de tipo X: presente en el cartílago hipertrófico y mineralizado.

Colágeno de tipo XI: se encuentra en el cartílago. Interactúa con los tipos II y IX.

Colágeno de tipo XII: presente en los tejidos sometidos a altas tensiones como los tendones y los ligamentos. Interactúa con los tipos I y III.

Colágeno de tipo XIII: está ampliamente distribuido. Es una proteína asociada a la membrana celular. Interactúa con los tipos I y III.

Características tintoriales

Las fibras de colágeno de tipo I y II tienen una tinción marcadamente acidófila con hematoxilina-eosina, aunque se evidencian mejor con los colorantes tricrómicos, se tiñen de azul con la técnica de Mallory, de amarillo con la de Masson y de rojo anaranjado con la de Van Gieson (**fig. 5-7**). Con impregnaciones argénticas las fibras reticulares (colágeno de tipo III) pueden observarse de color marrón/negro.

Fibras elásticas

Las fibras elásticas son más finas que las del colágeno, miden 0,1 a 10 nm y no tienen estriaciones. Se pueden estirar hasta cerca del 150% de su longitud y recuperar su longitud original. Son fibras que abundan en órganos expansibles como los pulmones y en las arterias de conducción o arterias elásticas como la aorta. Se ramifican, se unen unas a otras y forman una red muy irregular. Son sintetizadas por diferentes células como los fibroblastos, los condroblastos y las fibras musculares lisas.

Se tiñen débilmente acidófilas con hematoxilina-eosina o con los tricrómicos (Masson-Mallory). Para visualizarlas se utilizan técnicas específicas como orceína nítrica, aldehído-fucsina o resorcina (**fig. 5-8** y **cuadro 5-5**).

El 90% de la fibra elástica es una proteína llamada elastina, rodeada de microfilamentos de una glucoproteína llamada fibrilina o proteína microfibrilar que se dispone en haces alrededor de la elastina.

La elastina tiene una estructura enrollada aleatoriamente en estado relajado. Se puede estirar, pero vuelve a adoptar la disposición enrollada aleatoria cuando se relaja. Las diferentes moléculas de elastina se unen por enlaces covalentes y se estiran o relajan en conjunto; además, se pueden organizar y formar fibras o láminas. Su principal función es aportar elasticidad a los tejidos y permitir que se recuperen después del estiramiento (**Proyección médico-clínica 5-3. Alteraciones estructurales de las fibras elásticas**).

Fibras reticulares

Las fibras reticulares están formadas por colágeno de tipo III. Son sintetizadas por células reticulares, fibroblastos o miofibroblastos. Sus características y funciones se detallaron al clasificar los tipos de fibras de colágeno (**fig. 5-9**; véase también **cuadro 5-5**).

CLASIFICACIÓN DEL TEJIDO CONECTIVO

De acuerdo con sus características morfológicas y sus funciones, el tejido conectivo se clasifica en no especializado y especializado.

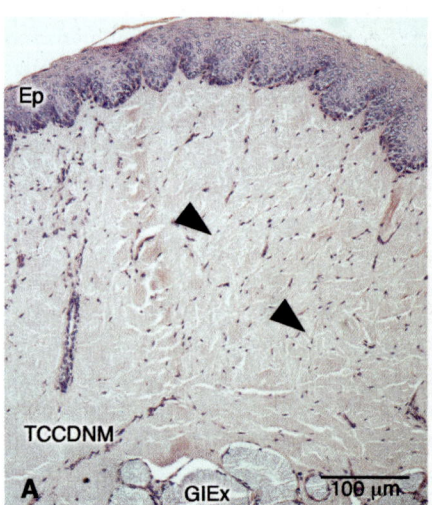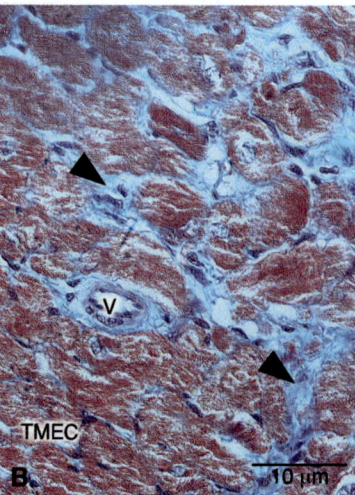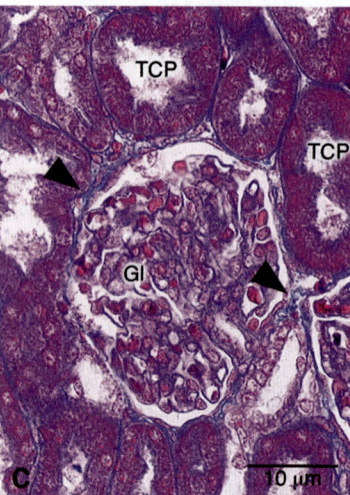

Fig. 5-7. Las flechas señalan las fibras colágenas teñidas con H-E (**A**), tricrómico de Masson (**B**) y tricrómico de Mallory (**C**). Ep: epidermis; GlEx: glándula exocrina; TCCDNM: tejido conectivo colágeno denso no modelado; TMEC: tejido muscular estriado cardíaco; V: vaso sanguíneo; Gl: glomérulo renal; TCP: túbulo contorneado proximal.

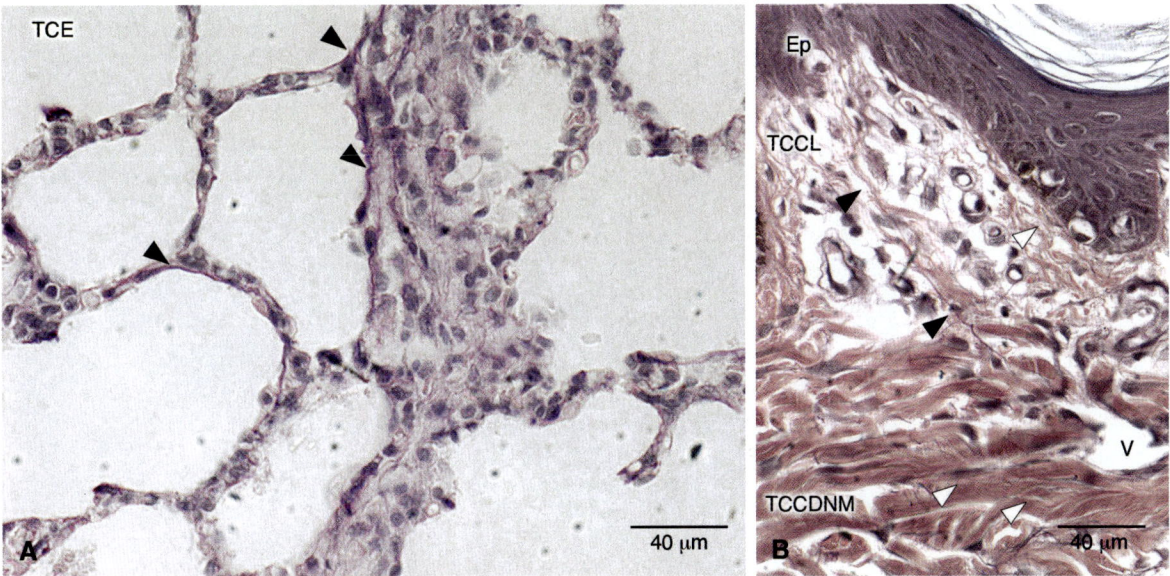

Fig. 5-8. A. Tejido conectivo elástico del estroma pulmonar donde se evidencian las fibras elásticas teñidas con la técnica de resorcina-fucsina/H-E. **B.** Tejido conectivo colágeno laxo de la dermis papilar teñido con la técnica de H-E y la técnica de resorcina-fucsina. Las flechas negras señalan las fibras elásticas y las blancas, las fibras colágenas. TCE: tejido conectivo elástico; TCCDNM: tejido conectivo colágeno denso no modelado; Ep: epidermis; TCCL: tejido conectivo laxo.

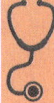

Proyección médico-clínica

5-3. Alteraciones estructurales de las fibras elásticas

Síndrome de Marfan
El síndrome de Marfan se produce por una mutación en el gen que codifica la fibrilina (componente de las fibras elásticas), lo que induce en los pacientes que lo padecen: escoliosis, laxitud articular, aneurisma aórtico, tórax en embudo, aracnodactilia (dedos largos que comúnmente terminan en dedos "en palillos de tambor"), luxación del cristalino, una facies característica con paladar estrecho y estatura superior a la del patrón normal.

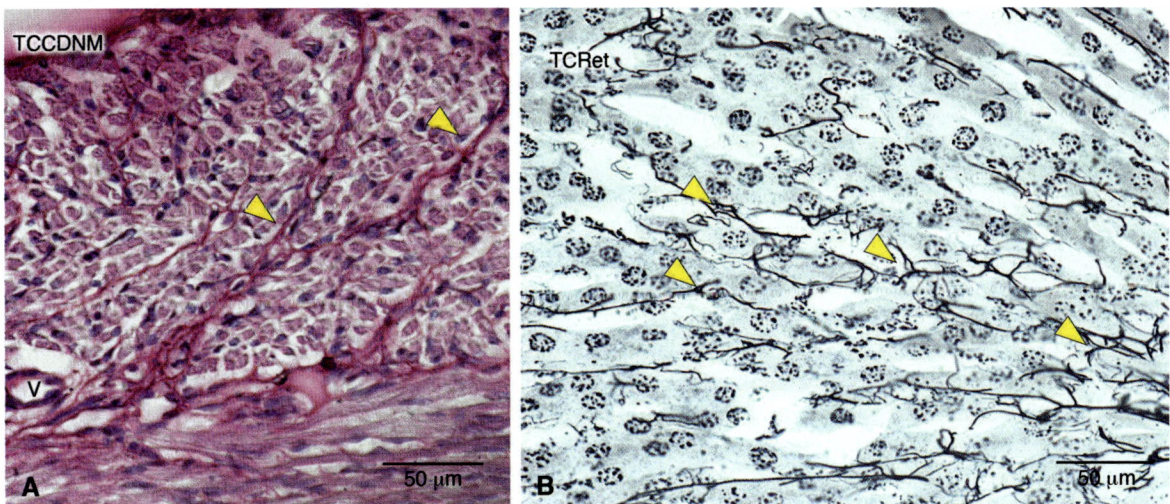

Fig. 5-9. A. Fibras reticulares teñidas con la técnica de PAS/H-E. **B.** Fibras reticulares del estroma hepático teñidas con la técnica de impregnación argéntica. Las flechas señalan las fibras reticulares. TCRet: tejido conectivo reticular; TCCDNM: tejido conectivo colágeno denso no modelado; V: vaso sanguíneo.

Cuadro 5-5. Se muestran en el panel izquierdo, fotomicrografías ópticas de tejido conectivo elástico (resorcina-fucsina), tejido reticular donde se observan las fibras reticulares (impregnación argéntica) y tejido mucoso (H-E) donde se observa la matriz extracelular y las células mesenquimáticas. En el panel derecho, sus respectivos esquemas estructurales

El tejido conectivo no especializado cumple con las funciones generales del tejido conectivo descritas al comienzo del capítulo y se subclasifica, de acuerdo con el tipo de fibras que predominen, en tejidos conectivos colágenos, elásticos y reticulares. Existe otro tejido conectivo en el que predomina la sustancia fundamental (matriz amorfa) y recibe el nombre de tejido conectivo mucoso.

El tejido conectivo especializado cumple con funciones especiales que se detallan en los capítulos correspondientes: tejido adiposo, tejido cartilaginoso, tejido óseo, tejido hematopoyético y tejido linfático.

Tejido conectivo no especializado

La distribución de las fibras de colágeno, así como su grado de empaquetamiento, cantidad y organización, da lugar a la clasificación de los distintos tipos de tejido conectivo.

Tejido conectivo colágeno laxo

En el tejido conectivo colágeno laxo predominan las células y la sustancia fundamental, y las fibras son poco abundantes. Las células que lo componen son tanto fijas (mayormente fibroblastos) como móviles (mastocitos y macrófagos). Es un tejido muy vascularizado que está distribuido por todo el organismo. Al estar muy vascularizado interviene fundamentalmente en la nutrición de los tejidos, que distribuye a través de los pequeños vasos gases y nutrientes que se difun-

den por la sustancia fundamental, lo que permite el pasaje de dióxido de carbono y desechos metabólicos desde los tejidos nuevamente hacia los vasos. Sus escasas fibras forman haces delgados, se disponen en todas las direcciones del espacio y la resistencia que ejercen a la tracción no es fuerte. Predomina el colágeno de tipo I, pero también puede observarse colágeno de tipo III en menor cantidad. Se encuentra subyacente al epitelio en las mucosas, donde recibe el nombre de corion o lámina propia, en la dermis papilar, en la que abundan las células libres, y sirve como barrera ante las infecciones. Se encuentra, además, alrededor de los vasos, entre y alrededor de las fibras musculares y nervios periféricos, y bajo las túnicas mesoteliales (**figs. 5-10** y **5-11**, y **cuadro 5-6**).

Tejido conectivo colágeno denso

Se caracteriza por abundantes haces de fibras colágenas que representan el componente mayoritario de este tipo de tejido. Las células predominantes son los fibrocitos, que están rodeados de escasa matriz amorfa. Las fibras de colágeno de tipo I son las más abundantes y gruesas, y forman grandes haces. Su función principal es otorgar resistencia a los tejidos y la orientación de los haces de fibras está estrechamente relacionada con las fuerzas de tensión a las que están sometidas. Teniendo en cuenta el ordenamiento de las fibras, el tejido conectivo colágeno denso se clasifica en: a) modelado y b) no modelado (véanse **figs. 5-10** y **5-11**, y **cuadro 5-6**).

Fig. 5-10. Tejido conectivo colágeno. En la imagen se observa un corte de piel fina donde se delimitan la epidermis (Ep), la dermis papilar de TCCL y la dermis reticular de TCCDNM. TCCDNM: tejido conectivo colágeno denso no modelado; Ep: epidermis; TCCL: tejido conectivo colágeno laxo.

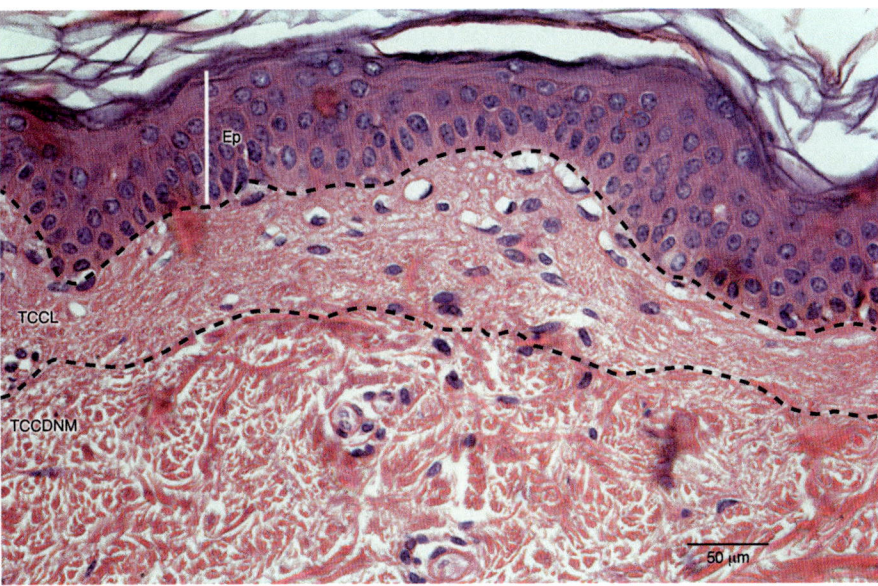

Tejido conectivo colágeno denso modelado

De acuerdo con la disposición que adoptan las fibras colágenas, se subclasifica en **tendinoso, laminar y membranoso**.

Tejido conectivo colágeno denso modelado tendinoso: conformado por haces paralelos de fibras colágenas, entre las cuales se disponen hileras de fibroblastos (tendinocitos) que forman en conjunto cordones o bandas de tejido conectivo que unen el músculo al hueso. La abundante cantidad de fibras les otorga a los tendones gran resistencia a la tracción (**fig. 5-12**). El tendón en su conjunto está rodeado por una lámina fina de tejido conectivo colágeno denso, denominada epitendón, y cada uno de los fascículos que lo componen está envuelto por una delgada lámina de tejido conectivo laxo denominada endotendón. Tanto el epitendón como el endotendón presentan gran cantidad de vasos y nervios encargados de la nutrición y la inervación respectivamente (**Proyección médico-clínica 5-4. Entesopatía del tendón de Aquiles**).

Tejido conectivo colágeno denso modelado laminar: presenta una disposición ordenada de las fibras de colágeno en haces de fibras paralelas, dispuestas en capas con disposición perpendicular al haz suprayacente y subyacente. Forma la mayor parte de la córnea (estroma) y entre las fibras se encuentran los

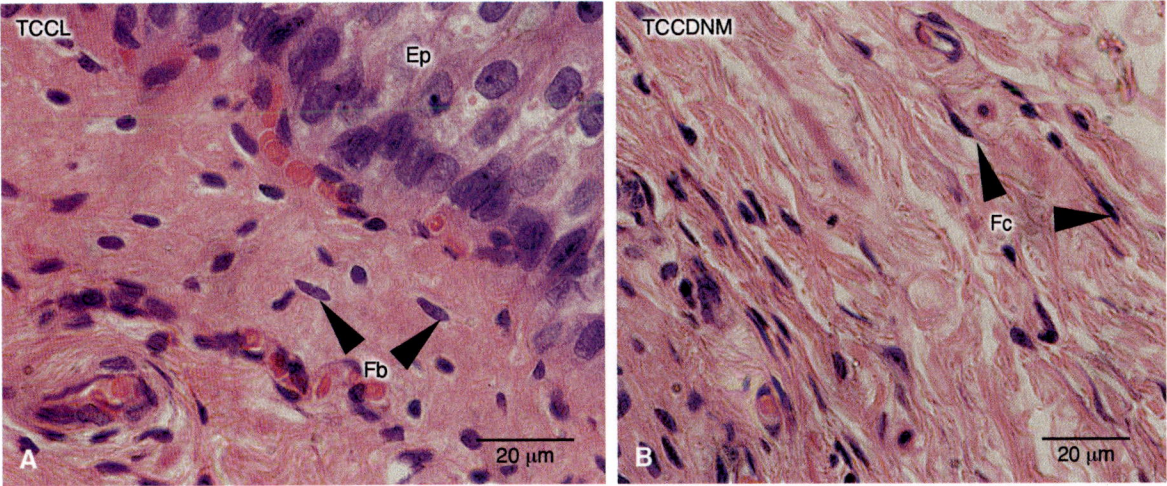

Fig. 5-11. A. Tejido conectivo colágeno laxo. Las flechas señalan los fibroblastos (Fb). **B.** Tejido conectivo colágeno denso. Las flechas señalan los fibrocitos (Fc). TCCDNM: tejido conectivo colágeno denso no modelado: Ep: epidermis; TCCL: tejido conectivo colágeno laxo.

Cuadro 5-6. Cuadro sinóptico de los tejidos conectivos no especializados de tipo colágeno. Se muestran fotomicrografías ópticas de preparados histológicos teñidos con H-E y los esquemas de cada uno

TEJIDO CONECTIVO NO ESPECIALIZADO	Colágeno	Laxo			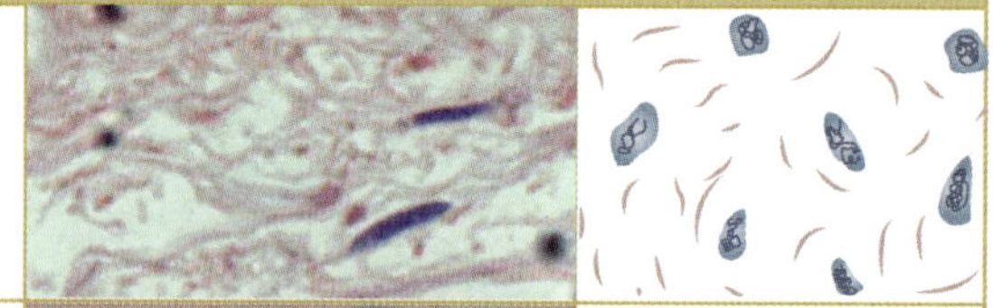
		Denso	Moderado	Tendinoso	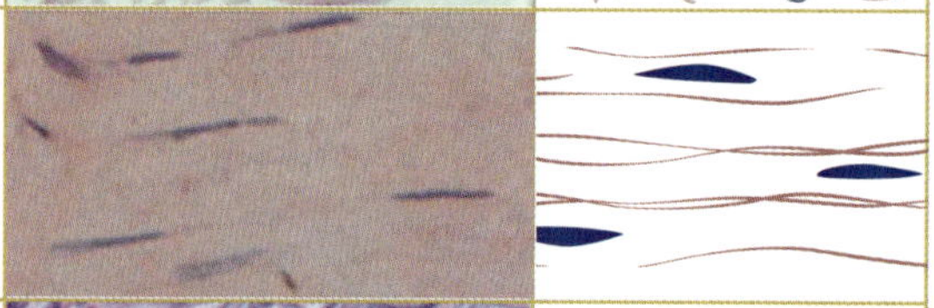
				Laminar	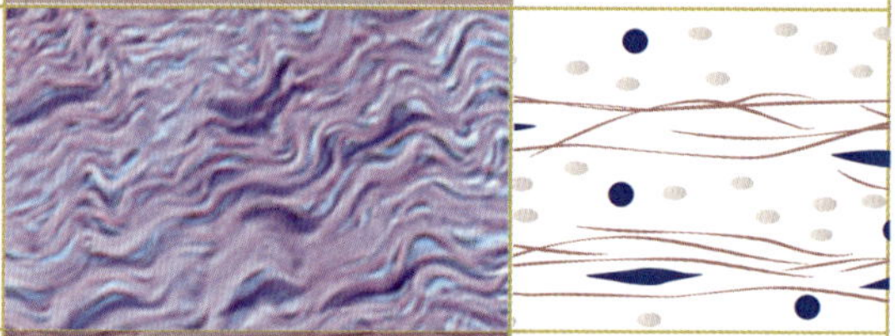
				Membranoso	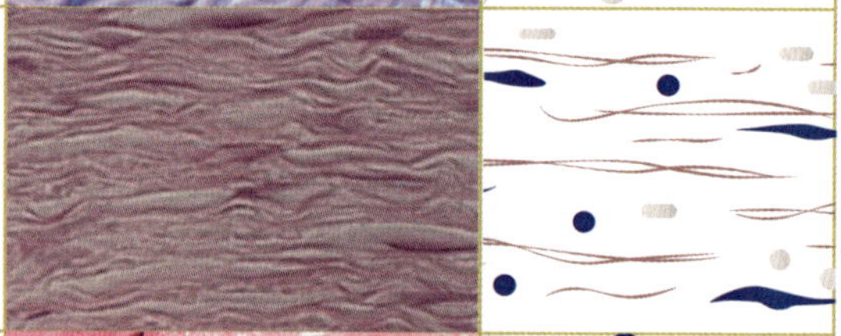
			No moderado		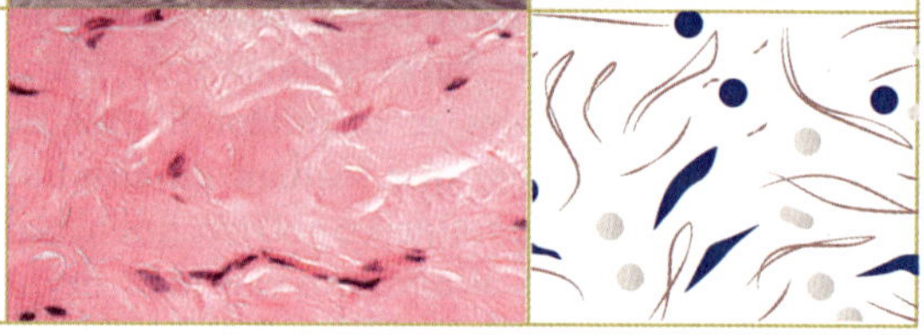

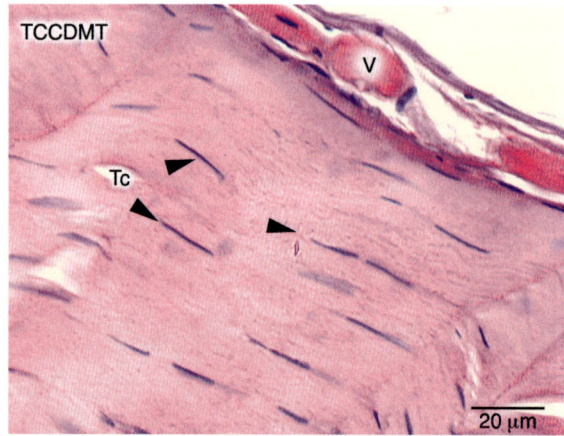

Fig. 5-12. Tendón. En la imagen se observa un corte longitudinal de tendón teñido con la técnica de H-E. Las flechas señalan los tendinocitos. TCCDMT: Tejido conectivo colágeno denso modelado tendinoso Tc: tendinocito; V: vaso sanguíneo.

fibrocitos (queratocitos), cuyos núcleos se observan en los cortes histológicos alargados o redondos según la disposición de las fibras en las capas (**fig. 5-13**). Esta disposición ordenada en haces de fibras a 90º unas respecto de otras (disposición ortogonal) otorga transparencia a la córnea. La adecuada cantidad de agua y proteoglucanos mantiene las fibras de colágeno en posición ordenada. Este tejido conectivo carece de vasos sanguíneos y linfáticos, condiciones que contribuyen también a la transparencia de la córnea (véase apartado de ojo, en el **cap. 24**).

Tejido conectivo colágeno denso modelado membranoso: se caracteriza porque sus fibras se disponen en múltiples direcciones en superficies anchas y planas, y conforman así una trama con aspecto de red, cuya principal función es el sostén estructural de los órganos capsulados. Se lo encuentra en cápsulas de órganos macizos, tabiques, aponeurosis y duramadre.

Tejido conectivo colágeno denso no modelado

Las fibras de colágeno están dispuestas al azar, de manera desordenada o irregular, y se entrecruzan de forma paralela, oblicua o perpendicular (de ahí su denominación de no modelado). Si bien está ampliamente distribuido, es característico de la dermis reticular. También es un componente estructural de los órganos huecos (p. ej., el estómago), específicamente en la túnica submucosa, donde otorga mayor resistencia ante fenómenos de distensión o estiramiento (véanse **figs. 5-10** y **5-11**, y **cuadro 5-6**).

Tejido conectivo elástico

En este tejido abundan las fibras elásticas (más que las de colágeno). Se lo considera denso porque la matriz extracelular es muy rica en fibras, en su mayoría elásticas, que se ramifican y forman estructuras más o menos irregulares. Entre las redes de fibras se ubican pocos fibroblastos. Las fibras elásticas también pueden formar láminas delgadas. Estas pueden observarse en la pared de bronquios y bronquiolos, en los ligamentos amarillos de la columna vertebral y en las paredes de los grandes vasos (láminas concéntricas). aunque en este caso las células encargadas de sintetizarlas son fibras musculares lisas (véanse **fig. 5-8** y **cuadro 5-5**).

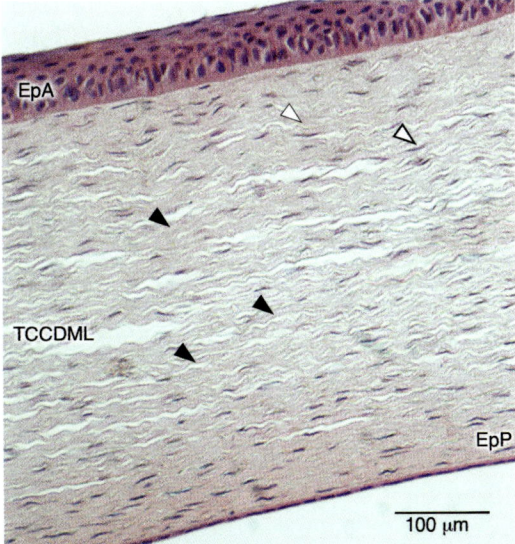

Fig. 5-13. Córnea. En la imagen se observa un corte longitudinal de córnea teñido con la técnica de H-E y el estroma corneal de tejido conectivo colágeno denso con modelado laminar. Las flechas blancas señalan los queratocitos y las flechas negras, las fibras colágenas. TCCCDML: tejido conectivo colágeno denso modelado laminar V: vaso sanguíneo; EpA: epitelio anterior de la córnea; EpP: epitelio posterior de la córnea.

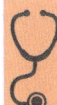

Proyección médico-clínica

5-4. Entesopatía del tendón de Aquiles

El tendón de Aquiles se conforma de la convergencia de los músculos del tríceps sural (gastrocnemios y sóleo) mediante componentes fasciculares individuales. A medida que los fascículos se unen para conformar la entesis rotan, y las estructuras mediales se hacen superficiales y las laterales, profundas. El subtendón gastrocnemio lateral termina insertándose en la cara lateral de la faceta medial de la tuberosidad calcánea.

La anatomía del órgano entesis involucra los siguientes tejidos: la entesis propiamente dicha, el fibrocartílago de entesis, el fibrocartílago sesamoideo en la región profunda del tendón, un fibrocartílago perióstico que reviste la tuberosidad superior del calcáneo, la bursa retrocalcánea y el tejido adiposo de Kager.

La entesis propiamente dicha se une a través de fibras de colágeno de tipo I perforantes que se anclan directamente en el fibrocartílago perióstico y en las laminillas óseas conocidas como fibras de Sharpey. Esta unión indirecta del tendón al fibrocartílago y desde allí al hueso subyacente extiende la fuerza transmitida sobre un área más extensa y, por lo tanto, reduce el estrés mecánico.

Cuando las fuerzas mecánicas de tracción (carga mecánica) superan la capacidad elástica de estas fibras, se produce un proceso fisiopatológico conocido como entesopatía (**fig. PMC 5-4**).

Un componente fundamental en el desarrollo de las entesopatías es la carga mecánica que la contracción muscular genera en el sitio de inserción del tendón, donde la entesis representa una estructura clave en la transferencia de fuerzas a través de la unidad músculo-tendón-hueso.

Como algunas entesis, la aquílea es de tipo fibrocartilaginoso. En el fibrocartílago sano, el colágeno de tipo II es la proteína de la matriz extracelular más abundante, junto con los proteoglucanos. El recambio de la matriz extracelular es constante, pero a tasas relativamente bajas, con escasa proliferación y diferenciación celular. Durante la degeneración, se producen cambios estructurales y ultraestructurales en el fibrocartílago de la entesis que comprenden la sobreexpresión del colágeno de tipo X y de la metaloproteasa de la matriz 13 (MMP 13), la menor expresión de proteoglucanos, la disminución de la zona de fibrocartílago no calcificado y la expansión de la zona de fibrocartílago calcificado. La angiogénesis y los defectos óseos (microfractura o necrosis ósea) también pueden estar presentes. Los vasos de neoformación atraviesan el tendón y la médula ósea.

Si bien se sabe poco sobre los mecanismos de señalización celular que contribuyen a su patogenia, se observó que durante la lesión o el remodelado del tejido, el TGF-beta se activa para reclutar células madre progenitoras a fin de mantener la homeostasis del tejido. Se detectaron niveles altos de TGF-beta locales y sistémicos en pacientes que comenzaban con sintomatología de entesopatía y, en consecuencia, se observaron cambios en la microestructura y la composición del hueso.

(Continúa)

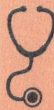

Proyección médico-clínica - *(Cont.)*

5-4. Entesopatía del tendón de Aquiles

A

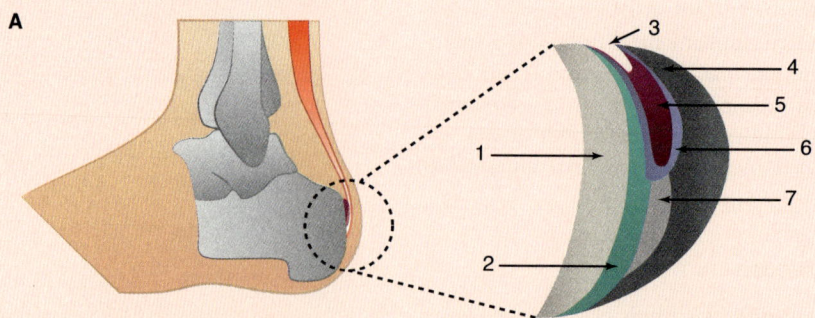

1. Hueso subcondral / 2. Periostio / 3. Membrana sinovial / 4. Tendón de Aquiles
5. Bursa retrocalcánea / 6. Sesamoideo fibrocartilaginoso / 7. Entesis

B

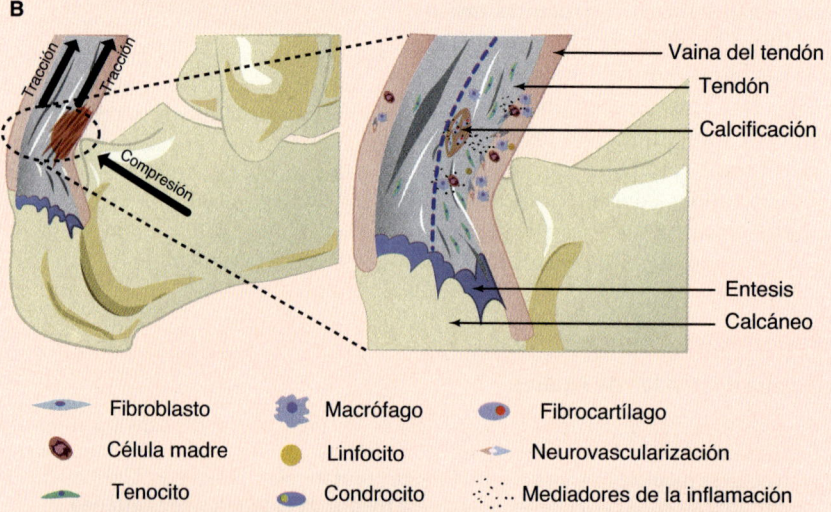

Tracción
Tracción
Compresión

Vaina del tendón
Tendón
Calcificación

Entesis
Calcáneo

Fibroblasto   Macrófago   Fibrocartílago
Célula madre   Linfocito   Neurovascularización
Tenocito   Condrocito   Mediadores de la inflamación

C

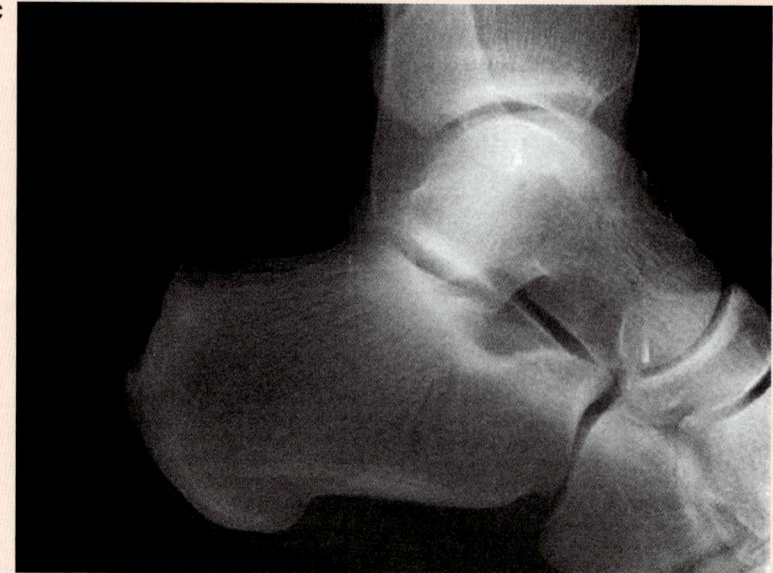

Fig. PMC 5-4 A. Anatomía de la entesis del tendón de Aquiles en el hueso calcáneo. **B.** Esquema donde se observan las células que actúan en el proceso de entesopatía del tendón de Aquiles. **C.** Imagen radiográfica de un entesofito fracturado de la inserción del tendón de Aquiles en el hueso calcáneo.

Tejido conectivo reticular

En este tejido abundan las fibras reticulares (colágeno de tipo III), las cuales forman redes entrecruzadas que se intercalan con fibroblastos (células reticulares) linfocitos, macrófagos, células madre hematopoyéticas, etc. Así, la densidad celular es mayor que en otros tejidos conectivos. Las células reticulares se unen a las fibras reticulares y ambas se mantienen relativamente fijas, mientras que las otras células se mueven con facilidad por el tejido. Proporciona soporte estructural (andamiaje) en órganos en los cuales la difusión y la migración celular están estrechamente relacionadas con su función. Se encuentra sobre todo en la médula ósea, los ganglios linfáticos, el bazo y el hígado (véanse **cuadro 5-5** y **fig. 5-9**).

Tejido conectivo mucoso

Es un tejido embrionario, aparece durante el desarrollo y tiene amplia distribución en el feto (**fig. 5-14**). Está formado por una matriz extracelular gelatinosa en la que predomina la matriz amorfa sobre las fibras y las células. Recibe este nombre porque la sustancia intercelular es de aspecto mucoso o gelatinoso. Las células contenidas en la matriz son de aspecto estrellado y núcleos de cromatina laxa. Si bien no se encuentran próximas unas a las otras, sus prolongaciones suelen ponerse en contacto con las células vecinas. Este tejido está presente en el cordón umbilical y forma la gelatina de Wharton, y en el núcleo pulposo de los discos intervertebrales.

REGENERACIÓN DEL TEJIDO CONECTIVO (CICATRIZACIÓN)

La cicatrización es un proceso biológico por el cual se produce la reparación de las heridas por medio de reacciones e interacciones celulares, cuya proliferación y diferenciación está mediada por citoquinas, liberadas al medio extracelular luego de un daño tisular. El tejido conectivo puede regenerarse y reparar lesiones a partir de las células mesenquimáticas y los fibroblastos, ambos tipos celulares son capaces de dividirse, diferenciarse y fabricar todos los componentes de la matriz extracelular.

Se describen cuatro etapas o fases en el proceso de cicatrización, que ordenadamente son las siguientes:

Coagulación: primera fase de la cicatrización; comienza inmediatamente después de sufrida la lesión y sirve para detener la pérdida de sangre. En esta fase se activa el sistema de coagulación sanguínea. Se forma entonces un coágulo.

Inflamación: es la segunda etapa. Durante esta fase los glóbulos blancos (neutrófilos) y los macrófagos ingresan en la herida para destruir los agentes nocivos y eliminar los restos celulares. Estas células también secretan factores de crecimiento y citoquinas que estimularán la siguiente fase que es la de proliferación celular.

Proliferación celular: es la tercera etapa. Durante esta etapa ocurre la proliferación de células mesenquimáticas y fibroblastos. Se produce una abundante síntesis de todos los componentes de la matriz extracelular con predominio de las fibras de colágeno. La herida se cierra y, si se ha producido en la piel, las células epiteliales de los bordes cubren la herida (reepitelización).

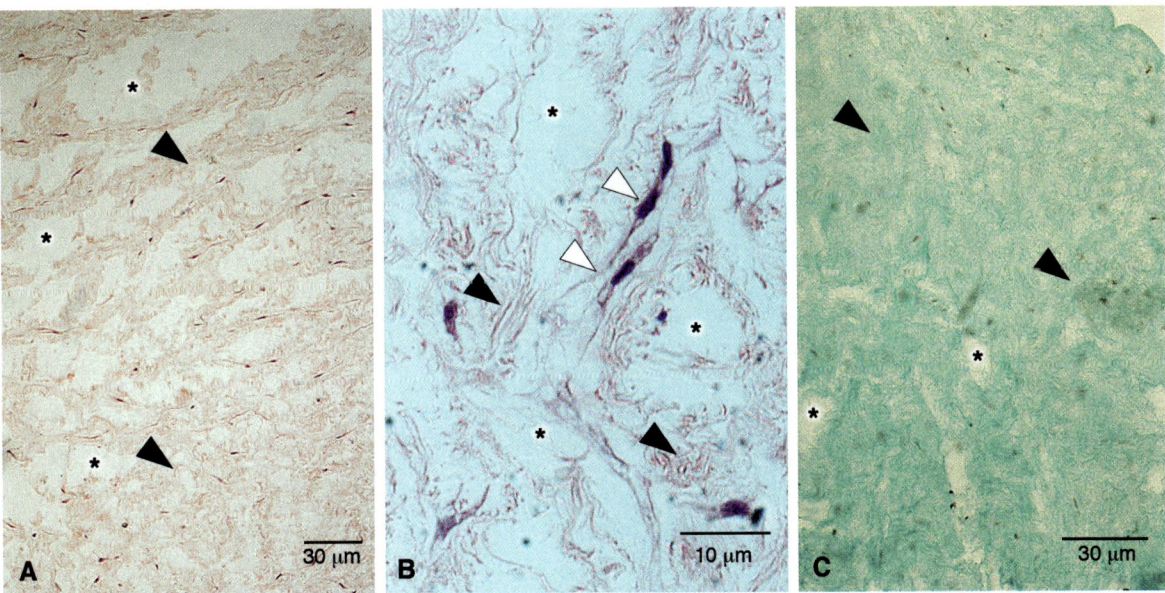

Fig. 5-14. Tejido conectivo mucoso. Las flechas negras señalan las fibras colágenas y las blancas sin y con filtro azul, respectivamente las células mesenquimáticas. Los asteriscos señalan los espacios ocupados por sustancia fundamental. **A** y **B.** Coloración de H-E. **C.** Coloración con alcian blue.

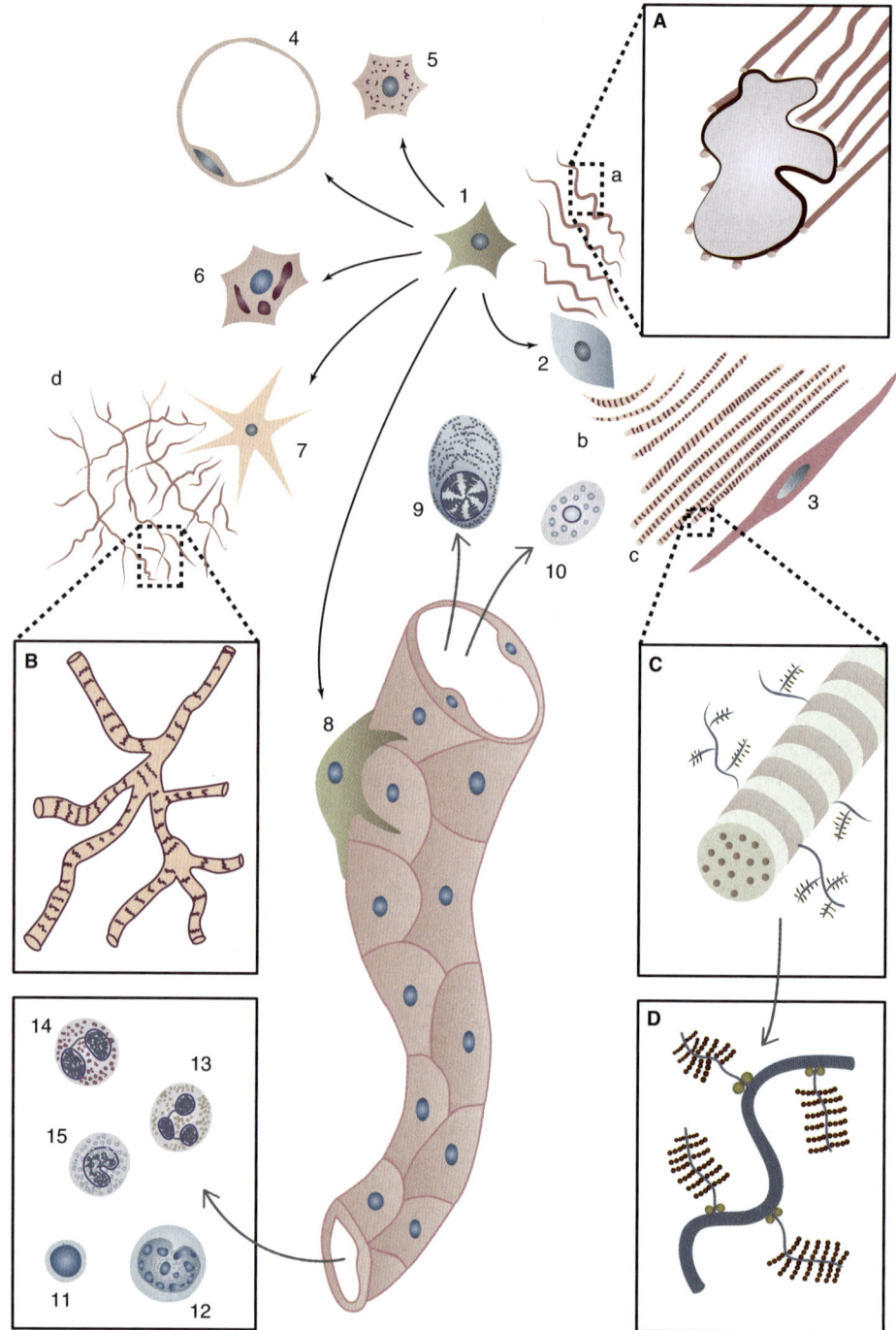

Fig. 5-15. Tipos celulares y fibras que pueden observarse en el tejido conectivo.
Las células fijas que se originan a partir de las células mesenquimáticas (1) son:
- fibroblastos (2), que sintetizan fibras elásticas (a), que se observan en violeta porque se tiñen con orceína y también tropocolágeno (b); que al ensamblarse forman fibras de colágeno (acidófilas con H-E) (c); y la célula madura es el fibrocito (3),
- adipocitos de la grasa blanca (4) y la grasa parda (5),
- macrófagos fijos o histiocitos (6),
- células reticulares (7) rodeadas de fibras reticulares (d), en marrón negruzco, teñidas con impregnación argéntica,
- pericito (8).
En los recuadros A, B, C y D se observa la ultraestructura de las fibras elásticas, reticulares, colágenas y proteoglicanos respectivamente.
Las células migrantes provenientes de la circulación sanguínea son:
- plasmocitos (9), mastocitos (10), linfocitos (11), monocitos (12), neutrófilos (13), eosinófilos (14) y basófilos (15).

Maduración: en esta última fase el tejido reparado se vuelve más resistente. Las fibras de colágeno se reorganizan y solo persisten en el lugar de la lesión fibroblastos, fibrocitos y abundantes fibras colágenas que confieren resistencia y elasticidad.

El tejido conectivo se encarga de producir la cicatrización y la reparación de otros tipos de tejidos. Cuando un tejido se lesiona y no es capaz de reparar sus propias lesiones, se desplazan hacia él células mesenquimáticas y fibroblastos para intervenir en la reparación (**fig. PMC 5-4**). En conclusión, la cicatriz se forma en distintos tejidos, pero está constituida siempre por tejido conectivo (p. ej., cirrosis hepática).

En la **figura 5-15** se presenta un esquema de integración donde se muestran los distintos tipos celulares y fibras del tejido conectivo.

BIBLIOGRAFÍA

Bloom-Fawcett. Tratado de Histología. 11.ª ed. Madrid: Interamericana-McGraw-Hill; 1987.

Abat F, Alfredson H, Cucchiarini M, et al. Current trends in tendinopathy: consensus of the ESSKA basic science committee. Part II: treatment options. J Exp Orthop. 2018;5(1):38.

Alberts B, Bray D, Hopkin K y cols. Introducción a la Biología Celular. 5.ª ed. Madrid: Editorial Médica Panamericana; 2021.

Andia I, Rubio-Azpeitia E, Maffulli N. Potential Links Between Tendon Pathology and Platelet Rich Plasma Biology. En: Platelet Rich Plasma in Musculoskeletal Practice, London: Springer Verlag; 2016.

Ballal MS, Walker CR, Molloy AP. The anatomical footprint of the Achilles tendon: a cadaveric study. Bone Joint J. 2014;96-B(10):1344-8.

Benjamin M, Toumi H, Ralphs JR, Bydder G, Best TM, Milz S. Where tendons and ligaments meet bone: attachment sites ('entheses') in relation to exercise and/or mechanical load. J Anat. 2006;208(4):471-90.

Benjamin M, Kumai T, Milz S, Boszczyk BM, Boszczyk AA, Ralphs JR. The skeletal attachment of tendons--tendon "entheses". Comp Biochem Physiol A Mol Integr Physiol. 2002;133(4):931-45.

Bunker DL, Ilie V, Ilie V, Nicklin S. Tendon to bone healing and its implications for surgery. Muscles Ligaments Tendons J. 2014;4(3):343-50.

Chimenti RL, Cychosz CC, Hall MM, Phisitkul P. Current Concepts Review Update: Insertional Achilles Tendinopathy. Foot Ankle Int. 2017;38(10):1160-9.

Fawcett DW. Tratado de Histología. Bloom-Fawcett. 11.ª ed. Madrid: McGraw-Hill Interamericana; 1987.FGuyton AC, Hall JE. Tratado de Fisiología Médica.12.ª ed. Madrid: Elsevier; 2011.

Lynch MD, Watt FM. Fibroblast heterogeneity: implications for human disease. J Clin Invest. 2018;128(1):26-35.

Mahan J, Damodar D, Trapana E, et al. Achilles tendon complex: The anatomy of its insertional footprint on the calcaneus and clinical implications. J Orthop. 2019;17:221-7.

Shakked RJ, Raikin SM. Insertional Tendinopathy of the Achilles: Debridement, Primary Repair, and When to Augment. Foot Ankle Clin. 2017;22(4):761-80.

Stefańska K, Ożegowska K, Hutchings G, et al. Human Wharton's Jelly-Cellular Specificity, Stemness Potency, Animal Models, and Current Application in Human Clinical Trials. J Clin Med. 2020 12;9(4):1102.

Swirski F, Hilgendorf I, Robbins C. From proliferation to proliferation: monocyte lineage comes full circle. Semin Immunopathol. 2014;36(2):137-48.

Wang X, Xie L, Crane J, et al. Aberrant TGF-β activation in bone tendon insertion induces enthesopathy-like disease. J Clin Invest. 2018;128(2):846-60.

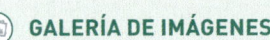 **GALERÍA DE IMÁGENES**

 AUTOEVALUACIÓN

Tejido muscular

6

INTRODUCCIÓN

El tejido muscular es uno de los tejidos básicos de nuestro organismo. Está constituido por largas células especializadas en el proceso de contracción, que se denominan indistintamente células o **fibras musculares.** Difiere del tejido conectivo, en el cual las fibras **no son células,** sino componentes de la matriz extracelular, como ocurre con las fibras colágenas, elásticas y reticulares (**fig. 6-1**).

Las fibras musculares han desarrollado al máximo su capacidad contráctil a partir del ordenamiento y la integración funcional de los componentes de su citoesqueleto: los microfilamentos de actina que, junto con los e cómo se ordenan estos miofilamentos contráctiles, pueden diferenciarse dos grandes clases de tejido muscular: el tejido **muscular estriado,** por un lado y el **tejido muscular liso,** por el otro. Las fibras del músculo estriado presentan un patrón característico de estriaciones transversales en todo su citoplasma. El tejido muscular estriado se divide, a su vez, en **tejido muscular estriado esquelético,** formado por los músculos asociados al sistema osteoarticular y responsables de los movimientos voluntarios del organismo, y el **tejido muscular estriado cardíaco,** localizado en la pared del corazón y en la zona del inicio de los grandes vasos, que se contrae involuntariamente.

La lengua y el tercio superior del esófago son casos particulares porque, si bien ambos cuentan con tejido muscular estriado esquelético en su estructura, en el caso de la lengua no hay asociación con el sistema osteoarticular y en el esófago la contracción es involuntaria.

Las fibras del **músculo liso** carecen de estriaciones transversales y forman parte de la pared de las vísceras huecas (tubo digestivo, vías urinarias, árbol traqueobronquial, y en los vasos arteriales y venosos).

Músculo estriado esquelético

Las fibras que componen este tipo de tejido muscular son grandes células cilíndricas que pueden medir varios centímetros de longitud (hasta más de 30 cm) y suelen agruparse para formar haces musculares que, a su vez, se unen y dan origen a fascículos. Estos últimos finalmente forman los músculos. Las fibras musculares estriadas esqueléticas se caracterizan por ser multinucleadas y su citoplasma es marcadamente acidófilo, con estriaciones transversales visibles al microscopio óptico. Esta última característica es la que les da su nombre (**figs. 6-2** y **6-3 A** y **B**).

Los núcleos de forma alargada y paralelos al eje mayor de la fibra tienen bordes ahusados, cromatina densa y, en ocasiones, pueden identificarse uno o dos nucléolos. Se localizan periféricamente, por debajo del **sarcolema.** El sarcolema es el conjunto formado por el plasmalema (membrana plasmática de la fibra muscular), una envoltura glucoproteica similar a la lámina basal de los tejidos epiteliales y una delgada red de fibras reticulares (**fig. 6-4**).

En el citoplasma de estas fibras, denominado **sarcoplasma** (*sarx*: carne), es posible identificar las estriaciones transversales que corresponden a la organización del citoesqueleto en sarcómeros, que constituyen la

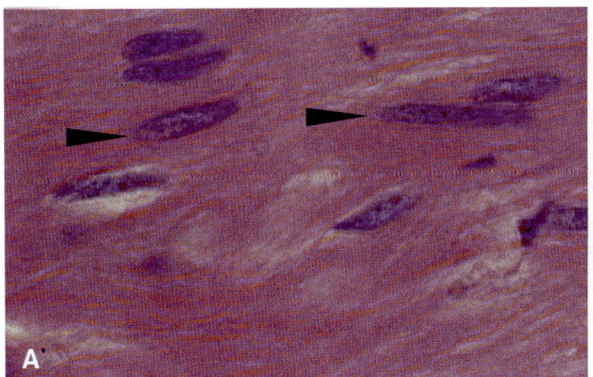
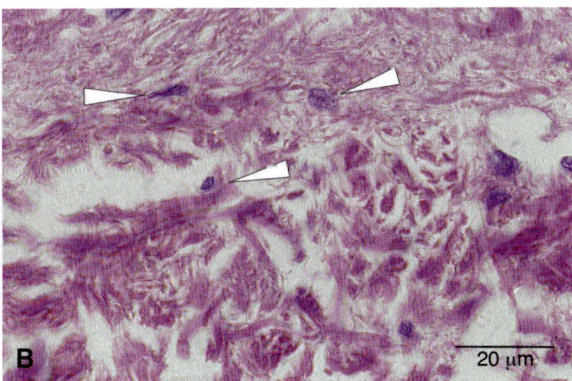

Fig. 6-1. Fotomicrografías en las que se observan las diferencias entre el tejido muscular (**A**) y el tejido conectivo (**B**). Las fibras (células) musculares (flechas negras) presentan una mayor acidofilia que las fibras de colágeno (matriz extracelular del tejido conectivo). Las fibras de colágeno densamente empaquetadas se observan entre los fibrocitos (flechas blancas).

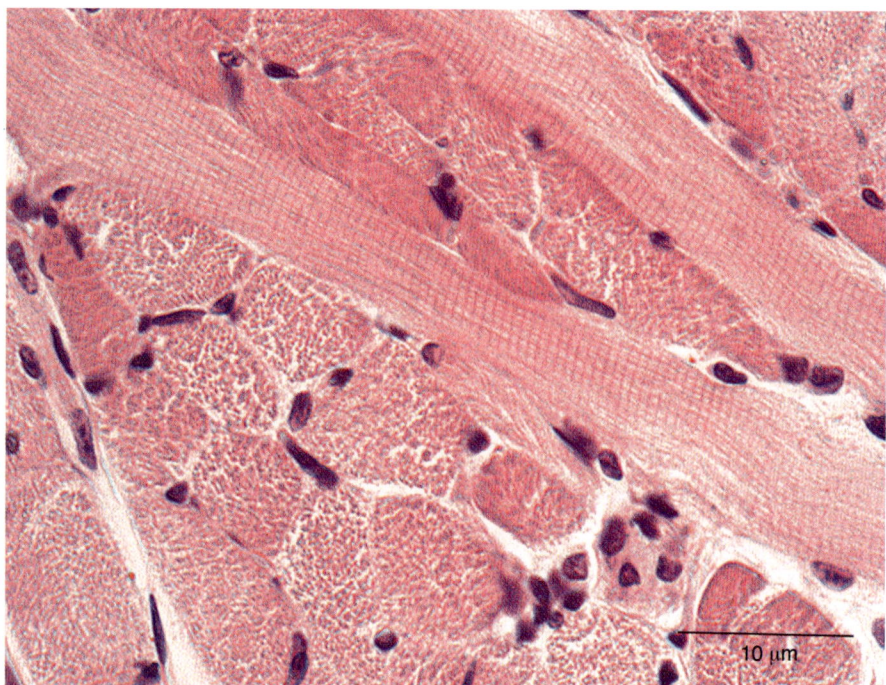

Fig. 6-2. Fotomicrografía de fibras musculares estriadas esqueléticas en cortes longitudinales y transversales teñidas con H-E. Se observan las estriaciones transversales correspondientes a los sarcómeros y la disposición periférica de los núcleos dentro de cada fibra muscular. En los cortes transversales de cada fibra muscular se evidencian los campos de Cohnheim, que corresponden a las miofibrillas, separadas entre sí por áreas claras de sarcoplasma.

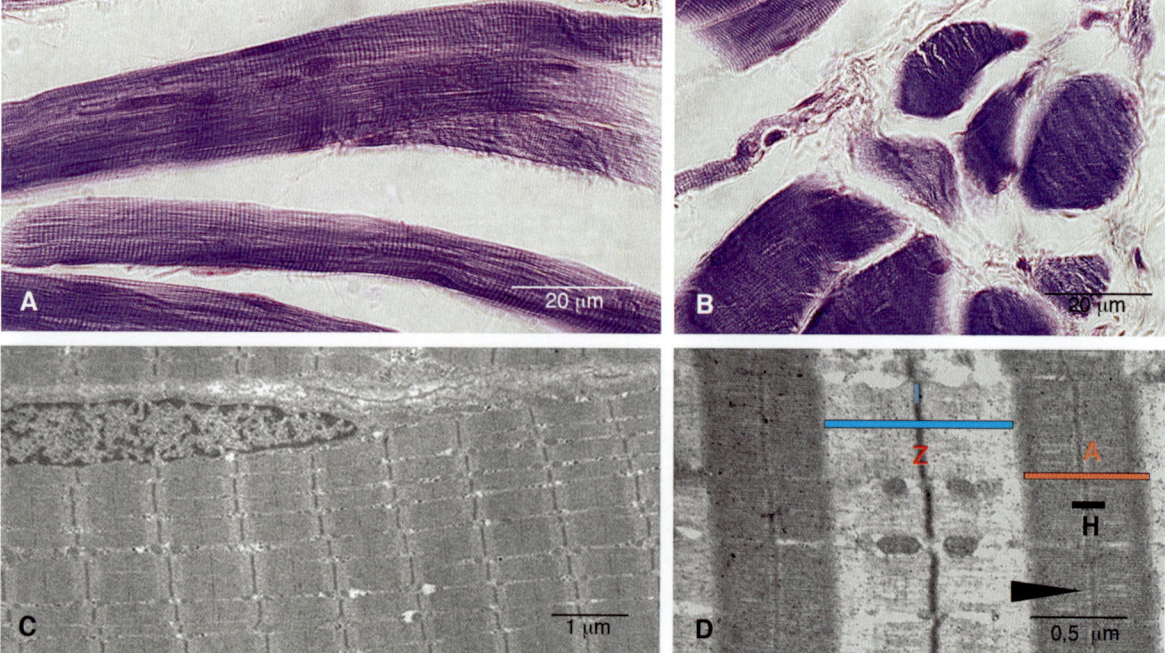

Fig. 6-3. A-B. Fotomicrografías de fibras musculares estriadas esqueléticas en corte longitudinal (**A**) y transversal (**B**) teñidas con azul de toluidina a pH ácido. Se observan las estriaciones transversales correspondientes a los sarcómeros y la disposición periférica de los núcleos dentro de cada fibra muscular. **C-D.** Fotomicrografías electrónicas de transmisión (MET) en las que se observan un núcleo periférico y gran cantidad de miofibrillas en el sarcoplasma de una fibra muscular estriada esquelética (**C**). En **D** se aprecia la ultraestructura de los sarcómeros y sus distintas regiones presentes en las miofibrillas contiguas. La flecha señala la línea M. Se observan también mitocondrias entre las miofibrillas. (Cortesía de la Dra. María Saccoliti).

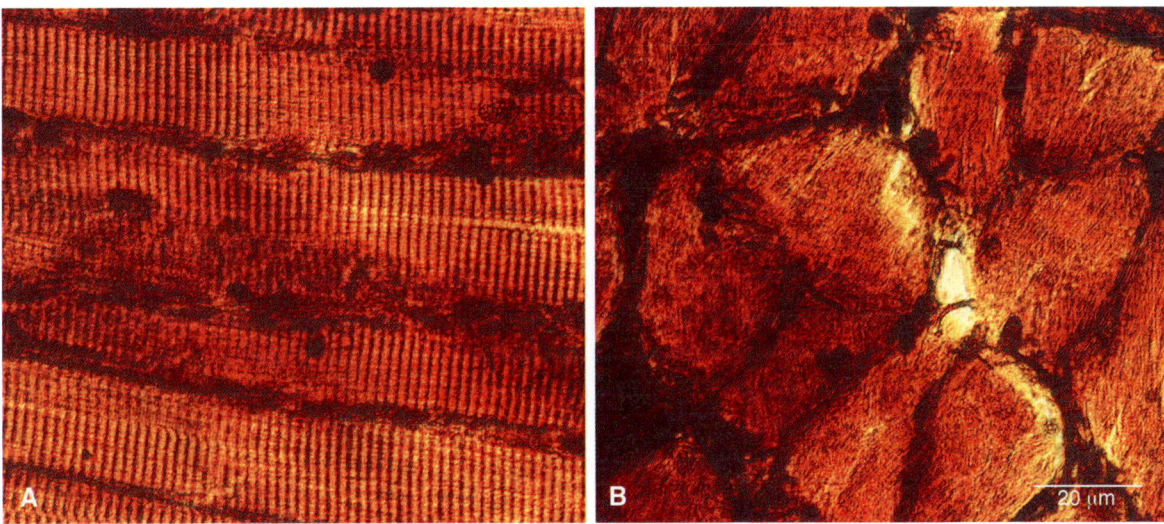

Fig. 6-4. Músculo estriado esquelético. Técnica de impregnación argéntica. En estas fotomicrografías se observan un corte longitudinal (**A**) y otro transversal (**B**) de fibras musculares estriadas esqueléticas. En **A** se destacan las estriaciones transversales correspondientes a la sucesión de sarcómeros dentro de las miofibrillas. En ambas fotomicrografías se observa una red de fibras reticulares que rodea cada una de las fibras musculares.

unidad funcional y estructural de la contracción muscular esquelética (véase **fig. 6-3**).

La sucesión de sarcómeros constituye las miofibrillas, que se anclan por los extremos (costámeros) al sarcolema mediante proteínas denominadas distrofinas. El conjunto de miofibrillas contenidas en una fibra muscular cortada longitudinalmente se observan como estriaciones paralelas al eje mayor de la fibra (véase **fig. 6-3 A** y **B** y véase **6-4 A**).

Las estriaciones transversales vistas al microscopio óptico corresponden a zonas o bandas claras y oscuras de menor y mayor acidofilia, que se alternan a intervalos regulares. Cuando estas estriaciones se observan al microscopio de polarización, se aprecian bandas de diferente refringencia: las más oscuras son birrefringentes o anisotrópicas y se denominan bandas A, y las más claras, monorrefringentes, se denominan bandas I o isotrópicas. Mediante microscopía electrónica se determinó que este patrón de bandas se debe a la repetición ordenada de **sarcómeros** (**figs. 6-5** y **6-6**).

Entre las miofibrillas se localiza un número considerable de mitocondrias (sarcosomas) que muestran crestas muy próximas entre sí (morfología estrechamente relacionada con la gran cantidad de ATP necesaria para llevar a cabo la contracción muscular). Próximos a los bordes de los núcleos se ubican pequeños aparatos de

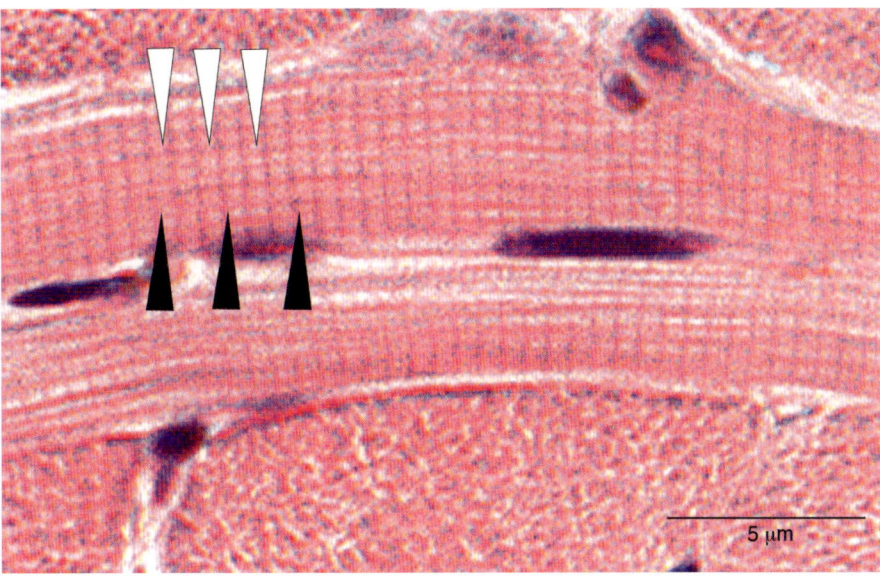

Fig. 6-5. Fotomicrografía de fibras musculares estriadas esqueléticas en un corte longitudinal teñidas con H-E. Se observan las estriaciones transversales. Las flechas negras señalan las bandas A (oscuras) y las flechas blancas, las bandas I (claras).

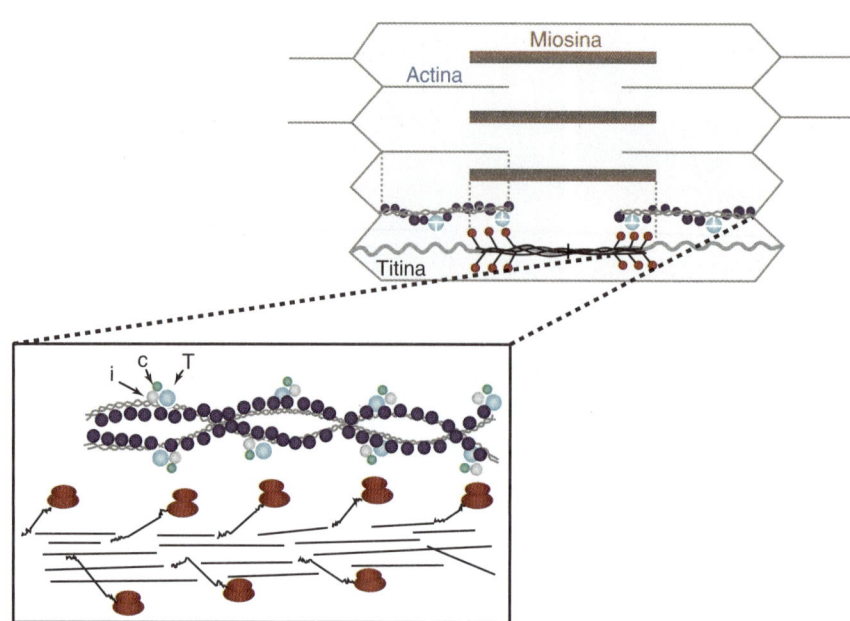

Fig. 6-6. Sarcómero en estado de relajación. Se destaca su estructura organizada en filamentos finos y gruesos. También se observa la relación entre estos y sus proteínas asociadas. I, C, T: troponina con subunidades.

Golgi e inclusiones de glucógeno. Otros componentes celulares que en el caso de la fibra muscular estriada tienen gran importancia por su participación directa en el proceso de contracción muscular son el **retículo sarcoplasmático** y los **tubos T** (**fig. 6-7**).

El **retículo sarcoplasmático** es el homólogo al retículo endoplasmático liso de otros tipos celulares, pero con características peculiares: en la fibra muscular estriada presenta numerosas prolongaciones digitiformes denominadas **sarcotúbulos** que rodean las miofibrillas, forman redes que se anastomosan y funcionan como un reservorio intracelular de calcio. Algunos sarcotúbulos, al anastomosarse, forman expansiones de mayor tamaño denominadas cisternas terminales. Estas cisternas se relacionan estrechamente con los tubos T (véase **fig. 6-7**).

El **tubo T** es una invaginación digitiforme del sarcolema que penetra profundamente en la fibra muscular. Este tubo es muy importante en la contracción muscular, ya que numerosas proteínas asociadas con el acoplamiento excitación-contracción se asocian a él (intercambiadores Na^+/Ca^+ y receptores adrenérgicos). La luz del tubo T se continúa con el espacio extracelular y al penetrar profundamente en la fibra se ubica en la unión A-I de las bandas del sarcómero (véase más adelante). Por otro lado, como se mencionó, estas prolongaciones del sarcolema están en estrecho contacto con las cisternas terminales del retículo sarcoplasmático (véase **fig. 6-7**).

El conjunto formado por **dos cisternas terminales** y **un tubo T** ubicado entre ambas se denomina tríada y es característico de la fibra muscular estriada esquelética.

Estructura de las miofibrillas. El sarcómero

La observación de una fibra muscular estriada esquelética con microscopía electrónica permite determinar que el patrón de estriaciones visibles con microscopía óptica (bandas claras y oscuras alternadas) se debe a la repetición de unidades estructurales y funcionales denominadas **sarcómeros.** El análisis ultraestructural del sarcómero revela que este se extiende desde una línea o disco Z hasta la siguiente (véanse **figs. 6-3 C** y **D**, y **6-6**).

El sarcómero está compuesto por dos tipos de miofilamentos: los finos y los gruesos. Los **filamentos finos** están constituidos principalmente por **actina** fibrilar (F), mientras que los **filamentos gruesos** están compuestos por **miosina de tipo II.** Ambos filamentos presentan además proteínas asociadas.

La **miosina de tipo II** está constituida por dos cadenas pesadas y cuatro livianas. Las cadenas pesadas o HMM (*heavy meromyosin*) están compuestas por dos subunidades: la S1 o cabeza globular (HMM-S1), que contiene el sitio ATPasa, y la S2 (HMM-S2), también denominada región bisagra o cuello de estructura de hélice alfa. Las cadenas livianas o LMM (*light meromyosin*) constituyen una cola con forma de estructura de hélice alfa denominada también porción fibrilar, que se continúa en un extremo con la región bisagra de la molécula. Cada cadena pesada tiene asociadas dos cadenas livianas denominadas proteína esencial y proteína reguladora.

Para formar el filamento grueso, las moléculas de miosina II disponen su porción fibrilar en haces entrelazados y sus cabezas globulares se orientan hacia la superficie del filamento (véase **fig. 6-6**).

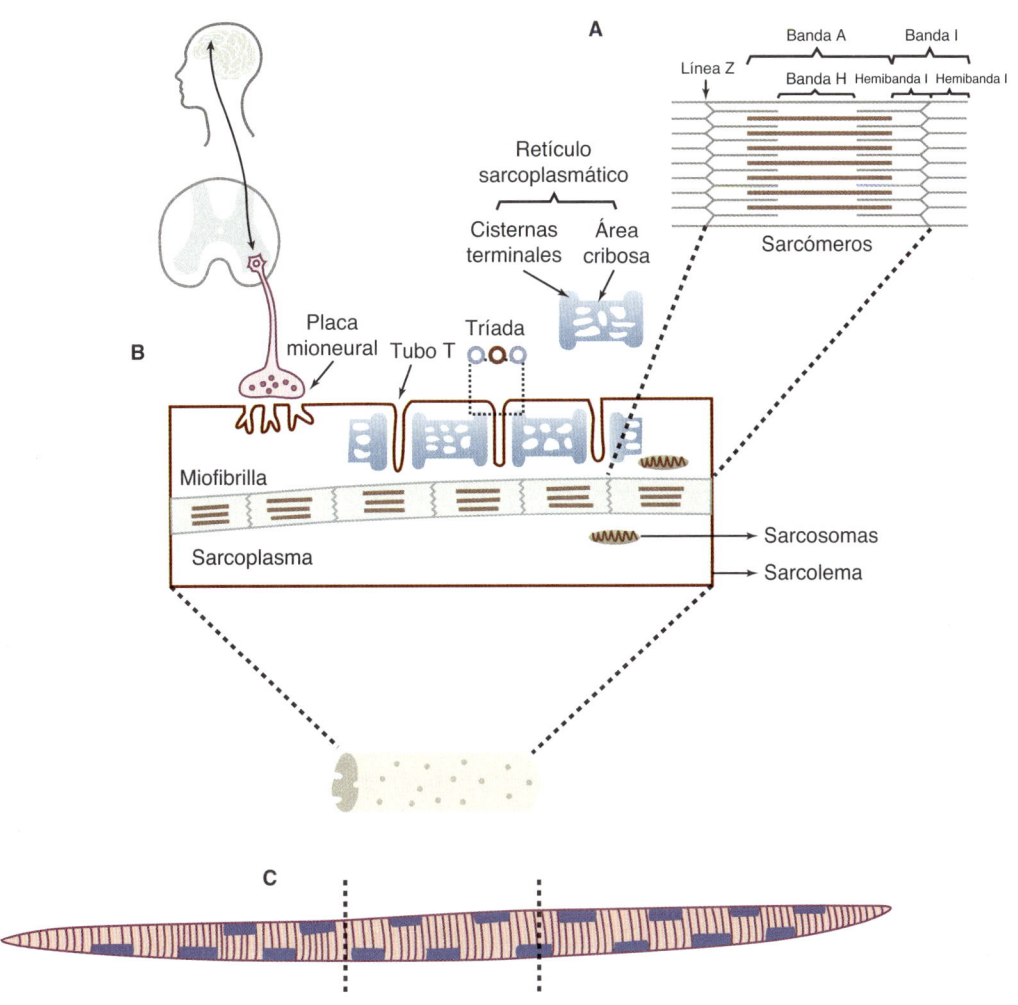

Fig. 6-7. Esquema simplificado de la estructura de una fibra muscular estriada esquelética (de contracción voluntaria) en el que se destacan: la estructura de un sarcómero con todas sus bandas (**A**); la placa neuromuscular (sinapsis entre un terminal nervioso y una fibra muscular); una tríada compuesta por dos cisternas terminales y un tubo T, ubicada entre las bandas A e I del sarcómero; la disposición longitudinal de una de las miofibrillas; la ubicación de las mitocondrias en el sarcoplasma (**B**); la estructura de la fibra muscular estriada esquelética (**C**).

Los **filamentos finos** están constituidos por una doble cadena de actina fibrilar resultante de la polimerización de la actina globular (G) que se dispone como las cuentas de un collar enrollado en forma helicoidal. En el surco que queda en medio de la doble cadena se encuentra una de las proteínas asociadas: la **tropomiosina.** Esta proteína, de tipo fibrilar, está compuesta por dos cadenas enrolladas también en forma helicoidal que, en estado de relajación, se ubica cubriendo el sitio de unión de la actina a la miosina (sitio activo). A intervalos regulares (cada siete actinas G), se ubica la otra proteína asociada al filamento de actina: la troponina.

Esta proteína es de tipo globular y está formada por tres subunidades polipeptídicas: la **troponina T** que se une a la tropomiosina, la **troponina I** que se une al sitio activo de la actina e inhibe la unión de esta a la miosina, y la **troponina C** que tiene la capacidad de unirse a los iones calcio (véase **fig. 6-6** y **6-8**).

Asimismo, hay diversas proteínas asociadas a los filamentos gruesos y finos que mantienen la estabilidad de estos dentro del sarcómero. La alfa-actinina une los filamentos finos a la línea Z; la titina sujeta los filamentos gruesos al disco Z; la nebulina está unida al disco Z, corre paralela a los filamentos finos y colabora con la alfa-actinina para mantener estos filamentos unidos al disco Z. Por último, la miomesina y la proteína C actúan para mantener los filamentos gruesos alineados en la línea M (**fig. 6-8**; véanse también **figs. 6-3 C** y **D**, y **6-7**).

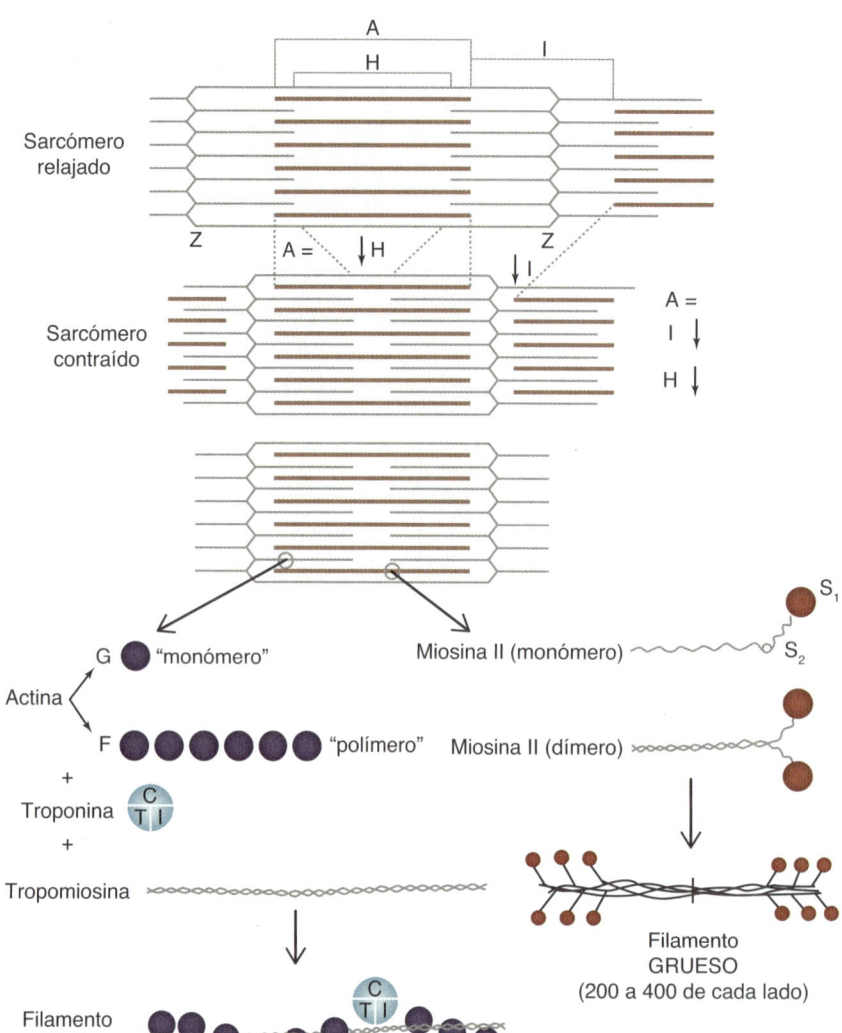

Fig. 6-8. Sarcómero en los distintos estados (relajado y contraído). Se puede observar el desplazamiento de los filamentos finos sobre los gruesos que produce el acortamiento del sarcómero. También se observan los componentes moleculares que forman parte tanto de los filamentos finos como de los gruesos.

La línea Z es la expresión bidimensional de una estructura denominada disco Z. Los filamentos finos de actina de un sarcómero, al aproximarse a los del sarcómero vecino, no lo hacen de forma coincidente y se relacionan entre sí a través de los filamentos Z que le otorgan a la línea homónima un patrón en zigzag. En la línea Z también se identificaron las proteínas alfa-actinina, desmina y vimentina.

Los filamentos finos se dirigen a partir de los discos Z hacia el centro del sarcómero, pero sin llegar hasta la línea media. La relación filamento fino/grueso es de seis a uno. Cada filamento grueso central se rodea de seis filamentos finos.

La organización espacial de ambos tipos de filamentos dentro del sarcómero da lugar a la presencia de dos bandas de diferente refringencia que corresponden a las estriaciones vistas al microscopio óptico: las **bandas I** o isotrópicas porque no presentan birrefringencia y están constituidas solo por filamentos finos, y las **bandas A** o anisotrópicas que sí muestran birrefringencia, y están compuestas por filamentos finos y gruesos.

Dentro de las bandas A se pueden distinguir diferentes regiones: una región más periférica compuesta por ambos tipos de filamentos (finos y gruesos) y una segunda región central constituida solo por filamentos gruesos. Esta última región se denomina **banda H**. La banda H presenta además una línea central más densa llamada línea M, la cual está compuesta por dos proteínas que unen en la parte media del sarcómero los filamentos gruesos: la miomesina y la proteína C. Ambas proteínas dan estabilidad a los filamentos de miosina.

Placa neuromuscular

La placa neuromuscular, mioneural o motora es la región localizada sobre la superficie de la fibra muscular en

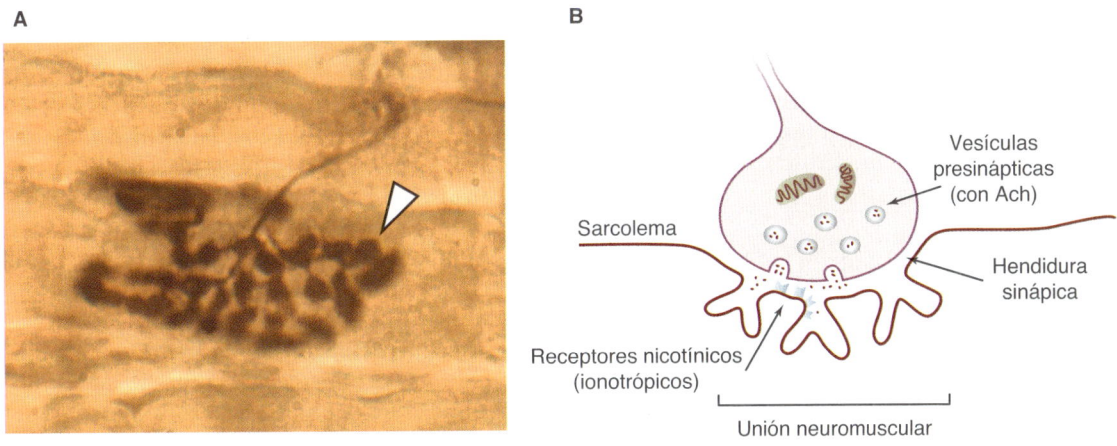

Fig. 6-9. Placa neuromuscular. **A.** Fotomicrografía de una placa neuromuscular, mioneural o motora. Técnica de inmunoperoxidasa para proteínas de vesículas sinápticas (SV2). (Cortesía del Dr. Hugo Ríos). La flecha señala un botón sináptico. **B.** Esquema de una de las sinapsis de la unión neuromuscular en la que se observan todos los componentes.

la que esta se pone en contacto con el axón perteneciente a la neurona motora que la inerva (**fig. 6-9 A**).

La actividad adecuada de este complejo garantiza procesos vitales como los movimientos voluntarios, la especificación del tipo de fibra muscular (rápido o lento) y la expresión de isoformas de miosina. La pérdida de la conexión entre el músculo y el nervio es la causa de distintas patologías en ambos tejidos.

A nivel de la unión con la fibra muscular, el axón pierde su vaina de mielina, se ramifica y forma el terminal nervioso (**presinapsis**). Pese a carecer de mielina, las ramificaciones continúan cubiertas por prolongaciones de células de Schwann, a excepción de la zona del terminal que se encuentra en contacto con el sarcolema. Cada una de esas ramificaciones se ubica en una depresión sobre la superficie de la fibra muscular, de la que solo está separada del sarcolema por un pequeño espacio denominado hendidura sináptica. Dentro del terminal nervioso se pueden encontrar vesículas sinápticas cargadas del neurotransmisor acetilcolina, acompañadas de numerosas mitocondrias. Por otra parte, frente al terminal nervioso, la fibra muscular presenta una región rica en receptores para acetilcolina que, en este caso, corresponden a receptores de tipo nicotínico (ya que la nicotina puede activarlos).

Cuando la acetilcolina se libera hacia la hendidura sináptica, se une a los receptores de la fibra muscular (postsinapsis), provoca la apertura del receptor, que es un canal de iones de sodio, y produce la despolarización de la fibra. En la hendidura sináptica existe una enzima denominada acetilcolinesterasa que degrada la acetilcolina liberada y limita así la duración de la despolarización (véase **fig. 6-9 B**).

Un elemento adicional a la placa neuromuscular es una célula parecida a un fibroblasto denominada kranocito. Situada por fuera de la placa neuromuscular y por encima de las células de Schwann, extiende sus prolongaciones citoplasmáticas y recubre toda la placa. Los estudios inmunohistoquímicos demostraron que estas células tienen las enzimas necesarias para la síntesis de colágeno y un grupo de proteínas denominadas neurregulinas, que forman parte de la familia del factor de crecimiento epidérmico (EGF: *epidermal growth factor*). Se cree que su función está vinculada a los procesos de reparación y activación de las células de Schwann.

Estructura de la tríada

La contracción muscular se activa por el incremento repentino de la concentración de calcio (Ca^{2+}) citosólico desde el retículo sarcoplasmático, y las tríadas (tubo T + dos cisternas terminales) cumplen un papel primordial en este proceso.

La tríada es una estructura fundamental en el mecanismo de excitación-contracción en el músculo estriado esquelético y permite la interacción entre los receptores de dihidropiridina (DHPr), ubicados en el tubo T, y los receptores de rianodina (RyR), situados en las cisternas del retículo sarcoplasmático.

Los DHPr son canales del Ca^{2+} sensibles al voltaje (tipo L) y sirven como mecanismo de detección del voltaje para la liberación de grandes cantidades de Ca^{2+} inducida por la despolarización de la membrana plasmática.

Los RyR son canales de cationes de alta conductancia encargados de la liberación del Ca^{2+} desde el interior del retículo sarcoplasmático.

Dentro de las tríadas, estos dos tipos de receptores (DHPr y RyR) son adyacentes, lo que favorece una interacción directa entre ellos tras el proceso de despolarización.

El proceso que comienza con la despolarización de la membrana plasmática y da lugar a la contracción muscular se denomina proceso de acoplamiento de excitación-contracción.

Mecanismo de contracción en la fibra muscular estriada

Durante el proceso de contracción muscular las fibras que componen un músculo esquelético se acortan. Este acortamiento se debe a la disminución de la longitud de numerosos sarcómeros. Ultraestructuralmente, la expresión de este acortamiento es una menor distancia entre los discos Z contiguos (véase **fig. 6-8**).

Si bien la contracción muscular es el resultado final del acortamiento del sarcómero, este proceso se produce como consecuencia de varios eventos ordenados en el tiempo y el espacio dentro de cada miofibrilla. La secuencia de eventos es la siguiente:

1. El mecanismo responsable del acortamiento de los sarcómeros se inicia en la **placa neuromuscular.** Cuando un impulso nervioso provoca la descarga de acetilcolina en la placa neuromuscular, la unión de este neurotransmisor a su receptor produce la despolarización de la membrana plasmática de la fibra y la entrada de sodio a través de canales de receptores ionotrópicos (receptores nicotínicos). Así, el interior de la célula se hace más positivo, es decir, la célula se despolariza.

2. Este cambio de polaridad se extiende rápidamente en forma de onda de despolarización en toda la membrana plasmática y a través de los tubos T llega a la profundidad de la fibra muscular.

3. En las tríadas, los DHPr, ubicados en los tubos T y enfrentados a los RyR, presentes en las cisternas terminales del retículo sarcoplasmático, sufren un cambio conformacional debido a la despolarización de la membrana plasmática de la fibra muscular. Este cambio provoca la activación de los RyR y la salida del Ca^{2+} desde el retículo sarcoplasmático, el cual se difunde con rapidez por todo el sarcoplasma.

4. El calcio liberado se une a la troponina C presente en los filamentos finos del sarcómero, lo que genera un cambio conformacional de esta molécula.

5. Este cambio de conformación de la troponina C tracciona otro componente de ese complejo proteico: la troponina T, que se encuentra unida a la tropomiosina. Se produce de este modo un desplazamiento de la tropomiosina fuera del surco existente en la doble cadena de actina del filamento fino y libera así el sitio de unión de la actina a la miosina.

Esto permite la unión de ambas moléculas.

6. Al principio, la miosina se une fuertemente a la actina. En esta etapa, la cabeza globular de la miosina se mantiene en un ángulo de 90° respecto de su porción fibrilar. En esta posición acumula energía y origina un estado de tensión.

7. En ese momento el ATP se fija a la región con actividad ATPasa de la cabeza de la miosina. El ATP se hidroliza y genera ADP, y la energía liberada promueve una modificación de la posición de la cabeza de la miosina en relación con su porción fibrilar, pasa de 90° a 45° y produce un desplazamiento del filamento de actina de 10 nm hacia el centro del sarcómero. Luego de este evento, la afinidad de la unión entre la miosina y la actina disminuye, y las dos moléculas se separan.

8. Al recuperar su posición original en un ángulo de 90° con relación a su porción fibrilar, la cabeza de la miosina se enfrenta a un nuevo sitio de unión con la actina del filamento fino.

9. En este momento la cabeza de la miosina se encuentra enfrentada (no unida) a la actina y, ante la presencia de Ca^{2+}, se une fuertemente a ella y vuelve a iniciarse el ciclo (puntos 6 y 7).

10. Este ciclo se repite numerosas veces y con cada ciclo los filamentos de actina son traccionados por la miosina una y otra vez hacia el centro del sarcómero.

11. La contracción cesa con la repolarización de la membrana plasmática de la fibra muscular y el reingreso del calcio, presente en el sarcoplasma, al retículo sarcoplasmático. La relajación del músculo estriado esquelético es pasiva y se debe a la contracción de los músculos antagónicos (**fig. 6-10**).

Células satélites

Al analizar los núcleos presentes en los cortes longitudinales o transversales de las fibras musculares esqueléticas se pueden distinguir, además de los núcleos característicos de este tipo celular, otros más pequeños y de cromatina más densa correspondientes a las **células satélites.**

Estas células representan un 5-7% la población total de células del tejido muscular estriado esquelético y se ubican en el sarcolema apoyadas sobre la membrana plasmática de las fibras musculares, envueltas por la lámina externa. Su citoplasma es escaso y difícilmente pueden distinguirse.

Si bien el músculo estriado esquelético tiene escasa capacidad de regenerarse, estas células pueden actuar, en contadas ocasiones, como células madre que se dividen asimétricamente y dan origen a nuevas células madre y a células que se diferencian a mioblastos y se unen a la fibra muscular dañada para reparar la región de la lesión. La posibilidad de reparación depende de la integridad del sarcolema, ya que si este también se encuentra dañado, la reparación se producirá a partir de fibroblastos que generarán tejido cicatricial.

La población de células progenitoras más estudiadas y comúnmente aceptadas en el músculo esquelético posnatal sigue estando representada, incluso 50 años después de su descubrimiento, por las células satelitales. Estas células se identificaron originalmente mediante microscopía electrónica basada en su ubicación particular, acompañando a las fibras de músculo esquelético adulto. Las células satélites son responsables del crecimiento temprano de las fibras musculares y luego se vuelven mitóticamente inactivas. En la vida adulta, se reclutan con frecuencia para el mantenimiento de las fibras o, cuando es necesario, para la reparación focal mediante proliferación y fusión con la fibra muscular. Algunos autores sugieren que también podrían cumplir un rol en la hipertrofia en respuesta al ejercicio. La proporción de células satélites disminuye de 30-35% en la vida posnatal a 1-4% en la vida adulta. En el músculo en crecimiento hay dos subpoblaciones de células satélites: una de división rápida, responsable del crecimiento de la fibra, y una subpoblación de división lenta, que podría funcionar como la fuente de la primera o podría estar formada por diferentes células (**Proyección médico-clínica 6-1. Regeneración del músculo estriado esquelético**).

Fibras rojas y blancas

La observación anatómica de músculos frescos muestra cierta heterogeneidad en el color de estos. Por otro lado, la observación al microscopio óptico de cortes transversales de haces musculares revela que no todas las fibras que los componen tienen el mismo diámetro.

A partir de estas observaciones, se describen tres tipos de fibras musculares esqueléticas: fibras rojas, fibras blancas y fibras intermedias. La clasificación según el color que presentan se debe a una proteína denominada mioglobina que, al igual que la hemoglobina de los eritrocitos, fija el oxígeno.

Las fibras rojas son pequeñas, de color rojo oscuro debido a su alto contenido de mioglobina y abundantes mitocondrias. Son fibras de contracción lenta y tienen gran resistencia a la fatiga. Este tipo de fibras es característico de los músculos pectorales de las aves migratorias que recorren largas distancias. En el ser humano, uno de los ejemplos más típicos son los músculos de la región dorsal encargados de mantener la posición erecta de la columna vertebral.

En cambio, las fibras blancas son células más grandes, con menor contenido de mioglobina y mitocondrias. Son de contracción rápida, pero tienen poca tolerancia a la fatiga y participan en los movimientos rápidos y precisos. En el ser humano, forman parte de los músculos que controlan el movimiento de los dedos y de los músculos extrínsecos del ojo.

Las fibras intermedias tienen una estructura y una función que se sitúan entre los dos tipos principales antes descritos.

La mayor parte de los músculos tienen una mezcla de estos tipos de fibras, pero predomina el tipo que está estrechamente relacionado con la función del músculo en cuestión. En el ser humano, por ejemplo, en los músculos de los miembros inferiores predominan las fibras rojas, ya que estos músculos deben estar capacitados

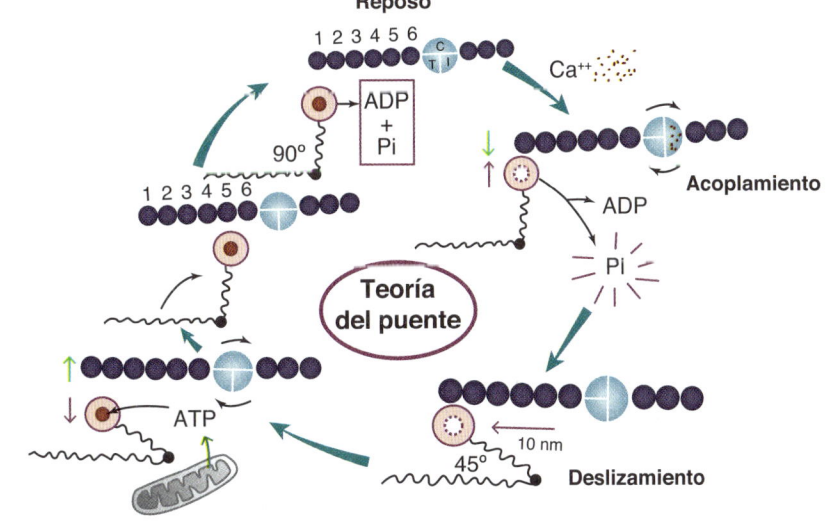

Fig. 6-10. Esquema simplificado que muestra las diferentes etapas que componen el proceso de la contracción muscular por el cual los filamentos finos son desplazados por las cabezas de la miosina sobre los filamentos gruesos hacia el centro del sarcómero. La mitocondria aporta el ATP necesario para el proceso. Ante la falta de aporte de ATP (como ocurre en la muerte), el músculo queda en el estadio 3, es decir, contraído, lo que da lugar al *rigor mortis*.

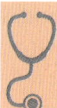

Proyección médico-clínica

6-1. Regeneración del músculo estriado esquelético

La fibra muscular esquelética tiene una notable capacidad de regeneración y puede hacerlo de lesiones estructurales mediante un proceso llamado regeneración muscular. Cuando se daña una fibra muscular esquelética, ya sea debido a un traumatismo o a un ejercicio intenso, el organismo activa una serie de mecanismos para reparar la lesión. Las lesiones agudas directas e indirectas del músculo estriado esquelético provocan la destrucción de las fibras musculares por la disrupción de la membrana plasmática y la lámina basal, con la consiguiente entrada de calcio en la fibra y la necrosis por autofagia o apoptosis. Los estudios recientes proporcionaron evidencia de que el proceso de cicatrización tras una lesión muscular requiere pasos definidos, interrelacionados y dependientes del tiempo, que ocurren posteriormente a la necrosis y que se resumen a continuación.

Este proceso de regeneración muscular implica diferentes etapas:

1. Degeneración y respuesta inflamatoria: cuando se produce una lesión en la fibra muscular, se desencadena una respuesta inflamatoria. Las células inmunitarias acuden al lugar de la lesión para eliminar los desechos celulares y las células dañadas. Esta fase inicial de inflamación es necesaria a fin de preparar el entorno para la regeneración. Comienza en los primeros minutos después de la lesión y dura 2 semanas. El sitio afectado es invadido por leucocitos y macrófagos que secretan citoquinas y factores de crecimiento. Este mecanismo amplifica la respuesta inflamatoria y participa en la segunda fase de la regeneración muscular.

2. Fase de regeneración/reparación: se inicia en la primera semana después de la lesión, con un pico a las 2 semanas. Consta de tres etapas principales. Comienza con la activación y diferenciación de las células satélites, continúa con la maduración de las miofibras y, en paralelo, la formación de nuevos vasos mediante angiogénesis para revascularizar las miofibras recién formadas. Estos procesos claves están orquestados por un amplio panel de señales originadas en el torrente circulatorio o en el entorno celular local. Todas estas señales están potenciadas por mecanismos de mecanotransducción (comunicación a través de sus uniones intercelulares), que se acentúan con el estímulo mecánico del movimiento en el músculo afectado.

- Activación de las células satélites: la regeneración muscular a partir de las células satélites es un proceso clave en la reparación y el crecimiento del tejido muscular.

Las células satélites son células especializadas del músculo esquelético situadas entre la membrana plasmática y la lámina basal de la fibra muscular. Permanecen en reposo en el tejido muscular; no obstante, cuando se produce una lesión, aparecen señales químicas y mecánicas que las activan. Una vez activadas, comienzan a proliferar y a formar nuevas células madre, que se diferencian en células musculares hijas llamadas mioblastos. La lesión previa es esencial para generar las células necesarias que puedan participar en el proceso de reparación.

- Diferenciación y fusión de mioblastos: después, las células satélites se diferencian en mioblastos, que son células inmaduras especializadas en la formación del tejido muscular. Los mioblastos contienen todas las estructuras necesarias para formar nuevas fibras musculares, como las miofibrillas compuestas de actina y miosina, que son las proteínas contráctiles. Posteriormente, los mioblastos se diferencian en miocitos, que son las células maduras que componen las fibras musculares. Estos miocitos migran hacia el sitio de la lesión, y se fusionan entre sí y con las fibras musculares existentes para formar nuevas fibras musculares funcionales.

- Angiogénesis: a partir de los estímulos moleculares se forman pequeñas estructuras vasculares que proporcionan oxígeno y nutrientes a las células musculares.

3. Maduración y remodelado: las nuevas fibras musculares formadas a partir de la diferenciación y fusión de los mioblastos continúan madurando y fortaleciéndose. Durante este proceso, se establecen las conexiones neuromusculares adecuadas y se desarrolla una red de vasos sanguíneos para suministrar oxígeno y nutrientes a las fibras musculares regeneradas. Esta etapa de remodelado puede durar semanas o incluso meses.

4. Formación de la cicatriz: comienza durante la segunda semana después de la lesión y aumenta con el tiempo. La aparición de tejido cicatricial perjudica la regeneración muscular completa. Las cicatrices con predominio de tejido conectivo colágeno denso no modelado (fibrosis) generan zonas de tensión y pérdida de la respuesta elástica en el músculo afectado.

El proceso de regeneración muscular puede verse influido por diversos factores extrínsecos e intrínsecos como la nutrición, el descanso y la rehabilitación adecuada. Una alimentación equilibrada que aporte los nutrientes necesarios, junto con un período suficiente de descanso y una rehabilitación temprana con estímulos de mecanotransducción apropiados, pueden favorecer la regeneración muscular óptima.

para la marcha (mayor tolerancia a la fatiga). En cambio, en los miembros superiores, si bien hay fibras de ambos tipos, aumenta la proporción de fibras blancas, ya que los movimientos de estos músculos suelen ser breves, pero más precisos. Las fibras musculares ya diferenciadas no son inmodificables, son entidades altamente versátiles y capaces de cambiar su fenotipo, de rápido a lento o de lento a rápido, según la demanda a la que estén sometidas. Los patrones específicos de actividad neuromuscular y carga mecánica desempeñan un papel importante tanto en el mantenimiento como en la transición del fenotipo de las fibras musculares. Según el tipo, la intensidad y la duración de cualquiera de estos factores (actividad y carga), las fibras musculares pueden modificar su fenotipo para cumplir con el cambio funcional requerido.

Histogénesis, crecimiento y regeneración del músculo estriado esquelético

La mayor parte de la musculatura esquelética se desarrolla a partir del mesodermo somítico o paraxial. Solo los músculos extrínsecos del ojo tienen un origen embrionario diferente, ya que surgen del mesénquima cefálico. Las primeras células en diferenciarse son los mioblastos, que presentan un solo núcleo central y aún carecen de miofibrillas. Tras sucesivas mitosis, si bien el número de mioblastos se multiplica, ya no se observan de forma aislada, sino que se fusionan para formar los miotubos y constituyen así un sincitio celular multinucleado. Continuando el proceso de diferenciación celular, comienzan a aparecer en el citoplasma de los miotubos zonas con las estriaciones transversales típicas del músculo esquelético y, a nivel ultraestructural, se visualizan las primeras miofibrillas, que aumentan gradualmente en número y desplazan los núcleos hacia la periferia de la célula. Estos procesos de división y diferenciación celular continúan hasta el final de la vida fetal.

Durante la vida posnatal, los músculos esqueléticos crecen en longitud gracias a la incorporación de nuevos sarcómeros a las miofibrillas ya existentes, y su grosor se incrementa con el aumento del número de miofibrillas. Si bien las células satélites pueden originar nuevos mioblastos y dar lugar a nuevas fibras, este tipo de crecimiento o regeneración es de poca importancia.

El crecimiento de la masa muscular como resultado del entrenamiento físico se debe al aumento del tamaño de las fibras musculares ya existentes a expensas del incremento del número de miofibrillas que las constituyen y no al aumento del número de fibras musculares del músculo en cuestión. Este proceso se denomina hipertrofia muscular.

Epimisio, perimisio y endomisio

Todos los músculos esqueléticos de nuestro organismo están rodeados por una capa de tejido conectivo colágeno denso modelado membranoso denominada epimisio. Este tejido le proporciona cohesión al conjunto de haces musculares y es a través del cual penetran los vasos y los nervios. El epimisio también envía tabiques al interior de la masa muscular y da origen al perimisio. El tejido conectivo del perimisio es algo más laxo que el del epimisio y rodea los distintos fascículos que forman el músculo. Contiene vasos de mediano calibre y nervios. Por último, cada fibra muscular está rodeada por una delgada capa de tejido conectivo laxo y rico en fibras reticulares denominada endomisio, donde se encuentran los filetes nerviosos y los vasos capilares (fig. 6-11).

MÚSCULO ESTRIADO CARDÍACO

El músculo estriado cardíaco se localiza en la pared de las cavidades cardíacas y el inicio de los grandes vasos. Está compuesto por fibras que comparten algunas de las características descritas para el músculo estriado esquelético, pero también presenta particularidades que le son propias y lo diferencian de aquel (fig. 6-12 y compárese con figs. 6-11 y 6-13).

Si bien estas fibras, como su nombre lo indica, tienen estriaciones transversales que corresponden a la presencia de sarcómeros de las miofibrillas, no forman sincitios celulares como ocurre con el músculo estriado esquelético. A diferencia de este último, estas fibras no se fusionan y permanecen como células individuales, por lo cual presentan un solo núcleo aunque, excepcionalmente, pueden observarse dos núcleos en la misma fibra. Estas fibras, a diferencia de las esqueléticas, se ramifican, se conectan con fibras vecinas y forman una red compleja. Los extremos de las fibras contiguas están unidos a través de especializaciones de unión intercelular denominadas discos intercalares o bandas escaleriformes. Desde el punto de vista estrictamente funcional, su contracción no es de carácter voluntario, sino de naturaleza espontánea y rítmica (véase fig. 6-12).

Vistas al microscopio óptico y con la técnica de rutina (hematoxilina-eosina), las fibras musculares cardíacas (cardiomiocitos) presentan una acidofilia intensa, sus núcleos de disposición central se observan de cromatina laxa y suele destacarse la presencia de un nucléolo. Los núcleos tienen forma oval y en las regiones yuxtanucleares próximas a los polos se ubican pequeños complejos de Golgi que se observan como un halo claro perinuclear (véase fig. 6-13).

Es frecuente la presencia de un pigmento denominado lipofuscina que aumenta en cantidad con la

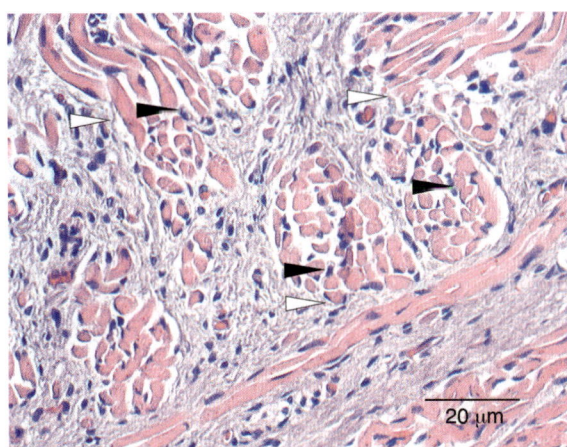

Fig. 6-11. Fotomicrografía de un corte transversal de músculo estriado esquelético de un roedor teñido con H-E. Se observa el tejido conectivo que rodea cada fibra muscular (flechas negras), cada fascículo de fibras musculares (flechas blancas).

edad. También se observan pequeñas gotas de lípidos y depósitos de glucógeno almacenados en las cercanías del núcleo. Las mitocondrias son numerosas, grandes y tienen muchas crestas. Se ubican entre las miofibrillas (**fig. 6-14**). Estas últimas no presentan un empaquetamiento tan denso como el observado en el músculo estriado esquelético (**figs. 6-15 y 6-16**). En los cortes longitudinales de músculo estriado cardíaco, en la zona de contacto entre dos fibras se pueden observar delgadas estructuras lineales que recorren todo el ancho de las fibras y corresponden a los discos intercalares (**fig. 6-17**; véanse también **figs. 6-12 y 6-13**).

Al igual que la fibra muscular estriada esquelética, la fibra cardíaca presenta tubos T y un retículo sarcoplasmático bien desarrollado, pero ambas estructuras subcelulares tienen las características propias de este tipo de fibras.

Las invaginaciones que constituyen los tubos T son de mayor tamaño que en el músculo esquelético y se localizan en las líneas Z de los sarcómeros. Así, cada tubo T es compartido por dos sarcómeros vecinos, a diferencia de lo que ocurre en el músculo estriado esquelético, en el que los tubos T se ubican en la región A-I, lo que da como resultado dos tubos T por sarcómero. Esto hace que el número total de tubos T sea menor en el músculo cardíaco.

El retículo sarcoplasmático también está menos desarrollado que el del músculo esquelético. Se compone de delgados sarcotubos que se extienden entre las miofibrillas, pero sin tantas anastomosis. Al aproximarse al tubo T, una expansión de esta red tubular forma díadas (tubo T + una expansión del retículo sarcoplasmático), a diferencia de las tríadas presentes en el músculo esquelético.

Otro elemento característico del músculo cardíaco es que algunas de las prolongaciones del retículo sarcoplasmático, al aproximarse al plasmalema, forman contactos semejantes a los de las díadas (**fig. 6-16**).

Ultraestructura de los discos intercalares

Una de las características propias del músculo cardíaco es la presencia de **discos intercalares o bandas escaleriformes.** Los discos intercalares son estructuras complejas que unen los cardiomiocitos adyacentes y garantizan la rápida propagación de la señal eléctrica durante la contracción. Además, les permiten a los cardiomiocitos resistir las fuerzas mecánicas producidas por cada latido. Por este motivo, son indispensables para que el cardiomiocito funcione como un sincitio tanto eléctrico como mecánico.

Los discos intercalares se observan al microscopio óptico, mediante la técnica de hematoxilina-eosina, en cortes longitudinales de un grupo de fibras, como regiones lineales delgadas que se extienden transversalmente en la zona de contacto de dos fibras contiguas y que se tiñen con mayor intensidad que el resto de la fibra.

El estudio ultraestructural de estos discos intercalares reveló que las membranas plasmáticas de dos fibras musculares contiguas se interdigitan para formar los discos intercalares que se asemejan a los escalones de una escalera, con porciones paralelas y perpendiculares en relación con las miofibrillas. El disco intercalar presenta diferentes tipos de unión célula-célula entre las dos fibras musculares que relaciona (véase **fig. 6-17**).

En las porciones transversales se observan *fascias adherens.* Estas fascias se visualizan como estructuras

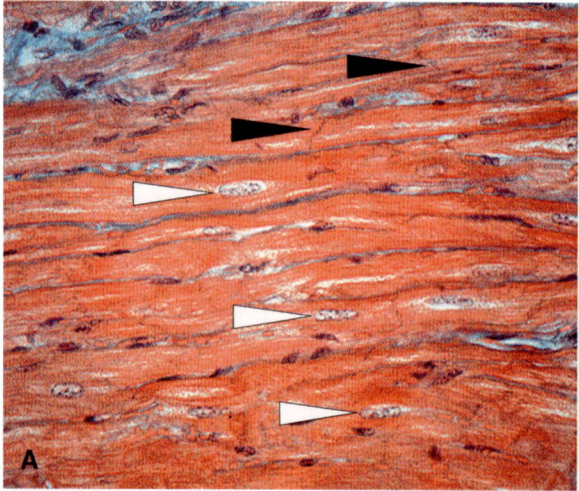
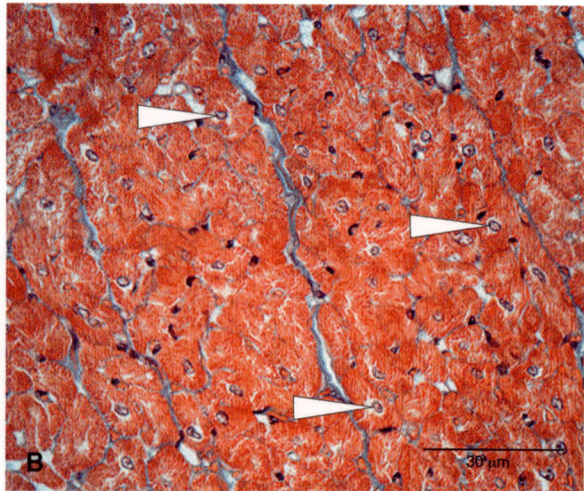

Fig. 6-12. Fotomicrografías de músculo estriado cardíaco teñido con tricrómico de Mallory tanto en corte longitudinal (**A**) como en corte transversal (**B**). Se observa un solo núcleo de localización central. En **B** las flechas blancas deben contactar con los núcleos en cada fibra muscular. En **A** las flechas negras señalan los discos intercalares característicos de este tipo de tejido muscular. Las fibras colágenas del tejido conectivo se observan de color azul entre las fibras musculares.

Fig. 6-13. Fotomicrografía de músculo estriado cardíaco teñido con H-E en un corte longitudinal. Se observa un solo núcleo de localización central (flechas blancas) en cada fibra muscular. Las flechas negras señalan los discos intercalares característicos de este tipo de tejido muscular. La flecha roja señala un capilar continuo.

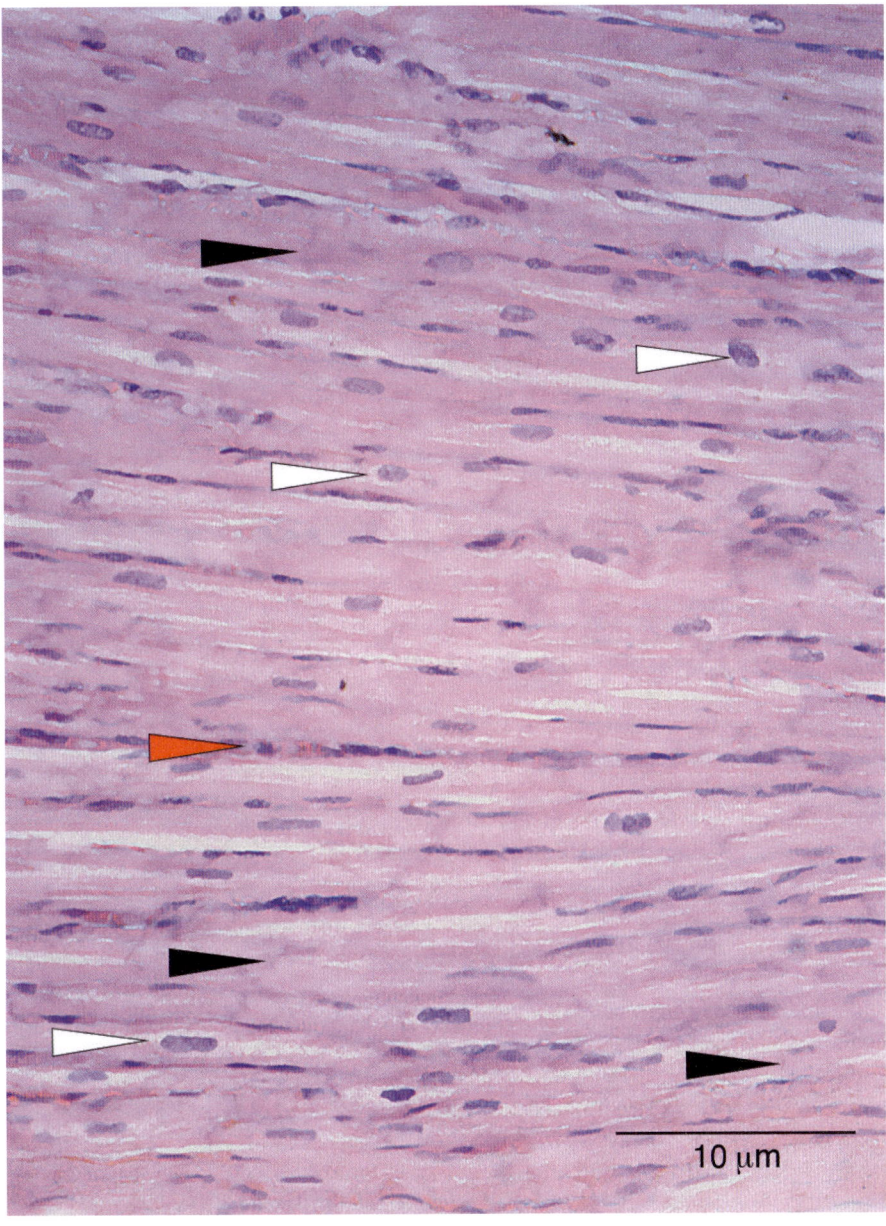

electrodensas hasta las que llegan los delgados filamentos de actina provenientes de los discos Z próximos a la superficie celular. La corta distancia entre ambas células y la presencia de los filamentos de actina recuerdan las uniones adherentes (*zonula adherens*) presentes en los epitelios. Las *fascias adherens* sirven para unir la porción final del sarcómero terminal a la membrana plasmática.

Otro componente de los discos intercalares son las **máculas adherens**, que corresponden a los desmosomas típicos. Estos también se localizan en la porción transversal. Al igual que en los epitelios, esta especialización de la membrana cohesiona las fibras musculares cardíacas y resiste la tensión durante el latido cardíaco.

Por último, en la porción longitudinal del disco intercalar, las membranas plasmáticas de fibras contiguas se acercan a muy corta distancia y es posible observar el tercer elemento que forma los discos intercalares: las **uniones en hendidura o nexus.** Como en otros tejidos, este tipo de unión es de baja resistencia eléctrica y posibilita la rápida propagación del potencial de acción de una fibra cardíaca a su vecina. El pasaje de iones a través de las uniones en hendidura permite el acoplamiento eléctrico entre numerosas fibras musculares cardíacas que actúan así como un sincitio funcional (véase **fig. 6-17**).

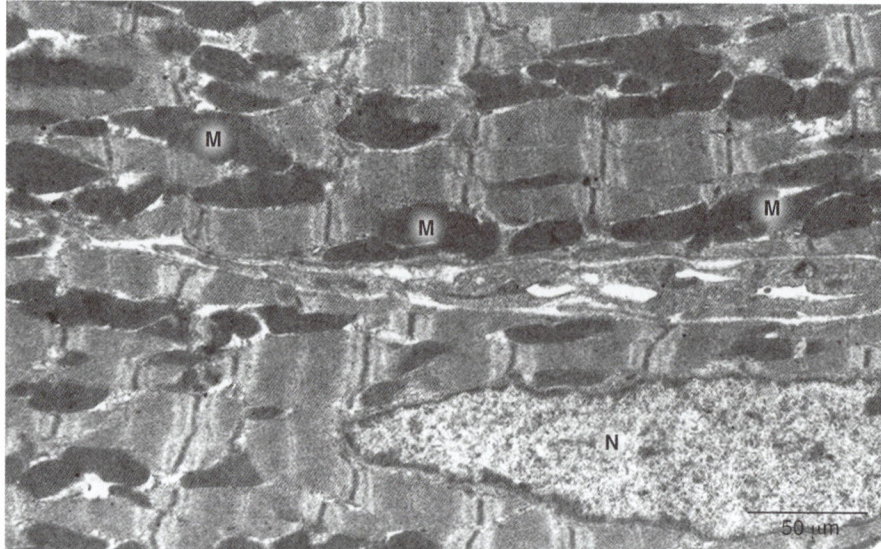

Fig. 6-14. Fotomicrografía electrónica de transmisión (MET) de fibras musculares cardíacas en las que se observa un núcleo (N) y gran cantidad de miofibrillas y mitocondrias (M) en el sarcoplasma de una fibra muscular estriada.

Células de conducción cardíaca

Las fibras estriadas cardíacas tienen como función primordial la contracción rítmica de las cuatro cavidades del corazón para hacer circular la sangre por todo el árbol vascular del cuerpo humano. Si bien el músculo cardíaco puede contraerse de manera espontánea, existen también fibras musculares altamente especializadas cuya función es generar el impulso eléctrico para la contracción, funcionando como marcapasos (nodos), y otras que favorecen la propagación de este por toda la masa muscular cardíaca.

Las fibras de los nodos suelen ser más pequeñas que las fibras musculares cardíacas comunes. En los cortes histológicos, tienen un aspecto fusiforme y con menor cantidad de miofibrillas. Forman pequeños grupos de fibras entrelazadas rodeadas por tejido conectivo. También pueden visualizarse numerosas fibras nerviosas simpáticas y parasimpáticas estrechamente conectadas con estas fibras.

Las células de conducción cardíacas (**fibras o células de Purkinje**) pueden propagar potenciales de acción más rápidamente que las fibras ordinarias y se organizan en haces. En su conjunto forman parte del sistema cardionector o sistema de conducción cardíaca, y marcan el ritmo y la frecuencia de contracción de las cavidades cardíacas (véase **fig. 6-18**).

Las fibras de Purkinje presentes en el subendocardio de las paredes ventriculares (véase **cap. 12**) tienen un aspecto similar al resto de las fibras musculares cardíacas, pero disponen de un mayor número de mitocondrias, las miofibrillas están desplazadas hacia la periferia y presentan un importante halo claro de glucógeno perinuclear. Por sus extremos, las fibras de Purkinje se continúan sin particularidades con las fibras musculares comunes. Estas fibras altamente especializadas carecen de túbulos T y están conectadas por uniones en hendidura que no forman discos intercales.

Si bien las fibras musculares cardíacas se contraen espontáneamente, son las fibras de conducción cardíaca

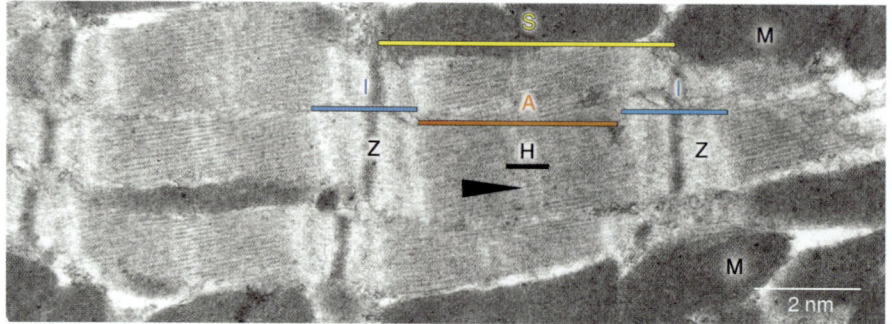

Fig. 6-15. Fotomicrografía electrónica de transmisión (MET) de fibras musculares cardíacas en las que se aprecia la ultraestructura de los ssarcómeros (S) y sus distintas regiones presentes en miofibrillas contiguas. La flecha negra señala la línea M. Se observan también mitocondrias (M) entre las miofibrillas.

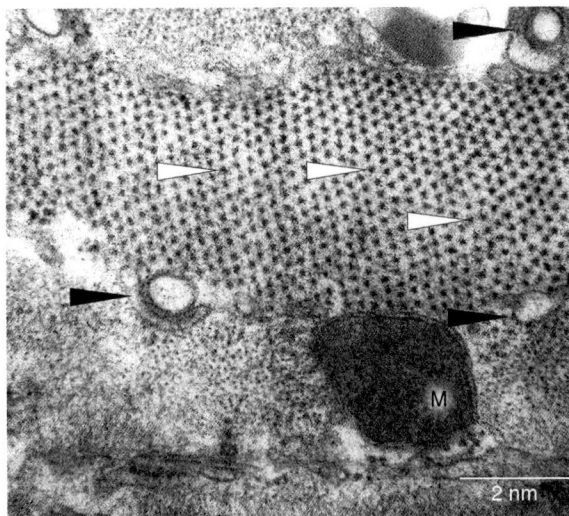

Fig. 6-16. Fotomicrografía electrónica de transmisión (MET) de fibras musculares cardíacas en un corte transversal. Se aprecian los filamentos gruesos (flechas blancas). La flecha negra señala las cisternas terminales del retículo sarcoplasmático. Se observan también mitocondrias (M) entre las miofibrillas.

Histogénesis, crecimiento y regeneración del músculo estriado cardíaco

El tejido muscular que forma parte de las paredes del corazón deriva de la porción rostral de la hoja visceral del mesodermo lateral. Esta región del mesodermo, denominada placa cardiogénica, está constituida por células madre que dan origen a los cardiomiocitos, los que continúan dividiéndose mitóticamente hasta el nacimiento. Esta característica lo diferencia del músculo esquelético en el cual, al iniciarse el proceso de diferenciación celular, cesan las mitosis.

Otra diferencia es que, como el tejido muscular cardíaco carece de células satélites, no hay posibilidad de regeneración muscular en la vida posnatal. El entrenamiento físico genera un aumento del tamaño cardíaco como resultado del incremento de las miofibrillas presentes en cada fibra muscular cardíaca. Así, las fibras aumentan de grosor. Su longitud puede aumentar algunos micrones a medida que se agregan sarcómeros a los extremos de las miofibrillas de cada fibra muscular.

Como ya se mencionó, el tejido cardíaco no tiene capacidad de regeneración; por lo tanto, tras una lesión que produce la muerte celular (infarto de miocardio) el tejido dañado es reemplazado por tejido conectivo cicatricial.

MÚSCULO LISO

El tejido muscular liso está compuesto por fibras musculares ahusadas que se agrupan y forman láminas o haces (**figs. 6-20 y 6-21**).

Histológicamente, sus fibras tienen forma fusiforme con un único núcleo central ovalado y de bordes romos, descrito a menudo como similar a un habano. Este núcleo presenta cromatina laxa y con frecuencia se observan uno o dos nucléolos centrales. El citoplasma es menos acidófilo que el de los músculos estriados y carece de estriaciones.

Este tejido se localiza en las paredes de la mayoría de los órganos del tubo digestivo y es responsable de los movimientos peristálticos de este último (**fig. 6-22**). En la pared de las vías respiratorias participa

antes mencionadas las que hacen que la contracción sea rítmica y regulada. Hasta los nodos llegan las fibras simpáticas y parasimpáticas que, mediante la descarga de neurotransmisores, provocan el aumento o la diminución de la frecuencia cardíaca, respectivamente. Este tema se tratará en el **capítulo 12.**

Los cardiomiocitos de las aurículas, principalmente de la aurícula derecha, desempeñan una función endocrina al liberar factor natriurético auricular (FNA) en respuesta al aumento del retorno venoso debido al aumento de la presión arterial. El FNA tiene un efecto hipotensor, ya que estimula la excreción de sodio por el riñón, produce vasodilatación, e inhibe la liberación de renina y angiotensina, así como la secreción de hormona antidiurética (**fig. 6-19**).

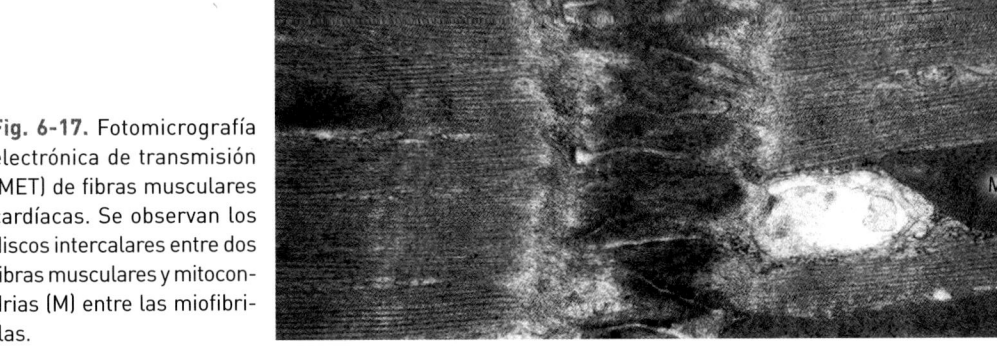

Fig. 6-17. Fotomicrografía electrónica de transmisión (MET) de fibras musculares cardíacas. Se observan los discos intercalares entre dos fibras musculares y mitocondrias (M) entre las miofibrillas.

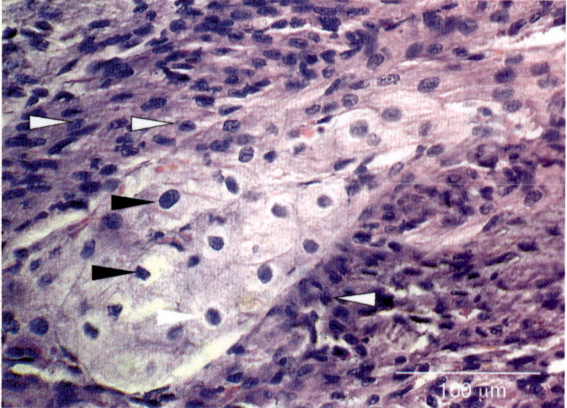

Fig. 6-18. Fotomicrografía que muestra un grupo de fibras de Purkinje (flechas negras) del tejido muscular estriado cardíaco (flechas blancas) del corazón. Se destaca el citoplasma más pálido por contener una menor cantidad de miofibrillas y presenta un halo perinuclear de glucógeno.

en la regulación del calibre de estas, y en las vías urinarias, especialmente en la vejiga, contribuye al almacenamiento y vaciamiento periódico de la orina. En el aparato genital femenino forma parte de la pared del útero y su función es fundamental durante el parto. Otra localización importante es como parte de la cápsula del bazo (**fig. 6-23**). Las fibras musculares lisas están inervadas por el sistema nervioso autónomo; por lo tanto, su contracción es involuntaria. Otras localizaciones menos evidentes, pero también

importantes, son: a) las paredes de los vasos arteriales y venosos contribuyendo a regular la presión arterial (**figs. 6-24** y **6-25**), y b) formando los músculos intrínsecos del ojo que permiten la acomodación del cristalino en el proceso visual. También pueden aparecer de forma aislada o en grupos muy pequeños, como en las vellosidades intestinales o en los vasos de muy pequeño calibre (**fig. 6-26 A** y **B**).

Si bien no son células musculares típicas, hay un tipo de células de aspecto epitelial, pero con capacidad contráctil, denominadas mioepiteliales, que rodean los adenómeros de las glándulas mamarias y favorecen la evacuación de la leche durante la lactancia.

Aunque su contracción es más lenta que la del músculo estriado, las fibras musculares lisas pueden mantener una contracción intensa y prolongada con un menor gasto de energía que las fibras estriadas. La contracción puede desencadenarse por estímulos nerviosos (como en el tubo digestivo), por estímulos hormonales (como en el útero grávido durante el parto) o por estímulos locales debido al estiramiento de las fibras (p. ej., en el llenado de la vejiga).

Ultraestructura de la fibra muscular lisa

La microscopía electrónica revela numerosas mitocondrias distribuidas por todo el citoplasma celular situadas paralelamente al eje mayor de la fibra, y sáculos del aparato de Golgi en las zonas cercanas a los bordes romos del núcleo celular. Con frecuencia, se

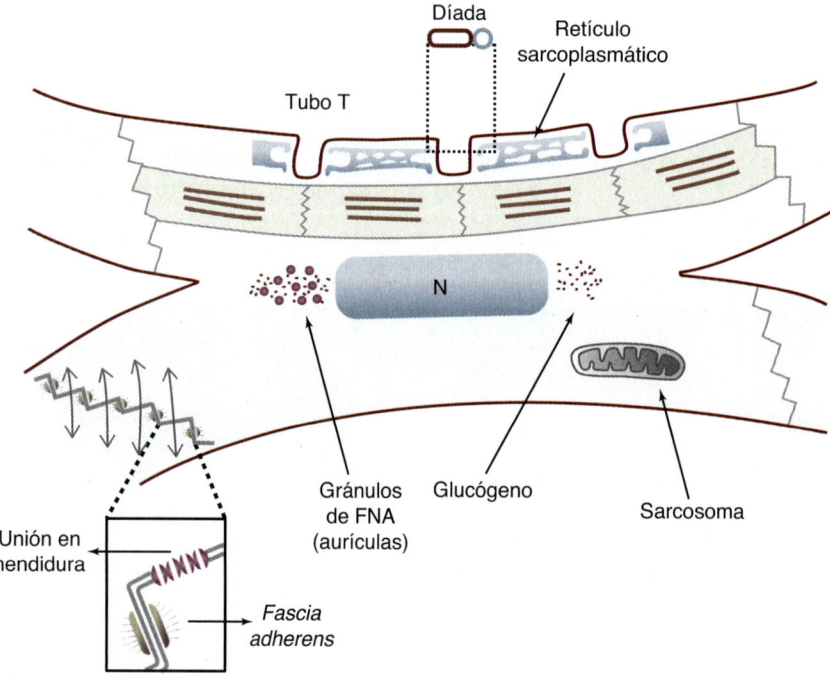

Fig. 6-19. Esquema simplificado de una fibra muscular estriada cardíaca auricular. Se destacan: la presencia de díadas compuestas por una cisterna terminal y un tubo T; la forma ramificada de la fibra de músculo cardíaco, así como la presencia de discos intercalares compuestos por uniones en hendidura y *fascias adherens*. A ambos lados del núcleo de la célula muscular estriada cardíaca se observan gránulos de glucógeno. Las vesículas que contienen factor natriurético auricular (FNA) están presentes solo en las células auriculares, señaladas en el esquema en el lado izquierdo del núcleo N.

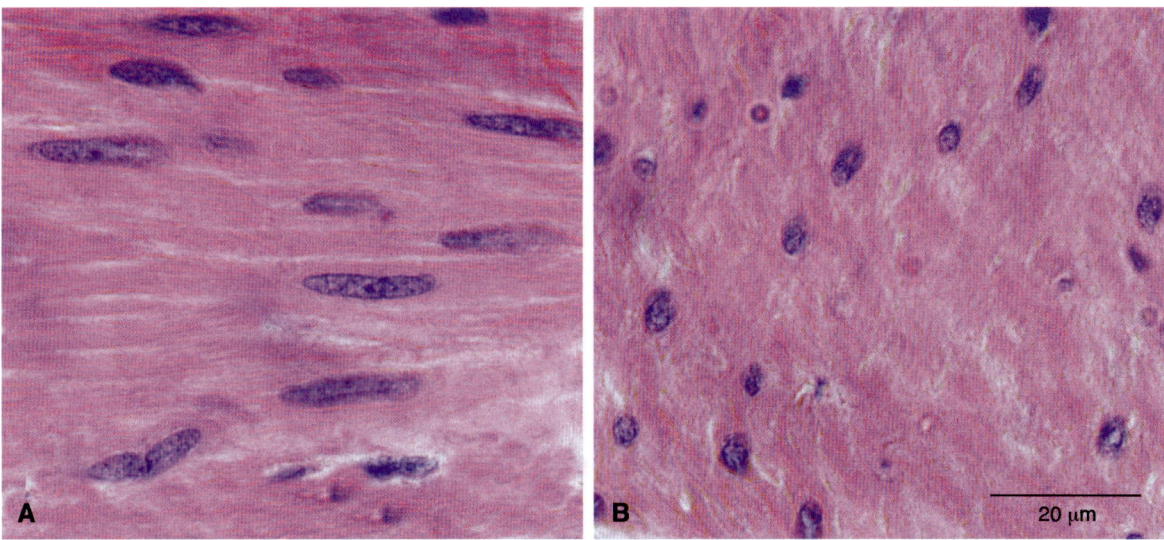

Fig. 6-20. Fotomicrografías de fibras musculares lisas en corte longitudinal (**A**) y transversal (**B**). En **A,** se observa la disposición central del núcleo de cromatina laxa y forma ahusada con sus bordes redondeados (forma de habano). No se observan estriaciones citoplasmáticas. En **B,** los núcleos presentan una forma redondeada debido a la incidencia del corte.

observan depósitos de glucógeno, algunas estructuras tubulares correspondientes al retículo endoplasmático liso o rugoso, y polirribosomas libres. También se observan uniones en hendidura típicas entre las células vecinas.

En el sarcolema se distinguen numerosas **cavéolas,** invaginaciones del sarcolema semejantes a "cuevas" que se introducen en el citoplasma y en cuyo interior se concentra Ca^{2+} unido a proteínas. La mayor parte del sarcoplasma está ocupada por miofilamentos tanto finos como gruesos dispuestos en haces paralelos al eje mayor de la fibra sin formar sarcómeros. Diseminadas a lo largo de los miofilamentos se detectan zonas electrodensas correspondientes a condensaciones citoplasmáticas de forma oval o fusiforme. Estas condensaciones, denominadas **cuerpos densos,** están constituidas por una matriz amorfa y densa. En ellos se pudo identificar

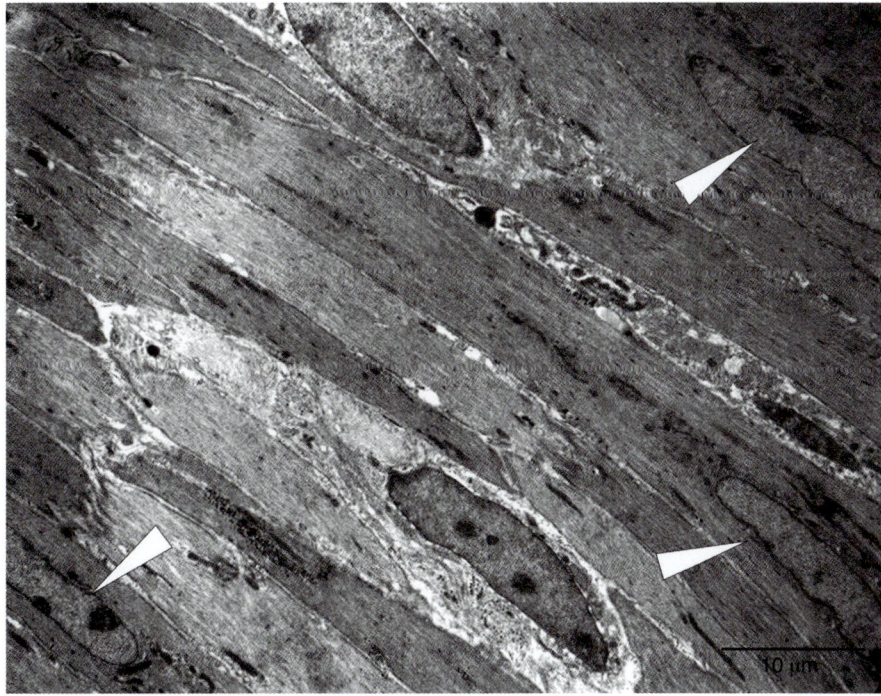

Fig. 6-21. Fotomicrografía electrónica de transmisión (MET) de fibras musculares lisas (flechas).

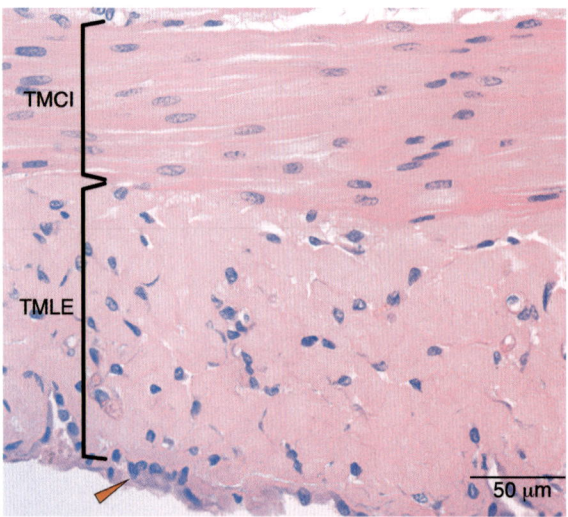

Fig. 6-22. Fotomicrografía de la túnica muscular externa del intestino delgado. Se observan fibras musculares lisas en el corte longitudinal en la túnica muscular circular interna (TMCI) y en el corte transversal en la túnica muscular longitudinal externa (TMLE). La flecha señala la túnica serosa.

proteínas asociadas: la caldesmona y la calponina. Estas proteínas cumplen funciones semejantes a las de la troponina en el músculo estriado: son fijadoras de Ca^{2+} y bloquean el sitio de unión de la actina a la miosina. Los filamentos finos se agrupan en haces que rodean a los filamentos gruesos. Estos últimos están compuestos por miosina II similar a la presente en el sarcómero del músculo estriado, pero que forma haces. Dado que la miosina II no se dispone en haces antiparalelos como en el músculo estriado, los filamentos gruesos del músculo liso carecen de la región central desnuda de las cabezas de la miosina típica del sarcómero.

En el músculo liso los filamentos finos rodean a los gruesos en una proporción de 12:1 y estas unidades contráctiles se extienden desde un cuerpo denso hasta el siguiente. La última unidad contráctil del complejo se une a las placas de inserción del sarcolema.

Además de los miofilamentos, en el sarcoplasma se encuentran otros elementos del citoesqueleto celular: los filamentos intermedios de desmina. Estos filamentos se extienden de una condensación citoplasmática a la contigua y de estas a las placas de inserción del plasmalema, y proporcionan mayor firmeza estructural a la fibra muscular.

Cada fibra muscular lisa está rodeada por una delgada trama de fibras reticulares y una capa glucoproteica PAS positiva. Los haces de fibras están rodeados por tejido conectivo laxo con pocos fibroblastos, fibras de colágeno y fibras elásticas. Rodeando un conjunto de haces para formar las capas o túnicas se encuentra tejido conectivo algo más denso, con aumento tanto de los fibroblastos y fibrocitos como de las fibras colágenas.

la proteína alfa-actinina que también se ubica en los discos Z del sarcómero. Los miofilamentos atraviesan los cuerpos densos distribuidos por el sarcoplasma, se anclan a ellos y algunos terminan en condensaciones semejantes de ubicación subsarcolémica denominadas **placas de inserción.** Las cavéolas presentes en el sarcolema son más abundantes en las proximidades de las placas de inserción.

Los miofilamentos de actina observados en la fibra muscular lisa son semejantes a los presentes en la fibra muscular estriada, pero tienen además dos

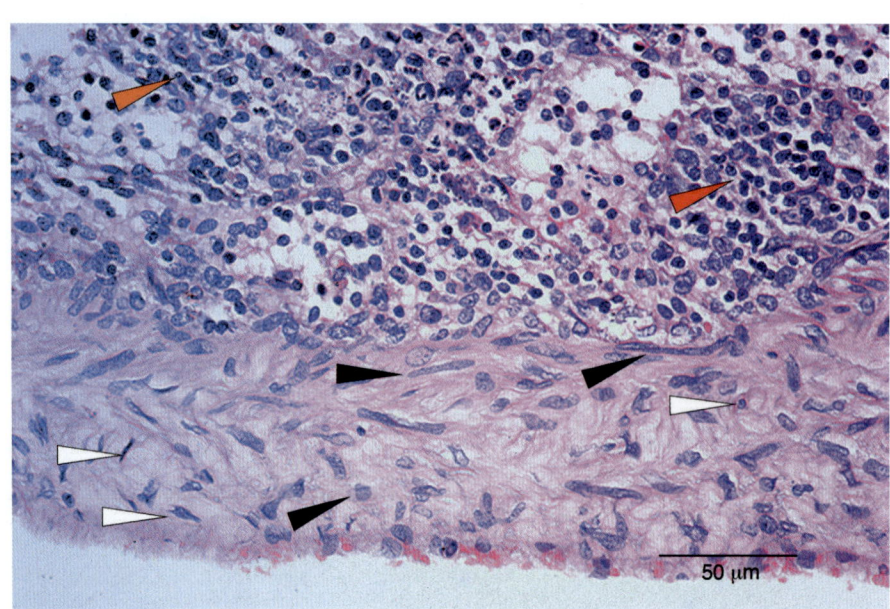

Fig. 6-23. Fotomicrografía de fibras musculares lisas en corte longitudinal y transversal (flechas negras) de la cápsula fibromuscular del bazo. Las flechas blancas señalan los fibrocitos y las flechas rojas, el tejido linfoide.

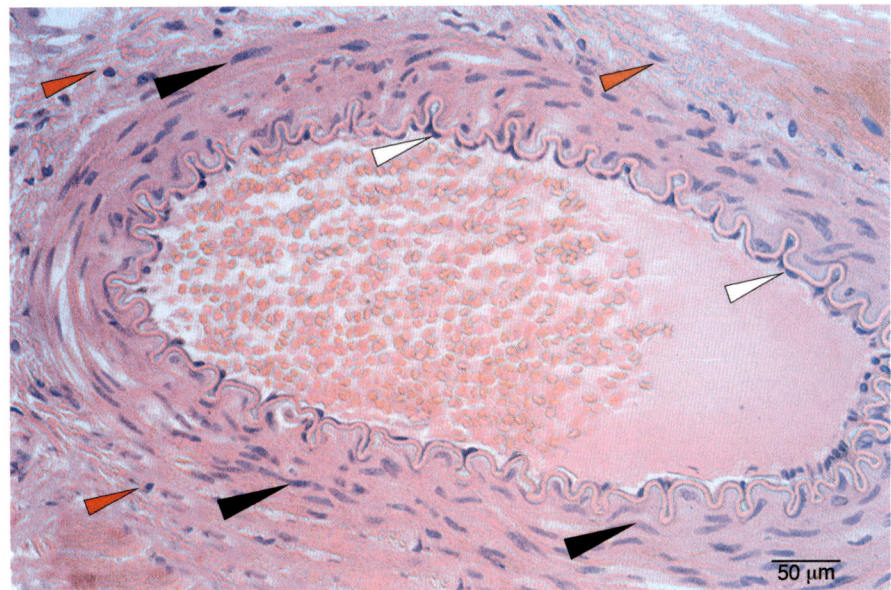

Fig. 6-24. Fotomicrografía de una arteria muscular donde se observan las fibras musculares lisas (flechas negras) en corte longitudinal en la túnica media.
Las flechas blancas señalan el endotelio de la túnica íntima y las flechas rojas, los fibrocitos de la túnica adventicia.

Mecanismo de contracción de la fibra muscular lisa

Si bien la fibra muscular lisa carece de sarcómeros, los miofilamentos de actina y miosina se relacionan de tal modo que, como en la fibra muscular esquelética, los filamentos finos se desplazan sobre los gruesos siguiendo el mecanismo básico de la contracción muscular.

La diferencia fundamental entre las fibras musculares lisas y estriadas radica en que los filamentos gruesos tienen cabezas de miosina a lo largo de toda su extensión. Esto permite un mayor desplazamiento de los filamentos finos sobre los gruesos, ya que en este caso no existen porciones desnudas de las cabezas de la miosina en el filamento grueso. Los filamentos finos se anclan a los cuerpos densos citoplasmáticos. Al iniciarse la contracción con el desplazamiento de los filamentos finos sobre los gruesos, se produce un acercamiento tanto de los cuerpos densos y de las placas de inserción, ya que ambos están interconectados a través de la red de miofilamentos dispersos por todo el sarcoplasma. Esto produce como consecuen-

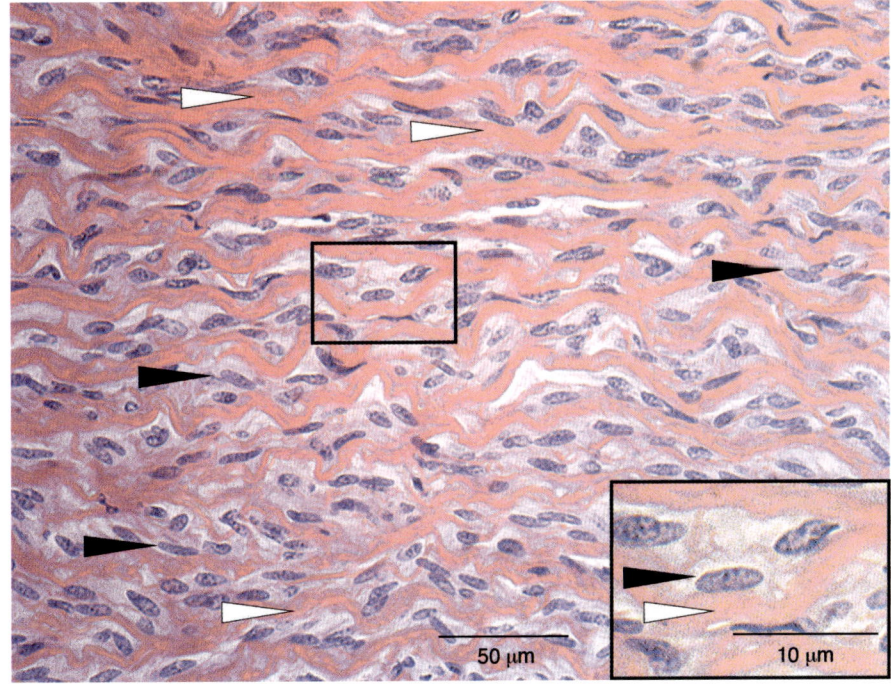

Fig. 6-25. Fotomicrografía de la túnica media de la arteria aorta. Se observan las fibras musculares lisas en un corte longitudinal (flechas negras) entre las láminas elásticas (flechas blancas).

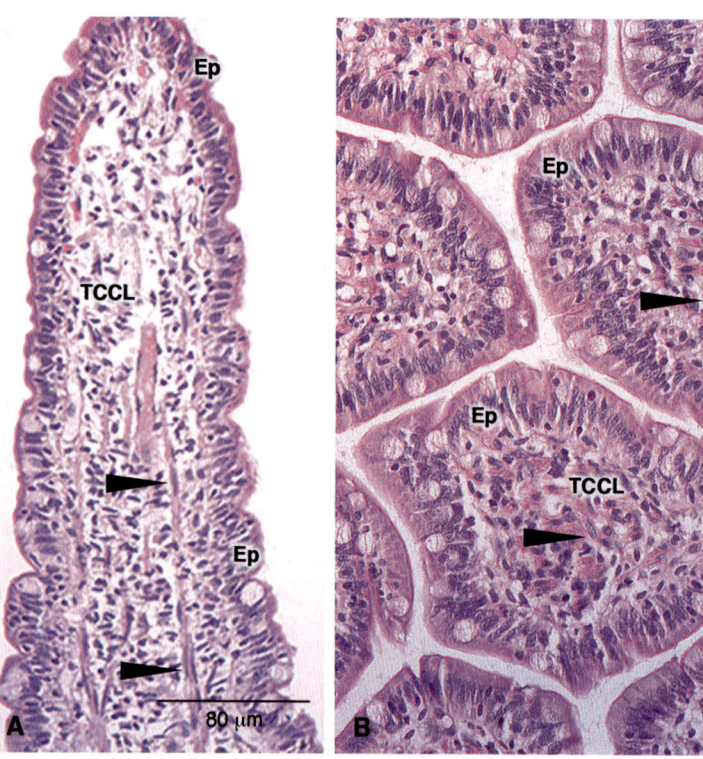

Fig. 6-26. Fotomicrografías de las vellosidades intestinales en corte longitudinal (**A**) y corte transversal (**B**). Se observan las fibras musculares lisas en la lámina propia (flechas). TCCL: tejido conectivo colágeno laxo. Ep: epitelio.

cia final el acortamiento de la fibra completa (**fig. 6-27**).

1. El mecanismo responsable del acortamiento de la fibra se inicia en el sarcolema por diferentes estímulos mecánicos (estiramiento pasivo de la fibra), neurotransmisores (adrenalina acetilcolina), hormonales (oxitocina, vasopresina, angiotensina II y tromboxano A2), que producen la despolarización de la membrana plasmática de la fibra muscular lisa.

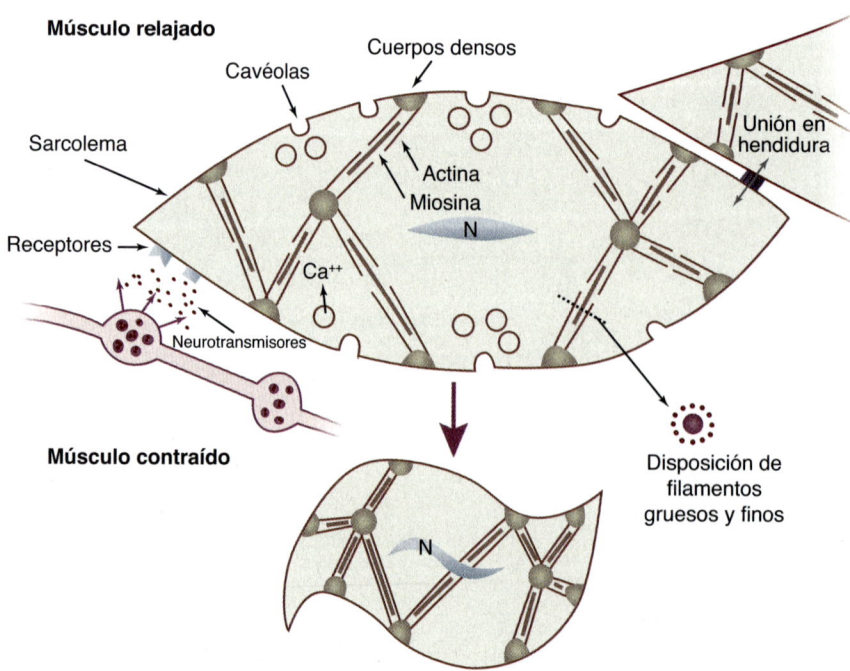

Fig. 6-27. Fibra muscular lisa en estado relajado y contraído, en el que se observa la disposición de los filamentos finos y gruesos en el sarcoplasma. Se destacan: presencia de cavéolas, uniones en hendidura entre las fibras musculares lisas e inervación visceral del músculo liso.

2. El cambio de potencial de membrana lleva al aumento de la concentración de Ca^{2+} citosólico a partir de la entrada del ion desde el exterior de la célula (cavéolas) y del aporte del retículo sarcoplasmático, que en este caso es mucho menor que en el músculo estriado.

3. El Ca^{2+} liberado se une a una proteína ligadora de Ca^{2+} llamada calmodulina y este complejo molecular activa luego una quinasa presente en el citosol: la quinasa de cadena liviana de miosina (MLCK: *myosin light chain kinase*).

4. La MLCK fosforila la porción reguladora de la cabeza de la miosina y, como consecuencia, se produce un cambio conformacional de la miosina que libera el sitio de unión de esta con la actina y entonces ambas moléculas se unen.

5. La presencia de ATP hace que la cabeza de la miosina se flexione (similar a lo que ocurre en el músculo estriado) y se produce entonces el desplazamiento del filamento fino sobre el grueso. Este proceso se repite mientras dura la contracción.

6. Finalmente, la disminución de los niveles de Ca^{2+} citosólico provoca la inactivación de la MLCK y, como consecuencia, la desfosforilación de la porción reguladora de la cabeza de la miosina. Se produce el cese de la interacción actina-miosina y la finalización del proceso de contracción (véase **fig. 6-27**).

Los procesos de fosforilación, hidrólisis de ATP y desfosforilación son relativamente lentos (en cuestión de segundos) y, por esta razón, la contracción del músculo liso es lenta y perdura en el tiempo.

Ciertas fibras musculares lisas también pueden desencadenar la contracción a partir de estímulos hormonales como ocurre en el útero grávido durante el parto. Las fibras musculares lisas presentan receptores de membrana para la hormona hipofisaria oxitocina. La unión ligando-receptor provoca la despolarización de las fibras musculares y se inicia de este modo la contracción de la gruesa pared del útero.

También es importante destacar el mecanismo de relajación del músculo liso por efecto del óxido nítrico, un gas que actúa estimulando la guanilato-ciclasa citoplasmática que genera GMP cíclico. La relajación del músculo liso es primordial en el aparato cardiovascular, ya que provoca una vasodilatación que regula la presión arterial y la erección peneana.

Histogénesis, crecimiento y regeneración del músculo liso

Las fibras musculares lisas se originan a partir de células mesenquimáticas durante el desarrollo embrionario. Esto da lugar a mioblastos que sintetizan gradualmente miofilamentos finos y gruesos, y acaban diferenciándose en fibras musculares lisas maduras. Si bien las fibras de músculo liso no suelen dividirse, no es excepcional encontrar imágenes de mitosis en las paredes de los vasos. Estos hallazgos sugieren que puede haber un recambio lento, pero continuo de fibras. Un caso especial es el músculo uterino (miometrio) grávido. Las fibras musculares lisas del miometrio son muy sensibles a los estímulos hormonales propios del embarazo y aumentan de tamaño mediante la incorporación de nuevos miofilamentos a su citoplasma (hipertrofia), pero también se generan nuevas fibras musculares por mitosis de las ya existentes (hiperplasia). Al final del embarazo, este aumento de tamaño y número de fibras que forman la pared del útero sufre un proceso de regresión a su estado anterior por la disminución del número de miofilamentos por fibra o la apoptosis de las fibras musculares lisas excedentes. En el **cuadro 6-1** se comparan los tres tipos de fibras musculares y se destacan las características tintoriales y ultraestructurales de cada una de ellas.

BIBLIOGRAFÍA

Biressi S, Rando TA. Heterogeneity in the muscle satellite cell population. Semin Cell Dev Biol. 2010;21(8):845-54.

Cordeiro JM, Spitzer KW, Giles WR, Ershler PE, Cannell MB, Bridge JH. Location of the initiation site of calcium transients and sparks in rabbit heart Purkinje cells. J Physiol. 2001;531(Pt 2):301-14.

Hamamoto T, Tanaka H, Mani H, et al. In situ Ca2+ dynamics of Purkinje fibers and its interconnection with subjacent ventricular myocytes. J Mol Cell Cardiol. 2005;38(4):561-9.

Lepore E, Casola I, Dobrowolny G, Musarò A. Neuromuscular junction as an entity of nerve-muscle communication. Cells. 2019;8(8):906.

Mackey AL, Magnan M, Chazaud B, Kjaer M. Human skeletal muscle fibroblasts stimulate in vitro myogenesis and in vivo muscle regeneration. J Physiol. 2017;595(15):5115-27.

McCarron J, Olson M, Chalmers S. Mitochondrial regulation of cytosolic Ca2+ signals in smooth muscle. Eur J Physiol. 2012;464:51-62.

Orchard C, Brette F. t-Tubules and sarcoplasmic reticulum function in cardiac ventricular myocytes. Cardiovasc Res. 2008;77(2):237-44.

Sanders KM. Regulation of smooth muscle excitation and contraction. Neurogastroenterol Motil. 2008; 20(Suppl. 1):39-53.

Sedmera D, Gourdie RG. Why do we have Purkinje fibers deep in our heart? Physiol Res. 2014;63(Suppl 1):S9-18.

Taggart MJ. Smooth muscle excitation-contraction coupling: a role for caveolae and caveolins? News Physiol Sci. 2001 Apr;16:61-5.

Vermij SH, Abriel H, van Veen TA. Refining the molecular organization of the cardiac intercalated disc. Cardiovasc Res. 2017;113(3):259-75.

Cuadro 6-1. Cuadro comparativo entre los tres tipos de fibras musculares

CARACTERÍSTICAS		MÚSCULO		
		ESTRIADO ESQUELÉTICO	LISO	ESTRIADO CARDÍACO
Esquema	Corte longitudinal			
	Corte transversal			
Eosinofilia		+++	+	++
Estriaciones		++	-	+
Núcleo	Número	Hasta 200	1	1 (o 2)
	Ubicación	Periférica	Central	Central
	Cromatina	Densa	Laxa	Laxa
	Forma	Alargada	Alargada	Ovalada
Discos intercalares		—	—	+
Ultraestructura	Tubos T	Tríadas	Cavéolas	Díadas
	Glucógeno	++	+	+++
Longitud		Hasta 100 cm	20-200 μm	80-100 μm
Función		Voluntaria	Involuntaria	Involuntaria
Tipos especiales		Tipo 1, rojas o lentas Tipo 2, blancas o rápidas Tipo 3, intermedias	-	miocardiocitos auriculares miocardiocitos ven-triculares Fibras de Purkinje

GALERÍA DE IMÁGENES

AUTOEVALUACIÓN

Tejido nervioso

7

GENERALIDADES

El tejido nervioso es uno de los cuatro tejidos básicos del organismo. Constituye la organización celular más compleja de la naturaleza (la más diferenciada). Es el tejido con mayor número de formas celulares diferentes, donde cada célula tiene una localización precisa y presenta un gran número de interrelaciones entre sus células (comunicación denominada sinapsis). Entre las células que lo componen se destacan las neuronas, que interaccionan también con células efectoras no nerviosas, por ejemplo, con las células musculares a través de la unión neuromuscular y, por su función neuroendocrina, con las células epiteliales glandulares a través de la neurosecreción (facilitada por su gran vascularización).

El tejido nervioso tiene escasa sustancia intercelular, el espacio intercelular es ocupado por numerosas prolongaciones de sus células, que constituyen un entramado muy denso denominado neurópilo.

FUNCIONES DEL TEJIDO NERVIOSO

La función básica del tejido nervioso es reaccionar ante estímulos externos (visuales, auditivos, olfativos, mecánicos, térmicos y dolorosos), que permiten mantener la integridad del individuo, y ante estímulos internos (información visceral y postural), que permiten controlar y regular la actividad de los órganos, así como mantener la postura corporal (mediante el tono muscular). Los estímulos externos (de los cuales se toma conciencia) provocan una reacción voluntaria del individuo, que reacciona a ellos a través del sistema nervioso de la vida de relación, mientras que los estímulos internos (inconscientes) desencadenan una respuesta involuntaria a través del sistema nervioso autónomo o de la vida vegetativa. Además, el tejido nervioso constituye el sustrato anatómico de funciones cognitivas complejas como la conciencia, el pensamiento y la memoria, muy evolucionadas en el ser humano.

Para cumplir con estas funciones, el tejido nervioso está compuesto por células, entre las que se destacan las neuronas, que son células muy especializadas en cuanto al contenido de las proteínas de su membrana plasmática (canales y bombas). Estas células permiten la conducción de estímulos a través de cambios eléctricos (potenciales de acción), que se propagan a lo largo de la neurona en forma de onda. La propagación puede ocurrir en dos direcciones: anterógrada (desde el soma hacia el teledendrón) y retrógrada (del teledendrón hacia el soma). Por ello, las neuronas se caracterizan (junto con las células musculares) por tener una membrana eléctricamente excitable. Además, tienen otro tipo de proteínas para cumplir con sus funciones, receptores en su membrana plasmática, enzimas citosólicas y proteínas estructurales que determinan la forma, y participan en el transporte de iones y vesículas, como se detallará más adelante. Hay neuronas especializadas en la recepción de estímulos (neuronas sensoriales), neuronas integradoras de esos estímulos y neuronas efectoras (neuronas motoras) que conducen el impulso a través de la membrana por cambios eléctricos de esta, como si fueran cables telefónicos. Si bien las neuronas son las células principales del tejido nervioso, no son las más numerosas. Las células gliales (astrocitos, oligodendrocitos y microglía), que componen el otro tipo celular específico, son las más abundantes y cumplen numerosas funciones esenciales para el adecuado funcionamiento de este tejido.

NEURONA

En 1891, el patólogo alemán Heinrich W. G. Waldeyer bautizó las principales células del tejido nervioso como neuronas basándose en las descripciones del gran histólogo español Santiago Ramón y Cajal. La neurona constituye la unidad anatomofuncional del sistema nervioso y sus principales características son la excitabilidad, la conducción y la comunicación sináptica. Para ello, estas células constan básicamente de tres porciones: una región de recepción e integración de estímulos (soma y dendritas); una porción de conducción del impulso nervioso (a través de la membrana del axón), y de transporte y flujo axónico (en el axoplasma); y una porción comunicante donde se establecen las sinapsis con otras neuronas (terminales o botones sinápticos del teledendrón). A continuación, se detalla cada uno de estos componentes.

El soma o pericarion tiene un núcleo, generalmente grande, de cromatina laxa y un nucléolo evidente (característico de las células que producen proteínas), que en las imágenes microscópicas se distingue como un "ojo de lechuza o de pescado". Sin embargo, como excepción a la regla, existen neuronas con un núcleo pequeño y cromatina densa como las células grano del cerebro. El citoplasma alrededor del núcleo contiene gran cantidad de retículo endoplasmático rugoso (RER) dispuesto en cisternas compactas, y polirribosomas libres que conforman gránulos basófilos denominados corpúsculos de Nissl, los cuales se observan con el microscopio óptico (**fig. 7-1**). Estos gránulos se encuentran solo en el soma y algo en el extremo proximal de las prolongaciones dendríticas. Existen uno o varios aparatos de Golgi bien desarrollados y abundantes mitocondrias en todo el citoplasma neuronal, necesarias para el aporte energético para la función de las proteínas de membrana, y para el armado y mantenimiento de un citoesqueleto particular que mantiene la forma especializada de estas células y participa en sus funciones primordiales (**fig. 7-2**). El citoesqueleto neuronal está compuesto por: a) neurotúbulos, de 20 nm de diámetro, formados por unidades de tubulina estabilizadas por la proteína Tau; b) neurofilamentos, de 10 nm de diámetro, formados por filamentos intermedios (proteínas de 68, 160 y 200 kDa), y c) microfilamentos de actina, de 5 nm de diámetro, dispuestos de forma transversal a los anteriores (véase **fig. 7-2**). Este citoesqueleto configura una trama muy particular en la que los neurotúbulos abundan en el axón dispuestos longitudinalmente a este, y los neurofilamentos son más predominantes en las dendritas, también ubicados de forma longitudinal a estas. Al corte transversal, mediante microscopía electrónica de transmisión, los neurotúbulos se observan como círculos y los neurofilamentos como puntos electrodensos. El contenido del citoplasma se completa con lisosomas y gránulos de lipofuscina. Estos últimos son más abundantes cuanto más vieja es la neurona. Del soma parten numerosas prolongaciones, llamadas dendritas (gr. *dendrîtē*(s) [*dendr-* 'árbol' + *-îtēs* 'relacionado con']), cuya característica es que se ramifican de manera dicotómica, a la vez que disminuyen de diámetro y se afinan a medida que se alejan del soma. Las dendritas pueden tener o no espinas, y las células que las contienen se denominan neuronas espinosas. Las espinas son pequeñas dilataciones bulbosas que contienen en su interior un conjunto de cisternas aplanadas de dis-

posición similar a las del Golgi denominado aparato espinoso. También hay una importante cantidad de microfilamentos de actina y un conjunto particular de proteínas unidas a la membrana plasmática que forman una estructura electrodensa cuando se observa al microscopio electrónico, que corresponde a la denominada densidad o grilla postsináptica. La mayoría de los contactos sinápticos son de tipo axoespinoso (entre un botón sináptico y una espina dendrítica). Así, las espinas están relacionadas con la comunicación interneuronal por su función sináptica. In vivo, estas espinas pueden variar en forma y tamaño, así como en número, según el grado de estimulación, por lo que se dice que participan en los mecanismos de plasticidad neuronal. Se ha observado, por ejemplo, que su número disminuye notablemente en los animales aislados o mantenidos en la oscuridad (privación sensorial). El axón o cilindroeje se origina en una zona dilatada del soma denominada cono de arranque o cono axónico (véase **fig. 7-2**). Su diámetro es sumamente delgado y

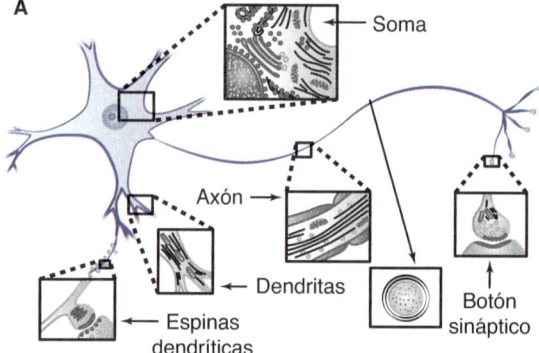

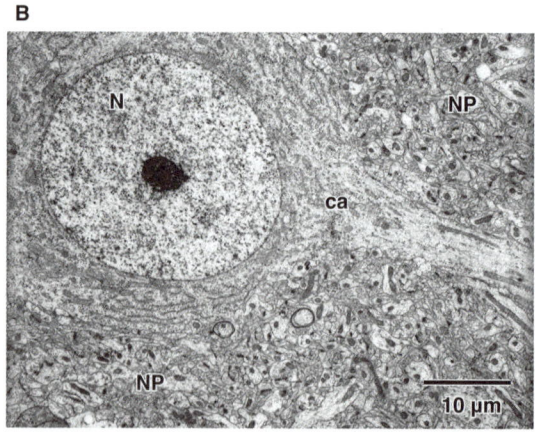

Fig. 7-2. A. Una neurona tipo en la que se señalan el soma (cuerpo neuronal) y los dos tipos de prolongaciones: dendritas y axón. En los insertos se muestran detalles ultraestructurales. **B.** Fotomicrografía electrónica. Se observa el soma de una neurona en el que se distingue el núcleo de cromatina laxa (N) y un nucléolo evidente rodeado de citoplasma con abundante retículo endoplasmático rugoso y el inicio del axón o cono axónico (ca). Rodeando la neurona se observan cortes de axones y dendritas que forman un apretado neurópilo (NP).

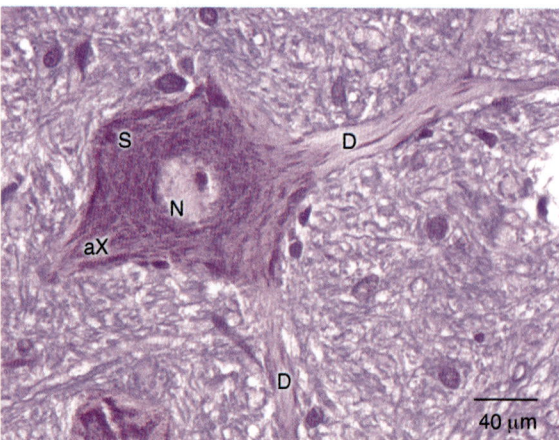

Fig. 7-1. Fotomicrografía óptica de tejido nervioso teñido con violeta de cresilo. Se observa una neurona estrellada. S: soma; N: núcleo; D: dendritas; AX: axón.

permanece constante en todo su trayecto, no se ramifica aunque a veces hay ramificaciones colaterales que parten en ángulo recto. Carece de ribosomas y su citoplasma, denominado axoplasma, contiene abundantes neurotúbulos, paralelos al eje del axón, a lo largo de cuya superficie tiene lugar el transporte axónico. A través del cambio eléctrico de su membrana (cambio en su potencial de membrana), se conduce la información sensorial, integradora o motora, la cual es más veloz si el axón está rodeado de mielina. El teledendrón (*telo-* gr. 'fin', 'extremo' + *déndron* 'arborización') está constituido por una amplia ramificación a nivel distal del axón, cada una de las cuales termina en una dilatación bulbosa llamada botón sináptico, que contiene abundantes mitocondrias y vesículas (vesículas sinápticas), en cuyo interior está la sustancia química (neurotransmisor) que intervendrá en la sinapsis. Cuando esas sustancias (los neurotransmisores) se liberan, se acoplan o se unen a receptores específicos que están ubicados en la membrana postsináptica. Además, al microscopio electrónico de transmisión se observa una zona muy electrodensa, llamada densidad postsináptica, que se debe a la presencia de un conjunto de proteínas asociadas a la membrana postsináptica que no forman parte de esta, algunas de las cuales cumplen funciones estructurales y otras participan en los mecanismos de señalización intracelular (**Proyección médico-clínica 7-1. Degeneración axonal**).

Tipos de neuronas

Las neuronas pueden clasificarse según su forma, que es muy variada, en estrelladas, piramidales, fusiformes, piriformes, "en candelabro", etc., y de acuerdo con el número de prolongaciones en apolares, unipolares, seudomonopolares, bipolares y multipolares (**fig. 7-3**). También se las puede clasificar según el neurotransmisor que liberan en la sinapsis, son colinérgicas si es la acetilcolina (Ach), serotoninérgicas si es la serotonina (5-hidroxitriptamina, 5HT), noradrenérgicas si es la noradrenalina (NA), dopaminérgica si es la dopamina (DA) gabaérgicas si es

el GABA, glutamatérgicas si es el glutamato (Glu), y peptidérgicas si liberan neuropéptidos como la colecistoquinina (CCK), las endorfinas (END) o la sustancia P (SP). Si el neurotransmisor es excitatorio (p. ej., el Glu), se consideran neuronas excitatorias y si es inhibitorio (como el GABA) son de tipo inhibitorio. Desde el punto de vista morfológico y funcional, la clasificación se realiza por el largo de su axón; existen dos tipos de neuronas: a) las neuronas de Golgi de tipo I o de proyección, que presentan axones largos que forman la sustancia blanca y los nervios. Son, por ejemplo, las neuronas cuyos axones permiten las conexiones interhemisféricas cerebrales, las neuronas corticales que originan el haz piramidal e inervan las alfa motoneuronas de la médula espinal y las mismas alfa motoneuronas que dan origen a los nervios motores; y b) las neuronas de Golgi de tipo II, de axón corto, llamadas interneuronas o neuronas intercalares, internunciales o de asociación. Estas últimas neuronas tienen una función integradora de la información en la sustancia gris, y en el ser humano predominan un 80-90% con respecto a las neuronas de Golgi de tipo I (**figs. 7-3** y **7-4**).

SUSTANCIAS GRIS Y BLANCA

Desde antiguo se las denominó así por la observación de cortes de cerebro en fresco, en los que el color blanco se debe a su alto contenido en grasa (mielina). En 1867, el eminente histólogo alemán Theodor Maynert las distinguió microscópicamente. La sustancia gris es la zona donde se ubican los somas neuronales y sus prolongaciones dendríticas y axónicas (cabe recordar que la mayoría de las neuronas son Golgi de tipo II, por lo que sus axones se mantienen en la sustancia gris). La sustancia gris se distribuye formando un manto o lámina de neuronas con disposición externa en el sistema nervioso central (SNC), lo que le otorga el nombre de cortezas (como la corteza cerebral y cerebelosa). También puede formar núcleos, que son grupos de neuronas con características morfológicas y neuroquímicas similares, donde

---

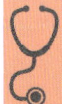

Proyección médico-clínica

7-1. Degeneración axonal

Frente a la sección de un axón se producen, en el lapso de uno a varios meses, dos tipos de degeneración: 1) anterógrada o walleriana, en la que en el citoplasma degeneran los neurotúbulos y aumenta la cantidad de neurofilamentos (hipertrofia filamentosa), a nivel sináptico disminuye el número de vesículas sinápticas y en la mielina se establece además una típica delaminación; 2) retrógrada, en la que el soma se degenera y vacuoliza, el núcleo se lateraliza y se vuelve picnótico en su última etapa, y el número de gránulos de Nissl disminuye (tigrólisis) hasta que estos desaparecen (cromatólisis). Por ende, la degeneración retrógrada puede estudiarse mediante la técnica de Nissl. Esta técnica permitió, a principios del siglo pasado, detectar muchas conexiones entre los núcleos del SNC, mediante el estudio seriado de cortes cerebrales después de un mes de provocar una lesión; si se observaba ese tipo de imagen, significaba que ambos núcleos estaban conectados. En la Argentina, este método fue ampliamente estudiado por la escuela de Christofredo Jakob y Braulio Moyano y, en Holanda, por Walle J. H. Nauta.

Según el tiempo transcurrido desde la sección, el trofismo y la distancia al cuerpo neuronal, existe la posibilidad de regeneración de las conexiones, lo que determina el éxito del reimplante en órganos y miembros amputados.

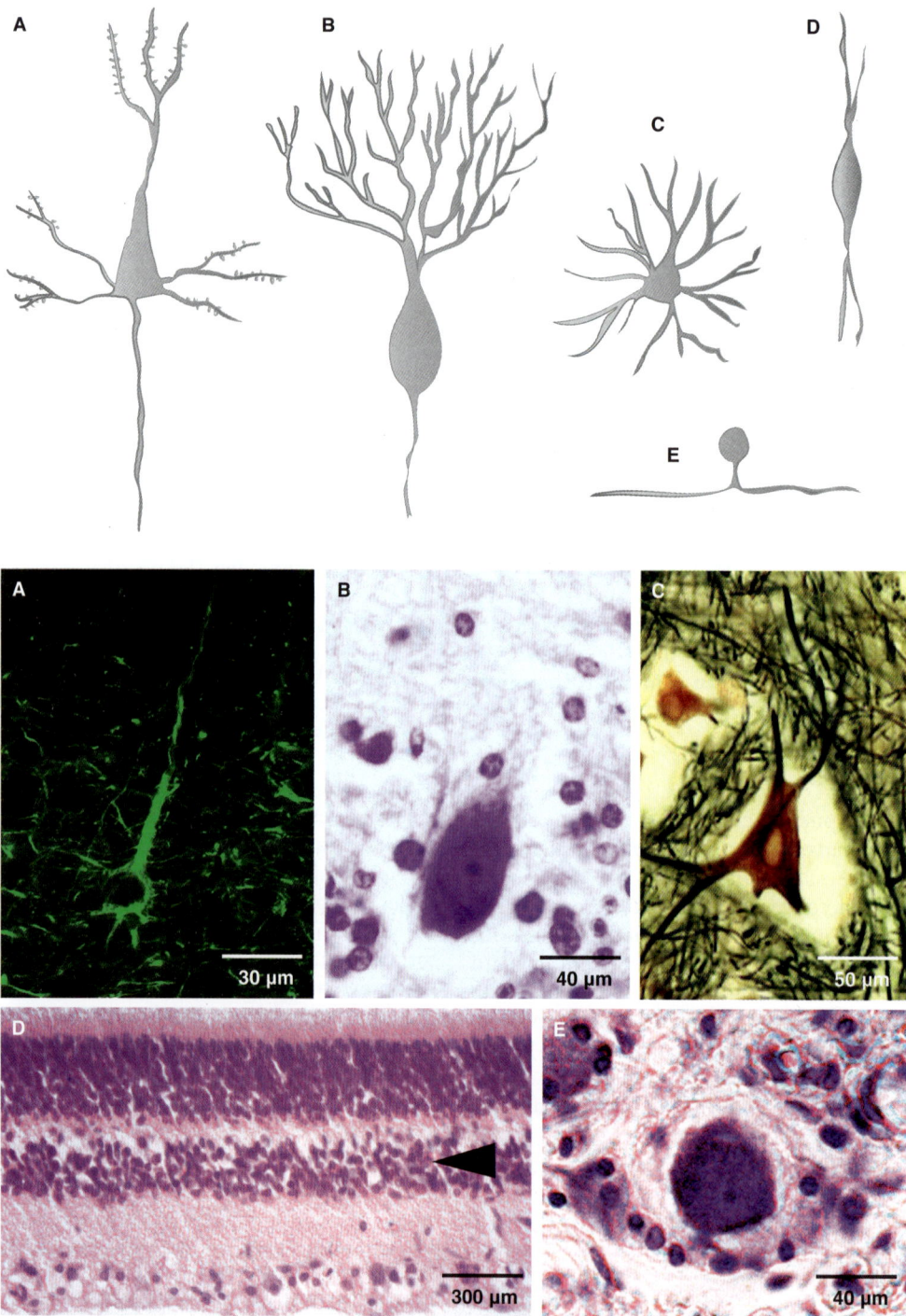

Fig. 7-3. Esquema y fotomicrografías ópticas de los distintos tipos neuronales según la morfología del soma neuronal. **A.** Neurona piramidal de la corteza cerebral; la fotomicrografía corresponde a la tinción inmunofluorescente para neurofilamentos. **B.** Neurona piriforme, neurona de Purkinje de la corteza cerebelosa; la fotomicrografía corresponde a la tinción con la técnica de Nissl. **C.** Neurona estrellada, motoneurona alfa de la médula espinal; la fotomicrografía corresponde a la tinción de Cajal. **D.** Neurona bipolar; la fotomicrografía corresponde a un corte de retina teñido con H-E. La flecha señala la capa nuclear interna donde se localizan las neuronas bipolares. **E.** Neurona seudomonopolar; la fotomicrografía corresponde a un corte de ganglio raquídeo teñido con violeta de cresilo.

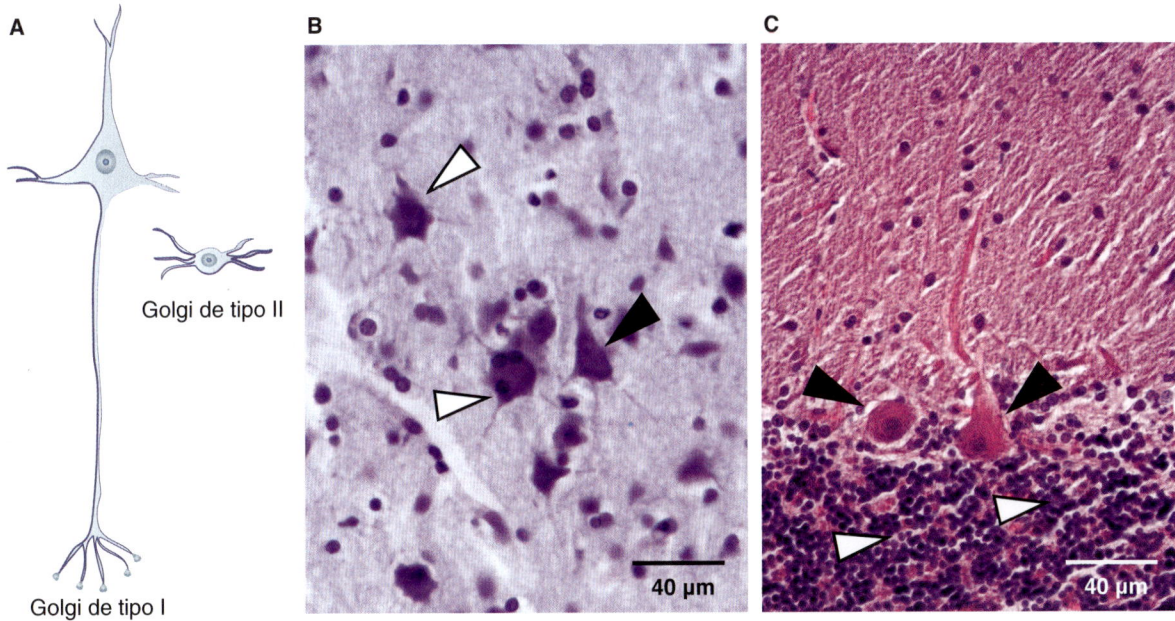

Fig. 7-4. A. Dos tipos neuronales según la longitud del axón. Las Golgi de tipo I de axón largo y las Golgi de tipo II de axón corto. **B.** Fotomicrografía de corteza cerebral teñida con la técnica de Nissl. Las flechas negras indican neuronas piramidales (Golgi de tipo I) y las fechas blancas señalan neuronas estrelladas (Golgi de tipo II). **C.** Fotomicrografía de corteza cerebelosa teñida con H-E. Las flechas negras indican neuronas piriformes (Golgi de tipo I) y las fechas blancas señalan neuronas estrelladas (Golgi de tipo II).

la sustancia gris es interna y rodeada por la sustancia blanca (como en la médula espinal o en la base del encéfalo) (**figs. 7-5** y **7-6**). Existe también sustancia gris en los ganglios raquídeos, que son conglomerados de somas neuronales en el sistema nervioso periférico (SNP) como se observa en los ganglios del sistema nervioso autónomo (SNA). No hay que confundir estos últimos con los ganglios basales, que corresponden a voluminosos núcleos del SNC. Si en la sustancia gris se excluyen los somas, el tejido resultante consta principalmente de las prolongaciones dendríticas y axónicas, y se denomina neurópilo, denominación que se debe al célebre neurohistólogo barón Constantin Von Economo (**fig. 7-7**). Durante la evolución de las especies, el volumen del neurópilo aumentó a lo largo de la escala filogenética, es más abundante en el ser humano, separa físicamente los cuerpos neuronales entre sí y cumple una importante función integradora (por corresponder a la zona donde se establecen las sinapsis). En el ser humano, el volumen del neurópilo no presenta diferencias fenotípicas, de género ni por el nivel de instrucción recibido, lo que indica que es un valor propio de la especie, pero disminuye considerablemente en ciertas patologías como las demencias y la esquizofrenia. Normalmente no debería disminuir, ya que a pesar de la muerte neuronal progresiva en la vejez, la arborización dendrítica o *sprouting* compensa la pérdida celular. Este aspecto fue muy estudiado por la neu-

robióloga Rita Levi-Montalcini, quien estaba a favor del estímulo constante en todas las etapas de la vida.

La sustancia blanca está constituida por los axones de proyección (de las neuronas de Golgi de tipo I) y predominan los axones mielinizados que aportan el color blanco a esta zona. Cabe aclarar que tanto la sustancia gris como la blanca tienen también células gliales y vasos sanguíneos (véase **fig. 7-6**).

TRANSPORTE AXÓNICO

La maquinaria de síntesis proteica en las neuronas se encuentra exclusivamente en el soma o pericarion. Como las neuronas pueden llegar a tener un axón y dendritas con un volumen cientos y miles de veces mayor que el del soma (el axón de las neuronas de Golgi de tipo I pueden tener más de un metro en el ser humano), esa enorme cantidad de membrana y axoplasma necesita el constante aporte de proteínas. Por eso, hay dos tipos de transporte a través del axoplasma. Uno de ellos es el transporte axónico, que gasta energía (ATP) y es rápido (velocidad entre 500 y 1000 mm/día). Este transporte puede, a su vez, ser anterógrado (desde el soma hasta el teledendrón) o retrógrado (desde el teledendrón hasta el soma). El transporte anterógrado utiliza proteínas motoras (quinesinas), semejantes a la miosina II, con cabezas globulares con actividad ATPasa, que por medio de la fosforilación y la defosforilación se desplazan sobre los neurotúbulos "como si de rieles de ferrocarril se tratara", y un extremo bastoniforme con dos cadenas enrolladas en hélice alfa, que se acoplan a vesículas con proteínas en su membrana (para renovación, mantenimiento o reparación de la membrana), o transportan proteínas solubles (enzimas para la síntesis de neurotransmisores) en su interior. El transporte axónico retrógrado es similar, pero con un viaje inverso de vesículas a través de otras proteínas motoras transportadoras (dineínas). Este transporte es conocido porque a través de él se desplazan hacia el núcleo diferentes tipos de factores de crecimiento, como el factor de crecimiento nervioso (NGF), descrito originalmente por la investigadora Rita Levi Montalcini (Nobel 1986), que tiene un efecto trófico sobre las neuronas, ya que participa en el mantenimiento de la sobrevida neuronal, e induce a las neuronas a sintetizar enzimas para la síntesis de neurotransmisores. Se ha observado que a través de este transporte se des-

plazan además los virus de la rabia y del herpes, y las toxinas tetánica y colérica. Por otro lado, el transporte retrógrado devuelve membranas que serán restauradas o degradadas por los lisosomas e intervienen en el reciclaje" de las vesículas. El otro tipo de transporte es el transporte lento siempre anterógrado, sin gasto de energía, denominado flujo axónico, con una velocidad de entre 0,5 y 5 mm/día, que consiste en el simple flujo de axoplasma desde el pericarion hacia los extremos de la célula y que arrastra todas las organelas (a excepción del RER y los polirribosomas) (**fig. 7-8**).

POLARIDAD DE LA MEMBRANA

Las neuronas están rodeadas por un microambiente (líquido extracelular) muy similar al agua de mar (agua y cloruro de sodio), en cuya composición iónica estable intervienen células gliales (los astrocitos). Como

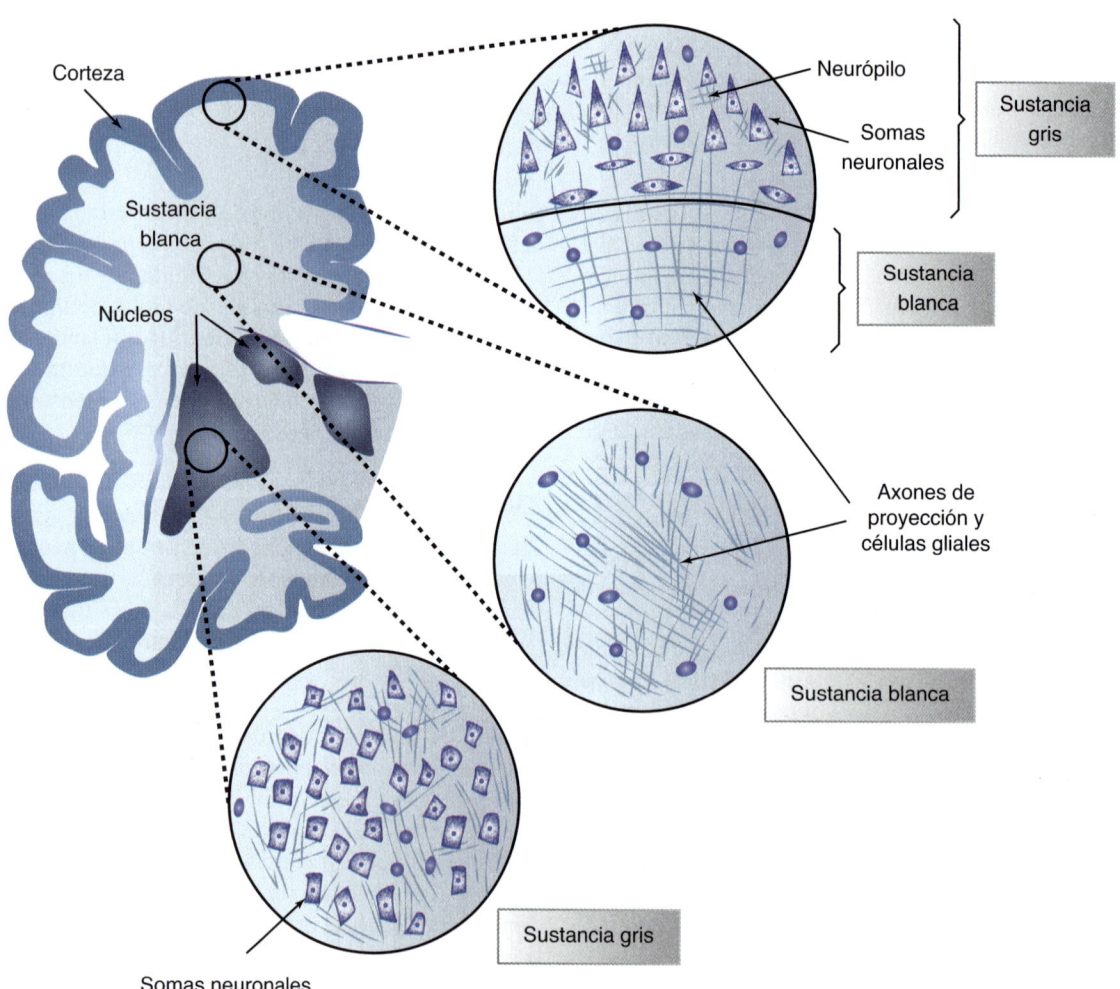

Fig. 7-5. Ubicación de las sustancias gris (formando corteza o núcleos) y blanca en un corte transversal de cerebro y de la microscopia óptica de las sustancias gris y blanca.

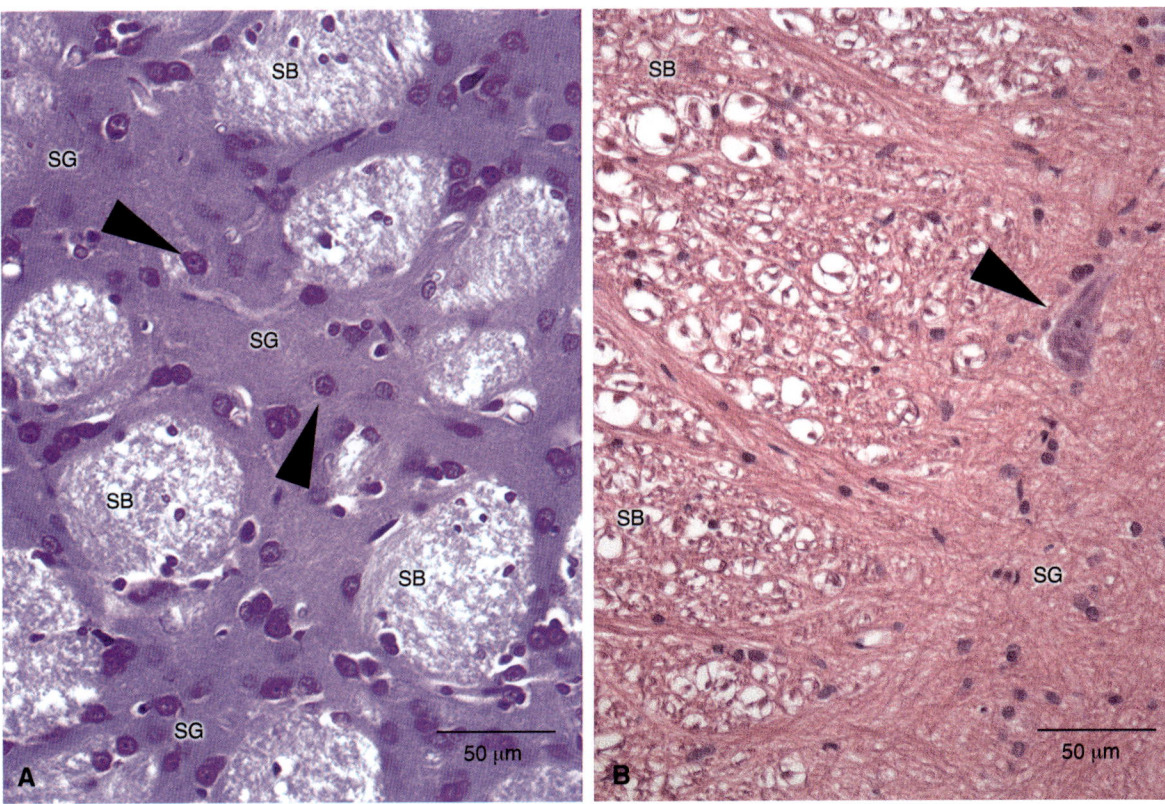

Fig. 7-6. Fotomicrografías ópticas de tejido nervioso. **A.** Cuerpo estriado teñido con la técnica de Nissl. **B.** Médula espinal teñida con H-E. Las flechas señalan los somas neuronales. SG: sustancia gris; SB sustancia blanca.

ocurre en todas las células, la membrana de las neuronas establece intercambio con el líquido extracelular, y es muy importante la acción de la bomba de sodio-potasio ATPasa y de los canales pasivos y activos al sodio y potasio a través de la membrana, con lo cual se establece una diferencia de potencial (cargas) entre el interior y el exterior de la célula. En reposo, predominan las cargas negativas en el líquido intracelular (por mayor cantidad de cloro) y las positivas en el líquido extracelular (por predominio del sodio fundamentalmente). Por ello, cuando una neurona está en reposo se dice que está polarizada (tiene un polo negativo y otro positivo, en los lados interno y externo de la membrana, respectivamente). La neurona, que tiene una membrana especializada en la excitabilidad, tiene receptores específicos llamados ionotrópicos que permiten un rápido ingreso de sodio si se les une un neurotransmisor liberado por otra neurona. Lo hacen a través de canales para este ion que se vuelven muy permeables e ingresan sodio de forma masiva, lo cual despolariza la neurona (se invierten las cargas a ambos lados de su membrana). Esta despolarización produce un potencial de acción que positiviza las cargas en el interior de la célula, y recorre la membrana en forma de onda desde el soma hacia el teledendrón, que al llegar al botón sináptico

induce la liberación del neurotransmisor respectivo. Existe otro tipo de receptores, llamados metabotrópicos, que en vez de permitir el pasaje de iones inducen la señalización por medio de segundos mensajeros intracelulares (AMPc, GMPc, IP3, DAG), cuyas acciones finales son la apertura o el cierre de los canales de la membrana, y la liberación del calcio desde el retículo endoplasmático liso (REL), entre otros.

MIELINA

Los comienzos de la biología de la mielina se remontan a 1717, cuando Anton van Leeuwenhoek describió la presencia de nérvulas rodeadas por partes grasas. La ciencia demoró casi 250 años para demostrar que esas partes grasas corresponden a una cubierta altamente especializada, la mielina, generada en el sistema nervioso central (SNC) por el oligodendrocito maduro y en el sistema nervioso periférico (SNP) por la célula de Schwann (**figs. 7-9** y **7-10**). En 1854, Rudolf Virchow descubrió una cubierta lipídica alrededor de los axones o grupos de axones a la que denominó mielina. Posteriormente, Theodor Schwann descubrió las células que forman la mielina en el SNP y que llevan su nombre.

La vaina de mielina que rodea a algunos axones está constituida por un superenrollamiento de membra-

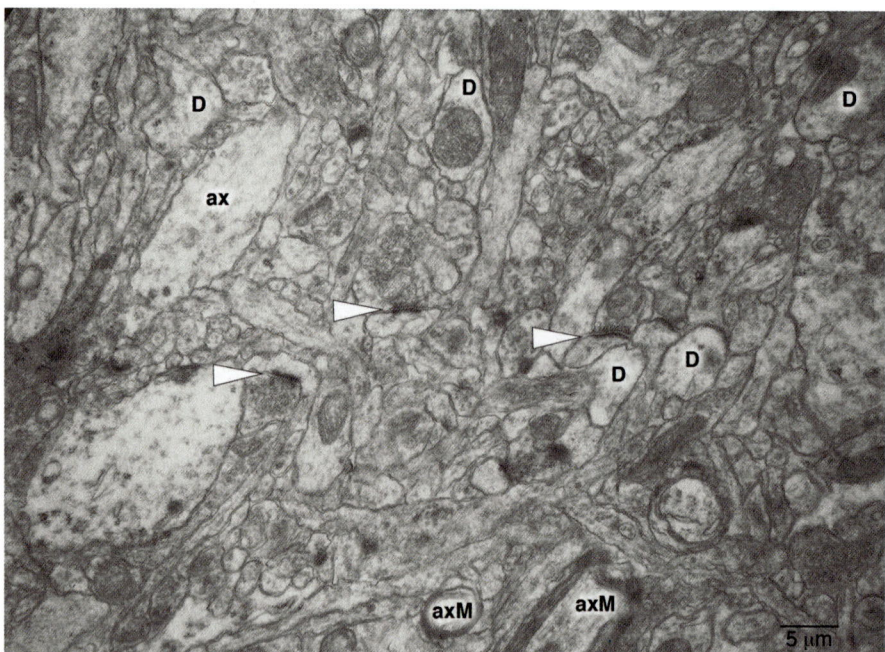

Fig. 7-7. Fotomicrografía electrónica de transmision del neurópilo. Obsérvense los cortes de dendritas (D), axones mielínicos (axM) y amielínicos (ax), y sinapsis (flechas).

na, con una composición molecular y una arquitectura únicas. Una de sus principales funciones es aislar el axón y agrupar los canales del sodio en los nodos de Ranvier, lo que permite que el potencial de acción se transmita de forma saltatoria de un nodo a otro.

La mielina compacta es, en definitiva, una especialización de la membrana del oligodendrocito o célula de Schwann, compuesta por la aposición de membranas plasmáticas que forman una estructura lamelar. Los segmentos mielinizados del axón miden aproximadamente 150 μm de longitud y son interrumpidos por pequeños espacios que corresponden a los nodos de Ranvier, donde se concentran los canales del sodio. En la zona correspondiente a los internodos existen pequeñas regiones de membrana no compactada: los paranodos. La mielina no compactada se conecta con el cuerpo del oligodendrocito a través de canales citoplasmáticos que contienen citoesqueleto, vesículas, retículo endoplasmático y aparato de Golgi, considerados relevantes para el mantenimiento y el recambio de la propia mielina.

La composición bioquímica de la mielina se caracteriza por su alto contenido lipídico, entre el 73% y

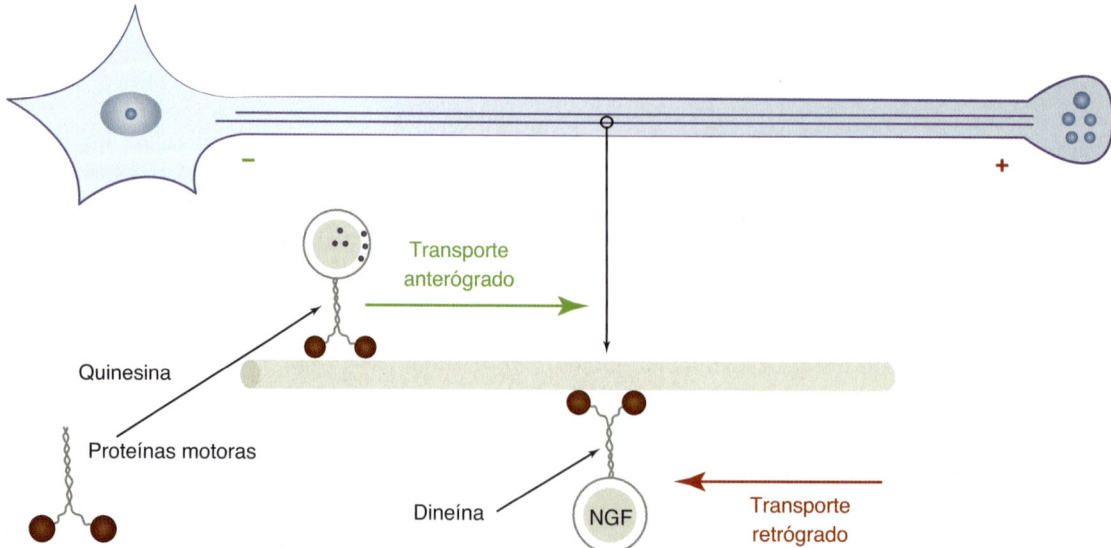

Fig. 7-8. Tipos de transporte axonal. NGF: *nerve growth factor* (factor de crecimiento neural).

el 81% del peso seco, con una relación proteína/lípido aproximada de 0,25, a diferencia de lo que ocurre para las distintas membranas plasmáticas, en las cuales la relación está entre 1 y 4. La composición lipídica es también particular, está enriquecida en glucoesfingolípidos (~27%) y plasmalógenos (~16%). Los glucoesfingolípidos (galactosil ceramida y sulfátidos) de la mielina se diferencian de los encontrados en la membrana plasmática de los otros tipos celulares en que: a) el monosacárido-cabeza es galactosa en lugar de glucosa, b) tienen un nivel elevado de ácidos grasos hidroxilados, c) incorporan ácidos grasos de cadena muy larga (hasta 26 carbonos). Mientras en la mayoría de las membranas la fosfatiletanolamina está en forma de diacil, en la mielina el 70% corresponde a la forma plasmalogénica (éter-lípido). El colesterol, que constituye el 27% de los lípidos totales de la mielina, se sintetiza en el oligodendrocito y su disponibilidad es el paso de velocidad limitante en la síntesis de la mielina.

La composición proteica de la mielina es similar en las distintas especies de mamíferos y se han identificado cerca de 1260 proteínas. Sin embargo, el 80% de ellas corresponden a dos proteínas mayoritarias: la proteína del proteolípido, que representa el 50%, y las proteínas básicas de la mielina que representan el 30%. Ambas son proteínas integrales de la mielina compacta. Las proteínas básicas de la mielina representan una familia de proteínas que surgen del corte

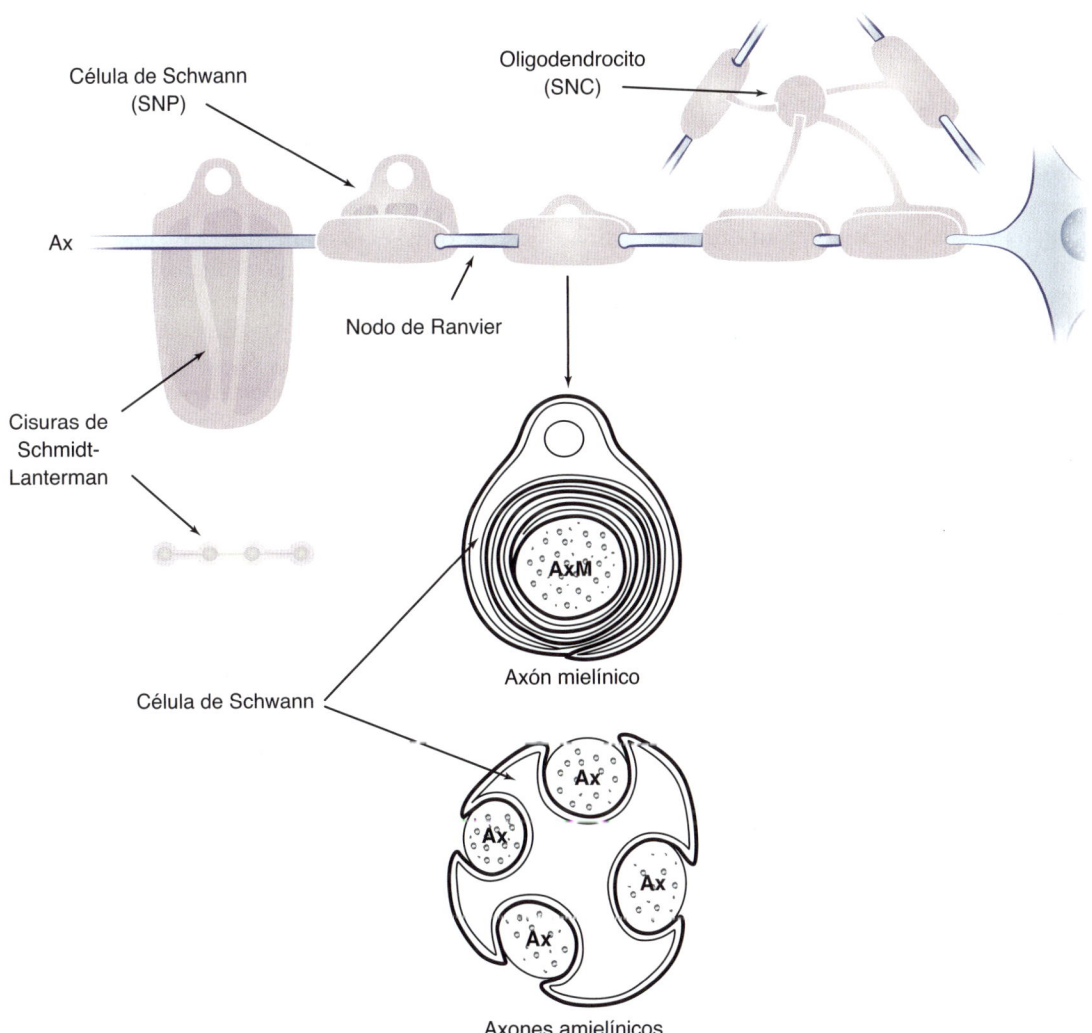

Fig. 7-9. Mielinización en los sistemas nerviosos central (SNC) y periférico (SNP). Arriba a la derecha se observa la mielinización que realiza un oligodendrocito en el SNC; obsérvese que un oligodendrocito mieliniza varios axones. Arriba a la izquierda se observa la mielinización que realiza la célula de Schwann en el SNP; obsérvese que cada célula de Schwann solo mieliniza una porción de un axón. En el centro y abajo, se ve un esquema de la ultraestructura de un axón mielínico periférico (axM), con los detalles de la vaina de mielina, y de cuatro axones amielínicos (ax) rodeados de una célula de Schwann que no forma mielina.

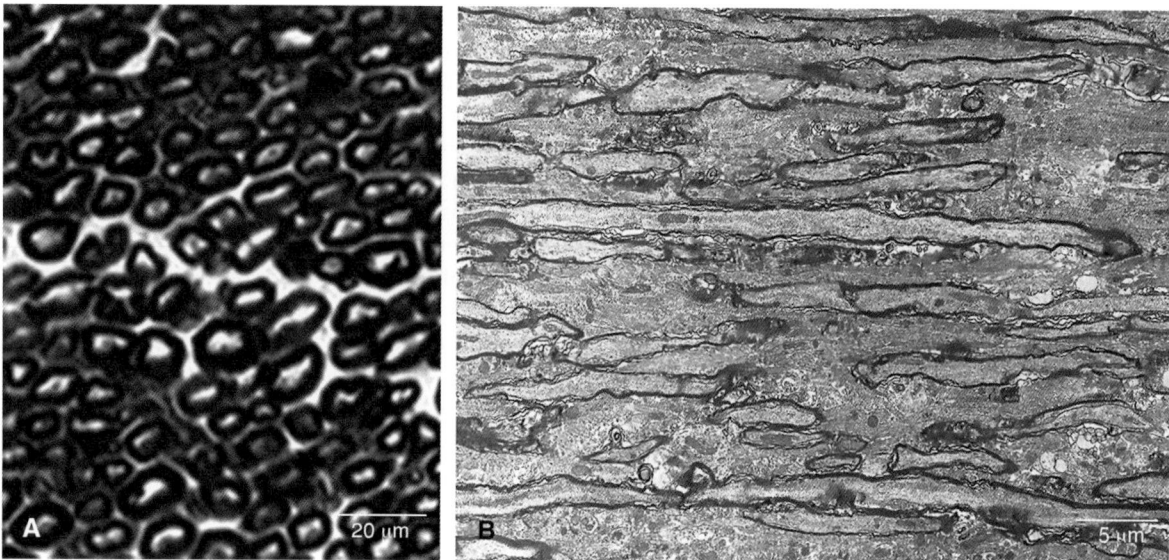

Fig. 7-10. A. Fotomicrografía teñida con osmio donde se observan cortes transversales de vainas de mielina. **B.** Fotomicrografía electrónica donde se observan cortes longitudinales de axones mielínicos.

y empalme (*splicing*) alternativo del ARNm y se caracterizan por ubicarse en el lado citoplasmático de la membrana mielínica. Debido a su carga interactúan con los lípidos cargados negativamente y mantienen la línea densa mayor. El proteolípido es una proteína hidrófila con cuatro dominios transmembrana. Su dominio extracelular interactúa electrostáticamente con lípidos cargados y mantiene la línea intraperiódica característica de la ultraestructura de la mielina. La glucoproteína asociada constituye una proteína integral de la membrana abundante en las regiones periaxonal y paranodal, que mantiene el espaciado y la adhesión entre las membranas adyacentes.

En el ser humano, la formación de la mielina (mielinogénesis) se completa después del nacimiento y determina una inmadurez neurológica que dura hasta los primeros años de vida. La célula de Schwann tiene una estructura muy particular en la que se destaca su forma alargada y aplanada, con un núcleo excéntrico que protruye y un citoplasma tan escaso que la membrana plasmática se fusiona con la del lado opuesto en la mayor parte de su superficie y el citoplasma fluye solo por canales en los bordes externos (región paranodal) y por canales internos de la célula denominados incisuras de Schmidt-Lanterman.

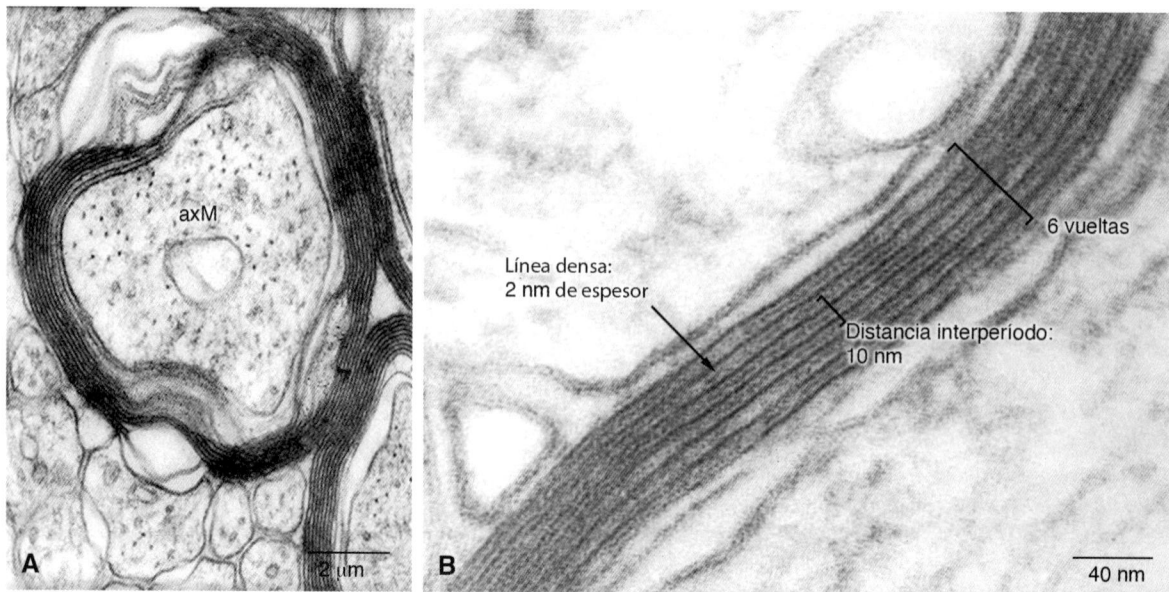

Fig. 7-11. Detalle ultraestructural de la vaina de mielina. axM: axón mielínico.

Estas células enrollan su membrana alrededor del axón (pueden hacerlo hasta más de 200 veces) y se tiñen con técnicas para lípidos (sudán, tetróxido de osmio, Weigert). Al aplicar estas técnicas al microscopio óptico, se pueden observar en los cortes transversales de nervios círculos oscuros que rodean un centro claro (que corresponde a los axones). Su ultraestructura (al microscopio electrónico en preparados fijados con tetróxido de osmio) se destaca porque la mielina forma gruesas bandas electrodensas que alternan con delgadas bandas electrolúcidas con una característica periodicidad alrededor del axón. La fusión de las caras internas de la membrana forma la línea densa mayor y la fusión de las caras externas de aquella forma la línea intraperiódica de 9-10 nm y 2-3 nm de espesor respectivamente (**fig. 7-11**; véase también **fig. 7-9**). En el SNP, un axón puede tener a lo largo de su trayecto muchas células de Schwann que lo rodean, ya que cada una de estas células mieliniza un solo axón. En el SNC, en cambio, las células que forman mielina son los oligodendrocitos, que tienen prolongaciones a partir de las cuales se forman distalmente anchas láminas de escaso citoplasma que rodean los axones, es decir que, a diferencia de las células de Schwann, un oligodendrocito puede mielinizar varios axones. Entre las vainas de mielina, cuyos extremos forman lengüetas de citoplasma (región paranodal), se dispone una zona del axón, por lo general algo dilatado, que forma una región nodal o "nodo", descrito por el patólogo francés Louis-Antoine Ranvier como intervalos libres de mielina de no más de 1 μm de longitud. Es en esta zona (nodos de Ranvier) donde los canales para sodio quedan expuestos al líquido extracelular rico en este ion (sodio). En el SNP los nodos de Ranvier están cubiertos por prolongaciones paranodales de las células de Schwann denominadas bucles paranodales. En el SNC los nodos de Ranvier están desnudos, pero rodeados por lengüetas astrogliales.

CONDUCCIÓN CONTINUA Y SALTATORIA

Cuando se dispara un potencial de acción en una neurona, lo cual ocurre en el cono axónico, este se propaga como una onda de despolarización de forma anterógrada. Si esto ocurre en axones sin mielina (axón amielínico), la conducción es continua, ya que los canales del sodio que se activan se van abriendo a lo largo de toda la trayectoria del axón. Por el contrario, cuando el axón está rodeado por mielina (axón mielínico), solo se producirá un potencial de acción con entrada de sodio en los nodos de Ranvier, ya que la mielina, al ser mayoritariamente lipídica, es un importante aislante del líquido extracelular, compuesto por agua y sales. De esta manera, la conducción será saltatoria, ya que la despolarización salta de nodo en nodo sorteando los segmentos mielinizados (internodos) de 0,5 a 1 mm de longitud, y esto conlleva un importante aumento de la velocidad de conducción. La diferencia de velocidad entre un axón amielínico

y uno mielínico puede ir de 1 a 100 metros por segundo respectivamente, es decir que en el axón mielínico es 100 veces superior o más. Por otro lado, la mielina aporta ahorro de energía, ya que la membrana activa, al no ser continua, utiliza menos ATP mitocondrial. Además, para que un axón amielínico transmita el impulso a la misma velocidad que uno mielínico necesitaría un mayor diámetro, ya que al haber más membrana se incrementa la conductividad. Hipotéticamente, y a modo ilustrativo, si la médula espinal careciera de mielina, para conducir a la velocidad que lo hace debería tener varios metros de diámetro, con lo cual gracias a la mielina se ahorra espacio (diámetro de la médula espinal: 1-1,5 cm).

SINAPSIS

Se considera la sinapsis (gr. *sýn* 'con', 'unión' y *hap-tocar*, *-sis* 'contacto'), término acuñado por el neurofisiólogo inglés sir Charles Scott Sherrington, un tipo de comunicación intercelular entre las neuronas. Es la estructura histológica y funcional donde se lleva a cabo el proceso de neurotransmisión. Hasta fines del siglo XIX, se consideraba el tejido nervioso una masa

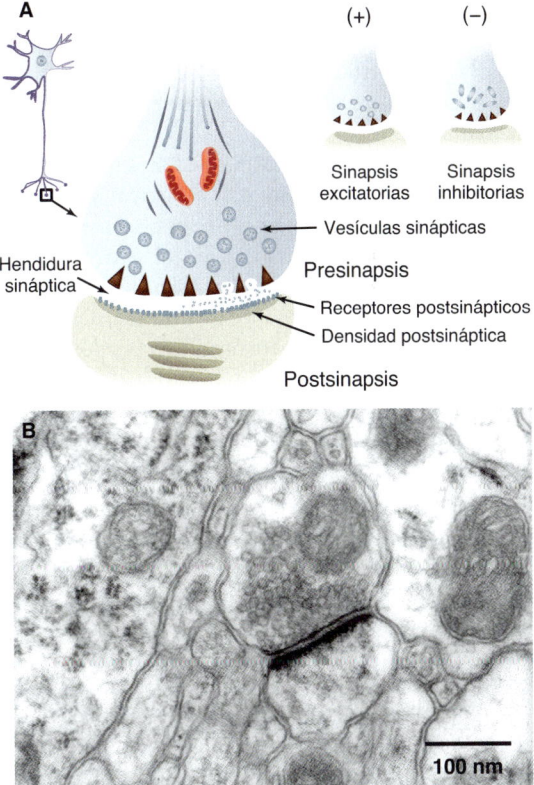

Fig. 7-12. A. Ultraestructura de una sinapsis química. A la derecha se observan las diferencias ultraestructurales entre las sinapsis excitatorias (asimétricas) y las inhibitorias (simétricas). **B.** Fotomicrografía electrónica de una sinapsis química. Obsérvense los aparatos presináptico y postsináptico.

gelatinosa multinucleada, concepto que cambió con el advenimiento de la técnica de impregnación argéntica que aplicó Camillo Golgi (premio Nobel 1906) sobre el tejido nervioso. Con ella pudo observarse por primera vez, en negro sobre fondo amarillo brillante, la forma, aunque sin detalles celulares, de las neuronas (ya que se impregnan el soma, las dendritas, las espinas y los axones). Golgi consideró que las neuronas mantenían continuidad a través de las prolongaciones formando una red (teoría del reticularismo), teoría que sostuvo férreamente hasta el fin de sus días. Sherrington, mediante estudios electrofisiológicos, advirtió un retardo en la conducción eléctrica entre una neurona y la siguiente, con lo cual sospechó que no formaban una red, sino que eran células individuales. Fue el gran científico español don Santiago Ramón y Cajal (premio Nobel 1906) quien finalmente, gracias a una modificación que realizó sobre la técnica de impregnación argéntica de Camillo Golgi, determinó que las neuronas son células independientes (teoría del neuronismo o doctrina neuronal), ya que la plata se deposita fuertemente en terminaciones bulbosas (los botones sinápticos) que se tiñen de negro y se observan separadas de las dendritas y el soma más amarronados. Recién con el advenimiento del microscopio electrónico, en 1954, el neurocientífico argentino Eduardo De Robertis describió la ultraestructura precisa del botón sináptico que contiene el neurotransmisor en el interior de las vesículas sinápticas.

Las sinapsis pueden clasificarse, según el tipo de neurotransmisión, en químicas, eléctricas y gaseosas. Las sinapsis químicas constan de un botón sináptico, que es una dilatación bulbosa en el extremo distal de cada ramificación del teledendrón. En su interior se alojan las vesículas sinápticas que contienen una sustancia química, un neurotransmisor determinado. En general, en el centro del botón se concentran mitocondrias y elementos del citoesqueleto. Entre la membrana distal del botón sináptico y la membrana de la neurona blanco (o diana) se establece la sinapsis. En la presinapsis se encuentran vesículas sinápticas que contienen los neurotransmisores, un citoesqueleto de actina que rodea las vesículas sinápticas y se une a la zona activa, y una zona activa, aparato o grilla presináptica constituida por cinco proteínas conservadas evolutivamente en muchas especies (RIM, Munc13, RIM-BP, alfalliprina y ELKS), que se ven al microscopio electrónico como conos proteicos electrodensos, cuyas bases se apoyan en la membrana presináptica. Entre la membrana presináptica y la membrana postsináptica existe un espacio intersináptico o hendidura sináptica (20-40 nm). Las membranas presinápticas y postsinápticas se mantienen unidas por puentes intersinápticos formados por proteínas de adhesión como las N-CAM y las cadherinas. Adosada a la membrana plasmática postsináptica se observa una estructura electrodensa de espesor homogéneo que corresponde a la densidad postsináptica, constituida por proteínas. La membrana postsináptica contiene los receptores específicos para cada neurotransmisor (**fig. 7-12**). Cuando el impulso nervioso con la entrada de sodio llega al extremo proximal del axón, se abren los canales del calcio dependientes del voltaje. Cuando este ion ingresa en el botón induce, por unión a la sinaptotagmina (proteína vesicular secuestradora de calcio que se encuentra en la membrana de las vesículas), la migración de las vesículas hacia la membrana presináptica (que se ubican entre los conos proteicos). Luego, las membranas de las vesículas se fusionan con la membrana presináptica y se forman poros, que adoptan en un corte sagital una imagen en omega (Ω), a través de los cuales se libera el neurotransmisor por exocitosis al espacio sináptico, donde se difunde a través de la hendidura sináptica para acoplarse a sus receptores específicos ubicados en la membrana postsináptica. Este acoplamiento desencadena la despolarización de la membrana postsináptica con entrada masiva de sodio. Los estudios de la investigadora argentina Amanda Pellegrino de Iraldi, en las décadas de 1960 y 1970, permitieron identificar algunos neurotransmisores por la ultraestructura de las vesículas sinápticas. Así, la acetilcolina se encuentra en pequeñas vesículas redondas y electrolúcidas, las catecolaminas en vesículas redondas con un core o centro electrodenso y las que contienen GABA son vesículas de forma aplanada u ovoide. En la década de los setenta, se descubrieron muchos neurotransmisores peptídicos (colecistoquinina, endorfinas, sustancia P, etc.), que se alojan en vesículas grandes, mayormente ubicadas en el extremo proximal del botón sináptico y que descargan su secreción en los costados laterales de este sin tener contacto con el aparato o grilla presináptica.

Una vez liberado el neurotransmisor, la vesícula sináptica realiza un mecanismo de reciclaje de membrana en el que interviene la clatrina. Es posible distinguir ultraestructuralmente si una sinapsis es excitatoria o inhibitoria analizando la grilla presináptica y el aparato postsináptico. En las sinapsis excitatorias, las vesículas son en general redondas y el espesor de la densidad postsináptica es más grueso que el presináptico (sinapsis asimétrica), mientras que en las sinapsis inhibitorias las vesículas son ovoides y el espesor de la densidad postsináptica es similar al presináptico (sinapsis simétrica) (**fig. 7-12**). Como ya se dijo, una sinapsis excitatoria (p. ej., la glutamatérgica) produce despolarización, mientras que una sinapsis inhibitoria (p. ej., la gabaérgica) induce hiperpolarización por la entrada masiva de cloro, que tiene cargas negativas.

Las sinapsis eléctricas o electrotónicas están formadas por uniones en hendidura, constituidas por un gran número de conexones que, a través de sus poros, permiten un intercambio eléctrico y metabólico bidireccional, semejante al de los discos intercalares entre cardiomiocitos contiguos. Este tipo de sinapsis solo se encuentra en el ser humano en la porción sináptica de los fotorreceptores y entre las células mitrales del bulbo olfatorio.

Las sinapsis gaseosas se caracterizan por la liberación de gas (como el óxido nítrico) por parte de las neuronas. Este gas tiene un radio de distribución de hasta 100 μm, interactúa con receptores citosólicos como la enzima guanilato-ciclasa, y produce segundos mensajeros como el GMPc.

Desde el punto de vista histológico estructural, las sinapsis se pueden clasificar en simples (axoespinosas, axodendríticas, axosomáticas, axoaxónicas, dendrodendríticas, dendrosomáticas, somatodendríticas y somatosomáticas), o complejas (recíprocas, tríadas, glomerulares).

Existen dogmas en la neurociencia que se han derrumbado en las últimas décadas. Por ejemplo, se aseguraba el siguiente precepto: "una neurona = un neurotransmisor" (principio de Dale), pero ahora se sabe que una neurona puede tener dos y más neurotransmisores en sus botones sinápticos (se habla de colocalización de neurotransmisores). También se afirmaba que las sinapsis eran siempre unidireccionales, con dirección anterógrada, pero se describieron receptores presinápticos en las sinapsis químicas (que regulan la liberación de otros neurotransmisores) y existen sinapsis recíprocas, con sinapsis químicas bidireccionales entre los mismos extremos de contacto. La transmisión mediada por óxido nítrico (NO: *nitric oxide*) rompe con todos los paradigmas de la neurotransmisión porque el óxido nítrico no se almacena en las vesículas sinápticas ni se libera, sino que se difunde a partir del sitio de síntesis ni bien se

forma, viaja de manera anterógrada y retrógrada, por lo que puede actuar de manera presináptica y postsináptica, y no actúa sobre receptores de membrana, sino sobre una enzima a la cual estimula que es la guanilato-ciclasa. Además, se aseguraba que en el ser humano no había formación de nuevas neuronas en el SNC adulto, pero los estudios pioneros del investigador argentino Fernando Nottebhom abrieron el campo de investigación de las células madre neuronales existentes en el SNC adulto, que se encuentran en zonas muy restringidas (zona subventricular, giro dentado del hipocampo y epitelio olfatorio).

CÉLULAS GLIALES

El nombre de células gliales fue acuñado por el padre de la patología moderna, Rudolf Virchow, a partir de *glue*, que significa pegamento o cola, ya que tienen, entre muchas otras funciones, la de sostén, aunque el anatomista alemán Otto Carl Deiters las había denominado anteriormente células aracniformes. En la Argentina, el investigador español Pío del Río Hortega fue un referente en el estudio de estas células a nivel normal y patológico (tumoral). Las principales células gliales son los astrocitos, los oligodendrocitos y las células de la microglía. También pertenecen a este tipo de células las células de Schwann, los ependimocitos (**figs. 7-13 y 7-14**), que forman un epitelio cúbico simple que reviste los conductos y ventrículos cerebrales y, por ende, en contacto con el líquido cefalorraquídeo, y los tanicitos, células ependimarias modificadas que revisten el piso del tercer ventrículo.

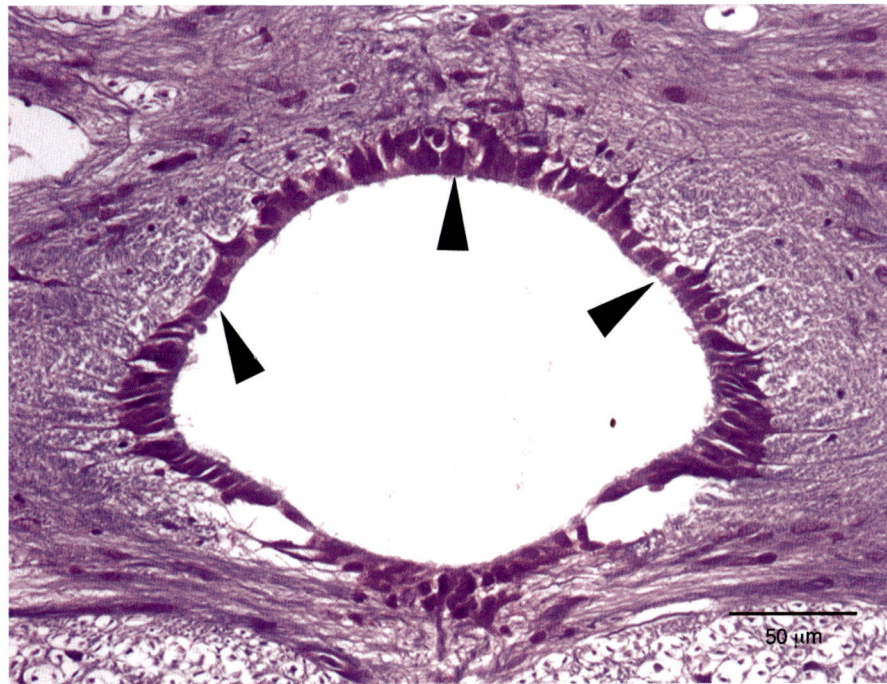

Fig. 7-13. Fotomicrografía de médula espinal teñida con violeta de cresilo. Se observan los ependimocitos (flechas) que revisten la luz del conducto del epéndimo.

50 μm

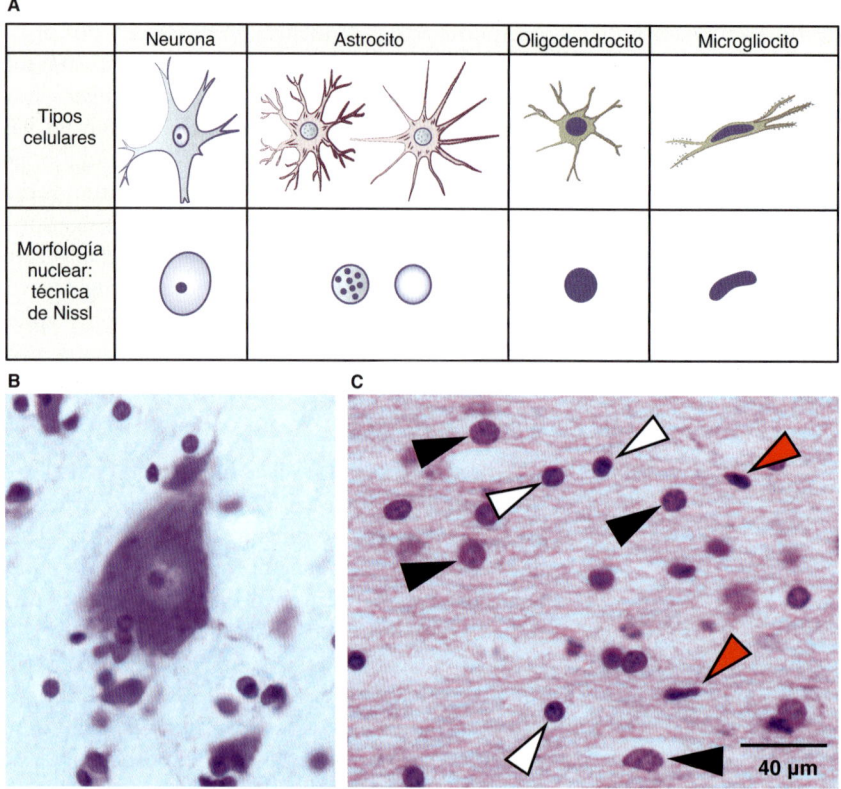

A

	Neurona	Astrocito	Oligodendrocito	Microgliocito
Tipos celulares				
Morfología nuclear: técnica de Nissl				

Fig. 7-14. A. Principales tipos celulares del tejido nervioso. En la hilera superior se muestran las características morfológicas. En la hilera inferior se muestran las características nucleares si se tiñen con la técnica de Nissl. **B.** Fotomicrografía de neurona piramidal teñida con Nissl. **C.** Fotomicrografía de células gliales teñidas con H-E; las flechas negras señalan los astrocitos, las flechas blancas indican los oligodendrocitos y la roja señalan microgliocitos. Obsérvese que en las células gliales solo se tiñen los núcleos.

Astrocitos

Como su nombre lo indica, tienen forma de estrella y un núcleo grande de cromatina laxa, con la cromatina densa asociada a la envoltura nuclear (véanse **figs. 7-14** y **7-15**). Su citoplasma es de gran tamaño, con pocas organelas y electrolúcido en la microscopía electrónica. Es característico de estas células su contenido en filamentos intermedios específicos, la proteína gliofibrilar ácida (GFAP: *glial fibrillary acidic protein*) (**fig. 7-16**). Según estén localizados en la sustancia gris o blanca, los astrocitos difieren en su morfología. Los astrocitos de la sustancia gris se denominan protoplasmáticos por tener mayor citoplasma, al ser sus prolongaciones más gruesas y ramificadas (véase fig. 7-14). Estas envuelven las dendritas y los axones neuronales, así como los capilares sanguíneos y forman parte del neurópilo. Los astrocitos de la sustancia blanca tienen prolongaciones más largas, finas y no ramificadas; por ello se los denomina fibrosos y se adaptan al espacio entre los haces de axones (véase **fig. 7-15**).

Los astrocitos cumplen múltiples funciones: 1) sostén o soporte estructural de las neuronas, 2) fagocitosis de cuerpos o agentes extraños, 3) mantienen el microambiente neuronal y proporcionan al líquido extracelular un adecuado equilibrio hidrosalino gracias a su función como reservorio de electrolitos, ya que actúan como *buffers* o amortiguadores celulares,

principalmente en la concentración de iones sodio, 4) participan en el trofismo neuronal y aportan factores de crecimiento, 5) participan en el metabolismo del glutamato, principal neurotransmisor excitatorio, 6) desarrollan sinapsis transitorias durante la neurogénesis, 7) también forman la glía radial, a través de la cual guían a los neuroblastos en su migración (**fig. 7-17**). La glía de Bergmann en el cerebelo y las células de Müller en la retina son resabios de este tipo de células en el adulto, 8) intervienen en la cicatrización cerebral cuando se produce una lesión, pues desarrollan un rápido crecimiento con aumento de gliofilamentos (hipertrofia) y división celular (hiperplasia) llamada reacción astroglial o astrogliosis, que los neuropatólogos evidencian con técnicas de inmunocitoquímica utilizando anticuerpos anti-GFAP, 9) tienen receptores a algunos neurotransmisores, por lo que se están estudiando terapias neurogliales, y 10) forman parte de la barrera hemotencefálica, por lo que participan en la función de compartimentalización , ya que tapizan o envuelven los capilares sanguíneos que en el SNC son de tipo continuo y los separa del compartimento nervioso. Así, las células endoteliales están rodeadas por pies astrocitarios que provienen de prolongaciones de estas células, antes llamadas por Cajal "pies chupadores" (véase **fig. 7-16**). De manera que se completa con ellas la barrera hematoencefálica

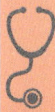

(BHE: célula endotelial + membrana basal + pie astrocítico), se evita el contacto directo de las neuronas con la sangre y se impide el acceso de sustancias nocivas o tóxicas al SNC. salvo en las ventanas del cerebro, que son zonas neuroendocrinas particulares del tejido nervioso (véase **cap. 23**). También compartimentalizan, a través de los pies astrocitarios, las células del epitelio ependimario y las células de la pioaracnoides; en ambos casos forman la barrera hematocefalorraquídea y evitan así el contacto de las neuronas con el líquido cefalorraquídeo (LCR). Algunos astrocitos modificados reciben nombres especiales. Tal es el caso de los pituicitos en la neurohipófisis. (**Proyección médico-clínica 7-2. Reacción astroglial**).

Oligodendrocitos

Son las células que forman la mielina en el SNC, como ya se describió, , y su nombre proviene de la traducción del griego (*oligo-* 'escaso' + *dendro-* 'árbol'). Tienen un núcleo redondo, pequeño y de cromatina densa, con escaso citoplasma en el soma (**fig. 7-18** y véanse **figs. 7-14** y **7-15**). Al microscopio electrónico se destacan un núcleo y un citoplasma característicamente electrodensos, con muy escasos filamentos intermedios, pero muy desarrollados los microfilamentos de actina, que son los que participan en la formación y el establecimiento de las prolongaciones citoplasmáticas que envuelven los axones y forman así la mielina (véase **fig. 7-11**). Desde el soma parten finas y largas prolongaciones de las cuales se forman en los extremos anchas láminas con escaso citoplasma que rodean y mielinizan entre 20 y 40 axones. A diferencia de las células de Schwann, un oligodendrocito puede mielinizar varios axones. Pueden formar también una cápsula glial que rodea las neuronas de los ganglios; en ese caso se llaman células satélite o anficitos.

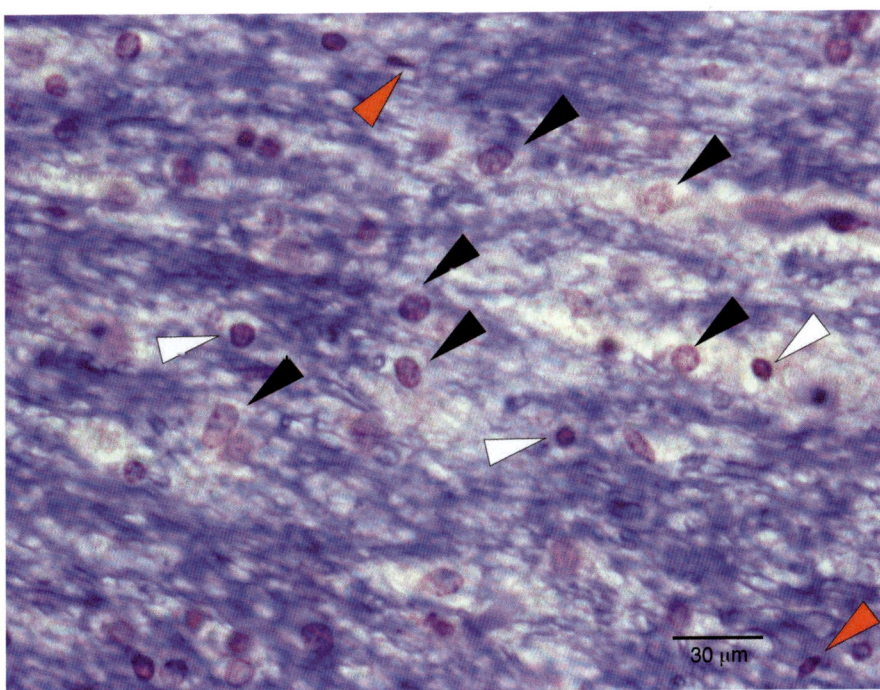

Fig. 7-15. Fotomicrografía de la sustancia blanca cerebelosa con la tinción de Klüver-Barrera. Se observan axones mielínicos y células de la glía: astrocitos (flechas negras), oligodendrocitos (flechas blancas) y microgliocitos (flechas rojas).

30 µm

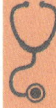

Proyección médico-clínica

7-3. El oligodendrocito. Enfermedades desmielinizantes

Las neuronas, los astrocitos y los oligodendrocitos se originan a partir de la célula madre neural derivada del epitelio neural, presente en la zona ventricular Si bien las neuronas y los astrocitos se generan en todas las regiones del SNC, los oligodendrocitos lo hacen en áreas restringidas y, una vez establecida su especificación hacia el linaje oligodendroglial, las células precursoras de oligodendrocitos (OPC: *oligodendrocyte precursor cells*) necesitan migrar una larga distancia, de manera no radial, antes de iniciar su diferenciación final a oligodendrocitos maduros. Hasta llegar a su destino, las OPC se diferencian aumentando tanto el número como la complejidad de sus procesos, y disminuyendo la expresión de ciertas proteínas como el receptor del factor de crecimiento derivado de plaquetas (PDGFRα) y el condroitín-sulfato proteoglucano, NG2. En ese momento los oligodendrocitos maduros expresan las proteínas características de la mielina y comienzan a generar este enrollamiento de la membrana alrededor del axón, para protegerlo, brindarle soporte metabólico e incrementar la velocidad de conducción del impulso nervioso. Así, la mielinización se define como el proceso que tiene lugar durante el desarrollo, por el cual la membrana de los oligodendrocitos entra en contacto con los axones y los envuelve para formar una vaina.

Por otra parte, la desmielinización es un proceso patológico caracterizado por la pérdida de las vainas de mielina que rodean el axón. En el SNC, este proceso puede ser la consecuencia de: a) alteraciones genéticas, como en el caso de las leucodistrofias; b) la exposición a agentes tóxicos que causan desmielinización clínica en el ser humano o c) un daño de tipo inflamatorio que afecta tanto la mielina como los oligodendrocitos.

Las leucodistrofias se definen como patologías genéticas, progresivas, asociadas a un desarrollo anormal de la sustancia blanca en el SNC. Incluyen más de 30 trastornos asociados con un amplio espectro de manifestaciones clínicas. Las leucodistrofias incluyen las causadas por:

a) Defectos en la función lisosomal:
- Leucodistrofia metacromática caracterizada por mutaciones en el gen ARSA que codifica la enzima arilsulfatasa A.
- Enfermedad de Krabbe, caracterizada por mutaciones en el gen GALC que codifica la enzima galactocerebrosidasa.
- Enfermedad de Tay-Sachs o GM2 gangliosidosis, caracterizada por mutaciones en el gen *HEXA* que codifica la subunidad-alfa de la enzima beta-hexosaminidasa A.

b) Defecto en la betaoxidación de los ácidos grasos peroxisomales:
- Adrenoleucodistrofia ligada al cromosoma X, caracterizada por mutaciones en el gen ABCD1 que codifica una proteína de la membrana peroxisomal involucrada en el transporte de ésteres de CoA de ácidos grasos de cadena muy larga.

c) Deficiencias o fallas en el plegamiento de las proteínas constitutivas de la mielina:
- Enfermedad de Pelizaeus-Merzbacher, caracterizada por mutaciones en el gen PLP1 que codifica la proteína mayoritaria de la mielina, proteolípido.

d) Deficiencia de una proteína presente en el oligodendrocito:
- Enfermedad de Canavan, caracterizada por mutaciones en el gen *ASPA* que codifica la enzima aspartoacilasa con alta expresión en el oligodendrocito.

e) Deficiencia de una proteína que afecta la función del astrocito:
- Enfermedad de Alexander, caracterizada por mutaciones en el gen *GFAP* que codifica la proteína acídica fibrilar glial. Si bien los síntomas iniciales de las leucodistrofias son poco específicos, la adquisición atípica de las habilidades cognitivas y motoras, y la presencia de anomalías en el tono muscular son signos comunes en los niños afectados en los primeros años de vida.

Entre las enfermedades desmielinizantes de tipo inflamatorio se encuentra la esclerosis múltiple (EM), la enfermedad desmielinizante de tipo inflamatorio más importante por su incidencia en el mundo, caracterizada por afectar principalmente a adultos jóvenes.

El curso clínico de la enfermedad es variable y suele comenzar con episodios reversibles de discapacidad neurológica que responden a desmielinización y posterior remielinización que, en general, evoluciona hacia una forma progresiva de la enfermedad que lleva a la neurodegeneración.

Con respecto a su fisiopatología hoy se sabe que las células T CD4+ autorreactivas que escapan a la selección negativa atraviesan una barrera hematoencefálica que se encuentra alterada e ingresan así en el SNC. Estas células T activadas lideran el reclutamiento de otras células inflamatorias, como la microglía, los macrófagos y los linfocitos B, que lideran la producción de los anticuerpos y de citoquinas proinflamatorias que destruyen las vainas de mielina. De esta manera, junto con las células inmunes de la periferia, las células residentes en el SNC promueven la cronicidad de la inflamación característica de la EM, que finalmente conduce a un deterioro neurológico progresivo e irreversible. Las terapias utilizadas hasta ahora contra esta enfermedad son, en su mayor parte, inmunosupresoras y pueden ser eficaces para el tratamiento de las formas caracterizadas por episodios de remisión y recidivas (EMRR, esclerosis múltiple remitente-recurrente), pero son poco eficaces para el tratamiento de las formas progresivas primaria (EMPP, esclerosis múltiple primaria progresiva) y secundaria (EMSP, esclerosis múltiple secundaria progresiva) de la enfermedad. Por lo tanto, es importante orientar la investigación hacia el conocimiento de los mecanismos involucrados en el proceso de remielinización para favorecer los mecanismos de reparación y, de esta manera, desarrollar terapias que eviten las formas progresivas de la enfermedad que finalmente conducen a la neurodegeneración.

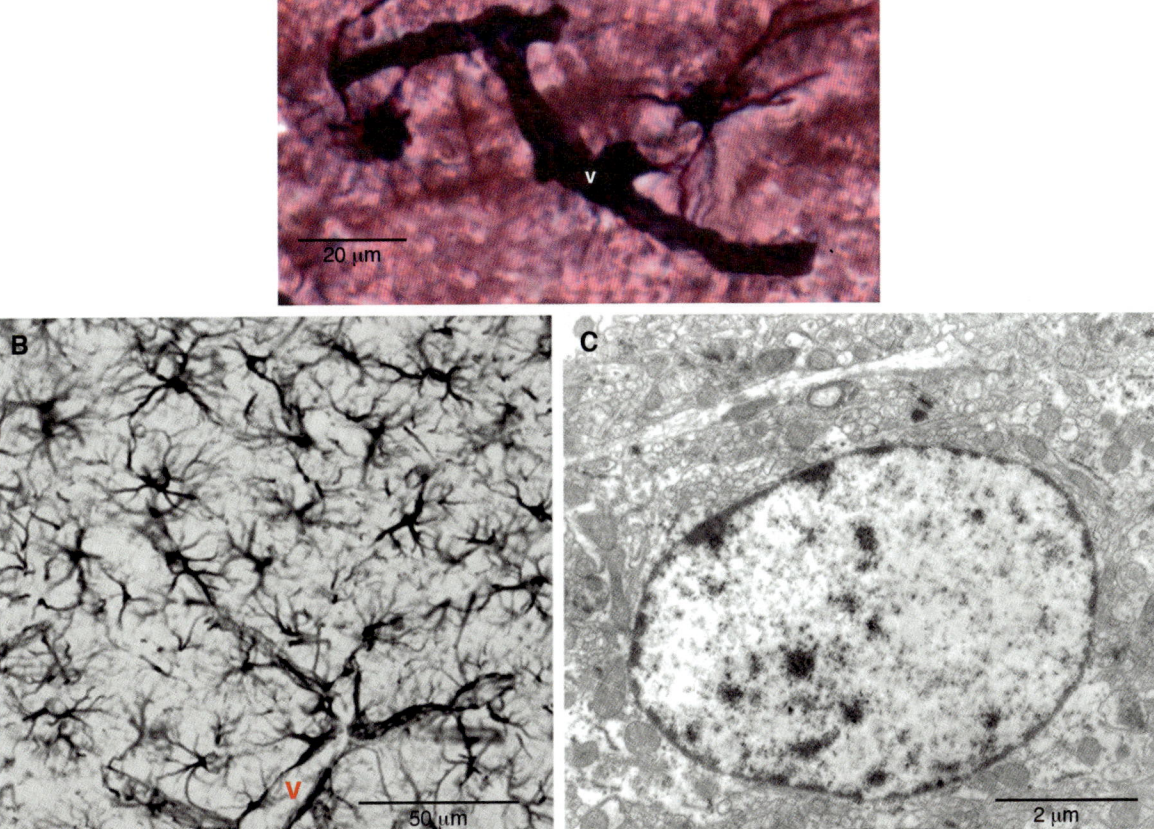

Fig. 7-16. A. Fotomicrografía donde se observa un capilar rodeado de los pies chupadores de astrocitos teñidos con la técnica de oro sublimado de Cajal. **B.** Fotomicrografía óptica de astrocitos inmunomarcados con anticuerpos anti-GFAP. Obsérvense los capilares sanguíneos (v) rodeados de prolongaciones astrocíticas (pies chupadores), que participan en la formación de la barrera hematoencefálica. **C.** Fotomicrografía electrónica del cuerpo de un astrocito en la que el núcleo tiene cromatina laxa y grumos de heterocromatina asociados a la envoltura nuclear.

Pío del Río Hortega describió, desde el punto de vista morfológico, cuatro tipos de oligodendrocitos: los de tipos I y II, de cuerpo pequeño con núcleo redondo y muchas ramificaciones, que mielinizan axones de menor calibre; y los de tipos III y IV, de cuerpo grande con algunos procesos que mielinizan unos pocos axones de gran calibre (**Proyección médico-clínica 7-3. El oligodendrocito. Enfermedades desmielinizantes**).

Células microgliales, microgliocitos o de Pío del Río Hortega

Son las únicas células del SNC derivadas del mesodermo, que se desarrollan a partir de pericitos que rodean los capilares sanguíneos e irrigan el tejido nervioso. Suelen encontrarse cerca de los capilares, y tienen un núcleo alargado o "en forma de coma", con cromatina relativamente densa (véase **fig. 7-14**), con escaso citoplasma electrodenso al microscopio electrónico del que se originan escasas prolongaciones cortas, irregulares y con expansiones laterales semejantes a espinas. Lo más destacado de su citoplasma es la abundancia de lisosomas y gránulos de lipofuscina, ya que estas células tienen acción macrofágica y eliminan los detritos celulares. Participan en la defensa como macrófagos del tejido nervioso, función que comparten con los astrocitos. Ante una infección, aumentan en número (microgliocitosis). También son células presentadoras de antígenos (CPA), parecidas a las células dendríticas (**fig. 7-19**) por la expresión del complejo mayor de histocompatibilidad de tipo II (CMH II).

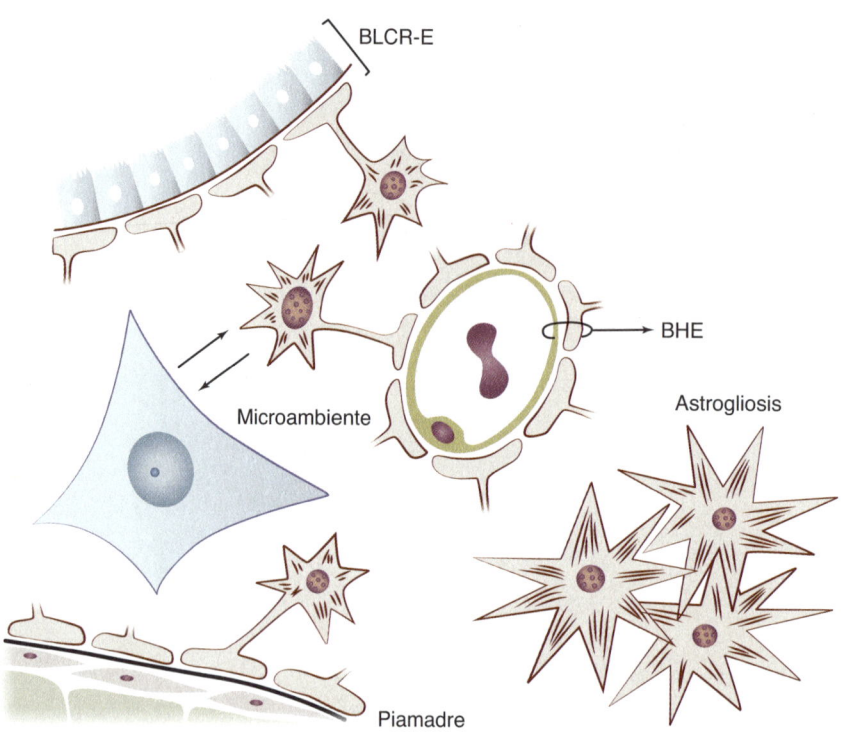

Fig. 7-17. Participación de los astrocitos en la formación de las distintas barreras: barrera líquido cefalorraquídeo-encefálica (BLCR-E) y barrera hematoencefálica (BHE). Además, se muestra la participación del astrocito en otorgar el microambiente químico y físico al tejido nervioso. Forman la glía limitante por debajo de la piamadre en el encéfalo. También se muestra que el astrocito participa activamente en los procesos de lesión cerebral mediante su proliferación e hipertrofia, lo que da lugar a la reacción astrocitaria o astrogliosis.

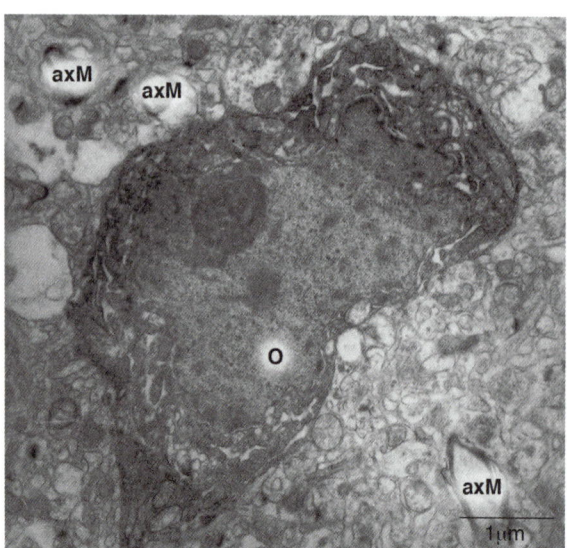

Fig. 7-18. Fotomicrografía electrónica de un oligodendrocito (O). Obsérvese que el núcleo tiene cromatina densa y el citoplasma es muy electrodenso. En el neurópilo, rodeando el oligodendrocito, se observan axones mielínicos (axM).

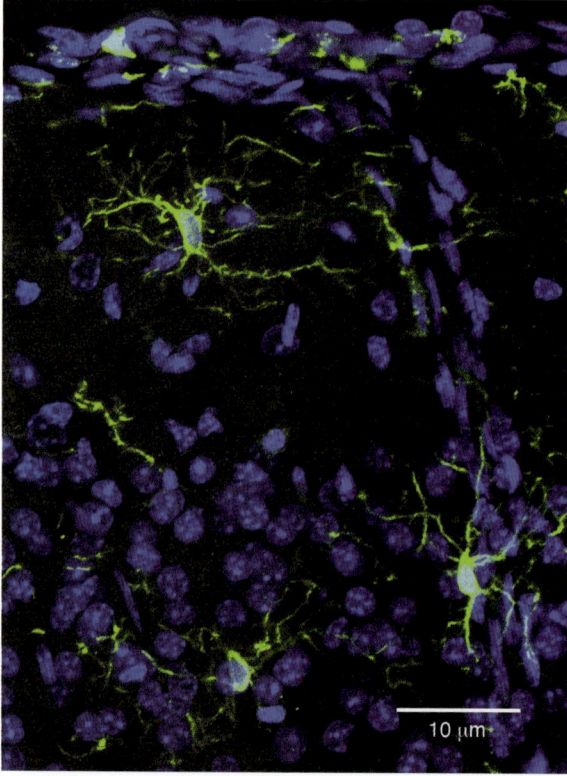

Fig. 7-19. Fotomicrografía óptica de microgliocitos inmunomarcados en verde con Iba-1. Los núcleos se observan con la coloración de Hoechst (azul).

Fig. 7-20. En la parte superior se observan los esquemas comparativos y en la parte inferior las imágenes fotográficas correspondientes a las principales tinciones utilizadas para el tejido nervioso.

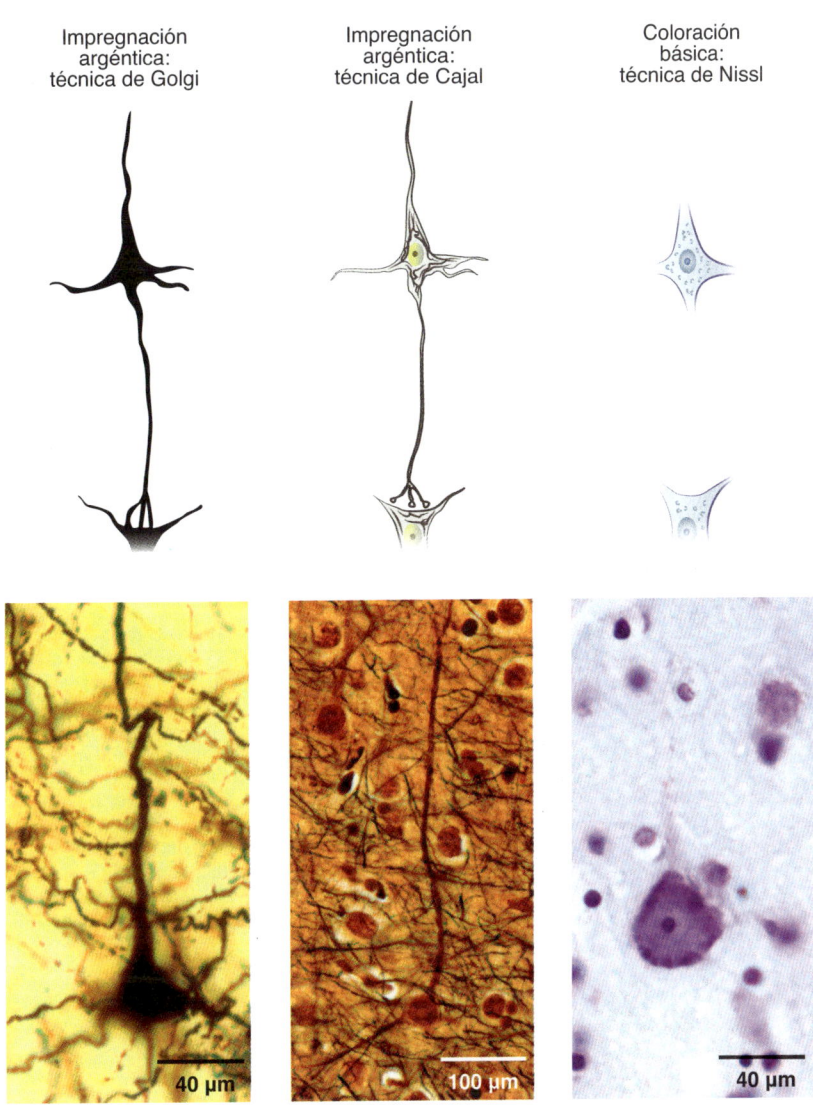

Impregnación argéntica: técnica de Golgi

Impregnación argéntica: técnica de Cajal

Coloración básica: técnica de Nissl

40 µm 100 µm 40 µm

NERVIO

Un nervio es un conjunto de fascículos de axones. En todo su trayecto, está irrigado y rodeado por una cápsula de tejido conectivo denso de la que parten tabiques (epineuro). Los fascículos están separados entre sí por tejido conectivo denso (perineuro). Cada axón está rodeado por escaso tejido conectivo laxo, que forma el endoneuro. El nervio puede ser mielínico, en cuyo caso se encuentran en su trayecto los somas de las células de Schwann que los mielinizan. Los nervios amielínicos tienen los axones rodeados por prolongaciones de la célula de Schwann que no se enrollan y forman la vaina de mielina. La observación de un corte transversal de un nervio mielínico teñido con tetróxido de osmio muestra las vainas de mielina como circunferencias negras que rodean un centro claro (el axón) (véase **cap. 3, fig. 3-13 C**).

ESTUDIO HISTOLÓGICO DEL TEJIDO NERVIOSO

El tejido nervioso no puede ser interpretado completamente con H-E, ya que se observan muchos núcleos en un fondo rosado, que semejan una gran masa sincicial; por eso se utilizan técnicas especiales (véase **cap. 3**). Gracias al aporte de Camillo Golgi y su técnica de impregnación argéntica, se logró interpretar la forma de las células que lo componen (**fig. 7-20**). Luego, Cajal perfeccionó las técnicas de impregnación argéntica y pudo determinar que las neuronas son células individuales (**fig. 7-20**). Franz Nissl utilizó colorantes básicos para observar los gránulos basófilos citoplasmáticos y los núcleos, lo que permitió ver las conexiones cerebrales que hasta entonces habían sido muy difíciles de estudiar (véase más adelante). La impregnación argéntica con carbonato de plata también posibilitó estudiar los diferentes tipos de células gliales (Del Río Hortega; Bielchowsky) (véase **cap. 3**). Una combinación para estudiar somas neuronales y axones es la técnica de Klüver-Barrera (Nissl + *luxol fast blue*). Para la mielina es adecuado utilizar la técnica de sudán, tetróxido de osmio o hematoxilina de Weigert-Pal (utilizada por Braulio Moyano). Para estudiar un tipo neuronal en especial se utiliza la técnica inmunocitoquímica, que permite identificar las neuronas según el neurotransmisor que sintetizan y con el que se conectan a través de las sinapsis con otras neuronas, ya sea reconociendo el propio neurotransmisor, sus enzimas de síntesis o degradación, o sus receptores específicos. Así, se analizan neuronas catecolaminérgicas, dopaminérgicas, noradrenérgicas, serotoninérgicas, peptidérgicas, y nitrérgicas entre otras.

La forma de las neuronas se estudia por inmunocitoquímica empleando anticuerpos que reconocen las proteínas del citoesqueleto neuronal, por ejemplo, analizando los neurofilamentos, neurotúbulos, proteínas asociadas a los neurotúbulos (MAP-2, específica de prolongaciones dendríticas) o anticuerpos que reconocen proteínas sinápticas, proteínas de la densidad postsináptica, etc.

Las células gliales se estudian asimismo por técnicas inmunocitoquímicas utilizando marcadores específicos como anticuerpos contra filamentos intermedios (p. ej., inmunocitoquímica de GFAP para marcar los astrocitos).

Los tractos nerviosos se estudian en animales de experimentación por transporte retrógrado de peroxidasa y posterior reconocimiento colorimétrico. Se inyecta peroxidasa de rábano en una zona específica del animal y después de un tiempo se analiza el tejido nervioso para determinar la procedencia de los axones que inervan esa zona.

BIBLIOGRAFÍA

Bezzi P, Volterra A. A neuron-glia signalling network in the active brain. Curr Opin Neurobiol. 2001:11(3):387-94.

Calahorra L, Camacho-Toledano C, Serrano-Regal MP, Ortega MC, Clemente D. Regulatory cells in multiple sclerosis: from blood to brain. Biomedicines. 2022;10(2):335.

De Robertis E, Benett SH. A submicroscopic vesicular component of the synapses. Fed Proc. 1954;13:35.

McMurran CE, Kodali S, Young A, Franklin RJ. Clinical implications of myelin regeneration in the central nervous system. Expert Rev Neurother. 2018;18(2):111-23.

Nixon RA, Yuan A. Cytoskeleton of the nervous system. Advances in Neurobiology. New York: Springer; 2011.

Oberheim NA, Goldman SA, Nedergaard M. Heterogeneity of astrocytic form and function. Methods Mol Biol. 2012:814:23-45.

Pecci Saavedra J, Vilar O, Pellegrino de Iraldi A. Histología médica. 3.ª ed. Buenos Aires: López Libreros; 1990.

Pellegrino de Iraldi A, Farini Duggan H, De Robertis E. Adrenergic synaptic vesicles in the anterior hypothalamus of the rat. Anat Rec. 1963;145:521-31.

Thomason EJ, Escalante M, Oesterhout DJ, Fuss B. The oligodendrocyte growth cone and its actin cytoskeleton: a fundamental element for progenitor cell migration and CNS myelination. Glia. 2020;68(7):1329-46.

Verkhratsky A, Sofroniew MV, Messing A, et al. Neurological diseases as primary gliopathies: a reassessment of neurocentrism. ASN Neuro. 2012:4(3):e00082.

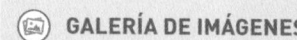 GALERÍA DE IMÁGENES

 AUTOEVALUACIÓN

Tejido adiposo

8

DEFINICIÓN

El tejido adiposo es un tipo de tejido conectivo especializado, constituido principalmente por un conjunto de células denominadas adipocitos o células adiposas. Además de los adipocitos, el tejido adiposo tiene una escasa matriz extracelular con componentes similares a los de los otros tejidos conectivos, en la cual se pueden encontrar terminales nerviosos, pequeños vasos y, a veces, algunas células migrantes del tejido conectivo como linfocitos, neutrófilos o macrófagos. Juntos, estos componentes funcionan como una unidad integrada. Los precursores de los adipocitos se originan durante el período prenatal a partir de células mesenquimáticas que dan lugar a preadipocitos (similares a fibroblastos), los cuales se diferencian en adipocitos inmaduros y, finalmente,

en adipocitos maduros. A partir del segundo trimestre del desarrollo, los adipocitos inmaduros comienzan a llenarse de pequeñas gotas de lípidos que, según el tipo de tejido adiposo, se fusionan para formar una única gota de lípidos (gota lipídica) o permanecen como gotas independientes. Tras el nacimiento, durante la infancia y la adolescencia, el número de adipocitos aumenta (hiperplasia) y, a partir de entonces, la tasa de proliferación de los adipocitos disminuye y permanece relativamente constante durante la edad adulta (**fig. 8-1**). A lo largo de la vida adulta, el aumento del tejido adiposo se debe a una mayor acumulación de lípidos dentro del citoplasma, lo que produce un aumento del tamaño celular denominado hipertrofia. Este tipo de tejido conectivo especializado representa un 20% del peso corporal de una persona adulta.

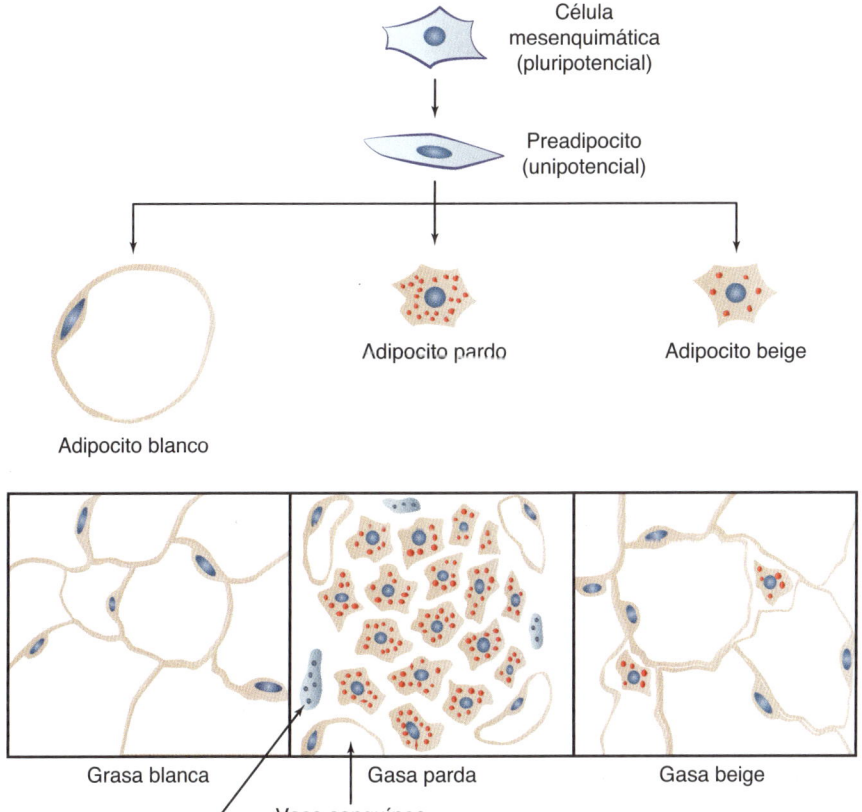

Fig. 8-1. Esquema que muestra el origen y la diferenciación de los adipocitos a partir de células mesenquimáticas.

CARACTERÍSTICAS DEL TEJIDO ADIPOSO

El tejido adiposo se caracteriza por:
- Ser un reservorio energético y producir energía química.
- Formar almohadillas de protección alrededor de los órganos.
- Regular la temperatura corporal.
- Constituir un órgano endocrino muy dinámico capaz de secretar factores bioactivos (adipoquinas) que regulan una amplia variedad de funciones biológicas.

CLASIFICACIÓN DEL TEJIDO ADIPOSO

La clasificación del tejido adiposo se basa en la morfología de sus células y en la función que cumplen en el organismo. El tejido adiposo se clasifica en: adiposo blanco y adiposo pardo.

En las últimas décadas, se describió un tercer tipo de células grasas denominadas adipocitos beige con morfología de adipocitos pardos dispersos en el interior del tejido adiposo blanco.

TEJIDO ADIPOSO BLANCO (GRASA BLANCA)

El tejido adiposo blanco está formado por células denominadas adipocitos blancos o uniloculares, especializadas en almacenar lípidos. En estado fresco, este tejido es blanco o amarillento, aunque el color depende de la dieta que ingiera el individuo, ya que se torna anaranjado si los alimentos ingeridos contienen cantidades apreciables de carotenos.

Los adipocitos del tejido adiposo blanco son células grandes (25-200 μm de diámetro), de forma redondeada o poliédrica, caracterizadas por una gran gota lipídica (de ahí el nombre unilocular) rodeada de un delgado citoplasma. Tiene un núcleo aplanado de cromatina densa y desplazado hacia la periferia. La morfología de este tipo celular recuerda a un "anillo de sello" (**fig. 8-2**). La microscopía electrónica muestra en el citoplasma algunas mitocondrias, escasas cisternas del retículo endoplasmático rugoso y un pequeño aparato de Golgi. En el adipocito activo se observan varias cisternas del retículo endoplasmático liso. La gota de grasa no está rodeada de membrana, sino de filamentos intermedios de 8 a 10 nm de diámetro, compuestos por vimentina, que se disponen en forma de empalizada alrededor de la gota lipídica. Los filamentos de vimentina actúan como interfaz entre el contenido lipídico y el escaso citoplasma acuoso que rodea la gran gota lipídica (**fig. 8-3**). Los adipocitos en su conjunto están estrechamente relacionados entre sí y rodeados de fibras reticulares (colágeno de tipo III). El tejido adiposo recibe una abundante irrigación sanguínea, por lo que se observa gran cantidad de pequeños vasos: arteriolas, capilares y vénulas (**fig. 8-4**).

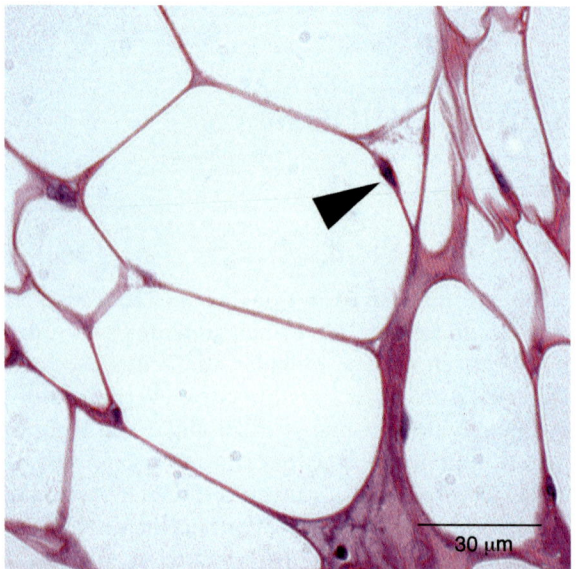

Fig. 8-2. Fotomicrografía de tejido adiposo blanco teñido con la técnica de hematoxilina-eosina (H-E). Se observa el citoplasma ocupado por una vacuola lipídica, el reborde de escaso citoplasma y el núcleo desplazado hacia la periferia (flecha) que da el aspecto de células en anillo de sello.

Cuando los adipocitos se agrupan, forman lobulillos y lóbulos que se localizan en distintas regiones del organismo, donde su acumulación puede ser

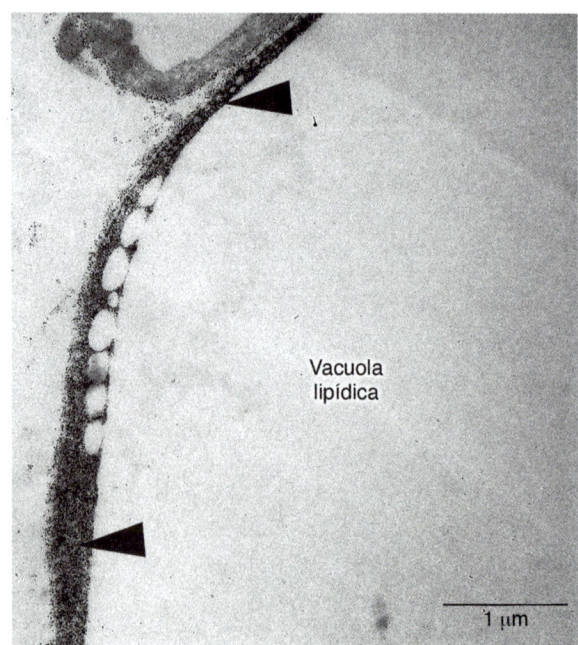

Vacuola lipídica

Fig. 8-3. Fotomicrografía electrónica de una región de adipocito blanco. Se observa el citoplasma ocupado por una vacuola lipídica con bordes irregulares y el reborde de escaso citoplasma (flechas).

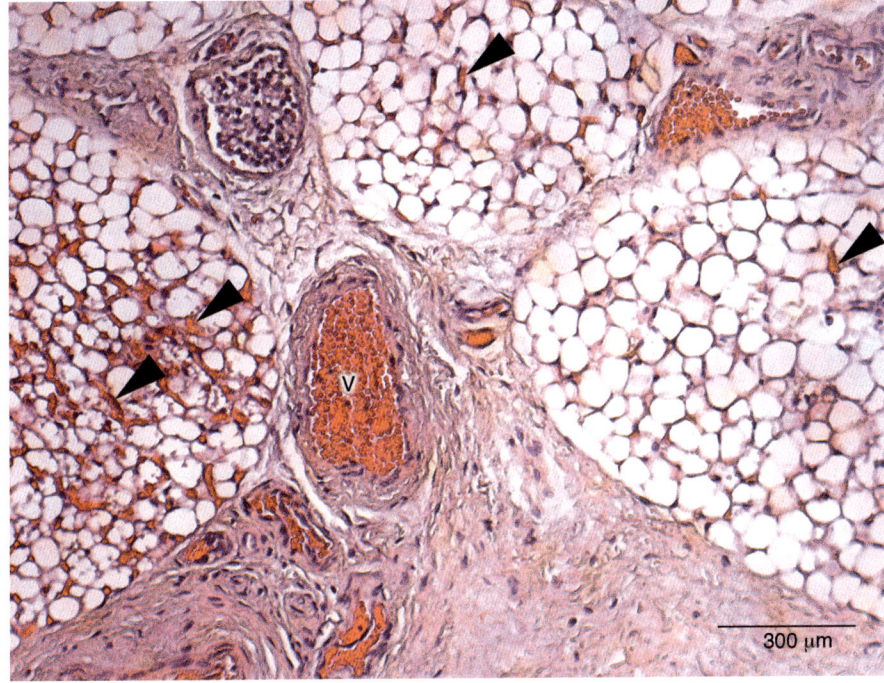

Fig. 8-4. Fotomicrografía de la cápsula del timo teñido con la técnica de H-E. Se observan acúmulos de adipocitos rodeados de tejido conectivo colágeno denso no modelado. Nótense los capilares intercalados entre los adipocitos (flechas). V: vaso.

importante. Por ejemplo, en la región subcutánea forman el denominado panículo adiposo. También se lo encuentra en las glándulas mamarias, la región abdominal, las caderas, la región glútea, el mediastino y el epicardio (corazón), ya que rodea y protege órganos nobles como el riñón u otras vísceras abdominales, así como detrás de los globos oculares (**figs. 8-5 y 8-6**).

Características tintoriales

La técnica de rutina (H-E) emplea xilol en el proceso de aclaramiento de los tejidos. Este solvente orgánico extrae los lípidos de los tejidos y, por ende, los adipocitos pierden su contenido. La imagen de los adipocitos de la grasa blanca teñidos con esta técnica es la de delgados contornos de citoplasmas que rodean un espacio

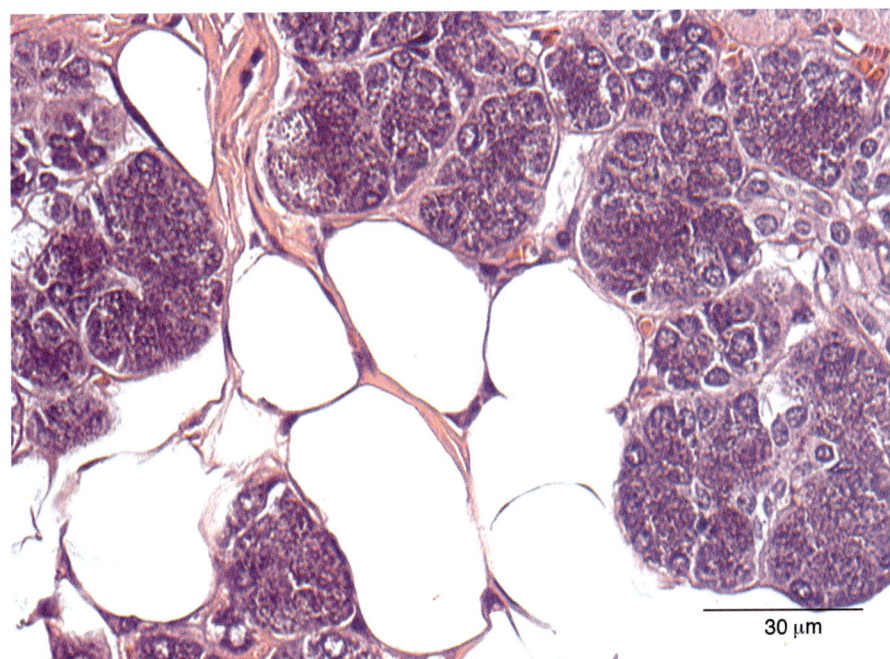

Fig. 8-5. Fotomicrografía de la glándula submaxilar teñida con la técnica de H-E. Se observan adipocitos entre los ácinos serosos.

central vacío que corresponde a una **imagen negativa** real donde antes se localizaba la vacuola lipídica (véase **fig. 8-2**). Las tinciones utilizadas para visualizar los lípidos presentes en los adipocitos son los sudanes. El procesamiento de las muestras se describe en detalle en el **capítulo 3**. Las muestras se fijan preferentemente en formol y luego se someten a congelación. Una vez cortadas, las secciones se colorean con Sudán negro o rojo para visualizar las gotas lipídicas. También, tras la fijación, la muestra puede sumergirse en una solución diluida de tetróxido de osmio al 0,5%; los lípidos se oxidan y se vuelven negros (véase **cap. 3**).

Histofisiología del tejido adiposo blanco

Las principales funciones del tejido adiposo blanco son la acumulación de triacilglicéridos (ésteres de ácidos grasos y glicerol) que luego las células pueden degradar para la obtención de energía, el aislamiento térmico y la secreción de adipoquinas que regulan diversos procesos biológicos.

Los triglicéridos que componen la gran gota lipídica del adipocito de la grasa blanca se sinterizan a partir de ácidos grasos que ingresan con la dieta o son producidos por el hígado. Dos enzimas participan en la síntesis y la hidrólisis de los triglicéridos: la lipoproteína-lipasa (síntesis) y la lipasa del tejido adiposo (hidrólisis). El balance entre la producción y la degradación de los lípidos del tejido adiposo está regulado por mecanismos hormonales y nerviosos. Los adipocitos uniloculares tienen receptores para varias sustancias como la hormona del crecimiento, la insulina, los glucocorticoides y la noradrenalina, que facilitan la captación y la liberación de ácidos grasos libres y glicerol. Por estas características, el tejido adiposo se considera otra glándula endocrina. (**Proyección médico-clínica 8-1. Tejido adiposo como glándula endocrina**).

La cantidad del tejido adiposo unilocular de una persona está regulada por dos sistemas fisiológicos.

El primero es a ***corto plazo*** y regula el peso del individuo. Controla el apetito y el metabolismo de manera diaria.

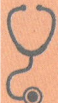

Proyección médico-clínica

8-1. Tejido adiposo como glándula endocrina

Las características endocrinas del tejido adiposo están representadas principalmente por la grasa blanca visceral. Las **hormonas** producidas por el tejido adiposo se denominan **adipoquinas**. Esta familia de hormonas comprende polipéptidos y citoquinas con efectos paracrinos o endocrinos. La leptina, la adiponectina, las citoquinas proinflamatorias (IL-6 y TNF-alfa, los componentes del sistema de complemento, el inhibidor del activador del plasminógeno-1 (PAI-1), las proteínas del sistema renina-angiotensina, la resistina, la adipsina y la lipocalina 2 son algunas de las adipoquinas identificadas hasta el momento.

La **adiponectina** (polipéptido de 30 kDa) es la adipoquina más abundante sintetizada por las células adiposas. Se describió que los órganos blanco de la adiponectina son el tejido muscular cardíaco y los vasos sanguíneos, donde estimula la angiogénesis, impide la transformación de los macrófagos y las fibras musculares en células espumosas, e induce la síntesis de óxido nítrico (NO) en las células endoteliales. En los hepatocitos media mayor sensibilidad a la insulina, lo que permite al hepatocito la captación de glucosa y favorece la oxidación de los ácidos grasos. Esto le otorga un efecto protector de patologías como la diabetes y la aterogénesis. In vitro, se describió la capacidad de ligar factores del crecimiento (factor de crecimiento derivado de las plaquetas [DPGF], factor del crecimiento epidérmico [EGF] y factor de crecimiento fibroblástico [FGF], entre otros), disminuyendo su biodisponibilidad a los receptores, y un efecto antiproliferativo mediado por inhibición de la vía MAPK, protectora del cáncer.

La **leptina** (polipéptido de 167 aminoácidos) es otra adipoquina cuya función es favorecer la sensación de saciedad por su acción sobre los núcleos del hipotálamo. Modula también la síntesis de los **factores hipotalámicos** liberadores de gonadotrofinas (**GnRH**), adrenocorticotrofina (**CRH**) y tirotrofina (**TRH**). Actúa sobre el eje suprarrenal y ejerce un efecto central al inhibir la síntesis de CRH, y un efecto periférico en la corteza suprarrenal al disminuir los niveles de cortisol.

La modulación del eje gonadal media los efectos sobre la pulsatilidad GnRH, como también sobre las gónadas (ovario y testículo). Por tal motivo, el aumento de las concentraciones de leptina y la leptinorresistencia central (por alteración del transporte a través de la barrera hematoencefálica) se han relacionado con la alteración de la pulsatilidad gonadotrófica como uno de los mecanismos fisiopatológicos de la pubertad precoz, el hipogonadismo y la infertilidad, presentes en la obesidad.

La síntesis de leptina es estimulada en los adipocitos por efecto de la insulina, el cortisol, los esteroides sexuales, la GH y las catecolaminas. La próstata, la placenta y las células del sistema inmune (linfocitos y macrófagos) también se describieron como órganos blanco o diana en los que mediaría un efecto inmunomodulador.

El tejido adiposo blanco visceral cumple un importante papel en el metabolismo de las hormonas sexuales, ya que expresa enzimas esteroidogénicas capaces de activar, convertir o inactivar esas hormonas.

En las mujeres posmenopáusicas es una fuente de estrógenos y aporta el 50% de la testosterona circulante en esa etapa.

También expresa enzimas que participan en la síntesis del cortisol y puede sintetizar bajas concentraciones de esta hormona a partir de precursores esteroidogénicos que, si bien no tienen un efecto modulador sobre el eje suprarrenal, contribuyen al desarrollo de hipertensión arterial, diabetes, dislipidemia y enfermedad cardiovascular del síndrome metabólico asociado a la obesidad.

Fig. 8-6. Fotomicrografía del corazón teñido con la técnica de H-E. Se observa el tejido adiposo del epicardio. V: vaso venoso; TMEC: tejido muscular estriado cardíaco.

V

Epicardio

V

TMEC

100 µm

Actúan en este sistema dos hormonas peptídicas antagónicas: la grelina y el neuropéptido Y (NPY). Ambas se sintetizan en el aparato digestivo y controlan el apetito.

El otro sistema regula el metabolismo de las células adiposas a **largo plazo**. Controla el apetito y el metabolismo de manera continua durante meses y años. Las hormonas responsables son la **leptina** y la **insulina**, que modulan el apetito y el metabolismo de las grasas y los carbohidratos, respectivamente.

La insulina regula la producción de lípidos en el adipocito al promover la captación de glucosa en la célula, que posteriormente se degrada a glicerol fosfato y se incorpora a la síntesis de triglicéridos. También existe una regulación nerviosa a través de la adrenalina y la noradrenalina. Ambas estimulan la lipasa del tejido adiposo que hidroliza los triglicéridos y origina ácidos grasos, los cuales pasan al torrente circulatorio y participan en el metabolismo de otros órganos.

Después de un ayuno prolongado, los adipocitos liberan gradualmente los lípidos almacenados y la gran gota de grasa disminuye de tamaño. En su lugar, se observan varias gotitas de lípidos de diferentes tamaños que pueden liberarse. Los adipocitos adoptan al "vaciarse" una morfología similar a fibroblastos. (**Proyección médico-clínica 8-2. Obesidad**).

TEJIDO ADIPOSO PARDO (GRASA PARDA)

Este tejido debe su nombre al color pardo (del amarillo al pardo rojizo) que presentan sus células. El color se debe a la abundante cantidad de citocromos que contienen las numerosas mitocondrias que existen en estos adipocitos (**fig. 8-7**) También se lo conoce como tejido adiposo multilocular, porque las células almacenan los lípidos en forma de pequeñas gotas individuales distribuidas a lo largo de todo el citoplasma (**figs. 8-8** y **8-9**).

La distribución de la grasa parda en el organismo tiene un patrón muy particular. En el recién nacido se encuentra en la región interescapular, en

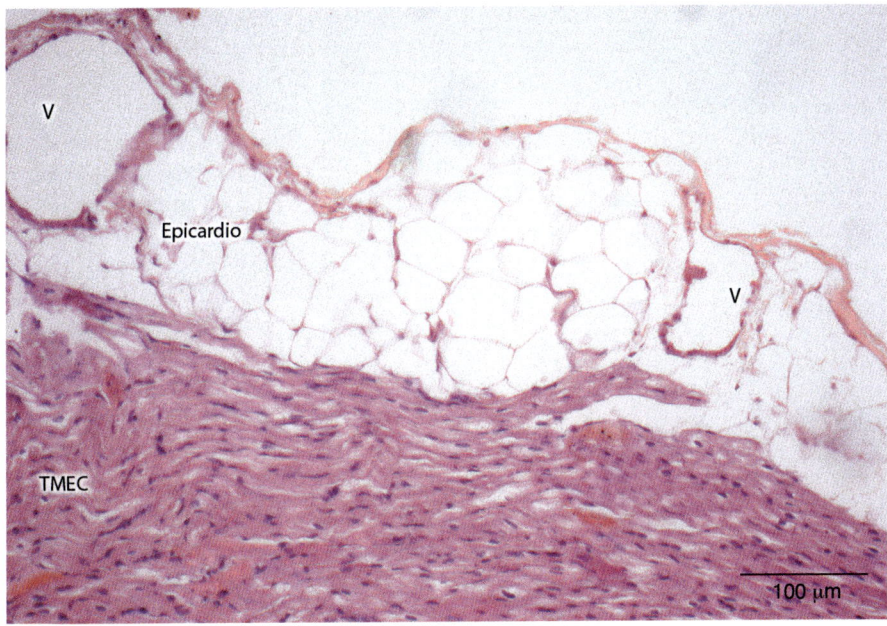

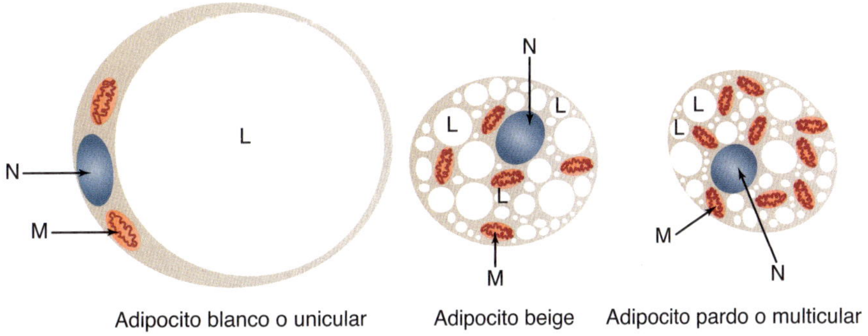

Fig. 8-7. Esquema que representa las características ultraestructurales de los distintos tipos de adipocitos. N: núcleo, L: gota lipídica, M: mitocondria

Adipocito blanco o unicular

Adipocito beige

Adipocito pardo o multicular

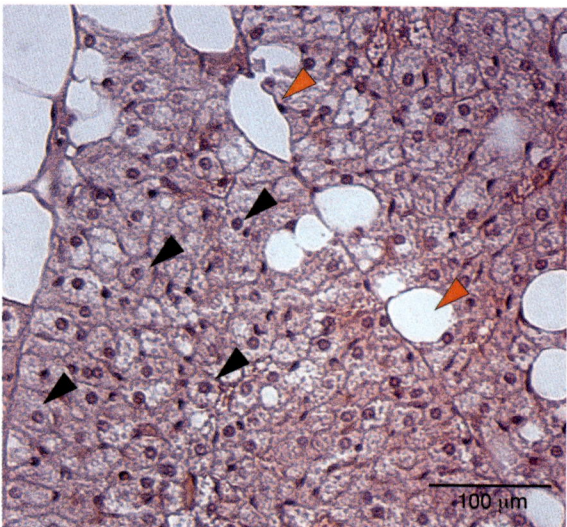

Fig. 8-8. Fotomicrografía de tejido adiposo pardo de la cápsula renal teñido con la técnica de H-E. Se observan adipocitos pardos (flechas negras) con un núcleo central de cromatina laxa y un citoplasma acidófilo pálido por la presencia de múltiples vacuolas lipídicas. Se observan adipocitos blancos intercalados (flechas rojas).

el cuello, rodeando las glándulas suprarrenales, en la región perirrenal, y en las zonas pélvica e inguinal (**fig. 8-10**). A lo largo de la vida, la grasa parda desaparece gradualmente y es casi inexistente en el adulto. Los estudios recientes muestran que, en el adulto, se localiza casi con exclusividad en el cuello. En algunas especies animales como los roedores y los animales que hibernan, este tipo de grasa per-

siste durante la edad adulta debido a su beneficio en la generación de calor. Los adipocitos de la grasa parda son células más pequeñas (15-60 μm), de forma poligonal, con abundantes gotas lipídicas de pequeño tamaño, y un núcleo central o ligeramente excéntrico con gránulos de cromatina densa. Con microscopía electrónica se pueden observar cisternas de retículo endoplasmático liso y gránulos de glucógeno, además de múltiples mitocondrias más o menos esféricas con crestas largas y tubulares (véase **fig. 8-9**). Las mitocondrias tienen gran cantidad de citocromo-oxidasa. Estas enzimas son responsables del color pardo amarillento típico de este tipo de tejido. Estas mitocondrias tienen una proteína de transmembrana llamada termogenina, que es un canal de protones carentes de partícula F1 y que al ser atravesada por H+ permite una reacción química exergónica que genera calor, pero que no lleva a la formación de ATP. Así, este tejido desempeña un papel importante en la termogénesis en las primeras etapas de la vida humana y en épocas de frío intenso en los animales que hibernan. Alrededor de los adipocitos hay numerosos capilares sanguíneos y terminales nerviosos de tipo amielínico.

Características tintoriales

Con la tinción de rutina (H-E), los adipocitos de la grasa parda presentan un citoplasma levemente acidófilo de aspecto esponjoso, con múltiples gotas lipídicas negativas. El núcleo es redondeado, central o levemente excéntrico, con cromatina laxa y un nucléolo evidente (**fig. 8-11**).

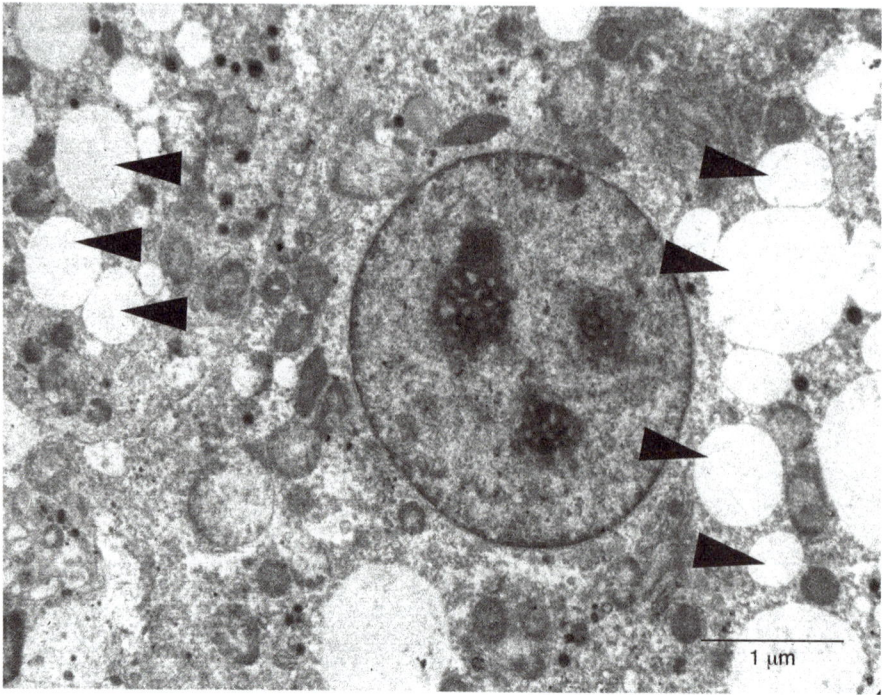

Fig. 8-9. Fotomicrografía electrónica de un adipocito pardo donde se observa el citoplasma ocupado por múltiples vacuolas lipídicas (flechas), un núcleo central, redondo y de cromatina laxa.

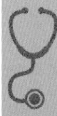

Proyección médico-clínica

8-2. Obesidad

Obesidad: tejido adiposo blanco visceral y subcutáneo

El sobrepeso es una cuestión importante que afecta la salud pública mundial y promueve el desarrollo de enfermedades metabólicas asociadas a un estado inflamatorio crónico de bajo grado. Este último se relaciona con cambios en la estructura corporal y en el fenotipo de las células inmunes. La obesidad se caracteriza por una acumulación excesiva de grasa corporal, compuesta sobre todo por **tejido adiposo blanco** (TAB), debido principalmente a un desequilibrio entre el consumo y el gasto de energía, lo que conduce a un aumento del índice de masa corporal (IMC). En los seres humanos, el TAB se **clasifica según su distribución** en dos depósitos mayores: el **visceral** (TAV), que incluye la grasa omental, mesentérica, retroperitoneal, gonadal y pericárdica; y el **subcutáneo** (TAS), que es la que se ubica debajo de la piel. Ambos tipos presentan diferentes características bioquímicas y funciones metabólicas; el TAV tiene mayores niveles de síntesis lipídica y lipólisis que el TAS. Está demostrado que la acumulación de TAV se relaciona con una desregulación metabólica que promueve la intolerancia a la glucosa y la resistencia a la insulina. Por otra parte, las células inmunes infiltran el tejido adiposo y se observan diferencias en los **tipos de macrófagos** encontrados en las personas delgadas y en las obesas. Estas células del tejido adiposo se clasifican como **M1**, con un fenotipo proinflamatorio; y **M2**, caracterizadas por un fenotipo inmunosupresor. Las **M1** se hallan en alta proporción en los **individuos obesos** y generan un tejido adiposo blanco disfuncional y con predisposición a desarrollar complicaciones metabólicas. Por lo tanto, la hipertrofia del TAB aumenta la secreción de las adipoquinas, la apoptosis de los adipocitos y el reclutamiento de los macrófagos. Las **M2**, en cambio, promueven la homeostasis del TAB, el remodelado tisular y el aumento de la sensibilidad a la insulina; estos últimos predominan en las **personas delgadas.** Otras células que participan en el funcionamiento del TAB son los linfocitos T CD4[+]. Los linfocitos T DC4[+] se subclasifican en T reguladores (Treg) y T cooperadores o *helper* (Th). La obesidad es uno de los factores que promueven la *infiltración* de este último tipo de células en el TAB y contribuye a la disfunción de este. Por otra parte, los Treg tienen un papel inmunorregulador, ya que controlan la inflamación del tejido y previenen el desarrollo de resistencia a la insulina. Las células dendríticas o presentadoras de antígenos también están aumentadas en los individuos obesos y promueven la expresión de los genes de interleuquinas (IL)-2, 1-alfa y 1-beta, y de IFN-1, todos mediadores de la inflamación. La obesidad produce un remodelado del tejido adiposo con adipogénesis defectuosa e hipertrofia de los adipocitos, lo que contribuye al desarrollo de resistencia a la insulina. Otra característica histológica de esta patología es la acumulación de proteínas en la matriz extracelular, en especial colágeno, lo que conduce a la aparición de fibrosis. Se ha demostrado que el aumento de la expresión génica del colágeno se relaciona positivamente con la resistencia a la insulina, los marcadores inflamatorios y el número de macrófagos infiltrados.

S*índrome metabólico: impacto cardiovascular*

Otra patología asociada al aumento del TAB es el **síndrome metabólico (SM),** que se describe como un grupo de irregularidades metabólicas que incluyen resistencia a la insulina, dislipidemia aterogénica, hiperinsulinemia, alteraciones en la glucemia, obesidad central e hipertensión arterial (HTA), cuya patogenia incluye alteraciones genéticas y adquiridas que implican resistencia a la insulina e inflamación de bajo grado. El SM está asociado a un aumento del riesgo de padecer diabetes tipo 2 y enfermedades cardiovasculares. Para diagnosticarlo se utilizan seis índices: la circunferencia de la cintura; los niveles de glucosa en ayunas, triglicéridos, lipoproteínas de alta densidad (HDL) y colesterol, y la presión arterial, parámetros propuestos por la *International Diabetes Federation* y la *American Heart Association.* La circunferencia de la cintura se utiliza mucho, ya que se relaciona positivamente con la resistencia a la insulina. También en el desarrollo de este síndrome debe tenerse en cuenta la distribución de la grasa corporal, dado que los individuos con obesidad visceral central o abdominal presentan un mayor riesgo de desarrollar resistencia a la insulina que aquellos que tienen acumulación de grasa subcutánea. Además, el exceso de grasa visceral suele acompañarse de una infiltración de grasa en los hepatocitos, trastorno conocido como hígado graso no alcohólico, patología que puede progresar hacia la cirrosis o el cáncer hepático. Teniendo en cuenta los factores genéticos y epigenéticos, deben considerarse algunas alteraciones ambientales; el exceso en la ingesta de alimentos y la falta de actividad física son los que más influyen en la aparición del SM.

La hormona peptídica pancreática insulina responde a los aumentos de la glucosa sanguínea con la inhibición de la lipólisis y la gluconeogénesis hepática, y el aumento de la captación de glucosa en el hígado, el músculo y el tejido adiposo. Así, al desarrollarse resistencia a la insulina en el tejido adiposo se altera la lipólisis y aumentan los ácidos grasos libres circulantes, lo que reduce la translocación del transportador GLUT-4 y, concomitantemente, la captación de glucosa. Esto hace que el páncreas intente compensar la hiperglucemia secretando más insulina. Este estado de hiperinsulinemia finalmente falla y da lugar a una disminución de los niveles de la hormona.

Como ya mencionamos, el tejido adiposo libera gran cantidad de adipoquinas, lo que incluye hormonas como la leptina; péptidos (angiotensinógenos, apelina, resistina) y citoquinas inflamatorias (IL-6, TNF-alfa), que contribuyen a la resistencia a la insulina en el SM. En los individuos obesos se halló una resistencia a la leptina. El aumento de esta hormona es un factor que conecta el SM con la enfermedad cardiovascular. Además, la angiotensina II producida por el tejido adiposo aumenta la producción de especies reactivas del oxígeno, que causan lesiones endoteliales, inflamación, proliferación de fibroblastos y disfunción mitocondrial, entre otros efectos que contribuyen a la hipertensión. El tejido adiposo también sintetiza el receptor de depuración (clearance) de los péptidos natriuréticos, hormonas peptídicas producidas por el corazón, que tienen efectos diuréticos, natriuréticos y vasodilatadores, por lo que su destrucción por medio de estos receptores contribuye al desarrollo de HTA en el SM.

(Continúa)

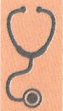

Finalmente, un grupo de factores de riesgo asociados a la obesidad y al SM contribuyen a la aparición de diabetes tipo 2 y enfermedad cardiovascular. También están asociados a otras comorbilidades como hígado graso no alcohólico, alteraciones del sueño y del tracto reproductor, y enfermedad microvascular. La terapéutica más aceptada y exitosa hasta el momento se basa en la disminución de la grasa corporal y, por ende, del IMC mediante la reducción de la ingesta y el aumento de la actividad física. El tejido adiposo no es solo un termorregulador y una reserva grasa, sino un órgano endocrino activo en la síntesis de muchas sustancias que pueden contribuir al aumento de la inflamación y al desarrollo de enfermedades cardiovasculares.

Histofisiología del tejido adiposo pardo

La grasa parda está especializada en la producción de calor. Al disminuir la temperatura del ambiente, la actividad oxidativa en la grasa parda aumenta, se produce calor que se irradia y eleva la temperatura de la sangre en los capilares para distribuirse por todo el cuerpo. La irrigación sanguínea del tejido adiposo pardo es mucho mayor que la del tejido adiposo blanco.

La termogénesis del tejido adiposo pardo está regulada por el sistema nervioso autónomo. La noradrenalina es el neurotransmisor responsable de la transformación de las pequeñas gotas de lípidos en energía calórica, con la participación de los citocromos mitocondriales.

La noradrenalina regula de manera directa la expresión del gen *UCP1* (*uncoupling protein one*). La activación del gen *UCP1* promueve la síntesis de una proteína de 32 kDa llamada termogenina, presente exclusivamente en el tejido adiposo pardo. La termogenina produce el desacoplamiento del gradiente de protones de la cadena de fosforilación oxidativa y libera la energía en forma de calor, lo que impide la síntesis de ATP. Si bien la producción de calor es la principal función de la grasa parda, esta puede actuar también como depósito de triglicéridos y secretar adipoquinas, aunque ambas funciones en menor medida que el tejido adiposo blanco.

ADIPOCITOS *BEIGE*

Desde hace un par de décadas, está creciendo el interés por una tercera clase de adipocitos denominada adipocitos *beige*, también conocidos como adipocitos marrón inducible o marrón reclutable. Estos adipocitos presentan una morfología semejante a la de los adipocitos pardos (múltiples gotas lipídicas y un gran número de mitocondrias) y se encuentran inmersos en el interior del tejido adiposo blanco. Estas características se producen tras la exposición al frío que, por estimulación de los receptores adrenérgicos, desencadena la expresión del gen *UCP1* en un proceso denominado pardeado del tejido adiposo (*fat browning*). Tras esta inducción, los adipocitos beige expresan genes termogénicos clásicos. Sin embargo, la expresión total de *UCP1* en estos adipocitos es de un orden de magnitud menor que la de los adipocitos pardos. De hecho, los estudios en roedores demostraron que la capacidad termogénica de estos adipocitos es significativamente menor que la de los adipocitos pardos.

El fenómeno de *fat browning* podría tener gran relevancia clínica, ya que los estudios en roedores demostraron que la activación de los adipocitos *beige* se asocia con resistencia a la obesidad y alteraciones metabólicas.

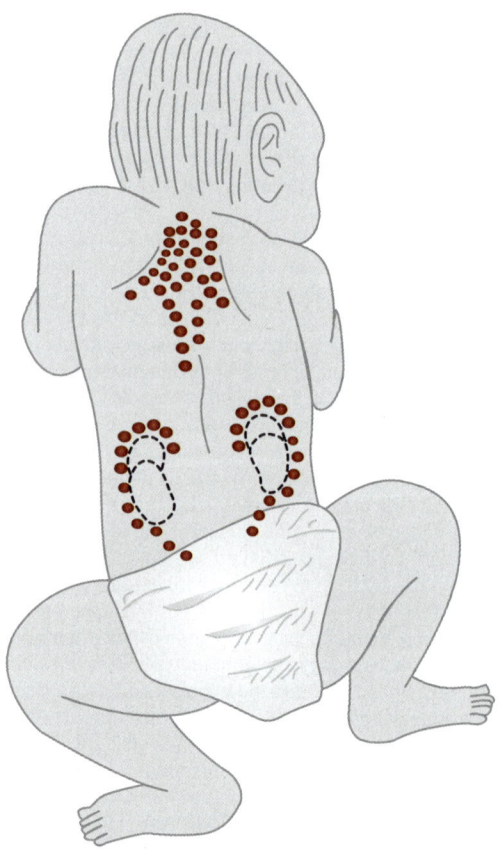

Fig. 8-10. Esquema que muestra la ubicación del tejido adiposo pardo en el recién nacido (región interescapular, cuello, rodeando las glándulas suprarrenales, región perirrenal, y zonas pélvica e inguinal).

Fig. 8-11. Fotomicrografía óptica de tejido adiposo pardo y blanco teñido con la técnica de H-E. Se observan los núcleos periféricos, aplanados y de cromatina densa de los adipocitos blancos (flecha roja) y los núcleos centrales, esféricos y de cromatina laxa de los adipocitos pardos (flechas negras).

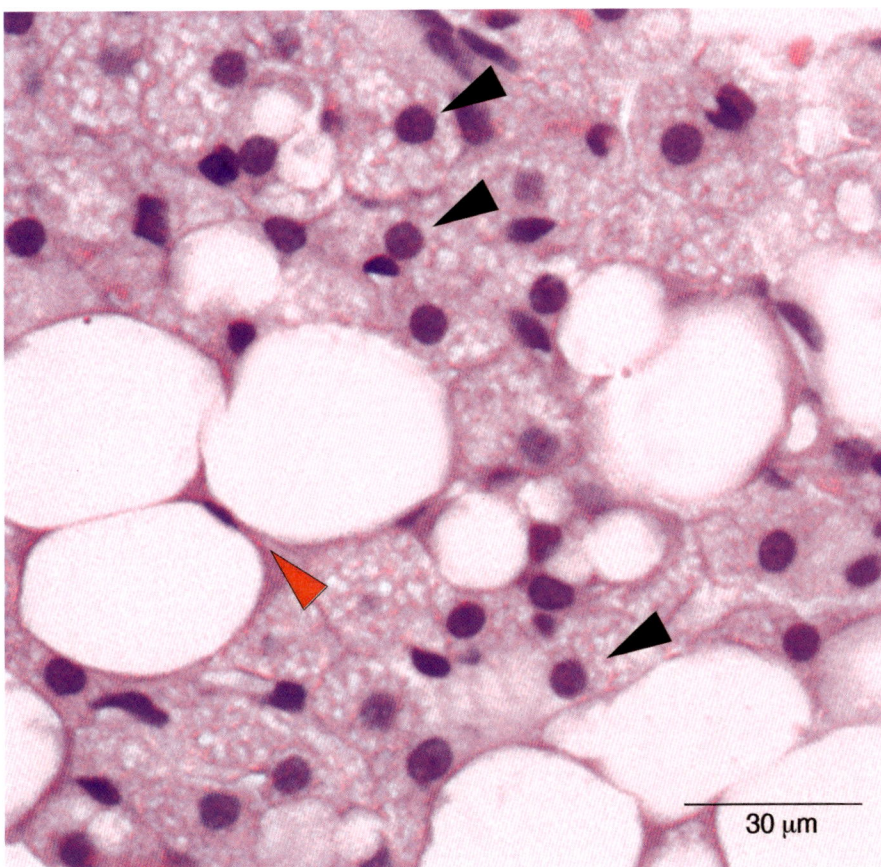

BIBLIOGRAFÍA

Fahed G, Aoun L, Bou Zerdan M, et al. Metabolic syndrome: updates on pathophysiology and management in 2021. Int J Mol Sci. 2022;23(2):786.

Giralt M, Villarroya F. White, brown, beige/brite: different adipose cells for different functions? Endocrinology. 2013;154(9):2992-3000.

Kajimura S, Saito M. A new era in brown adipose tissue biology: molecular control of brown fat development and energy homeostasis. Annu Rev Physiol. 2014;76:225-49.

Kershaw EE, Flier JS. Adipose tissue as an endocrine organ. J Clin Endocrinol Metab. 2004;89(6):2548-56.

Lee CH, Woo YC, Wang Y, Yeung CY, Xu A, Lam KS. Obesity, adipokines and cancer: an update. Clin Endocrinol (Oxf). 2015;83(2):147-56.

Mouton AJ, Li X, Hall ME, Hall JF. Obesity, hypertension, and cardiac dysfunction: novel roles of immunometabolism in macrophage activation and inflammation. Circ Res. 2020;126(6):789-806.

Park J, Morley TS, Kim M, Clegg DJ, Scherer PE. Obesity and cancer--mechanisms underlying tumour progression and recurrence. Nat Rev Endocrinol. 2014;10(8):455-65.

Reyes-Farias M, Fos-Domenech J, Serra D, Herrero L, Sánchez-Infantes D. White adipose tissue dysfunction in obesity and aging. Biochem Pharmacol. 2021;192:114723.

Sanchez-Gurmaches J, Guertin DA. Adipocyte lineages: tracing back the origins of fat. Biochim Biophys Acta. 2014;1842(3):340-51.

 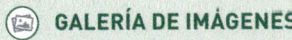 **GALERÍA DE IMÁGENES**

 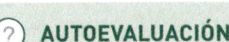 **AUTOEVALUACIÓN**

Tejido cartilaginoso

9

INTRODUCCIÓN

El tejido cartilaginoso es un tipo de tejido conectivo especializado cuya función es el soporte mecánico. Da sostén estructural a órganos huecos (tráquea) y macizos (pabellón auricular, epiglotis). Forma parte de las articulaciones disminuyendo la superficie de fricción y participa en la transmisión de cargas entre los extremos óseos. Está involucrado en el proceso de osificación endocondral durante la vida embrionaria, ya que contribuye a la formación del esqueleto axial y las extremidades, así como en el crecimiento longitudinal de los huesos largos, y en la reparación de las fracturas durante la niñez, la adolescencia y la edad adulta. Las propiedades de viscosidad y elasticidad de su matriz extracelular le dan al cartílago la dureza y la flexibilidad características.

COMPONENTES DEL TEJIDO CARTILAGINOSO

Como todo tejido conectivo, está formado por células y abundante sustancia intercelular. Las células (condroblastos y condrocitos) se distribuyen en una matriz extracelular de tipo gelatinoso y elástico que, a diferencia de los demás tejidos conectivos, es avascular y carece de inervación. El predominio de glucoproteínas y glucosaminoglucanos (GAG) de la sus-tancia amorfa de la matriz extracelular hace que esta se retraiga durante los pasos de la técnica histológica, lo que da lugar a un espacio artificial alrededor de las células denominado condroplasto, que es un artificio de la técnica (**fig. 9-1**).

En la superficie del tejido cartilaginoso se encuentra el **pericondrio**, que tiene dos regiones. El pericondrio externo o fibroso, formado por tejido conectivo no especializado colágeno denso no modelado, y el pericondrio interno o condrógeno, donde se ubican los condroblastos y las células condroprogenitoras. Subyacente a la capa condrógena se observa abundante matriz extracelular con condrocitos inmersos en condroplastos. La tinción de la matriz extracelular dependerá de la técnica utilizada, del tipo de cartílago que se observe y de los componentes predominantes en la matriz.

Como el **cartílago es avascular, las células se nutren por difusión** a través de la fase acuosa de la matriz extracelular desde los capilares del tejido conectivo del pericondrio externo. El tejido cartilaginoso puede clasificarse en tres tipos –hialino, elástico y fibroso– según predomine en la matriz extracelular el componente amorfo o el fibroso (fibras colágenas o elásticas). (**Proyección médico-clínica 9-1. Cartílago y trasplantes**).

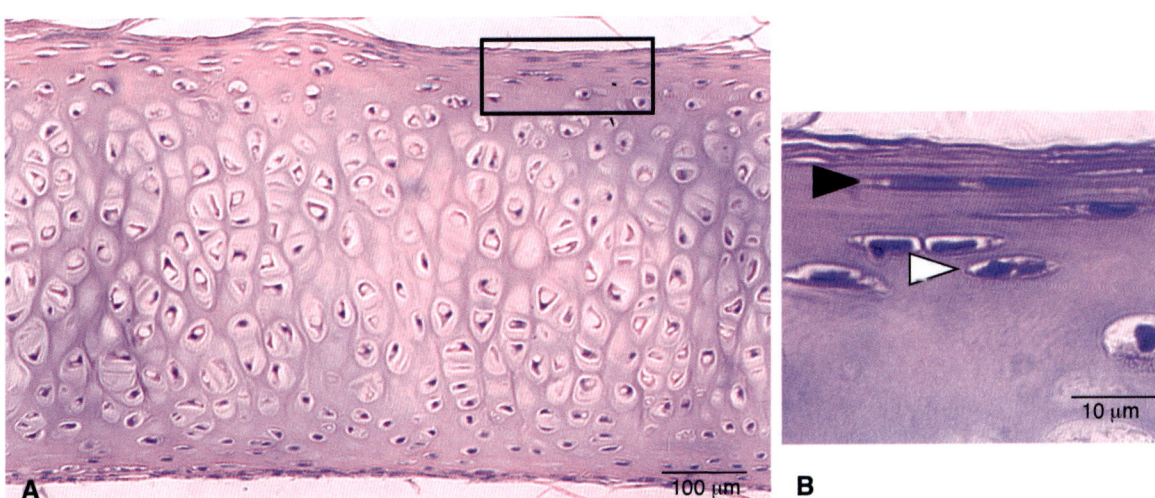

Fig. 9-1. A. Fotomicrografía de cartílago hialino teñida con hematoxilina-eosina (H-E) donde se observan condrocitos inmersos en la matriz cartilaginosa. El recuadro destaca el pericondrio. **B.** A mayor aumento se aprecian la capa fibrosa (flecha negra) y la capa condrógena (flecha blanca) del pericondrio.

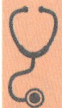

Células

Condroblastos

Son células del cartílago con gran actividad biosintética ubicadas en la región condrógena del pericondrio que se observan al microscopio óptico con hematoxilina-eosina (H-E) inmersas en condroplastos, ovaladas, con un núcleo redondo u oval, en ocasiones excéntrico, de cromatina laxa. El citoplasma es basófilo debido al gran desarrollo del retículo endoplasmático rugoso (RER) que presentan. Su función es participar en la síntesis de los componentes fibrosos y amorfos de la matriz extracelular del tejido cartilaginoso; por lo tanto, también presentan desarrollo del complejo de Golgi. Cuando los condroblastos quedan inmersos en la matriz que han sintetizado disminuyen su actividad biosintética y se denominan condrocitos (**fig. 9-2**).

Condrocitos

Son células grandes de morfología esférica, con escaso citoplasma acidófilo y un núcleo central de cromatina densa. Se encuentran en las preparaciones histológicas inmersas en condroplastos rodeadas de la matriz extracelular que sintetizan y mantienen (véase **fig. 9-2**). Su ultraestructura presenta pequeñas gotas de lípido y cantidades variables de glucógeno. El complejo de Golgi se ubica en la región yuxtanuclear y las cisternas del retículo endoplasmático rugoso aparecen distendidas. Las mitocondrias son abundantes y presentan una matriz de baja densidad electrónica. En las fotomicrografías electrónicas se observa material granular y filamentoso en el interior de vesículas, lo cual sugiere que el colágeno y los proteoglucanos se sintetizan simultáneamente y se introducen en las vesículas para su exocitosis. La síntesis de ácido hialurónico y de las proteínas de adhesión se realiza a través de un mecanismo simi-

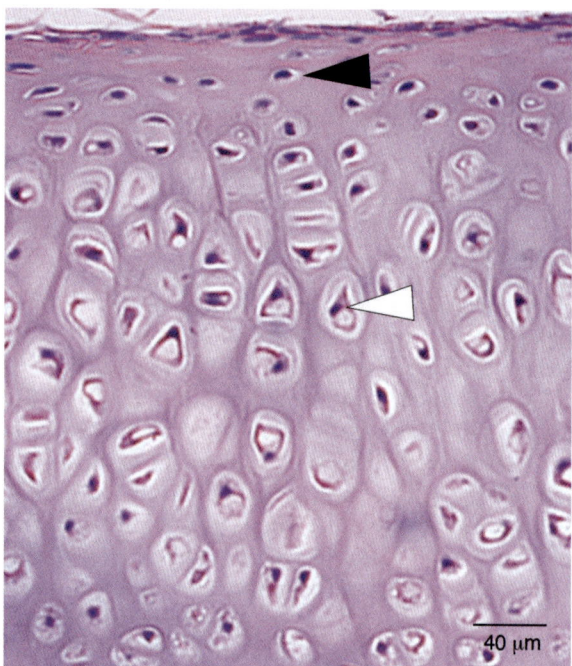

`40 µm`

Fig. 9-2. Fotomicrografía de cartílago hialino teñido con H-E. Se observan el condroblasto (flecha negra) en la capa condrógena del pericondrio y el condrocito (flecha blanca) inmerso en la matriz cartilaginosa.

lar. Los GAG se secretan en forma de monómeros, se ensamblan al ácido hialurónico en el medio extracelular y forman agregados de proteoglucanos. Los condrocitos también sintetizan e incorporan en su superficie condronectina, una glucoproteína de adhesión que permite la interacción célula-matriz extracelular. Esta proteína se une tanto al colágeno de tipo II como a los GAG, y establece un puente molecular entre las células y la matriz. Es evidente que la ultraestructura de los condrocitos no se conserva bien con los métodos rutinarios de procesamiento como ocurre con las células de otros tejidos. Sin embargo, en las micrografías electrónicas del tejido cartilaginoso procesado mediante congelación a altas presiones y criosustitución e inclusión y corte a bajas temperaturas, el aspecto del cartílago se asemeja más al que tiene in vivo. Con esta metodología se pueden observar características ultraestructurales como vacuolas citoplasmáticas, mitocondrias con matriz densa, y cisternas del complejo de Golgi y del retículo apenas distendidas. Cuando los condrocitos participan activamente en la síntesis de los componentes de la matriz, se observa que la cromatina nuclear es más laxa y su citoplasma más basófilo debido al mayor desarrollo del RER.

Matriz cartilaginosa

La matriz extracelular del cartílago presenta tanto componente fibroso como amorfo (orgánico e inorgánico). Las fibras predominantes son de tipo colágeno o elástico, y el componente amorfo está representado por GAG, proteoglucanos, glucoproteínas de adhesión (condronectina) y elementos inorgánicos (agua y iones).

El condrocito sintetiza los componentes orgánicos de la matriz extracelular y los renueva mediante la secreción de enzimas como hialuronidasas, condroitinasas o heparanasas. El remodelado de la matriz cartilaginosa incluye condrogénesis y condrólisis, dos mecanismos realizados de manera continua por los condrocitos.

La clasificación del cartílago en diferentes tipos depende del componente predominante en la matriz extracelular. Esto le dará al cartílago características adecuadas para la función que cumplirá en diferentes localizaciones del organismo. El cartílago elástico tiene predominio de fibras elásticas y se ubica en el pabellón auricular y la epiglotis. En el cartílago fibroso predominan las fibras colágenas de tipo I, lo que le confiere mayor resistencia al tejido que formará parte de los discos intervertebrales y la sínfisis pubiana. El cartílago hialino tiene abundancia del componente amorfo (GAG) y es un tejido que da soporte mecánico a las vías respiratorias superiores y resistencia a las superficies articulares.

El predominio de determinado componente de la matriz extracelular en cada tipo de cartílago está relacionado con lo que se observa en las preparaciones con la técnica de H-E. Así, la matriz extracelular del cartílago hialino se observará basófila y metacromática, por ser los GAG polianiones, mientras que la matriz del cartílago fibroso y elástico se observará acidófila por el predominio de fibras colágenas y elásticas respectivamente.

En la matriz cartilaginosa se diferencian tres zonas características (**fig. 9-3**):

Matriz pericelular o cápsula: se encuentra en contacto estrecho con el condrocito. En las preparaciones se observa bordeando el condroplasto. Tiene un espesor de 1 a 3 μm. Los estudios con técnicas de inmunocitoquímica sugieren que en esta capa pueden estar localizados algunos de los colágenos minoritarios. Es posible que la matriz pericelular desempeñe un papel significativo en la protección de los condrocitos de los cartílagos sometidos a compresión o tensión mecánica.

Matriz territorial: es la zona de la matriz intensamente teñida, localizada en la periferia de la cápsula y no suele individualizarse de esta. Ocupa una superficie variable en los distintos cartílagos, pero puede alcanzar un espesor de hasta 50 μm.

Matriz interterritorial: son regiones de la matriz extracelular ubicadas entre las áreas de la matriz territorial que presentan una tinción de menor intensidad.

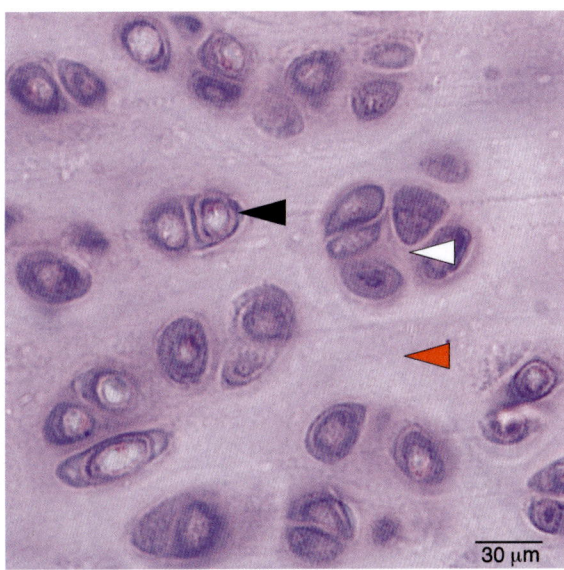

Fig. 9-3. Fotomicrografía de cartílago hialino teñido con H-E. Se observan condrocitos inmersos en la matriz cartilaginosa. Se señalan la cápsula con intensa basofilia (flecha negra), la matriz territorial (flecha blanca) y la matriz interterritorial con menor basofilia (flecha roja).

TIPOS DE CARTÍLAGO

El cartílago puede clasificarse en tres tipos: hialino, elástico y fibroso, según los componentes que predominen en su matriz extracelular. La matriz cartilaginosa es similar a la de los otros tejidos conectivos, aunque determinadas características van a darle a cada tipo de cartílago propiedades útiles para una localización y una función determinadas.

Cartílago hialino

Macroscópicamente tiene un aspecto vítreo, de ahí la denominación de hialino, y una coloración azul grisácea. Se caracteriza por la abundancia del componente amorfo de la matriz extracelular a expensas de los GAG. Estos últimos son cadenas lineales de hidratos de carbono sulfatados asociadas a proteínas que forman proteoglucanos, se tiñen intensamente con la reacción de PAS e inducen **metacromasia** con colorantes básicos de la familia de las tioninas como el azul de toluidina, el azul de metileno y el violeta de metilo. La proximidad de las cargas negativas de los grupos sulfato forma polianiones y, al interactuar con colorantes básicos metacromáticos, genera este fenómeno en el cual se produce un viraje del color azul hacia el rojo. En las preparaciones de rutina teñidas con hematoxilina, la matriz extracelular del cartílago hialino se observa basófila, dado que la hematoxilina es un colorante sin propiedades metacromáticas (**fig. 9-4**; véanse también **figs. 9-1, 9-2** y **9-3**).

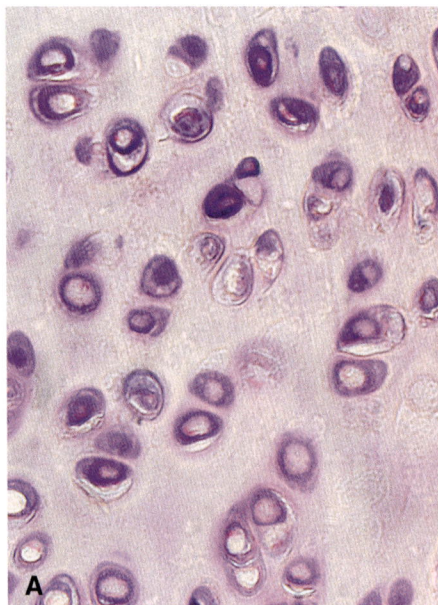
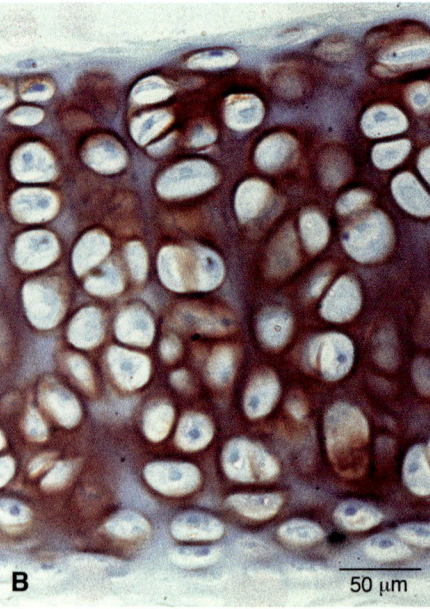

Fig. 9-4. Fotomicrografía de cartílago hialino. **A.** Técnica de H-E. Se observan los condrocitos inmersos en la matriz cartilaginosa basófila debido al predominio de GAG sulfatados. **B.** Tinción con azul de toluidina, la metacromasia se observa en la matriz cartilaginosa con viraje de color al rojo. La matriz territorial presenta un tono rojizo de mayor intensidad debido a la mayor concentración de GAG (polianiones).

Los GAG predominantes en la matriz extracelular cartilaginosa son el condroitín-sulfato y el queratán-sulfato que, asociados al ácido hialurónico, forman proteoglucanos como el agrecano, también conocido como proteína del núcleo del proteoglucano específica del cartílago (CSPCP) o proteoglucano 1 del sulfato de condroitina.

La naturaleza química de los proteoglucanos genera la atracción de moléculas de agua que se organizan en múltiples capas alrededor de estos.

El agua constituye el 70-80% del peso húmedo del tejido. Se ha señalado que la capacidad del cartílago para resistir y recuperarse de las fuerzas de compresión se debe, en gran parte, a la disposición del agua alrededor de sus proteoglucanos. Cuando se ejerce una fuerza compresiva, el agua se aleja de las regiones con carga eléctrica negativa de los proteoglucanos. Entonces, las cargas negativas de los grupos carboxilo y sulfato se aproximan, y la fuerza de repulsión de estas permite resistir la compresión. Al desaparecer la presión, el agua retorna a las regiones con carga eléctrica negativa de los proteoglucanos y se restablece el estado de hidratación normal de la matriz.

Las fibras colágenas que predominan en la matriz extracelular del cartílago hialino son de tipo II. A diferencia de las fibras de tipo I de otros tejidos conectivos cuyo diámetro promedio es de 75 nm, el colágeno de tipo II forma fibras débiles con estriación transversal cuyo diámetro es de 15 a 45 nm y no forma haces gruesos. Las fibras de menor tamaño constituyen una trama tridimensional laxa en toda la matriz.

También se describió la presencia de colágenos de tipos VI, IX, X y XI. En conjunto, estas formas no constituyen más del 5-10% del colágeno total. Los colágenos de tipos IX y XI están estrechamente asociados a las fibras de tipo II, pero no se sabe qué papel desempeñan. El colágeno de tipo IX se ha localizado en las intersecciones de las fibras de tipo II, por lo que se ha propuesto que podría contribuir a la estabilización de la malla fibrosa de la matriz. El colágeno de tipo X tiene una distribución restringida, limitada a la matriz adyacente a condrocitos hipertrofiados del proceso de osificación endocondral.

Entre las glucoproteínas de adhesión cabe mencionar la condronectina, que se une específicamente al colágeno de tipo II y a los GAG y cuya función parece ser facilitar la unión de estos componentes de la matriz a la superficie de las células.

Las características del cartílago hialino le confieren capacidad de soporte y resistencia localizándose en órganos como la tráquea, estructuras como los bronquios y revistiendo superficies de articulaciones. (**fig. 9-5**). La organización molecular de la matriz cartilaginosa está adaptada para su función en las superficies articulares de los huesos largos que soportan peso. El entramado fibrilar del colágeno mantiene la configuración del tejido y resiste las fuerzas de tensión, al tiempo que los agregados de proteoglucanos que ocupan sus intersticios proporcionan un gel hidratado y firme que absorbe las fuerzas de compresión. (**Proyección médico-clínica 9-2. Osteoartritis**).

Cartílago elástico

Presenta predominio de fibras elásticas en la matriz extracelular. Esto le confiere una intensa acidofilia cuando se observa con H-E y la capacidad de evidenciar esas fibras con técnicas especiales que utilicen colorantes ácidos como resorcina fucsina (color violáceo)

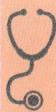

y orceína (color marrón). La presencia de fibras elásticas le otorgan a este tipo de cartílago capacidades flexibles útiles en la estructura de órganos como el pabellón auricular y la epiglotis (**fig. 9-6**).

Cartílago fibroso

Presenta predominio de fibras colágenas de tipo I en la matriz extracelular, por lo que se observa acidófila con H-E como la matriz del tejido conectivo no especializado. También tiene afinidad por los tricrómicos utilizados para las fibras colágenas de tipo I como Mallory (azules), Van Gieson (rojas) y Masson (amarillas). Las fibras colágenas se disponen de manera ordenada y pueden observarse en los preparados con la técnica de rutina entre los condrocitos que se disponen en hileras en sus respectivos condroplastos. La matriz amorfa es escasa, rica en condroitín-sulfato y dermatán-sulfato, y carece de pericondrio; por lo tanto, no suele observarse diferencia entre el cartílago fibroso y el tejido conectivo no especializado circundante.

La presencia de fibras colágenas le da a este tipo de cartílago la firmeza necesaria para formar parte de los discos intervertebrales, la sínfisis pubiana, y las zonas de inserción de ligamentos y tendones en las superficies óseas (**fig. 9-7**).

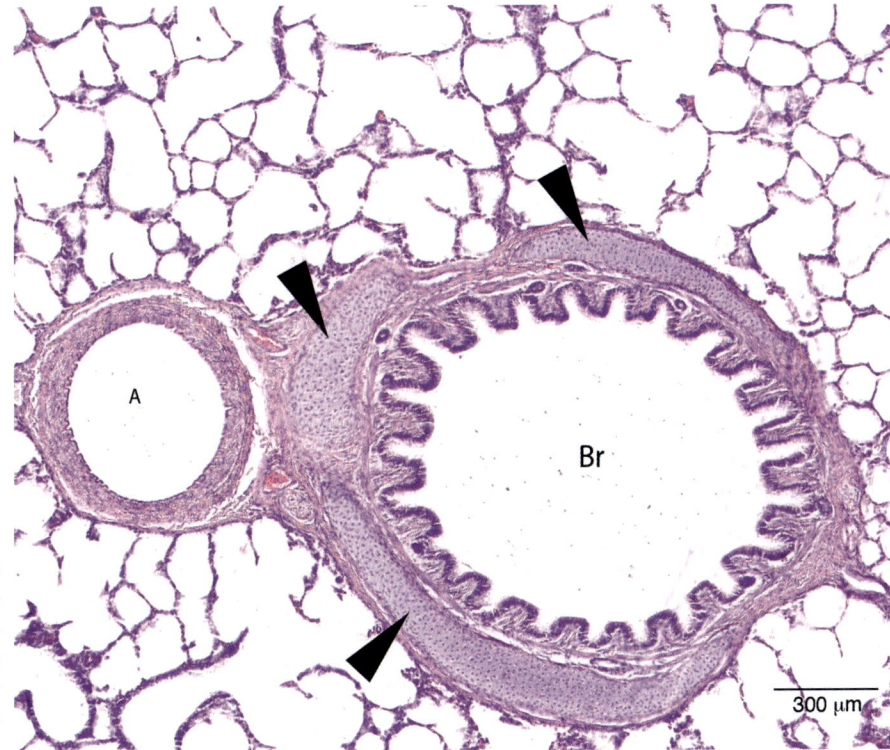

Fig. 9-5. Fotomicrografía de pulmón teñido con H-E. Se señalan las placas de cartílago hialino (flechas) en un corte transversal de bronquio intrapulmonar (Br). A: arteria muscular.

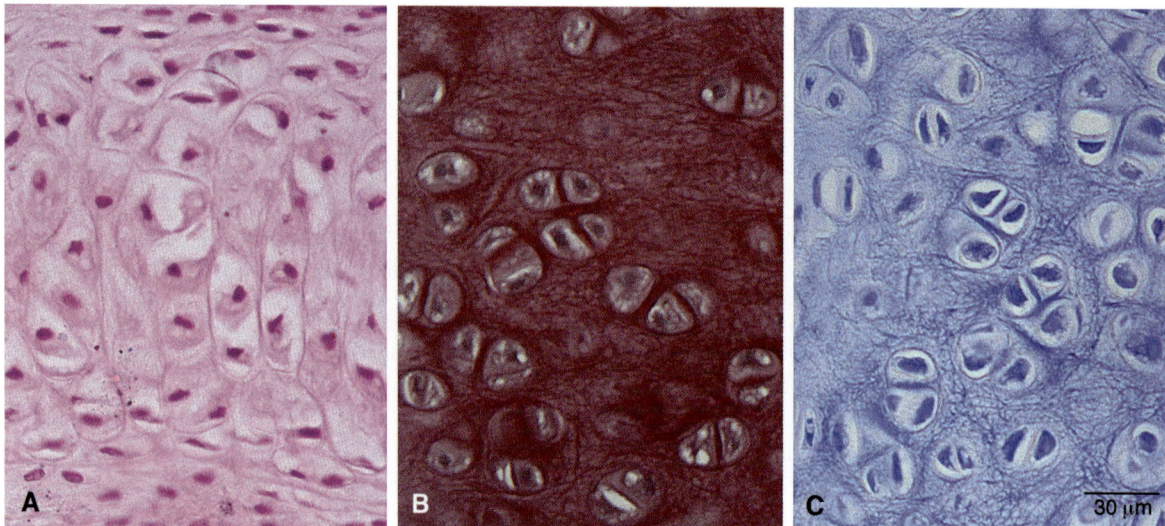

Fig. 9-6. Cartílago elástico teñido con distintos colorantes. **A.** Técnica de H-E. Se observa la matriz extracelular acidófila por su predominio de fibras elásticas. **B.** Resorcina fucsina. Se aprecian fibras elásticas en mayor concentración próximas a los condrocitos en la matriz territorial) y en menor concentración en la matriz interterritorial. **C.** Azul de toluidina (colorante básico y metacromático). Se tiñen los núcleos de los condrocitos y con menor intensidad la matriz extracelular.

En la **figura 9-8** se comparan los tres tipos de cartílago hialino (H-E), elástico (resorcina fucsina) y fibroso (H-E).

CRECIMIENTO DEL CARTÍLAGO

Cabe destacar que el tejido cartilaginoso se origina mayoritariamente a partir del mesénquima. El cartílago crece de dos maneras: aposicional e intersticial, pero tiene una capacidad limitada de reparación, sobre todo cuando sufre lesiones, aunque sean muy leves (**fig. 9-9**).

Crecimiento aposicional por la proliferación y diferenciación de las células condroprogenitoras

Este tipo de crecimiento ocurre por la diferenciación de las células mesenquimáticas localizadas en la capa interna o condrógena del pericondrio de-

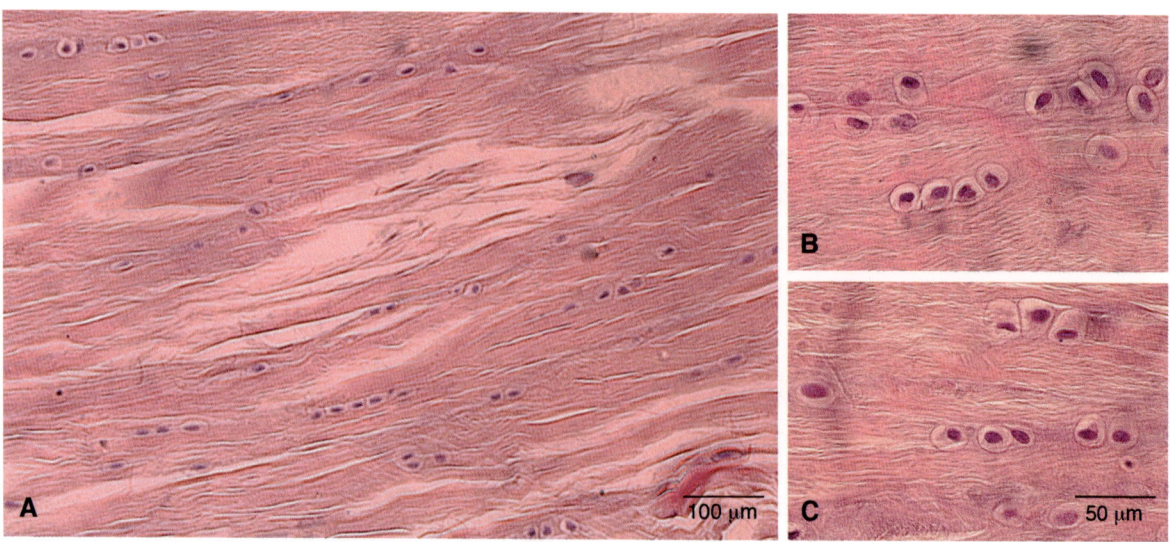

Fig. 9-7. Cartílago fibroso teñido con H-E. **A.** Imagen de bajo aumento del tejido cartilaginoso fibroso con haces de fibras colágenas paralelos a grupos de condrocitos. **B y C.** A mayor aumento, se observan condrocitos dispuestos en hilera inmersos en la matriz extracelular acidófila por el predominio de fibras colágenas de tipo I.

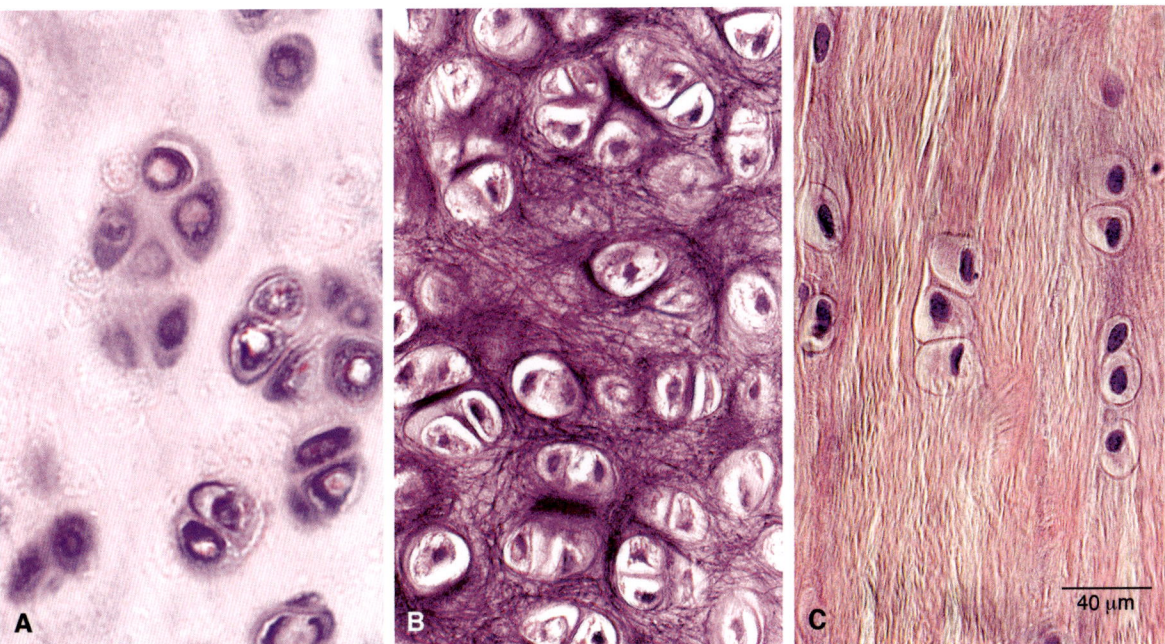

Fig. 9-8. Fotomicrografia óptica de los distintos tipos de cartílagos. **A.** Cartílago hialino teñido con H-E. **B.** Cartílago elástico teñido con resorcina fucsina. **C.** Cartílago fibroso teñido con H-E.

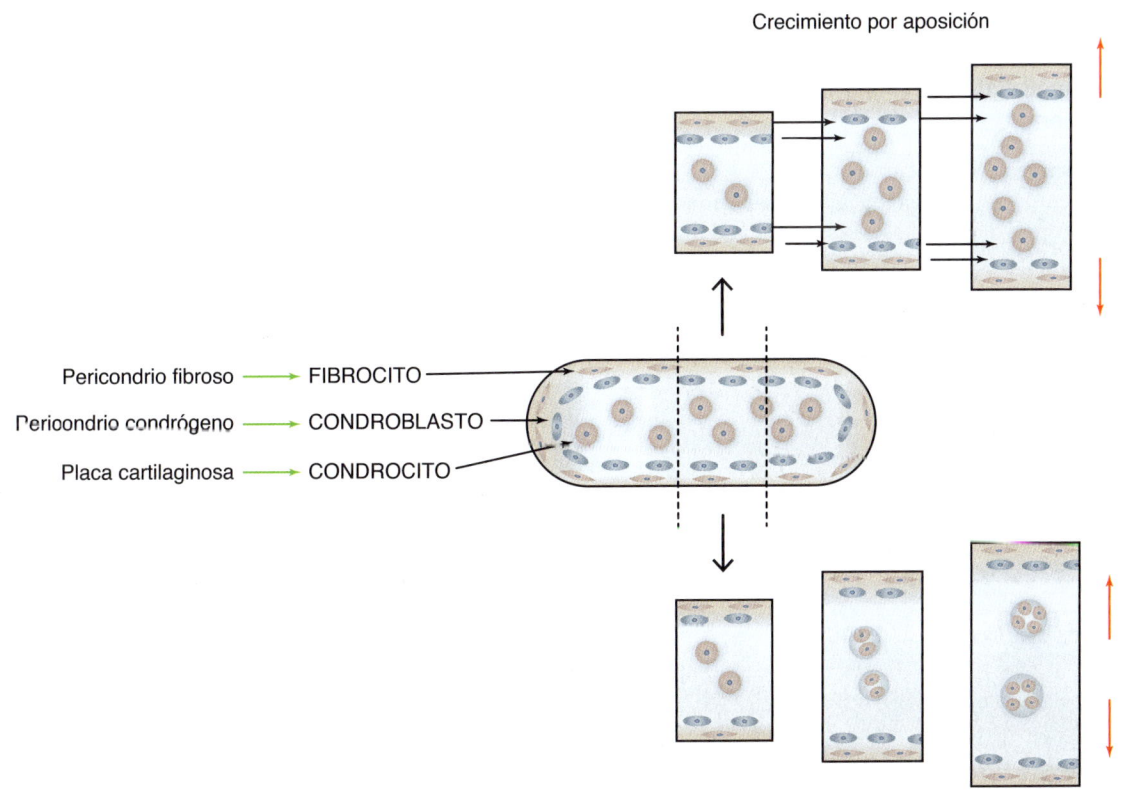

Fig. 9-9. Esquema que representa los dos tipos de crecimiento del cartílago. El crecimiento por aposición se produce por diferenciación de células madre en condroblastos y de estos en condrocitos. Así, el cartílago crece desde el pericondrio. El crecimiento intersticial se produce por mitosis de células maduras. Como consecuencia de este mecanismo se forman los grupos isógenos. En este caso, el cartílago crece desde el interior de la matriz.

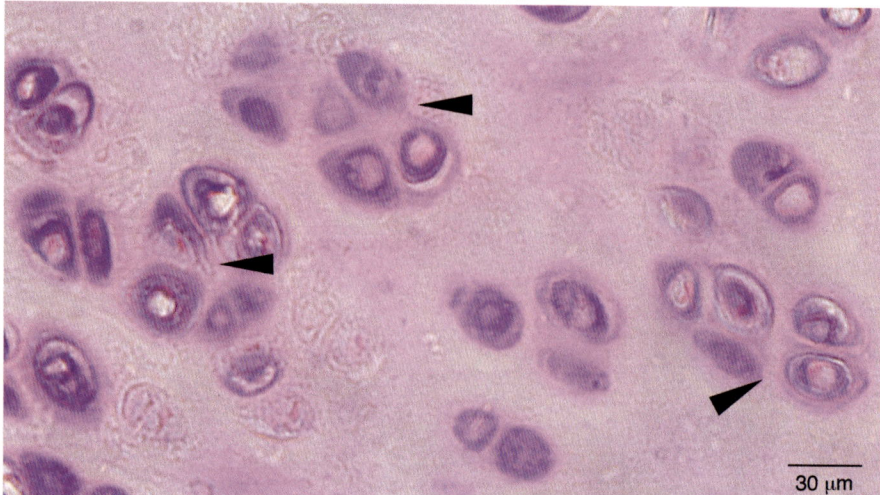

Fig. 9-10. Cartílago hialino teñido con H-E. Se observan condrocitos inmersos en la matriz cartilaginosa que forman grupos isógenos coronarios (flechas).

30 µm

nominadas condroprogenitoras. Estas células, que se observan al microscopio óptico similares a los condroblastos, proliferan y se diferencian en condroblastos maduros con capacidad de sintetizar matriz extracelular cartilaginosa. Cuando los condroblastos quedan inmersos en la matriz extracelular sintetizada, se incorporan a la placa de cartílago y se denominan condrocitos (véase la **fig. 9-9**).

Crecimiento intersticial por la división mitótica de los condrocitos

En el interior de la placa de cartílago, y solo durante cierto tiempo, las células retienen su capacidad de división. Después de la telofase, la secreción de matriz provoca una separación de grosor cada vez mayor entre las células hijas, que acaban ocupando los condroplastos. Estos condrocitos pueden, ante diferentes estímulos, volver a dividirse, dar células hijas que se mantienen dentro de la misma matriz capsular y generar nuevos grupos isógenos. Cada uno de estos grupos es isógeno debido a que representa la progenie de un solo condrocito que sufrió divisiones mitóticas (véase la **fig. 9-9**).

Los grupos isógenos se diferencian de acuerdo con el plano de escisión de la división mitótica. Si la escisión se realiza siguiendo ejes paralelos entre sí, se observan grupos isógenos axiles o axiales en los que las células hijas se disponen en hileras (condrocitos en pilas de monedas).

Si, en cambio, la escisión se realiza siguiendo ejes perpendiculares, se observan grupos isógenos coronarios en los que los condrocitos se disponen de forma circular como una corona (**fig. 9-10**).

Las figuras de condrocitos en pilas de monedas correspondientes a los grupos isógenos axiles son típicas de observar en el proceso de crecimiento de los huesos largos (**fig. 9-11**). (**Proyección médico-clínica 9-3. Cartílago del crecimiento o metáfisis**).

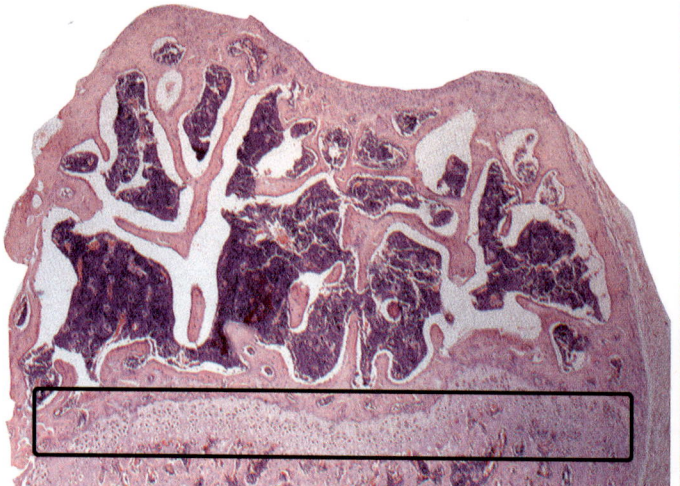
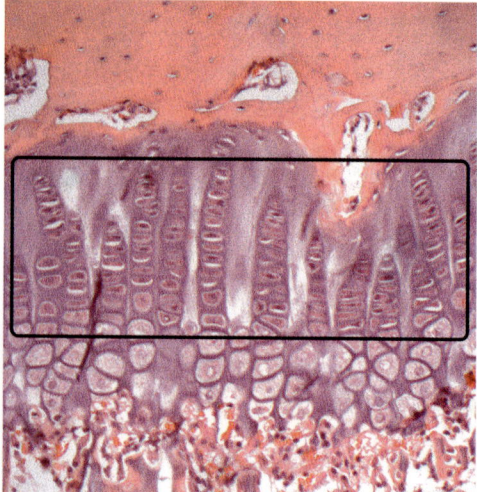

Fig. 9-11. A. Metáfisis de un hueso largo teñido con H-E. Cartílago hialino, crecimiento intersticial. **B.** A mayor aumento se observan condrocitos en pila de monedas que forman grupos isógenos axiles.

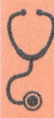

Proyección médico-clínica

9-3. Cartílago del crecimiento o metáfisis

El crecimiento óseo longitudinal dependiente del cartílago hialino metafisario está influido por diversas hormonas, sobre todo la hormona del crecimiento (GH/STH somatotrofina hipofisaria). En los pacientes con deficiencia de esa hormona y talla baja, la terapia de reemplazo hormonal con GH permite un crecimiento adecuado y alcanzar la talla objetivo genética. Por otra parte, los tumores productores de GH generan un crecimiento excesivo con talla alta (gigantismo) si aparecen durante la infancia y la adolescencia, mientras que luego del cierre del cartílago del crecimiento la hipersecreción de GH produce acromegalia, una enfermedad caracterizada por el engrosamiento de las regiones acrales (manos, pies, cara), las vísceras, y alteraciones metabólicas debidas al exceso de somatotrofina (hiperglucemia y dislipidemia).

BIBLIOGRAFÍA

Campos Y, Almirall A, Fuentes G, Bloem HL, Kaijzel EL, Cruz LJ. Tissue engineering: an alternative to repair cartilage. Tissue Eng Part B Rev. 2019;25(4):357-73.

Ji K, Ding L, Chen X, et al. Mesenchymal stem cells differentiation: mitochondria matter in osteogenesis of adipogenesis direction. Curr Stem Cell Res Ther. 2020;15(7):602-6.

Khajeh S, Bozorg-Ghalati F, Zare M, Panahi G, Razban V. Cartilage tissue and therapeutic strategies for cartilage repair. Curr Mol Med. 2021;21(1):56-72.

Razmara E, Bitaraf A, Karimi B, Babashah S. Functions of the SNAI family in chondrocyte-to-osteocyte development. Ann N Y Acad Sci. 2021;1503(1):5-22.

Serowoky MA, Arata CE, Crump JG, Mariani FV. Skeletal stem cells: insights into maintaining and regenerating the skeleton. Development. 2020;147(5):dev179325.

Vaca-González JJ, Culma JJS, Nova LMH, Garzón-Alvarado DA. Anatomy, molecular structures, and hyaluronic acid - Gelatin injectable hydrogels as a therapeutic alternative for hyaline cartilage recovery: A review. J Biomed Mater Res B Appl Biomater. 2023;111(9):1705-22.

 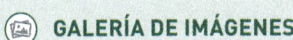

GALERÍA DE IMÁGENES

 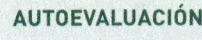

AUTOEVALUACIÓN

Tejido óseo

10

INTRODUCCIÓN

El tejido óseo es el principal componente del hueso. Es un tejido muy dinámico que se encuentra en permanente remodelación.

Las funciones del tejido óseo incluyen:

- Soporte mecánico. Representado por los huesos largos que componen el aparato locomotor y permiten la postura. También es fundamental en la inserción muscular porque da anclaje a los tendones.
- Protección de órganos. Representado por los huesos del cráneo dándole protección al cerebro y el cerebelo; el tórax, donde protege a los pulmones, el corazón y el hígado; y la pelvis, donde protege a la vejiga, la uretra y los órganos reproductores.
- Alberga a la médula ósea. Formada por tejido hematopoyético fundamental para la generación de células sanguíneas (eritrocitos, leucocitos y plaquetas).
- Fuente de muchas hormonas y citoquinas, a través de las cuales regula el equilibrio energético del organismo.
- Reserva de calcio. La mayoría del calcio del organismo (cerca del 99%) se aloja en el tejido óseo, ya que solo 1% del calcio circula por el torrente sanguíneo, libre o asociado a las proteínas transportadoras. Esta característica permite considerar al hueso como un órgano con funciones endócrinas y "blanco" de las hormonas que regulan el metabolismo del calcio.

COMPOSICIÓN DEL TEJIDO ÓSEO

El tejido óseo es un tejido conectivo especializado compuesto por células y matriz extracelular, abundante en fibras colágenas, con predominio del componente inorgánico (90%) representado por los cristales de fosfato cálcico. La combinación de estas características le otorga al hueso rigidez, pero también cierta elasticidad, y permite tanto la resistencia a la tracción como a la compresión, así como una superficie firme para la inserción muscular y un reservorio orgánico de calcio.

Células

Las células que componen el tejido óseo son osteoblastos, osteocitos, osteoclastos, células osteoprogenitoras y células de revestimiento óseo (*lining cells*) (**fig. 10-1**).

Osteoblastos

Son células con gran actividad biosintética que se originan por diferenciación de células madre osteoprogenitoras procedentes del mesénquima, encargadas de sintetizar y secretar los componentes orgánicos de la matriz ósea. También participan de la mineralización de esta última.

Al microscopio óptico, con la técnica de hematoxilina-eosina (H-E), se observan ovaladas, con un núcleo excéntrico de cromatina laxa, un nucléolo evidente y un citoplasma intensamente basófilo. La ultraestructura muestra gran desarrollo del retículo endoplasmático rugoso (RER) y el aparato de Golgi, característico de las células sintetizadoras de proteínas, y mantienen uniones de tipo nexo con otras células del tejido óseo.

El componente orgánico más abundante de la matriz extracelular son las fibras colágenas de tipo I (90%) y, en menor porcentaje, los glucosaminoglucanos (GAG) y las glucoproteínas de adhesión (proteínas aniónicas no colágenas). Cuando la matriz extracelular es sintetizada por el osteoblasto y aún no se encuentra calcificada se denomina matriz osteoide. Esta matriz se observa intensamente acidófila con la técnica de H-E (**fig. 10-2**).

La calcificación de la matriz osteoide también está a cargo de los osteoblastos mediante la secreción de pequeñas vesículas que contienen fosfatasa alcalina y cristales de fosfato cálcico, denominadas vesículas matriciales. El proceso de calcificación es iniciado por el osteoblasto mediante la secreción hacia la matriz de estas pequeñas vesículas, de entre 50 nm y 250 nm de diámetro, limitadas por la membrana. Las vesículas contienen gran cantidad de fosfatasa alcalina y participan en la fase temprana de la mineralización (mineralización *de novo*). Algunas de las proteínas no colágenas de la matriz participan en la regulación del depósito mineral en el frente de mineralización y se secretan activamente solo durante el período en el que la célula produce la matriz ósea.

Una vez secretadas a la matriz, la fosfatasa alcalina cataliza la precipitación de los cristales entre las fibras colágenas, los cuales se incorporan en los espacios entre las fibrillas y se denominan cristales de hidroxiapatita. (**Proyección médico-clínica 10-1. Proceso de biomineralización del tejido óseo**).

Los osteoblastos participan activamente en el fenómeno de remodelado óseo sintetizando sustancias solubles que liberan a la matriz extracelular como la osteoprotegerina (OPG) y el ligando del receptor activador del factor nuclear kappa-beta (RANKL),

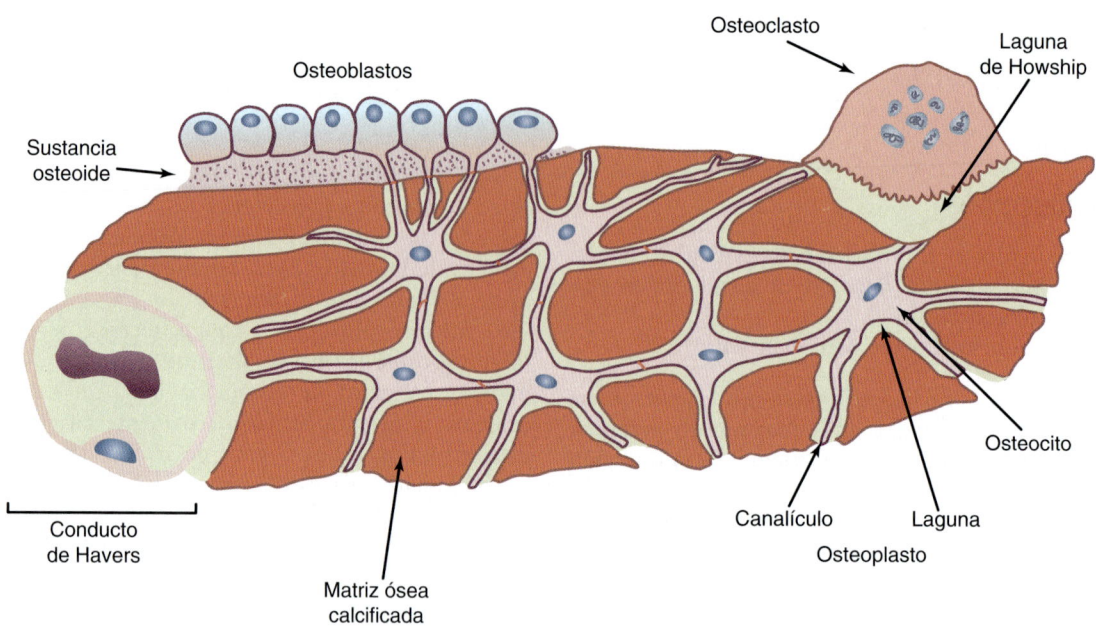

Fig. 10-1. Constitución histológica del tejido óseo. Se destacan los osteoblastos, con disposición epitelioide, sobre la sustancia osteoide, y los osteocitos, de aspecto estrellado, rodeados por la matriz ósea, fuertemente acidófila, ubicados en las lagunas osteocitarias que proyectan sus prolongaciones por los canalículos que interconectan las lagunas. Se puede observar un osteoclasto, célula gigante multinucleada y acidófila, que forma una laguna de Howship.

o bien respondiendo a hormonas con mecanismos de acción paracrinos como la esclerostina (sintetizada por los osteocitos), o endocrinos como la hormona paratiroidea (PTH), que modula los procesos de formación y resorción.

En los preparados histológicos, los osteoblastos suelen observarse agrupados en las superficies del tejido óseo maduro o revisten trabéculas del tejido óseo en formación con una disposición de aspecto epitelioide. Cuando quedan inmersos en la matriz osteoide sinteti-

zada, disminuye su actividad biosintética y se denominan osteocitos (**fig. 10-3**).

Osteocitos

Constituyen las células óseas maduras del tejido óseo, representan el 90% de las células del tejido óseo maduro y ocupan una amplia superficie. Tienen un núcleo pequeño ahusado de cromatina condensada y escaso citoplasma acidófilo. Al microscopio elec-

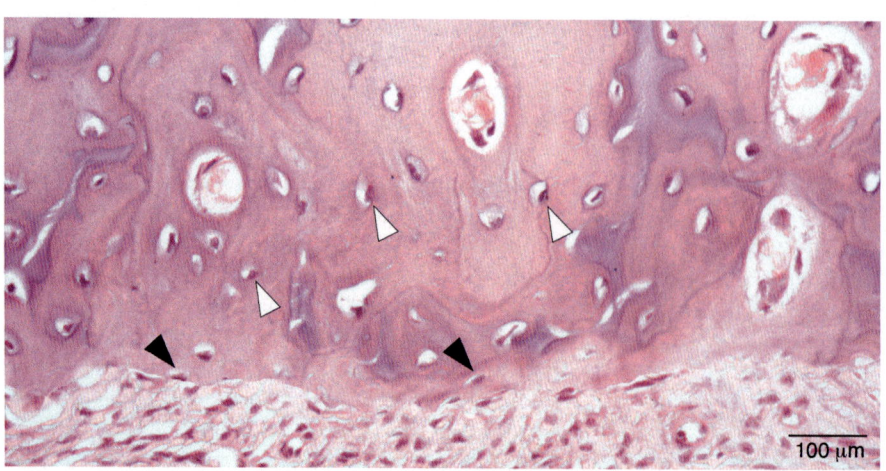

Fig. 10-2. Fotomicrografía de tejido óseo teñida con hematoxilina-eosina (H-E). Se observan en la periferia osteoblastos en la capa osteogénica del periostio (flechas negras) y osteocitos (flechas blancas) inmersos en lagunas osteocitarias. La matriz extracelular muestra intensa acidofilia por la presencia de fibras colágenas.

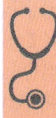

Proyección médico-clínica

10-1. Proceso de biomineralización del tejido óseo

En los tejidos mineralizados, el proceso de biomineralización se define como una serie compleja de eventos durante los cuales la acción concreta de células especializadas genera una matriz orgánica sobre la que se depositan sales de calcio insolubles, como las sales de fosfato de calcio, para formar los cristales de hidroxiapatita. Este proceso de biomineralización, que en el caso del tejido óseo llevan a cabo los osteoblastos, es un evento extracelular. Sin embargo, se propone que los iones necesarios para la mineralización entran primero en la célula por canales específicos, se almacenan en organelas como las mitocondrias, el retículo endoplasmático o el aparato de Golgi, y luego se liberan al medio extracelular. En los tejidos colágenos como el hueso (también la dentina y el cemento), la mineralización se produce por dos mecanismos: por vesículas matriciales, preferentemente en los sitios de mineralización de novo; y por nucleación heterogénea, que genera cristales dentro de las fibras de colágeno. Las vesículas matriciales (VM) son pequeñas vesículas (entre 50 y 200 nm) originadas por brotación polarizada de ciertas regiones específicas de la membrana de los osteoblastos, en las fases iniciales de la mineralización. Las VM proveen un microambiente que favorece la mineralización: acumulan Ca2+, contienen fosfatasas que aumentan la concentración del fósforo inorgánico y colaboran en la formación de complejos amorfos de fosfato de Ca que se transforman espontáneamente en cristales de hidroxiapatita.

La mineralización dentro de la vesícula matricial se daría en dos fases:

Fase 1: se caracteriza por la acumulación de fosfato en el interior de la vesícula y unión a complejos calcio-fosfolípidos para formar los primeros cristales (primeros sitios de nucleación). A este proceso le siguen el crecimiento cristalino y la posterior mineralización total de la vesícula.

Fase 2: una vez que la vesícula se ha mineralizado, se rompe su membrana, lo que permite que los cristales entren en contacto con el líquido extracelular y, a partir de ahí, el nuevo depósito y crecimiento de los cristales se lleva a cabo por condiciones extracelulares.

Tanto en la formación del primer cristal dentro de las VM como en el depósito de cristales directamente en los espacios entre las fibrillas de tropocolágeno de la matriz participan agentes nucleadores cuya función es reducir la barrera de energía que se necesita para formar un cristal en ausencia de una alta concentración de iones (nucleación heterogénea).

Los principales **agentes nucleadores** que participan en el proceso de mineralización de la matriz del tejido óseo son las proteínas aniónicas no colágenas (SIBLING: *small integrin-binding ligand, N-linked glycoproteins*), los proteoglucanos y los fosfolípidos. El colágeno no actúa como agente nucleador (epitáctico), sino que las brechas que se generan durante el ensamblaje de las fibrillas de tropocolágeno actúan como sitio de inmovilización de los agentes nucleadores.

Proteínas no colágenas: la propiedad nucleadora está relacionada con la característica acídica debido a la alta cantidad de aminoácidos que contienen. Estas cargas negativas (aniónicas) se encargan de atraer cationes calcio. Algunas de ellas tienen, además, n dominios con alta afinidad por el colágeno. Estas fosfoproteínas, al ser desfosforiladas por la acción enzimática de la fosfatasa alcalina, también aportan fosfatos para la formación y el crecimiento de los cristales. Otras actúan como inhibidoras de la mineralización y regulan el crecimiento cristalino. Ejemplos: fosfoproteína dentinaria, metaloproteínas, osteopontina, sialoproteínas.

Proteoglucanos y glucosaminoglucanos (GAG): se consideran agentes nucleadores por la capacidad de los GAG de atraer a los cationes calcio y unirse a ellos a través de los aniones sulfato y los carboxilatos, abundantes en estas moléculas. El condroitín-sulfato tiene la mayor afinidad y predomina en los tejidos duros.

Fosfolípidos: especialmente los fosfolípidos aniónicos (con carga negativa: fosfatidilserina) actúan como nucleadores en los estadios iniciales de la mineralización y forman los complejos fosfolípidos-calcio-fosfato en las VM.

Papel de la fosfatasa alcalina (FAL)

La enzima FAL está siempre asociada al proceso de mineralización de cualquier tejido mineralizado. Se la puede encontrar tanto anclada a la membrana plasmática de los osteoblastos y las VM (TNAP: fosfatasa alcalina no específica de tejido; NPP1: nucleótido pirofosfatasa/fosfodiesterasa), dentro de las VM (PHOSPHO 1: fosfo-1-fosfatasa) y también libre en la matriz. La función principal de la enzima es romper el enlace entre los fosfatos y aportar el fósforo inorgánico necesario para la mineralización. Hidroliza los nucleótidos de ATP, el fosfato unido a las fosfoproteínas de la matriz, los fosfatos de los fosfolípidos de membrana y el pirofosfato (PPi), que es el principal inhibidor del proceso de mineralización.

---

trónico se observan escaso RER y aparato de Golgi, y prolongaciones asociadas a uniones en hendidura. Por medio de las uniones comunicantes se mantienen en contacto con otros osteocitos, osteoblastos y células del revestimiento óseo, de manera que forman una malla celular que les permite detectar modificaciones mecánicas (carga, estiramiento, lesiones) y responder de acuerdo con esos cambios funcionando como mecanorreceptores.

Los osteocitos se ubican en las lagunas osteocitarias y sus prolongaciones transcurren por canalículos excavados en la matriz extracelular calcificada que interconecta las lagunas. Esto permite que los nutrientes tomen contacto con toda la masa celular (véanse **figs. 10-1** y **10-2**). Las funciones del osteocito son muy variadas:

• Mantiene la matriz ósea circundante al sintetizar sus componentes orgánicos, así como liberar las hidrolasas

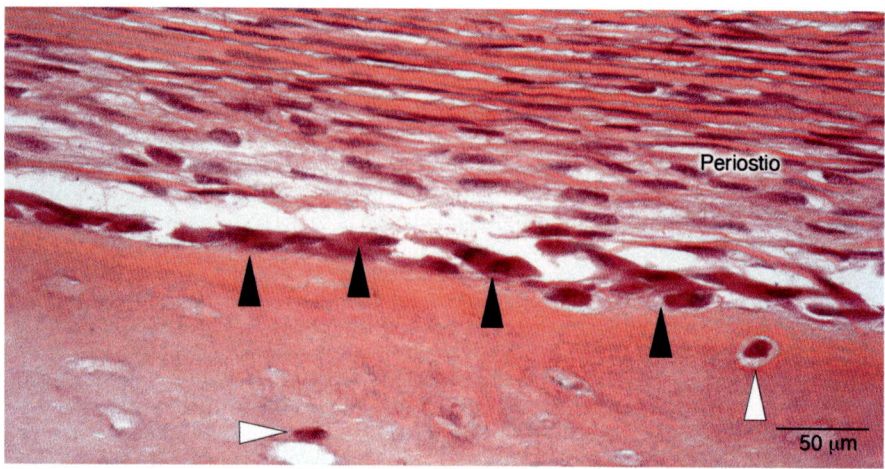

Fig. 10-3. Fotomicrografía de tejido óseo teñido con H-E. Se observa el periostio con su porción fibrosa de tejido conectivo colágeno denso no modelado y su capa osteogénica con osteoblastos. Los osteoblastos están señalados con flechas negras y los osteocitos con flechas blancas.

que la degradan y que permiten eliminar el calcio depositado.

- Reconoce los cambios mecánicos a los que se somete la masa ósea sintetizando esclerostina. Esta hormona tiene acción paracrina y se encarga de inhibir la vía Wnt/beta-catenina en los osteoblastos. Esta vía favorece la osteoblastogénesis y la formación de hueso. Cuando el hueso se somete a fuerzas de carga como las del ejercicio, disminuyen las concentraciones de la esclerostina sintetizada por los osteocitos, lo que favorece la osteoblastogénesis y la formación ósea. Este mecanismo estaría asociado al efecto beneficioso del ejercicio físico sobre la salud ósea.

- Se describió la presencia de receptores de PTH, por lo que podrían responder a esa hormona, activar la síntesis de RANKL y favorecer la activación de los osteoclastos.
- Se sugiere que el osteocito podría activar la resorción ósea en la matriz circundante ya que tiene inmunomarcación positiva para la fosfatasa ácida resistente al tartrato (TRAP), las metaloproteasas y la catepsina K, enzimas características de los osteoclastos.
- Sintetiza el factor de crecimiento fibroblástico 23 (FGF-23), que permite regular el metabolismo de la vitamina D y del fósforo.

Osteoclastos

Son células de gran tamaño, multinucleadas, que participan en el proceso de remodelado óseo cuya función es la resorción. Se originan a partir de la fusión de células progenitoras hematopoyéticas mononucleares, células progenitoras de granulocitos-macrófagos (GMP, CFU-GM) que dan origen a los linajes de granulocitos y de monocitos. La resorción ósea implica la degradación del componente orgánico de la matriz extracelular, lo que favorece la liberación del calcio y el fósforo contenidos en los cristales de hidroxiapatita al torrente circulatorio. Por lo tanto, es una célula que participa en la regulación de las concentraciones séricas de calcio (calcemia).

Al microscopio óptico se observan, con la técnica de H-E, multinucleadas, y pueden tener entre 6 y 50 núcleos de cromatina laxa y un citoplasma intensamente acidófilo. Son células polarizadas en las que los núcleos se disponen desplazados hacia un extremo celular, mientras que en el extremo opuesto presentan una diferenciación especial de la membrana denominada borde estriado o borde plegado. Están ubicadas en el tejido óseo, en cavidades de resorción denominadas también lagunas de Howship (**fig. 10-4**; véase también **fig. 10-1**).

Al microscopio electrónico se destaca el desarrollo del RER y el aparato de Golgi, abundantes mito-

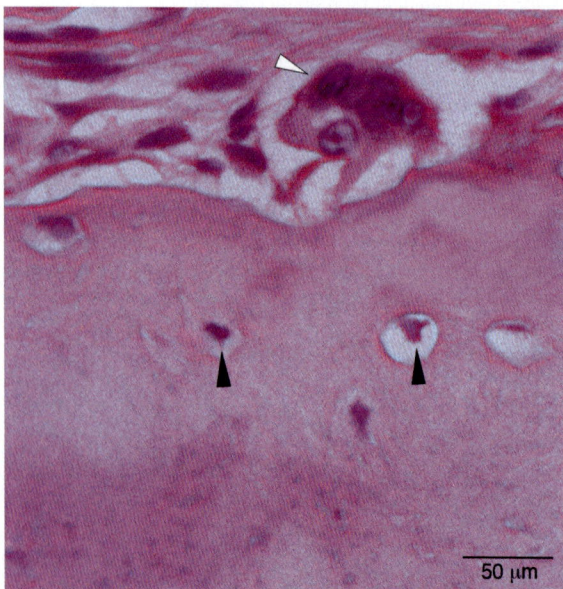

Fig. 10-4. Fotomicrografía de tejido óseo teñido con H-E en la que se observa una trabécula ósea con osteocitos (flechas negras) inmersos en la matriz osteoide y un osteoclasto en la superficie (flecha blanca).

condrias y lisosomas que contienen hidrolasas ácidas (colagenasas, arilsulfatasas, proteasas de cisteína, catepsina K y TRAP, entre otras enzimas). Estas enzimas son secretadas a la matriz extracelular y, una vez activadas, degradan el componente orgánico de esta (**fig. 10-5**).

El borde plegado es una estructura especializada en el proceso de resorción, ya que a través de esta región el osteoclasto secreta enzimas lisosomales y bombea protones por medio de una bomba ATPasa de membrana junto con cloro. Esta diferenciación de membrana presenta proyecciones con un borde irregular de 15 a 20 nm de longitud, que tienen un eje de filamentos de actina. El medio ácido generado por los protones induce la degradación de la matriz inorgánica y la activación de las enzimas. Este compartimento de la laguna de Howship delimitado entre la superficie del borde plegado y los componentes de la matriz extracelular se denomina compartimento subosteoclástico y está sellado por proteínas de anclaje de la familia de las integrinas. Dentro de él ocurre en el medio extracelular una reacción enzimática similar a la tiene lugar en el interior de un lisosoma (**fig. 10-6**).

Los osteoclastos son activados para el proceso de resorción ósea por diferentes factores; el más potente es RANKL, sintetizado por los osteoblastos. La calcitonina, sintetizada en las células parafoliculares de la glándula tiroides, tiene un efecto inhibitorio del proceso de resorción.

Células osteoprogenitoras

Son células madre derivadas de células mesenquimáticas que tienen la capacidad de diferenciarse en osteoblastos. En las preparaciones con la técnica de rutina no pueden diferenciarse de estos porque tienen una morfología similar. A nivel ultraestructural, presentan escaso RER y aparato de Golgi, mientras que los ribosomas libres son abundantes.

Cumplen una importante función en el crecimiento por aposición del tejido óseo y durante los procesos de osificación y remodelado. Están localizadas en una región que recubre los huesos denominada periostio, la cual consta de dos capas: la capa fibrosa o externa, formada por tejido conectivo colágeno denso no especializado, y la capa osteógena o interna, que contiene células osteoprogenitoras y osteoblastos.

La capa osteógena es fuente de células osteoprogenitoras que se diferencian en osteoblastos, los cuales sintetizan matriz osteoide que luego se calcifica y permite el crecimiento del hueso por el proceso de aposición. El mecanismo de este proceso por diferenciación de células madre es similar al descrito en el pericondrio cartilaginoso.

Las células osteoprogenitoras también rodean el conducto medular de los huesos largos y las cavidades medulares de los huesos esponjosos en una cubierta interna denominada endostio. Desde estas localizaciones pueden diferenciarse para la formación y reparación ósea. Como otras células madre, las osteoprogenitoras pueden de diferenciarse en otros tipos celulares y dar origen a adipocitos, condroblastos y fibroblastos.

Células de revestimiento óseo o lining cells

Son células aplanadas que derivan de osteoblastos quiescentes una vez finalizado el proceso de síntesis de la matriz extracelular. Se localizan en la superficie del tejido óseo en el periostio y en el endostio que rodea las trabéculas óseas y la cavidad medular. No suelen

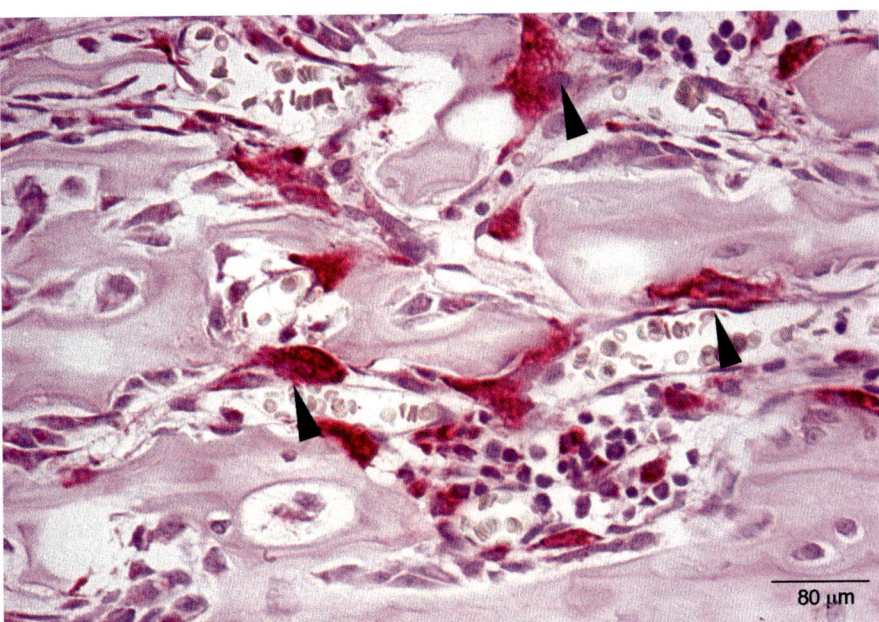

Fig. 10-5. Técnica enzimática de fosfatasa ácida resistente al tartraro. Las flechas señalan la localización de esta enzima en el citoplasma de los osteoclastos.

80 μm

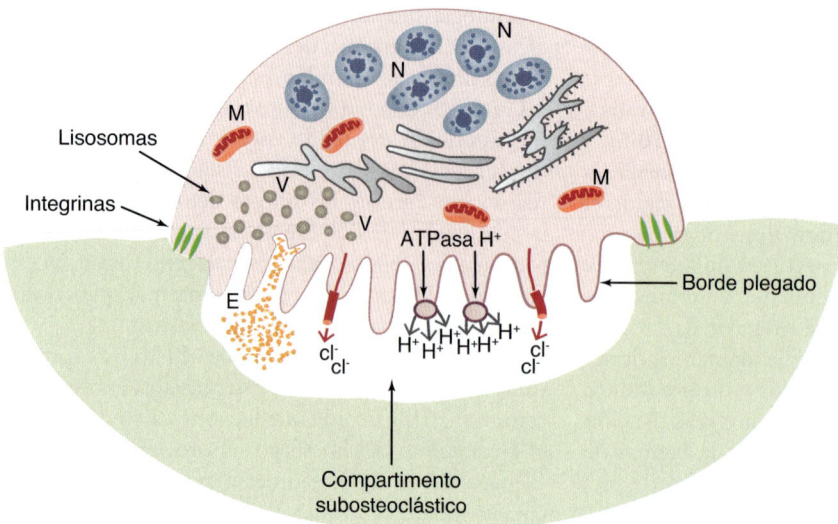

Fig. 10-6. Ultraestructura de un osteoclasto activo durante el proceso de resorción ósea. Se observan el compartimento subosteoclástico sellado por integrinas, la exocitosis de enzimas lisosomales hacia el compartimento, la salida de H⁺ (mediante bombas ATPasa) y Cl⁻ (por canales dependientes del gradiente). El HCl aporta el medio propicio para la activación de las hidrolasas y la disolución de la matriz inorgánica. N: núcleos; M: mitocondrias; V: vesículas; E: enzimas.

diferenciarse de las células osteoprogenitoras por su morfología, sino por su incapacidad de dividirse y diferenciarse en otros tipos celulares del tejido óseo. Al microscopio óptico suelen observarse aplanadas, con núcleos de cromatina condensada adyacentes a capilares, nervios o sitios de localización de la médula ósea (**fig. 10-7**). A nivel ultraestructural, presentan escaso desarrollo del RER, algunos ribosomas libres, mitocondrias y prolongaciones citoplasmáticas que pueden extenderse por los canalículos por medio de las cuales se relacionan con otras células de revestimiento óseo, osteocitos o estructuras vasculares a través de uniones en hendidura.

Rodeando la membrana plasmática de las células de revestimiento óseo se observan fibras colágenas mucho más delgadas que las que forman la matriz extracelular ósea y el material amorfo. En cuanto a la función de estas células, se sugiere que podrían desempeñar algún papel en el control del metabolismo del calcio y la nutrición de los osteocitos, así como diferenciarse en osteoblastos maduros en caso de necesitar osteoformación.

Matriz ósea

La matriz extracelular del hueso está formada por componentes inorgánicos (70%) y componentes orgánicos (30%).

Los componentes inorgánicos incluyen principalmente el calcio y el fósforo, los cuales se presentan en forma de cristales de hidroxiapatita [$Ca_{10}(PO_4)_6(OH)_2$]. Estos cristales configuran pequeñas partículas que se disponen ordenadamente en el trayecto de las fibras de colágeno de tipo I, con intervalos de 60 a 70 nm, lo que le otorga al tejido su dureza y rigidez característica. La superficie libre de los cristales está compuesta por sustancia amorfa. Los iones, a su vez, atraen agua y se forma una cubierta hidratada que le da turgencia, plasticidad y elasticidad al hueso.

Los componentes orgánicos de esta matriz se disponen en forma de haces; el elemento más característico que representa el 90% del componente orgánico es el colágeno de tipo I, que se dispone en haces de 50 a 70 nm de diámetro. Otros elementos de importancia de la matriz orgánica son los GAG ácidos sulfatados, entre los que predominan el condroitín-sulfato y el queratán-sulfato, y las glucoproteínas de adhesión no colágenas como la osteocalcina, la osteopontina y la sialoproteína ósea que participan en el anclaje células-matriz extracelular y en el proceso de mineralización (véase **fig. 10-1**).

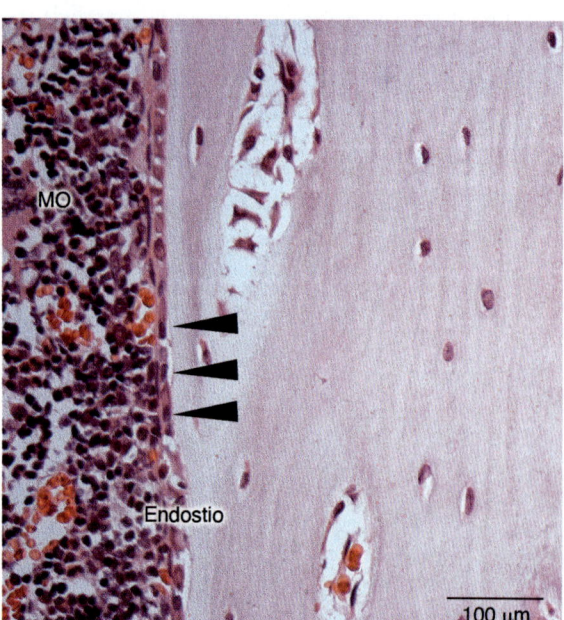

Fig. 10-7. Fotomicrografía de hueso teñido con H-E que muestra tejido óseo compacto y células de revestimiento óseo (*lining cells*) (flechas negras) en el endostio. En la imagen se observa también médula ósea (MO).

Es importante destacar el papel de las proteínas morfogenéticas del hueso (BMP: *bone morphogenetic proteins*), que son factores de crecimiento que pertenecen a la familia de los factores de crecimiento transformante beta (TGF-beta), una superfamilia de proteínas con la capacidad de inducir intensamente la formación de hueso nuevo, cartílago y tejido conectivo, así como de reparar el hueso en caso de fractura.

Dado que el colágeno de tipo I es el elemento estructural más importante de la matriz ósea, las enfermedades que provocan defectos en la formación de las fibras de colágeno, como la osteogénesis imperfecta, darán lugar a huesos débiles y a una mayor prevalencia de fracturas por fragilidad. (**Proyección médico-clínica 10-2. Osteogénesis imperfecta**).

CLASIFICACIÓN DEL TEJIDO ÓSEO

Teniendo en cuenta cómo se organizan sus componentes, el tejido óseo se clasifica en dos tipos: compacto y esponjoso. Histológicamente, en el hueso se distinguen el tejido óseo primario o inmaduro (que contiene fibras de colágeno dispuestas desordenadamente o matriz osteoide) y el tejido óseo secundario o maduro (fibras colágenas dispuestas en laminillas calcificadas).

Hueso compacto

El tejido óseo compacto se localiza en el espesor de las diáfisis de los huesos largos, y en la tabla interna y externa del díploe. La organización histológica del hueso compacto se caracteriza por presentar unidades estructurales y funcionales denominadas osteonas o sistemas de Havers.

Sistema de Havers u osteona

Los sistemas de Havers u osteonas son estructuras formadas por cilindros huecos de tejido óseo dispuestos paralelamente entre sí, que se renuevan y sustituyen o reemplazan con el paso de los años. Contienen un canal central, denominado conducto de Havers, rodeado por laminillas óseas y osteocitos (**fig. 10-8**). El conducto de Havers contiene tejido conectivo laxo, vasos (capilares, vénulas poscapilares, arteriolas) y filetes nerviosos. El líquido tisular extravasado de los pequeños vasos circula desde el conducto de Havers a través de los canalículos que conectan las lagunas osteocitarias, para nutrir los osteocitos, incluso los más distantes. Las laminillas se disponen de forma concéntrica al canal y pueden llegar a 20. Cada laminilla tiene un espesor de 3 a 7 μm y está compuesta por matriz ósea (matriz extracelular mineralizada). A su vez, las laminillas están separadas por la sustancia cementante, compuesta por proteoglucanos y glucoproteínas. Entre las laminillas se alojan los osteocitos inmersos en las lagunas osteocitarias desde donde proyectan sus prolongaciones citoplasmáticas hacia los canalículos, que comunican las lagunas entre sí (**figs. 10-9 y 10-10**).

Existe otro tipo de canales, los conductos de Volkmann, que tienen una disposición perpendicular a los conductos de Havers. Estas estructuras comunican los conductos de Havers entre sí y con la superficie ósea o la cavidad medular, donde se encuentran

---

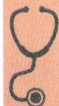

Proyección médico-clínica

10-2. Osteogénesis imperfecta

También llamada "enfermedad de los huesos de cristal", es un trastorno congénito caracterizado por la fragilidad del tejido óseo y, como consecuencia, la debilidad de la estructura. Está causada por una deficiencia congénita en la estructura de las fibras de colágeno de tipo I. Los portadores de la mutación tienen una deficiencia cualitativa y cuantitativa de colágeno que causa la fragilidad y debilidad de los huesos y puede, incluso, provocar fracturas intrauterinas. Es una enfermedad autosómica dominante, por lo que una persona la padecerá si tiene una copia del gen mutado. Una persona con OI tiene un 50% de posibilidades de transmitir el gen y la enfermedad a sus hijos.

La mayoría de los casos de esta patología se heredan de los padres, aunque algunos son el resultado de mutaciones genéticas *de novo.* También se describieron formas recesivas

Los síntomas clásicos incluyen:

- Escleróticas azules. Fracturas óseas múltiples espontáneas o en respuesta a traumas de baja cinética. Disminución temprana de la audición (sordera). Por alteraciones en los huesecillos del oído medio.

- Dado que el colágeno de tipo I también se encuentra en los ligamentos, las personas con OI suelen tener articulaciones flexibles o laxas (hipermovilidad). Algunos tipos de OI también se asocian a un desarrollo anormal de los tejidos dentarios (dentinogénesis imperfecta).

Los síntomas de las formas más severas de OI pueden incluir:

- Brazos y piernas en varo o en paréntesis. Cifosis angular. Escoliosis.

En los últimos años, se describió un subtipo de OI asociado a una mutación en una proteína de membrana expresada por los osteoblastos activos: la proteína Bril. Esta proteína es marcadora de los sitios donde se está formando hueso activamente.

No se cuenta con tratamientos eficaces contra la osteogénesis imperfecta; sin embargo, hay terapias que pueden reducir el dolor y las complicaciones asociadas a esta enfermedad.

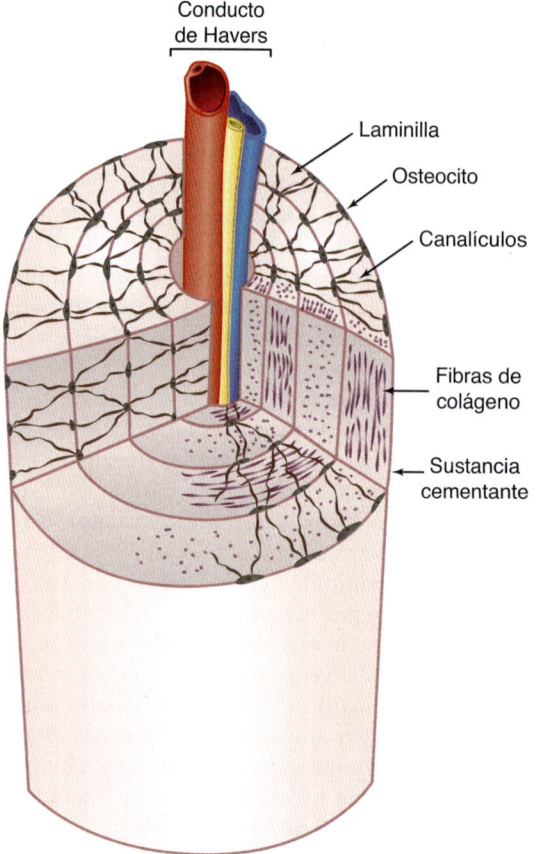

Conducto de Havers

Laminilla

Osteocito

Canalículos

Fibras de colágeno

Sustancia cementante

Fig. 10-8. Sistema de Havers u osteona. Está conformado por un conducto de Havers, con contenido vasculonervioso y laminillas óseas concéntricas (formadas por matriz ósea, con fibras de colágeno de tipo I de disposición perpendicular entre una laminilla y otra, y proteoglucanos). Entre las laminillas se ubican las lagunas osteocitarias donde se alojan osteocitos cuyas prolongaciones se proyectan por los canalículos que interconectan las lagunas.

los elementos vasculares y nerviosos que dan origen a los vasos que transcurren por ellos (**figs. 10-11** y **10-12**).

También hay otras disposiciones laminillares denominadas sistemas intersticiales que contienen tejido óseo en laminillas dispuestas en forma angular, dado que corresponden a zonas de viejos sistemas de Havers que persisten entre los nuevos. Las líneas de cemento que se observan entre los sistemas de Havers e intersticiales son líneas bien refringentes. Otra disposición corresponde a los sistemas circunferenciales externos e internos, constituidos por tres laminillas de matriz ósea y osteocitos que conforman el hueso compacto de localización subperióstica y subendóstica concéntricos al conducto medular (**figs. 10-13** y **10-14**).

Hueso esponjoso

El tejido óseo esponjoso se localiza en el interior de los huesos del cráneo, las vértebras, el esternón y la pelvis, y en las epífisis de los huesos largos, donde está recubierto por una fina capa de hueso compacto.

Al microscopio óptico se observa menos ordenado que el hueso compacto. Pueden verse delgadas trabéculas donde se ubican los osteocitos, que corresponden al tejido óseo laminillar. En la superficie de las trabéculas pueden observarse células de revestimiento óseo y, entre las trabéculas, cavidades óseas que alojan el tejido hematopoyético (**fig. 10-15**).

Periostio

El periostio es una estructura que recubre el hueso y se subdivide en dos regiones: externa o fibrosa, e interna u osteogénica.

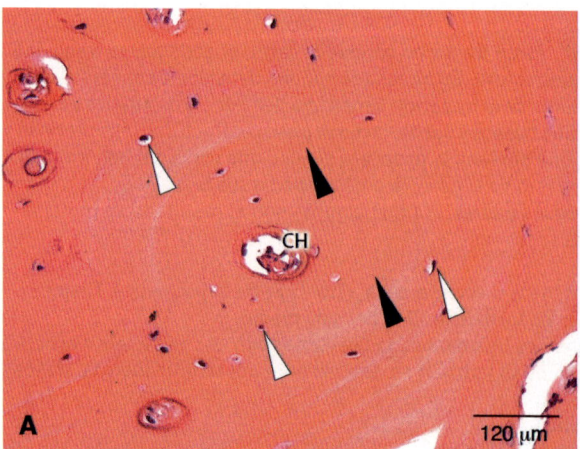

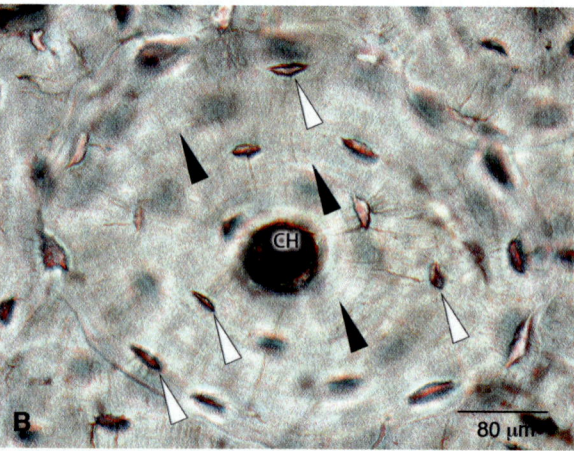

Fig. 10-9. A. Fotomicrografía óptica de hueso compacto descalcificado teñida con H-E que muestra el sistema de Havers u osteona. Conducto de Havers central con estructuras vasculares (CH), laminillas óseas concéntricas (flechas negras) y osteocitos en lagunas osteocitarias (flechas blancas). **B.** Fotomicrografía óptica de hueso compacto, técnica de desgaste, donde se observa el sistema de Havers. Conducto de Havers central (CH), laminillas óseas concéntricas (flechas negras) y lagunas osteocitarias (flechas blancas).

Fig. 10-10. Fotomicrografía de tejido óseo compacto con técnica de descalcificación teñida con H-E. Se observan sistemas de Havers donde se señalan el conducto de Havers central (flechas rojas) y el endostio (flecha azul).

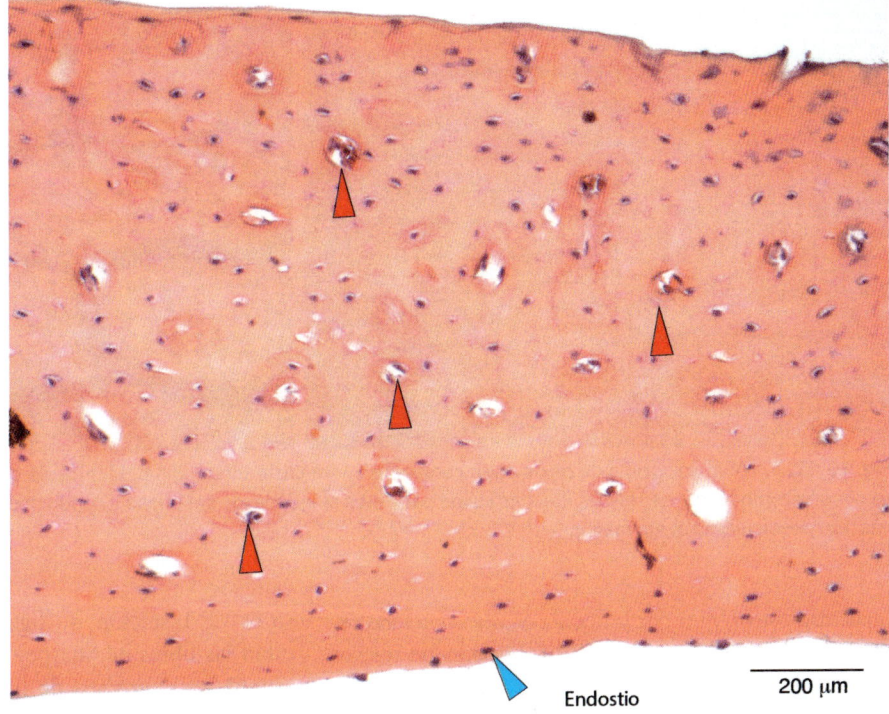

Endostio

200 µm

El periostio externo o fibroso recubre la parte más superficial del hueso y está formado por tejido conectivo colágeno denso no modelado, con una rica vascularización. También se pueden encontrar algunas fibras elásticas. Su aspecto microscópico depende del estadio funcional del hueso. En el desarrollo del esqueleto, sobre todo en la etapa de elongación, el periostio es mucho más grueso y vascularizado que en el esqueleto adulto.

El periostio interno u osteógeno contiene una delgada capa de osteoblastos y células osteoprogenitoras. En el caso de una fractura, el periostio interno adquiere gran

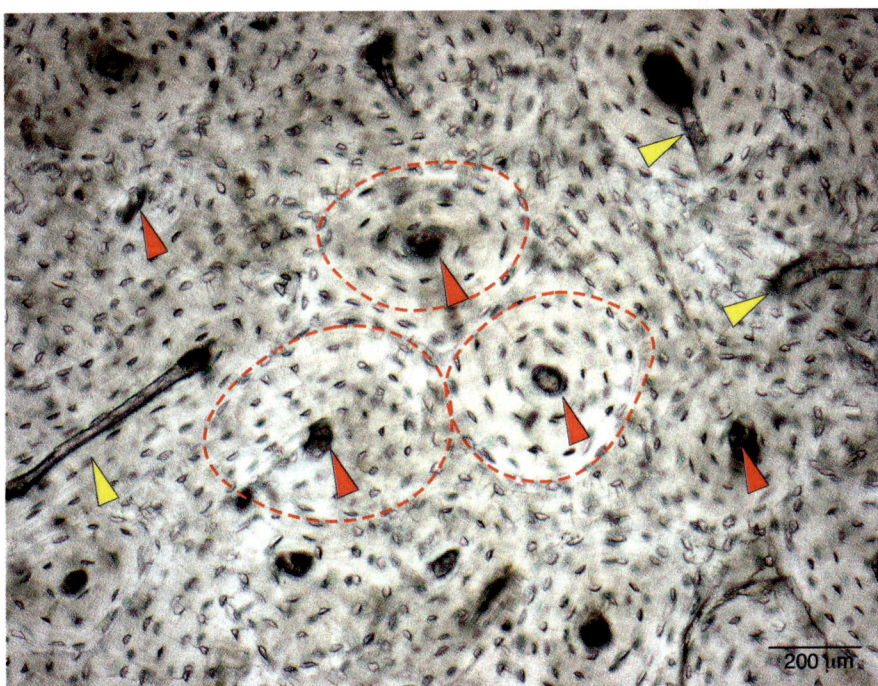

Fig. 10-11. Fotomicrografía de tejido óseo compacto, técnica de desgaste. Se observan osteonas o sistemas de Havers delimitados por líneas de puntos. Se señalan los conductos de Havers (flechas rojas) y los conductos de Volkmann (flechas amarillas).

200 µm

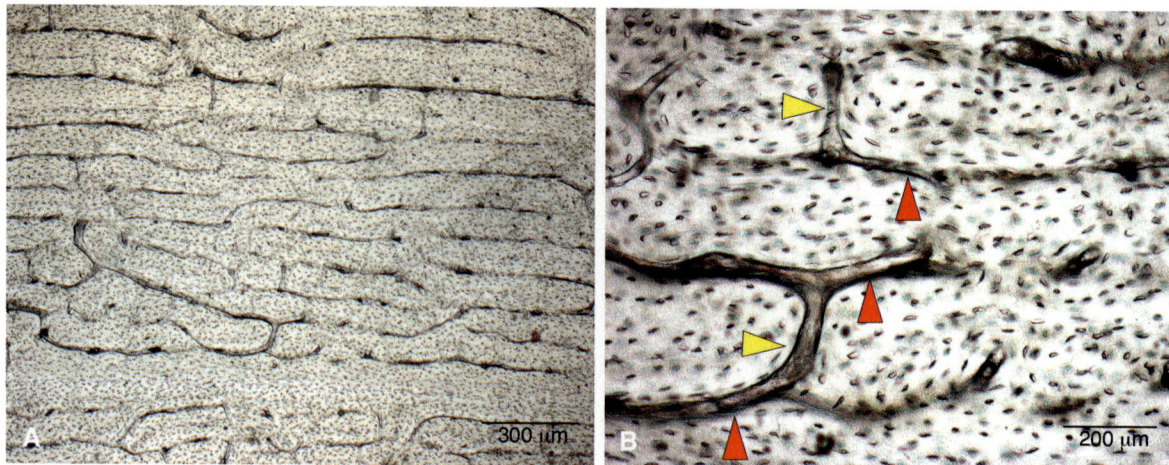

Fig. 10-12. A. Fotomicrografía de tejido óseo compacto en un corte longitudinal, técnica de desgaste. **B.** A mayor aumento se observan conductos de Havers (flechas rojas) paralelos al eje mayor del hueso y conductos de Volkmann (flechas amarillas) perpendiculares al eje mayor.

capacidad osteogénica por la llegada de nuevas células osteoprogenitoras pluripotenciales y formación de nuevos vasos sanguíneos (angiogénesis) (véanse **figs. 10-2** y **10-3**).

En general, las fibras colágenas del periostio son paralelas a la superficie del hueso y forman una cápsula. La naturaleza del periostio es diferente en los sitios de inserción de ligamentos y tendones. Aquí están las fibras de Sharpey o perforadoras, que representan haces gruesos de fibras de colágeno de tipo I que anclan el periostio al hueso subyacente. Las fibras colágenas de estas estructuras se extienden de manera oblicua o perpendicular al eje mayor del hueso, y se

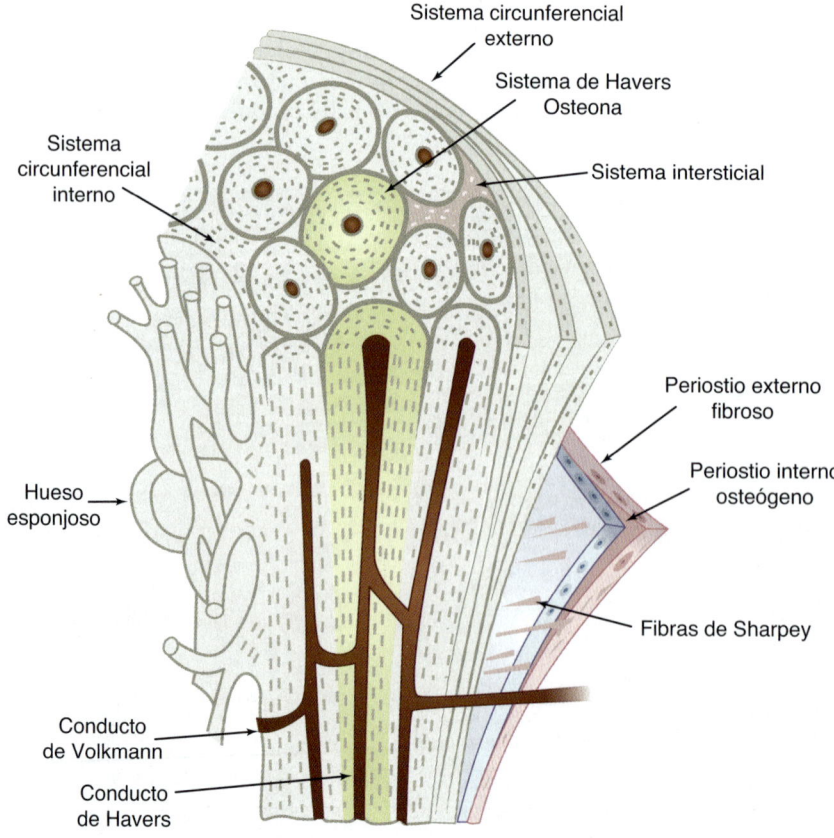

Fig. 10-13. Diáfisis de hueso largo. Se observan sistemas de Havers, sistemas circunferenciales interno y externo, y sistemas intersticiales. En la periferia se esquematiza el periostio con sus dos regiones y el hueso esponjoso que reviste el conducto medular central.

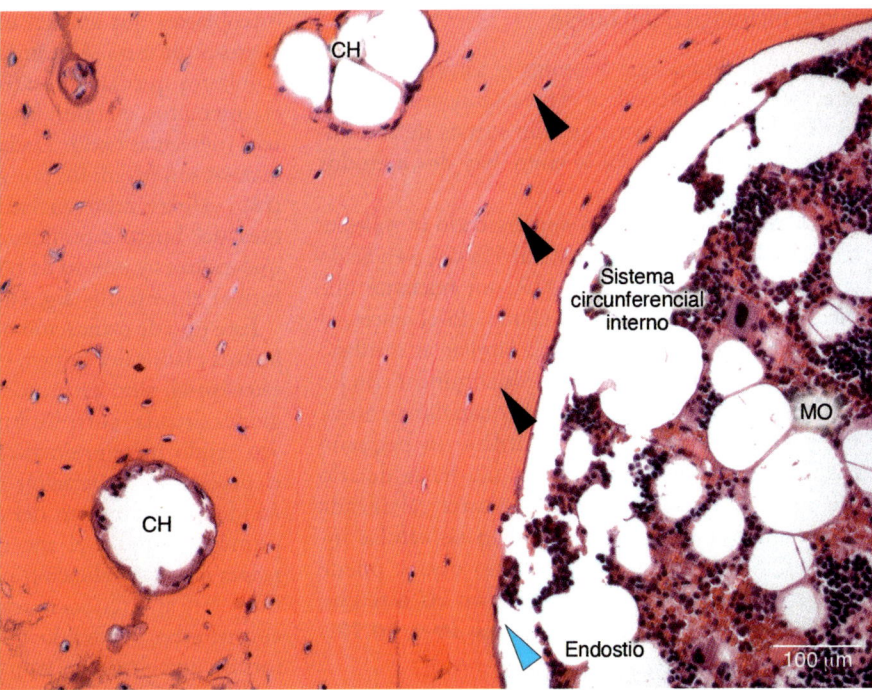

Fig. 10-14. Fotomicrografía de diáfisis de hueso largo tejido, corte transversal con técnica de descalcificación teñido con H-E. Se observa tejido óseo compacto donde se señalan las laminillas circunferenciales internas (flechas negras) próximas al endostio (flecha azul), de disposición concéntrica al conducto medular. Pueden observarse los conductos de Havers en el corte transversal (CH) con laminillas y osteocitos que forman sistemas de Havers. En el conducto medular, médula ósea (MO).

continúan con las fibras colágenas de la matriz extracelular. Se extienden hacia las laminillas intersticiales y circunferenciales externas, pero por lo general no entran en las osteonas.

El periostio está ausente en las articulaciones sinoviales, en los sitios de inserción de los ligamentos y tendones, y en los huesos sesamoideos.

Endostio

Es una delgada capa de tejido conectivo con células osteoprogenitoras y osteoblastos que recubre el conducto medular de los huesos largos, los conductos de Havers y de Volkmann y las cavidades medulares del hueso esponjoso (véanse **figs. 10-7** y **10-14**).

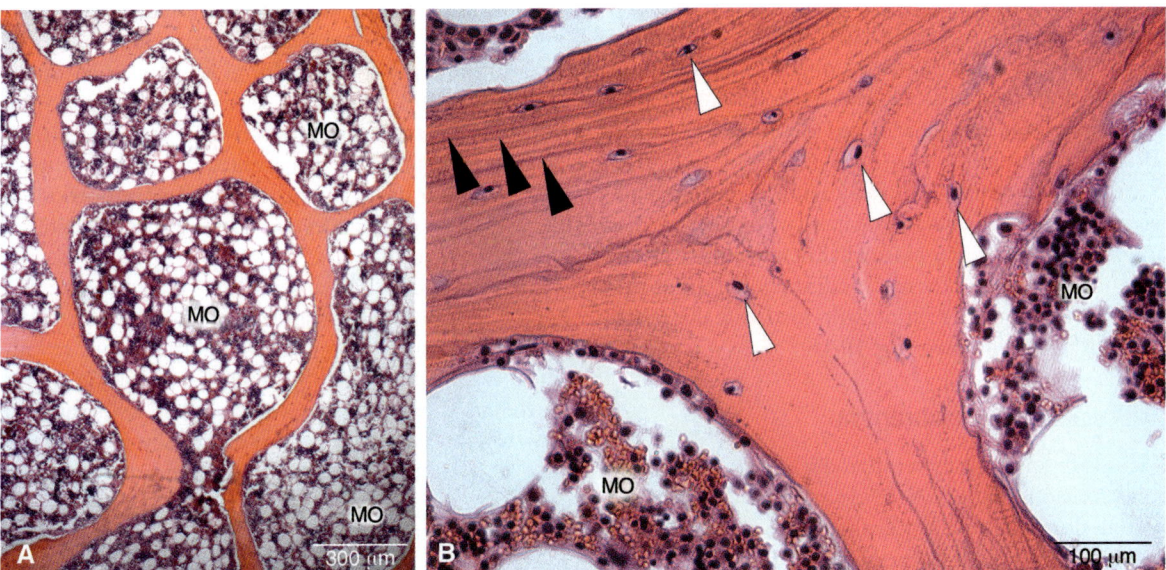

Fig. 10-15. Fotomicrografía de tejido óseo esponjoso con técnica de descalcificación teñido con H-E. **A.** Se observan trabéculas óseas acidófilas rodeando cavidades óseas que contienen médula ósea (MO). **B.** A mayor aumento, trabécula ósea donde se señalan osteocitos inmersos en lagunas osteocitarias (flechas blancas) y laminillas de la matriz ósea (flechas negras). En las cavidades óseas, médula ósea (MO).

Estudio histológico del hueso

El grado de dureza que le otorga la calcificación a la matriz ósea no permite realizar el procesamiento de tejido óseo similar a otras muestras cuando se trata de la técnica histológica de rutina. Por lo tanto, **hay dos métodos para su estudio:**

- **Descalcificación:** se realiza sumergiendo la muestra en una solución de ácido nítrico al 5% v/v, o en ácido etilendiaminotetraacético (EDTA, un quelante que "atrapa el calcio") y, una vez eliminado el calcio, el hueso adquiere una consistencia similar al cartílago porque pierde su dureza, y se puede continuar con los respectivos pasos de la técnica de hematoxilina-eosina.
- **Desgaste:** en este método se utiliza un pequeño fragmento de hueso seco que se lija hasta dejarlo tan delgado que solo queda la matriz calcificada y las lagunas donde se encontraban las células incluidas. Así, la luz del microscopio óptico puede atravesar estos sectores y se observan las osteonas y las lagunas osteocitarias (véanse **figs. 10-9**, **10-10** y **10-11**).

PROCESOS DE OSIFICACIÓN

Se denomina osificación el conjunto de mecanismos por medio de los cuales el tejido cartilaginoso o mesenquimático se transforma en tejido óseo.

La osificación puede comenzar en los centros de osificación primarios, que se forman en la decimosegunda semana de vida intrauterina, o en los secundarios, que surgen en el feto en la etapa perinatal.

La histogénesis del hueso se realiza a través de dos procesos: la osificación intramembranosa y la osificación endocondral. Ambos procesos producen un hueso histológicamente idéntico. La combinación de la formación y la resorción ósea, conocidas en conjunto como remodelado, se da a lo largo de toda la vida, aunque es más lenta en el tejido óseo secundario que en el tejido óseo primario.

Entre los mecanismos de osificación se destaca la diferenciación de las células osteoprogenitoras en células osteoformadoras (osteoblastos). En la osificación endocondral también ocurren modificaciones en el cartílago hialino, que es reemplazado mediante diferentes procesos por tejido óseo (**fig. 10-16**).

Osificación intramembranosa

La osificación intramembranosa comienza con la condensación celular del tejido mesenquimático. En la zona donde se va a formar hueso, centro de osificación primaria, las células mesenquimáticas estrelladas se diferencian en células osteoprogenitoras que proliferan y se diferencian en osteoblastos, los cuales inician la síntesis y la secreción de sustancia osteoide, que luego se mineraliza y forma pequeñas espículas rodeadas de osteoblastos que añaden más matriz ósea y aumentan el grosor de estas. Al avanzar la osificación, algunos osteoblastos quedan rodeados de matriz y se convierten en osteocitos, en tanto las espículas se fusionan y originan trabéculas óseas. Luego, los espacios entre las trabéculas son invadidos por vasos sanguíneos nuevos que traen células indiferenciadas, lo que origina la médula ósea del hueso esponjoso. El tejido mesenquimático que rodea este esbozo de hueso plano se diferencia para formar el periostio (**fig. 10-17**).

Este tipo de osificación ocurre en la formación de los huesos planos del cráneo, cuya función no es de sostén estructural, sino de protección. Las fontanelas son regiones situadas entre los huesos del cráneo que conservan tejido mesenquimático y permiten que continúe el proceso de osificación intramembranosa, acompañando el crecimiento del cráneo. Se cierran entre los primeros meses y el año de vida, y son muy importantes para la evaluación pediátrica de la hipertensión intracraneal o endocraneana, ya que como aún están constituidas por tejido inmaduro, pueden protruir y formar una elevación palpable e, incluso, visible.

Osificación endocondral

Este tipo de osificación es responsable de la formación y el crecimiento de los huesos largos. La osificación endocondral comienza con la proliferación y agrupación de células mesenquimáticas en el sitio donde se desarrollará el futuro hueso. No obstante, las células mesenquimáticas se diferencian en condroblastos que producen matriz cartilaginosa y forman un modelo de cartílago hialino a escala de lo que será el hueso adulto. El modelo cartilaginoso aumenta de tamaño por crecimiento intersticial y aposicional.

En el pericondrio que rodea la zona media del modelo, la futura diáfisis, las células se diferencian en osteoprogenitoras y el pericondrio se transforma en periostio. Las células osteoprogenitoras activadas se diferencian en osteoblastos que comienzan a sintetizar y secretar matriz ósea, y forman un manguito o collar óseo subperióstico alrededor del cartílago, del que depende que el hueso largo crezca en grosor.

Los condrocitos de ambos extremos del cartílago hialino sufren modificaciones metabólicas y estructurales, se hipertrofian y la matriz cartilaginosa se calcifica, razón por la cual se dificulta la difusión de los nutrientes que llegaban a estas células. Esto causa la muerte (apoptosis) de los condrocitos y solo permanece un esqueleto estructural de matriz cartilaginosa calcificada.

Algunas células periósticas migran junto con brotes vasculares que invaden la cavidad del modelo o molde cartilaginoso, donde se diferencian en osteoblastos, inician la síntesis y el depósito de sustancia osteoide sobre la matriz cartilaginosa calcificada, y forman trabéculas mixtas con componentes cartilaginosos y osteoides.

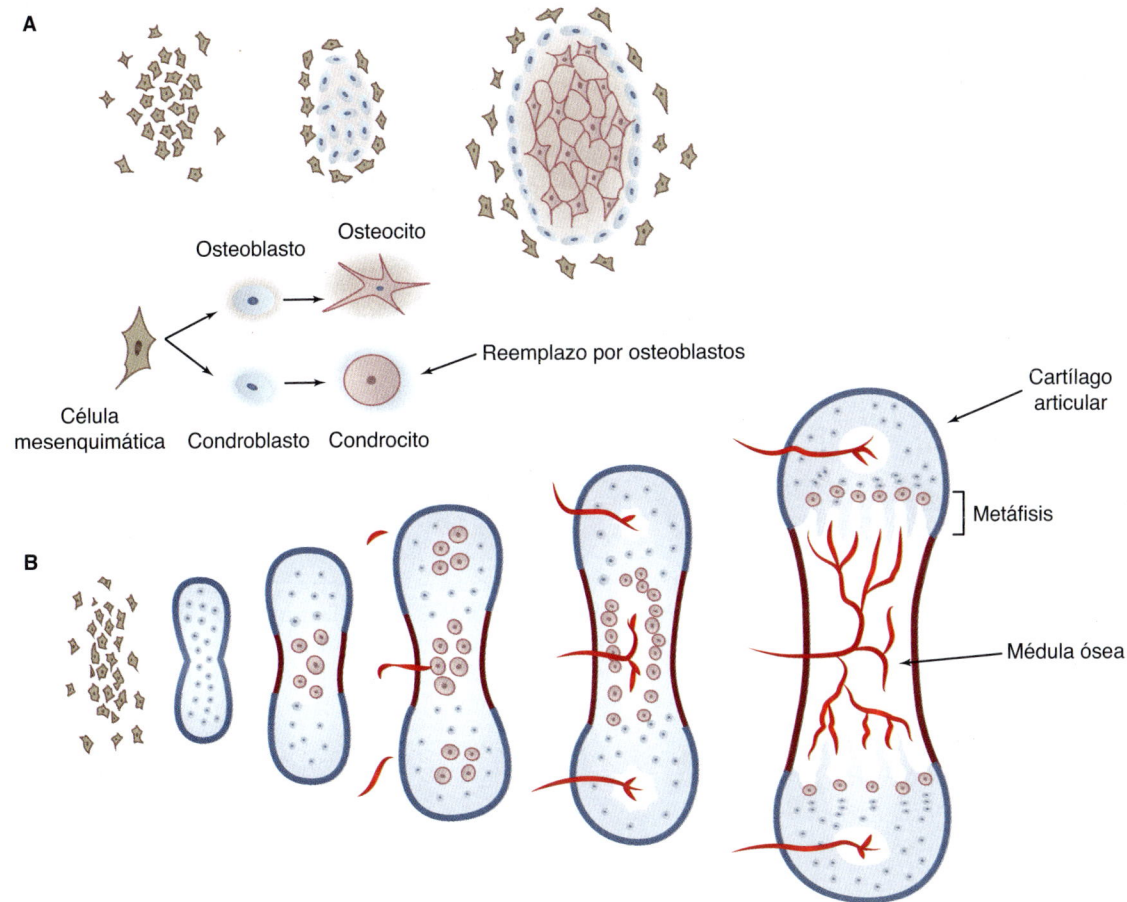

Fig. 10-16. Esquema que representa los procesos de osificación intramembranosa (**A**) y endocondral (**B**). En la osificación intramembranosa, el hueso se forma por la diferenciación de las células mesenquimáticas en osteoblastos y osteocitos. En la osificación endocondral se forman huesos largos a partir de un modelo cartilaginoso hialino originado por la diferenciación de las células mesenquimáticas en condroblastos. El pericondrio de la diáfisis es reemplazado por periostio (en rojo), lo que lleva a la muerte de los condrocitos y forma centros de osificación. En las epífisis, el crecimiento en volumen limita aporte de oxígeno a las células más internas, y se forman núcleos de osificación. En la zona más interna de la metáfisis se observan trabéculas que conforman la zona de crecimiento en largo. En esas trabéculas se depositarán en forma epitelioide los osteoblastos provenientes de las células osteoprogenitoras que reemplazarán el cartílago. Estas células acceden al sitio de osificación por vasos sanguíneos que se forman por factores angiogénicos liberados ante el estado de hipoxia. La vascularización también trae células hematopoyéticas que conformarán la médula ósea.

Histológicamente, se reconocen por la basofilia de la matriz cartilaginosa calcificada y la acidofilia de la sustancia osteoide depositada. Las trabéculas crecen por aposición de más matriz osteoide, o bien sufren resorción a medida que se forman nuevas trabéculas. Conforme se agranda la cavidad medular en la diáfisis, pueden reconocerse distintas zonas en el cartílago de cada extremo epifisario del molde (**fig. 10-18**).

Se definen zonas características a lo largo del cartílago hialino en el proceso de osificación endocondral (**fig. 10-19**):

- **Zona de reposo:** tejido cartilaginoso con características propias del cartílago hialino (véase Tejido cartilaginoso hialino).

- **Zona de proliferación o cartílago seriado:** se observan condrocitos en pila de monedas. Puede haber grupos isógenos axiales

- **Zona de hipertrofia:** condrocitos de gran tamaño que sintetizan abundante matriz cartilaginosa rica en colágeno de tipo X.

- **Zona de calcificación:** matriz cartilaginosa calcificada, los condrocitos entran en proceso de apoptosis.

- **Zona de osificación:** sitio donde las células osteoprogenitoras se diferencian en osteoblastos. Los osteoblastos inician la síntesis de matriz osteoide, que sustituye progresivamente la matriz cartilaginosa calcificada. Estas estructuras se denominan

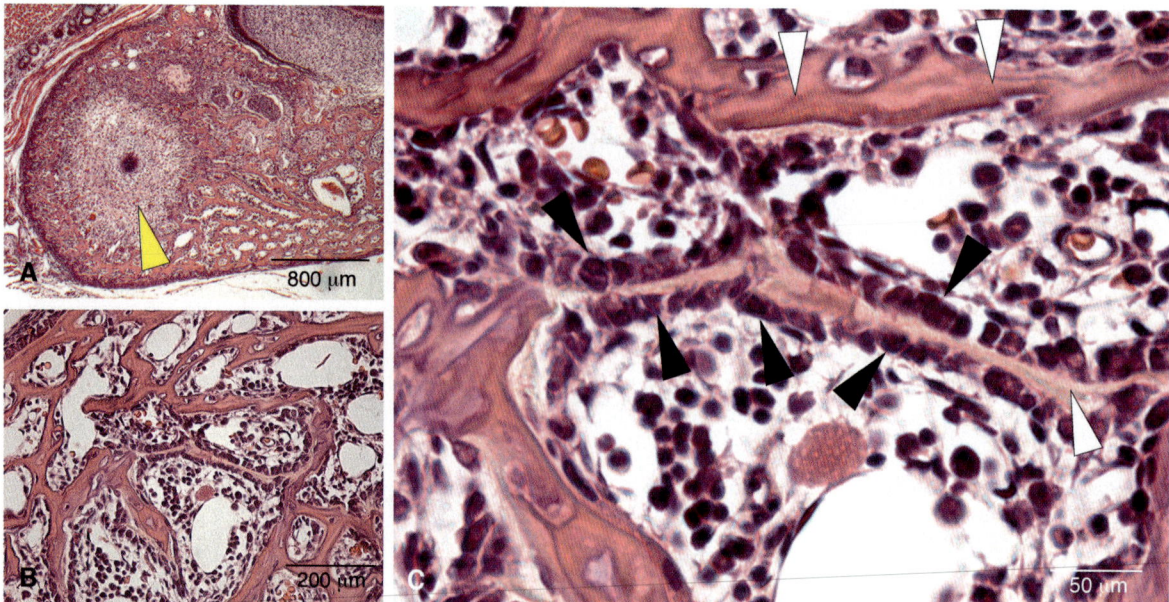

Fig. 10-17. Fotomicrografía de hueso de maxilar inferior teñida con H-E en el que se observa el del proceso de osificación intramembranosa. **A.** Se observa un núcleo de osificación (flecha amarilla). **B.** Trabéculas acidófilas que rodean cavidades óseas que contienen tejido hematopoyético. **C.** A mayor aumento, trabécula donde se señalan los osteoblastos periféricos con disposición epitelioide (flechas negras) y osteocitos en lagunas osteocitarias inmersos en la matriz osteoide (flechas blancas). Entre las trabéculas se observa tejido hematopoyético.

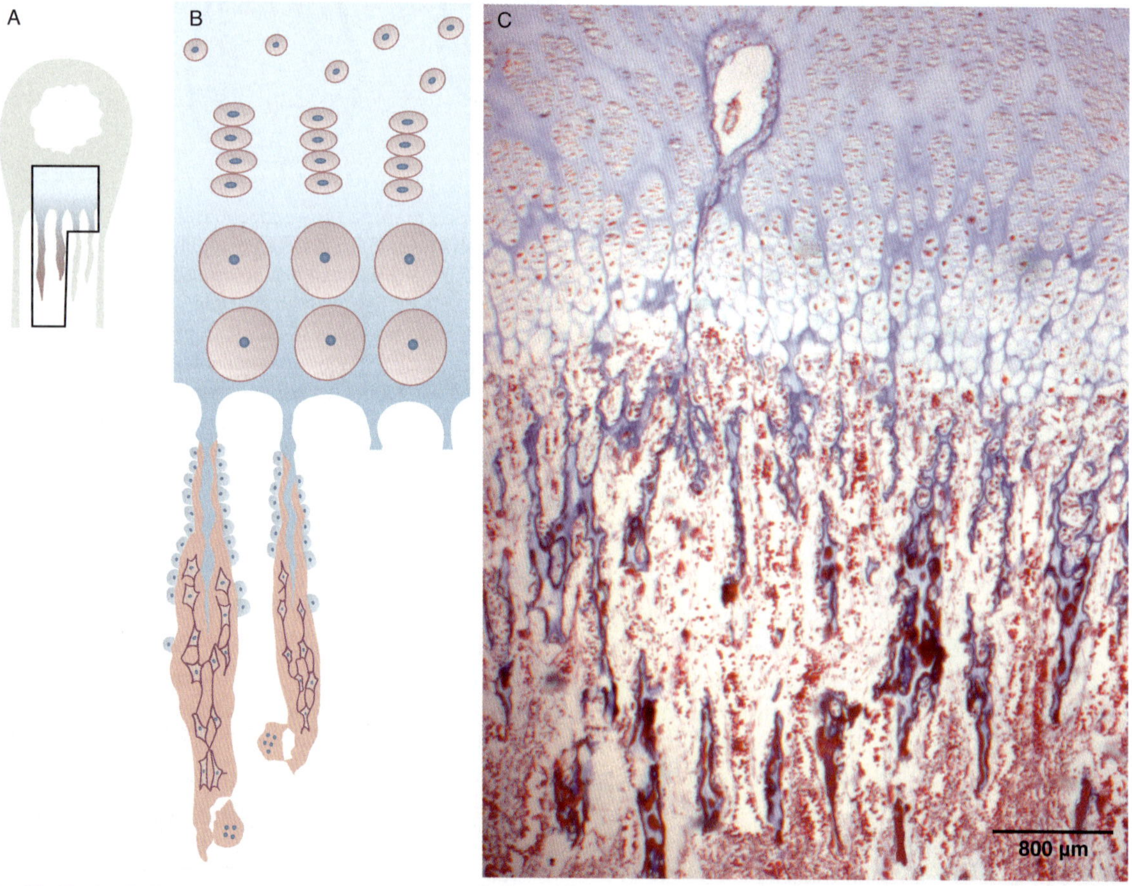

Fig. 10-18. A y B. Proceso de osificación endocondral. Se muestran los cambios que sufre el tejido cartilaginoso hialino y los diferentes estadios de maduración de las trabéculas. **C.** Fotomicrografía teñida con tricrómico de Mallory del proceso de osificación endocondral. En la parte superior del campo se muestran los cambios en el tejido cartilaginoso y en la parte inferior de las trabéculas los distintos estadios de maduración.

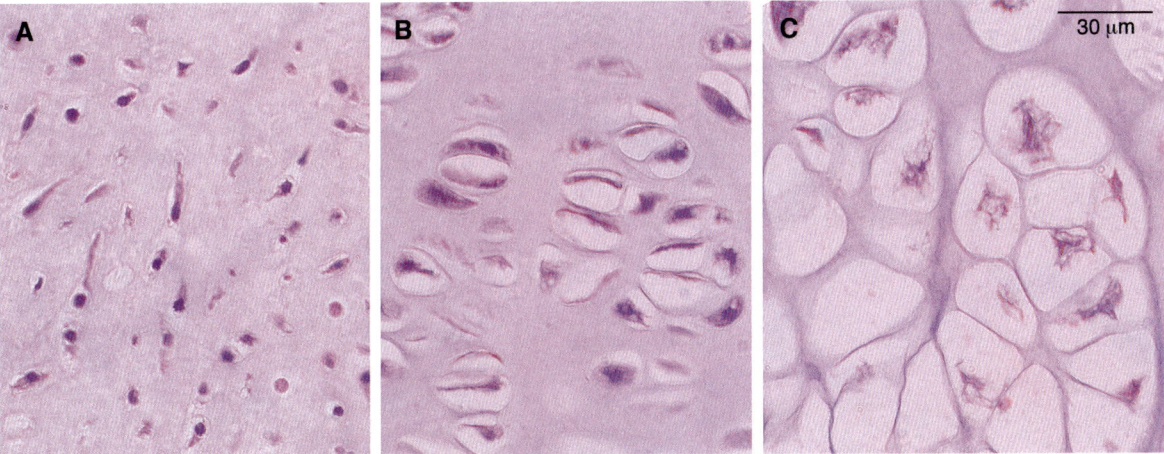

Fig. 10-19. Fotomicrografías de osificaciòn endocondral teñidas con H-E en las que se observan los diferentes cambios del cartílago hialino durante el proceso de osificación endocondral. **A.** Cartílago en reposo. **B.** Cartílago proliferativo con grupos isógenos axiles, condrocitos en pilas de monedas. **C.** Cartílago hipertrofiado.

trabéculas y, a medida que maduran, pueden observarse diferentes tipos en los preparados histológicos:

– **Trabécula directriz:** zonas de matriz cartilaginosa calcificada (con acentuación de su basofilia), con condroplastos fusionados que forman cavidades vacías. Puede haber osteoblastos periféricos (**fig. 10-20**).

– **Trabécula primaria:** se observa una zona de matriz cartilaginosa calcificada (basófila) central, con osteoblastos activados dispuestos en forma epitelioide, con sus núcleos polarizados excéntricamente a la trabécula, sobre la que se apoyan, y secretan una fina capa de sustancia osteoide. El depósito de matriz osteoide se observa como una delgada zona acidófila periférica que rodea la matriz basófila central del cartílago calcificado (**fig. 10-21**).

– **Trabécula secundaria:** se observa una zona menor de matriz cartilaginosa calcificada (basófila) central, con aumento de la sustancia osteoide periférica que rodea totalmente algunos osteoblastos y provoca su diferenciación en osteocitos. En su superficie pueden observarse osteoblastos que siguen secretando sustancia osteoide (**fig. 10-22**).

– **Trabécula terciaria:** es la trabécula madura por excelencia. Ya no se ve matriz cartilaginosa calcificada. Se observan osteocitos inmersos en sus lagunas con una matriz osteoide intensamente acidófila. Puede haber osteoclastos próximos a las trabéculas (**fig. 10-23**).

HISTOFISIOLOGÍA DEL TEJIDO ÓSEO: REMODELADO ÓSEO Y SUS MODULADORES

El fenómeno de remodelado óseo está representado por los procesos de formación y resorción que permi-

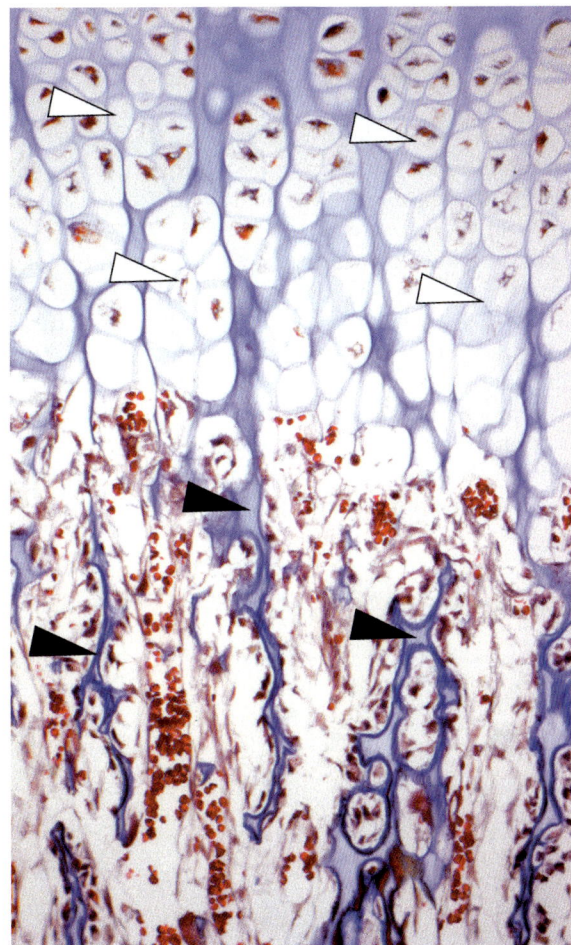

Fig. 10-20. Fotomicrografía del proceso de osificación endocondral con tricrómico de Mallory. Se observa en la parte superior de la imagen el cartílago hipertrofiado (flechas blancas). En la parte inferior del campo se señalan las trabéculas directrices (flechas negras).

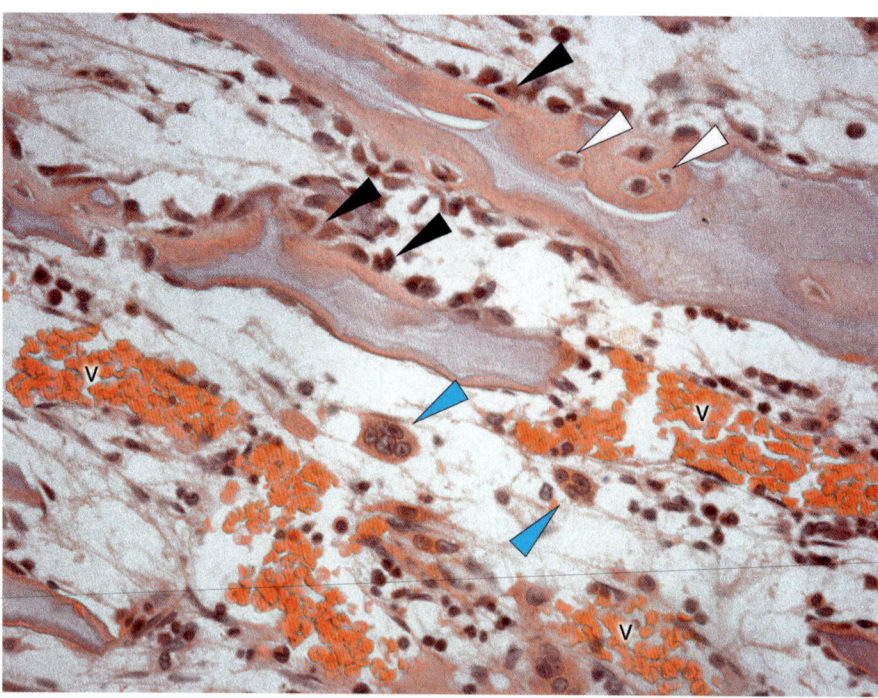

Fig. 10-21. Fotomicrografía óptica del proceso de osificación endocondral teñida con H-E. Se observan trabéculas primarias y secundarias. Se observan osteoblastos (flechas negras) en la superficie trabecular, matriz osteoide (acidófila), osteocitos en lagunas osteocitarias (flechas blancas) inmersos en matriz osteoide. Ejes de matriz cartilaginosa centrales (basofila). Tejido hemotopoyético que circunda las trabéculas donde se observan osteoclastos (flechas azules) y estructuras vasculares (V).

ten la renovación de la masa ósea y la regulación del metabolismo fosfocálcico. En este proceso, los osteoblastos participan en la formación y los osteoclastos en la resorción.

Está modulado por diferentes hormonas (hormona de crecimiento —GH—, factor similar a la insulina tipo 1 —IGF-1—, vitamina D, hormonas tiroideas, calcitonina) y citoquinas (proinflamatorias, factores estimulantes de colonias), pero la principal reguladora de este proceso es la parathormona (PTH).. Esta última se sintetiza en las glándulas paratiroideas, actúa sobre los osteoblastos, y favorece la liberación de RANKL y la disminución de los niveles de osteoprotegerina

(OPG). El RANKL interactúa con su receptor RANK en la membrana de los precursores de osteoclastos, que se diferencian en osteoclastos maduros e inician el proceso de resorción. Este implica la liberación de H+, Cl y enzimas lisosomales desde el borde plegado al compartimento subosteoclástico. Debido al descenso del pH, se elimina el componente inorgánico (cristales de hidroxiapatita) de la matriz extracelular ósea y se activan las enzimas lisosomales que degradan el componente orgánico (colágeno, proteoglucanos y glucoproteínas), con la consiguiente liberación del calcio a la circulación para regular la calcemia. Cada vez que se active este proceso aumentan los marca-

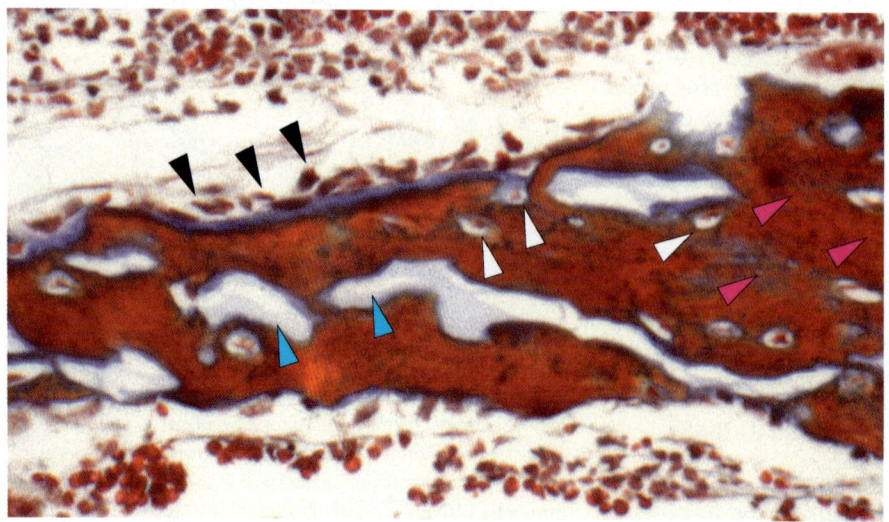

Fig. 10-22. Trabécula secundaria teñida con tricrómico de Mallory. Se observan osteoblastos (flechas negras) en la superficie trabecular que depositan matriz osteoide (coloración azul), osteocitos en lagunas osteocitarias (flechas blancas) inmersos en matriz osteoide (flechas rosas). Ejes de matriz cartilaginosa centrales. Tejido hemoatopoyético que circunda la trabécula.

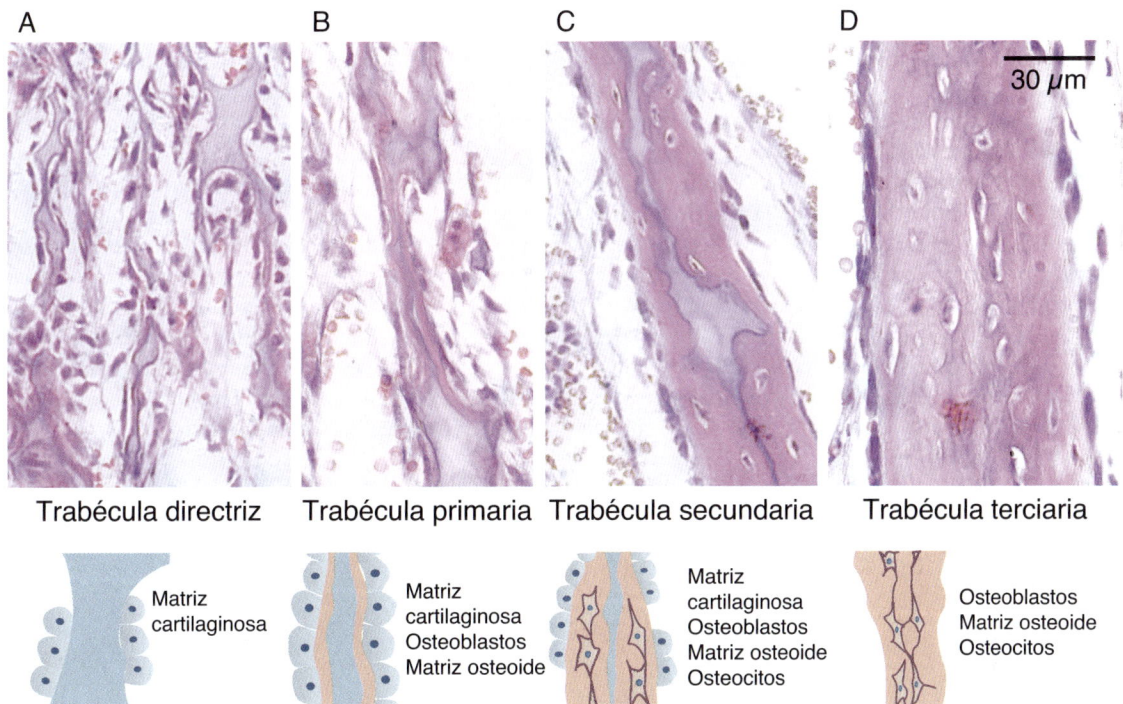

Fig. 10-23. Fotomicrografía de la etapa trabecular del proceso de osificación endocondral asociada a esquemas de cada tipo de trabécula. **A.** Trabécula directriz formada por matriz cartilaginosa calcificada y osteoblastos periféricos. **B.** Trabécula primaria, los osteoblastos inician el depósito de matriz osteoide (acidófila). **C.** Trabécula secundaria, aumenta el depósito de matriz osteoide donde se observan osteocitos inmersos. Disminuye progresivamente la matriz cartilaginosa calcificada. **D.** Trabécula terciaria, toda la matriz cartilaginosa es reemplazada por matriz osteoide con osteocitos inmersos.

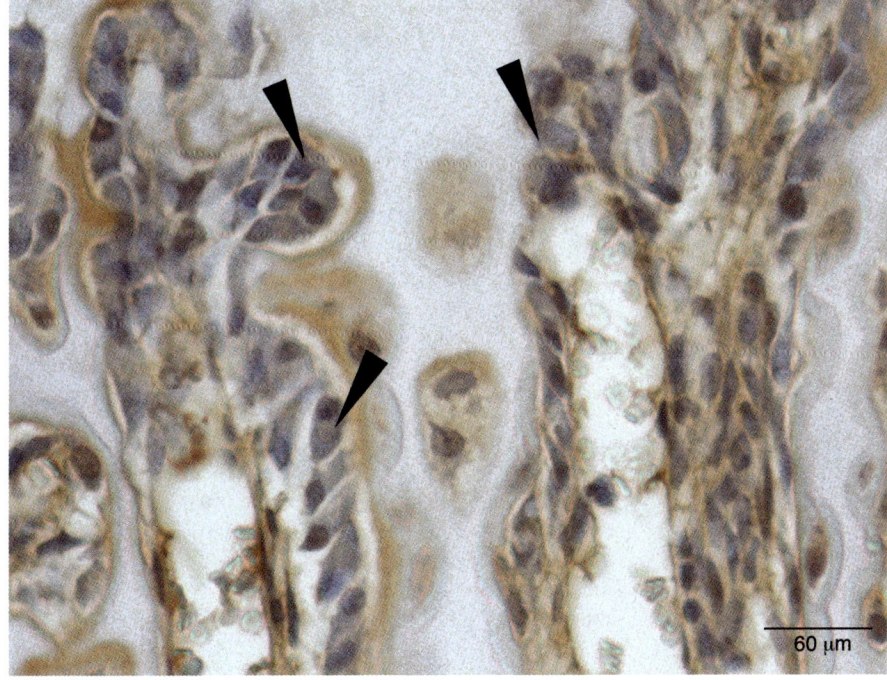

Fig. 10-24. Fotomicrografía de una trabécula primaria con técnica de inmunohistoquímica para RANK-L. Puede observarse la disposición de los osteoblastos periféricos (flechas).

dores de remodelado óseo en la sangre. La fosfatasa alcalina, la fosfatasa ósea y la osteocalcina son los marcadores de formación, y los telopéptidos del colágeno, los marcadores de resorción (**fig. 10-24**). Una vez finalizada la resorción, se produce el reclutamiento de osteoblastos hacia la cavidad de resorción, que se rellena con hueso nuevo. Este proceso de osteoformación es seguido por la mineralización de la matriz. Si bien la calcitonina inhibe directamente los osteoclastos, y disminuye la resorción y la calcemia, su potencia es mucho menor que la de la PTH. Las concentraciones de PTH ejercen un efecto regulador de la calcemia más potente (**fig. 10-25**; véase también **fig. 10-6**).

El ciclo de remodelado dura aproximadamente tres meses, con una etapa de iniciación donde se activan los osteoclastos que dura tres semanas, continuada por una segunda etapa de transición en la cual se inactivan los osteoclastos, entran en apoptosis y se produce el reclutamiento de osteoblastos al sitio de resorción. La etapa de terminación, que dura cerca de tres meses, se caracteriza por la osteoformación y la mineralización, con activación de los osteoblastos, seguida de una etapa de reposo.

El remodelado permite mantener una masa ósea favorable, si bien este fenómeno tiene un desequilibrio en ambos extremos de la vida a expensas de la formación durante la infancia y la adolescencia, y un predominio de la resorción durante el climaterio y en los adultos mayores; la pérdida de masa ósea es más prevalente en la osteopenia y la osteoporosis. (**Proyección médico-clínica 10-3. Osteopenia y osteoporosis**).

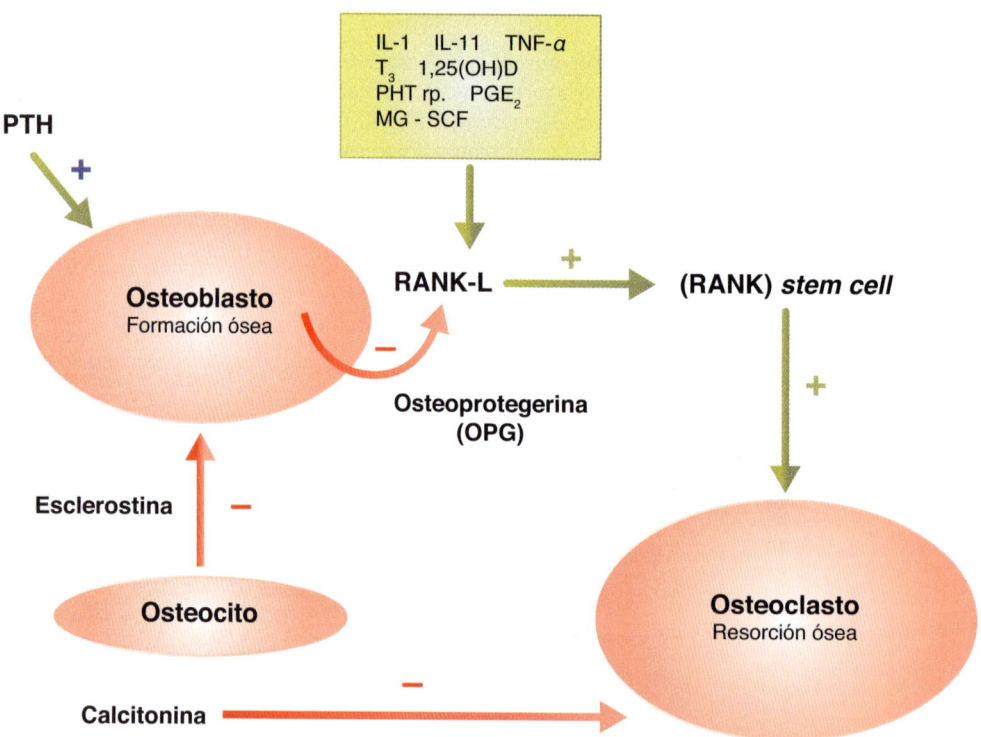

Fig. 10-25. Remodelado óseo y sus moduladores. El efecto PTH activa los osteoblastos para la liberación de RANK-L. Este factor actúa sobre el receptor RANK de *stem cells* que se diferencian en osteoclastos maduros y activan la resorción ósea. La hormona calcitonina inhibe la resorción, pero de forma más débil y menos sostenida. El sistema RANK-L/RANK también puede activarse por otros factores como interleuquinas proinflamatorias, hormonas tiroideas, etc. PTH: hormona paratiroidea; OPG: osteoprotegerina; RANK-L: ligando del receptor del factor nuclear kappa beta; RANK: receptor del factor nuclear kappa beta; IL-1, IL-11: interleuquinas; TNF-alfa: factor de necrosis tumoral alfa; T3: triyodotironina; 1,25(OH)D: 1,25-hidroxi-vitamina D; PTH rp: péptido similar a PTH; PGE2: prostaglandina E2; MG-SCF/MCP-1: factor estimulante de colonias de granulocitos y macrófagos.

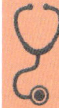

Proyección médico-clínica

10-3. Osteopenia y osteoporosis

Si bien el crecimiento en alto finaliza próximo a los 18 años, el tejido óseo sigue fortaleciendo su microarquitectura y alcanza el pico de masa ósea alrededor de los 25 años. Las patologías que alteren este proceso (desnutrición, enfermedad celíaca) provocarán una mayor predisposición a la osteopenia y la osteoporosis, o a fracturas durante la etapa adulta.

La osteoporosis es una enfermedad caracterizada por la alteración de la microarquitectura ósea en la cual la resorción no es compensada por la formación osteoblástica, lo que produce fragilidad ósea y predispone a las fracturas. El aporte de calcio en la alimentación o mediante suplementos evita la pérdida del reservorio óseo, y el mantenimiento de niveles óptimos de vitamina D contribuye a la correcta mineralización y a la fuerza muscular. Esto ayuda a prevenir la osteopenia y la osteoporosis.

Cuando es necesario tratar la osteoporosis o las fracturas osteoporóticas, los fármacos de elección son los bisfosfonatos, ya que tienen la capacidad de inhibir los osteoclastos con alta potencia y favorecer su apoptosis. También se utilizan fármacos inhibidores de RANK-L, osteoformadores que estimulan los osteoblastos maduros (teriparatida) o estimuladores de la osteoblastogénesis mediante la inhibición de la esclerostina (romosozumab).

BIBLIOGRAFÍA

Blumer MJF. Bone tissue and histological and molecular events during development of the long bones. Ann Anat. 2021;235:151704.

Bonewald LF. Osteocytes. En: Rosen C. Primer on the metabolic bone diseases and disorders of mineral metabolism. American Society for Bone and Mineral Research; 2013.

Bonewald LF. Mechanosensation and Transduction in Osteocytes. Bonekey Osteovision. 2006;3(10):7-15.

Goltzman D. Physiology of parathyroid hormone. Endocrinol Metab Clin North Am. 2018;47(4):743-58.

Matsuo K, Irie N. Osteoclast-osteoblast communication. Arch Biochem Biophys. 2008;473(2):201-9.

Miller SC, Bowman BM, Smith JM, Jee WS. Characterization of endosteal bone-lining cells from fatty marrow bone sites in adult beagles. Anat Rec. 1980;198(2):163-73.

Negri AL. Regulation of Bone Mineralization by inorganic and peptide factors. Rev Argent Endocrinol Metab. 2011;48:216-24.

Sapir-Koren R, Livshits G. Osteocyte control of bone remodeling: is sclerostin a key molecular coordinator of the balanced bone resorption-formation cycles? Osteoporos Int. 2014;25(12):2685-700.

Tsang KY, Chan D, Cheah KS. Fate of growth plate hypertrophic chondrocytes: death or lineage extension? Dev Growth Differ. 2015 Feb;57(2):179-92.

Wysolmerski JJ. Osteocytes remove and replace perilacunar mineral during reproductive cycles. Bone. 2013;54(2):230-6.

Wysolmerski JJ. Osteocytic osteolysis: time for a second look? Bonekey Rep. 2012 5;1:229. 1)

  GALERÍA DE IMÁGENES

 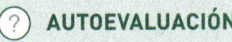 AUTOEVALUACIÓN

Sangre y hematopoyesis

11

COMPOSICIÓN DE LA SANGRE

La sangre es un tejido conectivo especializado cuya característica es la de ser líquida, constituida por:
- Elementos formes o figurados: comprenden los glóbulos rojos, también llamados eritrocitos o hematíes, y las plaquetas o trombocitos. Ambos tipos de elementos son anucleados. Los elementos formes cumplen su función dentro del sistema vascular sanguíneo: los glóbulos rojos transportan O_2 y CO_2, y las plaquetas permiten la coagulación.
- Células: comprenden los glóbulos blancos o leucocitos, que se clasifican en granulocitos y agranulocitos según tengan o no granulaciones en su citoplasma. Dentro de los granulocitos se encuentran los neutrófilos, los eosinófilos y los basófilos, y dentro de los agranulocitos, los linfocitos y los monocitos. Los glóbulos blancos cumplen funciones de defensa fuera del sistema vascular sanguíneo. Atraídos por sustancias liberadas en el foco de algún proceso infeccioso o inflamatorio, se extravasan hacia el tejido conectivo circundante, por lo que deben atravesar las uniones intercelulares de las células endoteliales de la pared de los vasos sanguíneos (capilares y vénulas poscapilares), donde llevan a cabo sus funciones de defensa (fig. 11-1).
- Matriz extracelular: corresponde al plasma, que tiene análogos de las fibras que se encuentran en la matriz de todos los tejidos conectivos como el fibrinógeno, que origina fibrina durante el proceso de coagulación y la sustancia intercelular amorfa, que en este caso está compuesta por el suero (plasma sin fibrinógeno).

La sangre, entonces, es una masa líquida que circula de forma constante y unidireccional por un compartimento cerrado, el aparato circulatorio, propulsada por la contracción rítmica del corazón.

A través de las arterias la sangre lleva oxígeno (O_2) y nutrientes a todas las células del organismo, y permite que las distintas hormonas sintetizadas en diferentes órganos lleguen a las células receptoras ubicadas en sus respectivos órganos blanco. Por su parte, la sangre de las venas transporta el dióxido de carbono (CO_2), producto de la respiración celular, que se intercambiará por O_2 en los alvéolos pulmonares, y los desechos metabólicos que serán excretados por el riñón. Por lo tanto, hay un constante y necesario intercambio entre la sangre y los territorios irrigados, ya que el organismo humano está formado por billones de células que requieren O_2 y nutrientes para llevar a cabo sus funciones específicas (véase fig. 11-1).

El volumen total de sangre (volemia) en el ser humano adulto es de aproximadamente 5 litros, o sea, un 7% del peso corporal. De ese volumen, un 45% corresponde a los glóbulos rojos (se denomina hematocrito: Hto). Los leucocitos y las plaquetas constituyen el 1%, y el resto del volumen corresponde al plasma (líquido transparente amarillento).

Cuando se extrae sangre de la circulación, esta se coagula porque se desencadena un mecanismo mediante el cual el fibrinógeno, compuesto por monómeros circulantes solubles, rápidamente se polimeriza y forma fibras que constituyen la fibrina. Por ello, si se quiere estudiar el volumen ocupado por los glóbulos rojos en relación con el volumen de sangre total (hematocrito), es necesario extraer sangre con una jeringa y evitar la coagulación mediante la aplicación de un anticoagulante como la heparina o el ácido etilendiamiotetracético (EDTA), sales disódicas o dipotásicas. La sangre tratada se coloca en tubos delgados (llamados tubos capilares), se centrifuga y se obtiene un precipitado de células y elementos formes, con un sobrenadante translúcido que corresponde al plasma. Así, se puede establecer la relación (porcentaje) entre el volumen total de sangre que se colocó dentro del tubo capilar y el volumen ocupado por los glóbulos rojos de la muestra analizada. Esta relación o porcentaje se denomina hematocrito. Este estudio se realiza de rutina en los laboratorios para los chequeos médicos o para evaluar la presencia de anemias (fig. 11-2 A).

ESTUDIO MICROSCÓPICO DE LA SANGRE

En medicina es fundamental el estudio microscópico de la sangre periférica, que puede ser útil para el diagnóstico de muchas enfermedades. Por ejemplo, permite detectar afecciones propias de la sangre; infecciones bacterianas, virales o parasitarias; así como alergias o alteraciones del sistema inmunitario, o afecciones orgánicas (p. ej., hepáticas o de la médula ósea).

Métodos de estudio

Estudio cuantitativo

El recuento de glóbulos rojos, glóbulos blancos y plaquetas puede realizarse en la cámara de Neubauer. Consiste en un portaobjetos reticulado que tiene una

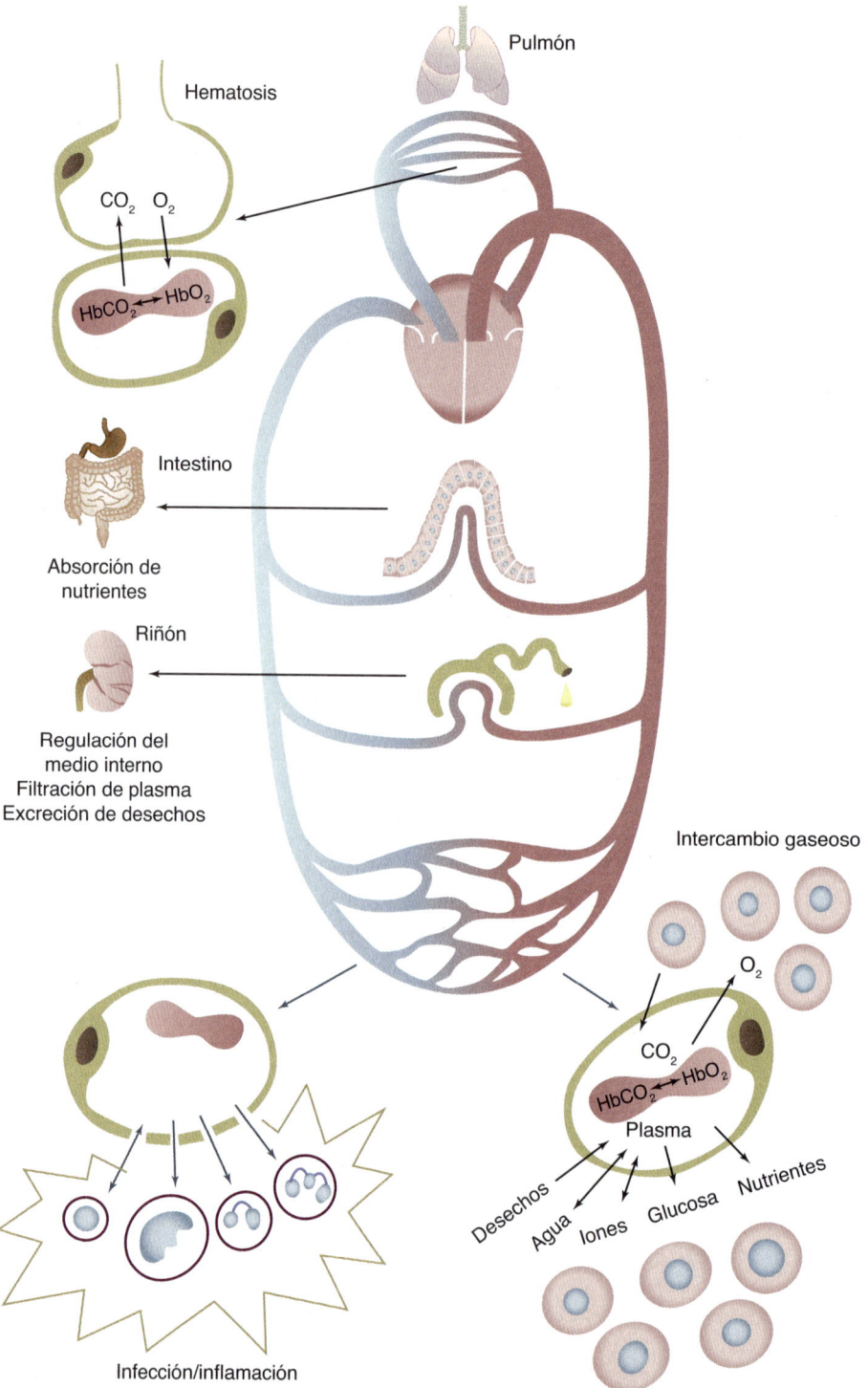

Fig. 11-1. Esquema general de las distintas funciones de la sangre. A nivel pulmonar, se representa el proceso de hematosis, un intercambio gaseoso que oxigena la sangre (la hemoglobina de los eritrocitos se carga de oxígeno) y el dióxido de carbono pasa desde la sangre (eritrocitos y plasma) hacia los alvéolos pulmonares. En el tubo digestivo, la sangre absorbe los nutrientes y los transporta. A nivel renal, la sangre se ultrafiltra y los productos de deshecho se eliminan por la orina. En los tejidos periféricos, el oxígeno se intercambia por dióxido de carbono y los nutrientes se difunden hacia los distintos tejidos, mientras que los deshechos metabólicos pasan al plasma de la sangre. En un proceso infeccioso o inflamatorio, la sangre aporta los glóbulos blancos que, por diapédesis, abandonan el vaso sanguíneo y cumplen sus funciones de defensa en el tejido afectado.

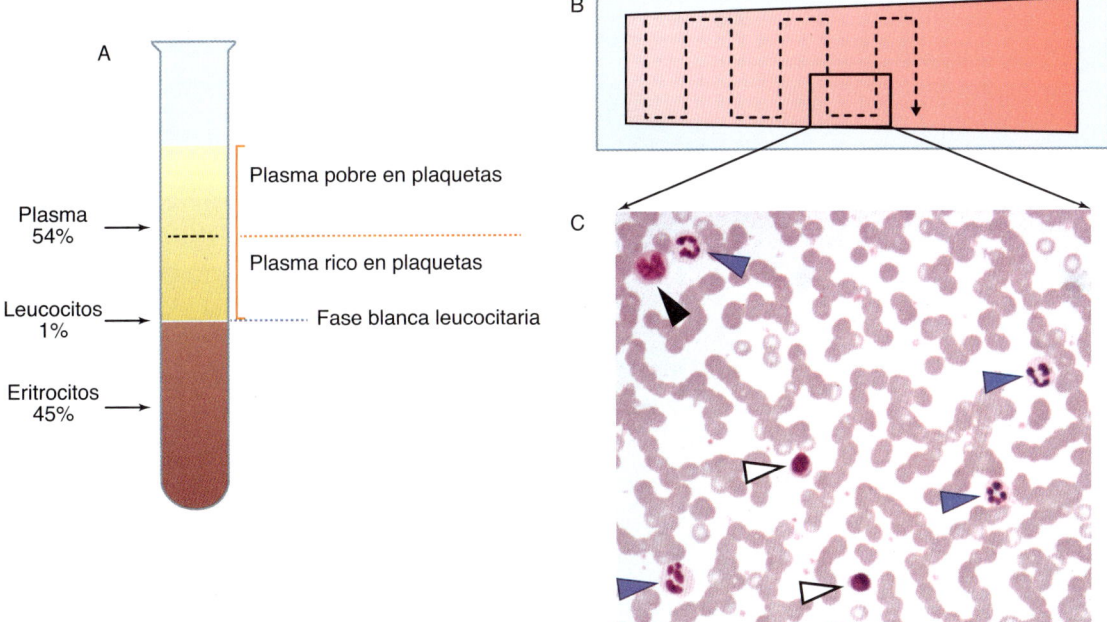

Fig. 11-2. Estudio cuantitativo (A) y cualitativo (B-C) de los componentes de la sangre. **A.** Esquema del hematocrito. **B.** Esquema del método de cuantificación manual de la FLR en forma de guarda griega (línea de puntos) para no repetir la observación de elementos ya cuantificados. **C.** Fotomicrografía de un extendido de sangre teñido con May-Grünwald-Giemsa obtenida con un microscopio óptico con un aumento de 10x. Las flechas azules señalan los neutrófilos, las flechas blancas señalan los linfocitos y la flecha negra señala un monocito.

cavidad milimetrada, en la que se coloca una muestra de sangre diluida para evaluar la cantidad de los elementos figurados y células por milímetro cúbico. Ahora se dispone de autoanalizadores, como el citómetro de flujo, que determinan de forma automática, precisa y rápida la cantidad de cada elemento de la sangre.

Valores normales en el adulto:
- Glóbulos rojos:
  - Mujeres: 4,2-5,4 millones/mm³
  - Hombres: 4,6-6,2 millones/mm³
- Glóbulos blancos: 5000-10 000/mm³
  - Adultos: 4000-11 000/mm³
  - Recién nacidos: 10 000-25 000/mm³
  - Niños de un año: 6000-18 000/mm³
  - Niños de 4 a 7 años: 6000-15 000/mm³
  - Niños de 8 a 12 años: 4500-13 000/mm³
- Plaquetas: 200 000-400 000/mm³

Estudio cualitativo

Se realiza un frotis o extendido sanguíneo mediante el cual se analiza la forma y la tinción que presentan los glóbulos rojos, los glóbulos blancos y las plaquetas cuando se tiñen con un colorante determinado (**fig. 11-2 B** y **C**). En la **figura 11-3** se muestra cómo se realiza un frotis de sangre periférica.

Para ello, se coloca una gota de sangre anticoagulada en un extremo del portaobjetos y con otro vidrio, llamado extensor, se desliza la muestra sobre el vidrio hasta formar una película fina. Después, es necesario dejar secar al aire el extendido para que la película de sangre se adhiera al vidrio y proceder a su tinción, ya que sin ella solo será visible al microscopio óptico una acumulación de elementos grisáceos. Una vez realizada la tinción, hay que recordar que se observarán células y elementos formes aislados, ya que se trata de un extendido (el tejido es líquido) y no de un corte histológico. Para colorear la sangre y hacer un diagnóstico preciso de los tipos de elementos que la conforman, no se utiliza la técnica de rutina (hematoxilina-eosina), sino la tinción de May-Grünwald-Giemsa, que contiene una mezcla de colorantes ácidos y básicos. Corresponde a un método de coloración panóptica, en el cual todos los colorantes se mezclan en una solución que forma una sal neutra. Esta consta de dos soluciones neutras que se emplean secuencialmente: 1) May-Grünwald, compuesta por el colorante aniónico eosina y el colorante catiónico azul de metileno y 2) Giemsa, compuesta por el colorante aniónico eosina más el colorante catiónico azul de metileno y una serie de productos de degradación de este último colorante como el azur A, el azur B, el violeta de metilo y el azul de metilo.

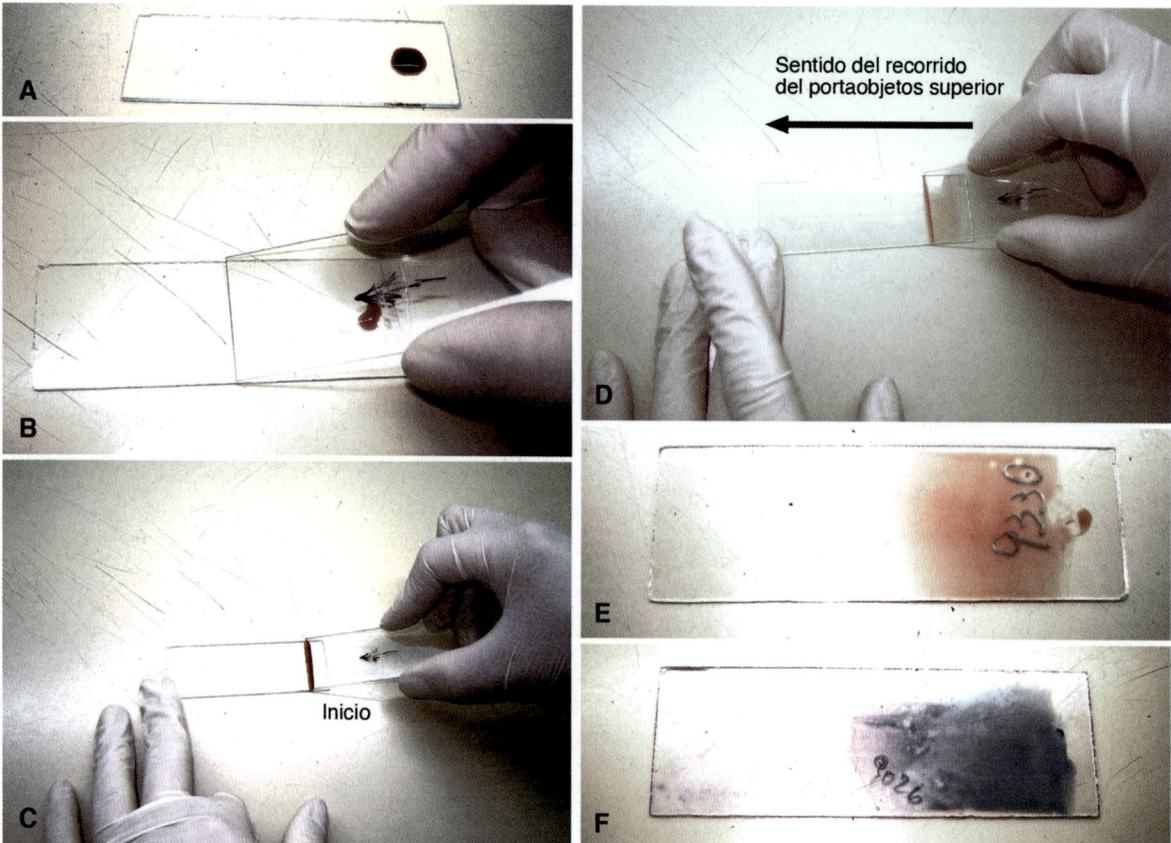

Fig. 11-3. Pasos para la realización de un frotis. **A.** Se deposita una gota de sangre sobre el portaobjetos. **B.** Se apoya un portaobjetos formando un ángulo agudo a cierta distancia de la gota. **C.** Se aproxima el portaobjetos superior hasta que entra en contacto con la gota (sin sobrepasarla), la cual se difunde a lo largo del borde del portaobjetos. **D.** El portaobjetos superior se corre sin levantarlo (se hace un barrido), recorriendo la longitud del portaobjetos inferior hasta el otro extremo (se obtiene un extendido de la sangre). **E.** Se deja secar el frotis de sangre al aire o se fija por calor. **F.** El frotis teñido con May-Grünwald-Giemsa se observa al microscopio óptico.

La técnica de la tinción con May-Grünwald-Giemsa consiste en dejar el extendido en forma horizontal para que se adhiera al vidrio, aplicar sobre él unas gotas de May-Grünwald durante 3 minutos, lavar con agua destilada durante un minuto, escurrir y aplicar la solución de Giemsa durante 20 minutos. Se deja secar al aire y ya se puede observar el frotis teñido al microscopio óptico, donde se destacarán los glóbulos blancos y las plaquetas "en un mar de glóbulos rojos" (véase **fig. 11-2 C**). En la observación microscópica conviene recorrer la zona de la lengüeta (cola) y no la base (cabeza) del extendido, pues en esta última se superponen los elementos formes y las células. Mediante esta técnica, se pueden distinguir por su afinidad tintorial los siguientes colores:

- Azul = basofilia, elementos que se tiñen con azul de metileno.
- Rosa = acidofilia o eosinofilia, elementos que se tiñen con eosina.
- Púrpura = azurofilia, lo que se tiñe con los colorantes azures.
- Violáceo (salmón) = neutrofilia, lo que se tiñe con todos los colorantes que forman la sal neutra.

Así, los diferentes tipos de granulocitos se distinguen por la afinidad tintorial de sus gránulos citoplasmáticos, lo que permite clasificarlos en neutrófilos, eosinófilos y basófilos. Los agranulocitos (monocitos y linfocitos) se reconocen por la ausencia de gránulos citoplasmáticos, y las plaquetas por ser fragmentos citoplasmáticos (sin núcleo) de menor tamaño y por su ubicación aislada o agrupada. Los más abundantes, los glóbulos rojos, se reconocen por su eosinofilia y la ausencia de núcleos (**figs. 11-4** y **11-5**). Si se realiza un recuento de glóbulos blancos, se puede obtener el porcentaje de cada tipo, método llamado fórmula leucocitaria relativa (FLR) (**fig. 11-6**). Para contar las células conviene hacerlo en la zona del cuerpo y la cola del extendido con un recorrido "en guarda griega"

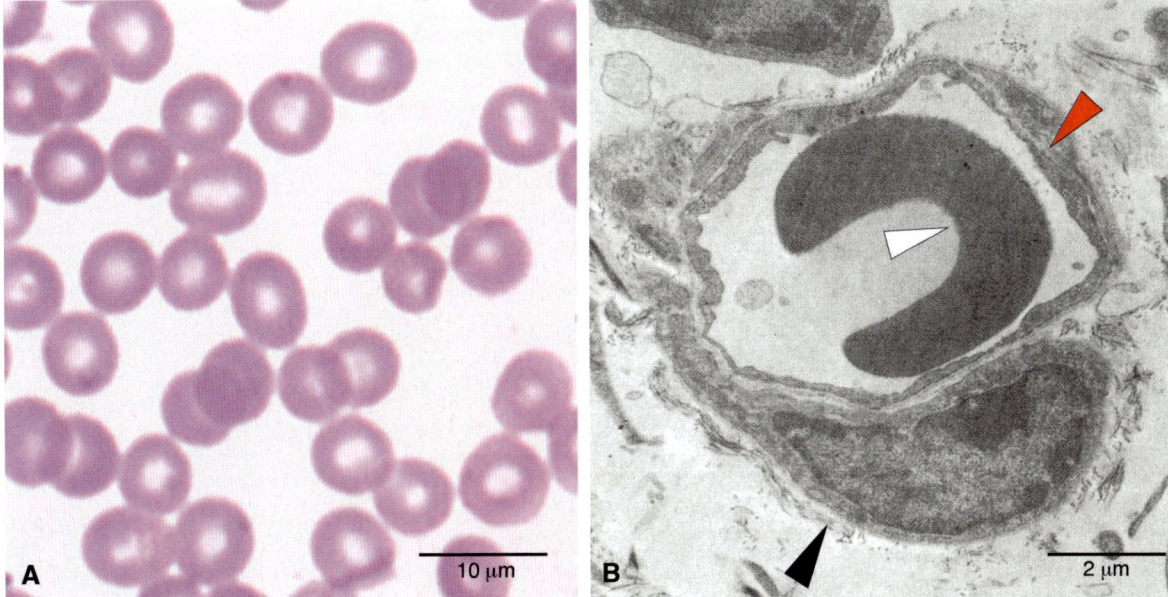

Fig. 11-4. A. Eritrocitos en un frotis sanguíneo teñido con la técnica de May-Grünwald-Giemsa. Se observa un centro más pálido. **B.** Fotomicrografía electrónica que muestra un eritrocito en un capilar sanguíneo. Obsérvese la disposición del eritrocito (flecha blanca) en la luz del capilar continuo y el delgado espesor de la célula endotelial (flecha roja), a través de la cual se realiza el intercambio de gases, nutrientes y deshechos. La electrodensidad del eritrocito se debe al alto contenido de hierro de la molécula de hemoglobina. La flecha negra señala un pericito.

(véase **fig. 11-2 B**). En una muestra de sangre normal, se obtiene aproximadamente la siguiente fórmula: neutrófilos (55-65%), linfocitos (25-35%), monocitos (6-8%), eosinófilos (2-4%) y basófilos (0-2%). Con la FLR, y conociendo el número total de glóbulos blancos/mm³, se obtiene la fórmula leucocitaria absoluta (FLA) de cada glóbulo blanco (X) que es la siguiente:

$$FLA(X) = [FLR(X). \text{n.}^o \text{ total de GB/mm}^3] \div 100$$

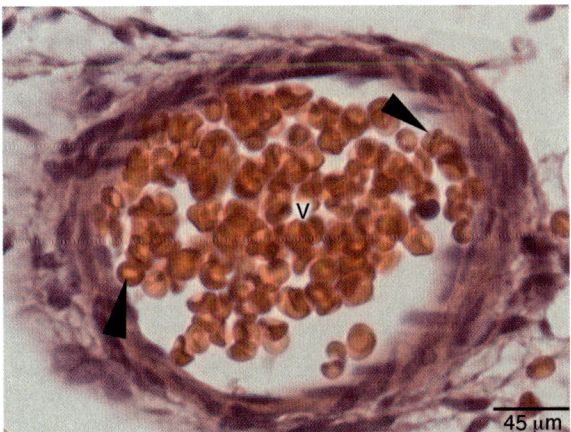

Fig. 11-5. Fotomicrografía de un vaso sanguíneo teñido con H-E. Se observan eritrocitos con su morfología bicóncava (flechas negras) dentro de un vaso sanguíneo (V).

GLÓBULOS ROJOS, ERITROCITOS O HEMATÍES

Los glóbulos rojos constituyen la masa principal de la sangre, son elementos formes anucleados, sin motilidad propia, que constan de un citoplasma residual que contiene la proteína hemoglobina. Provienen de células progenitoras que perdieron sus organelas citoplasmáticas y su núcleo, y forman discos bicóncavos de unos 6 a 8 µm de diámetro por 1,5 a 2 µm de espesor, según se mida en la parte central o en la periferia. Cabe recordar que el diámetro promedio del eritrocito es de 7 µm, ya que al encontrarse en todos los preparados histológicos de todos los órganos y tejidos, sirven como parámetro o referencia del tamaño. En la sangre fresca el color de los eritrocitos es rojo rutilante por la presencia de la hemoglobina. En el ser humano hay aproximadamente 5 millones/mm3. Los eritrocitos son elementos altamente especializados tanto por la composición de su membrana plasmática como por su contenido citoplasmático rico en hemoglobina, proteína especializada en transportar O_2 y, en menor proporción, CO_2. La hemoglobina es una proteína formada por 4 cadenas polipeptídicas de globina, con un grupo hemo que contiene hierro (Fe) ligado a cada una de las globinas, de las que hay 4 tipos: alfa, beta, gamma y delta. La hemoglobina del adulto normal está constituida por dos cadenas alfa y dos cadenas beta en un 96% (hemoglobina A1), dos cadenas alfa y dos

Fórmula leucocitaria relativa

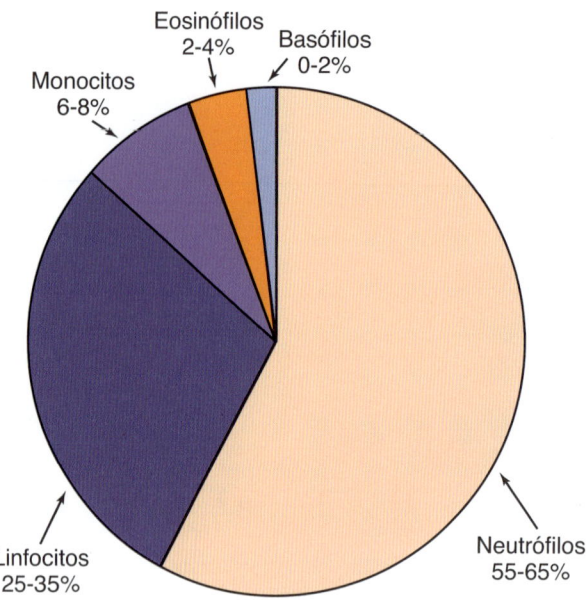

Fig. 11-6. Fórmula leucocitaria relativa: distribución normal de leucocitos en porcentaje.

cadenas delta en un 2-3% (hemoglobina A2) y un 2% restante de hemoglobina fetal (HbF), formada por dos cadenas alfa y dos cadenas gamma. En la vida fetal, la HbF constituye toda la hemoglobina de los glóbulos rojos que luego en la vida posnatal se reemplaza por la hemoglobina del adulto.

Los estudios histológicos aportan datos significativos sobre los eritrocitos, se observan más pálidos en su zona central por ser más delgados debido a su forma bicóncava. Son acidófilos (rojizos) con la tinción de hematoxilina-eosina y naranja pálido con la tinción de May-Grünwald-Giemsa. En la microscopía electrónica de transmisión, los glóbulos rojos se distinguen por su forma bicóncava y por ser muy electrodensos; la densidad es homogénea, ya que su contenido es básicamente hemoglobina (véase **fig. 11-4 B**). Su forma puede modificarse, dado que se pliegan sobre sí mismos para circular por el interior de los vasos de pequeño calibre; así, el oxígeno llevado por la hemoglobina puede pasar los 0,85 µm que lo separa de los tejidos.

Todas las funciones de los glóbulos rojos relacionadas con el intercambio gaseoso pulmonar y tisular las cumplen en la circulación en los capilares sanguíneos, ya que no se extravasan, excepto en los órganos con circulación abierta como el bazo.

La elasticidad de los glóbulos rojos se atribuye a proteínas periféricas que se encuentran en la cara citosólica (interna) de la membrana plasmática, que están relacionadas con las proteínas del citoesqueleto

formadas principalmente por la espectrina unida a la actina. Esta propiedad es importante, dado que los glóbulos rojos abandonan el interior de los capilares en el bazo pasando por los delgados espacios entre las células endoteliales de los sinusoides de este órgano. Para mantener su forma tan particular de disco bicóncavo que les permite tener una mayor superficie de intercambio gaseoso a través de su membrana plasmática, los eritrocitos gastan sus reservas energéticas, que no se renuevan porque carecen de organelas, lo que limita su vida media a unos 120 días. Al envejecer, pierden su elasticidad y se transforman en esferocitos, que son retenidos por la malla fibrilar del bazo y fagocitados por los macrófagos, proceso que permite el reciclaje de sus componentes (globina, hierro, etc.).

Los residuos glucídicos unidos a los esfingolípidos de la membrana plasmática de los glóbulos rojos constituyen los antígenos (aglutinógenos) que determinan los grupos sanguíneos del sistema AB0 y del sistema Rh (por haber sido descubiertos en los simios *Macacus rhesus*). Estos antígenos deben tipificarse en la sangre humana para comprobar su compatibilidad antes de realizar una transfusión sanguínea, ya que hay que evitar que la persona transfundida tenga en su plasma aglutininas, que son anticuerpos anti-A o anti-B específicos contra ellos, lo que desencadenaría una hemaglutinación que puede provocar la muerte. En el 50% de la población, la membrana no tiene aglutinógenos, lo que determina el grupo 0, pero tiene aglutininas anti-A y anti-B. El 40% son del grupo A porque tienen aglutinógeno A y aglutinina anti-B. El 8% son del grupo B porque tienen aglutinógeno B y aglutininas anti-A. El 2% restante son del grupo AB porque tienen ambos aglutinógenos, sin ninguna aglutinina.

En el extendido sanguíneo teñido con May-Grünwald-Giemsa, se pueden y deben analizar las características morfológicas y tintoriales de los eritrocitos. El hematólogo puede detectar con facilidad si hay hipocromía o hipercromía, que indica un menor o mayor contenido de Hb respectivamente, si hay variaciones en la forma de los eritrocitos, por ejemplo, si tienen forma de hoz estará en presencia de drepanocitos indicadores de anemia drepanocítica, si hay variaciones de tamaño puede detectar microcitosis o macrocitosis, también indicadoras de diferentes tipos de anemia.

Los reticulocitos, precursores de los eritrocitos, se encuentran en un porcentaje muy bajo en la sangre periférica y se cuantifican mediante citometría de flujo. En un frotis sanguíneo se los detecta por la policromatofilia típica, que se observa como una coloración gris azulada debida, en parte, al contenido incipiente de Hb y a la presencia de polirribosomas libres en el citoplasma. (**Proyección médico-clínica 11-1. Patologías debidas a alteraciones de los eritrocitos**).

LEUCOCITOS

Los leucocitos o glóbulos blancos son células eucariontes, tienen núcleo y citoplasma. En la circulación son incoloras, esferoidales y móviles, capaces de modificar su forma al atravesar los capilares por diapédesis y adquirir formas ameboideas para dirigirse a los tejidos donde cumplen su función.

Hay cinco clases de leucocitos, que se clasifican en dos grandes grupos: a) granulocitos o polimorfonucleares (PMN) y b) agranulocitos o monomorfonucleares. Esta distinción depende de si tienen o no gránulos específicos en su citoplasma y de la forma de sus núcleos, que presentan francas lobulaciones unidas por puentes de cromatina en los PMN, y son esferoidales, con una leve indentación, o no, en los monomorfonucleares. Los leucocitos granulares se subclasifican, según la afinidad tintorial de sus gránulos específicos, en neutrófilos, basófilos y eosinófilos (**fig. 11-7 A-C**).

En el adulto sano, hay entre 5000 y 10 000 leucocitos/mm^3 en la sangre circulante. En presencia de infecciones, este valor puede aumentar hasta 4 veces (20 000 a 40 000/mm^3), proceso denominado leucocitosis. Al solicitar al laboratorio y conocer los valores normales de la FLR y la FLA, el médico puede orientarse sobre qué tipo de afección puede estar padeciendo el paciente, lo cual es de gran importancia diagnóstica.

Granulocitos

Neutrófilos

Son los leucocitos más abundantes. Tienen forma esferoidal y un diámetro de 7 μm en la sangre, pero en el extendido sanguíneo alcanzan 10 a 12 μm.

Se los reconoce por su núcleo excéntrico, de cromatina densa, en general trilobulado, que puede ser bilobulado en las células más jóvenes o tetralobulado, incluso pentalobulado, en las más viejas. Estos lóbulos

---

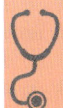

Proyección médico-clínica

11-1. Patologías debidas a alteraciones de los eritrocitos

El análisis minucioso de un extendido de sangre periférica es fundamental para el estudio de numerosas patologías hematológicas.

Las alteraciones morfológicas de los glóbulos rojos o eritrocitos pueden orientar en el diagnóstico de distintas anemias. La anemia es una disminución de la concentración de hemoglobina debida a una alteración cualitativa o cuantitativa de los eritrocitos. Tal es el caso de una alteración hereditaria de la molécula de hemoglobina, consistente en un cambio del aminoácido hidrófilo glutamina por valina, que es un aminoácido hidrófobo, lo que da lugar a la formación de la hemoglobina S (HbS). Esta hemoglobina hace que el glóbulo rojo se deforme y adopte la forma de semiluna o drepanocito. El cambio en la forma del glóbulo rojo bloquea su paso a través de los capilares y provoca hemólisis, es decir, la rotura del glóbulo. Este proceso desencadena la drepanocitosis o anemia drepanocítica o falciforme.

Las alteraciones de las proteínas del citoesqueleto y de las proteínas periféricas determinan cambios en la forma de los glóbulos rojos, como ocurre en la esferocitosis y la eliptocitosis, dos tipos hereditarios de anemia. El tamaño de los glóbulos rojos también es importante: cuando varían de tamaño, hay anisocitosis. Si todos los glóbulos rojos son más grandes de lo normal (> 8 μm), existe macrocitosis. Si todos son más pequeños de lo normal (< 6 μm), se trata de microcitosis.

Cuando la concentración de hemoglobina en el glóbulo rojo es baja, este aparece pálidamente teñido en los extendidos de sangre y se dice que es hipocrómico. Si la concentración de hemoglobina es muy alta, es hipercrómico.

Es importante establecer la causa de las anemias. Si obedecen a carencias nutricionales (deficiencia de hierro en la dieta, anemia ferropénica), a una deficiencia del factor intrínseco que permite la absorción de la vitamina B$_{12}$ (anemia perniciosa), a un déficit de producción por un problema medular (anemia aplásica o alteraciones oncológicas que alteran la médula ósea), o a una pérdida excesiva de sangre debida, por ejemplo, a tumores hemorrágicos ocultos del tubo digestivo, el diagnóstico determinará el tratamiento por seguir.

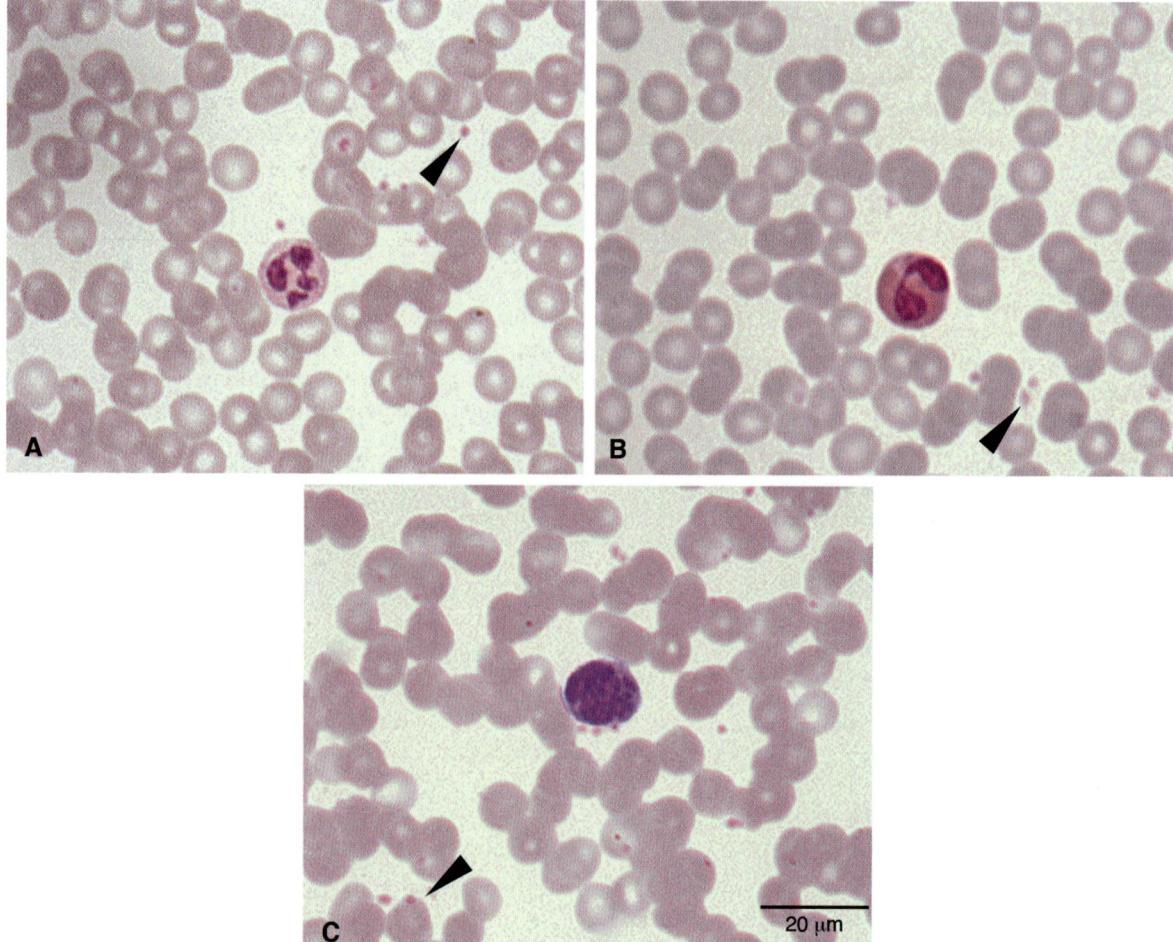

Fig. 11-7. Leucocitos granulocitos. Imágenes de frotis sanguíneo teñido con la técnica de May-Grünwald-Giemsa. **A.** Neutrófilo. **B.** Eosinófilo. **C.** Basófilo. Además, se observan eritrocitos y plaquetas (flechas negras).

están unidos por delgados puentes cromatínicos orientados hacia la superficie celular.

La cromatina es tan condensada, en grumos, que no se llega a visualizar el nucléolo. En las mujeres, el cromosoma X condensado puede visualizarse fácilmente en estas células en el extendido sanguíneo como una condensación cromatínica extra en forma de "palillo de tambor", unida a una lobulación nuclear, que corresponde al cromosoma sexual. Así, con un simple extendido sanguíneo es posible determinar el sexo genético de una persona.

El citoplasma del neutrófilo en un frotis sanguíneo teñido con May-Grünwald-Giemsa se observa finamente moteado, con granulaciones violáceas (color salmón); de ahí su nombre: gránulos neutrófilos debido a la neutralidad del color, ni acidófilo ni basófilo (véase **fig. 11-7 A**). Estos gránulos, redondeados o alargados, contienen entre muchas otras sustancias: fosfatasa alcalina, lisozima, aminopeptidasa, colagenasa y lactoferrina, proteínas básicas con actividad bactericida. Al microscopio electrónico de transmisión se

los observa como gránulos con material electrolúcido, rodeados de membrana.

Existen también otros gránulos que se tiñen de púrpura-rojizo, los gránulos azurófilos, que son más grandes, pero menos numerosos (la mitad con respecto a los gránulos neutrófilos), correspondientes a los gránulos inespecíficos, primarios o azurófilos, que son lisosomas típicos ricos en enzimas hidrolíticas que contienen principalmente fosfatasa ácida, se visualizan como gránulos grandes (el doble de tamaño que los gránulos neutrófilos), con membrana y contenido fuertemente electrodenso.

La vida media de los neutrófilos es de unos nueve días, y cumplen su función fuera de la sangre, para lo cual atraviesan las uniones intercelulares de los capilares y vénulas poscapilares mediante movimientos ameboides (diapédesis). Con microscopía electrónica de transmisión, se observa debajo de la membrana plasmática una banda periférica de microfilamentos, que le aportan gran motilidad y el poder de emitir seudópodos que se alargan o se retraen para atravesar las barreras epiteliales. La composición de sus gránulos y su gran motilidad hacen que la función principal de estas células sea defender el organismo de la infección bacteriana.

En los sitios de infección, los neutrófilos abandonan la sangre al atravesar la pared endotelial de los capilares y vénulas poscapilares, se dirigen al tejido conectivo donde se activan, expandiendo el citoplasma (hialoplasma) atraídos por factores quimiotácticos, y atacan a las bacterias gracias a su elevada actividad fagocítica. Se los considera micrófagos, ya que digieren partículas pequeñas y bacterias, tras lo cual mueren.

Representan la primera línea de defensa contra la invasión de microorganismos. Cuando hay una infección bacteriana, aumenta la producción de neutrófilos por parte de la médula ósea. Por lo tanto, en la sangre periférica aumenta considerablemente el porcentaje de neutrófilos (aumenta su porcentaje en la FLR) y también el número total de leucocitos por milímetro cúbico (leucocitosis). En el extendido de sangre puede observarse mayor proporción de neutrófilos inmaduros, con un núcleo en cayado (como en herradura, no completamente lobulado) (véase **fig. 11-1**, "Infección/inflamación"). Un proceso infeccioso en actividad puede evaluarse mediante el índice de Arneth, en el que se cuentan los lóbulos de 100 neutrófilos, que debe dar un valor normal de 276. Cuando el índice se desvía hacia la izquierda (< 276), indica un proceso infeccioso activo, y cuando se desvía hacia la derecha (> 276), indica mejoría. La inflamación es la respuesta local en el tejido conectivo a una agresión, caracterizada por tumor (invasión celular y extravasación), calor y rubor (por el mayor aporte sanguíneo) y dolor (por compresión nerviosa), elementos que caracterizan la denominada tétrada de Celso en la clínica. El pus que se acumula en los forúnculos y los abscesos se compone de neutrófilos muertos que ya han cumplido su función bactericida, bacterias destruidas y licuefacción tisular.

Eosinófilos

Los eosinófilos corresponden a granulocitos que tienen un diámetro de 9 µm en la circulación, pero en los extendidos sanguíneos su diámetro aproximado es de 12 µm. Su núcleo es de cromatina densa, excéntrico y bilobulado, con un puente de cromatina muy fino entre sus lóbulos. En su citoplasma hay gránulos específicos gruesos, muy abundantes, que se tiñen de rojizo-anaranjado y refringente con la técnica de May-Grünwald-Giemsa, por lo que se denominan eosinófilos (véase **fig. 11-7 B**). A nivel ultraestructural, puede observarse que estos gránulos están rodeados por membrana, son muy grandes (pueden llegar a 1 µm de diámetro), tienen forma ovoide y presentan una matriz electrolúcida o *externum*, que contiene fosfatasa ácida, mieloperoxidasa,

superóxidos, fosfolipasa, arilsulfatasa, histaminasa, etc., y un cristaloide central electrodenso o *internum*, que contiene una proteína básica que es responsable de su fuerte acidofilia, además de fosfolípidos y ácidos grasos no saturados, que le dan el aspecto característico. Estos gránulos específicos contienen enzimas lisosomales y también peroxidasa. Durante los procesos alérgicos, los mastocitos liberan, además de histamina y sustancia de reacción lenta a la anafilaxia, el factor quimiotáctico de eosinófilos (FQE), que atrae eosinófilos a la región. Los eosinófilos así activados, secretan histaminasa y arilsulfatasa. Ambas enzimas son las responsables de degradar tanto la sustancia de reacción lenta de anafilaxia como la histamina, con lo cual se frena la respuesta alérgica. Los eosinófilos tienen también gránulos azurófilos inespecíficos, con actividad lisosomal (fosfatasa ácida). Con microscopía electrónica de transmisión los gránulos específicos se ven ovalados con un cristaloide muy electrodenso paralelo al eje mayor (**fig 11-8**); los gránulos inespecíficos se ven esféricos, homogéneos, de contenido electrodenso y sin cristaloide.

Los eosinófilos, que están en la sangre solo 3-4 horas y de allí se dirigen al tejido conectivo, donde sobreviven 8-12 días, defienden el organismo contra las enfermedades parasitarias y diversas formas de alergia. Además, son capaces de fagocitar complejos antígeno-anticuerpo, circunscribir procesos inflamatorios y fagocitar lentamente bacterias. También liberan profibrinolisina en el plasma, lo que contribuye a mantener la fluidez de la sangre. En cualquier caso, cuando se detecta una leucocitosis debida a un aumento de los eosinófilos, hay que descartar en primera instancia la infestación parasitaria.

Basófilos

Tienen forma esférica, con un diámetro de 10 µm en la circulación y de 12 µm en el frotis. Su núcleo es central y alargado y, en general, con forma de "U o J". Puede llegar a estar lobulado unido por un puente grueso de cromatina.

Los gránulos específicos son grandes y presentan metacromasia, es decir, se tiñen de púrpura con azul de toluidina. Se conservan en los extendidos fijados con alcohol o desecados, y se los puede ver como grumos que no permiten distinguir el núcleo porque lo cubren. Cabe recordar que en un extendido las células se ven enteras, los gránulos están por encima y por debajo del núcleo, y lo rodean por completo (véase **fig. 11-7 C**).

Con microscopía electrónica de transmisión, los gránulos son redondos, de 1,2 µm de diámetro, y tienen una membrana y una estructura laminar ordenada electrodensa de aspecto filamentoso y partículas de 12 a 26 nm en su interior. (**fig. 11-9**). Contienen histamina, heparina y peroxidasa. Su función es similar a la de los mastocitos y, al igual que en estas células,

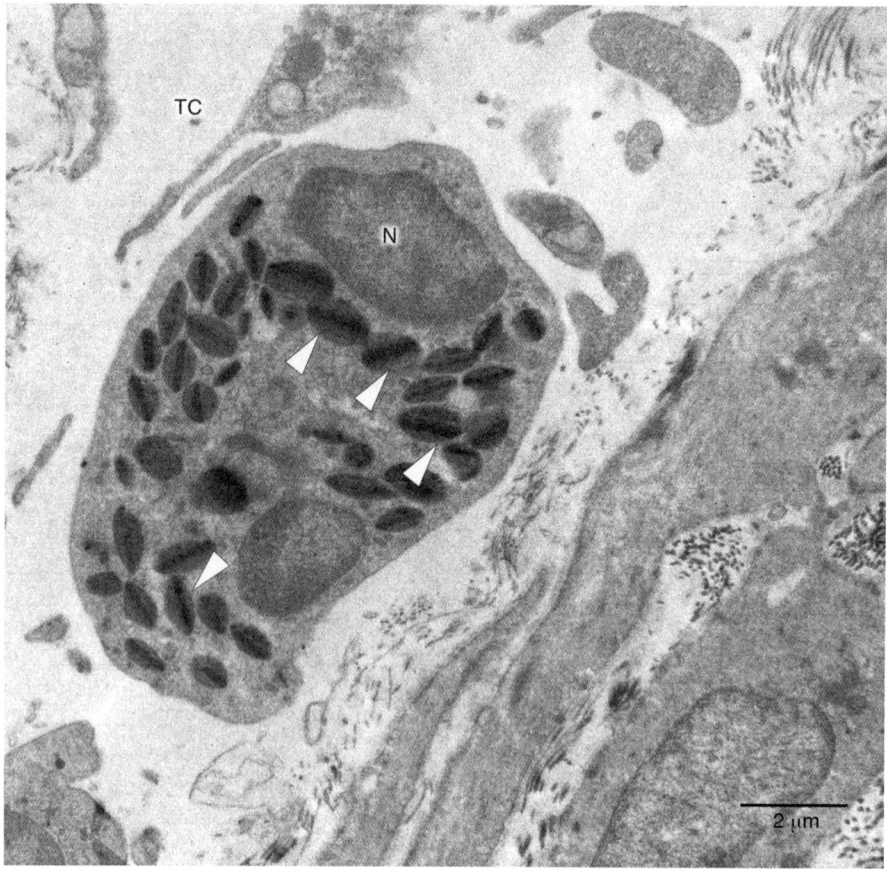

Fig. 11-8. Fotomicrografía electrónica en la que se observa un granulocito eosinófilo en el tejido conectivo (TC). Las flechas blancas señalan los gránulos específicos. N: núcleo.

la superficie externa de su membrana plasmática tiene receptores de IgE (inmunoglobulina E) (véase **cap. 13**). Cuando la IgE se une a los receptores de la superficie del basófilo, este se desgranula (libera sus gránulos); la histamina liberada aumenta la permeabilidad de las vénulas poscapilares, y produce edema local y picazón. Estas células están muy aumentadas en el asma, la rinitis y la dermatitis alérgica, la urticaria, y en las reacciones de shock anafiláctico, que pueden provocar broncoconstricción e insuficiencia respiratoria.

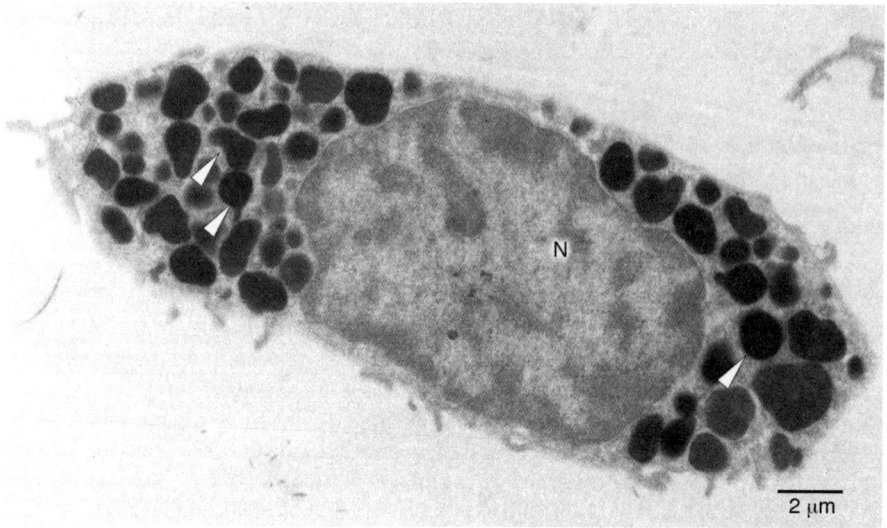

Fig. 11-9. Fotomicrografía electrónica que muestra un granulocito basófilo. Las flechas blancas señalan los gránulos específicos. N: núcleo.

Agranulocitos

Linfocitos

Los linfocitos son leucocitos agranulares. Son células esféricas en circulación que se observan en los extendidos sanguíneos redondas y pequeñas, con un diámetro de 7 a 9 μm. Su núcleo es de cromatina densa y su citoplasma es tan escaso que se observa alrededor del núcleo como un halo fino a veces muy difícil de distinguir. Son los únicos glóbulos blancos que una vez que atraviesan los capilares hacia el tejido conectivo pueden retornar a la sangre (**fig. 11-10 A**). Tienen una vida media muy larga, incluso de muchos años.

En la microscopía electrónica de transmisión, se observan en su citoplasma abundantes ribosomas y escasos gránulos azurófilos inespecíficos (**fig. 11-11**).

Existen dos tipos de linfocitos, los T y los B, que no se distinguen morfológicamente, sino por su función en el proceso de inmunidad, tema que se desarrolla en el **capítulo 13**. Los linfocitos T son las principales células que intervienen en la respuesta inmune celular. Los linfocitos B intervienen en la respuesta inmune humoral, atraviesan los endotelios de los capilares y en el tejido conectivo se diferencian en células plasmáticas o plasmocitos.

Monocitos

Son leucocitos agranulares de forma esférica, que en la circulación tienen de 9 a 12 μm de diámetro, mientras que en el extendido sanguíneo pueden llegar hasta 20 μm.

El núcleo es en general excéntrico, muy grande y arriñonado, con cromatina laxa que alterna con grumos de cromatina densa en forma de tablero de ajedrez o damero.

Tienen mayor volumen citoplasmático que los linfocitos, se tiñen con May-Grünwald-Giemsa de azul grisáceo y pueden presentar algunos gránulos azurófilos inespecíficos (**fig. 11-10 B**).

Los monocitos permanecen en la sangre solo uno o dos días, ya que luego migran al tejido conectivo, donde se diferencian en macrófagos y tienen allí una vida media de varios meses. En esta fase es difícil diferenciarlos de los macrófagos fijos o de los histiocitos. Desempeñan un papel importante en la defensa del organismo debido a su gran capacidad fagocítica inespecífica. Pertenecen al sistema fagocítico mononuclear, y constituyen la segunda línea de defensa después de los neutrófilos, emitiendo y retrayendo seudópodos para la fagocitosis de partículas grandes, restos celulares, células enteras, material necrótico y microorganismos invasores, ya que participan como células presentadoras de antígenos en la respuesta inmune (véase **cap. 13**).

PLAQUETAS

Son pequeños fragmentos citoplasmáticos que se originan a partir de células acidófilas gigantes multilobuladas de la médula ósea llamadas megacariocitos. Las plaquetas, también llamadas trombocitos, participan en la coagulación. Cuando se producen lesiones de los vasos, se aglomeran, forman un tapón plaquetario y evitan la extravasación de la sangre. Tienen forma de pequeños discos planos biconvexos, redondos u ovoides, de 2-3 μm de diámetro. Al microscopio óptico, en un extendido de sangre presentan una zona periférica de acidofilia clara, el hialómero, y una región central azurófila bien teñida, el cromómero o granulómero, por su contenido de pequeños gránulos azurófilos.

En la microscopía electrónica de transmisión, el granulómero presenta una o dos mitocondrias (que acumulan calcio) y muchas vesículas pequeñas claras de

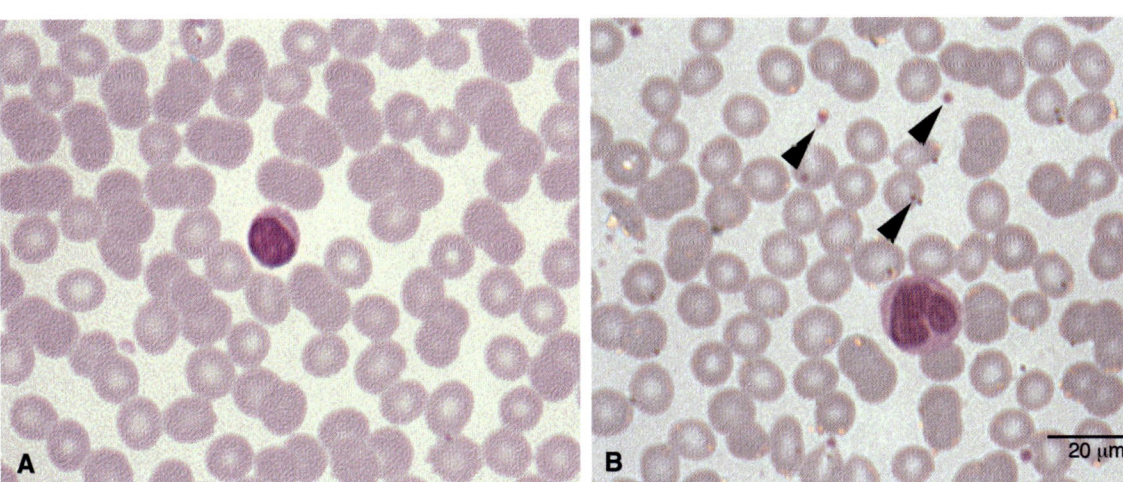

Fig. 11-10. Leucocitos agranulocitos. **A.** Linfocito rodeado de eritrocitos. **B.** Monocito rodeado de eritrocitos y plaquetas (flechas negras).

glucógeno en forma dispersa y gránulos electrodensos revestidos por una membrana de 0,2 μm de diámetro que corresponden a los lisosomas (gránulos azurófilos de la microscopía óptica). Además, existen gránulos densos que acumulan ADP, calcio y serotonina, y gránulos alfa que contienen factores de crecimiento y de la coagulación. También tienen un sistema de tubos electrodensos que acumulan calcio y un sistema tubulovacuolar intracitoplasmático que se origina a partir de invaginaciones de la membrana plasmática (véanse figs. 11-10 B y 11-11).

En la ultraestructura del hialómero se distingue el elemento estructural más abundante: los microtúbulos, unos 10 a 15, que circundan la membrana plasmática, lo que permite mantener la forma discoidea de las plaquetas. Los microtúbulos, por su constitución proteica, son los responsables de la acidofilia del hialómero observada al microscopio óptico. Contienen además filamentos de actina y miosina que otorgan a las plaquetas la propiedad de contractilidad celular. Durante la coagulación, la actina se polimeriza y pasa a la forma filamentosa, que permite la contracción.

Cuando se lesiona un vaso sanguíneo, las plaquetas se adhieren al endotelio lesionado y configuran una masa plaquetaria denominada tapón plaquetario que secundariamente formará un tapón hemostático. La agregación plaquetaria (un conglomerado de plaquetas) hace que la tromboplastina tisular (glucoproteína de membrana de los fibroblastos) actúe sobre la protrombina, una proteína plasmática, transformándose en trombina, la cual actúa sobre el fibrinógeno del plasma, que a su vez se convierte en fibrina y, cuando esta última se polimeriza, crea una red que engloba los glóbulos rojos y las plaquetas para formar el coágulo e inhibir la hemorragia.

Si se produce una disminución en la cantidad de plaquetas, se trata de una trombocitopenia. Cuando las alteraciones en las plaquetas son estructurales, las trombocitopatías son responsables de las hemorragias recurrentes.

Véase en el **cuadro 11-1** una revisión detallada de los componentes formes de la sangre. (**Proyección médico-clínica 11-2. Patologías debidas a alteraciones de los leucocitos**).

PLASMA

El plasma constituye la matriz extracelular de este tejido conectivo especial que es la sangre. Consta de una solución acuosa con sales inorgánicas y compuestos orgánicos como aminoácidos, vitaminas, hormonas y lípidos, que circulan como lipoproteínas plasmáticas: quilomicrones, VLDL, LDL, HDL y, fundamentalmente, proteínas; las más importantes son la albúmina, el fibrinógeno y las globulinas.

La albúmina, sintetizada en el hígado, tiene como función mantener la presión coloidosmótica dentro de los vasos sanguíneos, en especial en los capilares sanguíneos, e impedir que la sangre salga hacia los tejidos. También interviene en el transporte de productos metabólicos. El fibrinógeno, un monómero que participa en la coagulación, forma fibras estables de fibrina. Las globulinas pueden ser alfa, beta o gamma. Las alfaglobulinas y las betaglobulinas son proteínas transportadoras. Las primeras tienen función antiproteasas, transportan cobre y actúan en la inflamación. Las betaglobulinas transportan hormonas, iones metálicos y lípidos; la más importante

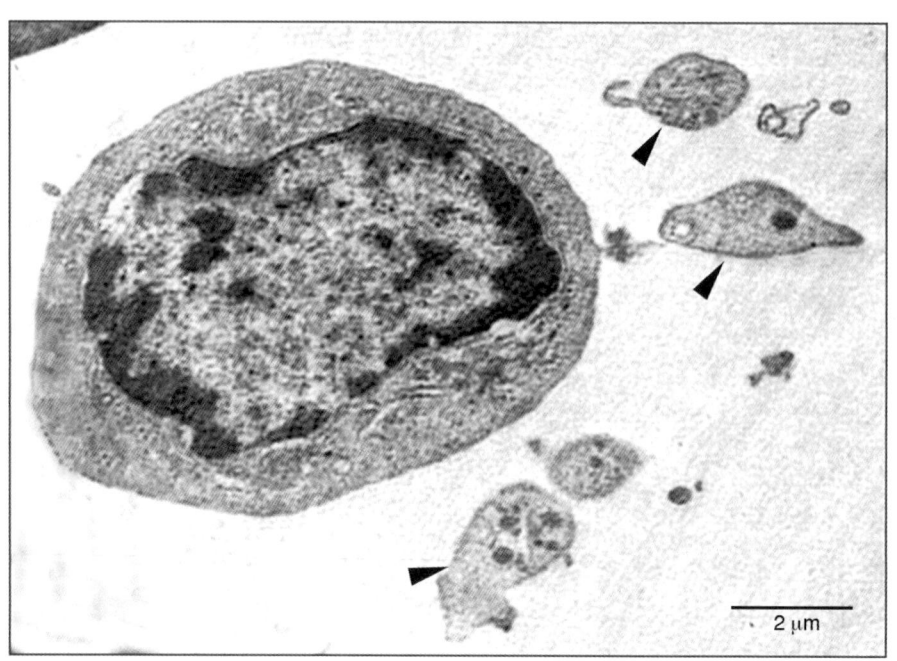

Fig. 11-11. Fotomicrografía electrónica en la que se observa un linfocito. Las flechas negras señalan las plaquetas.

2 μm

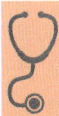

Proyección médico-clínica

11-2. Patologías debidas a alteraciones de los leucocitos

El análisis de los leucocitos es fundamental. Las alteraciones cualitativas y cuantitativas de la serie blanca aportan información valiosa no solo para diferenciar los procesos infecciosos, inflamatorios o parasitarios, sino que constituyen el primer paso en el estudio de los procesos oncohematológicos, como las leucemias agudas y crónicas, procesos malignos e irreversibles.

Las leucemias crónicas, ya sean mieloides (LMC) o linfoides (LLC), presentan cuadros sanguíneos muy característicos al microscopio óptico.

La leucemia mieloide crónica (LMC) presenta un cuadro característico con leucocitosis, desviación hacia la izquierda del índice de Arneth, aumento de eosinófilos y basófilos, hiperplaquetosis y escasas células mieloblásticas, que es necesario diferenciar de la reacción leucemoide, un proceso benigno y reversible, morfológicamente similar, que se presenta en procesos infecciosos o inflamatorios en los que nunca aparecen las células blásticas.

La leucemia linfática crónica (LLC), uno de los procesos oncológicos más benignos, cursa con leucocitosis a expensas de linfocitos y sombras de Gümprecht. Se diagnostica fácilmente mediante un extendido de sangre periférica.

Tal vez los cuadros más difíciles de reconocer son las leucemias agudas, para cuyo diagnóstico se debe recurrir a otros estudios más específicos como el medulograma (análisis óptico de un frotis de médula ósea), la citoquímica, la citogenética, la citometría de flujo y la biología molecular.

---

es la transferrina, que transporta el hierro, indispensable para la función de los glóbulos rojos en el transporte de oxígeno. Las gammaglobulinas incluyen las inmunoglobulinas o anticuerpos, base de la defensa del organismo.

Las lipoproteínas del suero están compuestas por globinas (proteínas) más los lípidos que transportan, tienen gran tamaño y pueden observarse al microscopio electrónico de transmisión como partículas esféricas. Se las divide en quilomicrones, lipoproteínas de muy baja densidad (VLDL), lipoproteínas de baja densidad (LDL) y lipoproteínas de alta densidad (HDL).

SUERO

El suero sanguíneo es el plasma sin fibrinógeno. Si se deja coagular la sangre, el líquido transparente amarillento que queda por encima del coágulo es el suero. Es decir que el suero contiene agua, electrolitos (que se estudian mediante un ionograma), casi todas las proteínas plasmáticas, excepto el fibrinógeno que origina la fibrina, y las lipoproteínas.

HEMATOPOYESIS

La hematopoyesis es el proceso de formación de las células y elementos formes de la sangre. Los órganos en los que estos procesos ocurren se denominan órganos hematopoyéticos.

El órgano hematopoyético más importante del hombre adulto es la medula ósea. El bazo, los ganglios y el timo participan en la formación, maduración, activación y destrucción de los elementos de la sangre.

Médula ósea

La médula ósea ocupa las cavidades de los huesos largos y los intersticios de la parte esponjosa de los cuerpos vertebrales, las costillas, el esternón y los huesos planos del cráneo y de la pelvis. El volumen que ocupa la totalidad de la médula ósea es casi igual al del hígado (**fig. 11-12**).

Es un órgano formado por un tejido blando densamente celular, compuesto por los precursores de las células y los elementos formes de la sangre, así como por células y fibras reticulares que configuran una malla de sostén, macrófagos y abundantes células adiposas que le otorgan al órgano un aspecto esponjoso. Además, la médula ósea está ricamente vascularizada con capilares de tipo sinusoide (véase **cap. 12**). La proporción de todos sus componentes varía con la edad y en los distintos tipos de huesos.

Al nacer, todos los huesos contienen una médula hematopoyéticamente activa. En fresco es de color rojo por la gran cantidad de precursores de eritrocitos. A partir de los 4-5 años, el número de precursores de células sanguíneas comienza a disminuir y aumenta el número de células adiposas, por lo que la médula ósea cambia de color hacia el amarillo. La médula ósea amarilla se considera inactiva hematopoyéticamente. En el adulto, la médula roja persiste solo en los extremos proximales del húmero y el fémur, las vértebras, las costillas, el esternón y los huesos ilíacos de la pelvis. Los sitios más comunes de toma de muestras para los estudios de médula ósea son el esternón y la cresta ilíaca. De todos modos, la médula amarilla puede transformarse en roja en respuesta a ciertas condiciones como la altura, en situaciones de hipoxia y frente a la demanda de células sanguíneas.

Organización estructural de la médula ósea

La médula ósea está formada por células hematopoyéticas, células reticulares y células adiposas ubicadas en los espacios extravasculares en torno a un sistema

Cuadro 11-1. Elementos formes y tipos celulares de la sangre. Se resumen las características principales

		MAY-GRÜNWALD- GIEMSA			FOTO	ESQUEMA	ULTRAES-TRUCTURA	FUNCIÓN
		TAMAÑO (µm)	NÚCLEO	CITOPLASMA				
Elementios figurados	**Eritrocitos**	6-8	-	Acidófilo leve		Frente Perfil	Electrón denso	Transporte de gases
	Plaquetas	2-4	-	Hialómero (acidofilia leve) Cromómero (azurófilo)			Granulómero electrón denso	Coagulación
Celulas	**Neutrófilo**	10-12	Excéntrico 3-5 lóbulos con puentes finos de cromatina densa	Gránulos azurófilos y neutrófilos			Gránulos primarios +++ Gránulos secundarios +	Inflamación
	Eosinófilo	10-12	Excéntrico con 2 lóbulos con puente fino de cromatina densa	Gránulos eosinófilos			Gránulos específicos internum +++ externum +	Inflamación/ alergias
	Basófilo	10-12	Central con 2 lóbulos con puente grueso de cromatina densa	Gránulos basófilos			Gránulos específicos electrón densos ++	Alergias
	Monocito	15-20	Central grande con indentación (arriñonado) Cromatina laxa y densa	Basofilia leve			No tiene gránulos específicos	Macro-fagocitosis
	Linfocito	5-8	Central redondo, ocupa casi toda la célula Cromatina densa	Basofilia leve			No tiene gránulos específicos	Inmunidad

muy desarrollado de senos venosos de pared muy delgada. Las células sanguíneas se desarrollan extravascularmente y para entrar en la circulación deben atravesar la pared de los senos.

Por un lado, el tejido óseo cortical está perforado desde afuera por ramas de una red de vasos pequeños del periostio (véase cap. 10). Esos capilares de la cortical se continúan en el límite corticomedular con una compleja red de vasos venosos de pared delgada que se anastomosan dentro de la médula. Estos senos desembocan a través de senos colectores más anchos dispuestos de forma radial en un gran seno central orientado en sentido longitudinal.

Por otro lado, el aporte arterial más importante a los huesos largos viene de la arteria nutricia, que entra en la cavidad medular a través del orificio nutricio y se bifurca en una rama ascendente y otra descendente. La mayoría de las ramas finas que proceden de su ramificación en la cavidad medular penetran en los canales de Volkmann y se unen a la red vascular intracortical, mientras que un

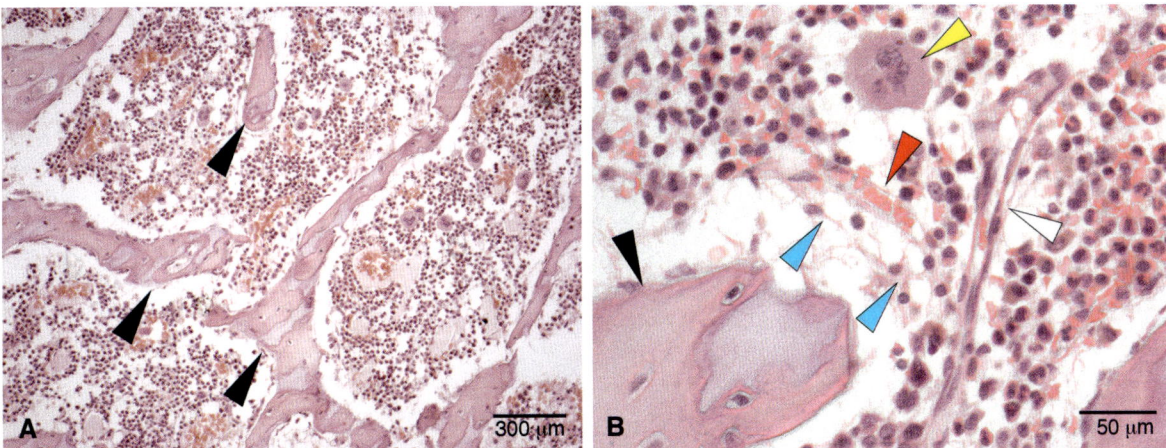

Fig. 11-12. Fotomicrografía de médula ósea teñida con hematoxilina-eosina (H-E). **A.** Se observan las trabéculas de tejido esponjoso (flechas negras), entre las que se ubica el tejido hematopoyético. **B.** Se distinguen vasos sanguíneos: capilares (flecha roja), metaarteriolas (flecha blanca) y células reticulares (flechas azules) entre el tejido hemotopoyético. Se observa un megacariocito (flecha amarilla). La trabécula ósea se señala con flecha negra.

pequeño número de ramas intramedulares comunican directamente con los senos de la médula.

Así, la sangre que llega a los senos tanto desde los vasos del periostio como de las ramas endósticas de la arteria nutricia ha pasado primero por tejido óseo y penetra luego en los senos medulares, a nivel de la unión corticomedular. Este pasaje por el tejido óseo daría el ambiente fisicoquímico óptimo para la hematopoyesis.

Los senos vasculares de la médula ósea tienen un diámetro de 50-70 µm y un endotelio muy delgado en el que las células están unidas por complejos de unión. Estos senos no tienen una lámina basal típica, pero hay depósitos extravasculares de un material grumoso de naturaleza semejante a la lámina basal de los epitelios.

Por fuera de los senos, en estrecha relación con los precursores de células sanguíneas, se ubican las células reticulares, que por sus largas ramificaciones participan en las interacciones con las células madre hematopoyéticas, además de actuar como soporte mecánico y sintetizar una delicada red de fibras reticulares que forman el escaso estroma de la médula ósea. Las células reticulares adventiciales cubren un 40-60% de la superficie externa de los senos y dejan el resto de la superficie externa para que las células sanguíneas maduras puedan emigrar a través de la pared de los sinusoides hacia el torrente circulatorio. Frente a estímulos hormonales que activan la hematopoyesis, las células reticulares dejan más superficie endotelial libre para la salida de las células a la luz del sinusoide (**fig. 11-13**).

El paso de las células sanguíneas maduras hacia la circulación se produce por un tránsito transcelular. Para ello, la célula endotelial se comprime y al quedar en contacto las dos membranas (basal y apical) se fusionan y dejan un poro transitorio por el que emigran las células sanguíneas. Una vez que estas llegan a la luz del vaso las membranas del endotelio se restablecen.

El compartimento hematopoyético tiene patrones de asociación celular típicos de cada elemento de la sangre. La eritropoyesis ocurre en los nidos rojos, que están cercanos a los sinusoides; la leucopoyesis granulocítica ocurre en los nidos blancos, ubicados en el centro del espacio hematopoyético (ya que por diapédesis estas células pueden trasladarse hasta la luz de la pared del sinusoide): la trombopoyesis se produce próxima a la pared del sinusoide; los megacariocitos a través de aberturas alcanzan la luz del sinusoide donde liberan las plaquetas, y la monopoyesis y la linfopoyesis se realizan de forma dispersa por toda la médula (**fig. 11-14**; véase también **fig. 11-13**).

Las células adiposas se originan de las células reticulares, almacenan lípidos y están cerca de los sinusoides.

Células madre hematopoyéticas

Las células madre hematopoyéticas son células pluripotentes capaces de diferenciarse en distintos tipos de células sanguíneas. Estas células tienen una gran capacidad de autorreplicación. Pueden diferenciarse y originar un tipo celular sin capacidad de pluripotencialidad, pero capaz de autorreplicarse, seguir una sola línea y convertirse en células unipotentes comprometidas con una única línea celular.

El reconocimiento de las células madre y de los tipos celulares producto de su diferenciación a cada tipo celular debe realizarse teniendo en cuenta el tamaño, la forma, las propiedades tintoriales, las características nucleares y la presencia de gránulos citoplasmáticos. Los estadios más inmaduros son más difíciles de diagnosticar, ya que la identificación morfológica de una célula madre es poco confiable tanto en el microscopio óptico como en el electrónico. Por lo general, se acepta

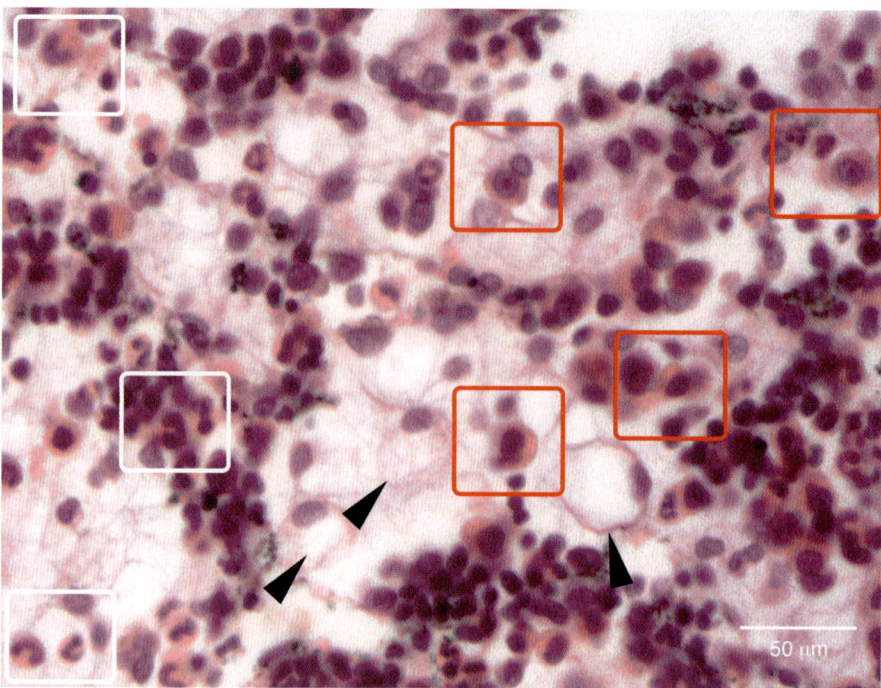

Fig. 11-13. Fotomicrografía de médula ósea teñida con H-E. Los recuadros rojos bordean los nidos rojos, donde las células patognomónicas son los normoblastos. Los recuadros blancos bordean los nidos blancos, donde las células características son los metamielocitos con sus característicos núcleos en cayado. Las flechas negras señalan las células almacenadoras de lípidos.

que una célula madre es una célula esférica, pequeña, con un citoplasma escaso, con polirribosomas alrededor del núcleo central que tiene una cromatina muy laxa (se parece a un linfocito, pero con eucromatina en el núcleo).

Las células madre pluripotentes proliferan lentamente y dan origen a células madre unipotentes que proliferan más rápidamente. Estas constituyen las unidades formadoras de colonias que se limitan a la producción de una determinada línea celular.

La diferenciación en uno u otro tipo depende del microambiente en el que está localizado el nido en la médula ósea y del aporte de distintos factores hematopoyéticos.

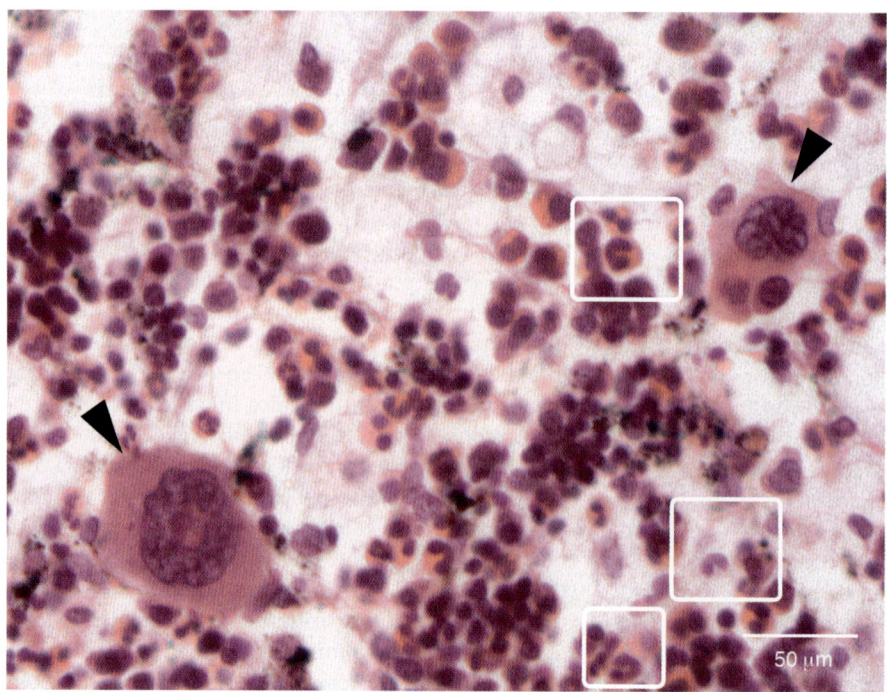

Fig. 11-14. Fotomicrografía de médula ósea teñida con H-E. Los recuadros blancos bordean los nidos blancos, donde las células patognomónicas son los metamielocitos con sus característicos núcleos en cayado. Las flechas negras señalan un megacariocito.

Eritropoyesis

El proceso de formación del eritrocito puede considerarse en 3 fases: células madre hematopoyéticas pluripotentes, células madre unipotentes y los distintos estadios de maduración reconocibles morfológicamente.

Las células madre, como ya dijimos, son difíciles de distinguir morfológicamente. Hay un tipo de célula madre eritroide explosiva que prolifera de forma activa y requiere alta concentración de eritropoyetina, y otro tipo de células madre unipotentes (UFC) eritroides no explosivas, que proliferan con más lentitud y se estimulan con bajas concentraciones de eritropoyetina.

Al avanzar la diferenciación, las células madre unipotentes de crecimiento más lento, consideradas unidades formadoras de colonias eritroides, se diferencian en proeritroblastos. El proeritroblasto es una célula con un diámetro de 14 a 19 μm, que tiene un núcleo grande con cromatina laxa y uno o dos nucléolos, y un citoplasma escaso y basófilo. El proeritroblasto se divide y produce eritroblastos basófilos. El eritroblasto basófilo se distingue por su morfología, tiene un citoplasma muy basófilo debido al alto contenido en polirribosomas libres que sintetizan hemoglobina, y su

núcleo tiene una cromatina tan condensada en grumos que no permite distinguir el nucléolo. El eritroblasto basófilo sigue dividiéndose y da lugar al eritroblasto policromatófilo, reconocible porque es más pequeño, el núcleo tiene cromatina más condensada y su citoplasma es en parte basófilo, por la presencia de polirribosomas libres y, a la vez acidófilo, por la abundante cantidad de hemoglobina, dando distintos grados de basofilia y acidofilia, conforme sigue sintetizando hemoglobina y avanza la diferenciación. Cuando la célula está cargada de hemoglobina, el citoplasma es definitivamente eosinófilo y presenta escasos ribosomas, el núcleo se hace excéntrico y es cada vez más pequeño y picnótico, en este estadio se está en presencia del eritroblasto ortocromático o normoblasto (su diámetro es de 7 a 14 μm). El núcleo eliminado del eritroblasto ortocromático es fagocitado por macrófagos presentes en la médula ósea y el elemento forme resultante formado por el citoplasma que contiene hemoglobina y algunos ribosomas constituye el reticulocito, llamado así por la presencia de finas redes remanentes de ribonucleoproteínas. El reticulocito se transforma en eritrocito en la médula ósea y pasa mayoritariamente como eritrocito a la circulación. El proceso desde la célula madre

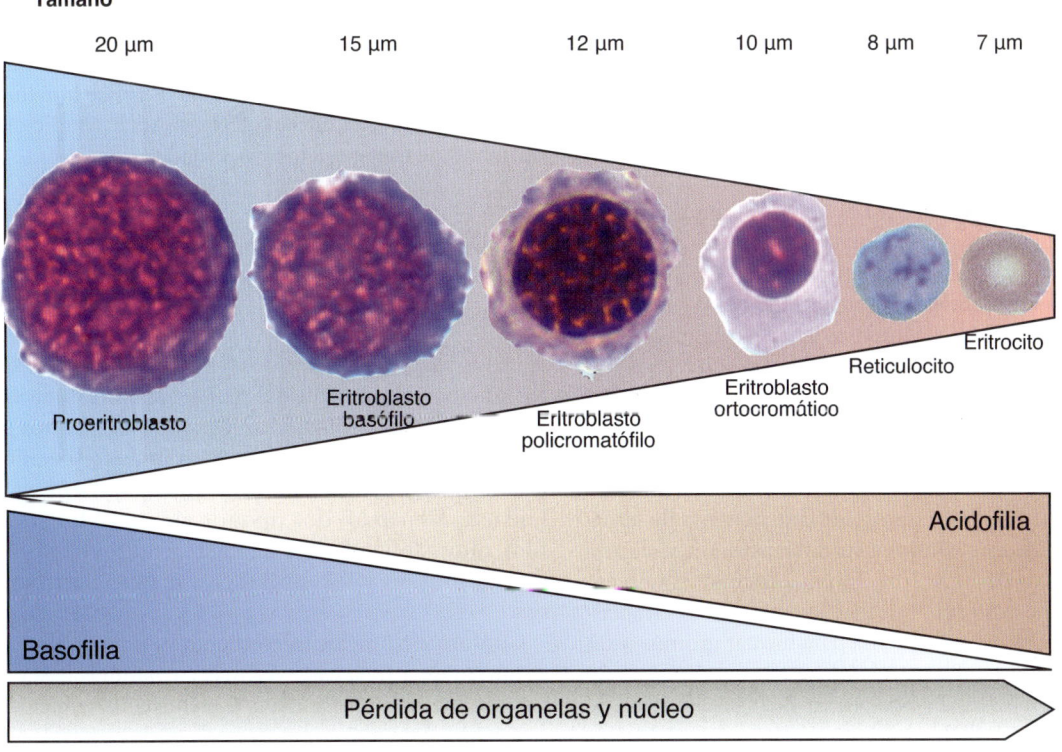

Fig. 11-15. Eritropoyesis. En el esquema se muestran fotomicrografías ópticas de la progenie eritrocítica teñidas con May-Grünwald-Giemsa (salvo el reticulocito que está teñido con violeta de cresilo) provenientes de un frotis de médula ósea humana normal (Cortesía de la Dra. Amalia Merellit). Se muestra la disminución del tamaño celular y los cambios de coloración citoplasmática que presentan las células en los distintos estadios.

pluripotente hasta el eritrocito dura alrededor de una semana (**fig. 11-15**).

El reticulocito puede pasar a la circulación y constituye la primera célula progenitora de eritrocitos que está presente en la sangre normalmente, considerados eritrocitos inmaduros. El porcentaje de reticulocitos en un extendido de sangre es un índice de la velocidad de formación de nuevos eritrocitos. Los reticulocitos se pueden teñir con azul brillante de cresilo y observar al microscopio óptico o con colorantes fluorescentes para valorar su cantidad por citometría de flujo.

La vida media del eritrocito es de 120 días, al cabo de los cuales se destruye al circular por el bazo, y en menor proporción en la médula ósea y el hígado, por lo que la médula ósea forma continuamente eritrocitos que envía a la circulación. Los eritrocitos viejos o dañados sufren cambios en su membrana plasmática y son eliminados de la circulación en el bazo, donde son fagocitados por los macrófagos.

Leucopoyesis

Los granulocitos, así como los monocitos, eritrocitos, plaquetas y linfocitos, se originan a partir de células pluripotentes, no distinguibles morfológicamente, designadas unidades formadoras de colonias ya que tienen gran capacidad de proliferación y dan lugar a células madre comprometidas en la formación de determinadas líneas celulares. Las células de UFC de granulocitos y monocitos (UFC-GM) se diferencian en mieloblastos, que es el primer estadio identificable de la serie granulocítica, y en monoblastos, que es el primer estadio identificable de la serie monocítica.

El mieloblasto es una célula de 14-20 μm de diámetro, con un núcleo grande con cromatina laxa, nucléolos evidentes y un citoplasma sin gránulos. Esta célula se diferencia en promielocito, una célula de mayor tamaño que tiene gránulos azurófilos y metacromáticos en su citoplasma, con un núcleo arriñonado con varios nucléolos y cromatina dispersa. Los gránulos miden 0,1 a 0,25 μm y están rodeados por una membrana. Estos gránulos, como todos los gránulos secretores, se forman a partir del retículo endoplasmático rugoso-aparato de Golgi (RER-Golgi). El promielocito aumenta de tamaño a medida que continúa su diferenciación y alcanza un diámetro de entre 16 y 24 μm, aumenta el número de gránulos azurófilos que se dispersan por el citoplasma, la cromatina se condensa para formar grumos cerca de la envoltura nuclear y el RER está muy desarrollado por su activa síntesis de las proteínas de los gránulos. El promielocito se divide mitóticamente, se hace cada vez más pequeño, el RER y el Golgi disminuyen, con menos gránulos en el citoplasma y un núcleo con cromatina más condensada. En este punto se está en presencia del último período común a toda la serie granulocítica. A partir de este estadio, la serie se divide en tres caminos

por la aparición de los gránulos específicos en el estadio de mielocito, último estadio en el que hay mitosis.

Neutrófilo

El mielocito neutrófilo es de menor tamaño que su precursor, el promielocito polimorfonuclear, tiene gránulos específicos que se diferencian de los gránulos azurófilos por una tinción neutrófila (color violáceo/salmón) y una ultraestructura menos densa que los azurófilos.

Los gránulos azurófilos se consideran lisosomas, ya que tienen enzimas como la peroxidasa, la fosfatasa ácida, la arilsulfatasa, la 5´nucleosidasa, la betagalactosidasa y la betaglucuronidasa.

Los gránulos específicos contienen fosfatasa alcalina y proteínas bacteriostáticas.

Los mielocitos sufren a partir de ahora procesos de diferenciación, disminuye el número de mitocondrias y de gránulos, aparecen depósitos de glucógeno en el citoplasma, así como cambios en la morfología nuclear que desarrolla escotaduras. La célula adquiere la característica de tener un núcleo con escotadura y un citoplasma con abundancia de gránulos específicos, se convierte en un metamielocito neutrófilo que ya no se divide y continúa madurando con la característica principal de que el núcleo acentúa las escotaduras, adquiriendo la forma de núcleo en banda primero (cayado) y, más tardíamente, en núcleos bilobulados y multilobulados, que son los neutrófilos maduros (**cuadro 11-2**).

El metamielocito neutrófilo y el neutrófilo en cayado están como reserva en la médula ósea y se movilizan a la circulación cuando es necesario. En condiciones normales, se liberan neutrófilos maduros, pero ante un requerimiento extremo (p. ej., una infección), pueden liberarse a la circulación tanto los neutrófilos en cayado como los metamielocitos neutrófilos.

Eosinófilo

Los mielocitos eosinófilos, menos numerosos que los mielocitos neutrófilos, tienen un núcleo de forma bilobulada con cromatina en gruesos grumos periféricos, citoplasma basófilo y gránulos específicos grandes y eosinófilos al teñirlos con May-Grünwald-Giemsa. Tienen los dos tipos de gránulos: los azurófilos muy electrodensos al microscopio electrónico de transmisión y los específicos, menos electrodensos.

Conforme el mielocito eosinófilo va diferenciándose, el núcleo desarrolla cada vez más escotaduras hasta llegar a la forma arriñonada que presenta el metamielocito eosinófilo. Durante ese proceso, cesa la formación de gránulos inespecíficos. Del estadio de metamielocito eosinófilo al de eosinófilo maduro, el núcleo adquiere la forma bilobulada, en la que el núcleo se observa con dos lóbulos unidos por un delgado puente cromatínico, y en el citoplasma el contenido de los gránulos específicos se cristaliza. Al microscopio electrónico de transmisión, se pueden visualizar en el citoplasma del eosinófilo maduro dos tipos de gránulos: unos densos y homogéneos (gránulos inespecíficos) y otros con cristales de forma variable (gránulos específicos) (véase **cuadro 11-2**).

Basófilo

Los mielocitos basófilos son muy escasos, el contenido de sus gránulos es hidrosoluble y, por lo tanto, son difíciles de observar al microscopio con las técnicas habituales. El núcleo tiene una cromatina más laxa que los otros mielocitos, el citoplasma tiene pocos gránulos específicos metacromáticos de forma muy variable. A medida que se diferencia en metamielocito basófilo el núcleo va desarrollando escotaduras, de modo que en el basófilo maduro, el núcleo es bilobulado, pero difícil de distinguir por la intensa basofilia de los gránulos específicos de su citoplasma.

Monocito

Los monocitos se originan a partir de una célula madre comprometida con la estirpe granulocítica y monocítica (UFC-GM), de la cual se origina el monoblasto que, por división, da lugar al promonocito que, a su vez, se transforma en monocito, célula madura circulante que ya no prolifera.

La médula ósea tiene un compartimento de reserva de promonocitos que, ante la demanda de macrófagos, proliferan y forman monocitos que se liberan a la circulación.

Linfocito

La linfopoyesis ocurre en la médula ósea a partir de una UFC linfoide, pero también puede proliferar ante una demanda en los órganos linfoides. La primera célula de la serie linfocítica es el linfoblasto, célula con un núcleo grande, con uno o dos nucléolos y citoplasma basófilo. El linfoblasto se diferencia en prolinfocito, célula más pequeña con un núcleo de cromatina más densa y este, a su vez, se diferencia en linfocito maduro cuyo núcleo tiene cromatina densa y escaso citoplasma.

Los linfocitos pueden clasificarse en dos grandes categorías: linfocitos T (LT) y linfocitos B (LB).

Los linfocitos originados en la médula ósea que serán LT, al abandonar la médula ósea son reclutados por la corteza del timo, donde proliferan y adquieren marcadores de superficie característicos. De allí pasan a la médula del timo y luego a la circulación hasta llegar al bazo, donde siguen madurando para ir a la circulación como linfocitos T con larga vida.

Los linfocitos originados en la médula ósea que se convertirán en LB, en el tejido linfoide del intestino, en el bazo y en la misma médula ósea proliferan, se diferencian en LB y adquieren marcadores de superficie: las inmunoglobulinas G (IgG), típicas de estos linfocitos.

Trombopoyesis

En la médula ósea se encuentra una célula gigante (50-70 μm de diámetro), fácilmente distinguible al microscopio óptico, polimorfonucleada o multilobulada

---

Cuadro 11-2. Fotomicrografías ópticas de las progenies granulocíticas, neutrófilas y eosinófilas, teñidas con May-Grünwald-Giemsa provenientes de un frotis de médula ósea humana normal, así como las correspondientes células maduras en la sangre periférica. (Cortesía de la Dra. Amalia Merellit)

Medula ósea				Sangre perisferica	
Mieloblasto	Promielocito	Mielocito Neutrófilo	Metamielocito Neutrófilo	En cayado Neutrófilo	Neutrófilo
Mieloblasto	Promielocito	Mielocito Eosinófilo	Metamielocito Eosinófilo	En cayado Eosinófilo	Eosinófilo

llamada megacariocito; su núcleo tiene 8 a 16 dotaciones de cromosomas (es una célula poliploide) que originan un núcleo con múltiples lóbulos interconectados por puentes cromatínicos finos y nucléolos no bien delimitados. El citoplasma del megacariocito tiene numerosas mitocondrias pequeñas y gránulos azurófilos finos con distribución irregular (véase **fig. 11-14**).

El megacariocito se origina a partir de una célula madre que es una UFC megacariocítica, que por división mitótica da lugar al megacarioblasto. Este último es una célula grande con un núcleo redondeado de cromatina laxa, citoplasma basófilo debido a la presencia de polirribosomas, poco desarrollo del RER y del Golgi, y mitocondrias grandes. A veces, se observan megacarioblastos con dos o más núcleos que luego se fusionan. Esto se debe a que las sucesivas divisiones no se acompañan por la correspondiente citocinesis (proceso de endomitosis), entonces se obtienen células multinucleadas o con varios núcleos fusionados y un citoplasma no demasiado desarrollado. En el estadio de promegacariocito, la célula tiene un diámetro de 30-45 μm. A medida que aumenta de tamaño, disminuye la basofilia y se forman más gránulos azurófilos que se dispersan en el gran citoplasma.

Los megacariocitos, que se encuentran en contacto con el endotelio de los senos vasculares de la médula ósea, envían prolongaciones que penetran en el endotelio y salen hacia la luz. La fragmentación citoplasmática de los megacariocitos provoca la liberación de las plaquetas en el torrente circulatorio.

BIBLIOGRAFÍA

Fawcett DW. Tratado de Histología. Bloom-Fawcett. 11.ª ed. Madrid: Interamericana-McGraw-Hill; 1987.

Hoffbrand AV, Lewis SM, Tuddenham EGD. Postraduate Haematology. 4ª. ed. Oxford: Butterworth-Heinemann; 1999.

Moraleda Jiménez JM. Pregrado de Hematología. 4.ª ed. Sociedad Española de Hematología y Hematoterapia; 2017.

Patel SR, Hartwig JH, Italiano JE Jr. The biogenesis of platelets from megakaryocyte proplatelets. J Clin Invest. 2005;115(12):3348-54.

Torrens M. Interpretación clínica del hemograma. Rev Med Clin Condes. 2015;26 (6):713-25.

Voisin MB, Woodfin A, Nourshargh S. Monocytes and neutrophils exhibit both distinct and common mechanisms in penetrating the vascular basement membrane in vivo. Arterioscler Thromb Vasc Biol. 2009; 29(8):1193-9.

  GALERÍA DE IMÁGENES

  AUTOEVALUACIÓN

Aparato circulatorio 12

INTRODUCCIÓN

El ser humano es un organismo multicelular y, por lo tanto, necesita un aporte continuo de oxígeno y nutrientes a todas las células que lo conforman, así como la eliminación del dióxido de carbono y de los desechos metabólicos. El intercambio de sustancias se produce entre las células que componen los distintos tejidos y la sangre o la linfa y son transportadas por los sistemas circulatorio y linfático, respectivamente. Esto se logra mediante un sistema de estructuras tubulares: los vasos sanguíneos y linfáticos. Los vasos sanguíneos transportan sangre impulsada rítmicamente desde una bomba (el corazón), hacia y desde el corazón, vasos venosos y arteriales, respectivamente. Los vasos linfáticos transportan la linfa impulsada desde el tejido conectivo hacia el corazón. Juntos, los vasos sanguíneos y el corazón forman el aparato cardiovascular, mientras que los vasos linfáticos forman el sistema circulatorio linfático.

En el ser humano, la circulación sanguínea es cerrada y doble. Cerrada, porque está limitada por las células endoteliales, y doble, porque la sangre arterial y la venosa no se mezclan, y existe un sistema vascular para cada tipo de sangre circulante.

A su vez, existen dos tipos de circuitos circulatorios sanguíneos: 1) el mayor o sistémico, que lleva la sangre oxigenada desde el corazón a todas las células del cuerpo por el sistema arterial y devuelve sangre desoxigenada al corazón desde los tejidos a través del sistema venoso; 2) el menor o pulmonar, que interviene en el intercambio de gases entre la sangre y el aire inspirado. Por su parte, en el circuito sanguíneo sistémico existen sistemas porta, que corresponden a vasos interpuestos entre los lechos capilares, que transportan sustancias de un órgano a otro sin pasar por el corazón (fig. 12-1).

El otro sistema circulatorio, que no transporta sangre sino linfa –un líquido de origen tisular con desechos y células del sistema inmune y extrañas– es el sistema circulatorio linfático (véase fig. 12-1).

PATRÓN HISTOLÓGICO BÁSICO DEL APARATO CIRCULATORIO

Como se mencionó, el aparato cardiovascular está formado básicamente por estructuras tubulares (corazón y vasos sanguíneos) distribuidas por todo el organismo con variaciones locales según la función, pero que responden a una organización o patrón común.

Estas estructuras tubulares contienen una luz central por la que circula la sangre, y una pared con un patrón histológico básico desde la luz hacia la periferia formado por 3 capas llamadas túnicas: la íntima, la media y la adventicia (fig. 12-2).

La túnica íntima está formada por un epitelio plano simple en contacto con la luz del vaso, llamada endotelio. Este se apoya sobre una membrana basal, debajo de la cual hay una delgada capa de tejido conectivo laxo: el subendotelio.

A pesar de su delgadez, el endotelio está altamente especializado. Por un lado, forma una barrera, ya que existen uniones adherentes entre las células endoteliales que impiden la difusión de sustancias de la cara apical a la basal y viceversa. El citoplasma de las células endoteliales es muy rico en organelas, visibles al microscopio electrónico, con vesículas pinocíticas o cavéolas implicadas en el transporte de sustancias de un lado a otro de la célula de manera muy específica. Sus membranas plasmáticas tienen proteínas integrales que participan en el transporte activo de sustancias. Estas células también pueden detectar cambios en la presión sanguínea y la presión parcial de oxígeno y dióxido de carbono, y son capaces de segregar sustancias que actúan sobre el músculo liso de la pared del vaso (endotelinas, óxido nítrico, prostaciclina) e inducir la relajación del músculo liso (vasodilatación), lo que provoca un aumento del flujo sanguíneo local y una disminución de la presión dentro del vaso. Además, intervienen, junto con las plaquetas y el plasma, en el control de la coagulación de la sangre (factor activador de plaquetas, tromboplastina, etc.).

Un caso particular de endotelio especializado lo constituyen las vénulas de endotelio alto ubicadas en la paracorteza de los ganglios linfáticos, las cuales adquieren forma cúbica y expresan moléculas de adhesión de superficie que facilitan la adhesión y migración de los linfocitos. Este proceso es fundamental en la respuesta inmune (véase cap. 13).

La túnica media es una capa de tejido fibromuscular en la que se asocian células musculares lisas y fibras elásticas, dispuestas circunferencialmente al eje del vaso. La proporción de músculo liso o de fibras elásticas varía en su organización y cantidad según el tipo de vaso (véase fig. 12-2).

La túnica adventicia está formada por tejido conectivo laxo y denso de tipo colágeno con fibras dispuestas en sentido longitudinal al eje del vaso. Pueden

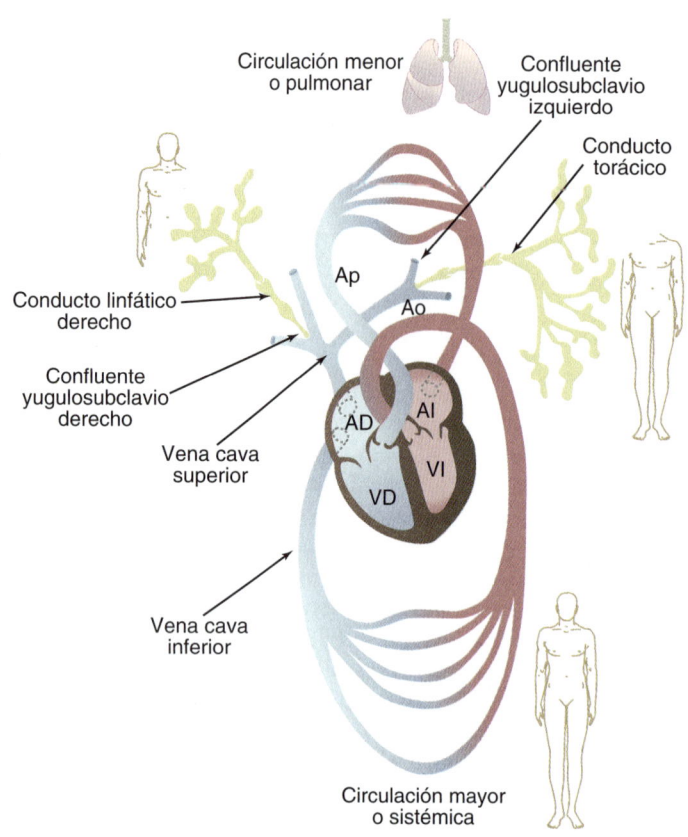

Fig. 12-1. Circulación sanguínea en los circuitos mayor y menor, y circulación linfática. En rojo: sangre oxigenada. En azul: sangre carbooxigenada. En amarillo: linfa. AD: aurícula derecha; AI: aurícula izquierda; Ao; arteria aorta; Ap: arteria pulmonar; VD: ventrículo derecho; VI: ventrículo izquierdo. Si bien la sangre oxigenada y carbooxigenada son expulsadas del corazón simultáneamente desde ambos ventrículos, para simplificar la explicación·del circuito comenzamos por la salida de la sangre oxigenada desde el ventrículo izquierdo. La sangre parte de la arteria aorta y se distribuye sistémicamente a todos los capilares del cuerpo para oxigenar tejidos y órganos. Desde estos, la circulación continúa a través de las vénulas y las venas que llevan la sangre carbooxigenada por las venas cavas superior e inferior hacia la aurícula derecha, la cual también recoge la linfa que proviene del conducto torácico y del conducto linfático derecho. Desde la aurícula derecha, la sangre carbooxigenada pasa al ventrículo derecho, del cual parte la arteria pulmonar, que termina capilarizándose en los pulmones para oxigenar la sangre, y esta regresa oxigenada a través de las venas pulmonares para desembocar en la aurícula izquierda, y de allí pasa al ventrículo izquierdo para continuar con el recorrido citado previamente. Obsérvese que el circuito sanguíneo es cerrado, mientras que el linfático es abierto.

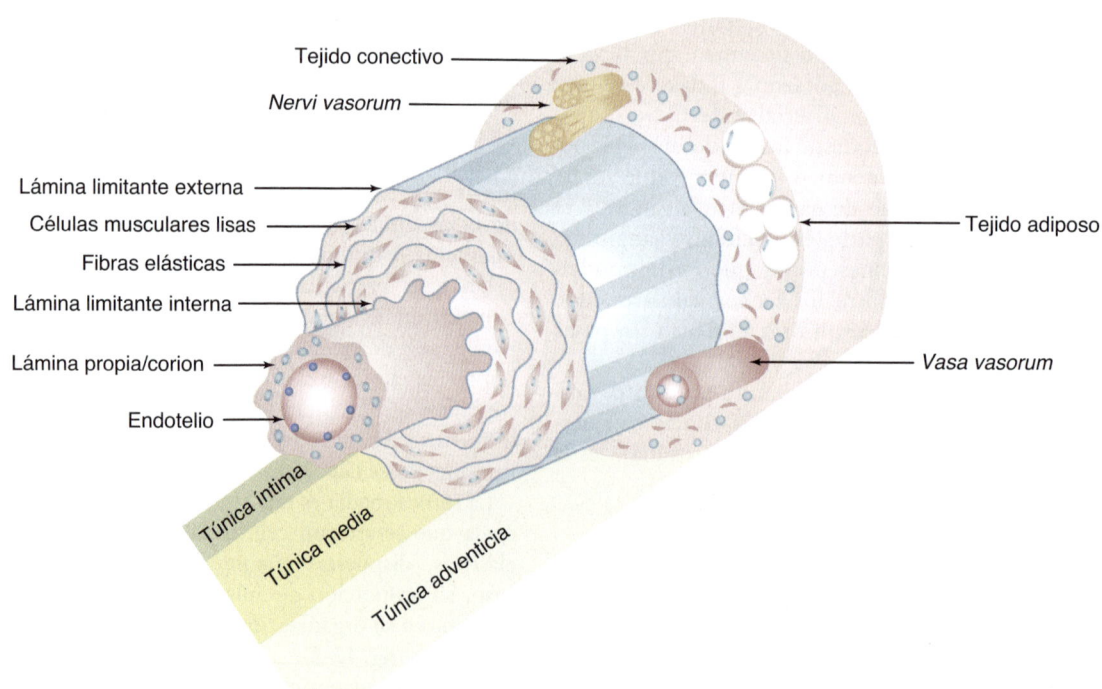

Fig. 12-2. Patrón histológico básico de un vaso sanguíneo (túnicas o capas) en un corte transversal.

encontrarse también algunas células musculares, especialmente en las venas. Esta túnica, cuando los vasos son grandes, está vascularizada e inervada. La vascularización de la adventicia está dada por pequeños vasos sanguíneos, ya que la nutrición desde la sangre que circula en su luz es insuficiente para nutrir todo el espesor del vaso. Los vasos de la adventicia que nutren a los grandes vasos se denominan vasa vasorum, que a su vez pueden alcanzar y nutrir la capa media por ramificaciones. La inervación de la adventicia (nervi vasorum) llega hasta la túnica media y está dada por nervios del sistema nervioso autónomo simpático que regulan la dilatación vascular por medio de la noradrenalina (NA) principalmente (véase **fig. 12-2**).

CARACTERÍSTICAS HISTOLÓGICAS DE LA PARED DE LOS VASOS SANGUÍNEOS EN LA CIRCULACIÓN SISTÉMICA

El grosor de la pared del vaso varía según su distancia al corazón: los vasos más cercanos, sean arteriales o venosos, tienen una pared más gruesa que los más alejados. La sangre que sale del corazón debe transcurrir por vasos de paredes gruesas para soportar presiones elevadas. Las primeras son las arterias elásticas (aorta y sus ramas). A medida que se alejan del corazón, las arterias se ramifican profusamente, el grosor de sus paredes disminuye y se reduce el contenido de fibras elásticas (**cuadro 12-1**). Se continúan con las arterias musculares, que siguen disminuyendo su diámetro hasta alcanzar la categoría de arteriolas, las cuales se abren en los capilares. Hay que tener en cuenta

para el diagnóstico histológico que con frecuencia es dificultoso discriminar el tipo exacto de vaso, ya que la transición de un tipo de vaso en otro es gradual.

En los capilares se produce el intercambio de gases, nutrientes y deshechos. La sangre carboxigenada pasa entonces a las vénulas, que convergen en venas cada vez más grandes hasta llegar al corazón. Las venas transportan la sangre a baja presión y en contra de la gravedad en gran parte del cuerpo, por ello disponen de válvulas que garantizan que la sangre se dirija en un único sentido, hacia el corazón.

Macrovasculatura arterial

Los vasos que la componen, arterias, se pueden ver a simple vista en las disecciones anatómicas y llevan nombres propios utilizados en la descripción anatómica.

Arterias elásticas

Tienen un diámetro de entre 3 cm y 0,5 cm. Son los denominados vasos de conducción, ya que conducen la sangre a gran presión y grandes distancias (p. ej., aorta, pulmonar, subclavia, carótida). La túnica íntima está formada por el endotelio y el subendotelio. La túnica media es muy gruesa y es la capa que le da el nombre a este tipo de vasos. La aorta puede llegar a tener hasta 50 o más capas de fibras elásticas dispuestas circunferencialmente (**fig. 12-3**). Interpuestas entre las fibras elásticas hay fibras musculares lisas que sintetizan esas fibras elásticas y algunas fibras de colágeno. En los preparados histológicos, por la

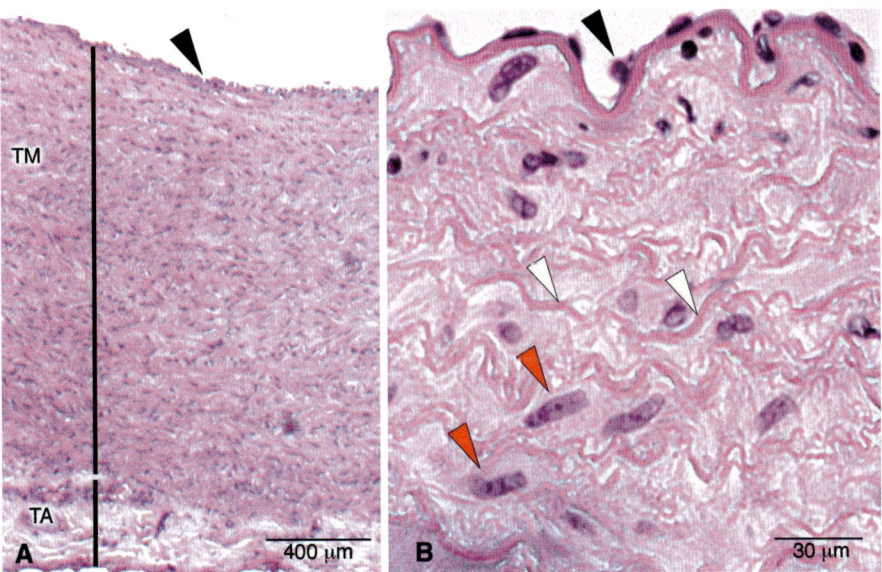

Fig. 12-3. Fotomicrografías ópticas de la pared de la arteria aorta. **A.** Se observan las diferentes túnicas: túnica íntima (flecha negra), túnica media (TM) y túnica adventica (TA). **B.** Las flechas blancas señalan las láminas elásticas y las flechas rojas indican las fibras musculares lisas de la TM. La flecha negra señala la célula endotelial.

Cuadro 12-1. Estructura de los diferentes tipos de vasos sanguíneos al microscopio óptico. En la columna central se observan las respectivas fotomicrografías de la pared de los diferentes vasos teñidas con hematoxilina-eosina (H-E). En la columna de la derecha se observan los respectivos esquemas de cada vaso al corte transversal

ARTERIAS ELÁSTICAS		
ARTERIAS MUSCULARES		
ARTERIOLAS		
METAARTERIOLAS		
CAPILAR		
VÉNULAS PERICÍTICAS		
VÉNULAS MUSCULARES		
VENAS PROPIAMENTE DICHAS		
GRANDES VENAS		

contracción *post mortem*, el núcleo de estas células puede verse deformado "en S", característica que permite diferenciarlas de los fibroblastos/citos que se encuentran en escasa cantidad. La primera capa de fibras elásticas es el límite entre las túnicas íntima y media, es bien visible en forma refringente y se denomina **lámina elástica interna,** mientras que la última capa de fibras elásticas o **lámina elástica externa** no se observa tan claramente. En la túnica adventicia predomina el tejido conectivo laxo alternado con el denso, y se encuentran los vasa vasorum y *nervi vasorum* rodeados por abundante tejido adiposo.

Arterias musculares

Tienen un diámetro de entre 1 cm y 0,2 mm (200 μm). Son los denominados vasos de distribución, ya que llevan la sangre a los respectivos órganos y tejidos de destino (p. ej., arterias femoral, humeral, radial). La túnica íntima está formada por endotelio y el subendotelio es más escaso que en las arterias elásticas. La túnica media va perdiendo fibras elásticas y ganando fibras musculares lisas que se disponen concéntricamente al vaso, y solo se observan abundantes fibras elásticas en la lámina elástica interna y la lámina elástica externa que limitan las túnicas íntima/media y media/adventicia, respectivamente (**figs. 12-4** y **12-5**). De estas dos láminas elásticas la más prominente es la interna. La cantidad de capas de fibras musculares en la túnica media varía desde más de 40 capas hasta alrededor de 10 capas. En la túnica adventicia se encuentra tejido conectivo laxo y denso con *vasa vasorum* y *nervi vasorum*.

Microvasculatura

Estos vasos no son visibles a simple vista y solo pueden estudiarse mediante el microscopio óptico, ya que tienen un diámetro menor del límite de resolución del ojo (= 0,2 mm = 200 μm) (véase **cuadro 12-1**).

Arteriolas

Tienen un diámetro de entre 200 μm y 20 μm. En medicina, este tipo de vasos es de suma importancia, dado que es a este nivel donde se ejerce la regulación de la presión arterial y se genera la resistencia periférica según su contracción o relajación. Se las podría relacionar con las "llaves de paso o esclusas" de la vasculatura sanguínea. La túnica íntima llega a tener en un corte transversal no más de 6 núcleos endoteliales visibles al microscopio óptico y el subendotelio es tan escaso que difícilmente se lo observa y solo en las arteriolas de más de 50 μm de diámetro puede verse la lámina elástica interna (**fig. 12-6**). La túnica media suele tener de 2 a 9 capas de células musculares lisas. La túnica adventicia es prácticamente inobservable con el microscopio óptico y no posee *vasa vasorum*. A medida que disminuye su diámetro, el músculo liso de la túnica media comienza a hacerse discontinuo, y las células endoteliales atraviesan la membrana basal y entran en contacto directo con las fibras musculares lisas. En la práctica, estos vasos se reconocen con rapidez porque el espesor de su pared coincide con el diámetro de la luz y, cuando se los observa con un objetivo de 40x (diámetro del campo 450 μm), ocupan como máximo la mitad del campo microscópico (**fig. 12-7**).

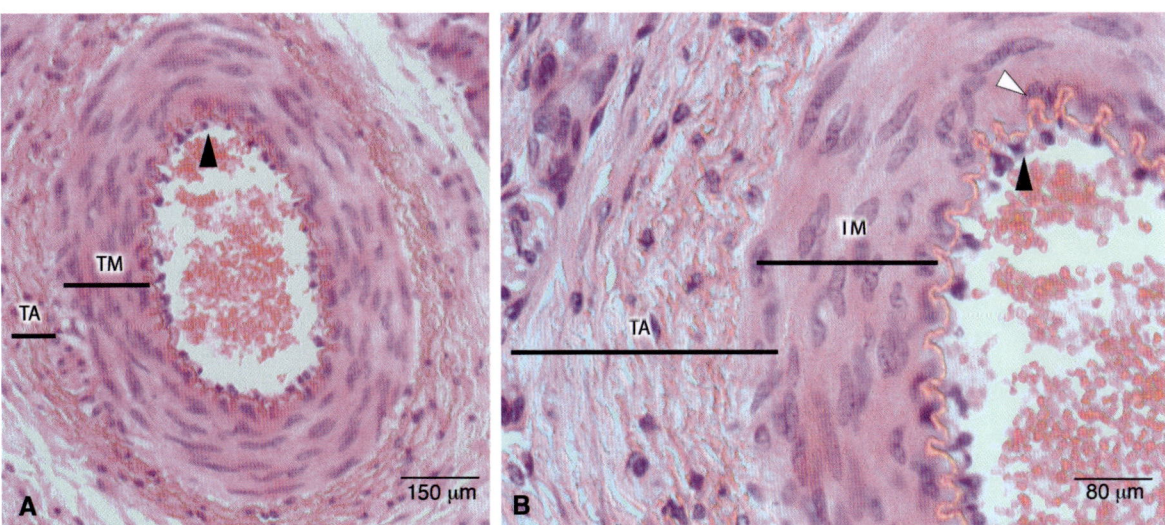

Fig. 12-4. A. Fotomicrografía óptica del corte transversal de una arteria muscular teñido con la técnica de H-E. **B.** A mayor aumento, se observan las túnicas que componen la pared del vaso. Se identifican la túnica íntima (flechas negras), la túnica media (TM) y la túnica adventicia (TA). La flecha blanca señala la lámina elástica interna.

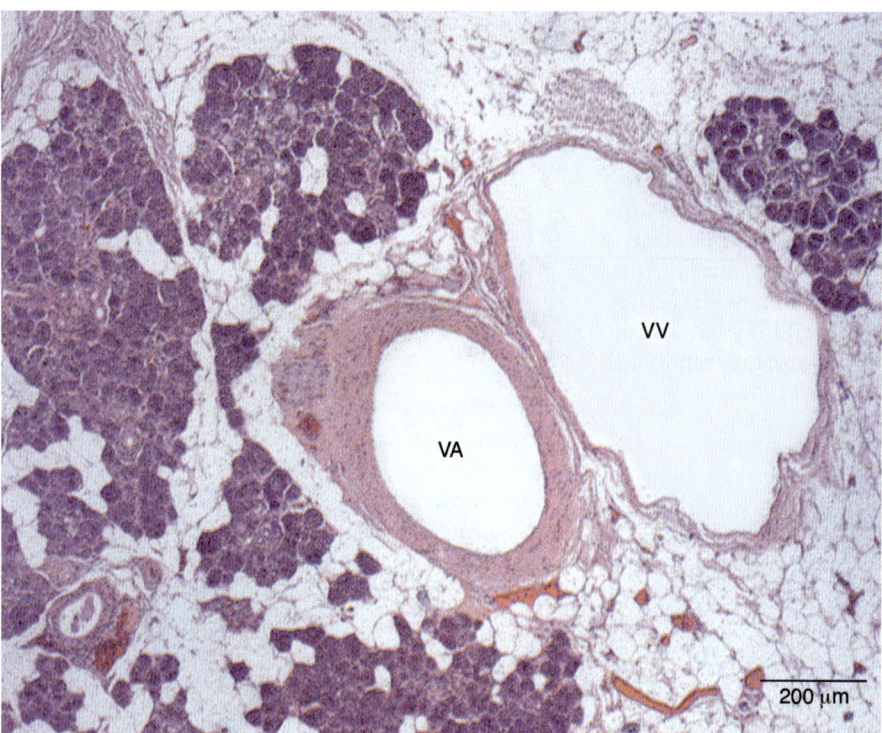

Fig. 12-5. Fotomicrografía óptica de un corte histológico de la glándula submaxilar teñido con H-E. En los tabiques interlobulillares de tejido conectivo se observa una arteria muscular (VA: vaso arterial) y una vénula muscular (VV: vaso venoso).

Metaarteriolas o esfínteres precapilares

Son los vasos más pequeños de la rama arterial, con un diámetro de entre 20 μm y 10 μm. Ya no se distinguen las túnicas, y se observan al microscopio óptico en un corte transversal 2 a 4 núcleos endoteliales con 1 a 2 células musculares lisas que forman una sola capa muscular en tirabuzón alrededor del endotelio (**figs. 12-8** y **12-9**). Dado que son los vasos previos a los capilares, se los considera esfínteres reguladores de la entrada de sangre en estos. (**Proyección médico-clínica 12-1. Ataque cerebrovascular**).

Proyección médico-clínica

12-1. Ataque cerebrovascular

Las arterias cerebrales pueden desencadenar un ataque o accidente cerebrovascular por embolia, que es la obstrucción brusca de un vaso cerebral por un trombo, por una hemorragia cerebral o por la rotura de un vaso cerebral dañado. Los síntomas dependen de la zona cerebral afectada. Se manifiesta con alteraciones de la fuerza o de la sensibilidad, dificultad para hablar o para tragar y inestabilidad al caminar.

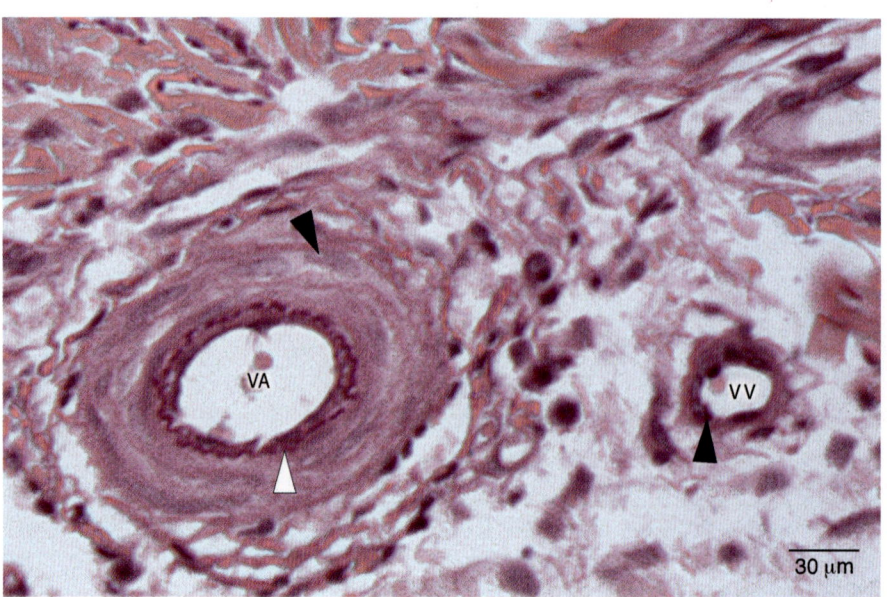

Fig. 12-6. Fotomicrografía óptica de un corte histológico teñido con resorcina-fucsina/H-E en la que se observa el corte transversal de una arteriola (VA: vaso arterial) y de una vénula (VV: vaso venoso). Las flechas negras señalan los núcleos de las células musculares de la túnica media. La flecha blanca indica la lámina elástica interna.

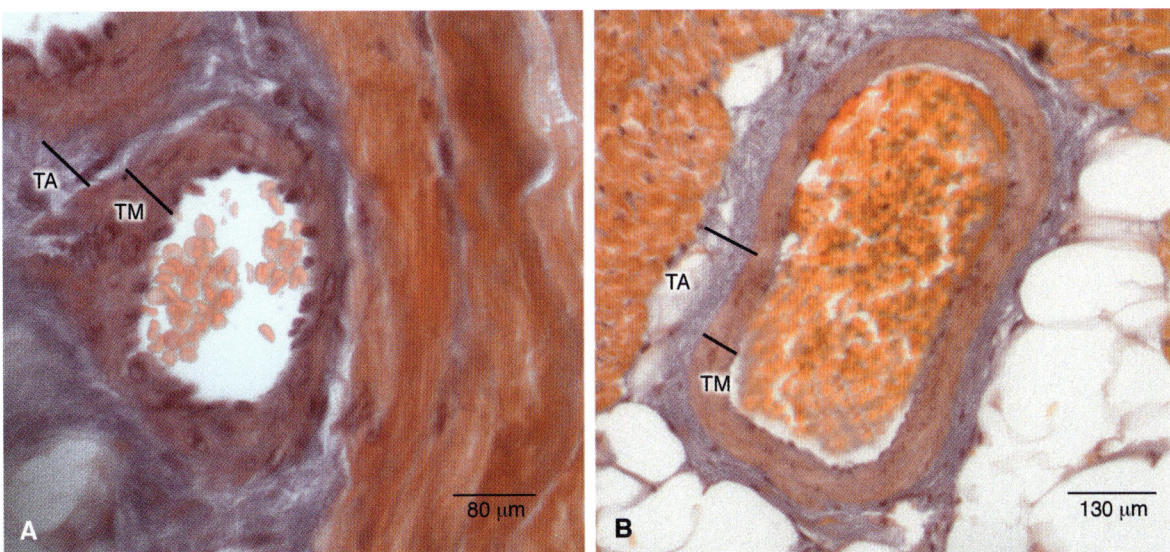

Fig. 12-7. Fotomicrografía óptica de un corte histológico de la pared del corazón teñido con tricrómico de Masson. **A.** Arteriola. **B.** Vénula muscular. Se observan la túnica media (TM) y la túnica adventica (TA).

Capilares

Son los vasos más pequeños del sistema circulatorio sanguíneo y miden entre 10 y 8 μm de diámetro. Forman una red vascular profusa y entrecruzada en la que los eritrocitos circulan lentamente (< 1 mm/segundo) y a baja presión, lo que, junto con el escaso espesor de su pared, los hace adecuados para el intercambio gaseoso, ya que transfieren oxígeno a los tejidos y recogen de estos el dióxido de carbono. El transporte de estos gases lo realiza la hemoglobina, la principal proteína de los eritrocitos. Con microcroscopía óptica se distingue la pared del capilar, compuesta por 1 o 2 núcleos de células endoteliales que, en el corte histológico, son redondeados u ovoides y protruyen hacia la luz; rodeando estas células pueden llegar a verse algunas células contráctiles de típico núcleo arriñonado llamadas pericitos (véase **fig. 12-9**). Existen 3 tipos de capilares se diferencian por sus características ultraestructurales. (**fig. 12-10**).

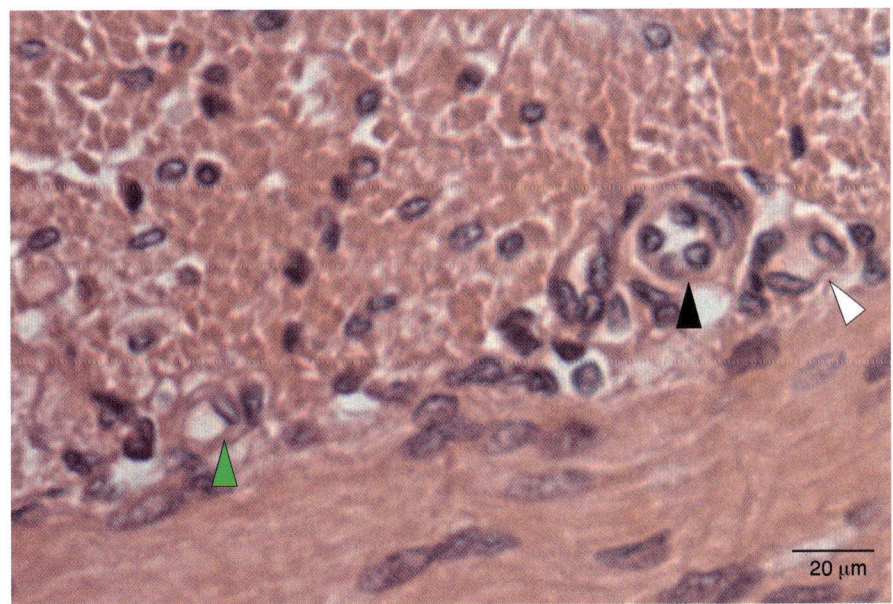

Fig. 12-8. Fotomicrografía óptica de la capa muscular del intestino delgado teñido con la técnica de H-E. Se observa una metaarteriola (flecha negra), una vénula (flecha blanca) y un capilar continuo (flecha verde).

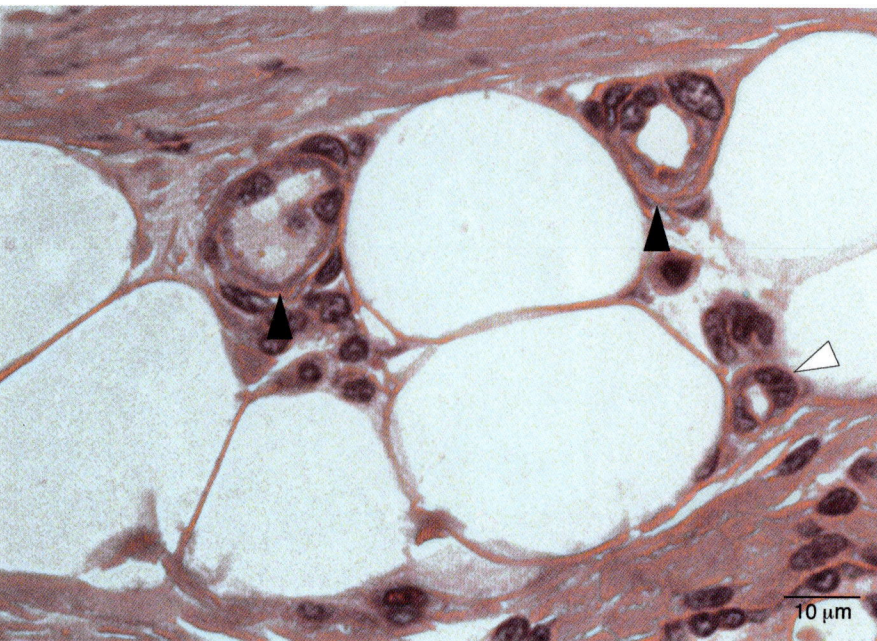

Fig. 12-9. Fotomicrografía óptica de un corte histológico de tejido adiposo teñido con la técnica de H-E. Las flechas negras señalan metaarteriolas y la flecha blanca indica un pericito que rodea a un capilar continuo.

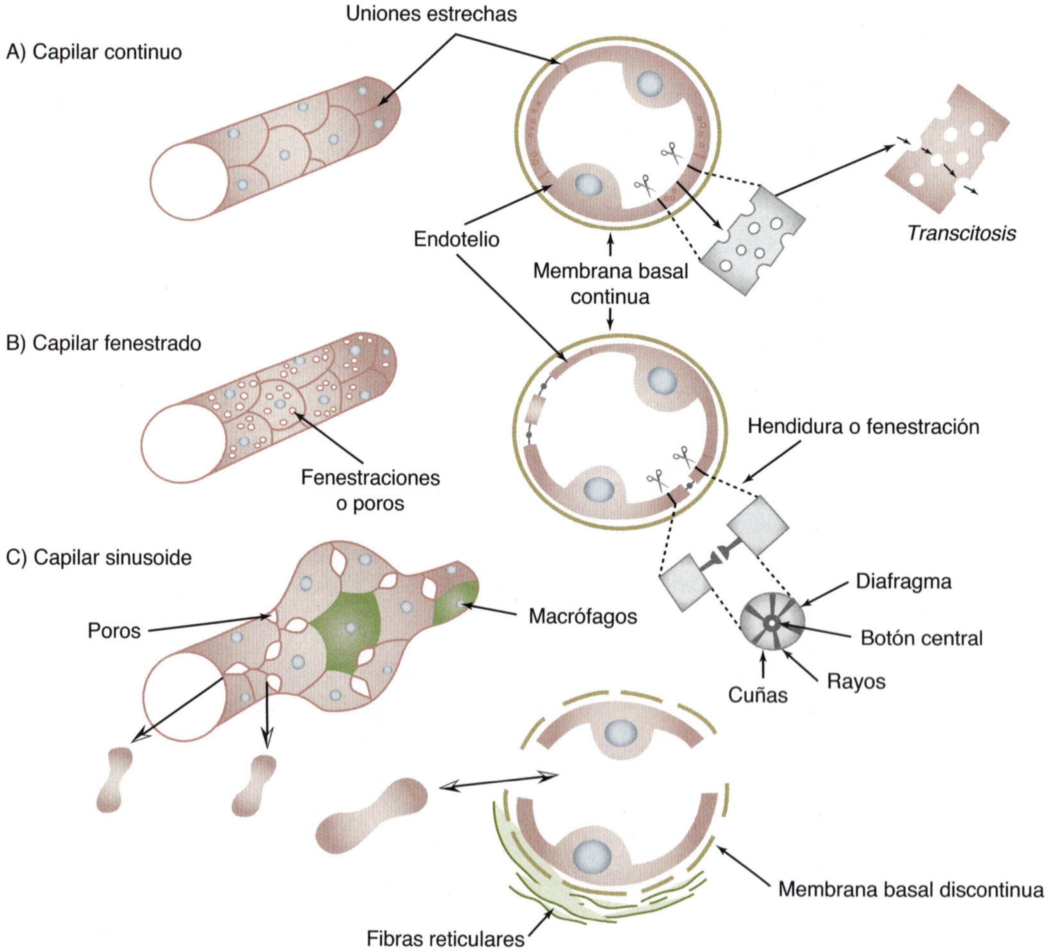

A) Capilar continuo

Uniones estrechas

Endotelio

Membrana basal continua

Transcitosis

B) Capilar fenestrado

Fenestraciones o poros

Hendidura o fenestración

Diafragma

Botón central

Rayos

Cuñas

C) Capilar sinusoide

Poros

Macrófagos

Membrana basal discontinua

Fibras reticulares

Fig. 12-10. Esquema comparativo de la ultraestructura de los distintos tipos de capilares sanguíneos en una interpretación tridimensional y al corte transversal.

Tipos de capilares

Continuos: las células endoteliales están selladas por uniones estrechas y asientan sobre una membrana basal continua alrededor del vaso. Estos vasos permiten el pasaje de oxígeno por difusión simple, pero algunos nutrientes deben atravesar la célula endotelial por el fenómeno de transcitosis, en el que a nivel de la membrana apical se observan cavéolas que originan vesículas de pinocitosis, estas luego atraviesan el citoplasma endotelial y vuelcan su contenido a través de la membrana basal en el exterior del tejido por exocitosis. Los principales ejemplos se encuentran en el sistema nervioso central, el pulmón, el músculo, el tejido conectivo y el timo (**figs. 12-11** y **12-12**).

Fenestrados: la célula endotelial tiene pequeños poros o fenestraciones distribuidos homogéneamente o en grupos aislados (**fig. 12-13**). Los poros suelen tener diafragmas. El diafragma que ocupa los poros tiene una ultraestructura compleja, es más delgado que una unidad de membrana, tiene un botón central proteico con un orificio de solo 10 nm, sostenido en el centro por proteínas en forma de cuña y rayos periféricos (véase **fig. 12-10**). Los diafragmas asientan sobre una membrana basal continua. Se encuentran en el glomérulo renal, la lámina propia intestinal y las glándulas endocrinas (**figs. 12-14** y **12-15**).

Sinusoides o discontinuos: las células endoteliales tienen grandes espacios o hendiduras entre las células también llamadas poros, que constituyen verdaderos orificios. No existen los diafragmas. La membrana basal es discontinua o inexistente en algunos sectores (**fig. 12-16**). A diferencia de los capilares fenestrados, su diámetro varía y forman dilataciones llamadas varicosidades o senos; de ahí su denominación. La forma de estos capilares suele adaptarse a los espacios comprendidos en el parénquima del órgano en el que se encuentran. Por eso su diámetro varía entre 10 y 40 μm. Alternados entre las células endoteliales pueden encontrarse macrófagos (p. ej., en el hígado). Estos capilares están rodeados por una trama de fibras reticulares dispuestas en tirabuzón que los envuelven. Son ejemplos de órganos con este tipo de vasos el hígado, el bazo y la médula ósea (**fig. 12-17** y **Proyección médico-clínica 12-2. Aterosclerosis y aneurisma**).

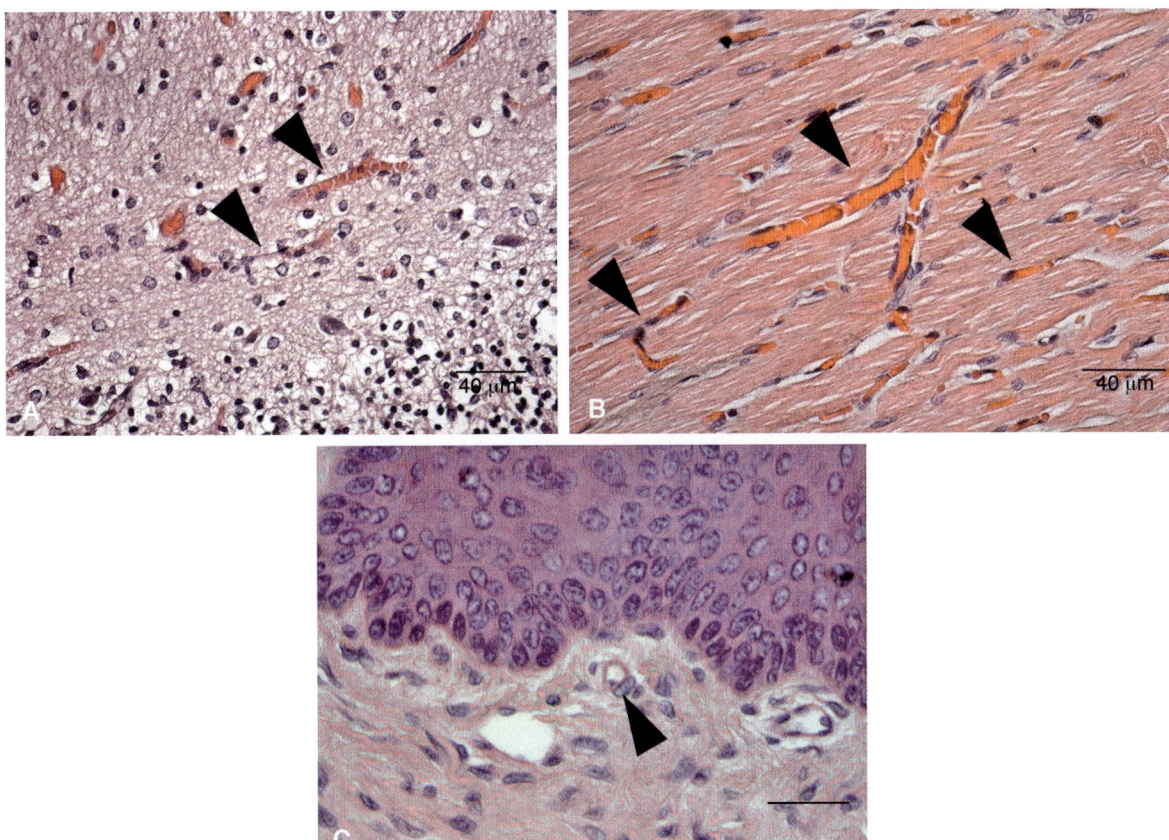

Fig. 12-11 Fotomicrografías ópticas de cortes histológicos teñidos con la técnica de H-E en los que se observan capilares continuos (flechas negras) en los siguientes tejidos: **A.** Sustancia blanca del cerebelo. **B.** Músculo estriado cardíaco. **C.** Dermis papilar.

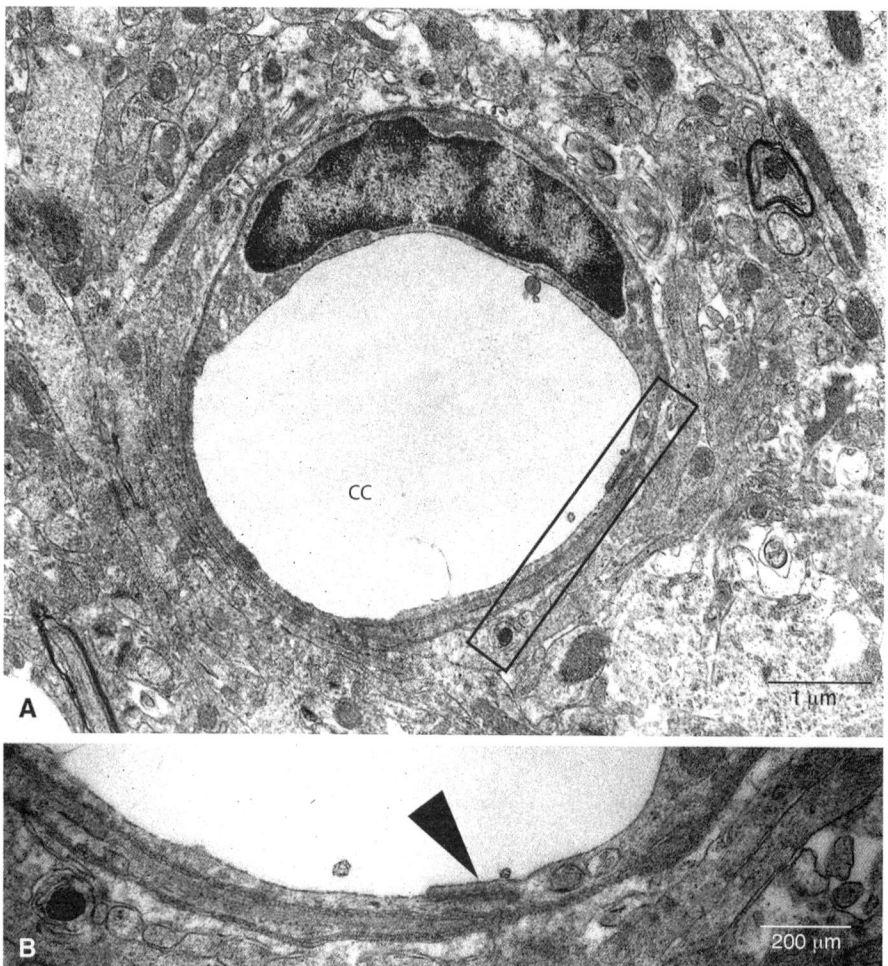

Fig. 12-12. Fotomicrografías electrónicas. **A.** Capilar continuo (CC). **B.** Magnificación de la pared del capilar continuo en la que se observa la unión oclusiva (flecha negra).

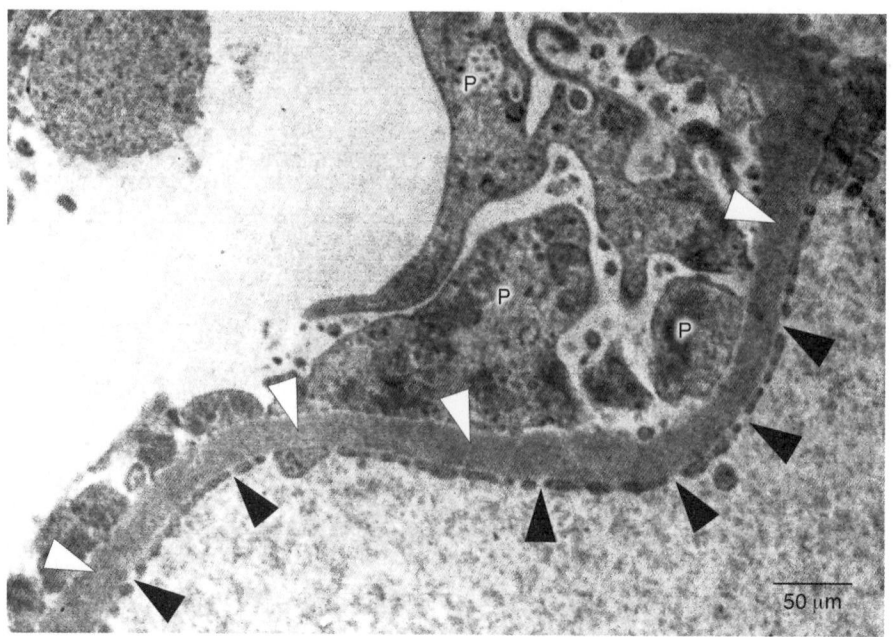

Fig. 12-13. Fotomicrografías electrónicas de la barrera de ultrafiltrado glomerular donde se observan las fenestraciones del endotelio fenestrado (flechas negras), la membrana basal continua (flechas blancas) y los pedicelos de los podocitos (P).

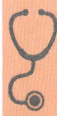

Proyección médico-clínica

12-2. Aterosclerosis y aneurisma

Las células que constituyen los diferentes tejidos y órganos se anclan a un entramado no celular dinámico: la matriz extracelular. Este andamiaje puede parecer estático a primera vista, pero una de sus principales características es su activo remodelado. La matriz extracelular no solo constituye un soporte físico para las células, sino que además interviene en la regulación de diversos procesos como diferenciación, migración, proliferación y crecimiento, homeostasis y morfogénesis. Todos los tipos celulares, como fibroblastos, células epiteliales, células de la respuesta inmune y células endoteliales, sintetizan y secretan las macromoléculas constituyentes de la matriz, bajo el control de múltiples señales extracelulares. Pero, a su vez, las células interaccionan con las macromoléculas de la matriz que ellas mismas secretan mediante diferentes tipos de receptores: integrinas, proteoglucanos de la superficie celular, el receptor CD44, entre otros. Así, los componentes de la matriz activan o regulan las vías de señalización intracelulares relacionadas con los múltiples procesos antes mencionados. Cabe destacar que diversos factores de crecimiento, citoquinas y quimioquinas interaccionan con componentes específicos de la matriz, y favorecen la formación de depósitos biológicos, lo que aumenta la complejidad de este entramado. Los factores de crecimiento, citoquinas y quimioquinas podrán ser liberados al entorno celular por acción de las metaloproteinasas de la matriz y, de esta manera, ejercer su función. Este exquisito balance dinámico mantiene un microambiente celular saludable, que se pierde en numerosas enfermedades, en las cuales adquieren relevancia las variaciones que se producen tanto en la concentración como en la estructura química de los componentes de la matriz.

Por ejemplo, entre las enfermedades que afectan el sistema vascular la aterosclerosis y el aneurisma se caracterizan por un drástico remodelado de la matriz extracelular que conduce, en el primer caso, al depósito de lípidos en el subendotelio y, en el segundo, al debilitamiento y la dilatación de la aorta.

Los múltiples factores de riesgo asociados a la aterosclerosis (hipercolesterolemia, hipertensión, sedentarismo, tabaquismo) desencadenan la activación del endotelio vascular arterial, lo que impacta sobre la producción y secreción de los componentes de la matriz extracelular del endotelio y el subendotelio. El colágeno, la elastina y el proteoglucano versicano son componentes ubicuos de la placa aterosclerótica. Esta deposición de la matriz extracelular favorece inicialmente el depósito de lípidos y, en una etapa avanzada, la estabilización de la placa. Además, puede contribuir al estrechamiento de la luz arterial e impedir así la circulación normal, lo que da lugar a hipertensión, infarto de miocardio y ataque cerebrovascular. En cambio, en el aneurisma de la aorta abdominal, la aparición de fibras de colágeno con estructura anormal no solo compromete su función, también provoca una mayor susceptibilidad a la degradación por gelatinasas de la matriz como la metaloproteinasa-9 (MMP-9), con el consiguiente debilitamiento de la pared vascular.

La comprensión de los mecanismos que gobiernan el remodelado fisiopatológico de la matriz extracelular posibilita el diseño de nuevas estrategias de diagnóstico y tratamiento, y consolida la bioingeniería del trasplante de órganos.

Vénula pericítica o poscapilar

Son las venas más pequeñas que continúan a los capilares, su diámetro aproximado es de 10 a 50 μm. Al microscopio óptico, en un corte transversal, se pueden observar más de 3 núcleos endoteliales con forma alargada. Su pared es similar a la de los capilares, pero contienen más pericitos y es considerada como su túnica media (**fig. 12-18**).

Vénula muscular

El diámetro de las vénulas aumenta a medida que se alejan de los capilares y comienzan a aparecer fibras musculares lisas que constituyen la túnica media, con 1 a 4 capas de estas células en la vénula muscular. Estos vasos tienen un diámetro de entre 50 y 200 μm, y una evidente túnica adventicia (**figs. 12-19 y 12-20**).

Macrovasculatura venosa

Venas propiamente dichas

Su diámetro es de 200 a 500 μm. Las células endoteliales se disponen circunferencialmente y descansan sobre una membrana basal continua que tiene subendotelio. La **túnica media** presenta entre 5 y 10 capas de fibras musculares lisas y es mucho más delgada que las de las correspondientes arterias. Además, las fibras musculares lisas, si bien tienen distribución circunferencial, están más desordenadas que en las arterias y hay más predominio de fibras colágenas entre las musculares y las elásticas. El sentido de la circulación venosa se mantiene hacia el corazón gracias a la presencia de **válvulas,** así como a la contracción del músculo esquelético circundante. Las válvulas son proyecciones de la íntima hacia la luz que apuntan los bordes libres hacia el corazón. La túnica **adventicia** está bien desarrollada y se observan *vasa vasorum;* es la capa predominante en estos vasos (véase **cuadro 12-1**).

Grandes venas

Son las venas que desembocan en el corazón con un diámetro superior a 500 μm. Las más grandes tienen una lámina elástica interna discontinua. Tienen una **túnica media** con más de 10 capas de

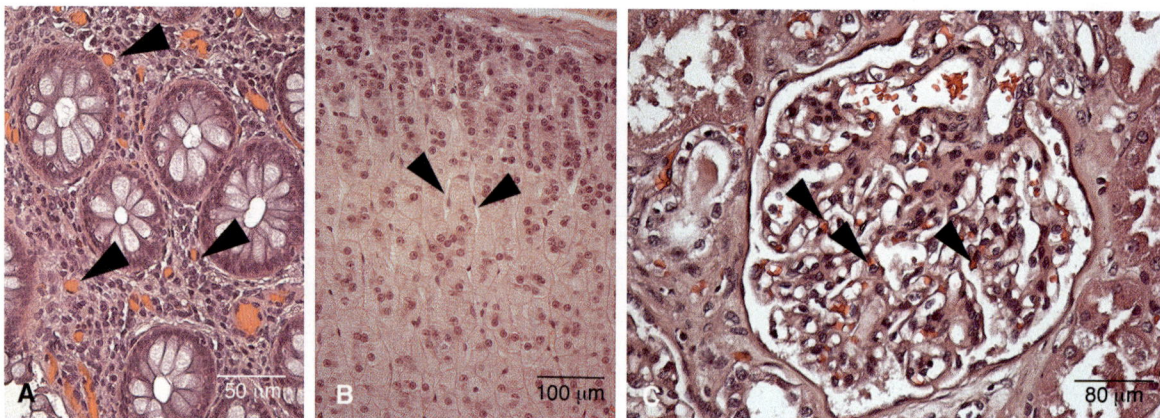

Fig. 12-14. Fotomicrografías ópticas de capilares fenestrados (flechas negras) en cortes histológicos teñidos con la técnica de H-E de las siguientes estructuras: **A.** Lámina propia del intestino grueso. **B.** Capa fasciculada de la corteza suprarrenal. **C.** Corpúsculo renal.

células musculares lisas y una gran **túnica adventicia** con grandes *vasa vasorum* y fibras musculares lisas de disposición longitudinal. La razón de que haya tantos *vasa vasorum* es que estos vasos transportan bajas concentraciones de oxígeno y nutrientes, insuficientes para nutrir adecuadamente sus paredes. Son ejemplos de grandes venas la cava, la porta, la yugular, la ilíaca y la ácigos (**fig. 12-21**). (**Proyección médico-clínica 12-3. Várices**).

CARACTERÍSTICAS HISTOLÓGICAS DE LA PARED DE LOS VASOS SANGUÍNEOS EN LA CIRCULACIÓN SANGUÍNEA PULMONAR

La sangre carboxigenada es propulsada por el corazón a través de la arteria pulmonar hacia el parénquima de los pulmones, donde se ramifica y es a nivel de sus capilares donde se produce el intercambio gaseoso con los alvéolos, proceso llamado hematosis, tras lo cual la sangre oxigenada es transportada por el sistema

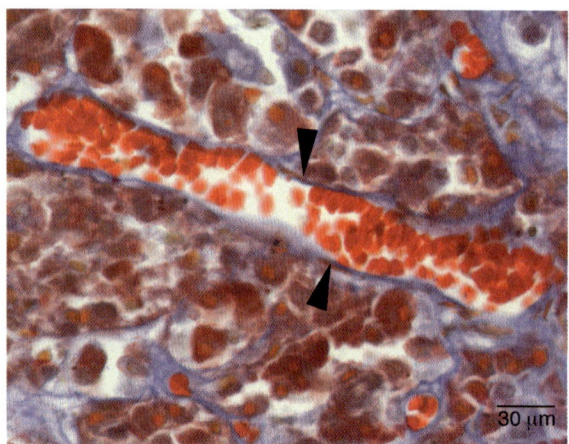

Fig. 12-15. Fotomicrografía óptica de un corte de la adenohipófisis teñido con la técnica de tricrómico de Mallory en el que se observa un capilar fenestrado (flechas negras).

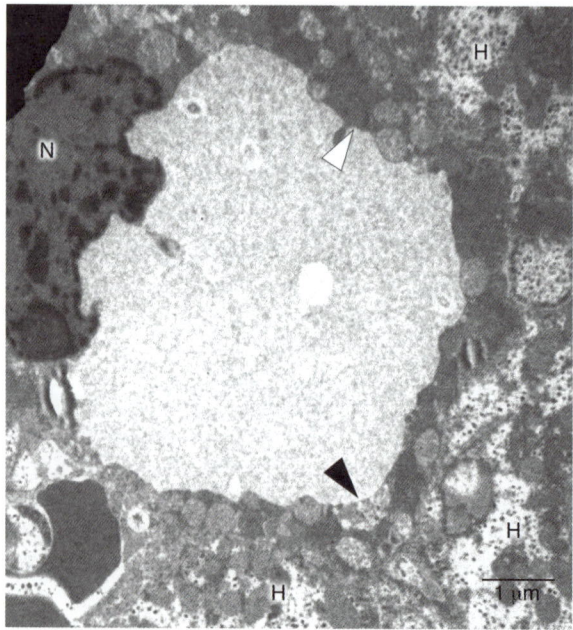

Fig. 12-16. Fotomicrografía electrónica en el que se observa un capilar sinusoide del hígado. La flecha blanca señala las células endoteliales y la flecha negra señala la discontinuidad del endotelio. N: núcleo endotelial. H: citoplasma de los hepatocitos.

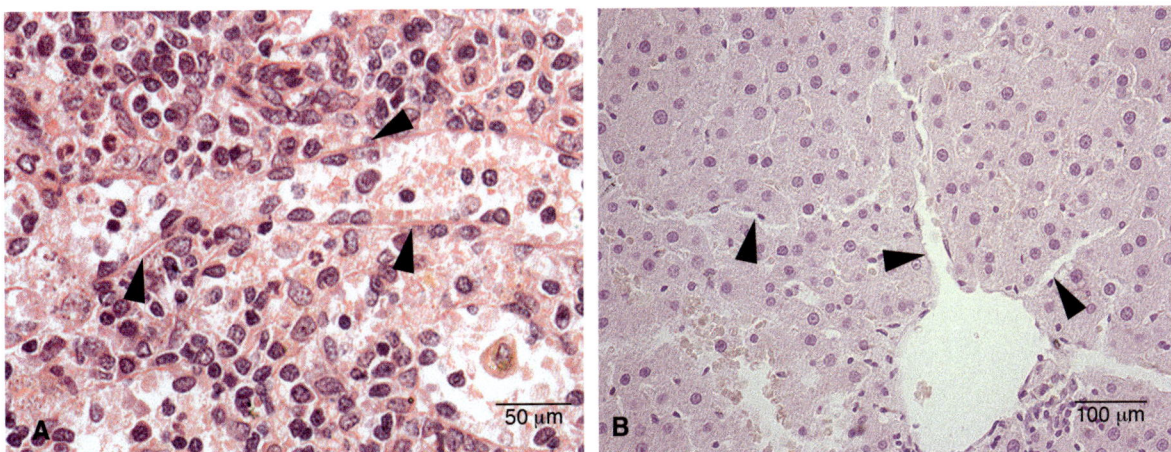

Fig. 12-17. Fotomicrografías ópticas en las que se observan capilares sinusoides (flechas negras) en cortes histológicos teñidos con la técnica de H-E en las siguientes estructuras: **A.** Pulpa roja del bazo. **B.** Lobulillo hepático.

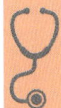

Proyección médico-clínica

12-3. Várices

Las várices están formadas por venas que sobresalen bajo la piel, generalmente en los miembros inferiores. Estas venas se dilatan y se vuelven tortuosas porque han perdido la capacidad de mantener el flujo sanguíneo en un solo sentido debido al mal funcionamiento de las válvulas. Esto provoca el estancamiento de la sangre, y causa dolor y complicaciones. El cuadro clínico es variado, desde pacientes asintomáticos (por una cuestión de estética) hasta aquellos con trastornos tróficos graves. Las várices más comunes de tendencia hereditaria son las telangiectasias, que son diminutas, pero que cuando se dilatan producen pequeñas telarañas de color violeta. En el otro extremo, la insuficiencia venosa crónica que transcurre sin tratamiento puede provocar úlceras graves.

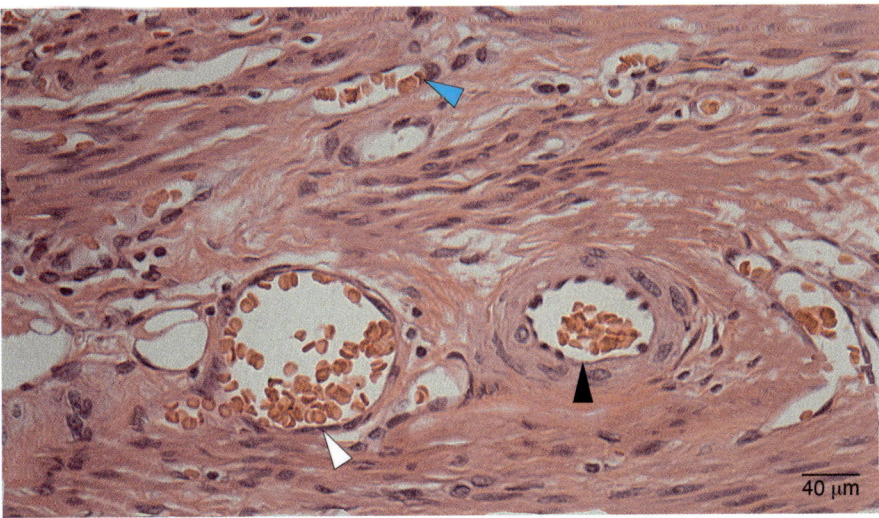

Fig. 12-18. Fotomicrografía óptica de la túnica muscular de la vejiga teñida con la técnica de H-E. Se observa una arteriola (flecha negra), una vénula muscular (flecha blanca) y una vénula pericítica (flecha azul).

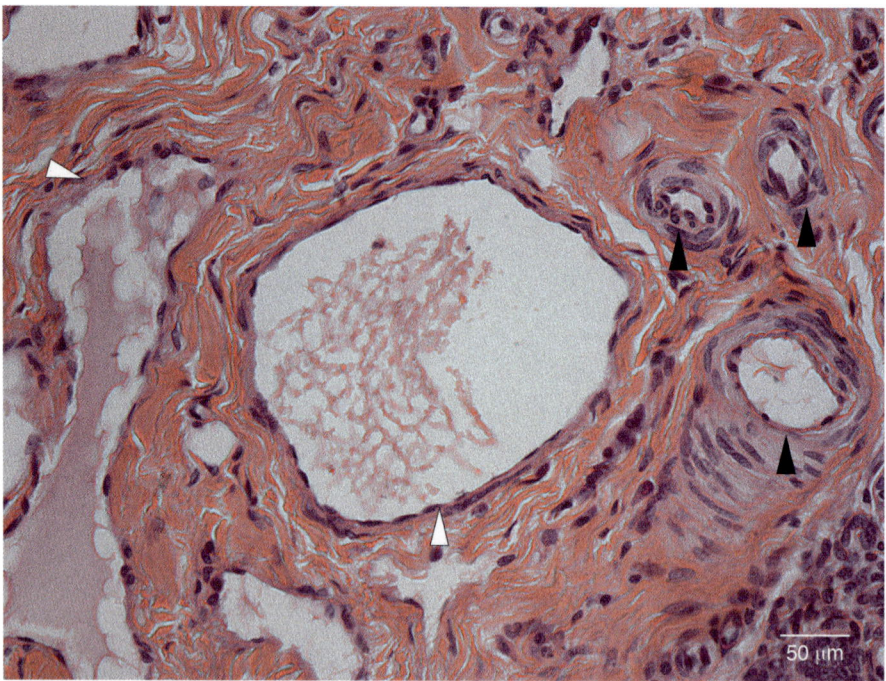

Fig. 12-19. Fotomicrografía óptica de la dermis reticular teñida con la técnica de H-E. Se observan arteriolas (flechas negras) y vénulas musculares (flechas blancas).

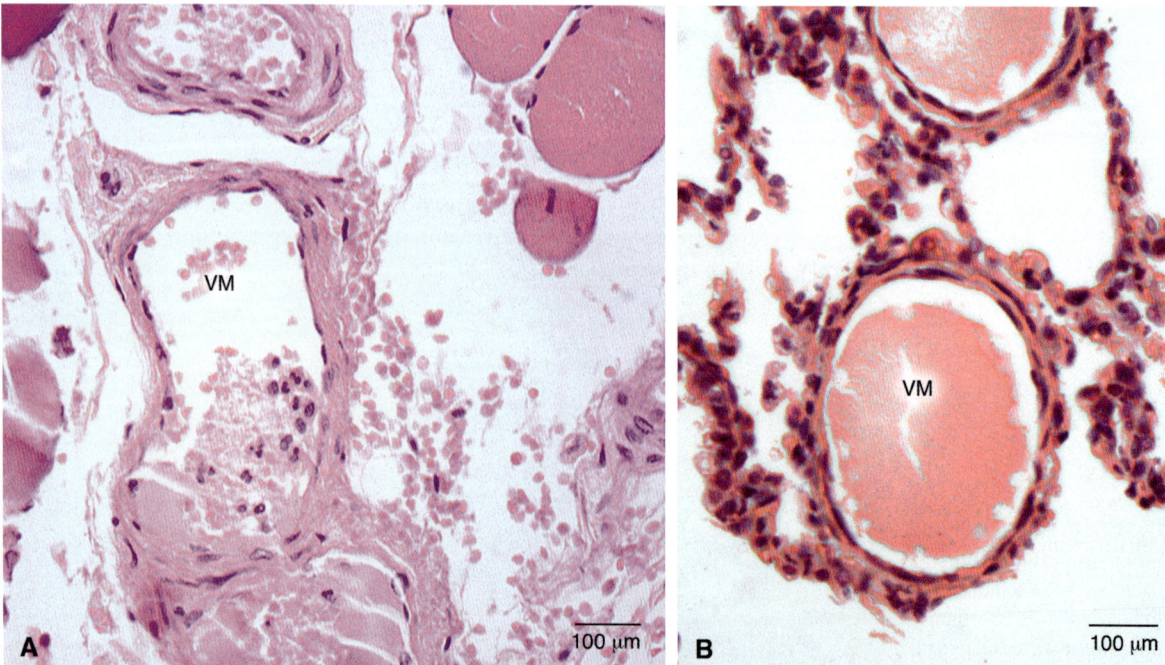

Fig. 12-20. Fotomicrografías ópticas en las que se observan vénulas musculares (VM) en cortes histológicos teñidos con H-E de los siguientes órganos: **A.** Lengua. **B.** Pulmón.

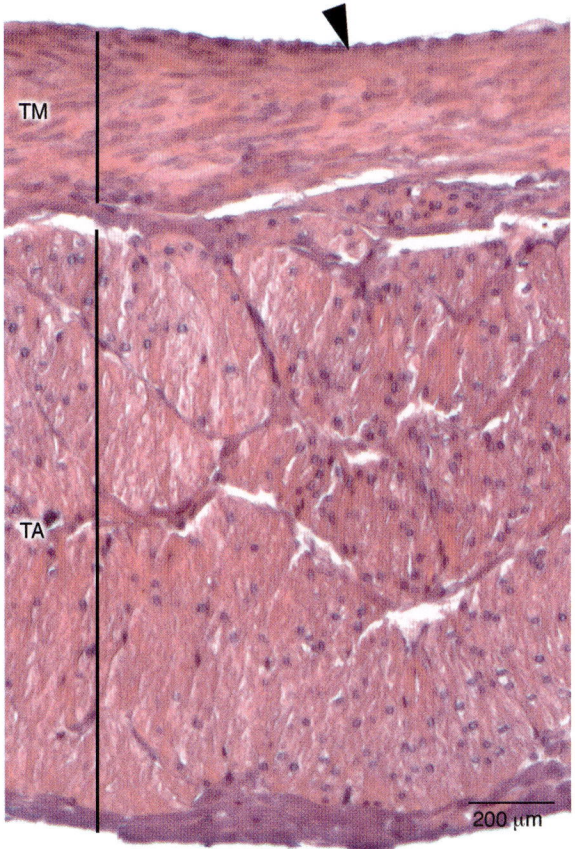

Fig. 12-21. Fotomicrografía óptica de un corte transversal de la pared de la vena cava teñido con H-E. Se observan las diferentes túnicas: túnica íntima (flechas negras), túnica media (TM) y túnica adventicia (TA).

venoso hacia el corazón para su distribución a través de la circulación sanguínea sistémica.

Las características histológicas de los vasos que componen el sistema vascular pulmonar son las mismas que las que corresponden al sistema sanguíneo sistémico, pero con menor cantidad de *vasa vasorum* en la túnica adventicia de las venas, ya que estas transportan sangre altamente oxigenada.

CARACTERÍSTICAS HISTOLÓGICAS DE LOS SISTEMAS PORTA

En los sistemas porta, un vaso sanguíneo venoso o arterial se interpone entre dos lechos capilares que están funcionalmente conectados. Hay 3 sistemas porta característicos en el organismo:

- **Sistema porta hepático** (venoso): lleva la sangre desde el lecho capilar del intestino delgado directamente hacia los capilares sinusoides hepáticos a través de la vena porta. De esta forma, los nutrientes y sustancias absorbidos por la pared del intestino son llevados hacia el hígado para su metabolización.
- **Sistema porta hipotálamo-hipofisario** (venoso): lleva la sangre desde los capilares en el infundíbulo en vecindad al hipotálamo a través de vénulas hasta la adenohipófisis, donde existe una profusa capilarización. En el hipotálamo se generan factores proteicos estimulantes o inhibitorios, que son llevados a la adenohipófisis para que esta libere sus hormonas en la circulación general.
- **Sistema porta renal** (arterial): transporta la sangre a través de la arteriola eferente entre los capilares glomerulares y los capilares peritubulares.

DIAGNÓSTICO DIFERENCIAL ENTRE UN VASO ARTERIAL Y UNO VENOSO EN CORTES HISTOLÓGICOS DE RUTINA

Las características que permiten diferenciar un vaso arterial de un vaso venoso, en corte transversal, son: la forma de la luz, la relación pared/luz, la túnica predominante y la forma y dirección de los núcleos de las células endoteliales y musculares lisas (**fig. 12-22** y **cuadro 12-2**).

Si el corte es oblicuo, la luz de una arteria puede verse alargada y confundirse con una vena, entonces se la diferencia observando los núcleos. Si los núcleos de las células endoteliales y los de las fibras musculares se observan esféricos, es una vena; si los núcleos de las células endoteliales son alargados y los núcleos de las fibras musculares redondos, es una arteria.

En los vasos arteriales las células endoteliales de la túnica íntima se disponen en dirección al eje del vaso, o sea, orientados en la dirección en la que circula la sangre a gran velocidad y presión, lo que disminuye la fricción (véanse **fig. 12-22** y **cuadro 12-2**).

CORAZÓN

Es un vaso modificado al que llega sangre a través de las venas y del que parte la sangre a través de las arterias. Todo vaso que llega al corazón es una vena y todo vaso que parte del corazón es una arteria, con independencia de que lleve sangre oxigenada o carboxigenada.

Puede considerarse que el corazón tiene una estructura tubular, con modificaciones propias debido a su función. Al tratarse de una bomba que impulsa la sangre a gran velocidad y presión a todo el organismo, está situada en el centro del tórax (mediastino) y está dividida de tal forma que se compone de dos tubos con sus respectivas cámaras: aurículas y ventrículos, adosadas una al lado de la otra sin intercambiar su sangre, ya que las separan los tabiques interauricular e interventricular. Así, el corazón derecho impulsa la sangre carboxigenada que llega por las venas cavas superior e inferior, pasando de la aurícula derecha al ventrículo derecho y de este a la circulación menor o

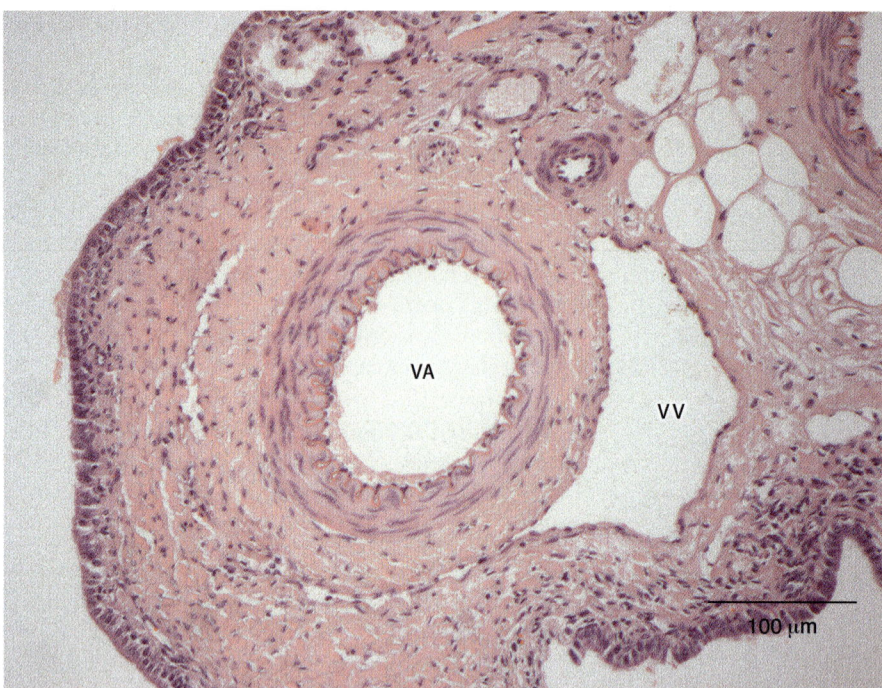

Fig. 12-22. Fotomicrografía óptica de un corte histológico teñido con H-E en el que se observa un vaso arterial (VA) y un vaso venoso (VV) al corte transversal (véase **cuadro 12-1**).

pulmonar por la arteria pulmonar, que en su trayecto distal está profusamente capilarizada y entra en contacto con los alvéolos, donde se produce el intercambio gaseoso alveolopulmonar o hematosis. El corazón izquierdo impulsa la sangre que llega oxigenada por las venas pulmonares (provenientes de los capilares pulmonares) a la aurícula izquierda, pasa de allí al ventrículo izquierdo y de esta última cámara a la circulación mayor o sistémica por la aorta, para distribuirse desde aquí a todos los aparatos y sistemas del organismo. Entre las aurículas y los ventrículos existen las válvulas auriculoventriculares llamadas tricúspide en el lado derecho y mitral en el lado izquierdo. Entre los ventrículos y la arteria pulmonar, a la derecha, y la aorta, a la izquierda, se encuentran las válvulas sigmoideas o semilunares. La coordinación de la frecuencia cardíaca es rítmica y está controlada por un sistema especial de células que constituyen el sistema cardionector.

En el corazón, las túnicas de los vasos equivalen, desde la luz a la periferia, al endocardio, el miocardio y el epicardio, respectivamente (**fig. 12-23**).

Cuadro 12-2. Características útiles para el diagnóstico diferencial entre arteria y vena en cortes histológicos

		ARTERIA	VENA
Corte transversal	Estructura	Redondeada	Alargada
	Luz	Estrellada	Lisa
	Relación luz/pared	Predomina la pared	Predomina la luz
	Túnica predominante	Túnica media	Túnica adventicia
	Núcleos endoteliales	Esféricos	Ahusados
	Núcleos células musculares	Ahusados	Ahusados
Corte longitudinal	Núcleos endoteliales	Ahusados	Redondeados
	Núcleos células musculares	Redondeados	Redondeados

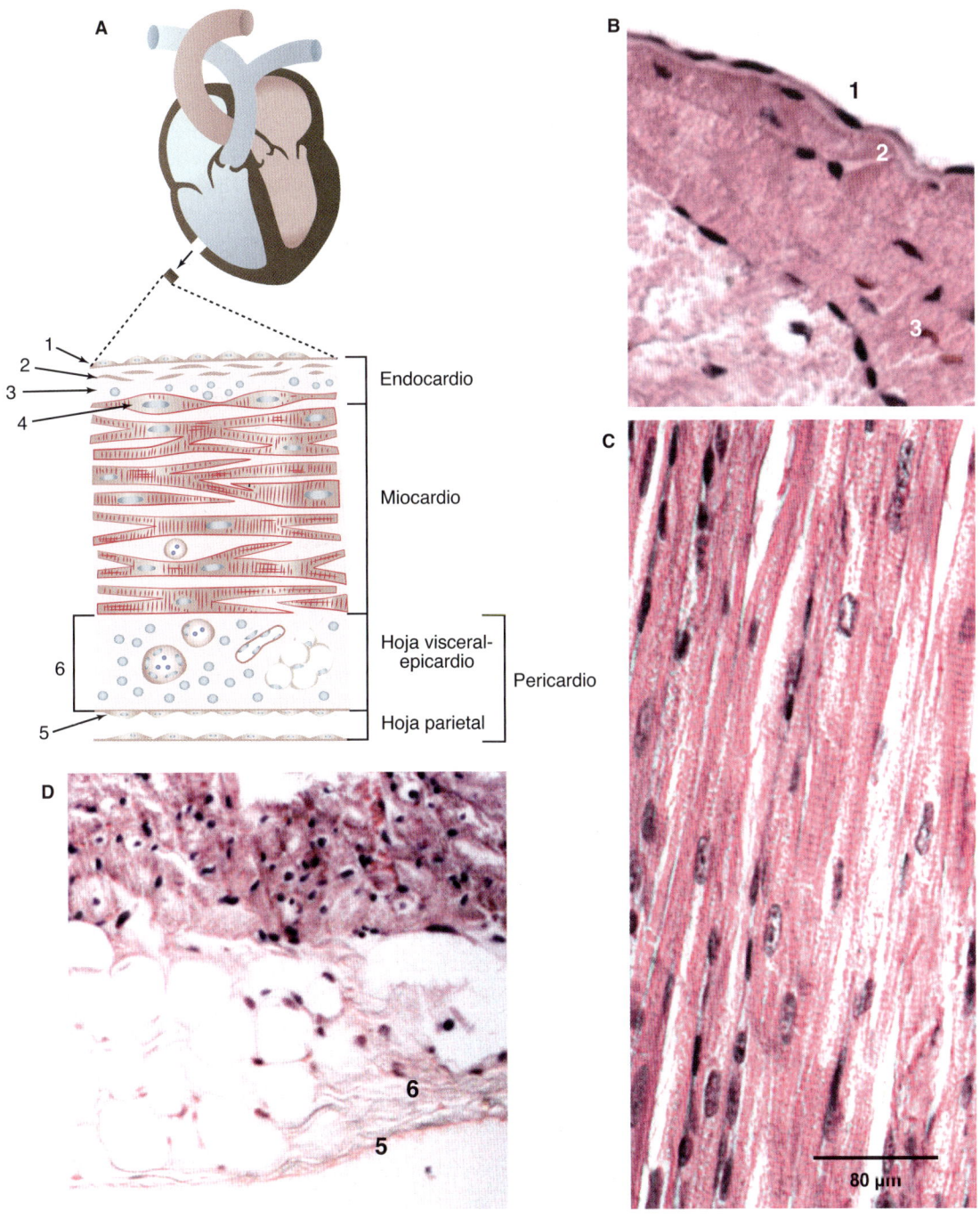

Fig. 12-23. Esquema del corazón y de las capas de la pared ventricular. 1, endotelio; 2, subendotelio; 3, subendocardio; 4, **A.** fibras de Purkinje; 5, mesotelio; 6, submesotelio. **B.** Fotomicrografía óptica del endocardio teñido con H-E. **C.** Fotomicrografía óptica del miocardio teñido con H-E. **D.** Fotomicrografía óptica del epicardio teñido con H-E.

Endocardio

Se trata de una capa muy delgada que está en contacto con la luz. Está formada por el endotelio, que se apoya en una delgada capa de tejido conectivo denso llamada **subendotelio** (con fibras elásticas, colágenas y algunas fibras musculares lisas), el cual asienta sobre una capa de tejido conectivo laxo: el **subendocardio** (véase **fig. 12-23**). Esta disposición del epitelio que descansa sobre tejido conectivo denso es una de las tres excepciones observadas en el organismo: endocardio, córnea y membrana timpánica. En la profundidad del subendocardio, en los ventrículos, se pueden hallar las fibras de Purkinje, que son células encargadas de la conductividad eléctrica del corazón (**fig. 12-24**). Estas células son similares a los cardiomiocitos, pero son más grandes y presentan un halo perinuclear negativo con hematoxilina-eosina porque acumulan glucógeno. Tienen, además, una leve acidofilia periférica, ya que las miofibrillas se encuentran por debajo de la membrana plasmática. El endocardio está más desarrollado en las aurículas que en los ventrículos, pero no contiene estas fibras.

Miocardio

Es la capa de mayor espesor y está formada por fibras musculares estriadas cardíacas o cardiomiocitos (véase **cap. 6**). Esta capa es mucho más gruesa en el corazón izquierdo, ya que debe propulsar la sangre a mayor presión para cubrir el circuito mayor. Los cardiomiocitos auriculares, sobre todo en la aurícula derecha, son también presorreceptores (receptores de presión) y contienen gránulos peptídicos (factor natriurético auricular) que, en caso de presión elevada, liberan su contenido en la sangre y producen vasodilatación, inhibición de la liberación de renina y natriuresis (eliminación de sodio por la orina), todo lo que contribuye a reducir la presión arterial. El miocardio de las aurículas es de menor espesor que el de los ventrículos y sus cardiomiocitos están más desordenados (**fig. 12-25**; véase también **fig. 12-23**). (**Proyección médico-clínica 12-4. Angina de pecho** y **Proyección médico-clínica 12-5. Infarto de miocardio**).

Epicardio

Es la capa más externa del corazón. Está constituido por un mesotelio, cuyas células no contactan con una luz si no con un espacio con líquido pericárdico, y, por debajo de este, un submesotelio formado por tejido conectivo laxo/denso, donde se encuentran gran cantidad de vasos pequeños que corresponden a ramas de las coronarias y abundantes células adiposas.

En realidad, la última capa del corazón es el **pericardio**, constituido por dos hojas mesoteliales (células planas), una hoja visceral o epicardio y otra parietal, entre las que existe líquido pericárdico trasudado por esas células. Lo que sucede es que cuando se realiza la técnica histológica, la hoja parietal se desprende y, por ello, en los preparados solo se observa el epicardio.

Si se observa un corte de la pared cardíaca al microscopio óptico, se verán células planas en contacto con una luz y, debajo de ellas, tejido conectivo laxo, luego el miocardio y, hacia el otro extremo, se volverá a encontrar tejido conectivo laxo y nuevamente células planas. Entonces, ¿cómo diferenciar en la práctica el endocardio del epicardio? Es relativamente sencillo: el submesotelio es más grueso que el subendocardio; además, tiene vasos y adipocitos y, si se trata de la pared ventricular, se observarán también fibras de Purkinje en el subendocardio (véase **fig. 12-23**). (**Proyección médico-clínica 12-6. Derrame pericárdico**).

Sistema cardionector

Para eyectar la sangre de forma coordinada, el corazón necesita un sistema que asegure un ritmo adecuado, el cual se consigue mediante un proceso llamado ciclo cardíaco, que dura aproximadamente un segundo y cons-

---

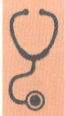

Proyección médico-clínica

12-4. Angina de pecho

Se produce por un aporte insuficiente de sangre al músculo cardíaco debido al estrechamiento u obstrucción de una arteria coronaria (p. ej., por las placas de ateroma). La angina indica que el músculo cardíaco está afectado y que precisa tratamiento. Cuando el músculo del corazón no recibe el oxígeno que necesita para trabajar (lo que ocurre más fácilmente en el transcurso de un esfuerzo físico prolongado o si hace mucho frío), sufre y este sufrimiento se traduce en síntomas concretos: la angina de pecho. La víctima de una crisis de angina nota una sensación de angustia, de pesadez en el pecho, tras el esternón, que puede irradiarse a los brazos, al costado, al cuello y a los maxilares y que, a veces, se combina con síntomas similares a los de una indigestión. El malestar puede desaparecer con el reposo.

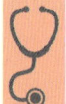

Proyección médico-clínica

12-5. Infarto de miocardio

Es la muerte celular o necrosis que afecta al miocardio. El infarto de miocardio se produce cuando hay una interrupción total y persistente de la circulación en una zona específica irrigada por una arteria coronaria. Su gravedad varía. Si afecta un área pequeña o que no incluye ningún elemento importante del corazón, puede incluso pasar inadvertido. Si el área afectada es más extensa, las alteraciones serán graves, incluso mortales. El infarto de miocardio suele manifestarse con dolor, pesadez u opresión en el pecho, que puede extenderse al brazo izquierdo y al cuello, al costado y al estómago. El dolor puede durar varias horas.

Fig. 12-24. Fotomicrografía óptica del corazón tenido con la técnica de H-E. Se observa el endocardio donde se señalan el subendotelio (flechas blancas) y las fibras de Purkinje en el subendocardio (flechas negras).

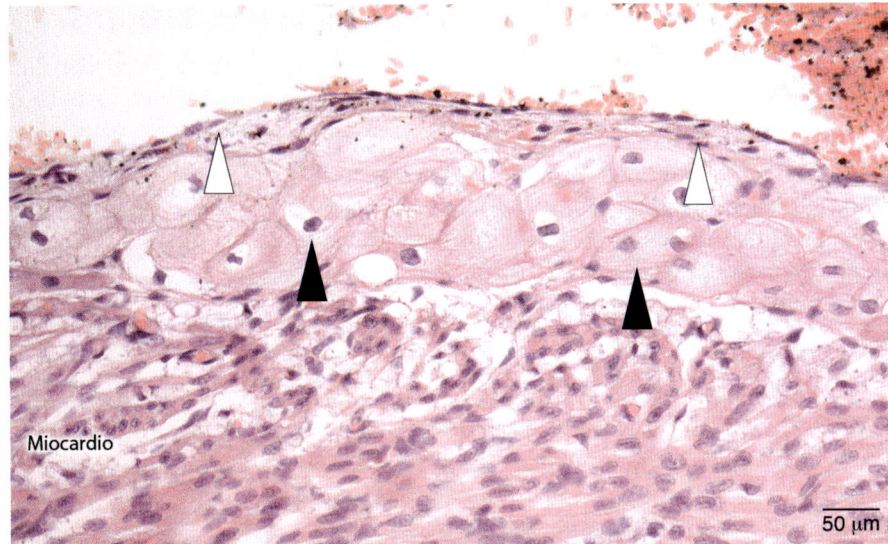

Proyección médico-clínica

12-6. Derrame pericárdico

El derrame pericárdico se produce cuando se acumula líquido de forma anormal en la cavidad pericárdica. Este espacio, que normalmente debería ser virtual, está situado entre las hojas visceral o epicardio y parietal del pericardio. Debido al espacio limitado de esta cavidad intratorácica, la acumulación de líquido aumenta la presión intrapericárdica y, por lo tanto, puede bloquear el funcionamiento cardíaco, lo que se denomina taponamiento.

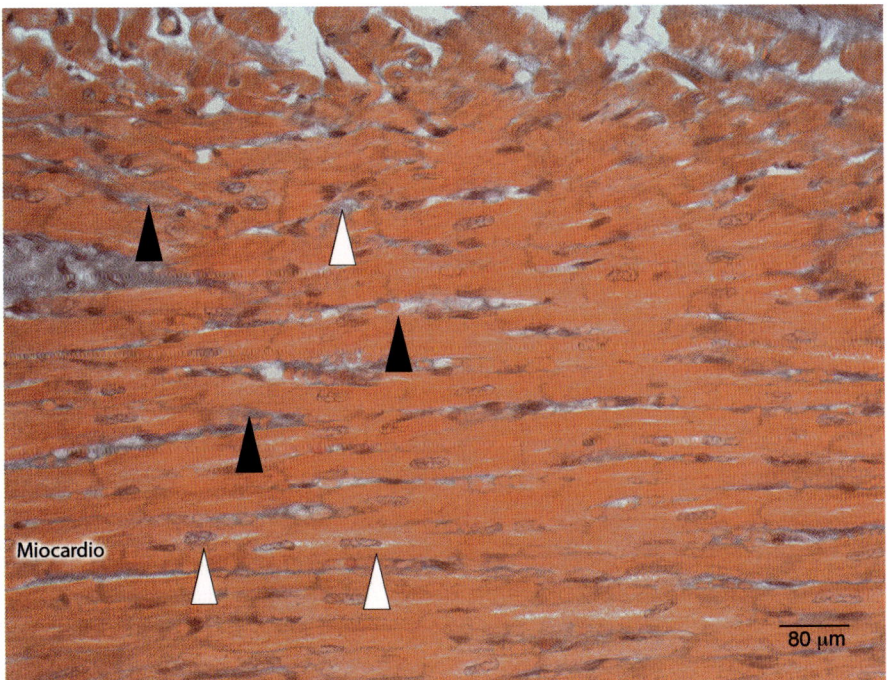

Fig. 12-25. Fotomicrografía óptica del miocardio teñido con tricrómico de Masson. Las fechas blancas señalan los cardiomiocitos y las flechas negras indican los capilares continuos.

ta de dos etapas: la diástole, en la que el corazón se llena de sangre, y la sístole, que eyecta la sangre desde el corazón. Esto se logra gracias a un sistema especial de células con automatismo (en los nodos o nódulos) y fibras musculares cardíacas modificadas (fibras de Purkinje) sumamente especializadas que funcionan como un marcapasos natural regulado por el sistema nervioso autónomo, con predominio del nervio vago. Así, la frecuencia cardíaca tendrá normalmente entre 60 y 80 latidos por minuto en reposo. El origen de este marcapasos se encuentra en unas células ubicadas entre la desembocadura de ambas cavas en la aurícula derecha, que constituyen un nódulo llamado sinusal o de Keith-Flack. Desde aquí, una rama se dirige a la aurícula derecha, el haz de Bachmann, y otras tres ramas llevan el impulso eléctrico hacia el nódulo auriculoventricular o de Aschoff-Tawara, ubicado en el tabique interauricular casi llegando al interventricular. Desde este parte un corto haz de fibras denominado haz de His hacia el tabique interventricular; y de allí se distribuye una profusa ramificación de fibras de Purkinje por los ventrículos en la parte más profunda del subendocardio (**fig. 12-26**). Tanto las células nodales como las fibras de Purkinje tienen similitud con los cardiomiocitos, aunque de aspecto más pálido o débilmente acidófilas, y con un gran halo claro perinuclear de tinción negativa con hematoxilina-eosina. Las células son mucho más voluminosas que los cardiomiocitos y mientras que las nodales conforman agrupaciones celulares, las fibras de Purkinje son alargadas y discurren por el subendocardio, unidas entre sí por nexos y fascias adherentes. Desde el punto de vista estructural, tienen menos sarcómeros, distribuidos periféricamente bajo su membrana plasmática, y abundantes reservas de glucógeno, responsables del halo perinuclear que se observa al microscopio óptico.

VASOS LINFÁTICOS

El sistema vascular linfático transporta la linfa en forma unidireccional hacia el corazón. La **linfa** es un líquido transparente cuya composición es similar a la del plasma, aunque con menos proteínas plasmáticas, gran cantidad de ácidos grasos de cadena larga (absorbidos del contenido intestinal), fibrinógeno, glóbulos blancos, células cancerosas y gérmenes, así como restos celulares y metabólicos.

La linfa parte entonces desde vasos de tipo capilar "en fondo de saco ciego" que se encuentran en el tejido conectivo de los diferentes órganos, se anastomosan entre sí y desembocan luego de atravesar numerosos ganglios linfáticos en vasos linfáticos colectores de mayor tamaño con válvulas, para evitar el reflujo y llegar hasta la base del cuello. La linfa de la cara, el cuello y el brazo derecho desembocará en el confluente yugulosubclavio derecho por el conducto linfático derecho y la linfa del resto del cuerpo en el confluente yugulosubclavio izquierdo a través del conducto torácico. Ambos confluentes desembocan finalmente en la aurícula derecha a través de la vena cava superior.

Este sistema cumple un papel primordial en la homeostasis del líquido intersticial, ya que recoge los líquidos extravasados de los vasos sanguíneos (capilares y vénulas) hacia los espacios de tejido conectivo y los restituye a la sangre. A lo largo del trayecto de los vasos linfáticos hay grupos compactos de linfocitos encapsulados en ganglios y nódulos linfáticos. Estas estructuras filtran la linfa y actúan como estaciones donde los linfocitos B y T intervienen en la respuesta inmune (véase **cap. 13**).

Los capilares linfáticos acompañan a los capilares sanguíneos. Abundan en la piel y las mucosas, el tracto

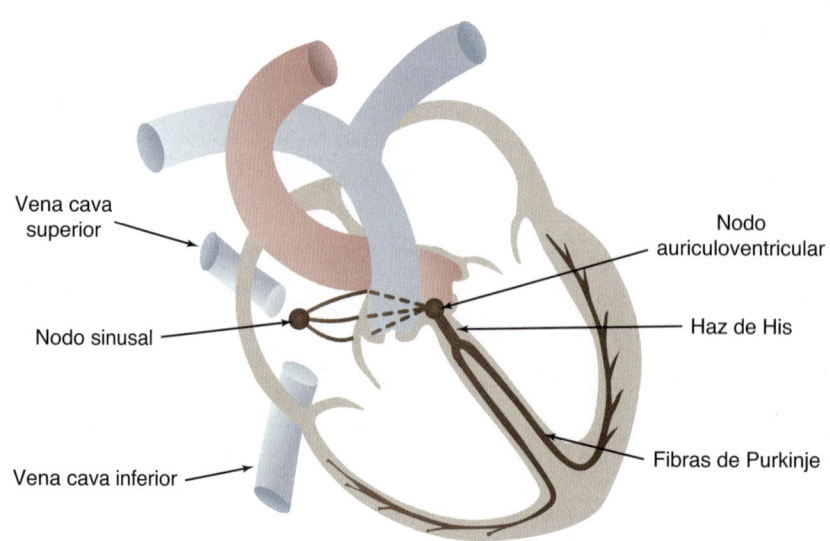

Fig. 12-26. Sistema cardionector.

gastrointestinal, en especial el intestino delgado (red submucosa y quilífero central de la vellosidad intestinal), y los testículos (hay uno o dos vasos en el intersticio). Tienen una distribución restringida en el músculo estriado esquelético (solo presentes en el perimisio), el hígado (no penetran en los lóbulos, aunque el espacio de Disse puede considerarse linfático) y el timo. No se encuentran en el sistema nervioso central, cartílago, médula ósea, bazo (donde solo hay sinusoides venosos), hueso, diente, placenta y globo ocular. La distribución de los capilares linfáticos varía de un órgano a otro.

La pared de los capilares linfáticos se compone de epitelio plano simple (endotelio) cuyas células están unidas entre sí por algunas uniones adherentes (*zonulas adherens*) y superpuestas en otras zonas para formar "escamas" (**fig. 12-27**). El endotelio es de tipo continuo, aunque en algunas zonas como en el quilífero central de las vellosidades intestinales tienen pequeñas aberturas. La membrana basal está poco desarrollada o ausente. Existen filamentos de anclaje que corresponden a fibras de colágeno originadas por los fibroblastos del tejido conectivo perivascular (**figs. 12-28** y **12-29**). Estos sostienen la pared de los capilares linfáticos, contribuyen a mantenerlos abiertos y, por lo tanto, a soportar la presión sobre los tejidos perilinfáticos que se puede ejercer en los procesos inflamatorios.

En los capilares linfáticos se realiza el ultrafiltrado del plasma sanguíneo, que se forma por la extravasación de los componentes líquidos de la sangre desde los capilares sanguíneos hacia los espacios intersticiales. Cuando falla el drenaje hacia los vasos linfáticos, el líquido se acumula en los tejidos y aparece el edema. El flujo se produce a través del endotelio del capilar linfático mediante distintos procesos como transporte activo, difusión pasiva, endocitosis-pinocitosis, y a través de canales intercelulares, uniones intercelulares abiertas y canalículos intraendoteliales.

Los vasos linfáticos constituyen un sistema arborizado de tubos revestidos por una pared, semejante a los vasos sanguíneos, pero con algunas diferencias histológicas que los hacen morfológica y funcionalmente diferentes. Al igual que los vasos sanguíneos, la pared tiene 3 capas o túnicas: íntima, media y adventicia, con las características que se detallan a continuación.

Túnica íntima

Está compuesto por tejido epitelial plano simple (endotelio), correspondiente a células escamosas, que forman una única capa en contacto con la luz del vaso. A diferencia del endotelio sanguíneo, la membrana plasmática luminal presenta algunas microvellosidades. Entre estas células existen fuertes uniones intercelulares adherentes (*zonula adherens*) y otras menos fuertes como interdigitaciones o superposiciones laterales, que dan lugar a la continuidad de la capa endotelial.

Túnica media

Está formada por tejido muscular liso y tejido conectivo. Las células musculares lisas se disponen en capas concéntricas, con el eje de la célula perpendicular al eje del vaso. Hay escaso tejido conectivo, en el que se pueden identificar células como fibroblastos y fibrocitos, así como células migrantes del tejido conectivo (linfocitos, macrófagos, eosinófilos), y fibras elásticas, colágenas y reticulares, sintetizadas por los fibroblastos. En los conductos linfáticos las fibras elásticas forman la lámina elástica interna.

Túnica adventicia

Está formada por un tejido conectivo muy vascularizado e inervado. El tejido conectivo es rico en células y fibras, los vasos sanguíneos más abundantes son los

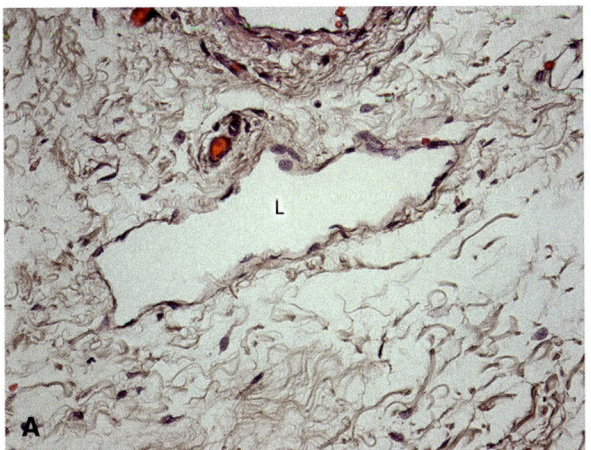
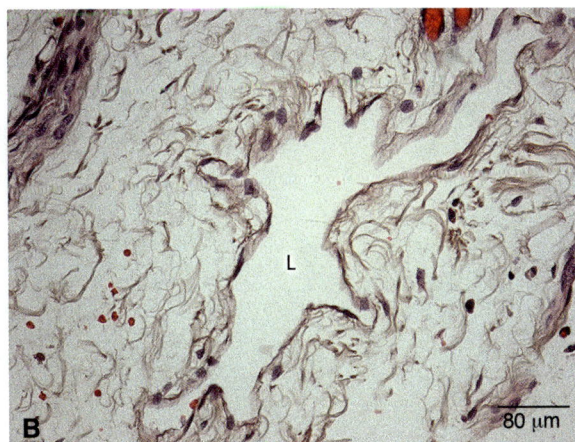

Fig. 12-27. Fotomicrografías ópticas que muestan vasos linfáticos (L) rodeados de tejido conectivo.

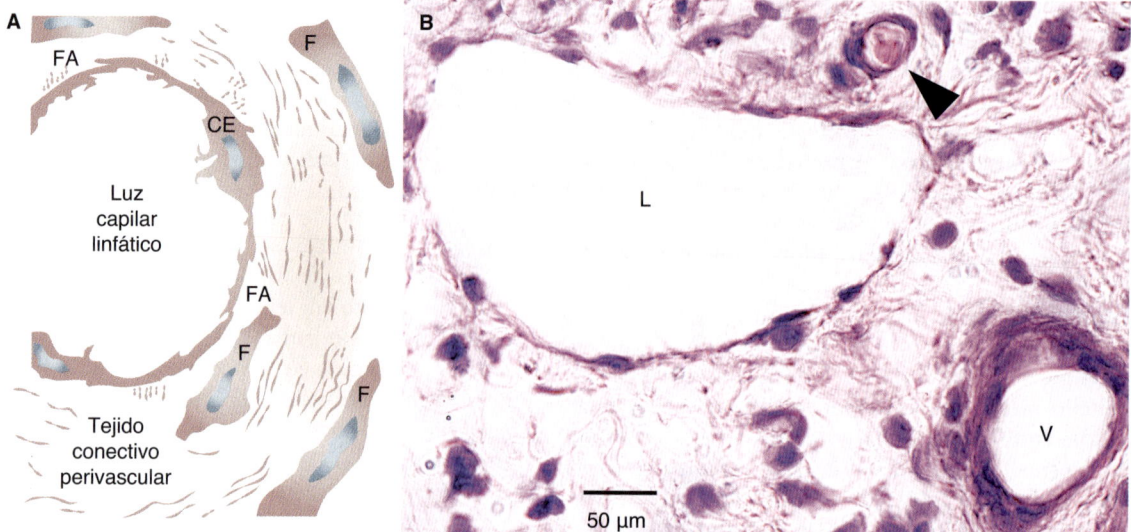

Fig. 12-28. A. Ultraestructura de un capilar linfático. CE: célula endotelial; F: fibroblasto; FA: fibras de anclaje. **B.** Fotomicrografía óptica que muestra un capilar linfático (L), un capilar sanguíneo (flecha negra) y una vénula (V).

capilares, que nutren la pared del vaso linfático, y está inervado por nervios amielínicos.

Vasos colectores prelinfonodales o poslinfonodales

Son los principales conductores de la linfa. Son vasos de propulsión, tienen válvulas, el endotelio es más escaso en células que los absorbentes y la lámina basal se continúa con varias capas de células musculares lisas. Son permeables a las pequeñas moléculas, pero no a las macromoléculas. El transporte transendotelial se realiza a través de difusión y por micropinocitosis.

Los vasos colectores prelinfonodales tienen uniones endoteliales abiertas que son raras en los colectores poslinfonodales.

Vasos linfáticos mayores

Tienen una pared formada por las 3 clásicas túnicas íntima, media y adventicia, que son difíciles de identificar por lo escasamente desarrolladas. El endotelio está revestido por haces finos de colágeno, fibras elásticas y escasas células musculares lisas.

En los vasos de más de 0,2 mm de diámetro, la íntima está formada por el endotelio y una capa delgada de fibras elásticas entrelazadas longitudinalmente.

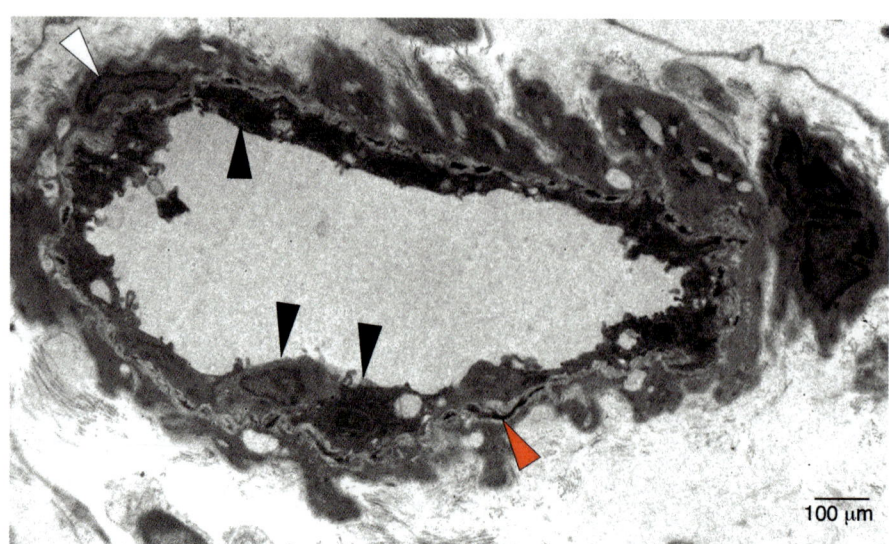

Fig. 12-29. Fotomicrografías electrónicas de un vaso linfático del hígado. Las flechas negras señalan las células endoteliales. La flecha blanca indica un fibrocito y la flecha roja muestra las fibras de anclaje de tejido conectivo.

La media está constituida por una o dos capas de células musculares lisas, y la adventicia por fibras elásticas y haces de colágeno.

Estructura histológica de las válvulas linfáticas

Los vasos colectores tienen válvulas que son pares de láminas bicúspides que se originan en las superficies endoteliales opuestas y se extienden hacia la luz. La base de la lámina ocupa aproximadamente la mitad de la circunferencia que constituye la pared del vaso.

Desde el punto de vista histológico, las válvulas están formadas por pliegues del endotelio con algunas fibras de tejido conectivo e incluso con fibras musculares lisas.

Las válvulas se proyectan en el sentido de la corriente linfática, previenen o evitan así el reflujo de la linfa. En la unión de los conductos linfáticos grandes con las venas, estas válvulas impiden el ingreso de sangre al sistema linfático.

Las válvulas son las responsables del aspecto de "collar de cuentas o arrosariado" de los vasos linfáticos, ya que el vaso está constreñido en la base de la válvula y dilatado más allá de esta (**fig. 12-30**).

Linfangión

Es el segmento de vaso comprendido entre dos válvulas consecutivas. El linfangión tiene propiedades contráctiles intrínsecas y extrínsecas, por contracción espontánea de la capa media y por las válvulas, así como por contracción del tejido muscular circundante (p. ej., movimientos respiratorios, peristaltismo intestinal), que al aumentar la presión dentro de los vasos ayudan al drenaje de la linfa (**fig. 12-31**).

El linfangión funciona como una bomba con fases diastólica y sistólica, y hace que la linfa fluya en una única dirección.

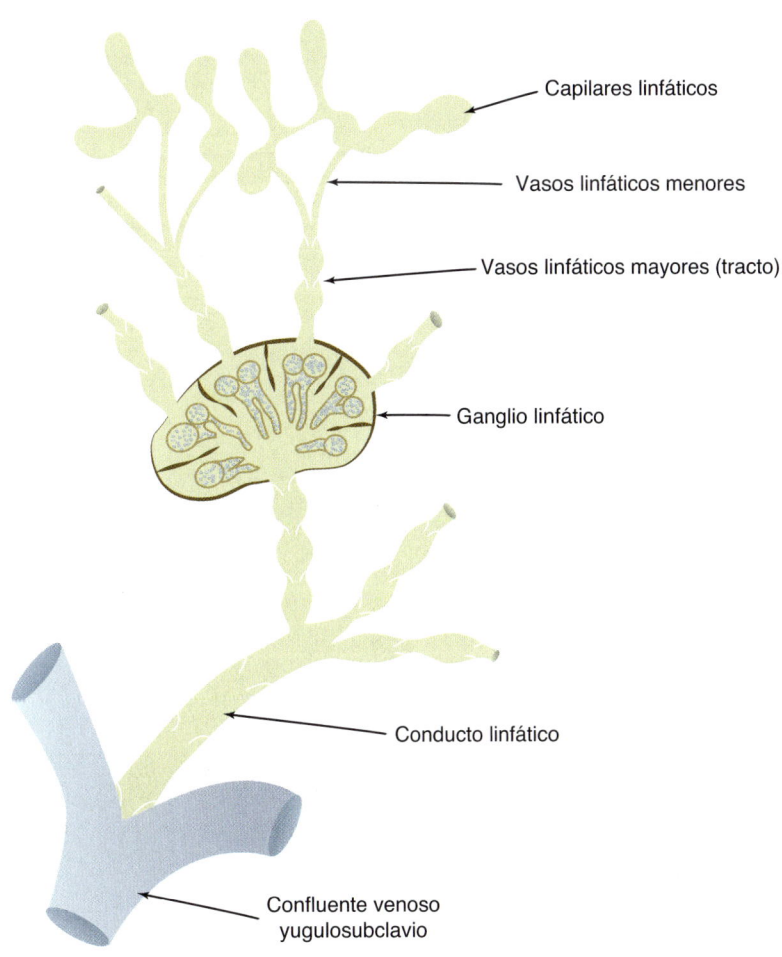

Capilares linfáticos

Vasos linfáticos menores

Vasos linfáticos mayores (tracto)

Ganglio linfático

Conducto linfático

Confluente venoso yugulosubclavio

Fig. 12-30. Circulación linfática.

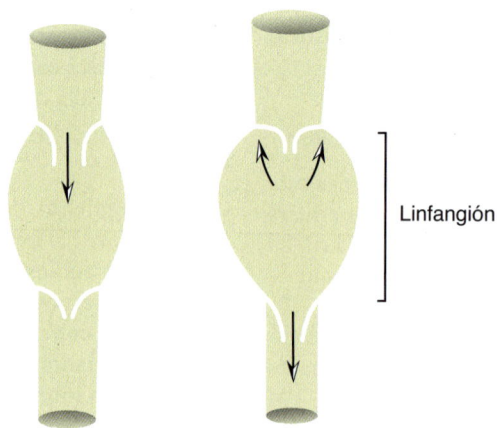

Fig. 12-31. Esquema de un linfangión.

BIBLIOGRAFÍA

Azzali G. Bases morfológicas y estructurales del sistema vascular linfático. Acta Biomédica de L'Ateneo Parmense. 1990;61:1-40.

Boyden PA, Hirose M, Dun W. Cardiac Purkinje cells. Heart Rhythm 2010;7(1):127-35.

Brusco A. Estructura histológica de los vasos linfáticos. Revista Linfología. 1995;2:13-6.

Harris IS, Black BL. Development of the endocardium. Pediatr Cardiol. 2010;31(3):391-9.

Idiazabal GM. Histología del sistema linfático. Flebología y linfología. Lecturas Vasculares. 2010; 13:797-804.

Karki R, Raina A, Ezzeddine FM, Bois MC, Asirvatham SJ. Anatomy and pathology of the cardiac conduction system. Cardiol Clin. 2023;41(3):277-92.

Lin CS, Lue TF. Defining vascular stem cells. Stem Cells Dev. 2013;22(7):1018-26.

Martínez-Lemus LA. The dynamic structure of arterioles. Basic Clin Pharmacol Toxicol. 2012;110(1):5-11.

Oliver G, Srinivasan RS. Endothelial cell plasticity: how to become and remain a lymphatic endothelial cell. Development. 2010;137(3):363-72.

Porter KE, Turner NA. Cardiac fibroblasts: at the heart of myocardial remodeling. Pharmacol Ther. 2009;123(2):255-78.

Sedmera D, Gourdie RG. Why do we have Purkinje fibers deep in our heart? Physiol Res. 2014;63(Suppl 1):S9-18.

Wehbe N, Nasser SA, Pintus G, Badran A, Eid AH, Baydoun E. MicroRNAs in cardiac hypertrophy. Int J Mol Sci. 2019;20(19):4714.

Yano K, Gale D, Massberg S, et al. Phenotypic heterogeneity is an evolutionarily conserved feature of the endothelium. Blood. 2007;109(2):613-

 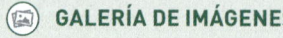 GALERÍA DE IMÁGENES

 AUTOEVALUACIÓN

Inmunidad, tejido linfático y órganos linfáticos

13

INMUNIDAD

La inmunidad es la capacidad del organismo para reaccionar frente a moléculas extrañas, ya sea provenientes del exterior (p. ej., bacterias o virus) o propias del organismo, pero no reconocidas como tales (p. ej., enfermedades autoinmunes). Existen dos tipos de inmunidad: la innata y la adquirida, y el sistema linfático es el encargado de responder a estos agentes extraños. La inmunología es la disciplina que estudia las respuestas específicas que ponen en marcha el sistema inmune cuando ingresan en el organismo sustancias extrañas.

Inmunidad innata

El organismo humano está constantemente expuesto a microorganismos, partículas de polvo y moléculas extrañas. Existen barreras físicas constituidas por los epitelios que recubren toda la superficie corporal en contacto directo con el exterior y las principales cavidades del organismo en comunicación constante con el medioambiente (aparato digestivo en toda su extensión, aparato respiratorio y aparato genitourinario). La piel, con su epidermis compuesta por un epitelio plano estratificado queratinizado, es la principal barrera física. Pero también hay que considerar que todo el epitelio que tapiza el tubo digestivo, la mucosa bucal, faríngea, esofágica, gástrica, intestinal; así como el epitelio de las fosas nasales, faringe, laringe, tráquea, bronquios, bronquíolos y alvéolos; o la mucosa de la vagina, el útero, la uretra y la vejiga, constituyen barreras físicas contra los agentes extraños.

Deben agregarse a las barreras físicas mencionadas las secreciones como el moco, a las que se adhieren los agentes patógenos que luego se eliminan tanto en el tracto respiratorio superior como en el estómago; las diferenciaciones de la membrana apical, como los cilios, cuyo barrido elimina partículas de la luz en el tracto respiratorio superior, y las características de las paredes de los órganos, cuya musculatura permite la eliminación del agente extraño mediante la tos y el estornudo, en el aparato respiratorio, o por movimientos peristálticos en el tubo digestivo.

Además, existen barreras químicas: pH ácido (jugo gástrico, lágrimas, secreción vaginal), enzimas digestivas y distintas proteínas del suero que defienden el organismo, de forma inespecífica, del ataque de diferentes microorganismos.

También contamos con barreras microbiológicas como las bacterias presentes en la piel (flora cutánea), en el tubo digestivo (microbiota intestinal) y en el aparato genital femenino (flora vaginal), que viven en simbiosis y constituyen una flora bacteriana normal (flora saprófita) que mantiene estables las condiciones fisiológicas del organismo.

En el caso de que estas barreras fisicoquímicas sean traspasadas por alguna sustancia extraña o microorganismo, existen células centinelas que reaccionan de inmediato y fagocitan o eliminan el agente agresor. El proceso de endocitosis o fagocitosis de estos agentes extraños lo llevan a cabo células con capacidad fagocítica (p. ej., macrófagos del tejido conectivo, células de Langerhans de la epidermis, neutrófilos que migran desde la sangre) y, al mismo tiempo, se produce una respuesta inflamatoria asociada, de vasos sanguíneos, migración de células del sistema inmune por diapédesis y extravasación de suero por aumento de la permeabilidad capilar, seguida de la reparación del tejido dañado. Estos mecanismos de defensa son inespecíficos y constituyen la inmunidad innata, cuyo principal ataque es por fagocitosis o mediante una respuesta inflamatoria asociada. La respuesta inmune generada no aumenta ante nuevas exposiciones al mismo agente extraño, por lo que este tipo de inmunidad no tiene memoria; esta respuesta ocurre siempre a través de los mismos tipos celulares que son específicos en las diferentes regiones del organismo. El sistema inmune tiene células que reconocen los agentes extraños a través de sus receptores de reconocimiento de patrones (RRP). Estos RRP reconocen patrones moleculares asociados a patógenos, que son moléculas presentes en los microorganismos que comparten tres propiedades:

- Se expresan en microorganismos, pero no en el huésped.
- Están presentes en distintos microorganismos.
- Son esenciales para la supervivencia o patogenicidad de los microorganismos.

Entre estas moléculas están los lipopolisacáridos presentes en la superficie de las bacterias gram negativas; la flagelina, que es un componente de los flagelos bacterianos, el peptidoglucano, presente en la pared bacteriana, y los ácidos nucleicos bacterianos.

Las células encargadas de la inmunidad innata actúan a través de dos mecanismos:
- Fagocitosis.
- Producción y liberación de mediadores (citoquinas) capaces de modular la respuesta inmune, innata o adquirida.

Las citoquinas son moléculas de bajo peso molecular que regulan la respuesta inmune. Son secretadas por los leucocitos, las células epiteliales y los endotelios vasculares. Cabe destacar que las citoquinas son pleiotrópicas (median diferentes respuestas biológicas) y pueden ser redundantes (dos o más citoquinas actúan sobre la misma respuesta biológica). A su vez existen citoquinas proinflamatorias, citoquinas antiinflamatorias, otras que actúan como factores de crecimiento, y quimioquinas, que cumplen funciones quimiotácticas atrayendo células (leucocitos) al sitio infectado.

Las células dendríticas forman parte del sistema inmune, presentan receptores de reconocimiento de patrones en su superficie, y son potentes inductoras de la activación y proliferación de los linfocitos (véase el apartado Órganos linfáticos en este capítulo).

Al activar los linfocitos T (LT) vírgenes ponen en marcha la inmunidad adquirida. Ante un cuadro infeccioso, las células dendríticas capturan antígenos (Ag) a través de sus RRP, luego migran por la vía aferente linfática hacia los ganglios linfáticos que drenan desde el sitio de infección, presentan el antígeno a los linfocitos T vírgenes e inducen su activación (**fig. 13-1**).

Inmunidad adquirida

La inmunidad adquirida es la capacidad del organismo de reconocer específicamente el agente extraño (antígeno). Para ello, el organismo tuvo que tener un primer encuentro con el antígeno y desarrollar una memoria específica. En este mecanismo intervienen células (linfocitos T y B) y moléculas específicas (anticuerpos, complemento y citoquinas).

Este tipo de inmunidad se descubrió hace más de 2300 años. Durante la guerra del Peloponeso, se produjo una epidemia infecciosa y los enfermos fueron atendidos solo por quienes habían sobrevivido a la enfermedad. Sabían que no volverían a infectarse, aunque desconocían la causa. Este tipo de inmunidad es una inmunidad adquirida porque se adquiere por exposición a un agente extraño, es decir, a un antígeno.

Un antígeno es una molécula que desencadena una respuesta inmune única y específica. El antígeno debe cumplir dos condiciones: ser heterólogo o extraño, y tener un peso molecular elevado. Ya en el siglo XI a. C., los chinos observaron que las personas que habían tenido viruela en la niñez no la adquirían más adelante. El que había padecido viruela era inmune a la enfermedad. Así, los chinos de aquella época observaron que, inhalando polvo de escaras de viruela se inducía un estado protector mediante una forma leve de la enfermedad y se evitaban infecciones graves posteriores.

Sin embargo, la vacuna, entendida como la inoculación de microorganismos atenuados, surgió a partir de los experimentos de Louis Pasteur, quien recién en 1880 observó que la inoculación de cultivos antiguos

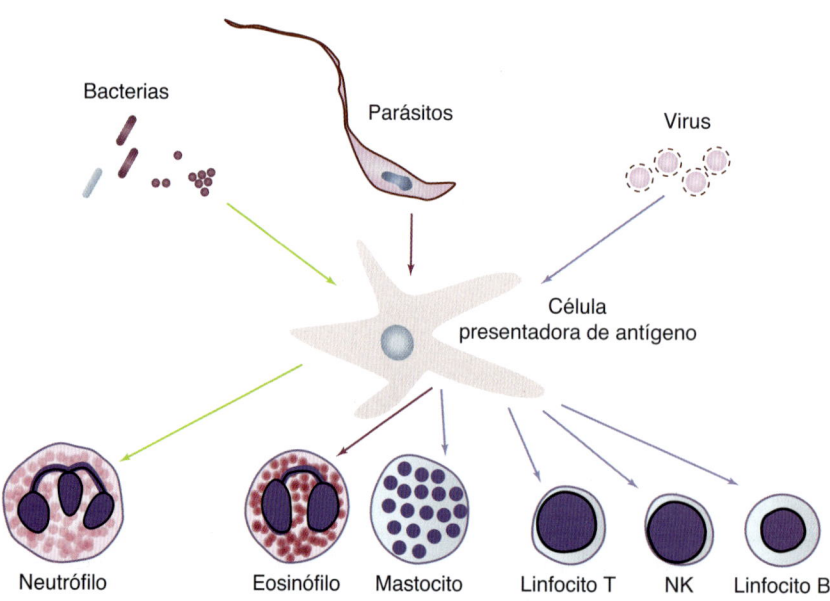

Fig. 13-1. Tipos celulares que participan en la respuesta inmune frente a diferentes microorganismos. Las células presentadoras de antígenos (CPA) reconocen epitopes, los procesan y presentan a las otras células que participan en la inmunidad.

(de baja virulencia) de la bacteria responsable del cólera aviar en las gallinas protegía de contraer la enfermedad. Había dos explicaciones posibles: una era que el huésped se habituaba a los microorganismos debido a la fagocitosis (base de la inmunidad celular); otra hacía hincapié en los mecanismos humorales: había "antitoxinas" (base de los anticuerpos) producidas por las células que neutralizan el agente extraño (antígeno) y son la base de la inmunidad humoral. Pero hacia fines del siglo XIX, Jules Bordet descubrió otro componente del suero relacionado con la respuesta inmune que se caracteriza por su termolabilidad e inespecificidad (el complemento) y, a comienzos del siglo pasado, el mismo Bordet desarrolló un sistema diagnóstico para detectar anticuerpos, que es la fijación del complemento.

Los linfocitos son las células responsables de los dos componentes de la inmunidad adquirida: el humoral y el celular.

La inmunidad humoral es aquella en la cual participan los anticuerpos, moléculas que corresponden a la fracción de inmunoglobulinas del suero. Su síntesis es llevada a cabo por los plasmocitos que derivan de los linfocitos B. Los anticuerpos son inmunoglobulinas, moléculas de naturaleza proteica, caracterizadas por tener un extremo por el que reconocen un determinado antígeno (segmento FAB), o mejor dicho un determinante antigénico o epitope (porción de un antígeno que induce la respuesta inmune), ya que un antígeno puede evocar la formación de varios anticuerpos, pues según su tamaño puede tener varios determinantes antigénicos en su molécula. El anticuerpo que genera la respuesta inmune humoral es la inmunoglobulina G secretada por el linfocito B (LB) diferenciado como plasmocito (fig. 13-2).

Hay otros tipos de inmunoglobulinas que participan en la respuesta inmune:

- La IgM, que forma parte de la primera etapa de la respuesta inmune humoral, activa los macrófagos y sirve como receptor de antígenos en los linfocitos B.
- La IgA está en los epitelios intestinal, vaginal, nasal, bronquial, secretora, y prostático, y protege contra la proliferación de microrganismos.
- La IgE se une a mastocitos y basófilos; e interviene en la liberación de histamina, heparina y factor quimiotáctico; por lo tanto, es responsable de la hipersensibilidad anafiláctica y actúa en las infecciones parasitarias.

La inmunidad adquirida o específica puede ser activa (natural: enfermedad o artificial: vacuna), pasiva (natural: anticuerpos que atraviesan la placenta o a través de la leche materna y calostro; o artificial: por administración de suero inmune) o adoptiva. por transferencia de células inmunocompetentes.

El sistema del complemento también participa en la respuesta inmune. Las proteínas que lo componen son proteínas séricas presentes en el plasma, sintetizadas principalmente por los hepatocitos. Otras fuentes alternativas son los macrófagos, las células endoteliales, los epitelios del tubo digestivo y de los aparatos genitourinario y respiratorio que sintetizan los primeros componentes de la cascada de activación del complemento. Los componentes del sistema del complemento están en la sangre y en los líquidos extravasculares, aun en ausencia de un proceso infeccioso o inflamatorio, y forman parte de la defensa de los tejidos. El sistema del complemento tiene cuatro funciones básicas:

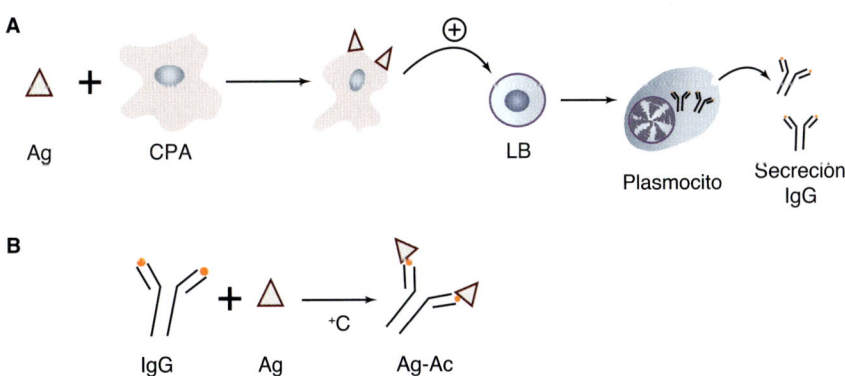

Fig. 13-2. A. Esquema en el que se observa la presentación de antígenos (Ag) por células presentadoras de Ag (CPA) a linfocitos B (LB). Este último al activarse se diferencia en plasmocito, el cual sintetiza y libera los anticuerpos (Ac), que son inmunoglobulinas (Ig) específicas contra ese antígeno. **B.** Esquema de la interacción Ag-Ac. Molécula de IgG con su zona Fab (zona naranja) específica para el reconocimiento de cada antígeno. El complejo Ag-Ac, una vez formado, desencadena una serie de reacciones mediadas por el complemento que producen la destrucción del antígeno.

a) inducción de la inflamación; b) opsonización de los microorganismos (las opsoninas facilitan la fagocitosis de los microorganismos); c) mediación de un efecto citotóxico directo sobre el microorganismo; d) potenciación de la respuesta inmune humoral.

Los macrófagos reconocen los microorganismos a través de sus RRP y de los receptores de opsoninas, además de receptores para citoquinas y quimiocinas. Son células de vida media larga, actúan como células presentadoras de antígenos junto con las células dendríticas y los linfocitos B, pero solo las células dendríticas activarán a los linfocitos T vírgenes. Los macrófagos producen diversas citoquinas en respuesta a microorganismos opsonizados, citoquinas y quimiocinas. Según el tipo de citoquina producida, el macrófago puede activarse con un perfil inflamatorio o antiinflamatorio.

Respuesta inmune

Cuando una sustancia exógena entra en el organismo, la inmunidad inespecífica o innata actúa en primer lugar, como los neutrófilos y eosinófilos que reconocen la formilmetionina, un aminoácido extraño presente en las bacterias o el ARN bicatenario que se encuentra en los virus. A veces, es necesario que se ponga en marcha una respuesta específica del sistema inmune, lo que da lugar a la respuesta inmune adquirida.

En la respuesta inmune intervienen diversas células como los linfocitos T, los linfocitos B y las células presentadoras de antígenos, que "patrullan" continuamente el organismo para conservar la identidad y mantener la individualidad de este. Estas células rechazan "lo extraño", denominado antígeno, que puede estar compuesto por proteínas, polisacáridos o ácidos nucleicos. Los Ag son neutralizados por mecanismos celulares complejos en los que participan diferentes poblaciones de linfocitos (inmunidad celular), así como los anticuerpos secretados por los plasmocitos (inmunidad humoral). Los linfocitos se capacitan (maduran) por mecanismos de diferenciación celular en los órganos linfáticos primarios, que son la médula ósea para los linfocitos B (LB) y el timo para los linfocitos T (LT). Una vez que se vuelven inmunocompetentes, es decir, capaces de reaccionar con su antígeno específico, colonizan los órganos linfáticos secundarios. Están presentes en la linfa, que es filtrada por los ganglios linfáticos, en la sangre que irriga el bazo, y en la mucosa de las vías respiratoria, digestiva y urinaria.

La respuesta inmune posee las siguientes características: a) reconoce lo propio de lo extraño, b) tiene memoria, en esto se basa la importancia de la vacuna ya que, en un contacto posterior con el antígeno, el organismo ya está sensibilizado y la reacción es intensa y suficiente para neutralizar el antígeno potencialmente patógeno, y c) los anticuerpos que se forman tienen alta especificidad, selectividad y sensibilidad.

Cada anticuerpo reacciona con su antígeno. Se calcula que el ser humano posee un trillón de linfocitos y que cada uno reconoce un determinado tipo de antígeno. Cada antígeno estimula un linfocito B determinado. Por ello, debe existir una alta probabilidad de encuentro entre el antígeno y el anticuerpo, lo cual está garantizado por la particular disposición de los linfocitos en los ganglios linfáticos, el bazo y las mucosas. Hay tantos anticuerpos como antígenos hayan tomado contacto con el individuo, cada linfocito B participa en la síntesis de un anticuerpo específico al transformarse en plasmocito. Cuando se produce el encuentro entre el antígeno y el anticuerpo se establece una amplificación y se forman clones de un determinado linfocito B que sintetiza una inmunoglobulina de superficie correspondiente a ese anticuerpo específico. Los linfocitos B (LB) se activan y se diferencian a células plasmáticas secretoras de inmunoglobulinas.

Moléculas de membrana que participan en el reconocimiento inmunitario

Complejo mayor de histocompatibilidad

El complejo mayor de histocompatibilidad (CMH) comprende un conjunto de proteínas antigénicas de superficie HLA (antígeno leucocitario humano). Existen dos tipos de glucoproteínas de superficie: CMH de clase I, presentes en todas las células nucleadas, y CMH de clase II, presentes en las células presentadoras de antígenos (CPA) y los linfocitos B. Las células presentadoras de antígenos incluyen monocitos, macrófagos, células de Von Kuppfer, células dendríticas, células de Langerhans, microglía, macrófagos alveolares (células de polvo o neumocitos III), histiocitos y osteoclastos. La función de las moléculas del CMH de clase I es presentar en la superficie celular fragmentos peptídicos provenientes de las proteínas propias de la célula y generados a partir de la degradación de esas proteínas por los proteosomas. Por lo tanto, los péptidos expresados por las células infectadas por virus o tumorales no serán reconocidos por el organismo como propios y desencadenarán una respuesta inmune.

Las CPA activadas expresan en su superficie moléculas del CMH de clase II unidas a los péptidos resultantes de la degradación de proteínas exógenas fagocitadas (p. ej., proteínas bacterianas).

Receptores de células T y B

Los receptores de células T (TCR) y B (BCR) corresponden a proteínas de superficie que se disponen en dímeros, dos cadenas cortas que forman un brazo alfa y otro beta, similares a las de las inmunoglobulinas unidas por enlaces disulfuro (**fig. 13-3**). Estos receptores son capaces de reconocer un antígeno cuando se encuentra unido a una molécula del CMH. Esta unión se transmite al interior del linfocito y se inicia su proceso de activación.

Los linfocitos B tienen en su superficie inmunoglobulinas que no se secretan y son reconocedoras de antígenos. Cada linfocito B tiene especificidad para un único antígeno (véase **fig. 13-3**) y al ponerse en contacto con su antígeno específico comienza su activación.

Otro tipo de moléculas que intervienen en la respuesta inmune son las moléculas CD (*cluster of differentiation*). Son moléculas marcadoras o antígenos expuestos en la superficie celular que se marcan de forma específica mediante anticuerpos monoclonales. Su expresión depende del grado de diferenciación o maduración de los linfocitos T una vez capacitados en el timo (véase **fig. 13-3**). A medida que el linfocito madura, se modifica la expresión de estas moléculas que aparecen de forma secuencial durante el proceso de maduración celular.

Secuencia simplificada del mecanismo de la reacción inmune

Una vez ingresado el antígeno en el organismo, es fagocitado por la CPA (p. ej., macrófago, célula dendrítica.), digerido en sus lisosomas y expuesto en su mínima expresión (pequeñas fracciones peptídicas) en la superficie de la membrana de las CPA, la cual se activa y emite a su vez seudópodos para aumentar la superficie de exposición del antígeno. Una vez expuesto el antígeno se localiza al lado del CMH II de la membrana plasmática de la CPA, que activada, secreta interleuquina-1 (IL-1). La IL-1 estimula el reconocimiento de la CPA activada por parte de los linfocitos T colaboradores (*helper*), también conocidos como T4 o CD4+, ya que expresan CD4 al lado de su receptor de células T (TCR) específico. Se establecerá entonces una unión semejante a un sistema de dobles llaves, en el que el antígeno se une al TCR y el CMH II al CD4. Una vez establecido el contacto, el LT colaborador libera interleuquina-2 (IL-2). La IL-2 desencadenará entonces los mecanismos de inmunidad celular y humoral (**fig. 13-4**). (**Proyección médico-clínica 13-1. Síndrome de inmunodeficiencia adquirida**).

Fig. 13-3. Células que participan en la respuesta inmune con sus receptores de membrana específicos. LT: linfocito T, LB: linfocito B, CPA: célula presentadora de antígenos, TCR: receptor de linfocito T, CD: *cluster of differentiation*, Ig: inmunoglobulina, Ag: antígeno, CMH I: molécula de histocompatibilidad de tipo I, CMH II: molécula de histocompatibilidad de tipo II.

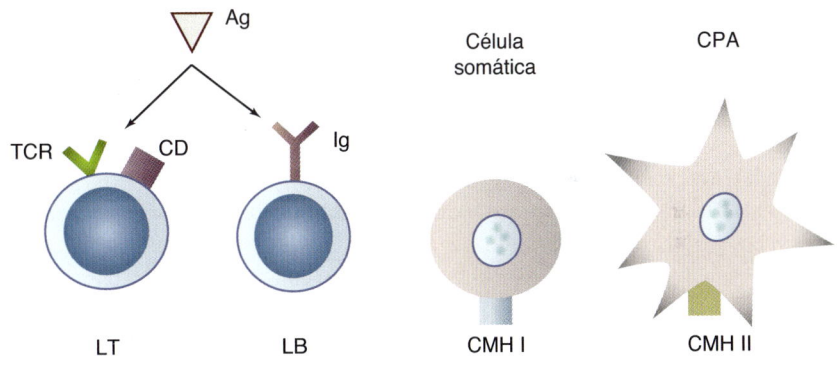

Inmunidad celular

La IL-2 activa los LT citotóxicos o LT8 o CD8+, que reconocen específicamente células del organismo que expresan en su superficie el antígeno proveniente de células infectadas por virus o tumorales. Se unen entonces el TCR al antígeno y el CD8 al CMH I, lo que desencadena la liberación de gránulos que este LT8 tiene en su citoplasma y que contienen perforinas, correspondientes a proteínas que perforan la membrana plasmática, y fragmentinas, que ingresan en la célula, aumentan su gradiente osmótico atrayendo agua, y causándole la muerte por estallido celular. Nótese que nunca los LT8 podrán unirse a las CPA y destruirlas, ya que estas tienen CMH II.

Existe otro reconocimiento menos específico por parte de un tipo de linfocitos T denominados NK (*natural killers*), que solo expresan en su superficie TCR (no tienen CD) y reconocen los antígenos que expre-san en su membrana las células tumorales. También liberan perforinas y fragmentinas, y participan en el control de infecciones virales, así como contra agentes bacterianos y parasitarios.

Los NK forman parte de la inmunidad innata y participan en la primera respuesta de defensa con agentes infecciosos. Estas células representan un nexo entre la inmunidad innata y la inmunidad adquirida.

Las células LT citotóxicas y NK están implicadas en la inmunidad celular (véase **fig. 13-4**).

Inmunidad humoral

Este tipo de inmunidad es el mecanismo de defensa más frecuente contra bacterias o toxinas. Comprende la síntesis y liberación de proteínas (anticuerpos) que actúan eliminando antígenos a distancia. La IL-2 activa

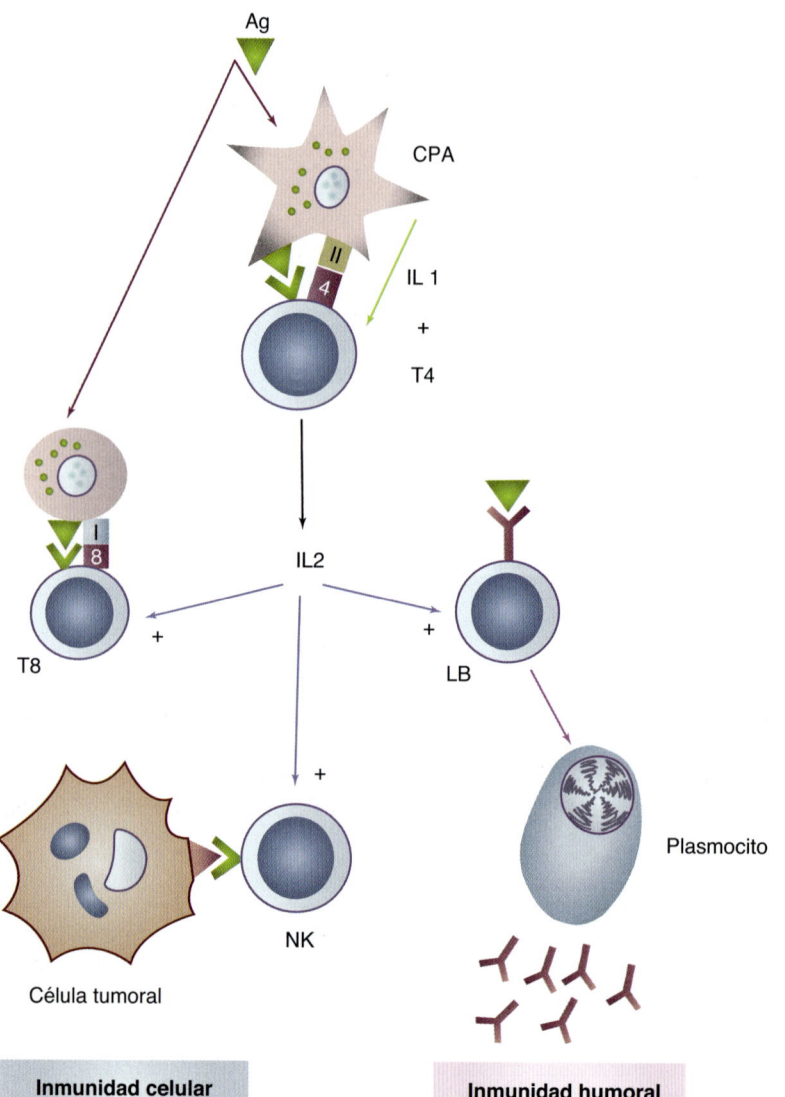

Fig. 13-4. Esquema comparativo de las células y moléculas que intervienen en los tipos de inmunidad celular y humoral. Ag: antígeno, CPA: célula presentadora de antígenos, T4: linfocito T cooperador o CD4, T8: linfocito T citotóxico o CD8, LB: linfocito B, NK: célula NK, LI-1: interleuquina-1 IL-2: interleuquina-2.

los LB para que se diferencien en plasmocitos, los cuales secretarán anticuerpos o inmunoglobulinas (Ig) específicas contra un determinado antígeno. Los anticuerpos neutralizan a los antígenos, además de intervenir en el proceso de opsonización, mediante el cual los macrófagos son atraídos por los anticuerpos y fagocitan los antígenos opsonizados. Este último mecanismo se denomina inmunidad humoral. Hay que tener en cuenta que una vez activados los linfocitos B se clonan y patrullan reteniendo en la memoria la estructura del antígeno invasor, por años o durante toda la vida del organismo (véase **fig. 13-4**).

Las interleuquinas son sintetizadas principalmente por los linfocitos CD4+ y, en menor medida, por los macrófagos y los monocitos. Se conocen más de 17 interleuquinas diferentes y su función es regular la activación, proliferación y diferenciación de los linfocitos durante la respuesta inmune.

TEJIDO LINFÁTICO

Características

El tejido linfático o linfoide es un tejido conectivo especializado compuesto por células y matriz extracelular. Las células incluyen diferentes poblaciones de linfocitos T (LT) y linfocitos B (LB), así como linfoblastos, inmunoblastos o plasmoblastos, plasmocitos, macrófagos, células dendríticas, células reticulares y células sanguíneas. El predominio de linfocitos distinguibles por ser células con un núcleo central y escaso citoplasma otorga a los órganos linfáticos una basofilia característica cuando, teñidos con hematoxilina-eosina, se los observa al microscopio óptico. La matriz extracelular está compuesta por fibras reticulares que forman una densa red sustentacular. Las células reticulares que originan estas fibras tienen núcleos grandes ovoides de cromatina laxa que los diferencia de los linfocitos.

Clasificación

El tejido linfático se clasifica en 1) difuso, cuyas células no se asocian para formar estructuras definidas, y 2) folicular o nodular, en el que los linfocitos se aglomeran y componen estructuras denominadas folículos linfáticos. Estos últimos, a su vez, se subdividen en primarios, constituidos exclusivamente por linfocitos maduros, y secundarios, en los que la zona central ha reaccionado a la presencia de antígenos. En esta zona, los linfocitos proliferan y, en consecuencia, se observan núcleos de cromatina laxa pertenecientes a linfoblastos y núcleos en mitosis, lo que contrasta con la zona externa, o marginal, donde los linfocitos tienen su característico núcleo de cromatina densa. Cuando se observan folículos con estas características, la zona

central más clara se denomina centros germinativos de Flemming.

ÓRGANOS LINFÁTICOS

Los órganos linfáticos se clasifican, desde el punto de vista funcional, en primarios, donde los linfocitos se desarrollan a partir de células progenitoras, y secundarios, donde los linfocitos se activan, proliferan y maduran en centros germinativos. Los órganos linfáticos primarios son la médula ósea (véase **cap. 11**) y el timo. Los secundarios son los ganglios linfáticos, la amígdala palatina y el tejido linfático adherido a las mucosas (TLAM). Desde el punto de vista estructural, los órganos linfáticos se clasifican en capsulados: ganglios linfáticos, timo y bazo; y no capsulados: amígdalas palatinas y TLAM.

Timo

El timo es un órgano capsulado, bilobulado, macizo y parenquimatoso, con poco estroma, de localización intratorácica, situado en el mediastino anterior, detrás del esternón y apoyado sobre el pericardio y los grandes vasos del corazón, que en los niños puede llegar hasta el cuello. Es más grande en el feto y los recién nacidos, involuciona después de la adolescencia hasta atrofiarse en la senectud, cuando queda como un cordón fibroadiposo, aunque nunca deja de cumplir sus funciones de defensa, dado su papel en la capacitación de los linfoblastos a linfocitos T (LT o timocitos) maduros. Tiene una cápsula formada por tejido conectivo denso que envía tabiques hacia el interior del órgano que delimitan lobulillos de diversos tamaños y formas. Cada lobulillo tímico presenta una corteza formada por tejido linfático y una médula en la que predomina el estroma. Desde el tejido conectivo que forma la cápsula y los tabiques que rodean los lobulillos, se originan tabiques secundarios cortos y poco profundos que llegan al límite entre la corteza y la médula (**fig. 13-5**). De este modo, el tabicamiento de los lobulillos es incompleto, ya que están conectados entre sí a través de sus zonas medulares. El parénquima está formado por linfocitos T (LT) tan densamente empaquetados que hacen de este órgano el más basófilo teñido con hematoxilina-eosina (**figs. 13-6** y **13-7**). Los LT están sostenidos por un estroma que, como particularidad, no presenta células ni fibras reticulares, sino un tipo especial de células de origen epitelial endodérmico y ectodérmico, provenientes del esbozo de la tercera y la cuarta bolsa faríngea. Estas células, llamadas reticuloepiteliales o epiteliorreticulares por su origen epitelial, tienen forma estrellada y configuran una red al unirse entre sí a través de desmosomas en los extremos de sus prolongaciones. Al microscopio óptico con hematoxilina-eosina, se las identifica por tener un núcleo grande, ovoide, de cromatina laxa

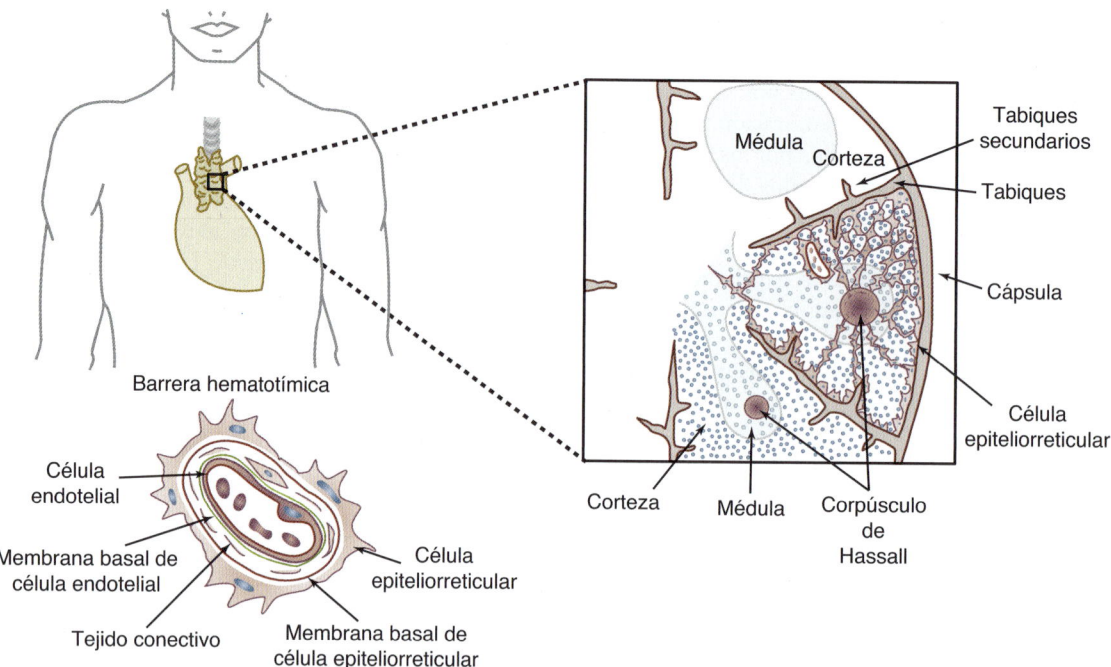

Fig. 13-5. Ubicación anatómica del timo, su organización histológica y los componentes de la barrera hematotímica.

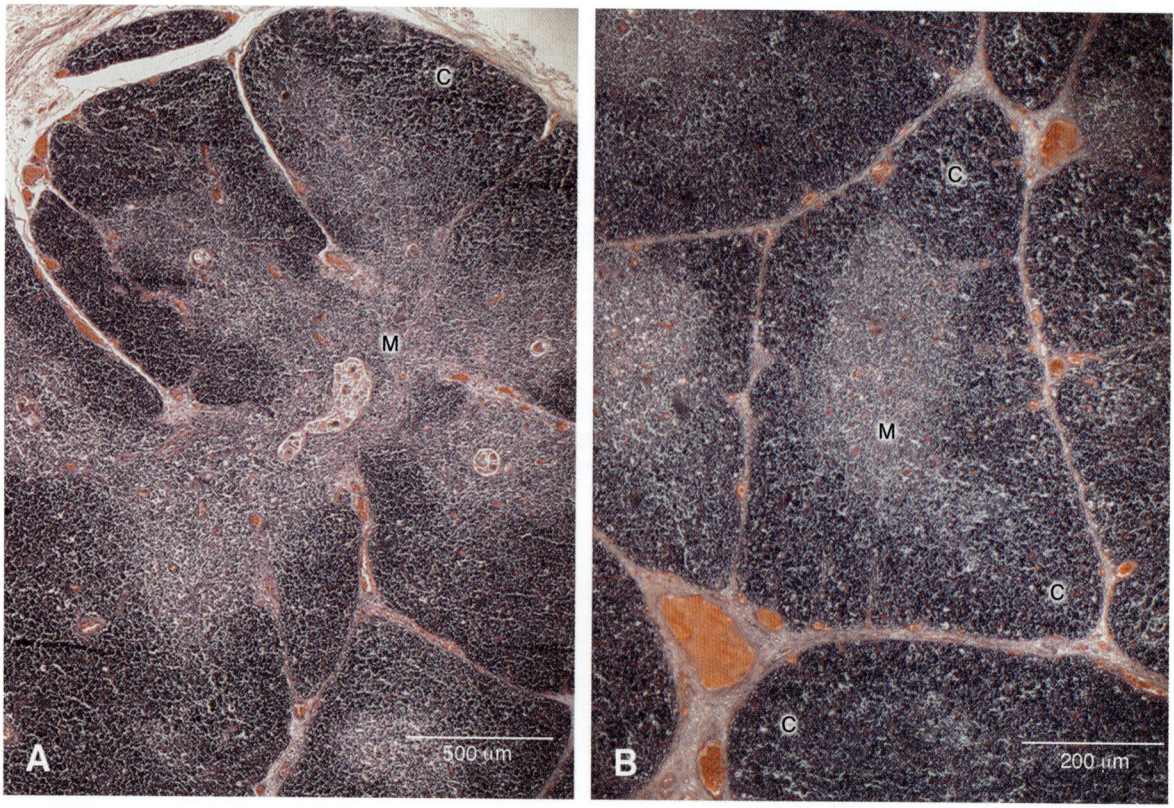

Fig. 13-6. Timo humano teñido con hematoxilina-eosina (H-E). **A.** Se observan lobulillos tímicos separados por tabiques incompletos de tejido conectivo. En la periferia corteza (C) con intensa basofilia y en la región central médula tímica de menor basofilia (M). **B.** Lobulillo tímico en distinta incidencia de corte donde se observan la corteza (C) y la médula (M).

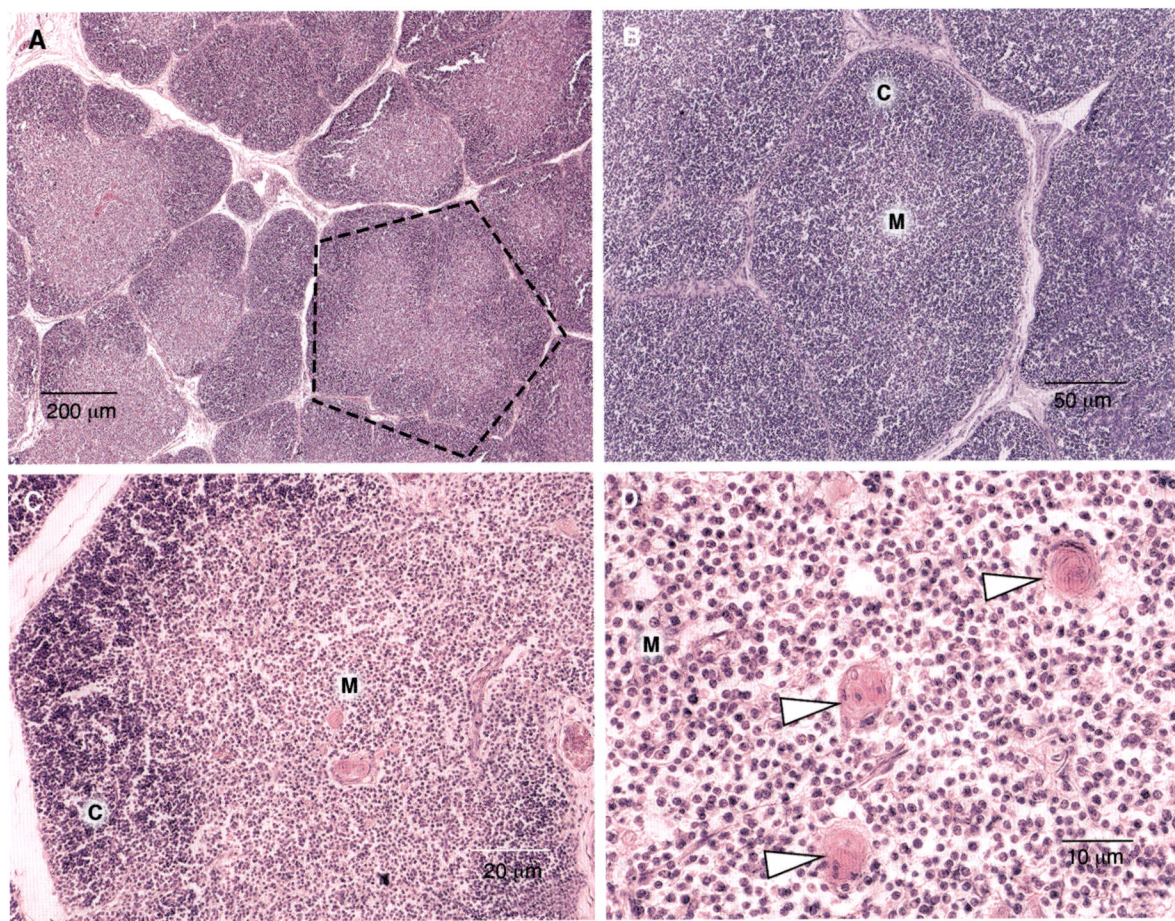

Fig. 13-7. Timo de rata teñido con H-E. **A.** Se observan lobulillos tímicos separados por tabiques incompletos de tejido conectivo. **B.** Lobulillo tímico en el que se distinguen la corteza (C) y la médula (M). **C.** Lobulillo tímico en el que se observan la corteza (C), la médula (M) y los corpúsculos de Hassall. **D.** Médula de un lobulillo tímico. Las flechas señalan tres corpúsculos de Hassall.

y nucléolo evidente, y citoplasma eosinófilo. El microscopio electrónico muestra que esta acidofilia citoplasmática se debe a la presencia de abundantes filamentos intermedios (tonofilamentos).

Existen diferentes tipos de células reticuloepiteliales o epiteliorreticulares, según su localización, función y origen; las de tipo I a III son corticales y de origen endodérmico, y las de tipo IV a VI son medulares y de origen ectodérmico. Las células de tipo I son células que compartimentan la cápsula y las trabéculas, junto con los capilares continuos, forman la barrera hematotímica (véase más adelante) (véase **fig. 13-5**). Las células de tipo II, que se encuentran en el tercio externo y medio de la corteza, constituyen una densa red cuyas prolongaciones forman canales que facilitan el desplazamiento de los LT hacia la médula, a la vez que inducen su diferenciación a partir de células troncales mediante diversos factores proteicos que secretan (timosinas, timopoyetinas, timulina, timomodulina, factor humoral tímico). Las de tipo III forman una red en el tercio interno de la corteza. Las de tipo IV componen una extensa malla en la médula. Las de tipo V se unen entre sí y forman un reticulado en la médula. Las de tipo VI forman estructuras laminadas concéntricas, redondas y fuertemente acidófilas teñidas con hematoxilina-eosina, de hasta 150 μm de diámetro, denominadas corpúsculos de Hassall (**fig. 13-8**). Estas estructuras son características del timo humano y cuando se observan al microscopio óptico en preparados teñidos con hematoxilina-eosina establecen el diagnóstico de certeza del órgano. Corresponden a células epiteliales semejantes a los queratinocitos de la epidermis, pero a diferencia de estas, que pueden descamarse, las células del timo no pueden hacerlo, y una vez que entran en degeneración (los núcleos se vuelven picnóticos), se queratinizan, calcifican para finalmente formar una estructura de contenido hialino eosinófilo: el corpúsculo de Hassall (**fig. 13-9**; véanse también **figs. 13-7 C** y **D**, y **13-8**). En la corteza, las células reticuloepiteliales seleccionan los LT que tienen TCR y en la médula

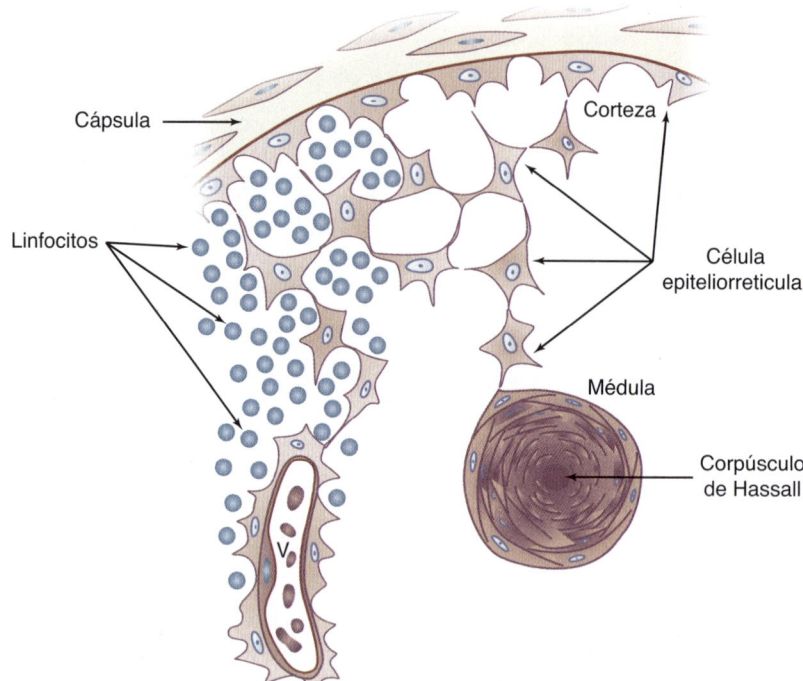

Cápsula

Corteza

Linfocitos

Célula
epiteliorreticular

Médula

Corpúsculo
de Hassall

V.

Fig. 13-8. Organización histológica de la corteza y la médula del timo con sus tipos celulares y estructuras características (corpúsculo de Hassall).

seleccionan los LT que pueden reconocer lo propio de lo ajeno. Los linfocitos restantes mueren por apoptosis. Los corpúsculos de Hassall aumentan de tamaño y número con la edad y se desconoce su función, pero su presencia en abundancia es característica del timo de las personas de edad avanzada. La función principal del timo es la producción y capacitación de los LT o timocitos. Los LT tienen una vida muy prolongada y son capaces de colonizar y recolonizar los ganglios linfáticos, el bazo, las amígdalas o el epitelio de las mucosas

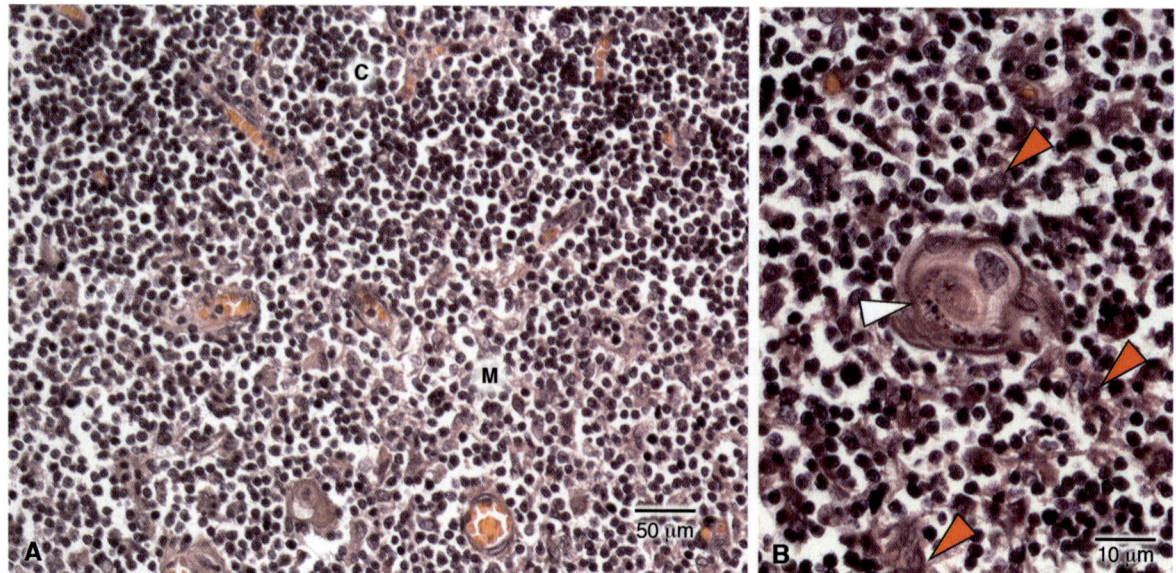

Fig. 13-9. Timo humano teñido con H-E. **A.** Se observan la corteza (C) y la médula (M) de un lobulillo tímico. **B.** Médula de un lobulillo tímico que muestra a mayor aumento un corpúsculo de Hassall (flecha blanca) y las células epiteliorreticulares (flechas rojas).

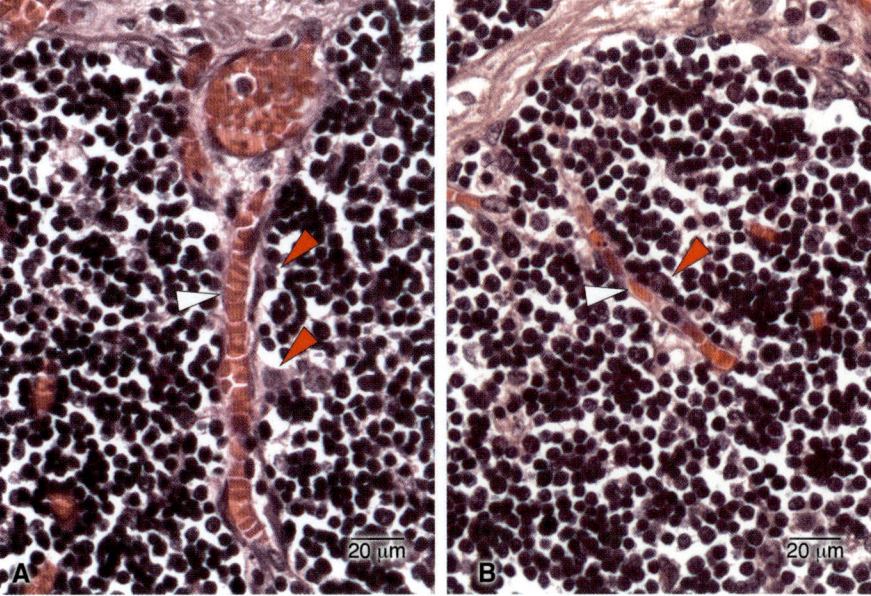

Fig. 13-10. Timo humano teñido con H-E. **A** y **B.** Se observan en la corteza los capilares continuos (flechas blancas) y las células epiteliorreticulares de tipo I (flechas rojas) que forman la barrera hematotímica.

(TLAM). Los LT son capaces de reconocer y reaccionar ante todo componente tisular extraño al organismo (reacción ante células tumorales e injertos/trasplantes). Además, una característica importante de los LT es que tienen memoria, de modo que una vez que han reaccionado ante una sustancia extraña, retienen me parece mas algo fisico y no genético.n la información y reaccionan cuando esta ingresa nuevamente en el organismo.

Barrera hematotímica

El timo es un órgano irrigado por la arteria subclavia y los capilares de este órgano constituyen parte de una barrera que impide todo tipo de contacto entre la sangre y el parénquima tímico, aislándolo así de los antígenos circulantes. La barrera está formada por: a) células endoteliales pertenecientes a capilares continuos; b) membrana basal endotelial; c) una delgada capa de tejido conectivo con fibras reticulares, colágenas donde además puede encontrarse ocasionalmente algún fibrocito aislado; d) membrana basal de células reticuloepiteliales; e) células reticuloepiteliales de tipo I (citorreticuloepicapilar) que tapizan toda la superficie de la barrera. En conclusión, entre los LT y la sangre no hay contacto, dada la existencia de la barrera hematotímica (**fig. 13-10**; véase también **fig. 13-5**). Una vez formados y capacitados, los timocitos abandonan el timo circulando por los vasos linfáticos eferentes y colonizan el resto de los órganos que constituyen el sistema inmune.

Ganglio linfático

Existen unos 500 ganglios linfáticos ampliamente distribuidos por el cuerpo. Son pequeños órganos capsulados macizos y parenquimatosos, de 1-5 mm de diámetro, con forma arriñonada o semejante a un poroto. Teñidos con hematoxilina-eosina, al microscopio óptico se observan como estructuras con abundantes células muy basófilas. No existe ninguna región del organismo en la que drene linfa a la sangre sin haber pasado previamente por un ganglio linfático. Son órganos intercalados en la circulación linfática. El conocimiento de su localización regional es de suma importancia médica, ya que orienta en el diagnóstico de un proceso inflamatorio o tumoral. En el caso de los tumores, el estudio mediante biopsia es de gran valor para obtener información sobre el estadio del tumor, del cual dependen el tratamiento adecuado y el pronóstico. En situaciones patológicas, aumentan de tamaño y/o tienen características palpatorias y ecográficas sospechosas (adenopatías). Los ganglios linfáticos están cubiertos por una cápsula de tejido conectivo denso, por fuera de la cual se encuentran vasos sanguíneos inmersos en tejido conectivo laxo con abundantes células adiposas que forman a su alrededor un colchón adiposo. Los ganglios tienen dos caras: una convexa, atravesada por varios vasos linfáticos aferentes, y otra cóncava, que contiene el hilio del órgano, correspondiente a la zona de salida de los vasos linfáticos (vasos linfáticos eferentes), así como de entrada y salida de los vasos sanguíneos que irrigan el ganglio (**fig. 13-11**). Desde la cápsula se proyectan tabiques o trabéculas hacia el interior del ganglio delimitando así una zona cortical, con tabiques de tejido conectivo denso, y otra medular sin esos tabiques. En la corteza se pueden distinguir dos regiones: la corteza propiamente dicha, en la que abundan los folículos linfáticos primarios y secundarios, en los que predominan los LB, y la paracorteza sin folículos, con una disposición difusa de tejido linfoide, que llega hasta el límite entre la corteza y la médula, donde predominan

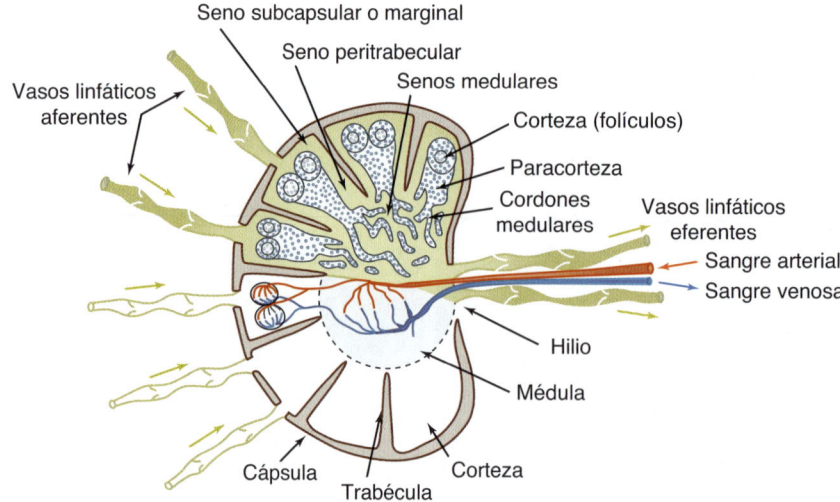

Seno subcapsular o marginal
Seno peritrabecular
Senos medulares
Corteza (folículos)
Paracorteza
Cordones medulares
Vasos linfáticos aferentes
Vasos linfáticos eferentes
Sangre arterial
Sangre venosa
Hilio
Médula
Cápsula
Trabécula
Corteza

Fig. 13-11. Ganglio linfático en el que se indica la organización histológica, y la circulación sanguínea y linfática.

los LT (**figs. 13-12** y **13-13**). En la médula, el tejido linfático se dispone en cordones de linfocitos de trayectoria laberíntica o irregular que se extienden desde la paracorteza hacia el interior del órgano, pero sin llegar hasta el hilio, llamados cordones medulares, que se distinguen por su basofilia en la tinción con hematoxilina-eosina (véase **fig. 13-12**). El resto del ganglio está formado por los senos, zonas de circulación linfática donde los linfocitos se encuentran dispersos en un estroma con predominio de células reticulares que, al tener núcleos grandes de cromatina laxa, le otorgan menor basofilia. Los senos son, desde el borde de la cápsula hacia el hilio: a) el seno subcapsular o marginal, que se ubica entre la cápsula y la

corteza; b) los senos corticales, perifoliculares, peritrabeculares o intermedios, ubicados entre las trabéculas y el tejido linfático que forman la corteza y la paracorteza; c) los senos medulares, ubicados entre los cordones medulares (**figs. 13-14, 13-15** y **13-16**; véase también **fig. 13-11**).

Drenaje linfático

La linfa, como se describe en el **capítulo 12**, entra en los ganglios linfáticos a través de vasos linfáticos aferentes que atraviesan la cápsula. Una vez en el ganglio, circula por todo el parénquima, preferentemente a través de los senos, hacia el hilio del órgano, donde

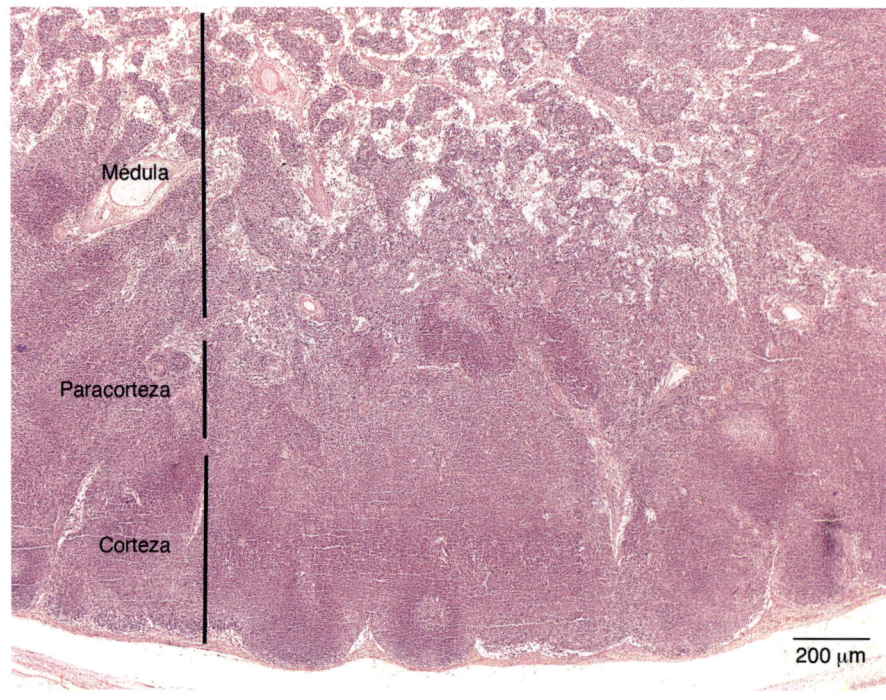

Médula

Paracorteza

Corteza

200 μm

Fig. 13-12. Fotomicrografía de un ganglio linfático teñido con H-E. Se observan la corteza, la paracorteza y la médula.

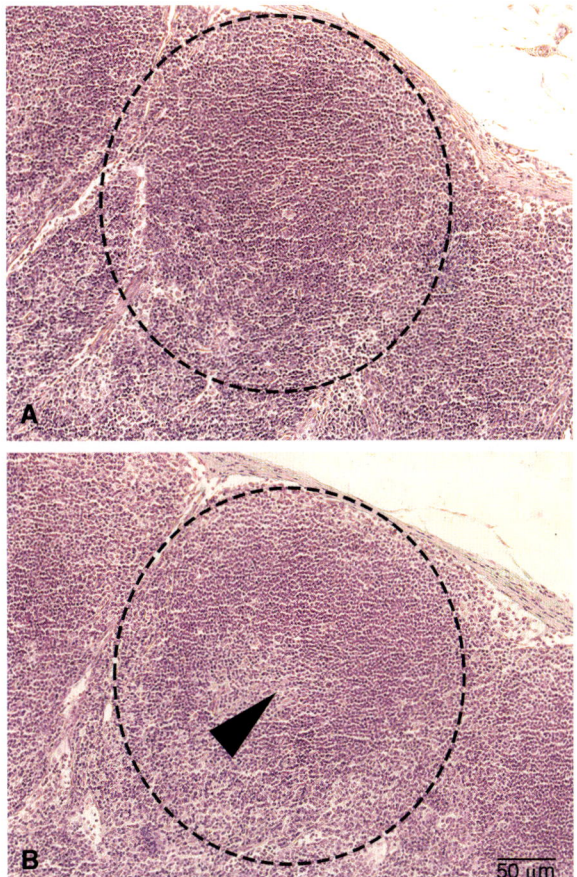

Fig. 13-13. Corteza de un ganglio linfático teñido con H-E. En **A** se observa un folículo linfático primario y en **B**, un folículo secundario con su centro germinativo de Flemming (flecha).

convergen para formar los vasos linfáticos eferentes, que son menos numerosos que los aferentes (véase **fig. 13-11**). Así, la linfa se filtra a su paso por el ganglio, entra en contacto con los linfocitos presentes en la corteza y la médula, en ese contacto se produce la reacción inmune y, por ende, en los vasos linfáticos eferentes circulan los anticuerpos y los LT de distintos tipos.

Circulación sanguínea

La irrigación de los ganglios proviene de arterias que penetran por el hilio y que, una vez en el parénquima del órgano, se capilarizan primero en la médula y luego en la corteza, principalmente alrededor de los folículos, para continuar por vénulas y venas en sentido inverso al arterial, y regresar así al hilio de donde salen las venas. Una particularidad de estos vasos es que las células endoteliales de las vénulas de la paracorteza presentan epitelio cúbico simple (vénulas de endotelio alto). Las vénulas de endotelio alto se localizan en la paracorteza y permiten la extravasación de linfocitos T, lo que favorece que se produzca la reacción inmune (**fig. 13-17**).

Funciones

La principal función de estos órganos consiste en la filtración de desechos, proteínas extrañas, microorganismos y células tumorales contenidos en la linfa. De esta manera en los ganglios se purifica la linfa mediante un mecanismo selectivo, que consiste en la activación del sistema inmune, en el que participan los macrófagos a través de seudópodos emitidos hacia los senos, y

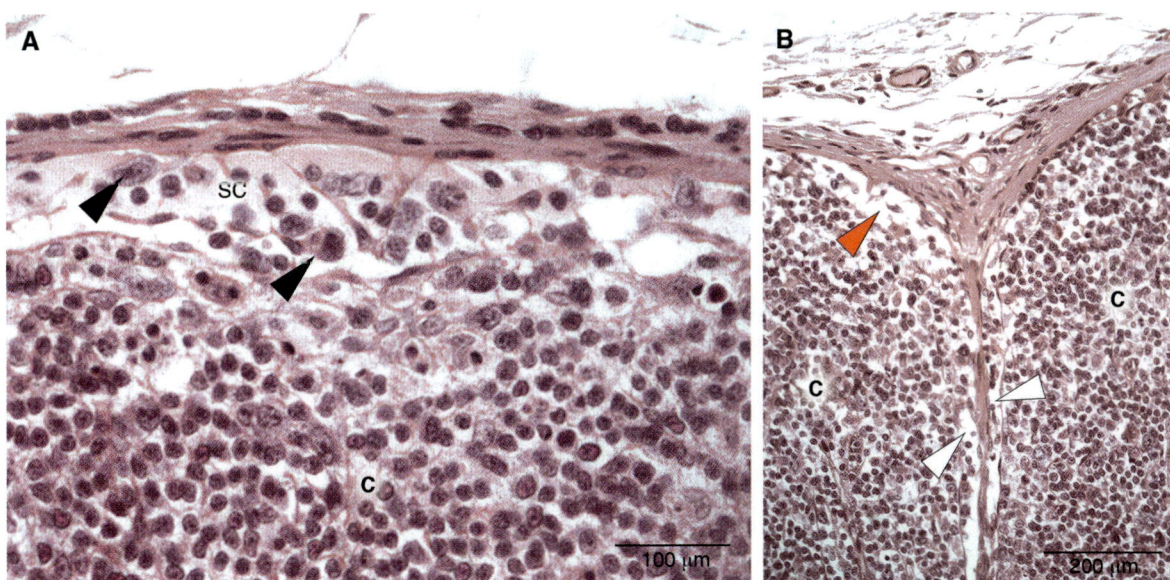

Fig. 13-14. Fotomicrografías ópticas de un ganglio linfático teñidas con H-E. **A.** Se observan la cápsula y la corteza (C). Entre ambas regiones senos subcapsulares (SC) y células reticulares (flechas negras). **B.** En la corteza se observan senos subcapsulares (flecha roja) y senos trabeculares o corticales (flechas blancas).

luego de fagocitarlos los presentan a los linfocitos y plasmocitos (ambos productores de anticuerpos), y otro no selectivo, en el cual los desechos y los agentes potencialmente patógenos quedan atrapados en la malla o red que forma el estroma. (**Proyección médico-clínica 13-2. Centro germinativo de Flemming**).

Bazo

El bazo u órgano esplénico es el órgano linfático encapsulado más grande del organismo. Es impar y ovoide, mide 12 cm de largo por 8 cm de ancho y pesa 200 g. Es la mayor acumulación linfática del cuerpo. Es un órgano macizo, de localización abdominal, situado en el hipocondrio izquierdo. Está debajo del diafragma, detrás del estómago, delante de las últimas costillas izquierdas y encima de la flexura colónica y del riñón izquierdo. Si bien es un órgano linfático, carece de vasos linfáticos y está intercalado en la circulación sanguínea. Tiene una cara convexa y lisa, y otra cóncava que presenta protrusiones irregulares donde se encuentra el hilio. Está cubierto por una

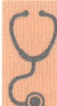

Proyección médico-clínica

13-2. Centro germinativo de Flemming

El centro germinativo (CG) es un compartimento inmunitario transitorio que persiste durante aproximadamente 10-14 días desde su formación. Se desarrolla en los folículos linfáticos primarios de los órganos linfoides secundarios en respuesta al contacto con un antígeno.

La función principal del centro germinativo es producir una respuesta inmunitaria mediada por anticuerpos específicos de alta afinidad, y originar linfocitos B de memoria que aseguren una inmunidad sostenida, protección y una respuesta rápida de recuperación contra los antígenos extraños.

El proceso de formación de los centros germinativos comienza con la activación de los linfocitos B que nunca tuvieron contacto con los antígenos. Esto sucede cuando se enfrentan por primera vez a un epitope antigénico (zona de una molécula, virus o microorganismo que desencadena la respuesta inmune). En respuesta a su activación, los linfocitos proliferan y desencadenan la formación del centro germinativo. Estas células se denominan clásicamente linfoblastos y, en la terminología actual empleada en inmunología, centroblastos (CB).

El mantenimiento de la estructura del centro germinativo y de sus tipos celulares depende, entre otras cosas, de la presencia y maduración de las células dendríticas foliculares dentro del centro germinativo.

En el centro germinativo se establecen dos compartimentos denominados zona oscura y zona clara en función de su basofilia en los preparados histológicos teñidos con hematoxilina-eosina. Está rodeado por linfocitos B vírgenes (naive) que conforman la zona del manto folicular (inmediatamente en contacto con el centro germinativo), rodeada por una zona de linfocitos B más periférica que constituye la zona marginal.

La zona oscura del centro germinativo contiene una elevada densidad de centroblastos en proliferación. En la zona clara la densidad de las células B es menor debido a la presencia de una red más profusa de células dendríticas foliculares (CDF) caracterizadas por extensas prolongaciones citoplasmáticas delgadas y ramificadas. Además, en esta zona se encuentran los centrocitos (CC), que resultan de la diferenciación de los centroblastos tras varios ciclos de duplicación celular. Los centrocitos tienen una menor actividad mitótica y metabólica en comparación con los centroblastos, que expresan inmunoglobulinas (Ig) de superficie y están en contacto con las CDF.

Los centroblastos tienen una tasa alta de replicación celular (tiempo de duplicación estimado 6–8 horas) y sufren hipermutación somática en la zona oscura antes de salir del ciclo celular. Luego reexpresan inmunoglobulinas de superficie, migran a la zona clara y se diferencian en centrocitos.

Los procesos de hipermutación y los cambios de recombinación de genes de Ig, para generar anticuerpos de alta afinidad, son mediados por la enzima citidina-desaminasa inducible (AID). La actividad de la enzima AID se expresa principalmente en la zona oscura del centro germinativo.

Los clones de centrocitos que reordenaron satisfactoriamente sus genes de Ig, es decir, que expresan receptores específicos de alta afinidad para el epitope antigénico que desencadenó la formación de este centro germinativo, serán seleccionados de manera positiva para diferenciarse en células plasmáticas o células B de memoria. Por el contrario, los centrocitos que no expresan receptores de superficie específicos serán seleccionados de manera negativa y morirán por apoptosis.

La mayor actividad proliferativa ocurre en la zona oscura y la ruta de migración dominante de las células derivadas de los linfocitos B es de la zona oscura a la zona clara.

El advenimiento y desarrollo de la microscopía láser de dos fotones hizo posible la observación in vivo de la migración de las células B en los centros germinativos de los folículos linfáticos de ratón. Estos estudios mostraron que casi la totalidad de las células B con especificidad antigénica para el epitope que desencadenó la formación de ese centro germinativo presentaron capacidad migratoria bidireccional. Algunos centrocitos regresan de la zona clara a la zona oscura, se unen a la población de centroblastos y reinician la proliferación. Estas migraciones cíclicas pueden ayudar a explicar el rápido ritmo de selección de las células B de alta afinidad.

Se ha propuesto que los centros germinativos son estructuras abiertas porque las células B que expresan receptores de superficie específicos de alta afinidad pueden ser reclutadas a un centro germinativo que ya se encuentra en desarrollo.

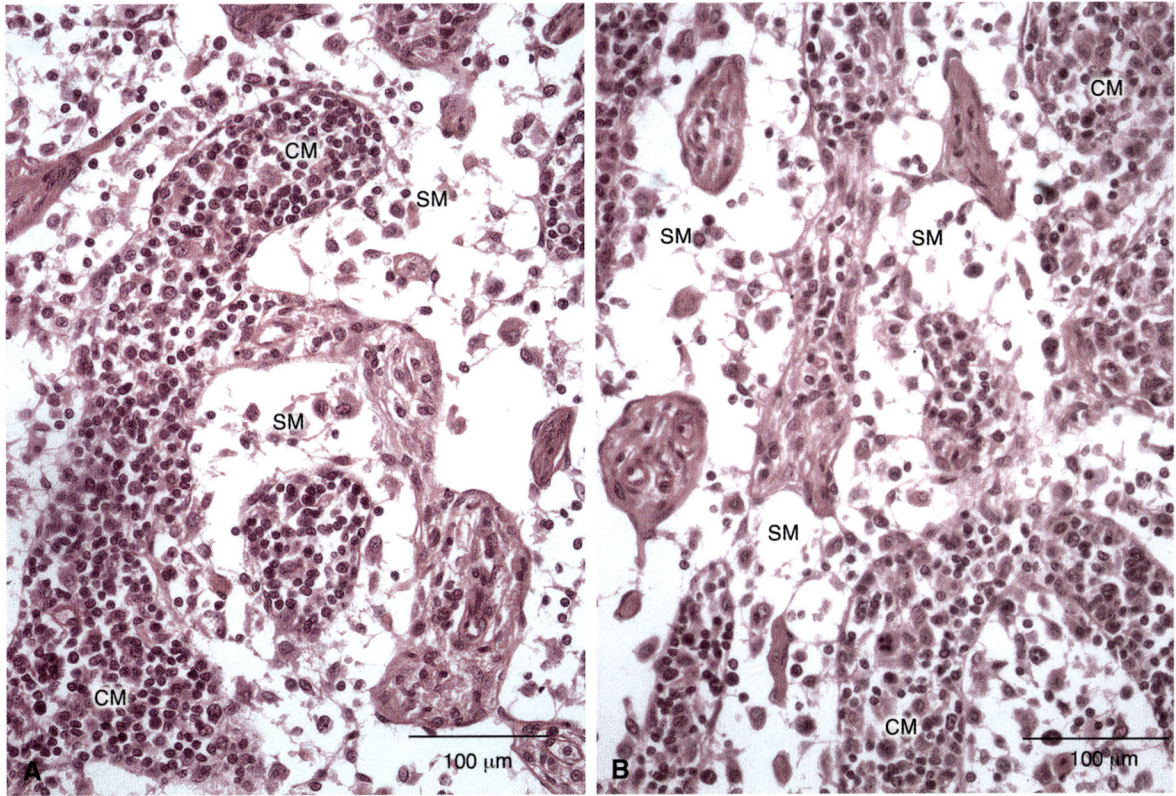

Fig. 13-15. Fotomicrografías ópticas de la médula del ganglio linfático teñidas con H-E. Se observan los senos medulares (SM) y los cordones medulares (CM).

gruesa cápsula que tiene la particularidad de presentar, además de tejido conectivo denso, gran cantidad de fibras musculares lisas. De la cápsula parten tabiques muy cortos que no subdividen el órgano en ningún tipo de compartimento reconocible histológicamente (fig. 13-18). La cápsula está recubierta por peritoneo, formado por un epitelio plano simple o mesotelio apoyado sobre una delgada capa de tejido conectivo laxo o submesotelio. El estroma comprende células y fibras reticulares que forman una malla de sostén. El parénquima está constituido por todos los elementos de la sangre: eritrocitos, leucocitos (con predominio de linfocitos LB y LT), linfoblastos, plasmocitos, macrófagos y células interdigitadas o dendríticas.

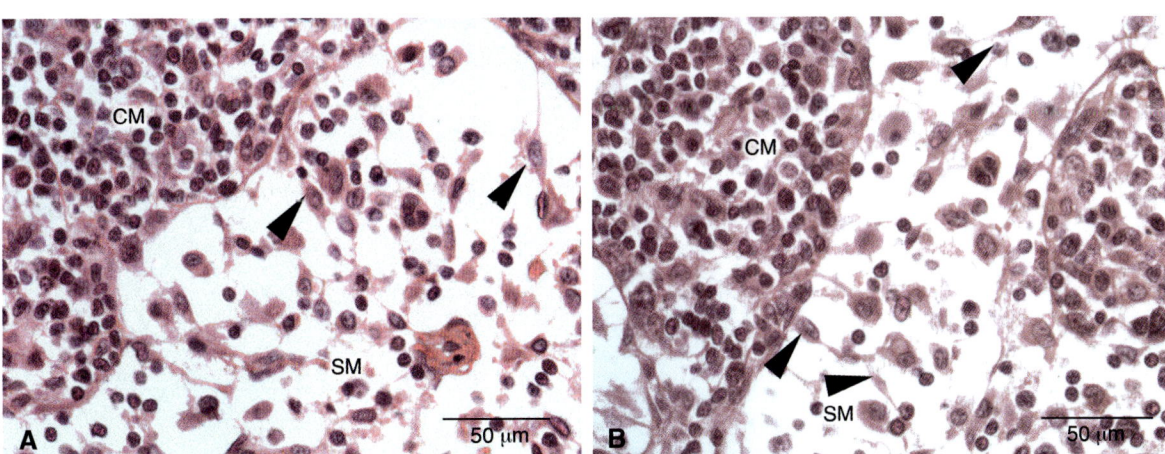

Fig. 13-16. Fotomicrografías ópticas de la médula del ganglio linfático teñidas con H-E. Se observan los senos medulares (SM) y los cordones medulares (CM). Las flechas señalan las células reticulares del estroma.

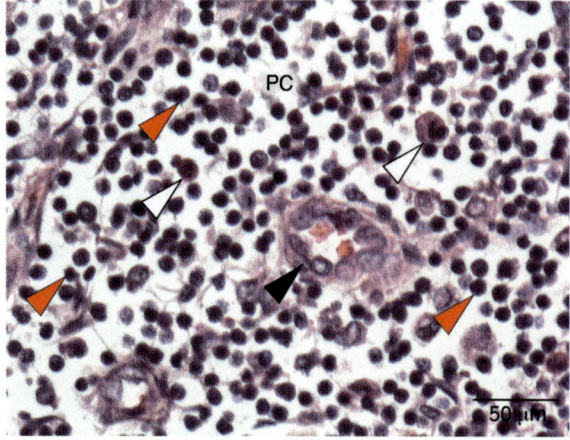

Fig. 13-17. Fotomicrografía óptica de la paracorteza (PC) del ganglio linfático teñida con H-E. Se observa una vénula de endotelio alto (flecha negra). Las flechas blancas señalan plasmocitos y las flechas rojas indican linfocitos.

Macroscópicamente, al cortar este órgano con una cuchilla en fresco, llama la atención su intenso color rojo brillante debido a la gran cantidad de eritrocitos que contiene. Esa característica se observa en la mayor parte del corte y constituye la región conocida como pulpa roja. Además, se intercalan pequeñas estructuras redondas y blancas correspondientes a agrupaciones de tejido linfoide denominadas pulpa blanca (**fig. 13-19**).

Descripción histológica

El bazo está constituido por dos regiones. La pulpa blanca compuesta por nódulos linfáticos, vainas periarteriolares y componentes vasculares asociados y la pulpa roja formada por los cordones esplénicos de Billroth asociados a capilares sinusoides (**fig. 13-20**; véase también **fig. 13-19**).

Los corpúsculos esplénicos o de Malpighi están formados por una arteriola, la vaina linfática periarteriolar y el nódulo linfático asociado.

Los corpúsculos esplénicos contienen tres zonas: a) el centro germinativo (solo si hay respuesta inmune), en los cortes teñidos con hematoxilina-eosina presenta una débil basofilia debida a la presencia de

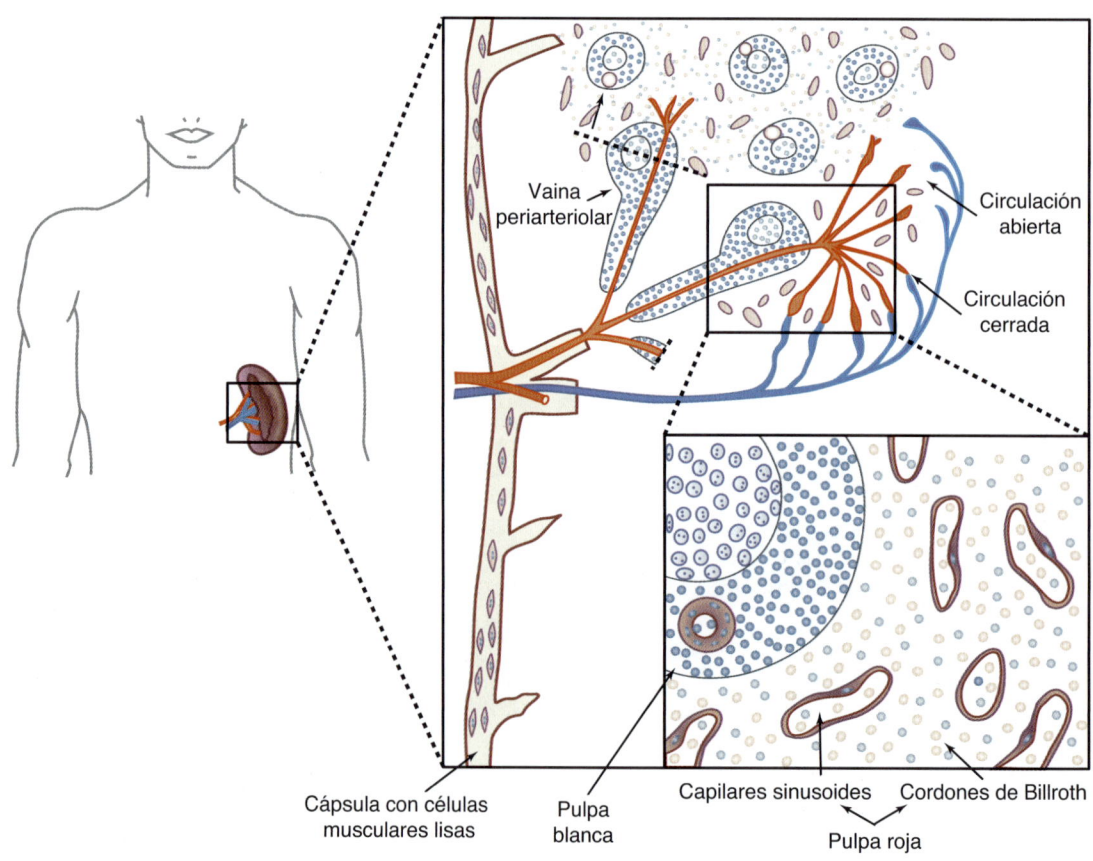

Fig. 13-18. Ubicación anatómica del bazo, organización histológica e irrigación sanguínea.

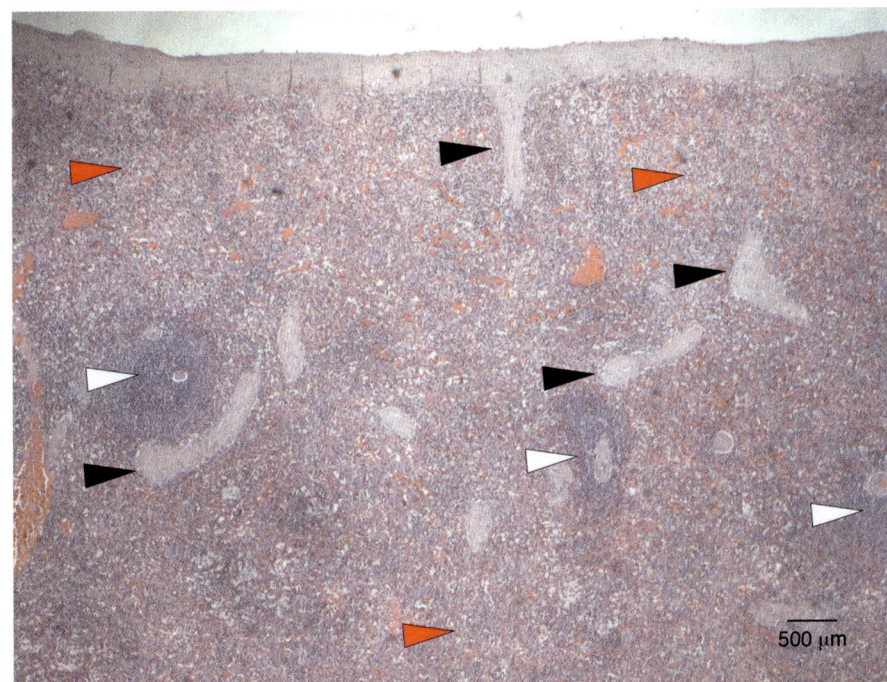

Fig. 13-19. Bazo humano teñido con H-E. Se muestran la cápsula, la periferia y las trabéculas esplénicas (flechas negras). Los corpúsculos esplénicos (flechas blancas) en la pulpa blanca y la pulpa roja (flechas rojas).

linfoblastos y plasmocitos cuyos núcleos tienen cromatina laxa; b) la zona marginal o del manto, fuertemente basófila porque contiene linfocitos maduros empaquetados cuyos núcleos tienen cromatina densa; c) la arteriola, situada en un extremo del corpúsculo esplénico. Su denominación clásica como pulpa blanca se debe a su observación al corte en fresco, en la cual los infiltrados linfocitarios aparecen blancos, a pesar de que con hematoxilina-eosina al microscopio óptico se observan como estructuras basófilas por la abundante presencia de linfocitos (**figs. 13-21 y 13-22**). La pulpa roja, que comprende el resto del órgano, presenta dos elementos: los capilares sinusoides o senos venosos, difíciles de observar con hematoxilina-eosina porque colapsan durante la fijación, y los cordones esplénicos de Billroth, correspondientes al tejido linfático que queda entre los senos venosos. En los cordones esplénicos de Billroth se encuentra el estroma con abundantes células y fibras reticulares

Fig. 13-20. Fotomicrografía de bazo humano teñido con H-E. Se observa una arteria trabecular en corte longitudinal que se ramifica y da origen a las arteriolas del corpúsculo esplénico (línea punteada).

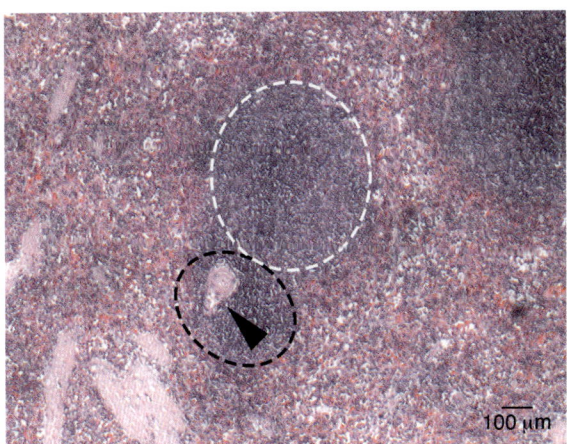

Fig. 13-21. Fotomicrografía de bazo humano teñido con H-E. Se observa un corpúsculo esplénico formado por la arteriola central (flecha), la vaina periarteriolar (línea punteada negra) y el folículo linfático (línea punteada blanca).

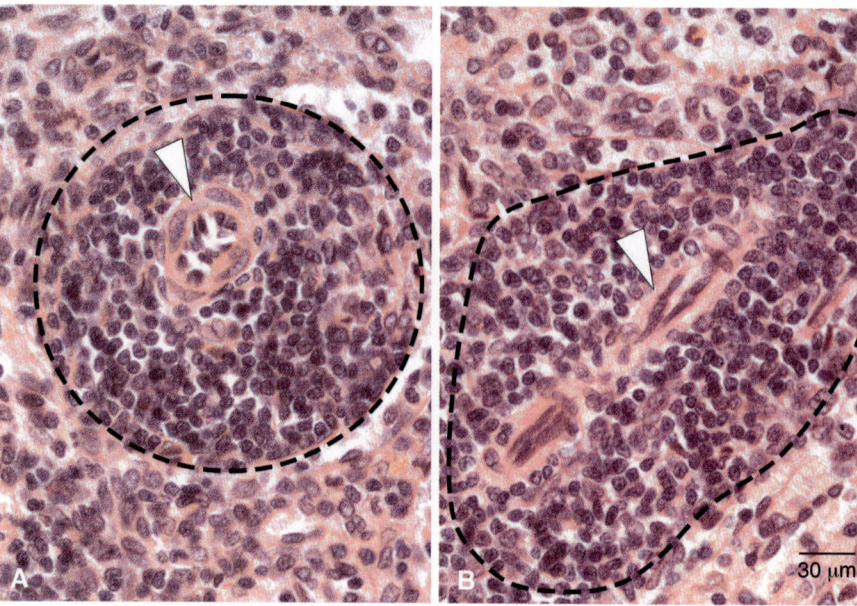

Fig. 13-22. Fotomicrografía de la pulpa blanca del bazo teñida con H-E. Se observan las arteriolas centrales (flechas blancas) del corpúsculo esplénico rodeadas de su vaina linfocítica periarteriolar en corte transversal (**A**) y en corte longitudinal (**B**).

donde asientan macrófagos y eritrocitos que fluyen libremente desde los sinusoides y hacia ellos (**figs. 13-23** y **13-24**).

Irrigación

El bazo está irrigado por la arteria esplénica, una rama del tronco celíaco que proviene de la aorta abdominal. La arteria esplénica se divide en dos ramas, una superior y otra inferior, que tras ingresar por el hilio forman las arterias trabeculares, ya que están rodeadas por el tejido conectivo y las fibras musculares que conforman las trabéculas. A partir de las arterias trabeculares se origina la arteriola central del corpúsculo esplénico (véase **fig. 13-20**). Estas arteriolas tienen su capa adventicia o externa totalmente infiltrada por linfocitos T, que forman una vaina periarteriolar de linfocitos densamente empaquetados. Cuando se produce una reacción inmune se observa la presencia de un centro germinativo en el nódulo linfoide asociado a la arteriola, esta última de posición excéntrica (véanse **figs. 13-21** y **13-22**). Una vez finalizado el trayecto por la pulpa blanca, la arteriola del corpúsculo da origen a metaarteriolas denominadas vasos penicilados. Estas metaarteriolas suelen estar rodeadas por dos o tres capas de linfocitos T y fibras reticulares. Por último, se ramifican en capilares envainados que se dilatan de forma varicosa y están rodeados por una vaina de macrófagos, células reticulares y fibras reticulares denominada elipsoide o vaina de Schweigger-Seidel (véase **fig. 13-23**). Estos capilares se pueden continuar directamente con los sinusoides de la pulpa roja (circulación cerrada) o abrir hacia los cordones esplénicos de Billroth (circulación abierta), donde los eritrocitos

jóvenes, capaces de atravesar las paredes sinusoidales, vuelven a la circulación, y los que no lo logran quedan retenidos en los cordones y son fagocitados por los macrófagos en un proceso conocido como hemocatéresis. Durante muchísimos años esta controversia sobre el tipo de circulación fue objeto de discusión, pero ahora se sabe que en el ser humano el mecanismo de circulación es abierto. Finalmente, desde los sinusoides la sangre fluye hacia las venas pulpares, venas trabeculares y venas esplénicas hacia la vena porta para dirigirse al hígado. Dada la descripción de la circulación sanguínea del bazo debe destacarse su importancia como órgano intercalado en la circulación sanguínea, lo cual le permite la detección y destrucción de agentes extraños que circulen en el plasma, así como eritrocitos envejecidos (véase **fig. 13-18**).

Función

En el bazo se produce la hemocatéresis o destrucción de los eritrocitos envejecidos. Así, el hierro y otros de sus componentes pasan a la circulación para volver a formar eritrocitos en los órganos hematopoyéticos del adulto. El bazo forma, almacena y destruye los eritrocitos envejecidos. También tiene una función fagocítica, produce anticuerpos debido a la presencia de plasmocitos, acumula plaquetas y lípidos, e interviene en el metabolismo del hierro, al que almacena en forma de ferritina a partir de los eritrocitos destruidos. El bazo, a su vez, tiene hemopoyética y particularmente linfopoyética en el estadio fetal (tercero a sexto mes de desarrollo).

Cuando los eritrocitos se destruyen (hemocatéresis) en el bazo en su paso por los sinusoides, los macrófagos fagocitan sus restos y se reutilizan todos

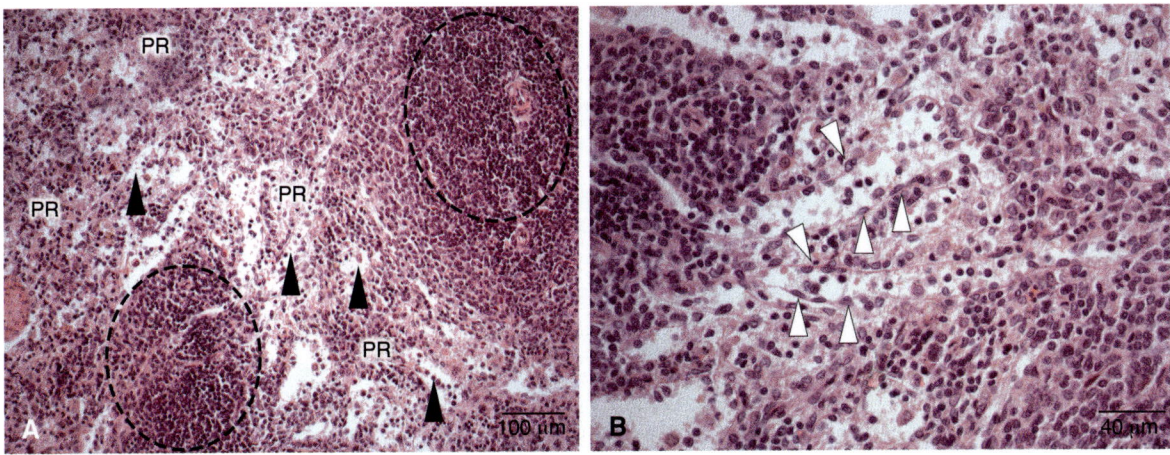

Fig. 13-23. Fotomicrografía de bazo humano teñido con H-E. **A.** Pulpa roja (PR) con cordones del Billroth y capilares sinusoides (flechas negras). Los corpúsculos esplénicos de la pulpa blanca se señalan con línea punteada negra. **B.** A mayor aumento se muestran la pulpa roja y los capilares sinusoides (flechas blancas).

sus componentes. De la fracción globina se rescatan los aminoácidos para formar nuevas moléculas proteicas, el grupo hemo se degrada a bilirrubina que se transporta al hígado y el hierro se reutiliza, ya que es transportado por proteínas plasmáticas.

El bazo constituye una reserva de eritrocitos del organismo que, en casos de hipoxia y ejercicio físico, pueden pasar a la circulación gracias a la contracción de la cápsula, dado que contiene células musculares lisas.

Las funciones inmunológicas del bazo comprenden la presentación de los Ag por parte de las CPA (células dendríticas y macrófagos); la activación y proliferación de los LB y LT; la producción de anticuerpos contra Ag presentes en la sangre circulante y la eliminación de Ag de la sangre.

En la pulpa blanca se produce la activación y proliferación de los LT, así como la diferenciación de los LB a plasmocitos, y la secreción de anticuerpos.

Amígdalas

Las amígdalas son estructuras linfoideas no encapsuladas en la cavidad faríngea, de tamaño pequeño, semejantes a una almendra (de ahí su nombre, del griego *amygdálē*). Intervienen en la defensa ante la entrada de agentes infecciosos por vía oral. Están formadas por muchos nódulos linfáticos primarios y secundarios, que se encuentran en el tejido conectivo por debajo del epitelio plano estratificado no queratinizado que tapiza la boca y la faringe. Este epitelio está en general infiltrado por abundantes linfocitos y en él se forman invaginaciones en dedo de guante hacia la profundidad de la amígdala que constituyen las llamadas criptas amigdalinas, en cuyo fondo se pueden formar acúmulos de células linfoideas

que degeneran y forman los corpúsculos salivales. En la boca se encuentran las amígdalas dispuestas en el llamado gran círculo linfático de Waldeyer, formado por a) las amígdalas palatinas, que son las más accesibles a la observación, ubicadas entre los pilares anteriores y posteriores del velo del paladar, b) las linguales, ubicadas en la parte posterior del dorso de la lengua, c) la faríngea, que es única y ubicada en la parte media y alta de la faringe; d) las amígdalas de Gerlach, que rodean la desembocadura de las trompas de Eustaquio.

La observación de las amígdalas con un bajalenguas es de importancia fundamental en medicina para diagnosticar la amigdalitis, una inflamación ante una infección bacteriana o viral, o las vegetaciones adenoideas, que pueden interferir en la respiración normal.

Tejido linfático asociado a las mucosas

El tejido linfático asociado a las mucosas (TLAM) se observa como un infiltrado de tejido linfático difuso o que forma folículos en el tejido conectivo de la submucosa o mucosa del tubo digestivo, el árbol traqueobronquial y las vías excretoras del aparato urinario. Su ubicación precisa se describe en el capítulo correspondiente a cada aparato (**fig. 13-25**).

Placas de Peyer

Las placas de Peyer están compuestas por grupos de folículos linfáticos que alcanzan un tamaño tal que alteran la estructura característica de la mucosa del tubo digestivo, específicamente en la región del íleon, y forman protrusiones lisas hacia la luz donde no se observan vellosidades, glándulas o criptas (**fig. 13-26**).

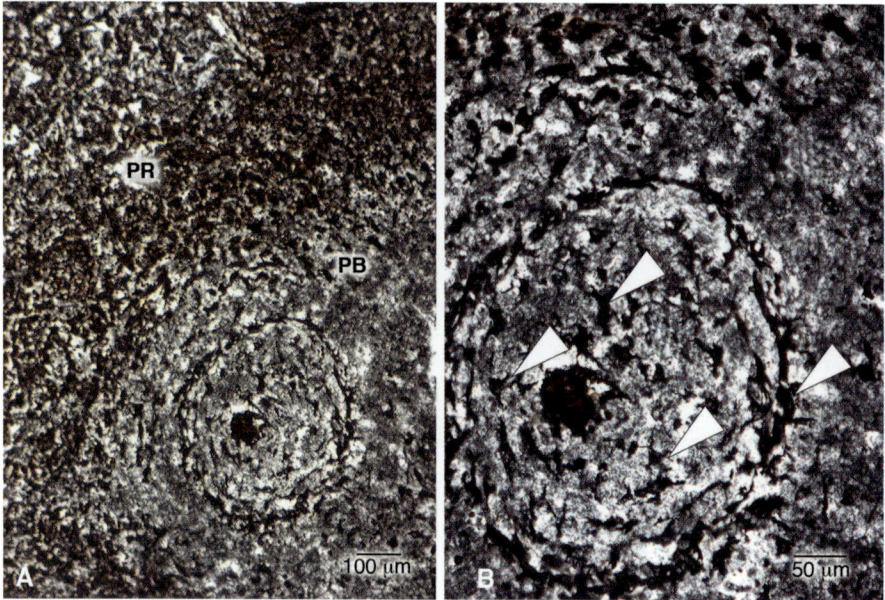

Fig. 13-24. Fotomicrografía de bazo de rata teñido con la técnica de impregnación argéntica de Del Rio Hortega para identificar macrófagos. **A.** La pulpa roja (PR), donde se realiza la hemocatéresis, muestra una alta concentración de macrófagos y la pulpa blanca (PB), una menor concentración. **B.** Las flechas señalan los macrófagos de la vaina periarteriolar.

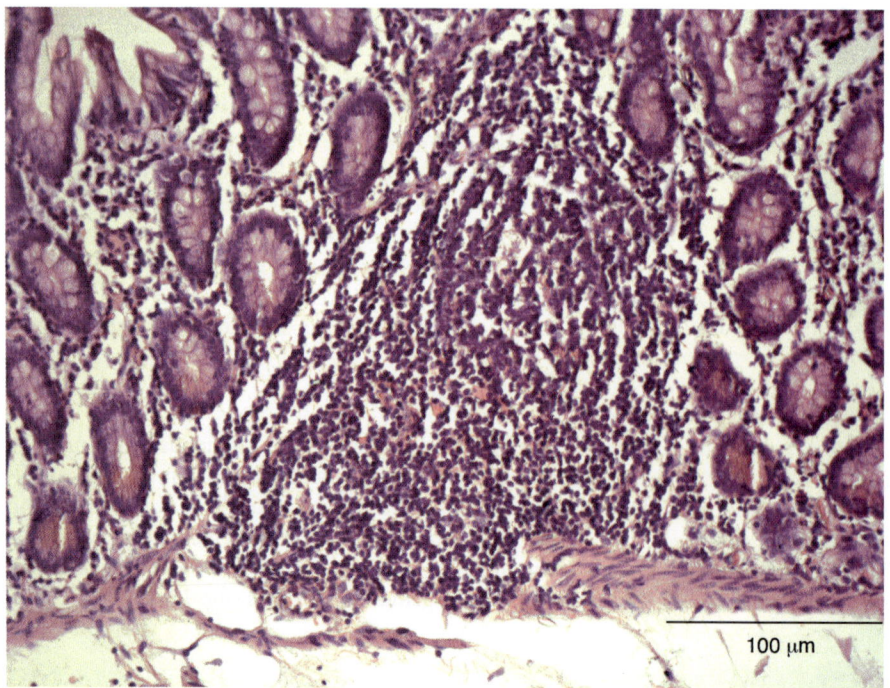

Fig. 13-25. Intestino de rata teñido con H-E. Nódulo linfático no encapsulado presente en la lámina propia de la mucosa intestinal. Tejido linfoide asociado a la mucosa (TLAM).

Fig. 13-26. Intestino de rata teñido con H-E. **A.** Nódulos linfáticos(*) en la submucosa y placas de Peyer (PP) en la mucosa. **B.** Placa de Peyer en la mucosa. Obsérvese que la placa de Peyer está revestida por células marginales que constituyen un epitelio cúbico simple.

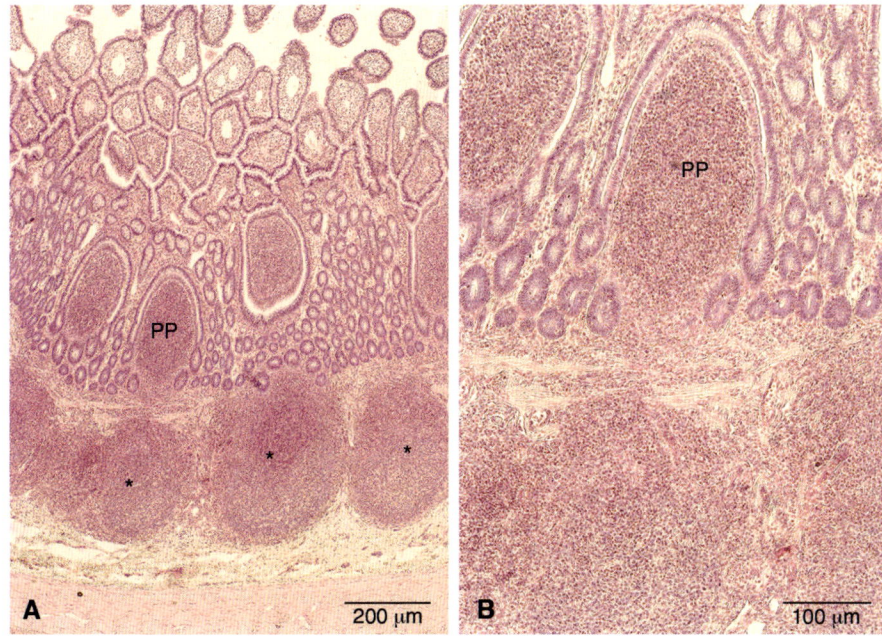

BIBLIOGRAFÍA

Allen CD, Okada T. Cyster JG. Germinal-center organization and cellular dynamics. Science. 2007;27(2):190-202.

Fainboim L, Geffner J. Introducción a la Inmunología humana. 6.ª ed. Ciudad Autónoma de Buenos Aires: Editorial Médica Panamericana; 2011.

Gars E, Butzmann A, Ohgami R, Balakrishna JP, O'Malley DP. The life and death of the germinal center. Ann Diagn Pathol. 2020;44:151421.

Montero Vega MT. A new era for innate immunity. Allergol Immunopathol (Madr). 2008;36(3):164-75.

Raica M, Encică S, Motoc A, Cîmpean AM, Scridon T, Bârsan M. Structural heterogeneity and immunohistochemical profile of Hassall corpuscles in normal human thymus. Ann Anat. 2008;188(4):345-52.

Schroder K, Deretic V. Innate immunity, the constant gardener of antimicrobial defense. Curr Opin Microbiol. 2013;16(3):293-5.

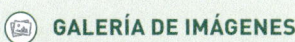

GALERÍA DE IMÁGENES

AUTOEVALUACIÓN

Aparato respiratorio

14

GENERALIDADES

El aparato respiratorio está formado por las fosas nasales, la faringe, la laringe, la tráquea, los bronquios extrapulmonares y los pulmones. En los pulmones se encuentran estructuras que se ramifican dicotómicamente de forma profusa, conducen el aire y realizan el proceso de respiración: bronquios intrapulmonares, bronquíolos, conductos alveolares y alvéolos (**fig. 14-1**). Además, contienen una gran red de vasos sanguíneos de distinto calibre: la arteria pulmonar y sus ramas, que traen la sangre carboxigenada del cuerpo procedente del ventrículo derecho; arteriolas, metaarteriolas, capilares; vénulas, y venas pulmonares, a través de las cuales la sangre oxigenada sale de los pulmones y llega a la aurícula izquierda. En el estroma pulmonar hay escaso tejido conectivo con algunas fibras de colágeno, fibras elásticas, músculo liso, y acúmulos linfáticos. Desde la tráquea hasta los bronquíolos existe un patrón histológico básico compuesto por las capas mucosa, submucosa, musculocartilaginosa (tráquea y bronquios) o muscular (bronquíolos), y adventicia. El aparato respiratorio cumple una función destacada en el proceso de oxigenación de los tejidos del organismo. Todas las células requieren una disponibilidad constante de oxígeno para llevar a cabo las funciones esenciales que le permiten la supervivencia, en especial para aportar energía (ciclo de Krebs, cadena respiratoria y fosforilación oxidativa). Ese aporte de oxígeno lo realizan los eritrocitos o glóbulos rojos presentes en la sangre al transportar este gas proveniente de la atmósfera. Así,

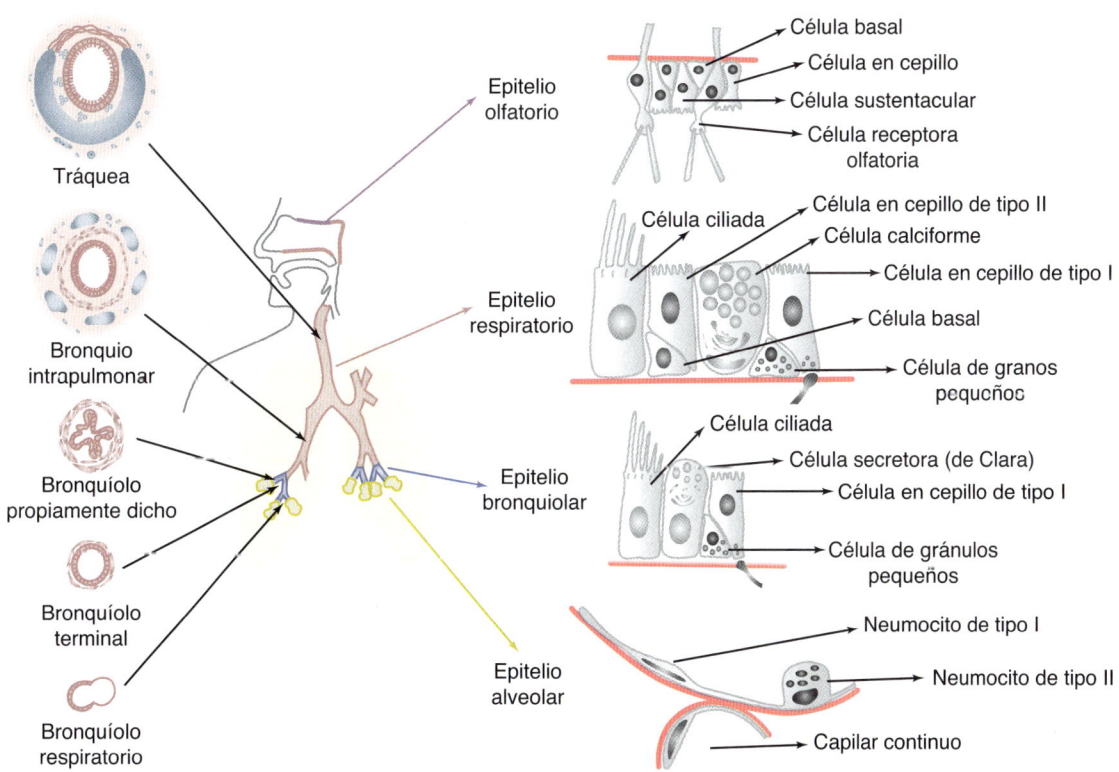

Fig. 14-1. Órganos del aparato respiratorio. A la izquierda se muestra un corte transversal de cada estructura de la vía respiratoria. A la derecha se esquematizan los distintos epitelios con sus respectivos tipos celulares.

el sistema circulatorio se encarga de intercambiar el oxígeno presente en la oxihemoglobina contenida en los eritrocitos con el dióxido de carbono generado a nivel tisular, producto del metabolismo celular. Para que la hemoglobina se transforme en oxihemoglobina, se requiere una presión parcial de oxígeno que desplace el dióxido de carbono de la molécula de hemoglobina, y que las estructuras interpuestas entre el aire y la sangre (la barrera hematoalveolar o alveolocapilar) sean lo más delgadas posible. Este proceso de intercambio de gases denominado hematosis ocurre en el alvéolo pulmonar.

En los anfibios, reptiles, aves y mamíferos, el aparato respiratorio está compuesto por dos pulmones, que se pueden comparar con dos fuelles que, junto con las vías aéreas, realizan la función de transportar el oxígeno hacia la hemoglobina de los eritrocitos.

El aparato respiratorio humano consta de tres porciones. En primer lugar, la porción conductora o de las vías aéreas superiores, que se extiende desde las fosas nasales hasta los bronquíolos respiratorios. Las fosas nasales limpian, templan y humedecen el aire inspirado que llegará a los alvéolos en los que se produce finalmente el intercambio gaseoso. También tienen en su parte superior el epitelio olfatorio, con receptores para el olfato. La laringe permite, a través de la vibración de las cuerdas vocales, generar sonidos (fonación). Asimismo, a lo largo de todas las vías aéreas se producen hormonas (función endocrina) y se neutralizan antígenos que entran con el aire (función inmunitaria). A continuación de la porción conductora se encuentra la porción respiratoria, que se extiende desde los bronquíolos respiratorios hasta los alvéolos. Cumple con la función de intercambio de oxígeno y dióxido de carbono (hematosis) entre el aire y la sangre. Por último, forma parte del aparato respiratorio una porción ventilatoria, que consta de un aparato musculoelástico que asegura el transporte de los gases hasta los alvéolos y está formado por la caja torácica, el diafragma y los músculos intercostales. Otras funciones importantes del aparato respiratorio son la regulación del equilibrio hídrico y ácido-base, y de la temperatura corporal. Interviene en la mecánica cardiovascular y es en los capilares continuos del pulmón donde gran parte de la enzima convertidora de la angiotensina (ECA) convierte la angiotensina I en angiotensina II.

VÍAS DE CONDUCCIÓN DEL AIRE

Fosas nasales

Las fosas nasales son dos cámaras separadas por un tabique óseo y cartilaginoso, cuya base se apoya sobre el paladar. Por delante, se comunican con el exterior por las narinas y por detrás, con la nasofaringe a través de las coanas, por lo que el aire puede ser inspirado por la boca de manera alternativa a la vía nasal. Además, las fosas nasales se conectan lateralmente con los senos paranasales y con el conducto lagrimal, que transporta las lágrimas desde el ojo hacia la cavidad nasal.

Las fosas nasales están tapizadas en las narinas por piel que es continuación de la piel de la cara. Tienen abundante cantidad de pelos rígidos (vibrisas) y glándulas sebáceas cuya función es atrapar partículos suspendidas en el aire. Hacia atrás, al terminar el vestíbulo nasal, el epitelio plano estratificado se adelgaza, y por el epitelio de la mucosa se transforma en epitelio seudoestratificado cilíndrico característico del aparato respiratorio, y desaparecen las glándulas sebáceas.

El interior de la cavidad nasal es irregular por la presencia de los cornetes nasales, que son repliegues de la pared de la cavidad que generan turbulencias en el aire inspirado. En las fosas nasales, el aire comienza a calentarse, se libera de partículas y se humidifica, un acondicionamiento necesario para favorecer la hematosis. Las células que componen el epitelio seudoestratificado cilíndrico ciliado de la porción respiratoria de las fosas nasales son: células cilíndricas altas ciliadas; células caliciformes; células en cepillo, con microvellosidades cortas; células basales con gránulos pequeños, pertenecientes al sistema neuroendocrino difuso (SNED), antes denominado sistema APUD, y células basales indiferenciadas de las que derivan los otros tipos celulares.

La lámina propia de la mucosa respiratoria está muy vascularizada, una extensa red de capilares sanguíneos calienta el aire inhalado, y también puede dilatarse y trasudar líquido durante las reacciones alérgicas o las infecciones virales. La lámina propia contiene glándulas con adenómeros acinares mixtos, mucosos con semilunas serosas, cuyas secreciones complementan la secreción de las células caliciformes.

La región que se ubica en el tercio superior de las fosas nasales y se extiende en parte hacia la pared lateral está tapizada por una mucosa especializada: la mucosa olfatoria. El epitelio olfatorio es seudoestratificado, pero carece de células caliciformes (véase **cap. 23**).

Los senos paranasales son cavidades óseas que desembocan a través de orificios en la región respiratoria de las fosas nasales, por lo que están tapizados por una mucosa con epitelio seudoestratificado cilíndrico ciliado que tiene numerosas células caliciformes.

Faringe

La faringe es un órgano que conecta entre los sistemas respiratorio y digestivo, y comunica las fosas nasales y la cavidad oral con la laringe y el esófago. Por su ubicación, conformación y relaciones, participa en los procesos fonatorios, inmunes, deglutorios y respiratorios.

En términos topográficos, se reconocen tres regiones: la nasofaringe, la orofaringe y la faringolaringe o hipofaringe.

La nasofaringe es el sector superior del órgano y está delimitada por las coanas en la parte anterior y, en la porción inferior, por un plano horizontal que discurre por encima del velo del paladar, comunicándose con las fosas nasales y con la orofaringe.

Histológicamente, se reconoce una mucosa formada por un epitelio cilíndrico seudoestratificado ciliado con células caliciformes (epitelio respiratorio) asociado a una lámina propia de tejido conectivo no especializado colágeno laxo con ácinos mixtos y tejido linfoide asociado a las mucosas (MALT). En profundidad, se halla un tejido conectivo no especializado colágeno denso aponeurótico, en estrecha relación con fibras musculares estriadas esqueléticas correspondientes a los músculos constrictores y elevadores de la faringe. La pared posterior contiene la amígdala faríngea o adenoides. La mucosa que la recubre se pliega en dirección sagital, proyectándose en menor o mayor medida hacia la luz nasofaríngea, lo que da el aspecto de vegetaciones que se extienden en dirección anterior y lateral. El epitelio respiratorio está interrumpido por regiones de epitelio plano estratificado no queratinizado, y en la lámina propia hay grandes nódulos linfáticos primarios y secundarios con centros germinativos bien desarrollados, junto con linfocitos T localizados en las zonas interfoliculares. En la región apical de las células epiteliales se encuentran numerosos receptores para antígenos y otras moléculas que, junto con la secreción superficial que recubre las adenoides, rica en inmunoglobulina A, lisozimas, lactoferrina y defensinas, participan en las distintas etapas de la respuesta inmune. Una delgada capa de tejido conectivo subyacente separa la mucosa de las fibras musculares estriadas esqueléticas. Las adenoides tienen un desarrollo máximo durante la infancia e involucionan hacia la pubertad, de modo que en los adultos se encuentran como tejido atrófico. En la pared lateral de la nasofaringe se sitúa el rodete tubárico, una estructura par, sobreelevada, formada por la porción cartilaginosa de la trompa de Eustaquio, que conecta la faringe con el oído medio y regula la presión de aire de la caja timpánica. El epitelio respiratorio que constituye la mucosa es, en esta región, rico en células caliciformes. En su lámina propia hay algunas glándulas mucosas junto con tejido linfoide difuso y nodular. Este último se conoce como amígdala tubárica. La túnica musculocartilaginosa está conformada por cartílago elástico y fibras musculares estriadas esqueléticas.

La orofaringe está situada entre el velo del paladar y un plano horizontal que pasa por encima del hueso hioides y la epiglotis. Hacia anterior se comunica con la cavidad bucal a través del istmo de las fauces y hacia caudal con la hipofaringe. La mucosa que la recubre está formada por un epitelio plano estratificado no queratinizado apoyado sobre una lámina propia de tejido conectivo no especializado colágeno laxo, con glándulas acinares mucosas y nódulos linfáticos. En el velo del paladar pueden encontrarse regiones de mucosa con transiciones entre el epitelio orofaríngeo y el respiratorio, junto con tejido adiposo en la lámina propia, en especial en las zonas más laterales. La parte central queda constituida por fibras musculares estriadas esqueléticas en distintas disposiciones, pertenecientes a los músculos palatoestafilino, palatogloso, palatofaríngeo y periestafilino externo e interno. Durante la deglución, el velo del paladar asciende y toma contacto con la pared posterior de la faringe, lo que evita el pasaje del alimento hacia la rinofaringe. En la cara lateral, entre los dos pilares del velo del paladar y en el interior de la fosa homónima, se encuentran las amígdalas palatinas. Su cara externa está revestida por el epitelio de la orofaringe, que se invagina para formar las criptas amigdalinas. La lámina propia de tejido conectivo presenta vénulas de endotelio alto, vasos linfáticos eferentes y está densamente poblada por linfocitos que forman folículos primarios y secundarios separados por tejido linfoide difuso, el cual puede invadir la capa epitelial y dificultar la visualización del límite entre ambos tejidos al microscopio óptico. Por debajo, una capa de tejido conectivo colágeno denso separa la amígdala de las fibras musculares estriadas esqueléticas subyacentes y pueden encontrarse algunas glándulas mucosas, que vierten su secreción hacia el borde libre del epitelio de revestimiento o, en menor medida, al fondo de las criptas. Este sector es de gran importancia quirúrgica, ya que se utiliza como plano de disección durante la amigdalectomía. En la porción posterior de la base de la lengua se encuentran las amígdalas linguales, agrupaciones linfoides pequeñas de estructura similar a las amígdalas palatinas. En la pared posterior de la orofaringe los nódulos linfáticos prominentes confieren a la mucosa un aspecto mamelonado, visible macroscópicamente. En el interior de la faringe, una capa de tejido conectivo separa la lámina propia de las fibras musculares estriadas esqueléticas pertenecientes a los músculos constrictores y prevertebrales. Las adenoides, junto con las amígdalas tubáricas, palatinas y linguales, forman el anillo linfático de Waldeyer, un acúmulo no continuo de MALT que debido a ubicación estratégica en el tracto aerodigestivo participa en la respuesta inmune innata y adaptativa. Se llama faringolaringe la región comprendida entre el límite superior de la epiglotis y el borde inferior del cartílago cricoides. Presenta una mucosa de características similares a la orofaringe y comunica a esta última con la laringe y el esófago. Durante la deglución, la llegada del bolo alimenticio desencadena el peristaltismo muscular desde la rinofaringe hacia la hipofaringe. La contracción muscular produce el ascenso y desplazamiento hacia adelante de la laringe, lo que permite la apertura del esfínter esofágico superior y el descenso del alimento hacia el esófago.

Laringe

Desde el punto de vista anatómico y funcional, se reconocen tres regiones: la supraglotis, la glotis y la subglotis, cada una con características histológicas distintivas.

La supraglotis es la parte más cefálica del órgano y se encuentra en contacto directo con la faringe. Se extiende desde el repliegue glosoepiglótico a nivel del hueso hioides hasta la cara superior de los pliegues vocales y comprende la epiglotis, las bandas ventriculares, conocidas también como falsas cuerdas, y los senos ventriculares. La mucosa que reviste la luz de las estructuras supraglóticas está conformada por un epitelio de revestimiento cilíndrico seudoestratificado ciliado con células caliciformes (epitelio respiratorio), a excepción de la cara anterior o lingual de la epiglotis y de los pliegues aritenoepiglóticos, en los que se observa un epitelio de revestimiento plano estratificado no queratinizado. Asociado al epitelio se encuentra una lámina propia de tejido conectivo no especializado colágeno laxo que contiene glándulas tubuloacinares serosas, mucosas y mixtas, y folículos linfoides pertenecientes al MALT. En la epiglotis, el eje central está constituido por cartílago elástico, el cual le confiere rigidez al mismo tiempo que flexibilidad, características que posibilitan su plegamiento durante la deglución, e impiden, junto con el cierre de los pliegues vocales, el pasaje del alimento a la vía respiratoria. La mucosa supraglótica se proyecta hacia la luz de la laringe y forma los repliegues conocidos como bandas ventriculares, uno a cada lado del órgano. Debajo de cada banda hay un receso alargado llamado seno ventricular. La glotis es la región de la laringe delimitada por los pliegues vocales. Conocidos en el pasado como cuerdas vocales verdaderas, los pliegues vocales se orientan en sentido anteroposterior desde la cara posterior del cartílago tiroides hasta las apófisis vocales de los cartílagos aritenoides en forma de letra V con un vértice anterior (**fig. 14-2**). El espacio entre ellos constituye la rima vocalis o espacio glótico. Los pliegues vocales están revestidos por una mucosa conformada por un epitelio de revestimiento plano estratificado no queratinizado y una lámina propia bien desarrollada con fibroblastos distribuidos en toda su extensión, pero que carece de tejido epitelial glandular. En el estrato basal del epitelio de revestimiento se ubican las células madre que permiten la constante renovación de este, reemplazando las células superficiales que se descaman. La ultraestructura muestra uniones de tipo desmosómico y el estrato luminal en contacto con una capa externa de moco producida por las glándulas intraepiteliales y extraepiteliales situadas en las estructuras vecinas. Las moléculas de mucina se localizan externamente, mientras que el componente seroso contacta de forma directa con las microvellosidades, lo que garantizaría la hidratación permanente de los pliegues vocales, condición indispensable para la vibración. La capa superficial de la lámina propia está formada por un tejido conectivo no especializado colágeno laxo que contiene macrófagos, gran cantidad de glucosaminoglucanos como el ácido hialurónico, y escasa cantidad de fibras colágenas y elásticas, que le confieren gran viscosidad. Este

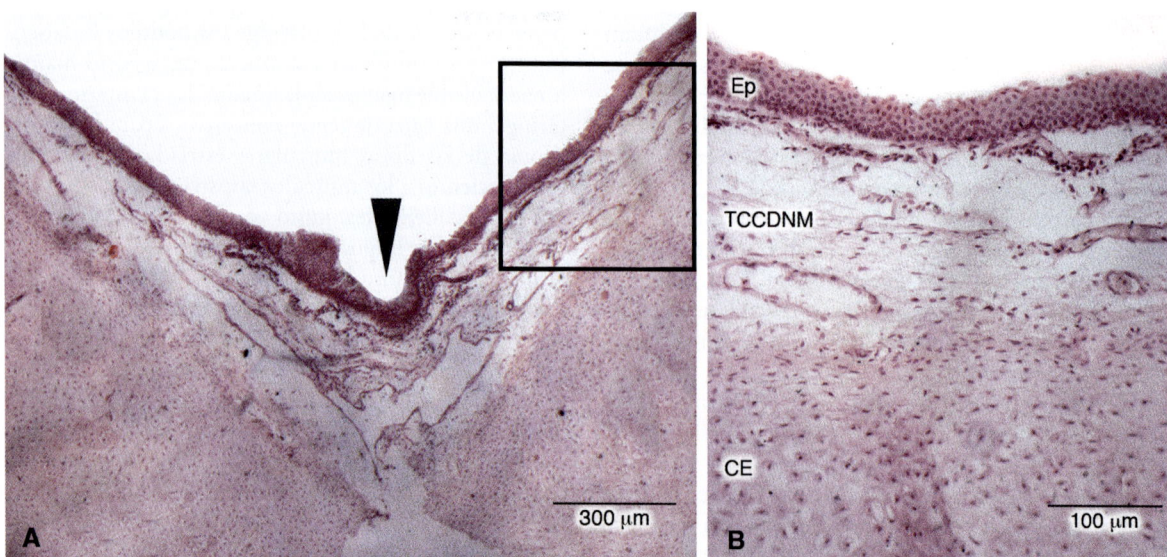

Fig. 14-2. Fotomicrografía óptica de la laringe teñida con hematoxilina-eosina (H-E). **A.** Se observa una sección de las cuerdas vocales. La flecha indica el pliegue ventricular. **B.** A mayor aumento se observan el epitelio plano estratificado no queratinizado que reviste la luz de la glotis, por debajo el tejido conectivo denso no modelado (TCCDNM), y el cartílago elástico. CE: cartílago elástico, Ep: epitelio.

sector se conoce como espacio de Reinke. La capa media de la lámina propia tiene mayor proporción de fibras elásticas en su matriz extracelular, mientras que la capa profunda presenta mayor cantidad de fibras colágenas. En conjunto, la capa media y la profunda conforman el ligamento vocal, distinguible con hematoxilina-eosina como una región de mayor acidofilia por los gruesos haces fibrilares empaquetados. El ligamento vocal continúa hasta insertarse en el cartílago cricoides y forma el cono elástico que se extiende hacia la subglotis. En la porción más lateral del pliegue vocal se encuentra el músculo vocal, correspondiente a las fibras mediales del músculo tiroaritenoideo (músculo estriado esquelético).

La subglotis se define como la región situada desde 1 cm debajo del borde libre inferior de los pliegues vocales hasta el borde inferior del cartílago cricoides. Está revestida por epitelio respiratorio con gran densidad de ácinos mucosos, serosos y mixtos en la lámina propia. La región más cefálica contiene también la porción caudal del cono elástico.

Durante el proceso de fonación, el aumento de la presión de aire en la subglotis provoca la vibración de los pliegues vocales a su paso por el espacio glótico; esta vibración se modifica por los cambios de tensión de la mucosa debidos a la contracción de los músculos vocales. En la supraglotis y en el resto de la vía aérea superior, el sonido se amplifica (caja de resonancia) y se modula para formar los diferentes fonemas que se articulan mediante los movimientos de la lengua, los labios y la mandíbula, lo que da lugar a la formación de las palabras.

Tráquea

La tráquea es un órgano que facilita el paso del aire desde la laringe hasta los bronquios. Su pared está formada por anillos cartilaginosos que permiten mantener su luz siempre abierta (fig. 14-3).

La mucosa está compuesta por un epitelio seudoestratificado cilíndrico ciliado con células caliciformes que descansa sobre una lámina propia con abundantes fibras elásticas.

La submucosa, por su parte, está formada por tejido conectivo colágeno denso no modelado.

La capa cartilaginosa está compuesta por un anillo incompleto de cartílago hialino en forma de letra "C" cuyos extremos están unidos por fibras musculares lisas (hiato) y fibras elásticas.

Por último, la adventicia está compuesta por tejido conectivo laxo que adhiere la tráquea a las estructuras vecinas.

Epitelio de la tráquea

El epitelio de la tráquea es cilíndrico seudoestratificado ciliado con células caliciformes. Se lo encuentra en toda la vía aérea superior y se denomina epitelio

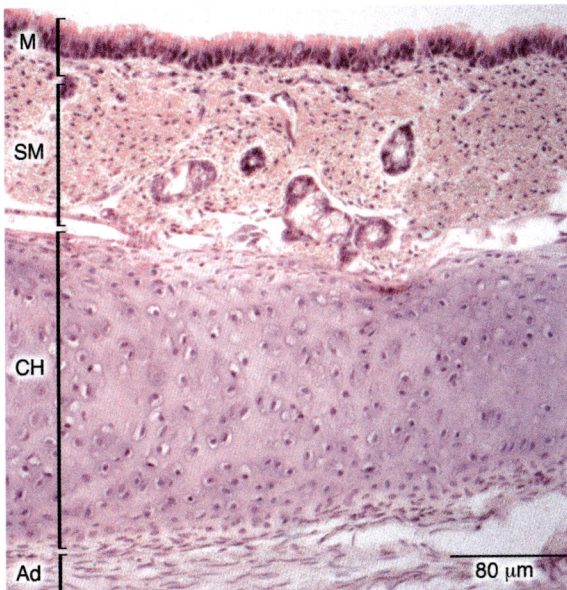

Fig. 14-3. Fotomicrografía de la pared traqueal teñida con H-E. M:mucosa, SM: submucosa, CH: anillo de cartílago hialino, Ad: adventicia.

respiratorio (fig. 14-4). Los tipos celulares que componen el epitelio de la tráquea son:

- Células ciliadas: son las más abundantes, se extienden por todo el espesor del epitelio, es decir, están en contacto con la luz y la membrana basal, y tienen abundantes cilios responsables del movimiento de barrido de la capa mucosa superficial hacia las vías aéreas superiores, lo que facilita la eliminación de las partículas inhaladas. Si alguna partícula sobrepasa el mecanismo de barrido ciliar, los macrófagos se encargan de eliminarla de la luz alveolar.
- Células caliciformes: están dispersas entre las células ciliadas y también ocupan todo el espesor epitelial, o sea que contactan con la luz y la membrana basal. Con la preparación para la técnica de hematoxilina-eosina, debido a que el contenido mucoso de su secreción carece de carga neta (hidratos de carbono de carga neutra), estas células se ven como cálices (copas) sin tinción; en ellas se tiñe solo la parte basal. Para visualizarlas mejor, se utiliza la técnica de PAS. En la tráquea humana hay aproximadamente 7000 células caliciformes por milímetro cuadrado de epitelio.
- Células en cepillo de tipo I: son células cilíndricas con microvellosidades cortas. Se caracterizan porque en su superficie basal hacen sinapsis con una terminación nerviosa aferente; por ello, se las considera receptoras de los estímulos sensitivos.
- Células en cepillo de tipo II: también son células con ribete en cepillo, pero carecen de contactos

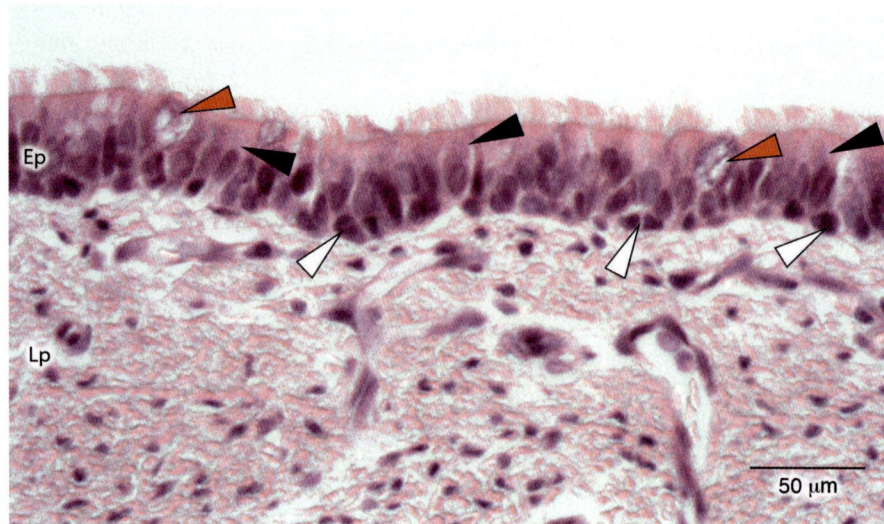

Fig. 14-4. Fotomicrografía de la mucosa traqueal teñida con H-E. Se diferencian las células ciliadas (flechas negras), las células caliciformes (flechas rojas) y las células basales (flechas blancas) del epitelio respiratorio. Ep: epitelio, Lp: lámina propia.

50 μm

sinápticos en su base y tienen las características de las células indiferenciadas.

- Células basales con granos pequeños o células de Kulchitsky: son células de tipo endocrino, escasas y dispersas entre los otros tipos celulares. Son difíciles de distinguir al microscopio óptico con hematoxilina-eosina, pero se visualizan con técnicas de impregnación argéntica. Están ubicadas en la parte basal del epitelio y tienen una prolongación muy delgada que llega hasta la luz. Pueden secretar catecolaminas, serotonina, calcitonina y péptido liberador de gastrina.
- Células basales indiferenciadas: son la población celular de reserva, ya que de ellas derivan los otros tipos celulares. Están ubicadas en la porción más basal del epitelio.

El epitelio de la tráquea descansa sobre una membrana basal gruesa que con hematoxilina-eosina aparece muy poco teñida y de aspecto homogéneo. Desde un punto de vista ultraestructural, se observa una lámina reticular gruesa que en los fumadores y en las personas con tos crónica está muy engrosada. Debajo de la membrana basal hay fibras colágenas y gran cantidad de fibras elásticas.

La lámina propia de la mucosa está compuesta por tejido conectivo laxo y en ella se encuentran numerosos linfocitos, algunos de los cuales infiltran el epitelio, así como plasmocitos, mastocitos, eosinófilos y fibroblastos.

En la lámina propia y en la submucosa, se puede observar abundante tejido linfático difuso y nodular.

La submucosa está formada por tejido conectivo colágeno laxo, contiene nódulos linfáticos, vasos sanguíneos y vasos linfáticos. También tiene glándulas acinares seromucosas, cuyos conductos de epitelio cúbico simple atraviesan la lámina propia y el epitelio. Son muy abundantes en la zona posterior,

donde no hay cartílago y algunas glándulas llegan a ocupar parte de la adventicia. La submucosa se extiende hasta llegar al pericondrio de la capa cartilaginosa (**fig. 14-5**).

Cartílago traqueal

La tráquea tiene entre 16 y 20 anillos de cartílago en forma de herradura abierta hacia atrás, donde se ubica el músculo liso que completa el anillo. El tipo de cartílago que forman estos anillos es hialino y con la edad sufre modificaciones como la pérdida de la flexibilidad y puede llegar a ser reemplazado por tejido óseo. En los espacios entre los anillos se encuentra tejido conectivo de tipo fibroelástico.

La adventicia es la capa más externa, está ubicada por fuera de los anillos traqueales y del músculo liso traqueal, fija la tráquea a las estructuras vecinas del cuello y del mediastino, contiene vasos sanguíneos y nervios, así como vasos linfáticos (véase **fig. 14-3**).

Bronquios

La tráquea se divide en dos ramas que forman los bronquios primarios o principales: uno derecho y otro izquierdo. Cada bronquio primario o extrapulmonar al llegar al hilio pulmonar se divide en bronquios secundarios o lobulares (uno para cada lóbulo pulmonar). En el pulmón derecho se divide en tres bronquios lobulares y en el pulmón izquierdo se divide en dos bronquios lobulares). Los bronquios lobulares se dividen, a su vez, en bronquios segmentarios o terciarios y cada uno aporta aire (ventila) a un segmento broncopulmonar del pulmón.

Los bronquios primarios tienen la misma estructura histológica que la tráquea, pero cuando entran en el

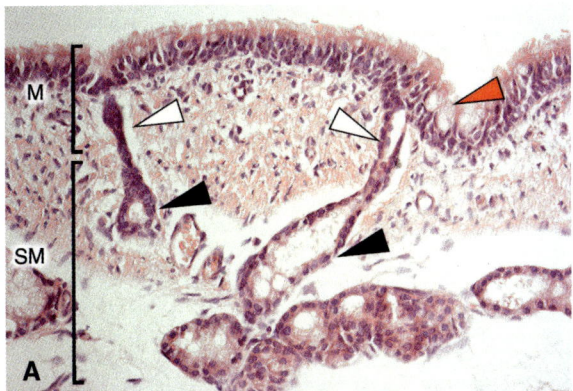

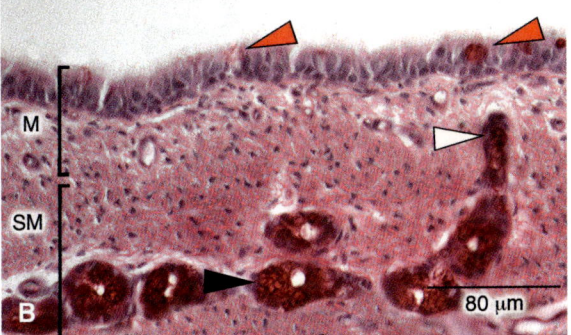

Fig. 14-5. A. Tráquea de rata teñida con H-E. Obsérvense las células caliciformes en el epitelio traqueal (flecha roja) y la presencia de glándulas seromucosas en la submucosa de la tráquea (las flechas negras señalan los adenómeros y las flechas blancas, los conductos excretores). **B.** Tráquea de rata teñida con PAS y H-E. Se aprecia claramente la disposición de los tipos celulares en el epitelio seudoestratificado cilíndrico ciliado con células caliciformes (flechas rojas), y adenómeros acinares de las glándulas de la túnica submucosa (flechas negras) en las cuales la secreción mucosa le otorga reactividad PAS+ al citoplasma. M: mucosa, SM: submucosa.

pulmón y se dividen para formar los bronquios secundarios o intrapulmonares, pierden la disposición en anillo y presentan largas columnas cartilaginosas que abrazan de forma continua los bronquios con disposición en helicoidal (**fig. 14-6**). Al corte transversal, se observan como placas de cartílago que disminuyen de tamaño a medida que las sucesivas divisiones de los bronquios entran en el pulmón y su diámetro disminuye con las sucesivas divisiones hasta llegar a 1 mm los más pequeños (**fig. 14-7**). La pared del bronquio tiene cinco capas:

Mucosa: presenta el típico epitelio seudoestratificado cilíndrico ciliado con células caliciformes o epitelio respiratorio, pero la altura y el número de células caliciformes es menor que en la tráquea (**fig. 14-8**).

Las células ciliadas constituyen más del 50% de las células del epitelio. Las células basales son indiferenciadas y menos abundantes a medida que disminuye el diámetro del bronquio. La membrana basal es menos evidente que en la tráquea.

Submucosa: tejido conectivo laxo, en los bronquios mayores se encuentran glándulas mucosas, tejido linfoide asociado a la mucosa (TLAM) y tejido adiposo.

Musculocartilaginosa: los bronquios una capa de músculo liso interpuesta entre la submucosa y las placas de cartílago. Los bronquios presentan placas de cartílago hialino, como se mencionó, las cuales disminuyen en cantidad a medida que se hacen más pequeños. Esas placas desaparecen en los bronquíolos.

Adventicia: tejido conectivo laxo/denso que se continúa con la adventicia de estructuras contiguas como las ramas de la arteria pulmonar y el parénquima pulmonar (**fig. 14-9**). (**Proyección médico-clínica 14-1. Importancia de los cilios en las vías aéreas**).

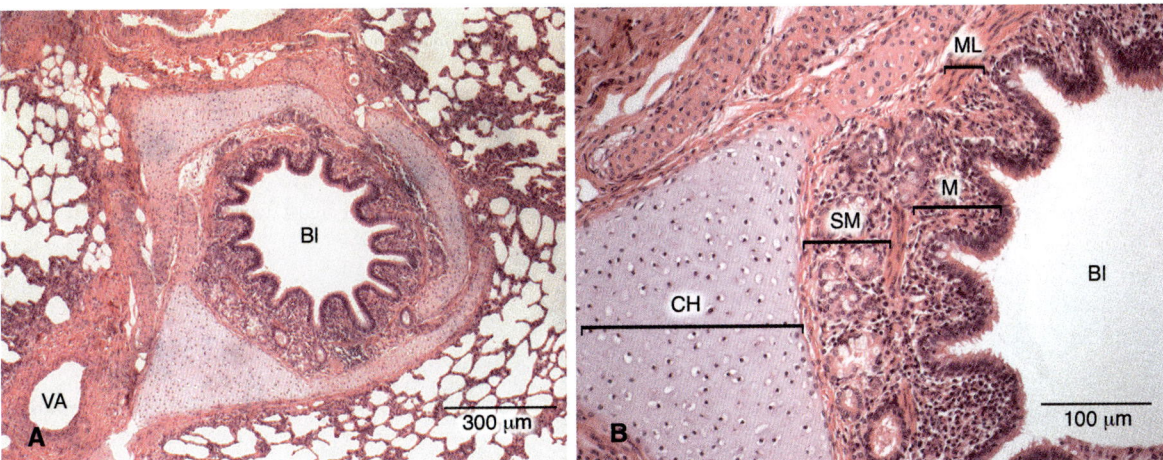

Fig. 14-6. Fotomicrografía de pulmón humano teñido con H-E. **A.** Bronquio intrapulmonar (BI). **B.** Sección de la pared de un BI. Se aprecian las túnicas que forman la pared. VA: vaso arterial, M: mucosa, SM: submucosa, ML: músculo liso, CH: cartílago hialino.

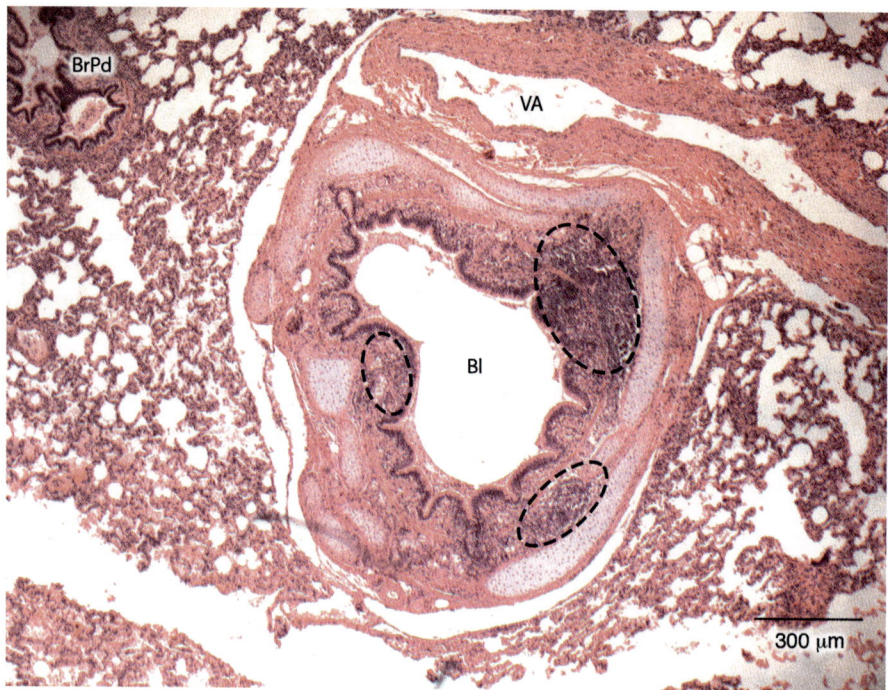

Fig. 14-7. Fotomicrografía de pulmón humano teñido con H-E. Se observa un bronquio intrapulomonar (BI) con tejido linfoide asociado a la mucosa (líneas punteadas) VA: vaso arterial, BrPd: bronquíolo propiamente dicho.

Bronquíolos

Corresponden a las ramificaciones más pequeñas de los bronquios y se diferencian de estos en que tienen epitelio bronquiolar, una submucosa escasa sin glándulas ni TLAM y carecen de cartílago.

Hay tres tipos de bronquíolos, según sus características histológicas: el bronquíolo propiamente dicho, el bronquíolo terminal y el bronquíolo respiratorio. Su diámetro disminuye desde el propiamente dicho hasta el respiratorio; asimismo, disminuye la capa muscular de la pared, pero aumenta la superficie total cubierta por ellos. De la ramificación del bronquíolo propiamente dicho surge el bronquíolo terminal y, de la subdivisión de estos, los bronquiolos respiratorios (**fig. 14-10**).

El epitelio del bronquíolo propiamente es cilíndrico simple ciliado. Presenta una pequeña lámina propia, y una gruesa capa muscular circular, llamada músculo de

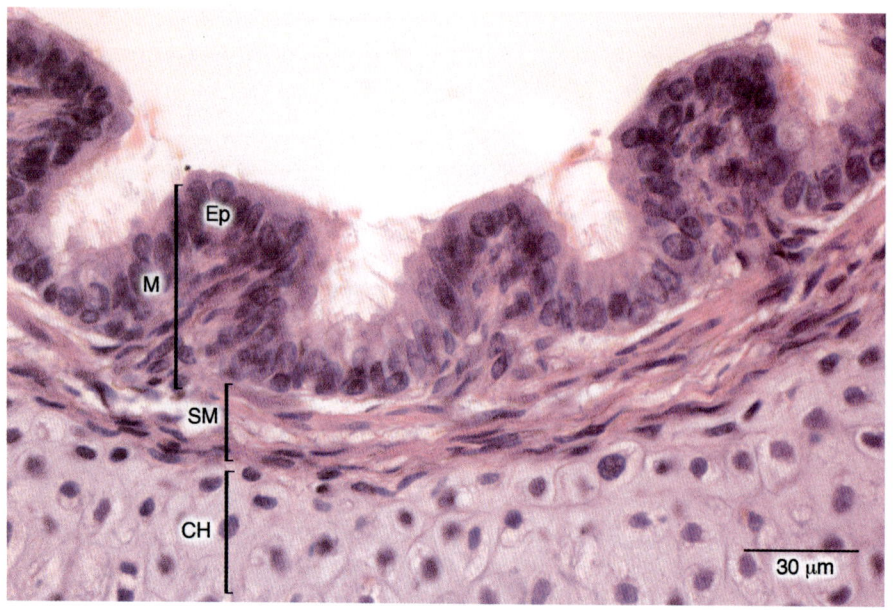

Fig. 14-8. Bronquio intrapulmonar donde se ven en detalle las distintas túnicas que forman la pared. Ep: epitelio, M: mucosa, SM: submucosa, CH: cartílago hialino.

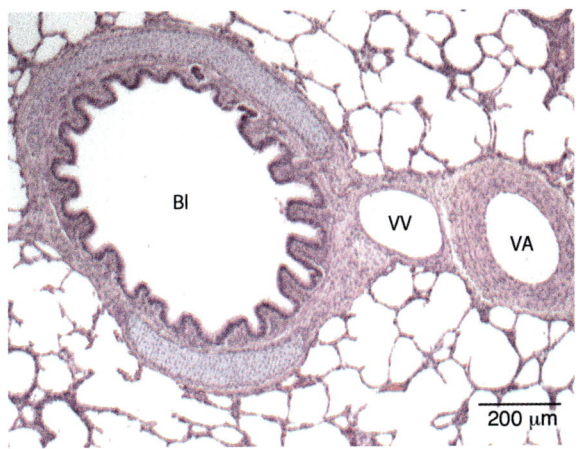

Fig. 14-9. Fotomicrografía de pulmón teñido con H-E. Se observa un bronquio intrapulmonar (BI) acompañado de un vaso arterial (VA) y un vaso venoso (VV) de la circulación pulmonar.

Reisseisen, que hace que la luz se vea festoneada en los cortes histológicos, dada la contracción post mortem de las células musculares lisas (**fig. 14-11**).

Los bronquíolos terminales tienen una mucosa con epitelio bronquiolar cúbico simple que apoya sobre una delgada lámina propia y una delgada capa muscular. Debido al menor desarrollo de la capa muscular en los cortes histológicos presentan una luz redondeada (**fig. 14-12**). Se denominan terminales porque aquí termina la porción conductora de aire del aparato respiratorio.

El bronquíolo respiratorio corresponde a una estructura de transición entre el bronquíolo terminal y los conductos alveolares; dicho de otro modo, es la transición entre la conducción del aire y el intercambio gaseoso. La pared del bronquíolo respiratorio es extremadamente delgada, el epitelio es cúbico bajo o plano simple, y se apoya sobre una lámina propia difícil

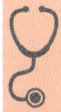

Proyección médico-clínica

14-1. Importancia de los cilios en las vías aéreas

El mecanismo de aclaramiento (*clearance* o limpieza) mucociliar es la primera línea de defensa del aparato respiratorio contra el material particulado inhalado. En el epitelio respiratorio, las células ciliadas presentan unos 200 a 300 cilios por célula en la zona apical, con una densidad de 8 cilios por micrómetro cuadrado (μm^2). Estas células se agrupan en pequeños conjuntos de 1 a 4 células para lograr un batido eficaz, son cilíndricas, de unos 20 μm de alto en las vías aéreas centrales, y se hacen más bajas y más cuboides en las vías aéreas distales. Los cilios miden 5 μm a 7 μm de largo y 0,25 μm a 0,33 μm de diámetro, y se encuentran separados entre sí por 0,3 μm a 0,4 μm. La superficie apical de las células ciliadas tiene, además, microvellosidades de unos 3 μm de largo, distribuidas entre los cilios (véase **fig. 14-12**). La proporción de células ciliadas y la densidad de los cilios disminuyen desde las vías aéreas centrales, donde representan el 50% del total, hacia la parte distal, donde la limpieza es más lenta. La longitud de los cilios también decrece en sentido distal hasta alcanzar los 3,6 μm en los bronquíolos, al igual que la frecuencia de batido ciliar que va de 12-14 Hz en la tráquea, 9 Hz en los bronquios medianos y 5-6 Hz en la pequeña vía aérea a 37 °C de temperatura. Cabe destacar que la temperatura ambiente y la humedad relativa afectan el batido ciliar (la inhalación de aire frío o seco lo enlentece). Existen unos 1000 millones de cilios por centímetro cuadrado de mucosa bronquial. Los cilios se mueven de forma metacrónica y drenan hacia la faringe, en el individuo sano, unos 10 mL de moco en las 24 horas a una velocidad de 20 μm a 30 $\mu m/s$, lo que equivale a 1 a 2 cm/min en la tráquea. Este aclaramiento mucociliar no es constante a lo largo de la vida de un individuo; es menor en el niño pequeño y vuelve a sufrir un enlentecimiento natural a partir de los 40 años, lo cual hace más proclives al lactante y al anciano a padecer infecciones respiratorias, además de las causas relacionadas con factores inmunitarios. Por otra parte, se observa un retardo fisiológico durante las horas de sueño y las infecciones del tracto respiratorio suelen dejar un trastorno del aclaramiento mucociliar que puede persistir durante 4 a 8 semanas, correspondiente al tiempo de recambio del epitelio respiratorio. En las vías aéreas superiores, el moco es transportado en sentido posterior hacia la faringe, mientras que en las vías inferiores es propulsado en sentido proximal desde los bronquíolos hacia la tráquea y la faringe, donde es deglutido.

Los cilios normales se mueven de forma rápida, rítmica y ondulante. El movimiento de batido ciliar consta de tres fases: una fase de propulsión a manera de latigazo, de 15 ms de duración, en la que los cilios ascienden y se adhieren a la capa gel del moco a través de pequeñas fibras apicales, lo desplazan en dirección a la faringe para desacoplarse de él al final del movimiento; una posición de reposo de 25 ms, y luego un movimiento más lento de retropulsión de 10 ms por debajo de la capa de gel en el mismo plano, en el que los cilios retornan a la posición de prepropulsión. Así, los cilios descansan en dirección al flujo de moco, por lo que el ciclo del movimiento se inicia por la fase de recuperación y termina luego de la fase de propulsión. Durante el movimiento de propulsión, los 0,5 a 1 μm distales del cilio penetran en la capa gel del moco en el momento en que se encuentra totalmente extendida. Los cilios no se mueven todos de forma simultánea, sino que están coordinados de manera que cuando unos propulsan el moco, los vecinos se relajan y se preparan para la propulsión siguiente. Esto provoca un movimiento en forma de ondas debido a que cada cilio se mueve con un pequeño retraso (o adelanto) con respecto al situado delante (o detrás) de él. Por tal motivo, el batido ciliar no es sincrónico, sino metacrónico. Las partículas de moco son transportadas de unas células ciliadas a otras por un movimiento conocido como escalera mecánica ciliar. El batido ciliar ocurre en dirección perpendicular al plano del par central de microtúbulos y paralela al plano de orientación del pie ciliar.

(Continúa)

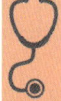

La velocidad del aclaramiento mucociliar es de 4,5 a 7 mm/min en la mucosa nasal y de 4 a 20 mm/min en las grandes vías aéreas, y disminuye la velocidad de depuración en las vías aéreas periféricas debido al menor número de células con cilios más cortos que se mueven con menor frecuencia. El líquido periciliar también se desplaza en el mismo sentido y a la misma velocidad que la capa mucosa. La capa gel del moco es discontinua y su función es atrapar las partículas extrañas que ingresan en las vías aéreas. Una capa de surfactante por encima de la capa de moco facilita el movimiento de partículas dentro de este último.

La inhalación de aire frío durante los meses de invierno disminuye el aclaramiento mucociliar, lo que provoca una mayor predisposición a las infecciones respiratorias. El principal mecanismo regulador de la actividad ciliar está mediado por receptores y operado por mediadores luminales o submucosos.

Se ha demostrado, además, que las concentraciones de oxígeno mayores de 40 mm Hg en la luz traqueal estimulan la actividad ciliar, aunque esta es totalmente independiente de los niveles de presión arterial de oxígeno. Por otra parte, la actividad ciliar está relacionada con el potencial de membrana de la célula dependiente de las concentraciones de Na+ y Cl-, de manera que un incremento de la relación Na+/Cl- produce un aumento de la frecuencia del batido ciliar. Este sería uno de los mecanismos a través de los cuales la solución salina hipertónica aumenta el batido ciliar.

El batido ciliar es un proceso que puede mantenerse por un mecanismo intrínseco en ausencia de otras funciones vitales, propagado por potenciales eléctricos de membrana, difusión de mediadores entre las células o interacciones hidrodinámicas entre los cilios adyacentes. Esta autonomía en el proceso de batido posibilita la observación y medición de la frecuencia del batido ciliar en muestras in vitro de células ciliadas tomadas por cepillado o biopsia, las cuales continúan el batido durante varias horas o algunos días tras su separación del organismo, aunque con una frecuencia progresivamente decreciente.

De manera notable, las células ciliadas continúan el batido hasta algunos días después de la muerte del individuo, ya que se ha detectado actividad ciliar en cadáveres de hasta 7 días después del deceso.

Tanto las proteínas estructurales como las funcionales de los cilios están codificadas por 250 genes diferentes. Una alteración en cualquiera de ellos da lugar a una enfermedad genética autosómica recesiva llamada discinesia ciliar primaria, en la cual los cilios son inmóviles o tienen un movimiento ineficaz. Esto provoca una retención permanente de secreciones, infecciones respiratorias superiores e inferiores, e infecciones óticas recurrentes, así como una enfermedad pulmonar crónica con esterilidad masculina debida a la inmovilidad de los espermatozoides. Asimismo, las alteraciones en la composición hidroelectrolítica del moco –como ocurre en la fibrosis quística, en la que se produce una alteración genética en el canal de cloruro– dan lugar a secreciones más espesas, lo que disminuye la limpieza o aclaramiento del moco y predispone a infecciones de repetición. Otra función de los cilios es la percepción sensorial, como ocurre en el epitelio olfatorio. Corresponde a uno de los tipos primarios de cilios, los sensoriales, que se encuentran en número de uno o dos por célula. Los cilios sensoriales son inmóviles y funcionan como mecanorreceptores celulares o detectores de señales neuroquímicas. Están presentes en el embrión humano, son responsables del desarrollo de la poliquistosis renal, y sirven a las células sensoriales como los fotorreceptores de la retina, el laberinto y el epitelio olfatorio.

de distinguir, más allá de lo cual presenta unas pocas fibras aisladas de tejido muscular. En los segmentos iniciales contiene algunas células ciliadas y por células secretoras (o de Clara), mientras que en los segmentos más distales solo se encuentran estas últimas (**fig. 14-13**). La pared de estos bronquíolos es interrumpida por evaginaciones que corresponden a los sacos alveolares que contienen los alvéolos (donde ocurre el intercambio gaseoso), zona en la que comienza la porción respiratoria del aparato respiratorio (**fig. 14-14**).

Epitelio bronquiolar

El epitelio bronquiolar tiene dos tipos principales de células: las células ciliadas, que disminuyen en número en los bronquíolos más distales, y células secretoras exocrinas, que aumentan en número cuanto más distal es el bronquíolo. Las células secretoras tienen su porción apical redondeada y carecen de microvellosidades. La microscopía electrónica revela la presencia de gránulos densos secretorios en su interior: son células secretoras de agente tensioactivo (similar al surfactante), antiproteasas específicas (como

el inhibidor de proteasa del leucocito), así como oxigenasas que metabolizan compuestos hidrocarbonados presentes en el humo del cigarrillo. El contenido de estos gránulos, luego de su exocitosis, recubre la superficie bronquiolar y disminuye la tensión superficial, lo que garantiza la reapertura de los bronquíolos más pequeños luego de la espiración. Tienen cierto potencial de células madre de otros tipos celulares. Además, el epitelio bronquiolar presenta algunas células basales con gránulos (células del SNED) y células en cepillo de tipo sensorial. (**Proyección médico-clínica 14-2. Asma**).

ALVÉOLOS

Los alvéolos se localizan desde la pared de los bronquíolos respiratorios y los conductos alveolares hasta los sacos alveolares, compuestos por tres o más alvéolos que desembocan en un espacio común: el atrio.

Los conductos alveolares, que se encuentran a continuación de los bronquíolos respiratorios, se diferencian de estos en que forman largos espacios donde desembocan los alvéolos. Están compuestos por una

Fig. 14-10. Pulmón de rata teñido con H-E. En la fotomicrografía se muestra un corte longitudinal de la vía respiratoria en el que se observa la transición de un bronquíolo propiamente dicho (BrPd) a un bronquíolo terminal (BrT), un bronquíolo respiratorio (BrR) y, finalmente, los conductos alveolares (CA) y los sacos alveolares (SA) constituidos por conjuntos de alvéolos (alv).

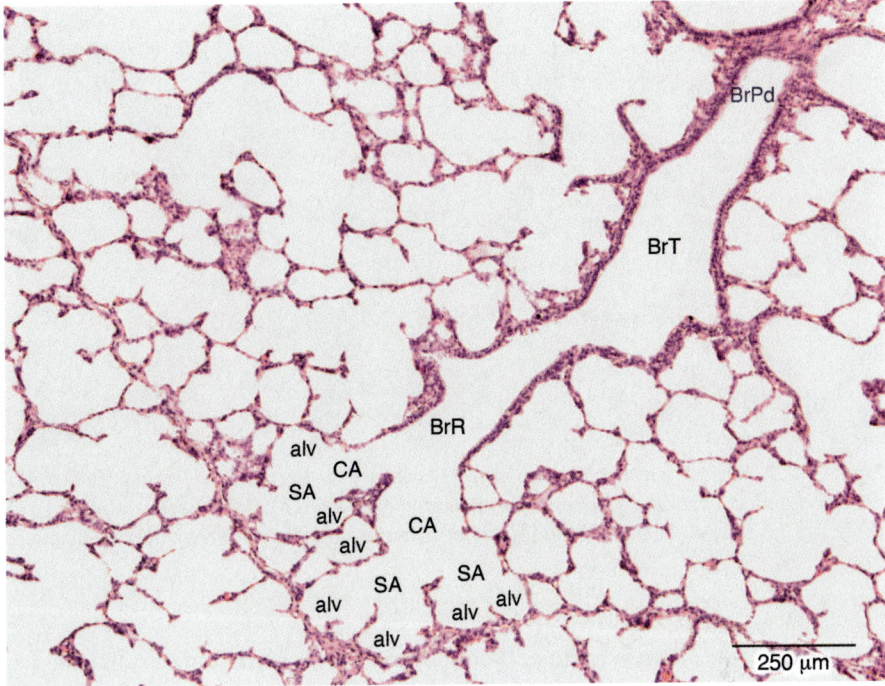

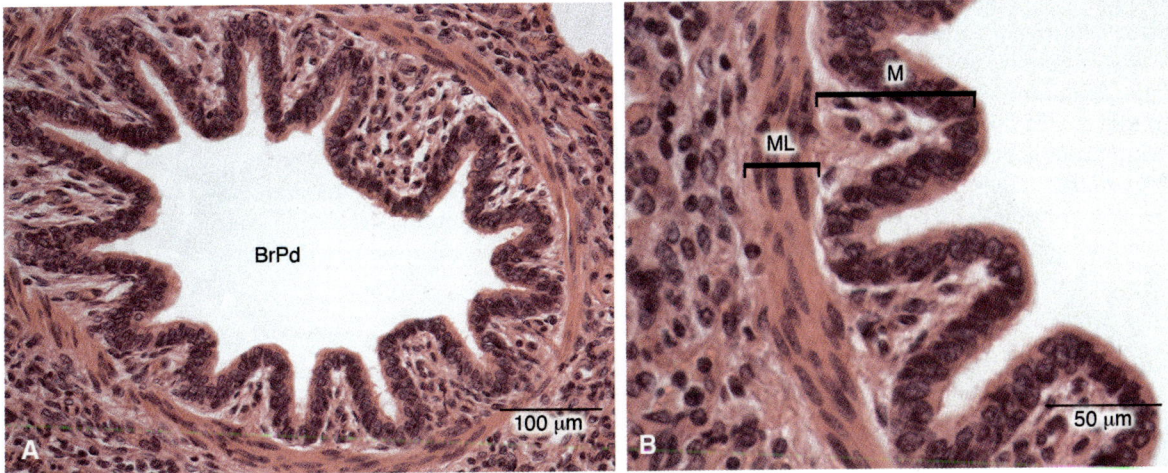

Fig. 14-11. A. Bronquíolo propiamente dicho (BrPd) humano teñido con H-E. **B.** Detalle de la pared del BrPd. Se observan la mucosa (M) y el músculo liso (ML). Las fibras del músculo liso (músculo de Reisseisen) se disponen en forma circunferencial respecto de la luz.

Proyección médico-clínica

14-2. Asma

Es una enfermedad restrictiva causada por la hipertrofia o contracción sostenida del músculo de Reisseisen e hipersecreción mucosa bronquiolar. Suele desencadenarse por mecanismos alérgicos. Los accesos suelen ser nocturnos con la típica sibilancia (silbido que se produce al espirar).

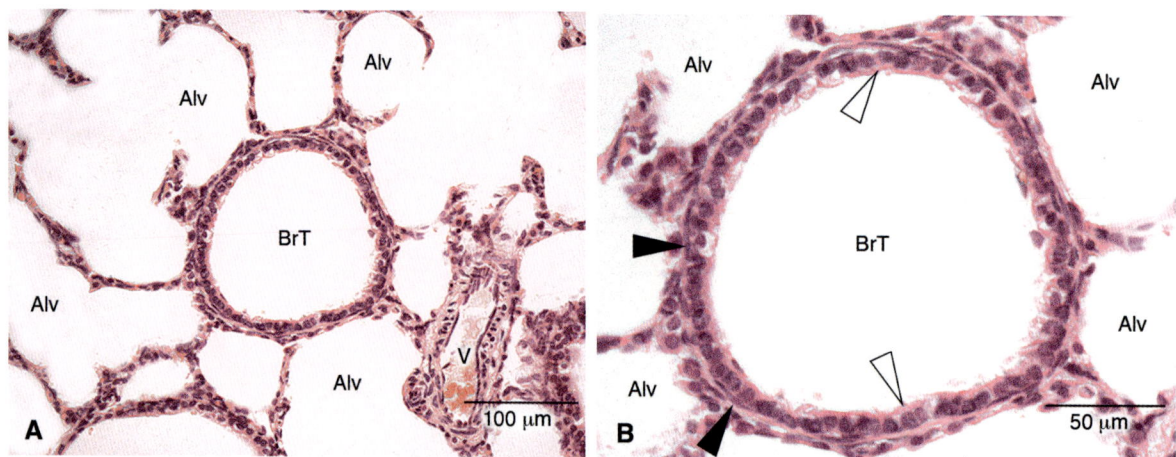

Fig. 14-12. A. Fotomicrografía de pulmón teñido con H-E. A. Bronquíolo terminal (BrT) rodeado de alvéolos (Alv). **B.** Detalle del BrT donde se observan el epitelio bronquiolar (cúbico simple ciliado; flechas blancas) y la escasa lámina propia de tejido conectivo. La capa muscular (ML) muestra fibras musculares lisas (flechas negras) dispuestas en forma circunferencial.

pared estrecha de una o dos células bronquiolares sostenidas por algunas fibras musculares lisas.

Los alvéolos, unos 300 millones por pulmón en el ser humano, tienen un diámetro variable de hasta 250 μm, y si pudieran extenderse sobre una superficie plana cubrirían un área de unos 80 a 120 m².

Dos o tres alvéolos desembocan en un espacio común denominado atrio, que a su vez se abre en un conducto alveolar. Es en los alvéolos donde se produce el intercambio gaseoso. La pared alveolar representa el 99% de la superficie interna del pulmón. La superficie de los alvéolos está cubierta por una delgada capa de líquido de 0,1 a 0,9 μm de espesor, compuesta por surfactante y solución acuosa, que impide el colapso alveolar.

El epitelio alveolar está constituido por dos tipos celulares: células alveolares de tipo I o neumocitos I, y células alveolares de tipo II o simplemente neumocitos II (**fig. 14-15**). También en la luz del alvéolo hay macrófagos alveolares denominados neumocitos de tipo III, pero estos no pertenecen realmente al epitelio alveolar.

El neumocito I es una célula que tiene un citoplasma extremadamente delgado, que cubre el 90% de la superficie interna del alvéolo, forma parte de la barrera hematoalveolar (barrera de intercambio gaseoso, entre

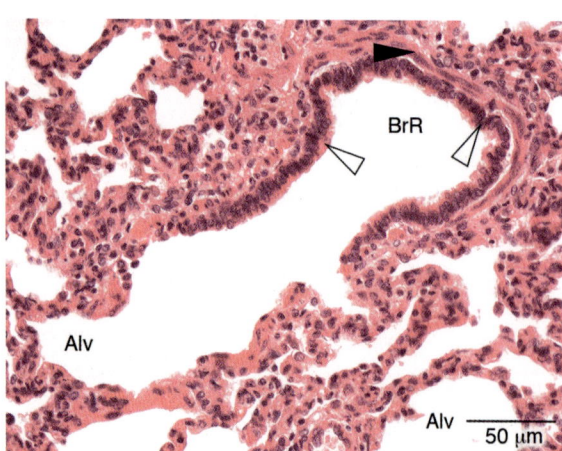

Fig. 14-13. Fotomicrografía de pulmón humano teñido con H-E. Se observan un bronquíolo respiratorio (BrR) que se abre al conducto alveolar y los alvéolos (Alv). El epitelio es cúbico simple (flechas blancas). La capa de músculo liso (flechas negras) es discontinua.

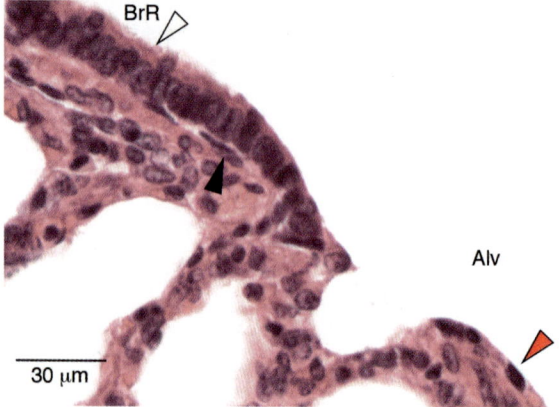

Fig. 14-14. Fotomicrografía de pulmón humano teñido con H-E. Se aprecia la pared de un bronquíolo respiratorio (BrR) revestido por un epitelio cúbico simple (flecha blanca) interrumpida por un alvéolo (Alv). Fibra muscular lisa de la pared bronquiolar (flechas negras). La flecha roja señala un neumocito de tipo I de la pared alveolar.

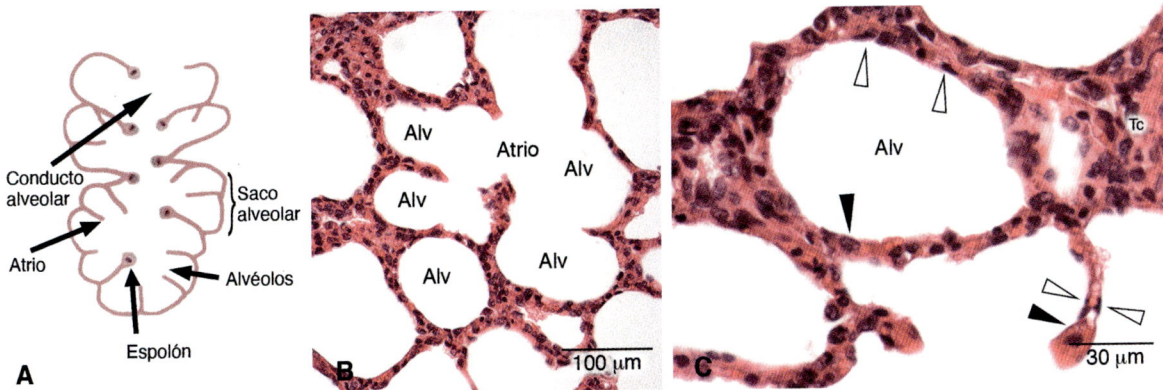

Fig. 14-15. Fotomicrografía de pulmón humano teñido con H-E. **A.** Esquema de conducto y saco alveolar donde se señalan los alvéolos, el atrio y los espolones. **B.** Fotomicrografía de pulmón humano teñido con hematoxilina-eosina. Se observa un saco alveolar con los alvéolos (Alv). **C.** La luz alveolar está revestida por el epitelio alveolar (epitelio plano simple) que está formado por dos tipos celulares: neumocitos I (flechas blancas) y neumocitos II (flechas negras). TC: tejido conectivo.

el aire inspirado y la sangre) (fig. 14-16). A pesar de que se consideraban células con poca actividad, la presencia de cavéolas, pequeñas vacuolas, y retículo endoplasmático liso y rugoso en su citoplasma sugiere que tienen, además, actividad fagocítica y metabólica.

El neumocito II, más abundante en la desembocadura de los alvéolos próximos al atrio, es una célula pequeña cuboidea, que en su citoplasma apical tiene cuerpos lamelares que corresponden a gránulos secretorios que almacenan surfactante. Estas células ocupan el 10% de la superficie alveolar y son precursoras de los neumocitos I frente a lesiones del epitelio. Como se mencionó, el surfactante secretado por el neumocito II reduce la tensión superficial en la interfaz aire-epitelio alveolar e impide el colapso de los alvéolos en la espiración. La composición química del surfactante consta de fosfolípidos, responsables de la reducción de la tensión superficial, y de distintas proteínas hidrófobas

que modulan la respuesta inmune de la respuesta inflamatoria local y facilitan la formación de una película superficial de surfactante sobre el epitelio (fig. 14-17).

En la luz alveolar se encuentran los macrófagos alveolares denominados también neumocitos III, si bien no forman parte de la pared. Estas células son muy importantes en la defensa contra los microorganismos que entran con el aire. Presentan un tamaño variable de 15 a 40 µm, un núcleo irregular y, mediante microscopía electrónica, pueden observarse en su citoplasma numerosas inclusiones de diferentes tamaños envueltas en membrana, que corresponden a lisosomas primarios o a partículas extrañas fagocitadas (fig. 14-18).

Los macrófagos alveolares derivan de los monocitos de la sangre y pertenecen al sistema fagocítico mononuclear. Su función es eliminar las partículas inhaladas

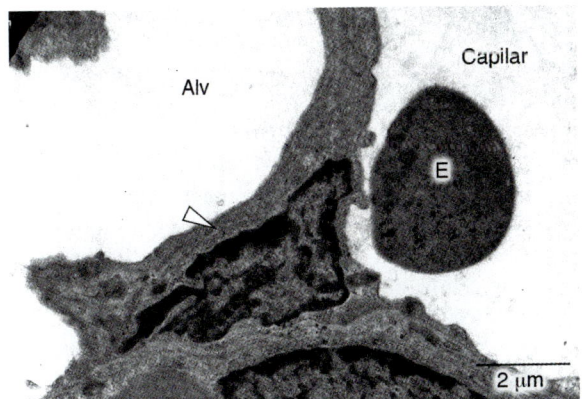

Fig. 14-16. Fotomicrografía electrónica de un neumocito de tipo I (flecha blanca) que reviste la luz de un alvéolo (Alv) y un eritrocito en la luz capilar (E).

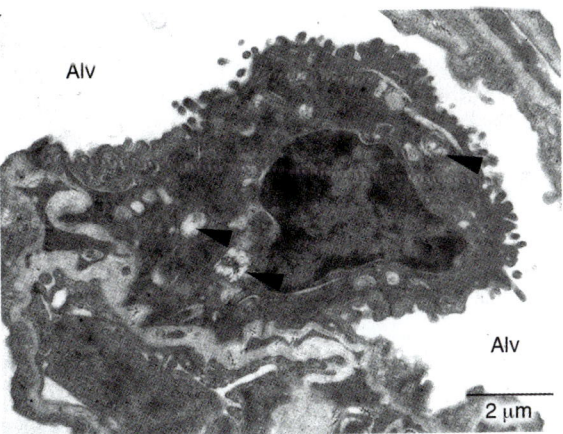

Fig. 14-17. Fotomicrografía electrónica de un neumocito de tipo II. Las flechas señalan los cuerpos lamelares.

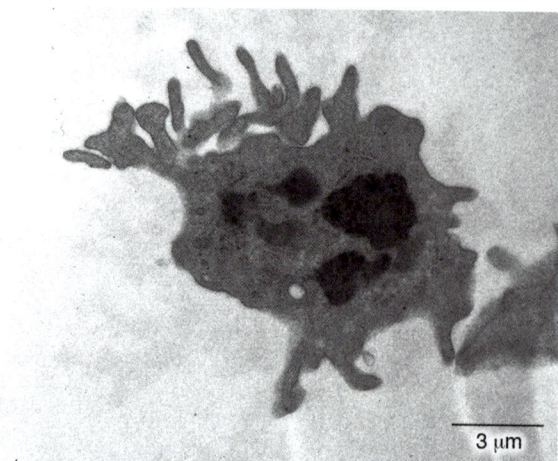

Fig. 14-18. Fotomicrografía electrónica de un macrófago alveolar.

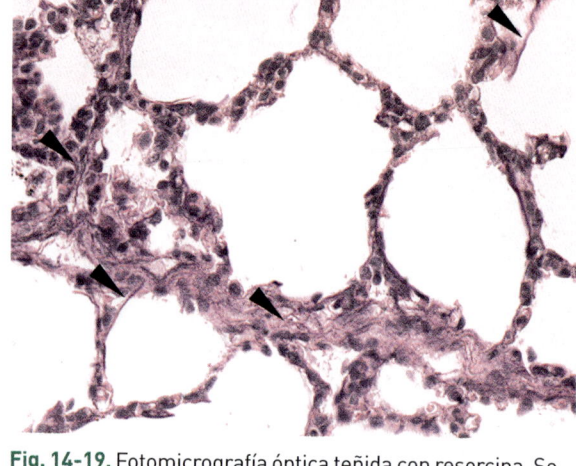

Fig. 14-19. Fotomicrografía óptica teñida con resorcina. Se observa el estroma con fibras elásticas (flechas).

provenientes de la polución ambiental, polvo o polen, por lo que se denominan células del polvo, y los eritrocitos que accedieron a la luz alveolar. Esto ocurre en la insuficiencia cardíaca y, en este caso, los macrófagos reciben la denominación de células de la insuficiencia cardíaca, las cuales están cargadas con el pigmento hemosiderina y pueden observarse en los estudios de esputo en los pacientes con esta afección.

Algunos macrófagos ascienden por el árbol bronquial hasta las vías aéreas superiores arrastrados por el movimiento de barrido ciliar, donde son deglutidos o expectorados al llegar a la faringe. La mayoría de los macrófagos permanecen en los tabiques interalveolares cargados con el material fagocitado, razón por la cual los adultos que viven en grandes ciudades o los fumadores tienen muchos macrófagos alveolares o septales llenos de partículas de carbón y otras sustancias, que dan al pulmón un color característico.

Los alvéolos están separados entre sí por un tejido conectivo escaso (tabique alveolar o pared septal), que contiene abundantes fibras elásticas, pocos fibroblastos y una malla muy fina de capilares sanguíneos. También pueden encontrarse linfocitos aislados. Entre los capilares sanguíneos, el intersticio suele ser algo más grueso (**fig. 14-19**).

Barrera hematoalveolar o hematogaseosa

La barrera hematoalveolar, hematogaseosa o alveolocapilar está formada por una delgada capa de surfactante, la célula epitelial (neumocito I) con su lámina basal y el endotelio capilar con su lámina basal (**fig. 14-20**). En la barrera, las láminas basales del endotelio y del neumocito I se fusionan. El intercambio gaseoso se produce a través de la zona más delgada de esta barrera, que tiene un espesor de 0,5- 0,7 μm (**fig. 14-21**).

Entre las dos láminas basales puede haber células y fibras del tejido conectivo y se puede acumular líquido del tejido que puede alcanzar la luz alveolar, como ocurre en la insuficiencia cardíaca y en el edema agudo de pulmón. En condiciones fisiológicas, este líquido es drenado por los linfáticos que están en la pared de los bronquíolos terminales.

Tipos de células de los capilares alveolares

En los últimos años, se han investigado las células endoteliales capilares que llegan al alvéolo y participan en la barrera hematoalveolar o hematogaseosa, y se han identificado dos tipos celulares mediante diferentes técnicas histoquímicas. Estos dos subtipos se intercalan a lo largo de la región de intercambio gaseoso y crean una diversidad aleatoria dentro de la red alveolocapilar. Su abundancia relativa no se modifica con la edad.

Mediante técnicas de secuenciación de ARN unicelular y de mapeo pulmonar, se identificaron estas dos poblaciones de células capilares molecularmente distintas. En la red capilar alveolar se identificaron células llamadas células capilares generales (gCap) y un segundo tipo celular denominado aerocitos (aCap), estos últimos especializados en el intercambio de gases.

Los aerocitos son células más grandes que las generales. Desde el punto de vista ultraestructural, son muy complejas, con extensiones ramificadas que rodean los poros. Tienen gran variedad de tamaños y formas, y una sola célula suele abarcar varios alvéolos. (**Proyección médico-clínica 14-3. Enfisema**).

Unidades anatomofuncionales pulmonares

La unidad funcional pulmonar en los mamíferos y en el ser humano es el ácino pulmonar. El ácino es la porción del parénquima pulmonar ventilada por un

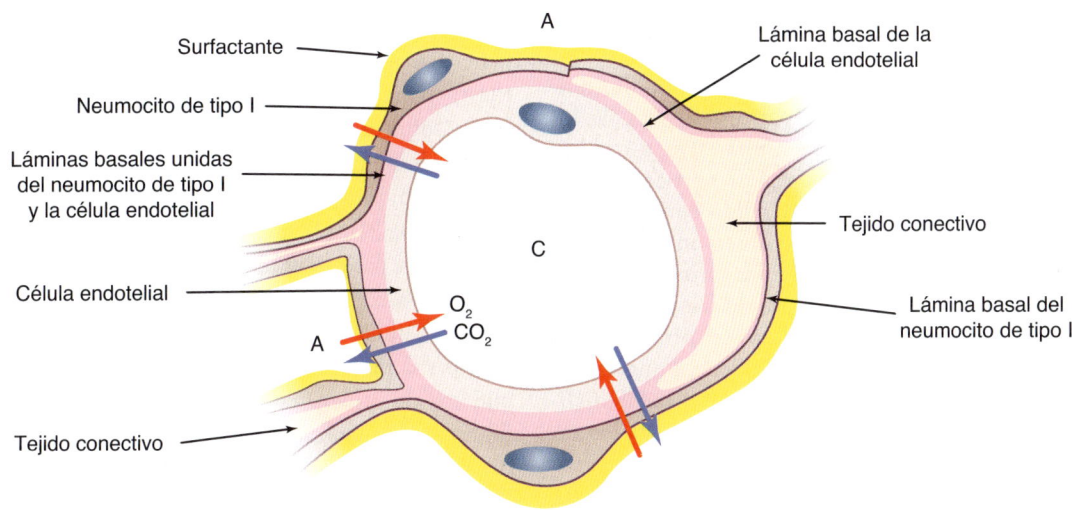

Fig. 14-20. Barrera hematoalveolar. Se señalan sus componentes: endotelio capilar, láminas basales del capilar y del alvéolo unidas o fusionadas, y neumocito de tipo I con una delgada capa de factor surfactante. A: alvéolo, C: luz del capilar sanguíneo. Las flechas rojas indican la difusión de oxígeno hacia el capilar y las flechas celestes el dióxido de carbono hacia el alvéolo. O_2: oxígeno; CO_2: dióxido de carbono.

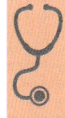

Proyección médico-clínica

14-3. Enfisema

Es la destrucción irreversible del parénquima pulmonar desencadenada por proteasas que se activan, por ejemplo, con la nicotina y la polución ambiental, lo cual lleva a la insuficiencia respiratoria.

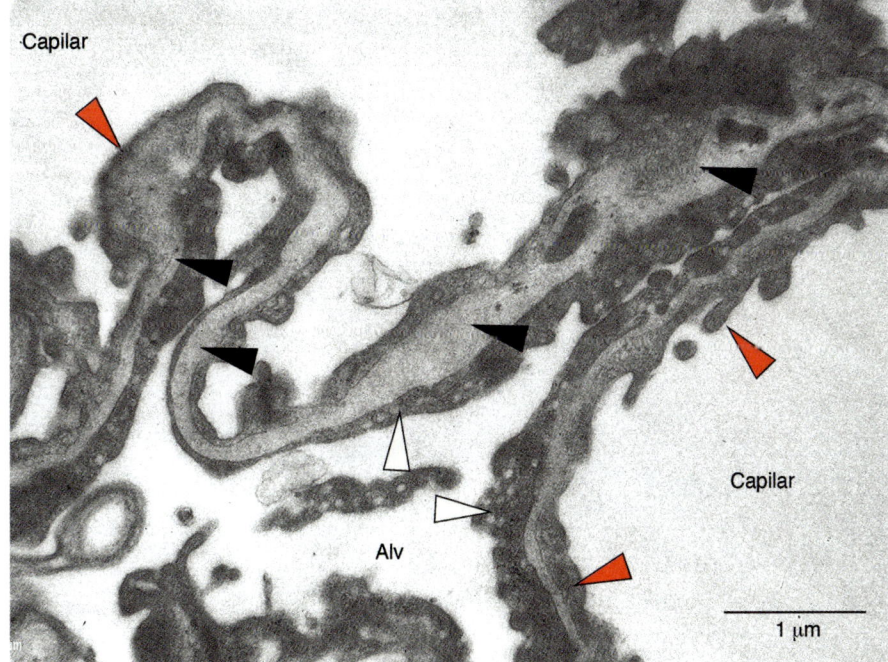

Fig. 14-21. Fotomicrografía electrónica de la barrera hematoalveolar. Se aprecian las células endoteliales (flechas rojas), el citoplasma de neumocitos de tipo I (flechas blancas) y la membrana basal de esas células fusionadas (flechas negras). Alv: alvéolo.

bronquíolo terminal y todas sus ramas. Son de importancia radiológica, ya que si presentan líquido o exudado forman imágenes en forma de roseta.

También se describió otra unidad, el lobulillo pulmonar, que se observa en la parte periférica de los pulmones. Los lobulillos tienen una estructura piramidal con una base en la pleura y un vértice interior. Están rodeados por tabiques de tejido conectivo que parten de la pleura, pero no se observan en la parte profunda de los pulmones. El concepto de lobulillo fue redefinido como un conjunto de tres a cinco ácinos que se originan de bronquíolos terminales en un extremo bronquial. Esta unidad tiene importancia como referencia quirúrgica. (**Proyección médico-clínica 14-4. Diseminación tumoral a través de los espacios alveolares**).

PLEURA

La pleura es la serosa que rodea los pulmones. Tiene una hoja o capa parietal en contacto con la pared torácica, y una hoja o capa visceral en contacto con el parénquima pulmonar.

La pleura visceral se halla adherida a la superficie de los pulmones. El epitelio plano simple, mesotelio, tiene células que presentan complejos de unión entre ellas y microvellosidades apicales en su cara apical. Se apoya sobre una delgada lámina de tejido conectivo fibroso denso y rico en fibras elásticas, que se continúa con los tabiques de tejido conectivo interlobulares del pulmón (**fig. 14-22**).

La pleura parietal es más gruesa y menos elástica que la pleura visceral, y contiene células adiposas. El espacio entre ambas hojas casi virtual en condiciones fisiológicas y la presión en su interior es subatmosférica, lo que impide su desprendimiento, lo cual es imprescindible para llevar a cabo una inspiración correcta. En situaciones patológicas, puede haber aire (neumotórax), líquido (derrame pleural) o sangre (hemotórax). Estas situaciones dificultan o impiden la mecánica respiratoria y representan una emergencia médica.

La irrigación sanguínea de la pleura visceral proviene de los circuitos pulmonar y sistémico, mientras que la de la pleura parietal solo proviene de la circulación sistémica.

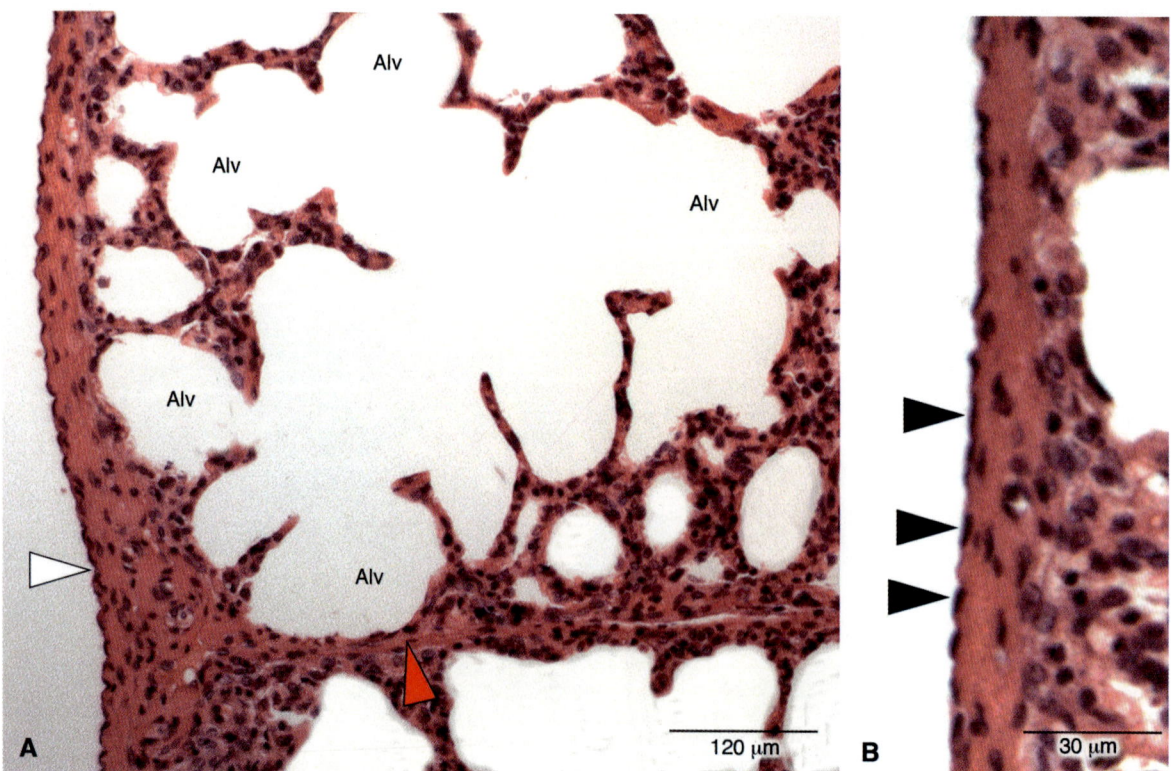

Fig. 14-22. Fotomicrografía de pulmón humano teñido con H-E. **A.** Se observan la periferia del pulmón revestida por la pleura visceral (flecha blanca), los tabiques interlobulares de tejido conectivo (flecha roja) y un saco alveolar con los alvéolos (Alv). **B.** Las flechas negras señalan las células mesoteliales de la pleura visceral.

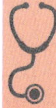

Proyección médico-clínica

14-4. Diseminación tumoral a través de los espacios alveolares

El cáncer de pulmón es la segunda neoplasia más frecuente después del cáncer de mama en la mujer y del de próstata en el hombre. Sin embargo, es la enfermedad maligna que más muertes ocasiona.

La inhalación de tabaco es la causa más frecuente del cáncer de pulmón. Fumar uno a dos paquetes de cigarrillos por día aumenta hasta 25 veces el riesgo de padecerlo. El 95% de los hombres que desarrollan cáncer de pulmón tienen antecedentes de exposición al tabaco, mientras que este antecedente se documenta en el 80% de las mujeres con diagnóstico de esta enfermedad.

El cáncer de pulmón se clasifica de manera genérica en: 1) carcinoma microcítico pulmonar o cáncer de pulmón de pequeñas células, y 2) carcinoma pulmonar no microcítico o cáncer de pulmón de células no pequeñas. Este último es el más común y, en este grupo, el adenocarcinoma es el más frecuente.

La elevada mortalidad del cáncer de pulmón se explica por el hecho de que hasta un 80% de los diagnósticos se realizan en pacientes con enfermedad avanzada. En esta situación, la sobrevida a los 5 años es inferior al 10%. Es diferente tratar el cáncer de pulmón temprano, ya que con la resección quirúrgica se puede alcanzar una sobrevida a los 5 años del 90%.

El desarrollo de la detección temprana o tamizaje del cáncer de pulmón ha ocasionado que en los últimos 10 años haya aumentado la proporción de pacientes diagnosticados en los primeros estadios. El diagnóstico temprano del cáncer de pulmón se basa en la realización de una tomografía computarizada de baja dosis a los pacientes de más de 50-55 años con una exposición significativa al tabaco.

Además de evidenciarse un aumento del diagnóstico de esta enfermedad en los últimos años, el tamizaje ha aumentado el conocimiento sobre la biología de esta enfermedad desde su desarrollo temprano, particularmente en el adenocarcinoma que, como se mencionó, es el cáncer de pulmón más frecuente.

Entre estos avances se encuentra lo que se conoce como diseminación a través de los espacios aéreos o STAS (*spread through air spaces*). Como su nombre lo indica, en este tipo de diseminación, las células tumorales alveolares conforman focos tumorales en las cercanías del adenocarcinoma primario. Es un hallazgo microscópico que se visualiza tras el análisis patológico de la pieza de resección pulmonar. La arquitectura histológica del parénquima pulmonar hace que, en la biología de ciertos adenocarcinomas, la vía área sea una vía más de diseminación.

El tratamiento clásico del cáncer de pulmón en estadio temprano es la lobectomía pulmonar con el muestreo ganglionar mediastínico. La lobectomía pulmonar consiste en resecar el lóbulo pulmonar completo donde se encuentra la lesión primaria. Sin embargo, y dada la mayor frecuencia de lesiones tempranas de pequeño tamaño que se diagnostican en la actualidad, las resecciones limitadas sobre el parénquima pulmonar han tomado mayor ímpetu. Estas resecciones limitadas o resecciones menores consisten en resecar solo el segmento pulmonar afectado por el tumor primario sin extirpar todo el lóbulo, preservando el parénquima y la función pulmonar. Recientemente, se ha publicado un ensayo clínico prospectivo y aleatorizado que compara ambos tipos de resecciones.

La importancia de reconocer la presencia de STAS radica en que los pacientes sometidos a resecciones limitadas o menores por adenocarcinomas y diagnosticados con STAS pueden tener un mayor riesgo de recidiva local y a distancia. Por lo tanto, se recomienda reconocer la diseminación a través de los espacios aéreos como un patrón formal de diseminación en el adenocarcinoma pulmonar.

BIBLIOGRAFÍA

Altorki N, Wang X, Kozono D, et al. Lobar or sublobar resection for peripheral stage IA non-small-cell lung cancer. N Engl J Med. 2023;388(6):489-98.

Arambula A, Brown JR, Neff L. Anatomy and physiology of the palatine tonsils, adenoids, and lingual tonsils. World J Otorhinolaryngol Head Neck Surg. 2021;7(3):155-60.

Bauer I, Hassmann-Poznańska E, Wysocka J, Kasprzycka E, Ratomski K. Adenoid as a source of lymphocytes in the surface secretions of nasopharynx. Int J Pediatr Otorhinolaryngol. 2008;72(3):321-6.

Blanchart A, López-Mascaraque L. From the periphery to the brain: wiring the olfactory system. Trans Neurosci. 2011;2(4):293-309.

Fawcett DW. Tratado de histología. 12.a ed. Interamericana; 1988.

Gillich A, Zhang F, Farmer CG, et al. Capillary cell-type specialization in the alveolus. Nature. 2020;586(7831):785-9.

Gray SD, Titze IR, Alipour F, Hammond TH. Biomechanical and histologic observations of vocal fold fibrous proteins. Ann Otol Rhinol Laryngol. 2000;109(1):77-85.

Gray SD. Cellular physiology of the vocal folds. Otolaryngol Clin North Am. 2000;33(4):679-98.

Harada Y. Scanning electron microscopic study on the distribution of epithelial cells in the Eustachian tube. Acta Otolaryngol. 1977;83(3-4):284-90.

Ho J, Chan K, Hu W, et al. The effect of aging on nasal mucociliary clearance, beat frequency and ultrastructure of respiratory cilia. Am J Respir Crit Care Med. 2001;63:983-8.

Holwill M. Dynein motor activity during ciliary beating. En: Salathe M et al. Cilia and mucus: from Development to Respiratory Defense. New York: Marcel Dekker Inc.; 2001:19-26.

Hwang K, Kim DJ, Hwang SH. Microscopic relation of palatopharyngeus with levator veli palatini and superior constrictor. J Craniofac Surg. 2009;20(5):1591-3.

Ivarsson M, Lundberg C. Nasopharyngeal tonsil's provision of the surface secretions with immunocytes, a property additional to antigen processing. Ann Otol Rhinol Laryngol. 2000;109(1):99-105.

Jiang J, Lin E, Hanson DG. Vocal fold physiology. Otolaryngol Clin North Am. 2000;33(4):699-718.

Kuehn DP, Kahane JC. Histologic study of the normal human adult soft palate. Cleft Palate J. 1990;27(1):26-34; discussion 35.

Kuehn DP, Moon JB. Histologic study of intravelar structures in normal human adult specimens. Cleft Palate Craniofac J. 2005;42(5):481-9.

Kadota K, Nitadori JI, Sima CS, et al. Tumor spread through air spaces is an important pattern of invasion and impacts the frequency and location of recurrences after limited resection for small stage I lung adenocarcinomas. J Thorac Oncol. 2015;10(5):806-84.

Levendoski EE, Leydon C, Thibeault SL. Vocal fold epithelial barrier in health and injury: a research review. J Speech Lang Hear Res. 2014;57(5):1679-91.

McCullagh KL, Shah RN, Huang BY. Anatomy of the larynx and cervical trachea. Neuroimaging Clin N Am. 2022;32(4):809-29.

Pazour G, Witman G. The vertebrate primary cilium is a sensory organelle. Curr Opin Cel Biol. 2003;15:105-10.

Reynolds SD, Malkinson AM. Clara cells: progenitor for the bronchiolar epithelium. Int J Biochem Cell Biol. 2010:42(1):1-4.

Rousseau B, Suehiro A, Echemendia N, Sivasankar M. Raised intensity phonation compromises vocal fold epithelial barrier integrity. Laryngoscope. 2011;121(2):346-51.

Satir P. The cilium as a biological nanomachine. FASEB J. 1999;13 Suppl 2:S235-7.

Sloboda R. Intraflagellar transport and the flagellar tip complex, J Cell Biochem. 2004;94:266-72.

Tam A, Wadsworth S, Dorscheid D, Man SFP, Sin DD. The airway epithelium: more than just a structural barrier. Ther Adv Respir Dis 2011;5(4): 255-73.

GALERÍA DE IMÁGENES

AUTOEVALUACIÓN

Aparato urinario

15

GENERALIDADES

El aparato urinario está formado por los riñones, los uréteres, la vejiga y la uretra. Su función principal es la eliminación de los desechos metabólicos del organismo, y la regulación de la composición de electrolitos y agua en los líquidos extracelulares del cuerpo. En particular, los riñones cumplen también importantes funciones endocrinas.

En ambos riñones se produce el ultrafiltrado de la sangre y, como consecuencia de los fenómenos de intercambio hidroelectrolítico y excreción, se forma la orina que, tras ser transportada por los uréteres hasta la vejiga urinaria, permanece allí durante un corto período y es evacuada al exterior a través de la uretra.

Las funciones endocrinas de los riñones son:

- Sintetizar y liberar en la circulación sanguínea eritropoyetina (EPO), una hormona que actúa en la médula ósea sobre las células progenitoras de los eritrocitos para estimular la eritropoyesis. La EPO es sintetizada por los fibroblastos peritubulares de la corteza renal como resultado de una disminución de la concentración de oxígeno en la sangre.
- Sintetizar y secretar renina. Esta hormona es sintetizada por el aparato yuxtaglomerular (véase más adelante) en respuesta a una disminución marcada de la presión arterial. Su función es escindir el angiotensinógeno circulante en el plasma sanguíneo y transformarlo en angiotensina I. Este proceso, que se inicia con la formación de renina y en el que también interviene la aldosterona (sistema renina-angiotensina-aldosterona), culmina con la reabsorción de electrolitos y agua en los túbulos renales.
- Participar en la activación de la vitamina D. En los túbulos proximales del riñón se produce la hidroxilación de un precursor de esta vitamina (25[OH] D_3) que lo transforma en vitamina D activa (1,25[OH]$_2$$D_3$) o calcitriol. La vitamina D está involucrada en la mineralización de los huesos y en la regulación de la calcemia.

ESTRUCTURA DEL RIÑÓN

Los riñones humanos son órganos pares situados en el retroperitoneo a ambos lados de la columna vertebral. Tienen forma de poroto o haba, y miden unos 12 cm de largo, 6 cm de ancho y 3 cm de espesor. Anatómicamente, presentan un polo superior sobre el que se ubica la glándula suprarrenal, un polo inferior y, en la porción medial, el hilio renal por el que salen los uréteres, y entran y salen los vasos sanguíneos; rodeando a cada uno de los riñones hay abundante tejido adiposo. La observación de un riñón seccionado sagitalmente permite distinguir el parénquima renal, que está compuesto por la corteza y la médula, de la pelvis renal.

La pelvis renal es una dilatación con forma de embudo que, hacia un extremo, se continúa distalmente con el uréter y, hacia el parénquima renal, con cavidades más pequeñas denominadas cálices mayores y menores (fig. 15-1).

La porción parenquimatosa presenta dos zonas bien diferenciadas: una región más periférica pardo-rojiza, que corresponde a la corteza renal, y una región más pálida central, la médula renal (fig. 15-2). La médula renal está compuesta por fracciones (entre 6 y 11) de forma cónica denominadas pirámides renales (de Malpighi). Su base está orientada hacia la corteza y su vértice (papila) hacia uno de los cálices menores. Entre las pirámides renales se observan porciones de corteza que se dirigen hacia la profundidad del órgano, denominadas columnas renales o de Bertin. A su vez, la médula también penetra en la corteza y forma delgadas estriaciones llamadas rayos medulares o pirámides de Ferrein (véase fig. 15-1). El conjunto formado por una pirámide renal más las porciones corticales que se sitúan sobre ella y la rodean por sus lados constituye un lóbulo renal. Durante el desarrollo temprano, cada lóbulo renal se origina en relación con un cáliz menor diferente, pero durante el desarrollo tardío estos lóbulos se fusionan para convertirse en una corteza única. El lobulillo renal está constituido por un túbulo colector y por todos los nefrones que drenan en él (véase fig. 15-1). La estructura macroscópica del riñón refleja la ubicación de los diferentes componentes del nefrón. Estos componentes se sitúan en un lugar preciso de la corteza o de la médula renal y confieren a ambas regiones características histológicas propias.

El nefrón es la unidad estructural y funcional del riñón. Se encarga del filtrado del plasma de la sangre y, posteriormente, de la formación de la orina. Está constituida por un corpúsculo renal (de ubicación cortical) y un sistema de túbulos que se denominan según su ubicación (proximal o distal), su trayecto (contorneado o recto) y las características de su pared (grueso o delgado). Algunas de estas porciones tubulares se localizan en la corteza y otras en la médula. Siguiendo la trayectoria trazada por el ultrafiltrado glomerular, las

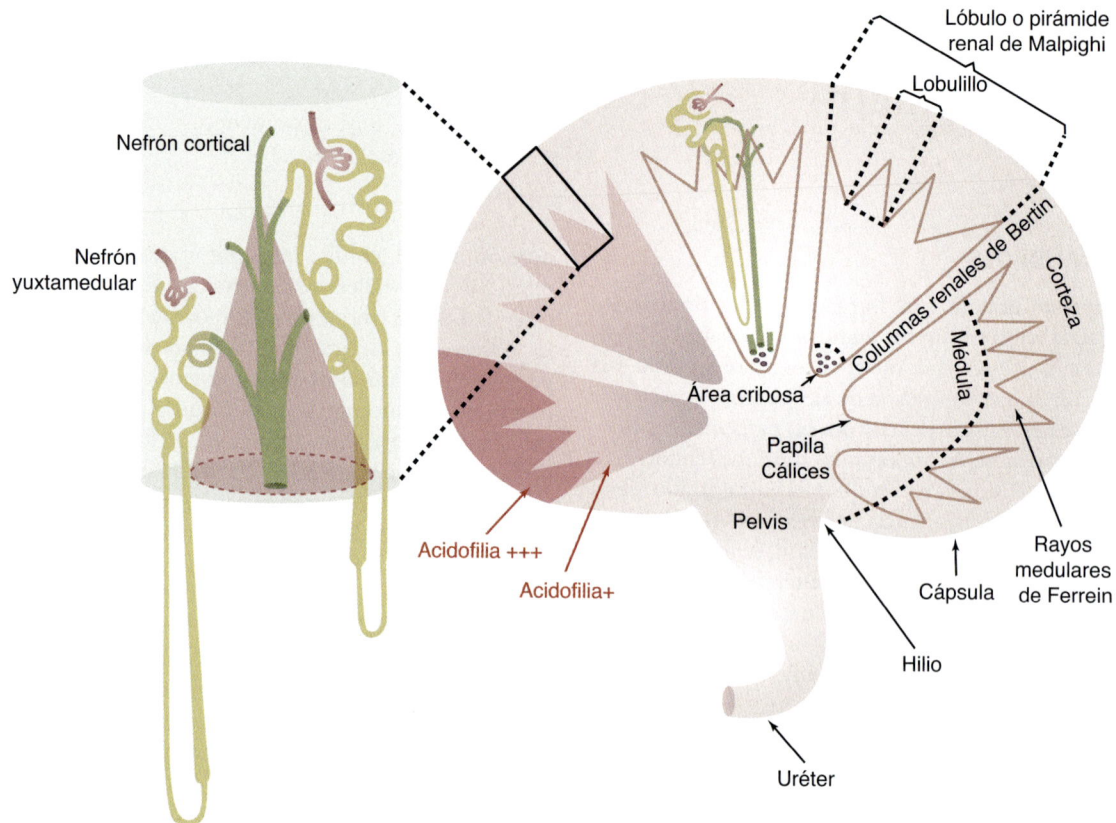

Fig. 15-1. Corte sagital de riñón que pasa por el hilio renal. En el corte se representan los lóbulos o pirámides con sus respectivas zonas de corteza y médula. Además, se esquematiza un nefrón en su ubicación dentro de la pirámide renal. En el inserto de la izquierda se representa la ubicación de los distintos tipos de nefrones: yuxtamedular (izquierda) y cortical (derecha), y en verde está representado el túbulo colector asociado a ese nefrón.

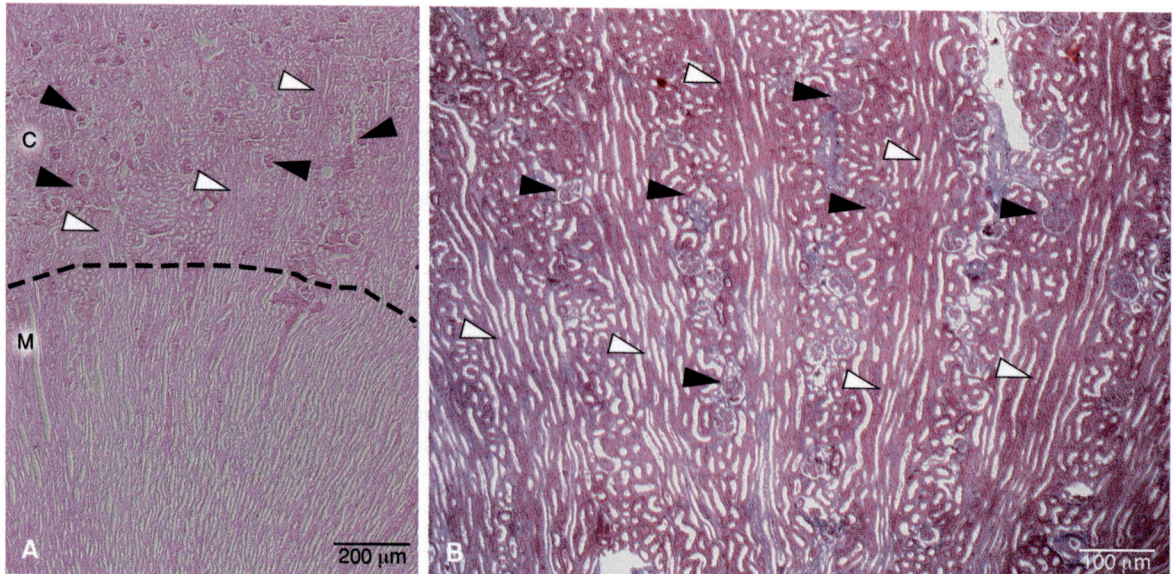

Fig. 15-2. Fotomicrografía de riñón de rata teñido con hematoxilina-eosina (H-E) (**A**) y tricrómico de Masson (**B**). Se observan la corteza (C) y la médula (M). Las flechas negras señalan los corpúsculos renales, situados en la corteza. Las flechas blancas indican cortes longitudinales de túbulos de orientación radial que constituyen los rayos medulares.

porciones que componen un nefrón es: el corpúsculo renal, el túbulo contorneado proximal, a este le sucede el túbulo recto proximal, que se continúa con el asa de Henle con sus dos porciones: delgada y gruesa y, por último, el túbulo contorneado distal (**fig. 15-3**; véase también **fig. 15-1**).

Estructura histológica deL nefrón

Corpúsculo renal

El corpúsculo renal es la primera porción del nefrón. Está formado por un ovillo de capilares y la cápsula de Bowman, y se ubica en la corteza renal (**fig. 15-4**).

Los capilares que forman este ovillo o glomérulo se originan en una arteriola denominada aferente, y tras filtrar la sangre en la barrera de filtrado glomerular, desembocan en la arteriola eferente. Esta última se ramifica de nuevo y da lugar a los capilares peritubulares que irrigan todo el sistema tubular del mismo nefrón (**fig. 15-5**).

El otro componente del corpúsculo renal es la cápsula de Bowman. Esta estructura se compone de dos hojas: la visceral, que recubre al ovillo capilar, y la parietal, que es la porción más externa del corpúsculo. Entre ambas hay un espacio denominado espacio urinífero o de Bowman (véase **fig. 15-5**).

Desde el punto de vista embriológico, la cápsula de Bowman deriva del extremo ciego y tubular del nefrón en formación que se invagina y rodea el ovillo de capilares glomerulares. Así, una parte de la cápsula recubre estrechamente los capilares (hoja visceral) y la otra rodea a la anterior y se continúa con el resto de las estructuras tubulares que componen el nefrón (hoja parietal).

Dentro del corpúsculo renal se describen dos polos: el polo vascular, que corresponde a la zona de entrada y salida de las arteriolas aferente y eferente, respectivamente, y el polo urinario, que corresponde a la zona de transición entre la hoja parietal de la cápsula de Bowman y los túbulos contorneados proximales (véase **fig. 15-4**).

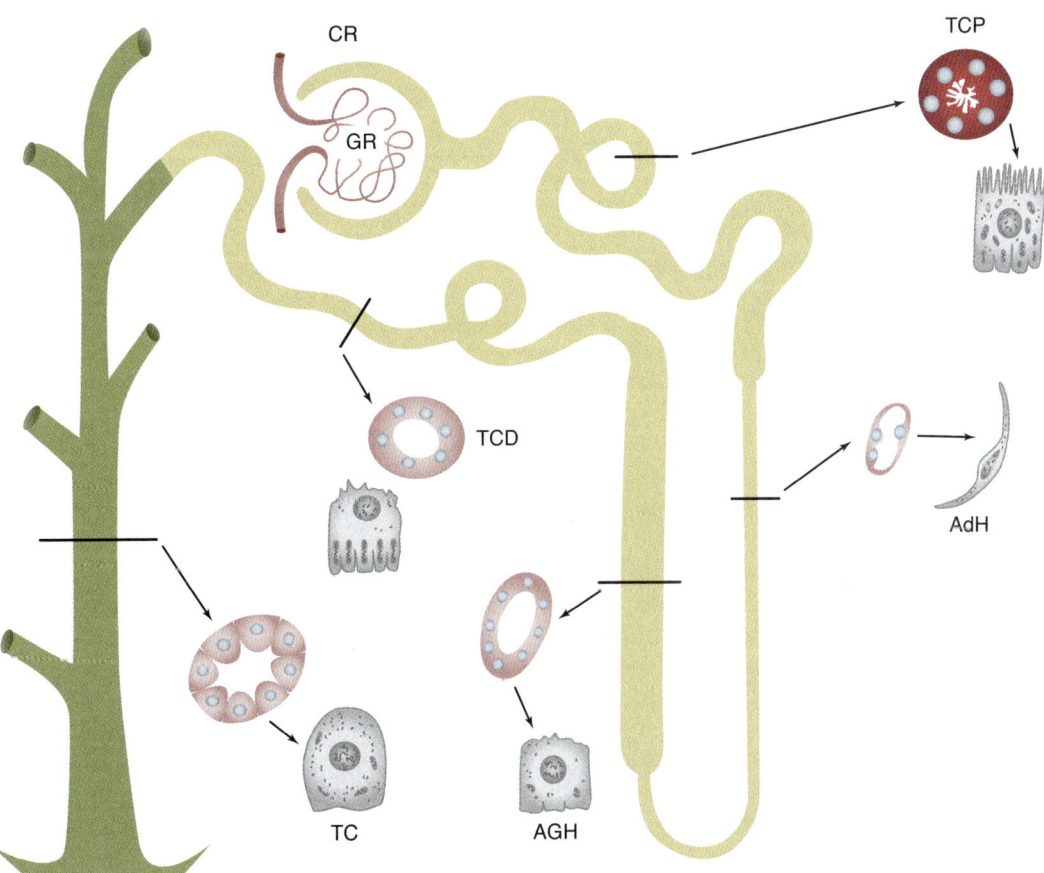

Fig. 15-3. Nefrón. Los elementos constituyentes están dibujados en beige. AdH: asa delgada de Henle, AGH: asa gruesa de Henle, CR: corpúsculo renal, TCD, túbulo contorneado distal, TCP: túbulo contorneado proximal. A la izquierda se representa en verde el túbulo colector (TC) en el que drena el nefrón. A la altura de cada túbulo se representa la imagen de un corte transversal al microscopio óptico teñido con H-E y la ultraestructura característica de una célula de cada epitelio.

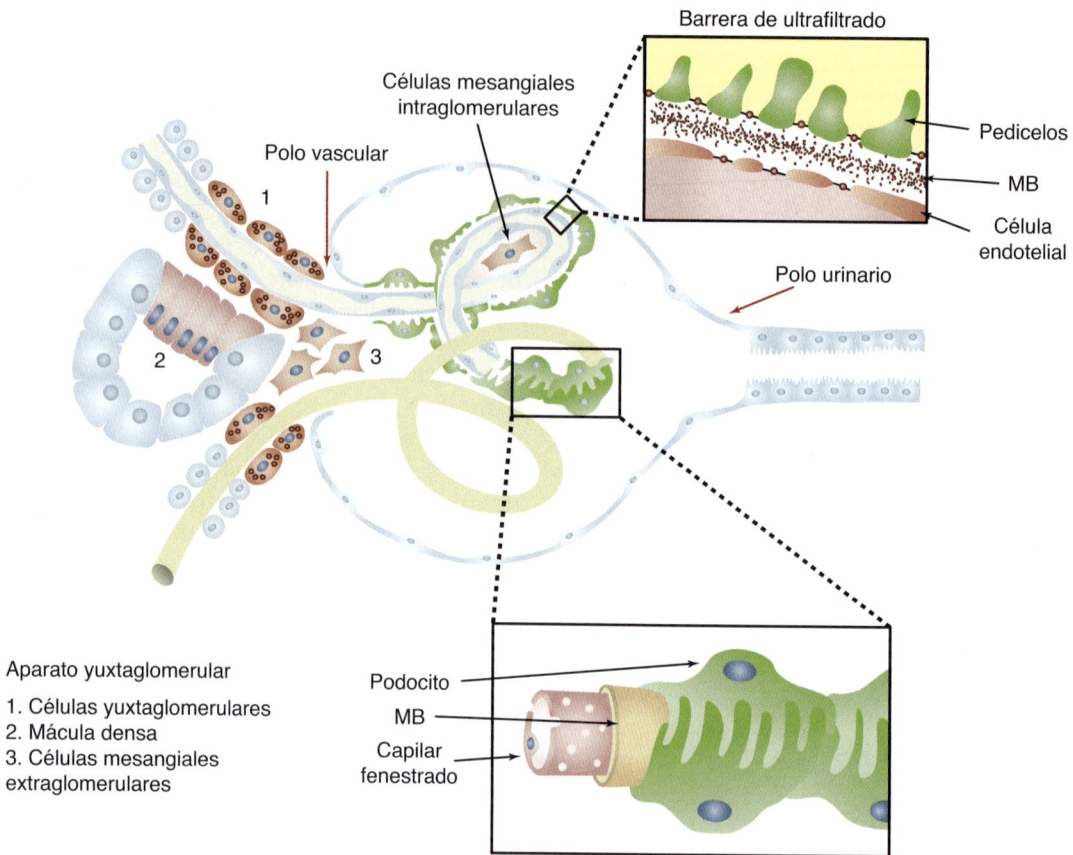

Fig. 15-4. Corpúsculo renal. Las flechas rojas indican la ubicación de los polos urinario y vascular. En el polo vascular se representan los elementos que constituyen el aparato yuxtaglomerular. Se observa la capilarización de la arteriola aferente para constituir el glomérulo renal y por el mismo polo emerge la arteriola eferente. Sobre los capilares endoteliales que constituyen el glomérulo asientan las células de la hoja visceral de la cápsula de Bowman, los podocitos (en verde). Obsérvense las células del mesangio intraglomerular en naranja. El inserto superior muestra la barrera de ultrafiltrado. El inserto inferior muestra una imagen tridimensional del capilar fenestrado (perteneciente al glomérulo), la membrana basal (MB) y los podocitos con sus prolongaciones interdigitadas denominadas pedicelos.

El endotelio de los capilares glomerulares presenta una membrana basal continua y abundantes fenestraciones (**fig. 15-6**). Mediante microscopía electrónica, algunas de estas fenestraciones de aproximadamente 70 nm de diámetro presentan un diafragma; sin embargo, la mayoría de ellas carecen de él (**fig. 15-7**). Sin embargo, algunos métodos especiales de fijación y tinción han revelado la presencia de elementos filamentosos en estas fenestraciones sin diafragma y se cree que la composición química de estos filamentos sería similar a la del glucocáliz de otros epitelios. La membrana plasmática de las células endoteliales tiene gran cantidad de canales acuosos (acuaporinas). Estas células también producen y liberan óxido nítrico y prostaglandinas. La hoja visceral de la cápsula de Bowman está formada por células epiteliales muy diferenciadas denominadas podocitos. Los podocitos presentan numerosas prolongaciones que se ramifican y dan origen a delgadas porciones digitiformes que se entrecruzan entre sí y que rodean completamente los capilares (véase **fig. 15-7**). Cada una de estas delgadas prolongaciones se denomina pedicelo, y el estrecho espacio entre dos pedicelos contiguos se denomina ranura de filtración. Los pedicelos tienen en su interior una importante red de filamentos de actina que parecen regular el tamaño de las ranuras de filtración. En su ultraestructura, puede visualizarse entre los pedicelos contiguos una delgada membrana semejante al diafragma presente en los capilares fenestrados, denominada membrana de la ranura de filtración. La hoja parietal de la cápsula de Bowman está formada por un epitelio plano simple que rodea el espacio urinífero y se continúa con el túbulo contorneado proximal (**fig. 15-8 A y B**). Los estudios de microscopía electrónica muestran uniones estrechas entre las células de la hoja parietal de la cápsula de Bowman, y los estudios

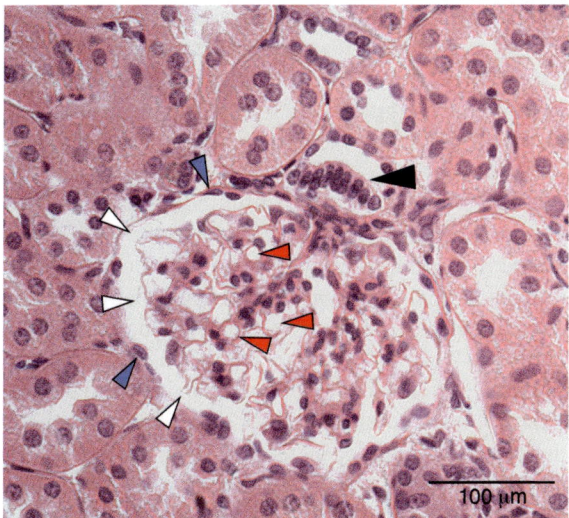

Fig. 15-5. Fotomicrografía de una sección de la corteza de riñón de rata teñida con H-E. En el centro del campo se observa un corpúsculo renal rodeado por túbulos en cortes transversales. La flecha negra señala la mácula densa en la pared de un túbulo contorneado distal que se encuentra en el polo vascular del corpúsculo. Las flechas rojas muestran la luz de los capilares glomerulares, las flechas blancas señalan el espacio urinífero y las flechas azules indican las células de la hoja parietal de la cápsula de Bowman.

de inmunohistoquímica demostraron la presencia de las proteínas *zonula occludens-1* (ZO-1) y cadherina en esas uniones En conjunto, la hoja parietal de la cápsula de Bowman forma una barrera de permeabilidad que impide que el ultrafiltrado glomerular escape a las regiones periglomerular y tubulointersticial.

Otro componente característico del corpúsculo renal es el mesangio intraglomerular. El mesangio se ubica en el intersticio que queda entre los capilares del ovillo glomerular y están en continuidad con el mesangio extraglomerular. Las células mesangiales son pericitos especializados cuyas principales funciones son proporcionar soporte estructural, regular el flujo sanguíneo de los capilares glomerulares por su actividad contráctil, y controlar el recambio de la matriz mesangial. Está formado por células estrelladas semejantes a los pericitos de otros capilares. La célula mesangial interactúa estrechamente tanto con las células endoteliales como con los podocitos (véase **fig. 15-4**).

Estas células son responsables además de:

a) Fagocitosis: eliminan restos de detritos y proteínas aglomeradas que quedan atrapadas en la membrana basal de los capilares cercanos y contribuyen a un filtrado adecuado de la sangre. Se encargan también del mantenimiento y la renovación de la membrana basal de los capilares glomerulares.

b) Secreción: las células mesangiales secretan interleucinas y factor de crecimiento derivado de las plaquetas (PDGF). Se ha demostrado que sintetizan el factor de crecimiento transformador beta (TGF-beta). Las células mesangiales también parecen intervenir como moduladores locales de la respuesta inmune innata y adaptativa.

Barrera de filtrado glomerular

El ultrafiltrado de la sangre que circula por los glomérulos renales es de suma importancia para una adecuada eliminación de deshechos metabólicos, la

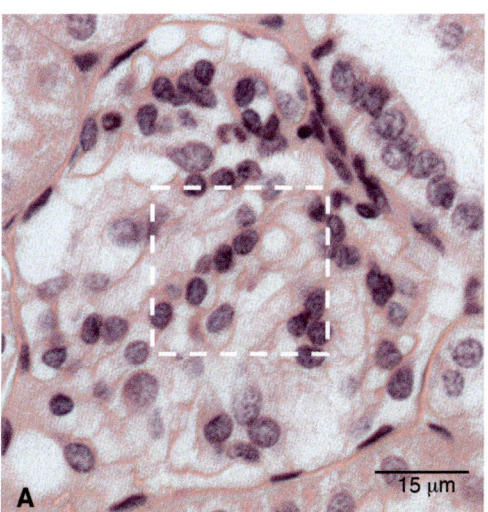

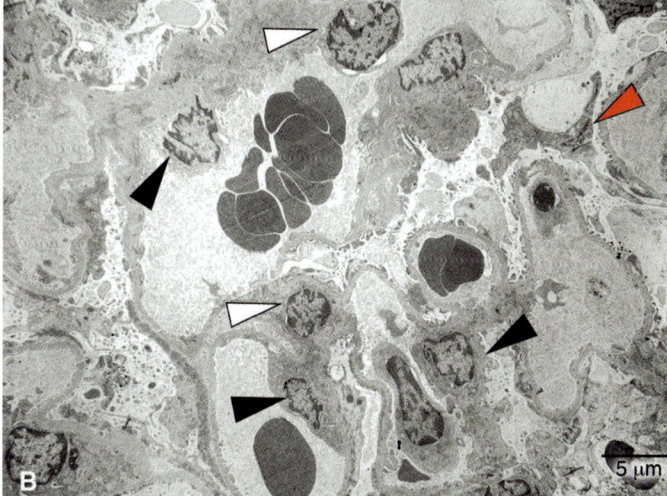

Fig. 15-6. A. Fotomicrografía óptica del glomérulo renal teñido con H-E. **B.** Fotomicrografía electrónica del glomérulo renal. Las flechas negras señalan las células endoteliales, las flechas blancas indican los podocitos y la flecha roja muestra una célula mesangial.

regulación de la presión arterial y el equilibrio hidroelectrolítico del organismo. La barrera de filtrado glomerular (BFG) selecciona moléculas según su tamaño, forma y carga, y evita casi por completo que las moléculas de gran tamaño lleguen al espacio urinífero. Los componentes de esta barrera altamente selectiva son: el endotelio fenestrado con su glucocáliz, la gruesa membrana basal glomerular y las ranuras de filtración entre los pedicelos de los podocitos (véase **fig. 15-7**).

Tanto las fenestraciones presentes en las células endoteliales como el glucocáliz que las recubre son de suma importancia en la formación de la BFG. Las fenestraciones parecen estar dispuestas en grupos y ocupan un 20-50% de la superficie del capilar glomerular. Se sitúan en regiones de la célula endotelial que están frente a las ranuras de filtración de los pedicelos de los podocitos. El glucocáliz que las recubre no tiene una composición uniforme, ya que en las fenestraciones la cantidad de heparán-sulfato y ácido hialurónico es mayor que en el resto de la superficie celular. Este hallazgo sugiere que podría modular en parte la filtración a través de las fenestraciones.

La membrana basal de la BFG es muy gruesa y es el resultado de la fusión de la membrana basal de las células endoteliales y la membrana basal de los podocitos. Esta membrana es rica en colágeno de tipo IV, laminina, proteoglucanos y glucosaminoglucanos, en especial heparán-sulfato. Si bien los componentes mencionados se encuentran en todas las membranas basales, las isoformas específicas presentes en esta compleja membrana basal son muy diferentes y presumiblemente explican sus singulares propiedades funcionales. Los glucosaminoglucanos confieren la característica de ser PAS positivos (**fig. 15-8 B**).

La observación de la membrana basal de la BFG al microscopio electrónico de transmisión identifica una lámina rara en contacto con el endotelio denominada lámina rara interna, una gruesa lámina densa medial y una lámina rara externa en contacto con los podocitos.

Tanto los podocitos como las células endoteliales sintetizan y secretan componentes de la membrana basal durante la glomerulogénesis, y si bien esta parece ser normalmente una estructura muy estable, ambos tipos celulares son importantes para mantener la estructura y la función de la membrana después de la maduración glomerular. Como ya se describió, la BFG consta de tres capas principales: el endotelio glomerular, la membrana basal glomerular y el epitelio visceral glomerular.

Las ranuras de filtración presentes en los pedicelos tienen un ancho aproximado de 20-25 nm y un elemento adicional es la presencia de una delgada membrana que las recubre. Este diafragma, llamado membrana de la ranura de filtración, contiene proteínas que suelen encontrarse en las uniones estrechas (es decir, ZO-1) y también proteínas presentes en las uniones adherentes

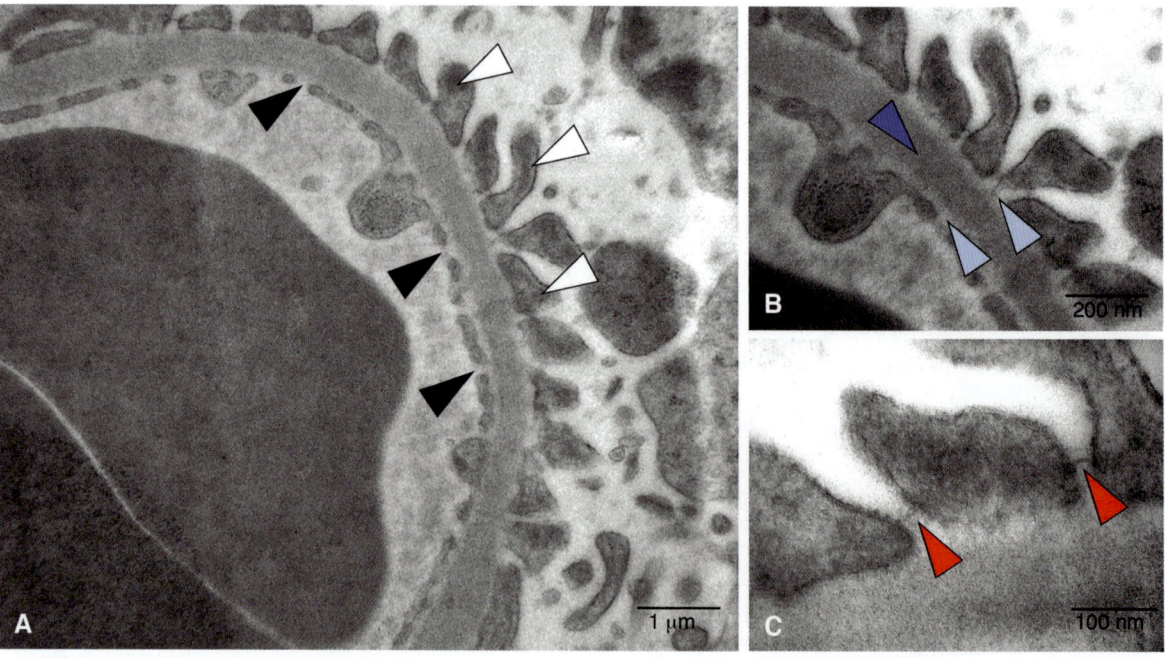

Fig. 15-7. Fotomicrografía electrónica de la barrera de ultrafiltrado glomerular. **A.** Las flechas negras señalan las fenestraciones de las células endoteliales. Las flechas blancas muestran los pedicelos de los podocitos. **B.** Se observa la membrana de ultrafiltrado con las láminas raras (flechas celestes): la interna en contacto con el endotelio y la externa en contacto con los pedicelos. La flecha azul señala la lámina densa medial. **C.** Se observan los pedicelos de los podocitos y entre ellos las ranuras de filtración con sus diafragmas (flechas rojas).

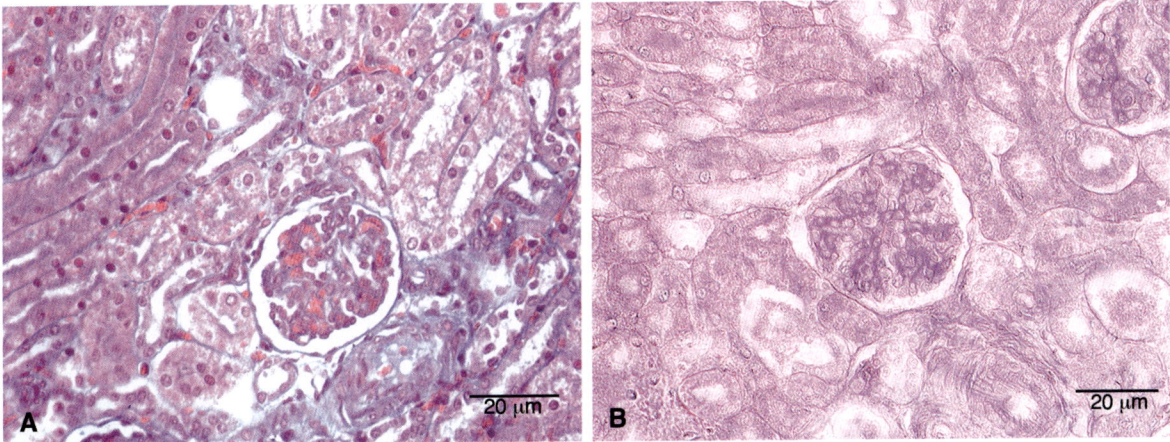

Fig. 15-8. Fotomicrografías ópticas de un corte histológico de riñón de rata teñido con (**A**), tricrómico de Mallory y (**B**) PAS en las que se observan corpúsculos renales. Con esta tinción se visualizan todas las membranas basales de los epitelios y, muy definidas las pertenecientes a los capilares glomerulares.

(cateninas y P-cadherina). La nefrina es una proteína transmembrana de la superfamilia de las inmunoglobulinas que se encuentra en el diafragma de las ranuras de filtración. Su interacción con la nefrina (homóloga) perteneciente a los podocitos adyacentes también forma parte de esta membrana. El dominio intracelular de la nefrina interactúa con la podocina y otras proteínas reguladoras que facilitan la polimerización de la actina y regulan el tamaño de la ranura de filtración. A través de esta barrera se produce el filtrado selectivo de los componentes de la sangre. Esta selección tiene en cuenta el peso molecular, la carga y la forma de las moléculas que atraviesan la BFG.

Las fenestraciones de los capilares que tienen un diámetro aproximado de 70 nm actúan como un filtro grueso e impiden el paso de los elementos formes de la sangre. También impiden el paso de las proteínas de peso molecular que superen los 70 KDa Si bien la albúmina tiene un peso cercano al mencionado y parte de ella puede pasar al espacio urinario, se reabsorbe en el túbulo contorneado proximal. El alto contenido de glucosaminoglucanos de la membrana basal glomerular la convierte en una región con muchas cargas negativas. Debido a ello, las moléculas con carga positiva la atraviesan con mayor facilidad que aquellas que tienen carga negativa. Por último, las ranuras de filtración de los pedicelos que pueden regular el tamaño de su luz dificultan el paso de componentes globulares.

Uno de los hallazgos más importantes de los últimos años ha sido la identificación de nuevas proteínas involucradas en la estructura y la función de la BFG. Por ejemplo, se han descubierto proteínas de los podocitos como la nefrina, que cumple un papel estructural y funcional importante en el diafragma de hendidura de estas células, ya que evita la fuga de proteínas plasmáticas, glóbulos y macromoléculas a la orina. El daño de los podocitos da como resul-

tado la liberación de nefrina. Las podocitopatías son enfermedades renales en las que el daño de los podocitos provoca proteinuria, es decir, síndrome nefrótico. Muchas enfermedades renales implican podocitopatías, incluidos el síndrome nefrótico congénito de tipo finlandés, la nefropatía diabética, la nefropatía lúpica, la nefropatía hipertensiva, la preeclampsia, entre otras. Recientemente, la medición de la nefrina urinaria ha cobrado importancia en la detección temprana de las podocitopatías. Otras proteínas nuevas también están relacionadas con la formación y el mantenimiento de la membrana basal glomerular. Asimismo, se han realizado avances significativos en la comprensión de la estructura y función de la BFG, y se ha demostrado que los podocitos, tienen una capacidad regenerativa limitada, lo que puede ser relevante para entender la progresión de enfermedades renales como la nefritis lúpica. Además, se ha descubierto que ciertas células inmunitarias, como los macrófagos, pueden desempeñar un papel importante en el mantenimiento de la integridad de la BFG. Los estudios han demostrado que los macrófagos pueden fagocitar y eliminar los podocitos dañados, y evitar así la progresión de la enfermedad renal. (**Proyección médico-clínica 15-1. Compromiso de la membrana basal glomerular**).

Túbulo contorneado proximal

El túbulo contorneado proximal recibe el ultrafiltrado proveniente del espacio urinífero y es a este nivel donde se produce la mayor reabsorción de sus componentes.
- Está formado por un epitelio cúbico simple cuyas células tienen las características típicas de las células encargadas de la absorción y el transporte de los líquidos. Con la técnica de hematoxilina-eosina, las células de este túbulo presentan un citoplasma

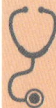

Proyección médico-clínica

15-1. Compromiso de la membrana basal glomerular

Las características funcionales del riñón lo convierten en un órgano sensible a las alteraciones estructurales. La afectación de cualquier elemento constitutivo, vascular, tubular, intersticial o glomerular puede expresarse como una falla funcional, ya sea en el mantenimiento del equilibrio hidroelectrolítico, en la depuración de desechos nitrogenados o en la actividad hormonal.

A modo de ejemplo, nos referiremos a dos glomerulopatías con alteraciones de la membrana basal: la nefropatía membranosa y la enfermedad de Alport.

La observación de la membrana basal normal de la barrera de filtrado glomerular (BFG) a nivel ultraestructural mediante microscopía electrónica de transmisión permite identificar una lámina rara en contacto con el endotelio (lámina rara interna), una gruesa lámina densa medial y, nuevamente, una lámina rara externa en contacto con los podocitos.

Nefropatía membranosa

La nefropatía membranosa es la causa más frecuente de síndrome nefrótico del adulto (proteinuria mayor de 3,5 g en la orina de 24 horas, hipoproteinemia y edema). Su patogenia puede estar relacionada con enfermedades sistémicas, causas infecciosas, inmunitarias o idiopáticas.

Se caracteriza histológicamente por el engrosamiento difuso de las paredes capilares debido al depósito de inmunocomplejos en la región subepitelial (**fig. PMC 15-1 A**).

La afectación de los glomérulos es difusa y global, es decir, afecta todos los glomérulos de forma completa. Inicialmente, los depósitos se encuentran en la vertiente epitelial de la membrana basal, luego se integran a esta y comienzan su reabsorción en etapas más avanzadas. Por su evolución, se la considera una enfermedad de curso crónico y lento, con posibilidad de progresión a la insuficiencia renal.

Enfermedad de Alport

La enfermedad de Alport obedece a una alteración conformacional de la membrana basal glomerular, de causa genética, que se produce como consecuencia de la síntesis defectuosa de una de las cadenas del colágeno IV. En la membrana basal hay dos entramados de colágeno de tipo IV: uno formado por las cadenas alfa-1 y alfa-2, más abundantes en las capas externa e interna (lámina rara interna y externa), y otro por las cadenas alfa-3, alfa-4 y alfa-5 en la lámina densa. Las cadenas alfa-3, alfa-4, alfa-5 y alfa-6 están más restringidas al glomérulo, el oído interno, el ojo, el pulmón y el túbulo seminífero. La enfermedad originalmente descrita por Alport está ligada al cromosoma X, donde se codifica la información para la síntesis de las cadenas alfa-5 y alfa-6, constituyentes fundamentales del heterotrímero del colágeno IV.

Como consecuencia del colágeno defectuoso y las malas asociaciones supramoleculares con otros elementos constitutivos de la membrana basal, como la laminina y el heparán-sulfato, se produce la pérdida de proteínas en la orina y la fragmentación de la membrana basal, con la consiguiente hematuria.

La morfología ultraestructural revela membranas basales glomerulares generalmente ensanchadas y laminadas, que alternan con sectores de adelgazamiento (**fig. PMC 15-1 B**).

La progresión de la enfermedad lleva al colapso capilar, aumento de la matriz extracelular con membranas basales ensanchadas y adheridas entre sí, y sectores de esclerosis del glomérulo. En estos casos, la insuficiencia renal es progresiva e insidiosa.

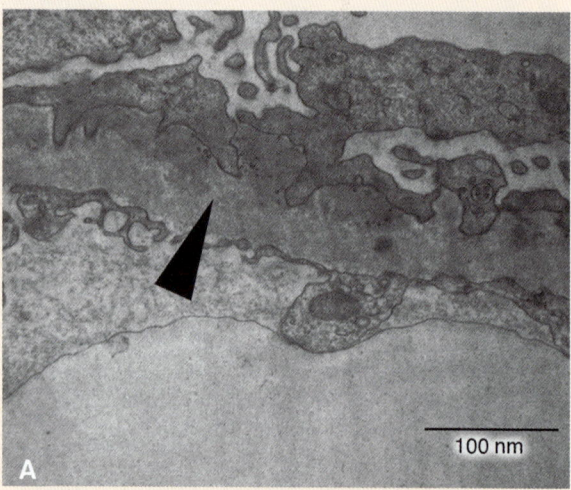

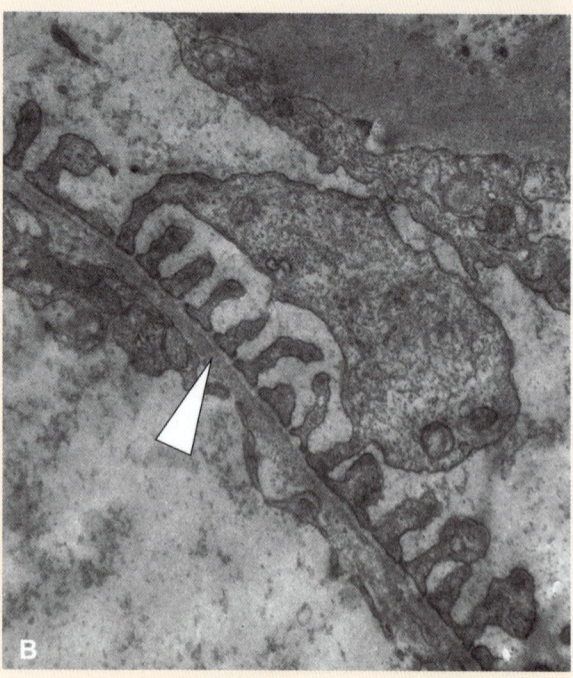

100 nm

Fig. PMC 15-1. Fotomicrografías electrónicas de transmisión de la barrera de filtrado glomerular provenientes de biopsias humanas **A.** Engrosamiento de la membrana basal (flecha negra) característica de la glomerulopatía membranosa. **B.** Alteración en el espesor de la membrana basal (engrosamientos y adelgazamientos) propia de la enfermedad de Alport. La flecha blanca señala un adelgazamiento de la membrana basal. (Cortesía del profesor Néstor Lago).

intensamente acidófilo debido a la abundancia de mitocondrias y proteínas. A su vez, las numerosas microvellosidades apicales le confieren a la luz tubular un contorno mal definido, de modo que parece casi ocluida. El núcleo celular es esférico, con cromatina laxa y ubicación central (**fig. 15-9**). Su superficie apical presenta abundantes microvellosidades rectas, largas y muy juntas a las que se denomina ribete en cepillo. Esta diferenciación apical de su membrana les confiere una amplia superficie que facilita la absorción de iones, agua, glúcidos y aminoácidos o pequeños péptidos.

- Los estudios de microscopía electrónica de este epitelio han determinado que, en su región lateral, estas células muestran complejos de unión compuestos por *zonulas occludens* que separan el espacio luminal del túbulo del espacio intercelular y también uniones adherentes (*zonulas adherens*) que mantienen la unión entre células vecinas. Presentan, además, numerosos pliegues que se interdigitan con los pliegues de las células vecinas, de manera que aumentan la superficie de intercambio con el espacio extracelular que las rodea (**fig. 15-10**).
- La superficie basal también presenta numerosos pliegues de la membrana plasmática entre los cuales se ubican abundantes mitocondrias alargadas dispuestas en paralelo.

En el túbulo contorneado proximal, se reabsorbe gran cantidad del ion Na⁺ filtrado. Lo hace por medio de una bomba de sodio-potasio. Esta bomba es una proteína transmembrana que se ubica en la superficie basolateral de las células tubulares. La sodio-potasio ATPasa envía Na⁺ al espacio intercelular, el cual arrastra Cl⁻ para mantener el equilibrio electroquímico y el aumento de NaCl en el espacio intercelular genera un gradiente osmótico que promueve la reabsorción de agua a través de canales denominados acuaporinas. La proteína de transmembrana que los constituye en este túbulo se denomina acuaporina 1. El paso del agua al interior de la célula y su salida al espacio intercelular no requiere gasto de ATP. El agua reabsorbida en el túbulo contorneado proximal se devuelve rápidamente al lecho vascular.

Otro elemento muy importante que se reabsorbe en este túbulo es la glucosa, y lo hace con gasto de energía a través de un transportador situado en la membrana apical de la célula tubular. La cantidad de glucosa que se puede reabsorber en el túbulo depende de la disponibilidad de este transportador, por lo que en pacientes diabéticos con glucemia (concentración de glucosa en la sangre) elevada, el transportador se satura y no es posible su reabsorción total a nivel tubular, por lo que aparece glucosa en la orina (glucosuria). Las proteínas y los polipéptidos presentes en el ultrafiltrado se reabsorben por una endocitosis mediada por receptor. El receptor que promueve la endocitosis está compuesto por proteína denominada megalina, que puede unirse a diversas sustancias como lipoproteínas, vitaminas, fármacos y albúmina, entre otras. Dada la posibilidad de unirse a muchas sustancias, también se denomina receptor multiligando. En la membrana apical de las células del túbulo contorneado proximal existen además receptores específicos para determinadas sustancias como el receptor para ácido fólico y el receptor de factor intrínseco. Las proteínas y polipéptidos endocitados forman endosomas tempranos y posteriormente son procesados en el sistema endosómico-lisosomal.

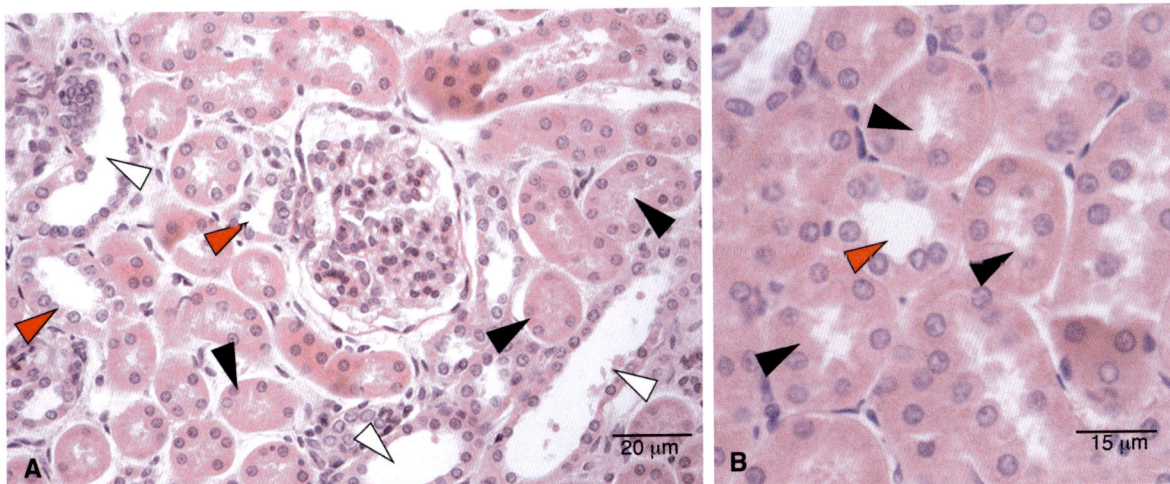

Fig. 15-9. A. Fotomicrografía óptica de la corteza renal. Las flechas rojas señalan los túbulos contorneados distales, las flechas negras los túbulos contorneados proximales y las flechas blancas los túbulos colectores. **B.** A mayor aumento, se observan los túbulos contorneados proximales (flechas negras) y los túbulos contorneados distales (flecha roja).

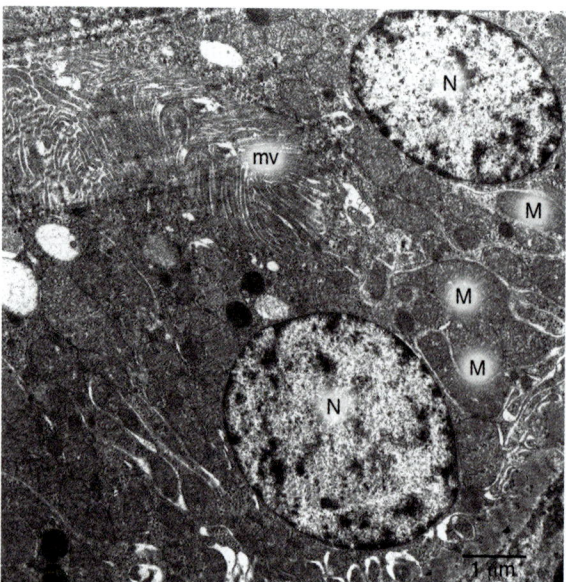

Fig. 15-10. Fotomicrografía electrónica de la corteza renal. Se observan células del túbulo contorneado proximal. En la región apical las células presentan microvellosidades (mv) y en la porción basal se aprecian pliegues con abundantes mitocondrias (M).

Túbulo recto proximal

El túbulo recto proximal también se considera el asa gruesa descendente de Henle y está situado en la porción más externa de la médula renal (véase **fig. 15-3**). Está formado por un epitelio cúbico simple como el contorneado proximal, pero a diferencia de este último, sus células presentan un ribete en cepillo menos desarrollado, con microvellosidades más cortas y menos abundantes. Sus pliegues laterobasales y las interdigitaciones intercelulares también están menos desarrollados. El número de mitocondrias es menor y se ubican aleatoriamente dentro del citoplasma. Su morfología se asocia a su menor capacidad de reabsorción, aunque reabsorbe los mismos compuestos que el túbulo contorneado proximal (véase **fig. 15-3**).

Segmento delgado del asa de Henle

La porción gruesa descendente del asa de Henle se estrecha bruscamente, lo que disminuye de manera notable el calibre de su luz y el epitelio cúbico simple se transforma en un epitelio plano simple (**fig. 15-11**). El ribete en cepillo desaparece y en la superficie luminal de las células solo se observan algunas microvellosidades cortas e irregulares. Los núcleos protruyen hacia la luz del túbulo y a menudo pueden confundirse con capilares sanguíneos. Sin embargo, en el corte transversal, a diferencia de los capilares sanguíneos, se observan dos o más núcleos (véase **fig. 15-11**). Mediante microscopía electrónica se observa el escaso número de interdigitaciones y una marcada disminución de la cantidad de organelas (**fig. 15-12**).

La longitud de este segmento varía según la ubicación de cada nefrón en la corteza (véase **fig. 15-1**). Los nefrónes cuyos corpúsculos renales se ubican en la región más externa de la corteza renal (nefrón corticales) tienen segmentos delgados más cortos; en ellos no hay una porción delgada ascendente del asa. Los nefrónes cuyos corpúsculos renales se sitúan cercanos a la médula (nefrón yuxtamedulares) tienen un segmento delgado más largo, con una porción descendente, una curvatura y una porción ascendente. Los segmentos delgados más largos llegan hasta la papila, la porción

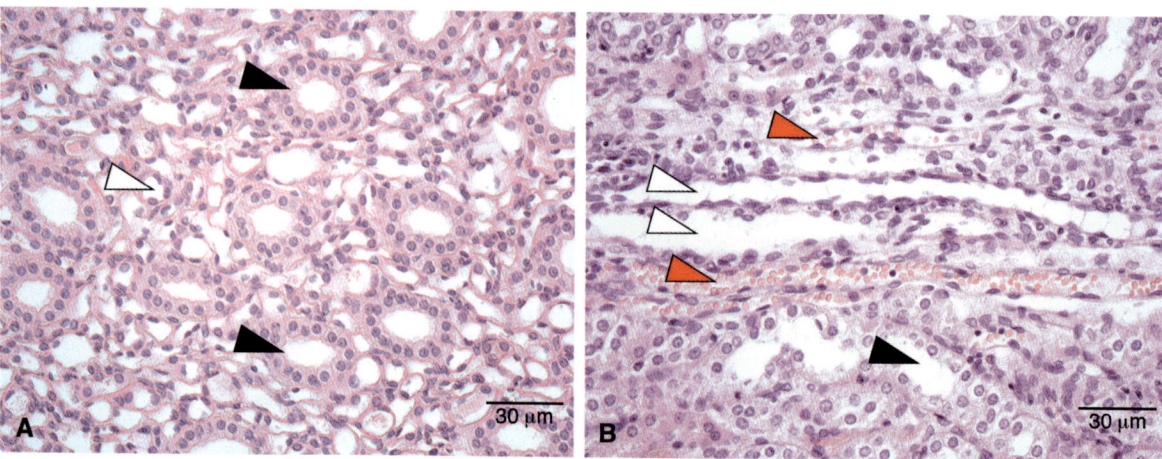

Fig. 15-11. Fotomicrografías ópticas de un corte histológico de médula de riñón de rata teñido con H-E. **A.** Cortes transversales de túbulos colectores (flechas negras) y asas delgadas de Henle (AdH, flecha blanca). **B.** Cortes longitudinales de túbulos colectores (flechas negras) y asas delgadas de Henle (AdH, flechas blancas). Obsérvese la diferencia entre AdH y el corte de un capilar sanguíneo (flechas rojas).

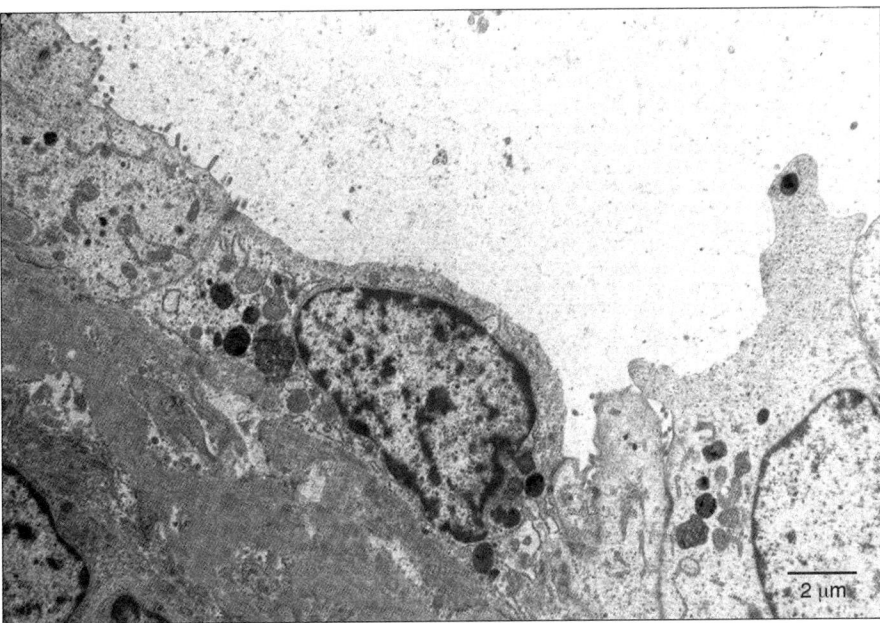

Fig. 15-12. Fotomicrografía electrónica de la médula renal. Se observan células del asa delgada de Henle.

ascendente que se continúa con el segmento grueso del asa (véase **fig. 15-3**).

Se describen cuatro tipos celulares en este segmento tubular:

- **Células de tipo I:** se localizan en la primera porción (descendente) del asa. Estas células presentan escasas interdigitaciones. Se ubican en la porción descendente de las asas cortas.
- **Células de tipo II:** se localizan en la primera porción descendente de las asas largas. Estas células son un poco más altas que las anteriores y tienen mayor número de microvellosidades en su superficie, así como numerosas interdigitaciones intercelulares.
- **Células de tipo III:** se localizan en la porción más profunda de la médula renal. Aquí las células tienen pocas microvellosidades e interdigitaciones. Su citoplasma es escaso y presenta pocas organelas.
- **Células de tipo IV:** se localizan en la porción ascendente delgada del nefrón yuxtamedulares. Presentan muy pocas microvellosidades y abundantes interdigitaciones de gran complejidad.

Hasta ahora no se han podido relacionar las diferencias morfológicas entre estos tipos celulares y su función; sin embargo, es posible que su estructura sea un reflejo de su participación en el mecanismo de contracorriente que ocurre en la médula renal.

Las ramas descendente y ascendente del segmento delgado tienen una permeabilidad diferente al agua y los solutos (véase **fig. 15-8**).

Asa gruesa ascendente de Henle (túbulo recto distal)

Esta porción tubular recorre la región más externa de la médula y se dirige a la corteza hacia su propio corpúsculo renal (véase **fig. 15-3**). El epitelio plano simple del asa delgada aumenta su altura y se transforma en un epitelio de tipo cúbico simple. Con la técnica histológica de hematoxilina-eosina, el citoplasma de estas células es moderadamente acidófilo y el núcleo se sitúa en la región apical de la célula. Mediante la microscopía electrónica de transmisión estas células presentan abundantes interdigitaciones laterales y pliegues de la membrana celular en la región basal. Entre estos pliegues basales se observan mitocondrias dispuestas de forma paralela al eje de la célula. En este epitelio es posible identificar algunas células que presentan abundantes microvellosidades, mientras que otras presentan una superficie apical casi lisa con escasas microvellosidades en las zonas de contacto entre células vecinas.

El segmento delgado del asa de Henle es muy permeable al agua porque, al igual que el túbulo contorneado proximal, presenta canales de acuaporina 1 y, por el contrario, es impermeable al Na$^+$, por lo que a ese nivel no se produce su reabsorción. De forma opuesta, el asa ascendente de Henle se vuelve impermeable al agua y se produce una reabsorción de NaCl semejante a la que ocurre en el túbulo contorneado proximal. Esta diferencia de permeabilidad genera a nivel medular un intersticio hipertónico que es el responsable del mecanismo de contracorriente (véase **fig. 15-8**).

Mácula densa

A medida que la parte recta del túbulo distal se aproxima al polo vascular de su propio corpúsculo, las células del epitelio cúbico que lo forman se vuelven más altas y se agrupan para formar la mácula densa. Esta se encuentra en la transición entre las porciones recta y contorneadas del túbulo distal. La microscopía óptica muestra que las células tubulares próximas al corpúsculo renal se vuelven más delgadas y altas (cilíndricas) con sus núcleos apicales de cromatina densa muy cercanos entre sí (disposición en forma de empalizada), que con hematoxilina-eosina tienen el aspecto de una mancha intensamente basófila. De ahí el nombre de mácula densa, dispuesta en forma recta, lo que da al corte transversal de esta parte del túbulo contorneado distal el aspecto de un estribo (véase **fig. 15-5**).

Túbulo contorneado distal

El túbulo contorneado distal se sitúa en la corteza renal y en las proximidades del corpúsculo renal del nefrón al cual pertenece. Tiene aproximadamente un tercio de la longitud del túbulo contorneado proximal. Se extiende desde la mácula densa hasta el túbulo colector. Mediante la microscopía óptica se observa que está compuesto por un epitelio cúbico simple. Su luz es más amplia que la de los túbulos contorneados proximales, la acidofilia de su citoplasma es menor y su núcleo se localiza en la región apical de la célula (véase **fig. 15-9**). En los preparados histológicos con técnica de hematoxilina-eosina, estas tres características permiten diferenciarlo del túbulo contorneado proximal (véase **fig. 15-9**).

Con microscopía electrónica de transmisión muestra que las células de esta porción tubular carecen de ribete en cepillo, aunque pueden verse microvellosidades cortas dispersas. Hay pliegues e interdigitaciones en las superficies laterales y abundantes pliegues basales. Las mitocondrias son aplanadas, tienen forma de bastón y se disponen paralelas entre sí en medio de los pliegues de la membrana plasmática, sobre todo en la región basal de las células (**fig. 15-13**).

En la porción terminal de este túbulo, en las cercanías de su desembocadura en el túbulo colector, las células que lo componen presentan canales acuosos de acuaporina 2. Este canal está regulado por la hormona antidiurética (ADH).

A la altura de este túbulo se produce la reabsorción del Na^+ acompañada por la excreción de K^+, la reabsorción de bicarbonato y la excreción de amonio (**fig. 15-14**).

Túbulos colectores y papila renal

Los túbulos colectores se originan en la corteza renal y se ubican a continuación del túbulo contorneado distal. Se dirigen hacia la médula por los rayos medulares (véase **fig. 15-3**). Estos túbulos recogen la orina hipoosmótica de los nefrones y a su nivel se produce la concentración de la orina. En la médula, los túbulos colectores se fusionan y dan origen a los conductos papilares de Bellini, situados en la punta de cada papila renal.

Los túbulos colectores están formados por un epitelio cúbico simple cuyas células a la microscopía óptica y con la técnica de hematoxilina-eosina presentan límites bien definidos. El citoplasma de la mayor parte de las células es acidófilo pálido y la superficie apical de las células se puede observar ligeramente convexa (véanse **figs. 15-9** y **15-11**). A medida que las células de estos túbulos se alejan de la corteza renal y se acercan a la papila crecen en altura y se vuelven cilíndricas. Se describen dos tipos celulares: células principales o claras, y células intercalares u oscuras (**fig. 15-15**).

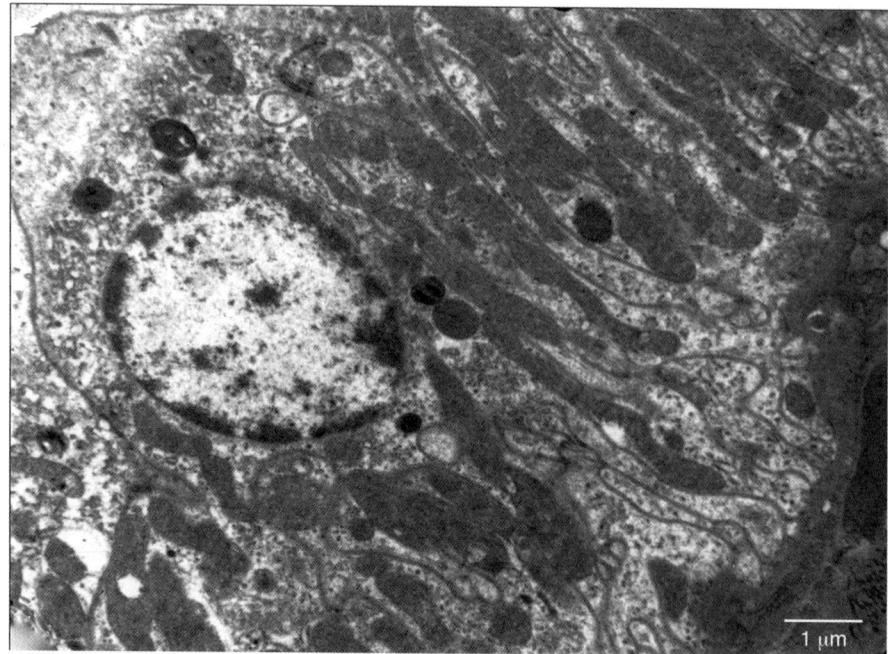

Fig. 15-13. Fotomicrografía electrónica de la corteza renal. Se observan células del túbulo contorneado distal. En la región basal presentan pliegues con abundantes mitocondrias.

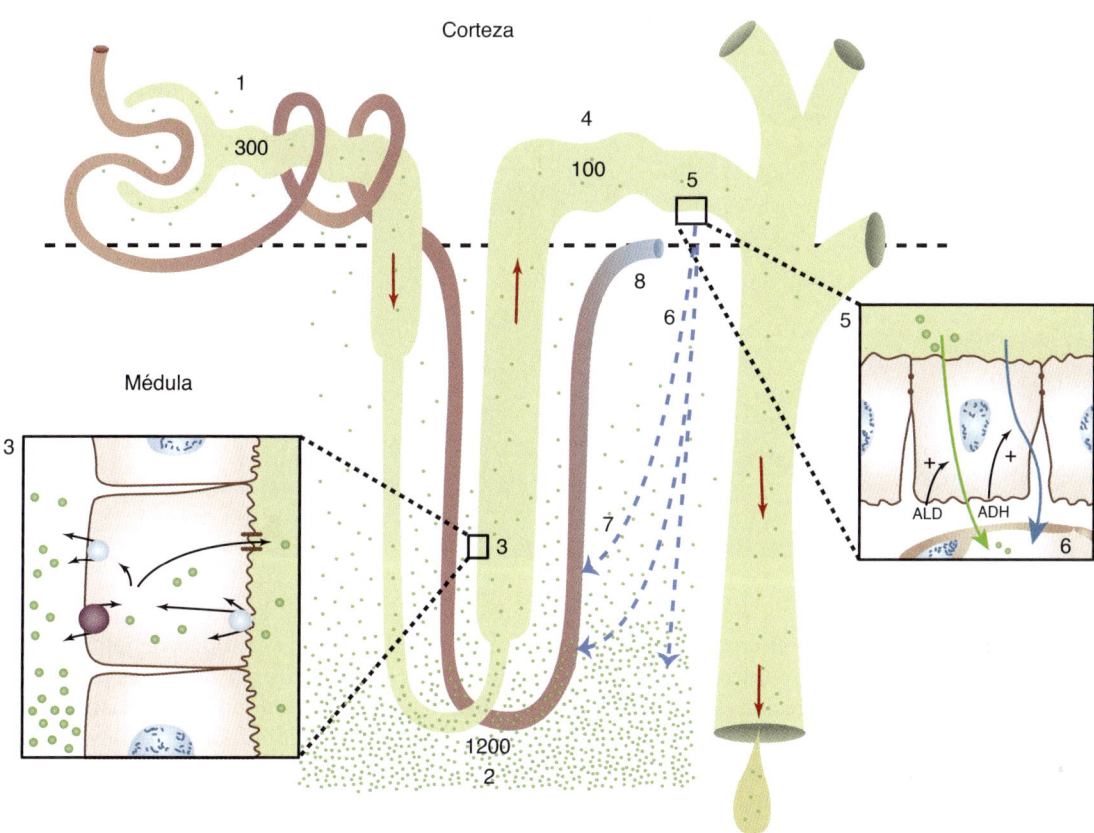

Fig. 15-14. Mecanismo de multiplicación de contracorriente. El ultrafiltrado glomerular en el túbulo contorneado proximal tiene una osmolaridad de 300 mosm/L (1); al descender por el asa descendente de Henle, la osmolaridad del ultrafiltrado, así como la del intersticio y la del asa de los *vasa recta* aumenta, y puede alcanzar hasta 1200 mosm/L (2). El aumento de la osmolaridad en la médula renal se debe a la de bomba Na^+-K^+-ATPasa (3) (en rojo) y a otras bombas (en celeste) que expulsan iones (Cl, Na y K) de la luz tubular hacia el intersticio renal, los cuales se concentran en la profundidad de la médula. El asa delgada de Henle es impermeable a los iones, pero no al agua. Esta última sale hacia el intersticio atraída por la hipertonicidad, lo que aumenta la osmolaridad dentro del asa descendente. El asa ascendente, en cambio, expulsa activamente los iones, pero es impermeable al agua, por lo que la osmolaridad intratubular desciende e incluso llega a ser inferior a la del plasma en el túbulo contorneado distal (100 mosm/L) (4). Obsérvese que la dirección del flujo en ambas asas circula en forma contraria (contracorriente) y que las bombas provocan la acumulación de los iones en la profundidad de la médula (multiplicación). Cuando se produce una falta de ingesta de agua o deshidratación, el aumento de la osmolaridad plasmática actúa sobre los osmorreceptores a nivel hipotalámico, lo que estimula la sed y la liberación de hormona antidiurética (ADH) en la neurohipófisis, la cual induce (5) la reabsorción de agua en el túbulo contorneado distal y los túbulos colectores. Por otra parte, la aldosterona también arrastra agua al inducir la reabsorción de Na. El agua puede reabsorberse (6) solo si existe una médula hiperosmolar que la atraiga y, así ingresa en los *vasa recta*, rama ascendente (7), para redistribuirse por el resto del organismo (8). Como resultado de la acción de la ADH, se produce la antidiuresis, con la excreción de una orina concentrada en solutos, mientras que en el caso de la diuresis hídrica, la ADH está inhibida, por lo que la orina será más diluida (con menos solutos). Nótese que si los capilares de la médula (*vasa recta*) no tuvieran forma de asa, "lavarían" la médula al descargar la sangre venosa en el hilio, lo que impediría la producción del proceso de contracorriente.

Las células claras son las más abundantes y su número aumenta a medida que el túbulo se aproxima a la región más profunda de la médula. Como su nombre lo indica, su citoplasma es pálido con un núcleo esférico y central. Mediante microscopía electrónica de transmisión se observan abundantes repliegues de la membrana basal, es-

casas microvellosidades y mitocondrias esferoidales. Estas células tienen abundantes canales de acuaporina 2, 3 y 4.

Las células intercalares son menos numerosas y están prácticamente ausentes en la porción del túbulo más próxima a la papila renal. Su citoplasma es acidófilo más oscuro que el de las principales debido a la abundancia

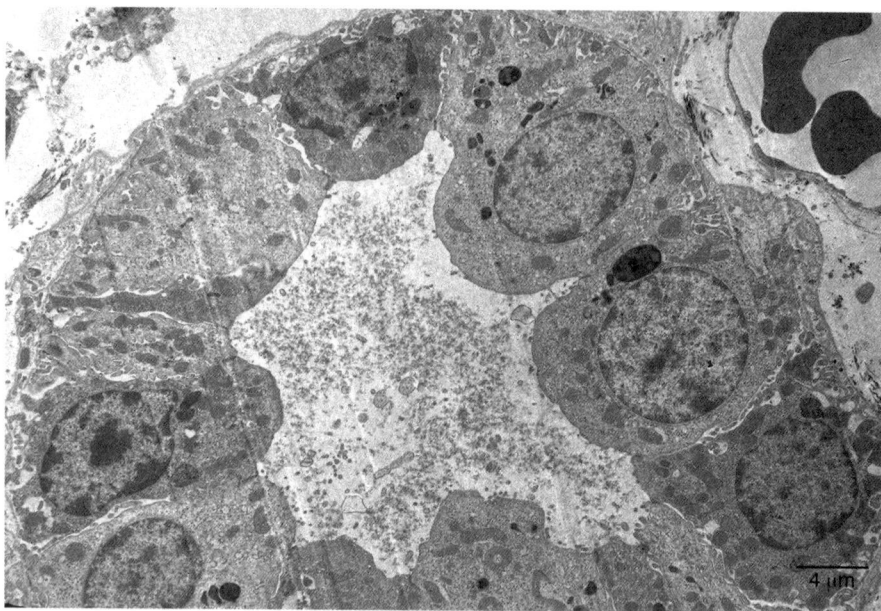

Fig. 15-15. Fotomicrografía electrónica de la médula renal. Se observan células del túbulo colector con células con convexidad apical.

de mitocondrias. El microscopio electrónico muestra repliegues de la superficie apical y microvellosidades. Estas células participan en la secreción de H⁺ o de bicarbonato según sea necesario.

Los cálices y la pelvis renal tienen una estructura similar. Están revestidos por un epitelio polimorfo y subyacente a este hay un tejido conectivo laxo. Ambos tejidos, al salir del riñón constituirán la mucosa de las vías de excreción de orina: uréteres y vejiga.

Pelvis renal

La orina que emerge de los túbulos colectores fluye hacia los cálices menores, los cálices mayores y la pelvis renal. Esta última presenta forma de embudo y desemboca en el hilio del órgano, donde se continúa con la porción inicial del uréter. Tanto los cálices menores y mayores como la pelvis renal están revestidos por urotelio que, en los cálices menores, presenta dos capas de células que aumentan hasta cuatro o cinco a la altura de los uréteres. Por debajo de este se observa una capa delgada de tejido conectivo laxo.

Células intersticiales

El intersticio renal está constituido por tejido conectivo, y su distribución es diferente entre la corteza renal y la médula. En la corteza ocupa las estrechas brechas entre los corpúsculos renales y los túbulos contorneados tanto proximales como distales. La mayor parte de las células son semejantes a fibroblastos, pero con prolongaciones más largas y numerosas. También es frecuente encontrar células del sistema inmunitario. El aspecto de estas células es similar al de las presentadoras de antígenos como los macrófagos y las células dendríticas.

En la médula renal, la cantidad de tejido intersticial es mayor y la morfología celular es más variada. Se pueden encontrar algunos fibroblastos modificados cargados de lípidos. Estas células presentan prolongaciones que se hallan en contacto tanto con las asas de Henle como con los capilares sanguíneos vecinos. La microscopía electrónica evidencia un retículo endoplasmático rugoso y un aparato de Golgi bien desarrollados. La función de estas células es la secreción de prostaglandinas, en especial E2, que disminuyen la presión arterial y favorecen la eliminación de Na⁺.

Irrigación renal

Los riñones están irrigados por las arterias renales, que son ramas de la arteria aorta. Cada arteria renal se divide, en el hilio del órgano, en ramas segmentarias ubicadas delante o detrás de la pelvis renal. Estas arterias segmentarias originan las arterias interlobulares, que penetran en el parénquima renal y circulan por las columnas de Bertin. Al llegar al límite corticomedular, originan arterias con forma de arco denominadas arterias arciformes, que circulan paralelas a la superficie del riñón. De cada arteria arciforme parten numerosas arterias interlobulillares que se dirigen radialmente hacia la superficie del órgano entre los rayos medulares. Las arterias interlobulillares originan en su recorrido numerosas arteriolas aferentes a los distintos glomérulos renales de la corteza. Las arteriolas aferentes se capilarizan en los glomérulos. Cada ovillo de capilares se continúa con una arteriola eferente. Las arteriolas eferentes de los glomérulos corticales originan una red de capilares que rodean los túbulos contorneados proximales y distales, y también capilares en forma de asa que acompañan a los túbulos de los rayos medulares (vasos rectos falsos). Las arteriolas eferentes de los glomérulos yuxtamedulares originan vasos largos que alcanzan la parte más interna de la médula y constituyen los vasos rectos verdaderos. Estos vasos se capilarizan distalmente, participan en el mecanismo de contracorriente y regresan como venas rectas ascendentes al límite corticomedular, donde drenan en las venas arciformes. Estas últimas drenan en las venas interlobulares, que se fusionan para originar las venas segmentarias y la vena renal.

El flujo venoso de la corteza es algo diferente. Los capilares peritubulares de los glomérulos próximos a la superficie drenan en vasos venosos de un plexo constituido por venas estrelladas, las cuales drenan su contenido en venas interlobulillares, y estas en venas arciformes, venas interlobulares, venas segmentarias y venas renales. Los capilares de los glomérulos corticales algo más profundos drenan en las venas interlobulillares por medio de las venas corticales profundas, con un recorrido sanguíneo restante análogo al ya descrito (**fig. 15-16**).

Sistema porta renal

En el riñón existe un sistema porta arterial constituido por dos lechos o plexos capilares entre los cuales se interpone un vaso arterial que lleva la sangre de un lecho a otro. El primer lecho capilar está formado por los capilares glomerulares, el vaso es la arteriola eferente de cada glomérulo renal y el segundo lecho capilar es el conjunto de capilares peritubulares (véase **fig. 15-16**).

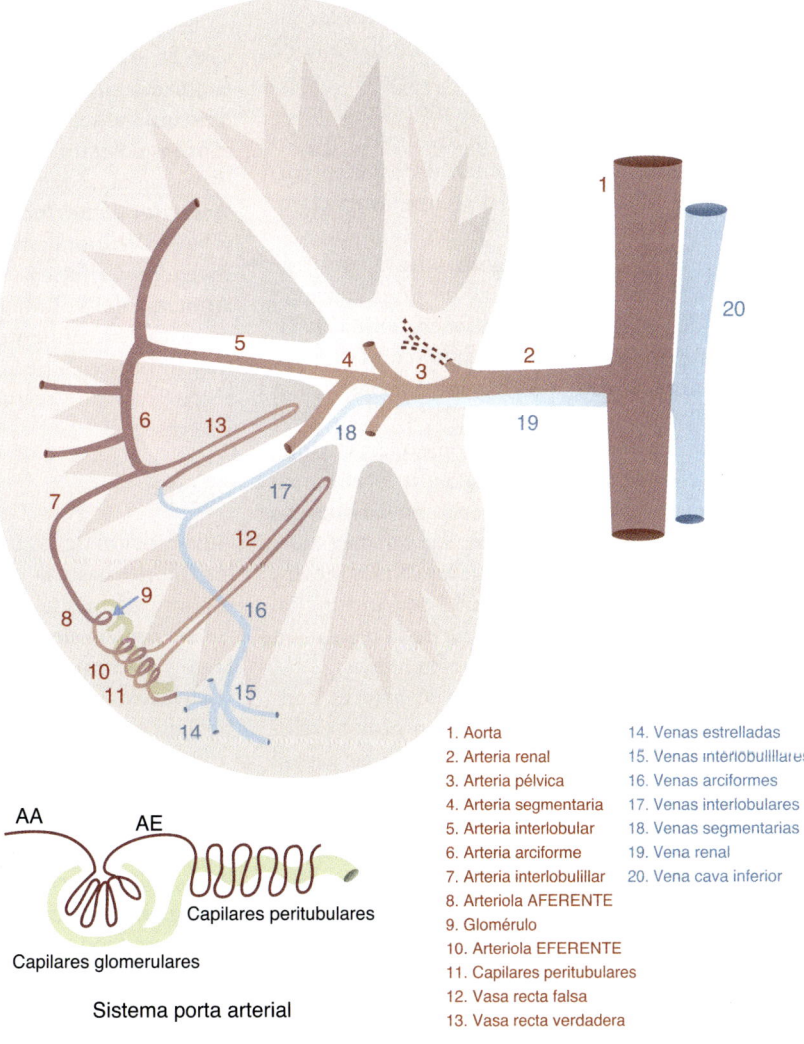

Fig. 15-16. Circulación renal. Los vasos arteriales se representan en rojo y los vasos venosos, en azul. En la parte inferior del esquema se representa el sistema porta renal, constituido por los capilares glomerulares, la arteriola eferente y los capilares peritubulares.

AA   AE

Capilares peritubulares

Capilares glomerulares

Sistema porta arterial

1. Aorta
2. Arteria renal
3. Arteria pélvica
4. Arteria segmentaria
5. Arteria interlobular
6. Arteria arciforme
7. Arteria interlobulillar
8. Arteriola AFERENTE
9. Glomérulo
10. Arteriola EFERENTE
11. Capilares peritubulares
12. Vasa recta falsa
13. Vasa recta verdadera
14. Venas estrelladas
15. Venas interlobulillares
16. Venas arciformes
17. Venas interlobulares
18. Venas segmentarias
19. Vena renal
20. Vena cava inferior

APARATO YUXTAGLOMERULAR

El riñón desempeña un papel central en el control del equilibrio iónico, del volumen de líquido extracelular y de la presión de la sangre.

La regulación renal de la tensión arterial se logra mediante el control de la resistencia vascular periférica y la reabsorción de Na^+ y agua. Para ello, una estructura compleja denominada aparato yuxtaglomerular (AYG) libera renina que activa un sistema fisiológico llamado sistema renina-angiotensina-aldosterona (SRAA).

El AYG es sitúa en la región donde se ponen en contacto el corpúsculo renal y el túbulo distal de la mismo nefrón (véase **fig. 15-4**). Está compuesto por la mácula densa, que constituye una zona especializada del túbulo contorneado distal; un componente vascular que corresponde a las células yuxtaglomerulares, células musculares lisas pertenecientes a las arteriolas aferentes y eferentes que se especializan en secretar renina, y células del mesangio extraglomerular, también llamadas: células de Polkissen, células de Goormaghtigh o células *lacis* (del francés 'redecillas').

Las arteriolas aferentes y, en menor medida, las eferentes, presentan una composición similar a la de otras arteriolas del organismo, pero además contienen células yuxtaglomerulares, que son células musculares lisas modificadas de la túnica media que, al acercarse a la mácula densa, toman un aspecto epitelioide con un núcleo esferoidal y citoplasma claro. La microscopía electrónica de transmisión muestra un retículo endoplasmático rugoso y un aparato de Golgi bien desarrollados, además de gran cantidad de gránulos de secreción que contienen renina. Estas células están en contacto, por un lado, con la íntima del vaso y, por otro, con la región basal de las células de la mácula densa.

Las células del mesangio extraglomerular se tiñen pálidamente con hematoxilina-eosina y se localizan en el polo vascular del corpúsculo renal, en ángulo entre las arteriolas aferente y eferente. Sus características morfológicas son semejantes a las de las células mesangiales intraglomerulares (véase **fig. 15-4**). Su función es discutida, ya que parecen intervenir en la regulación del flujo de las arteriolas aferentes y eferentes.

Las células de la mácula densa están en estrecho contacto con las yuxtaglomerulares y envían prolongaciones citoplasmáticas hacia ellas porque solo las separa una membrana basal incompleta.

Existe una gran cantidad de uniones en hendidura entre las células yuxtaglomerulares y las de la mácula densa para percibir e integrar señales que actúan como un sistema sofisticado de comunicación. Las uniones en hendidura permiten que estas células funcionen como un sincitio sincronizado.

Las células de la mácula densa actúan como sensores que perciben los cambios en la concentración de Na^+ (quimiorreceptor) en el líquido tubular; por otro lado, las células yuxtaglomerulares actúan como sensores de estiramiento ante cambios en la tensión arterial (barorreceptor). Tanto la disminución de la concentración de Na^+ dentro del túbulo distal como la disminución de la tensión arterial estimulan la síntesis y la liberación al torrente circulatorio de renina por las células yuxtaglomerulares, lo que activa el sistema renina-angiotensina-aldosterona.

Sistema renina-angiotensina-aldosterona

La renina sintetizada por las células yuxtaglomerulares es una hormona que escinde una proteína plasmática denominada angiotensinógeno y la transforma en angiotensina I, que posteriormente se transforma en angiotensina II por acción de una enzima convertidora de angiotensina (ECA) que se encuentra mayoritariamente en el endotelio del lecho vascular pulmonar.

La angiotensina II es un potente vasoconstrictor que incrementa tanto la presión sistólica como la diastólica a través de la contracción de las paredes de los vasos arteriolares. Por otra parte, la angiotensina II también actúa sobre la capa glomerular de la corteza suprarrenal y promueve la secreción de la hormona aldosterona; esta, a su vez, actúa sobre los túbulos colectores renales e induce la reabsorción de Na^+ y agua. Además, la angiotensina II estimula la secreción de hormona antidiurética (neurohipófisis) y la sed (hipotálamo). Tanto el aumento de la resistencia periférica (contracción arteriolar) como el aumento del volumen de agua y iones reabsorbidos provocan un aumento de la presión arterial. Este aumento inhibe la producción de renina, lo que cierra el circuito por retroalimentación negativa de este sistema.

URÉTER

La función de los uréteres es conducir la orina desde los riñones hasta la vejiga urinaria, donde se almacena durante algunas horas.

Este órgano de forma tubular mide 25 a 30 cm de largo y se comunica hacia proximal con la pelvis renal y hacia distal penetra en la vejiga siguiendo un trayecto oblicuo a través de la pared vesical (**fig. 15-17**).

Desde el punto de vista histológico, está compuesto por tres capas: mucosa, muscular y adventicia (**fig. 15-18**).

La mucosa está constituida por el urotelio que reviste la luz del uréter y una lámina propia que en el caso de las vías urinarias es de tejido conectivo denso.

El urotelio presenta tres capas bien definidas de células. La porción más profunda (basal) está formada por células pequeñas, de 10 μm de diámetro, que se disponen en una sola capa que contacta con el tejido conectivo subyacente y son las precursoras de las células más superficiales. Su vida media estimada es de 3-6 meses,

Fig. 15-17. Vías urinarias. En este esquema se representan en amarillo las pelvis renales, los uréteres, la vejiga y la uretra. En los insertos se muestran fotomicrografías teñidas con H-E de la vejiga (izquierda), donde se observan la mucosa con epitelio polimorfo, una lámina propia de tejido conectivo laxo y parte de la capa muscular; y del uréter (derecha), donde puede verse la mucosa con su luz estrellada y la capa muscular de su pared.
RD: riñón derecho; RI: riñón izquierdo; VCI: vena cava inferior; AA: arteria aorta.

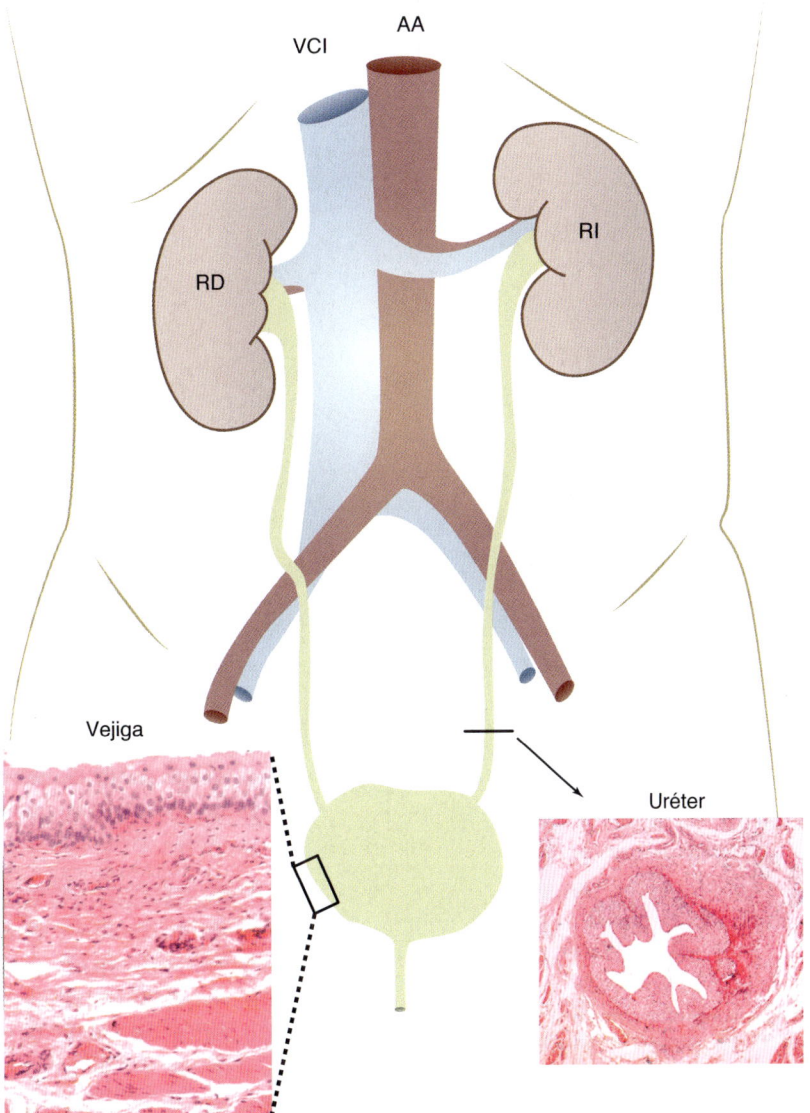

aunque es difícil hacer estimaciones porque su índice mitótico es muy bajo (0,1-0,5%). La región intermedia del urotelio está constituida por células piriformes (10-25 µm de diámetro) situadas por encima de las células basales subyacentes, y su espesor es de varias capas de células (entre tres y seis capas). En algunas especies, las células de este estrato intermedio tienen procesos citoplasmáticos largos y delgados en contacto con la membrana basal. La capa más externa de células o capa superficial está compuesta por células poliédricas muy grandes, de 25 a 100 µm de diámetro. En algunas especies como la rata y el cobayo, estas células pueden ser multinucleadas y, al igual que las células intermedias, pueden tener proyecciones delgadas en contacto con la membrana basal. Con hematoxilina-eosina estas células

tienen un aspecto cuboide y su superficie apical sobresale a la luz con un aspecto semejante al de una cúpula.

Por debajo del urotelio se ubica el tejido conectivo, que constituye la lámina propia de la mucosa ureteral.

La segunda túnica de la pared del uréter está compuesta por tejido muscular liso dispuesto en dos capas concéntricas. La más interna es la capa longitudinal y tiene fibras musculares cuyo eje mayor coincide con el eje mayor del órgano. La capa muscular externa es circular y en los cortes transversales se observan fibras musculares que rodean la luz del órgano. En la región más distal del uréter próxima a la vejiga se observa una tercera capa de tejido muscular de localización más externa y disposición longitudinal.

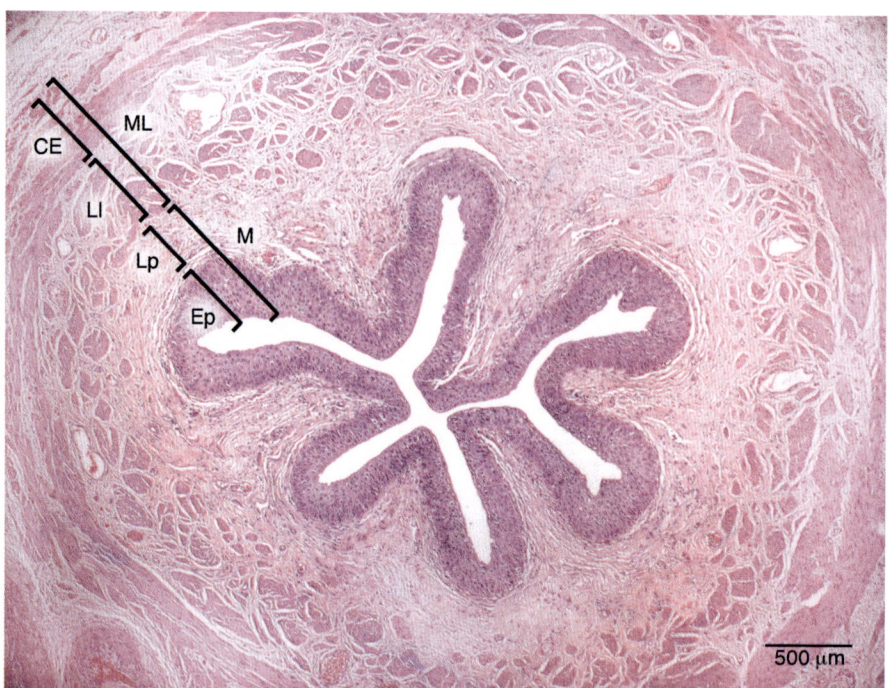

Fig. 15-18. Fotomicrografía óptica de un corte transversal del uréter. Se observa la mucosa (M) con el epitelio (Ep) y la lámina propia (Lp). Se aprecia la capa muscular (ML) con sus túnicas longitudinal interna (LI) y circular externa (CE).

Por fuera de la capa muscular se ubica la adventicia del uréter, constituida por tejido conectivo laxo, vasos, nervios y algunos adipocitos. Esta adventicia se confunde con el tejido adiposo retroperitoneal.

VEJIGA

La vejiga es el órgano del aparato urinario que actúa como reservorio de la orina y durante la micción promueve la expulsión de la orina al exterior (**fig. 15-19**).

Macroscópicamente, presenta dos regiones bien definidas. La primera, denominada trígono vesical, se ubica entre los orificios de llegada de los uréteres y el orificio que comunica la cavidad vesical con la uretra. Su superficie es relativamente lisa y su espesor no se modifica durante el llenado y el vaciado de la vejiga. La segunda región está formada por el resto de la pared vesical y sufre cambios cíclicos relacionados con las etapas del ciclo vesical.

Histológicamente, la vejiga presenta las mismas capas que el uréter: una túnica mucosa conformada por el urotelio y el tejido conectivo subyacente (lámina propia), una segunda capa muscular (músculo detrusor de la vejiga) y una adventicia por fuera. Los fascículos musculares de la túnica muscular no mantienen un ordenamiento tan regular como el del uréter y al microscopio óptico se observan con frecuencia haces musculares en distintas incidencias de corte rodeados de tejido conectivo.

En el urotelio de la vejiga, la superficie apical de las células superficiales tiene características estructurales y bioquímicas muy particulares. Cuando se examina la superficie de estas células mediante microscopía electrónica de transmisión, se destaca la presencia de numerosas uniones estrechas entre células contiguas. Estas uniones estrechas de alta resistencia dividen la superficie de la célula en dominios de membrana apical y basolateral. Puede observarse que la superficie apical está cubierta por bordes elevados, también llamados bisagras o micropliegues, y áreas llamadas placas. La disposición de los micropliegues y las placas le confiere a la superficie apical su característico aspecto festoneado. Se cree que las placas ocupan un 70-90% de la superficie de las células superficiales y su función se atribuye a la modulación del tamaño de la superficie apical de estas células mediante la regulación de la inserción (durante el llenado) y la recuperación (durante la micción) de la membrana plasmática. En la porción apical de las células superficiales existe una población de vesículas fusiformes o discoidales (según la especie) que se originan en el aparato de Golgi y participan en el proceso de exocitosis, al distender la vejiga, y de endocitosis, al retraer la vejiga, de la membrana en condiciones normales. En estos procesos participa una familia de proteínas de las membranas de estas vesículas llamadas uroplaquinas.

Los datos actuales sugieren que la presión hidrostática causada por la orina al llenar la vejiga induce en parte el proceso de exocitosis de vesículas discoidales/fusiformes, lo que provoca un aumento del área de superficie celular apical de las células superficiales. Durante el almacenamiento de la orina,

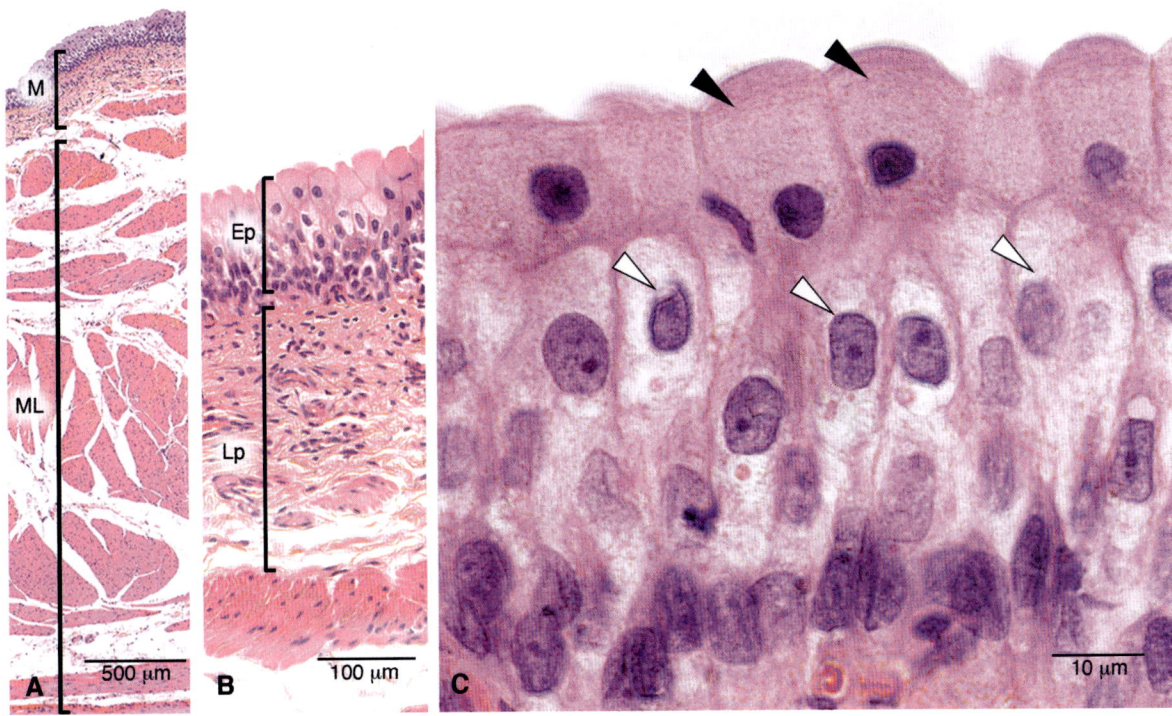

Fig. 15-19. A. Fotomicrografía óptica de un corte histológico de la pared de la vejiga de rata teñida con H-E. Se observa la mucosa (M) compuesta por epitelio polimorfo o urotelio que apoya sobre una lámina propia de tejido conectivo laxo. La vejiga tiene una gruesa capa de músculo liso (ML). **B.** Detalle de la mucosa de la vejiga, con su epitelio polimorfo o urotelio (Ep), la lámina propia (LP) de tejido conectivo laxo y haces de fibras musculares lisas en corte transversal en la parte inferior de la fotografía. **C.** Detalle del epitelio polimorfo o urotelio. Las células que contactan con la luz, células "en paraguas", muestran una superficie apical convexa (flechas negras), mientras que las células del estrato inferior, que no contactan con la luz, células "en raqueta", presentan halos claros perinucleares de glucógeno (flechas blancas).

la presión hidrostática aumenta y la morfología del urotelio se modifica al disminuir el número de capas que lo componen.

En los últimos años, se describieron numerosas funciones de este epitelio. Además de formar una barrera protectora en contacto con la orina, puede variar tanto la forma celular como el número de capas que lo conforman según la distensión generada por aquella. Su fisiología es muy interesante y merece detallarse.

Sus principales funciones son (véanse los números correspondientes en la **fig. 15-20**):

1) Barrera. Las células superficiales están recubiertas por una gruesa capa de glucocáliz, pero también tienen un engrosamiento de membrana formado por placas o bisagras que contienen una familia de proteínas (uroplaquinas) que protegen el epitelio de la abrasión ácida provocada por la orina, así como de microorganismos potencialmente patógenos.

2) Generación de más membrana. Esta función se consigue fusionando un tipo particular de endomembranas que contienen uroplaquinas, llamadas vesículas discoidales o fusiformes, a la membrana apical de las células superficiales. Este proceso está mediado por el ion calcio.

3) Percepción sensorial. Las células superficiales tienen cilios primarios cerca de sus uniones estrechas capaces de funcionar como presorreceptores y quimiorreceptores, y detectar la presión y la acidez luminal.

4) Permeabilidad al agua, a los iones y al amoníaco. Las células superficiales tienen canales de la familia de las acuaporinas en sus caras apical, lateral y basal, a través de los cuales pueden retener agua, iones, principalmente sodio y amoníaco, cuando la sobredistensión lo requiere.

5) Comunicación y regulación con el sistema nervioso autónomo. Las células superficiales se ponen en contacto basalmente con filetes nerviosos del sistema nervioso autónomo que también intervienen en la regulación de su fisiología.

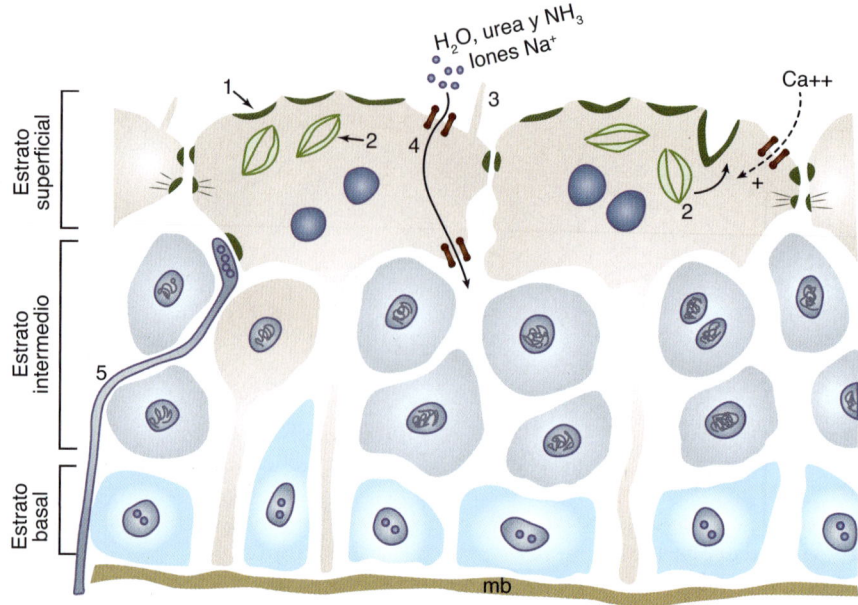

Fig. 15-20. Esquema del urotelio en el que se observan las capas que lo conforman:

Estrato superficial: las células superficiales tienen citoplasma globuloso y fuertemente acidófilo; la superficie apical protruye hacia la luz del órgano. Son células poliploides y en general binucleadas, con núcleos de cromatina densa; están unidas entre sí por uniones estrechas y desmosomas. Se apoyan sobre varias células intermedias y mantienen una prolongación que las fija a la membrana basal. En estas células se indican: 1) uroplaquinas, 2) vesículas discoidales; 3) cilios primarios; 4) acuaporinas.

Estrato intermedio: las células intermedias se disponen en una o varias capas, algunas mantienen contacto con la membrana basal. Son mononucleadas, con núcleos de cromatina laxa, aunque también pueden observarse binucleadas. El citoplasma es levemente basófilo y posee un evidente halo claro perinuclear. A este estrato llegan filetes nerviosos del sistema nervioso autónomo (5).

Estrato basal: células basales. Estas forman una sola capa en la cual todas sus células apoyan sobre la membrana basal (mb). Su citoplasma es basófilo y sus núcleos son ovales y de cromatina laxa, evidenciándose uno o más nucléolos.

BIBLIOGRAFÍA

Apodaca G. The uroepithelium: not just a passive barrier. Traffic. 2004;5(3):117-28.

Cangiotti AM, Lorenzi T, Zingaretti MC, Fabri M, Morroni M. Polarized ends of human macula densa cells: ultrastructural investigation and morphofunctional correlations. Anat Rec (Hoboken). 2018;301(5):922-31.

Fogo AB, Kon V. The glomerulus--a view from the inside--the endothelial cell. Int J Biochem Cell Biol. 2010;42(9):1388-97.

Hou J, Rajagopal M, Yu AS. Claudins and the kidney. Annu Rev Physiol. 2013;75:479-501.

Kaissling B, Le Hir M. The renal cortical interstitium: morphological and functional aspects. Histochem Cell Biol. 2008;130(2):247-62.

Khandelwal P, Abraham SN, Apodaca G. Cell biology and physiology of the uroepithelium. Am J Physiol Renal Physiol. 2009;297(6):F1477-501.

Kostovska I, Trajkovska KT, Topuzovska S, et al. Nephrinuria and podocytopathies. Adv Clin Chem 2022;108:1-36.

Menon MC, Chuang PY, He CJ. The glomerular filtration barrier: components and crosstalk. Int J Nephrol. 2012;2012:749010.

Miner J. Glomerular basement membrane composition and the filtration barrier. Pediatr Nephrol. 2011;26:1413-7.

Ohse T, Pippin JW, Chang AM, et al. The enigmatic parietal epithelial cell is finally getting noticed: a review. Kidney Int. 2009;76(12):1225-38.

  GALERÍA DE IMÁGENES

  AUTOEVALUACIÓN

Cavidad bucal

16

INTRODUCCIÓN

La boca es la porción inicial del sistema digestivo. Se la reconoce como una cavidad de tipo virtual ocupada por la lengua en estado de reposo. Cuando las piezas dentarias ubicadas en los arcos dentarios de los huesos maxilares entran en contacto entre sí, dividen esta cavidad en dos componentes: el vestíbulo bucal y la cavidad bucal propiamente dicha. El vestíbulo es el espacio que se forma entre los labios y las mejillas por fuera, y los dientes por dentro; la cavidad bucal propiamente dicha está por detrás de los dientes. El resto de sus límites son: hacia atrás el istmo de las fauces que la comunica con la orofaringe, hacia arriba la bóveda palatina y, hacia abajo, la lengua y el piso de la boca (**fig. 16-1**).

Los órganos que constituyen la cavidad bucal son los labios, los carrillos o mejillas, el piso de la boca, la lengua, las piezas dentarias y los tejidos que les otorgan sostén y protección (periodonto), el paladar duro y blando, las glándulas salivales y el tejido linfoideo asociado en forma de amígdalas. Estos dos últimos temas se tratan en los **capítulos 18** y **13**, respectivamente.

La cavidad bucal forma parte del sistema estomatognático que integra y coordina las estructuras óseas (los huesos maxilares), musculares, nerviosas, dentales y glandulares que se organizan en torno a las articulaciones temporomandibulares, dentoalveolares (a través del periodonto de inserción que rodea las piezas dentarias) y dentodentales (cuando las piezas dentarias superiores entran en contacto con las inferiores) para realizar las funciones iniciales de la digestión: degustación, masticación, formación del bolo alimenticio y deglución. El sistema estomatognático también integra sus funciones con el sistema respiratorio

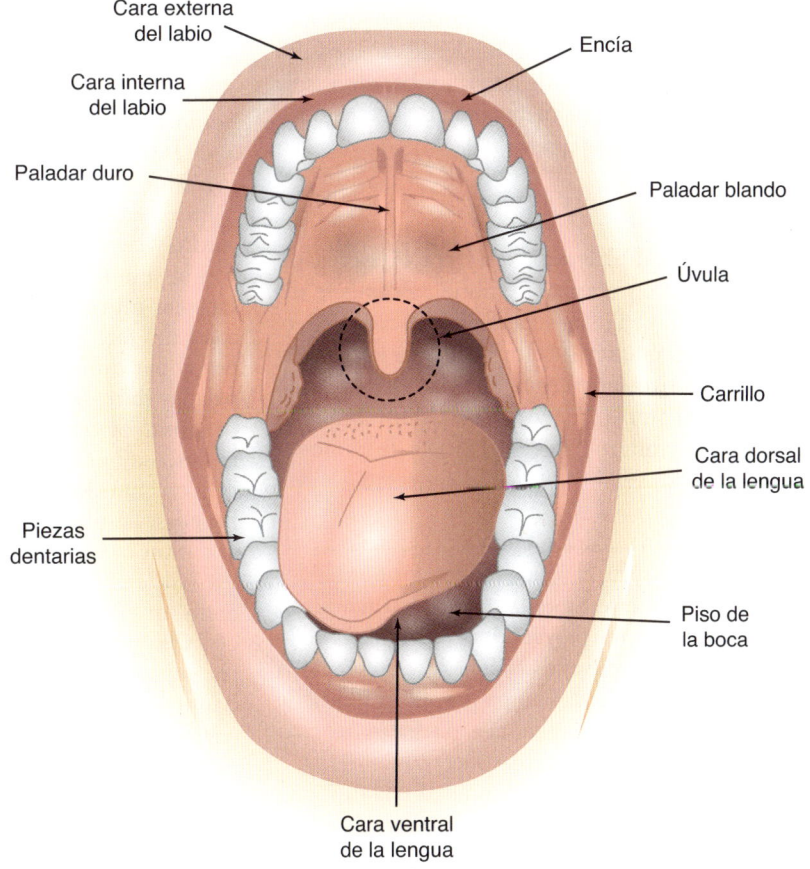

Fig. 16-1. Cavidad bucal.

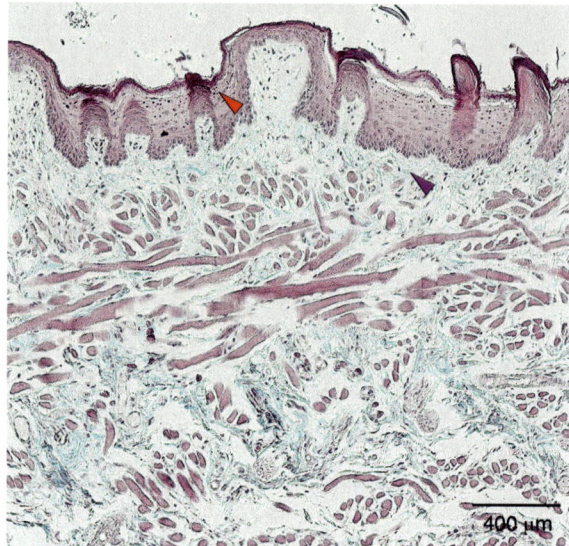

Fig. 16-2. Fotomicrografía de un corte longitudinal de lengua de rata teñida con tricrómico de Masson. Se observa la mucosa bucal en la que se reconoce superficialmente un epitelio plano estratificado queratinizado (flecha roja) sobre un corion o lámina propia de tejido conectivo rico en fibras colágenas de tipo I coloreadas de celeste (flecha violeta).

y participa en la función de fonación. La cavidad bucal, al estar conectada con el exterior, está tapizada por una mucosa que se mantiene húmeda. La humedad característica es aportada por la secreción de las glándulas salivales, la cual es necesaria para el mantenimiento de la integridad estructural normal de los tejidos.

MUCOSA BUCAL

La mucosa bucal está compuesta por la asociación entre dos tejidos estructural y embriológicamente diferentes: un tejido epitelial superficial derivado del ectodermo general que reviste el primer arco faríngeo, y un tejido conectivo subyacente, también denominado corion o lámina propia, que se origina del mesénquima del primer arco faríngeo a partir del aporte de las crestas neurales craneales. Ambos tejidos se conectan a través de una membrana basal (**fig. 16-2**).

Para garantizar la nutrición óptima del epitelio a partir del tejido conectivo, la relación entre los dos tejidos suele ser ondulada o festoneada. Esto es así porque el tejido conectivo emite proyecciones hacia el epitelio llamadas papilas conectivas o coriónicas, y el epitelio, a su vez, se proyecta hacia la lámina propia en forma de evaginaciones denominadas crestas epiteliales, las cuales se interdigitan con las papilas conectivas.

Al igual que en la piel, la profundidad y la cantidad de papilas conectivas contribuyen a la inmovilidad de la mucosa, y la protegen de la fricción de los alimentos y de las fuerzas de la masticación.

La mucosa bucal puede clasificarse, según su función, en tres tipos que difieren histológica, clínica y funcionalmente:

- Mucosa de revestimiento.
- Mucosa masticatoria.
- Mucosa especializada.

Las diversas funciones que desempeña la mucosa bucal incluyen principalmente la protección de los tejidos subyacentes frente a estímulos mecánicos, químicos y biológicos; la secreción de sustancias esenciales, y una función sensorial que permite la percepción de la temperatura, el tacto, el dolor y el gusto.

La **mucosa de revestimiento** tapiza las estructuras móviles de la boca y cumple la función de protección e interacción con los estímulos externos y la microbiota bacteriana. Se caracteriza por un epitelio plano estratificado no queratinizado delgado unido a un tejido conectivo laxo o semilaxo de poco espesor a través de escasas papilas coriónicas, lo que le permite adaptarse a los movimientos de los músculos subyacentes. Es una mucosa elástica y flexible situada en la cara interna de los labios, los carrillos, el piso de la boca, la cara ventral de la lengua y el paladar blando. Se continúa con una submucosa bien definida de tejido conectivo, que incluye glándulas salivales mucosas y abundantes adipocitos, la cual se une al perimisio de los músculos faciales y masticatorios (**fig. 16-3**).

La **mucosa masticatoria** es rígida y se ubica en los sitios de la mucosa que soportan las fuerzas de fricción y presión originadas por el impacto masticatorio y los alimentos. Está formada por un epitelio plano estratificado ortoqueratinizado o paraqueratinizado, similar al de la piel, que se relaciona con el corion subyacente mediante abundantes papilas.

En el paladar duro, el corion es denso en el rafe medio y laxo en las zonas laterales, donde se continúa con la submucosa, en la que se ubican las glándulas salivales mucosas palatinas y el tejido adiposo. En la zona del rafe medio, la mucosa está unida al hueso por el periostio, sin submucosa. La zona anterior del paladar duro se destaca por la presencia de las rugas palatinas. Se trata de proyecciones o evaginaciones de la mucosa bucal que, en número de 2 a 6, se extienden en sentido transversal desde la papila palatina. En ellas, las fibras colágenas de tipo I que componen el corion son paralelas entre sí y forman haces gruesos perpendiculares a la superficie epitelial. Su número, disposición, forma y longitud son particulares de cada individuo y, al igual que las huellas dactilares, son útiles para la identificación de personas en la odontología forense (**fig. 16-4**). En la encía que protege las piezas dentarias la lámina propia es semilaxa y no se continúa con submucosa.

La **mucosa especializada** se ubica solo en la cara dorsal de la lengua y está representada por las papilas linguales con función sensitiva destinada a la recepción de estímulos sensoriales como el gusto y el tacto.

Fig. 16-3. Fotomicrografía de un corte de cara interna de labio de cerdo teñido con hematoxilina-eosina (H-E). Se observa la mucosa de revestimiento en la que se reconoce superficialmente el epitelio plano estratificado no queratinizado (flecha amarilla) sobre un corion o lámina propia de tejido conectivo de tipo laxo muy vascularizado (flecha turquesa).

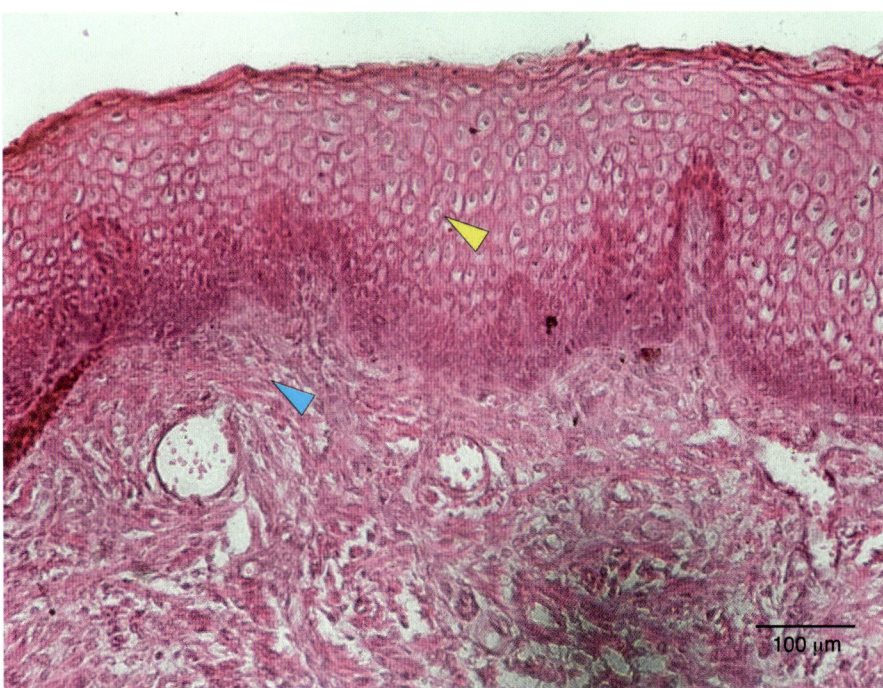

La mucosa se continúa con la submucosa, fuertemente adherida al perimisio de la musculatura estriada esquelética lingual (**fig. 16-5**).

A continuación, se detallan las características histológicas de los epitelios y el corion que forman cada una de las variedades de la mucosa bucal.

Epitelio bucal

El epitelio actúa como una barrera de protección entre el medio bucal y el tejido conectivo subyacente, dado que las células que lo componen permanecen contiguas entre sí a través de numerosas uniones intercelulares. Además, se mantiene siempre húmedo y lubricado por la acción de la saliva. El epitelio de la mucosa bucal es de tipo estratificado plano en toda la cavidad. Está formado por dos poblaciones celulares:

- Población intrínseca, propia del epitelio, formada por los queratinocitos.
- Población extrínseca, de origen ajeno al epitelio, formada por los no queratinocitos.

Población intrínseca

La **población intrínseca** se renueva de forma permanente a partir de la proliferación celular del estrato basal, la capa más profunda del epitelio. Como resultado de las mitosis sucesivas, una célula hija puede permanecer en el estrato basal para dividirse de nuevo antes de migrar a la superficie. La migración y la diferenciación celular se producen de manera concomitante, ya que los queratinocitos, a medida que migran por el espesor del epitelio, experimentan cambios morfológicos, bioquímicos y ultraestructurales hasta que se descaman en el medio bucal. El ciclo completo

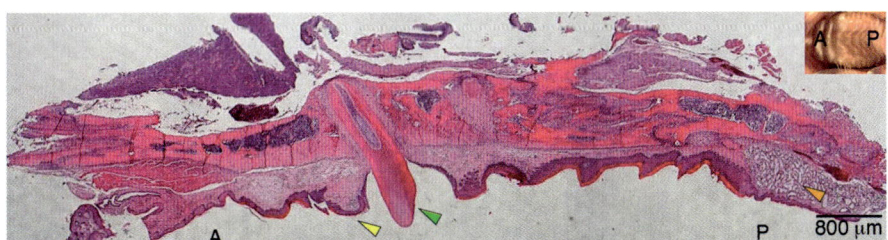

Fig. 16-4. Fotomicrografía de un corte parasagital de paladar duro de rata. Técnica por descalcificación y coloración con H-E. Se observa la mucosa masticatoria. En la región anterior (A) se reconocen las rugas palatinas (flecha amarilla) y piezas dentarias (flecha verde). En la región posterior (P), se observan glándulas salivales palatinas de tipo mucoso (flecha naranja).

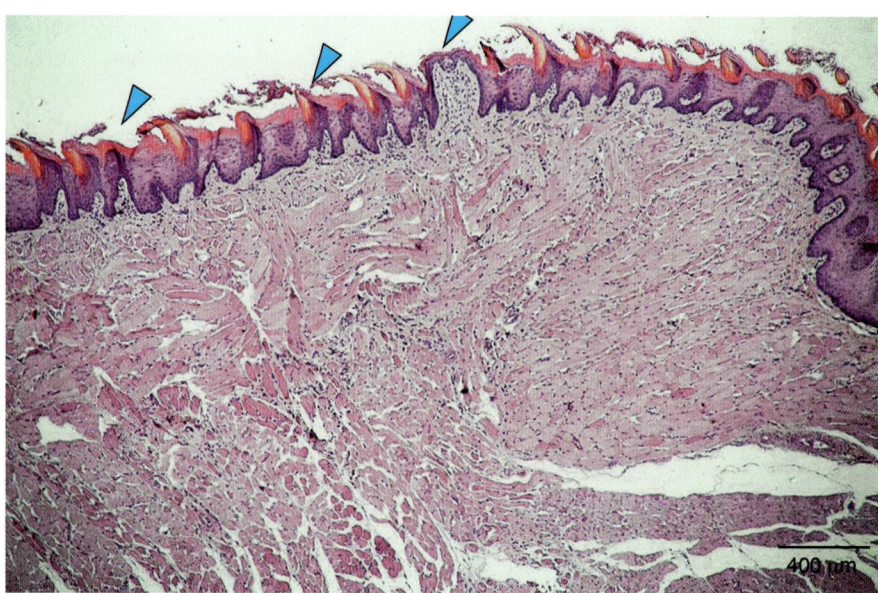

Fig. 16-5. Fotomicrografía de un corte de dorso de lengua de rata teñida con H-E. Se observa mucosa especializada con abundantes papilas gustativas linguales sensoriales (flechas celestes).

de renovación del epitelio bucal dura cerca de 15 días; es mucho más rápido que el de la epidermis, que puede ser de hasta cuatro semanas.

Según la localización en la cavidad bucal, el epitelio, además de plano estratificado, puede ser:

- Queratinizado.
- No queratinizado.

De la función que realice la mucosa en las diferentes regiones de la boca dependerá el grado de queratinización que alcance ese epitelio.

Epitelio plano estratificado queratinizado

En los epitelios queratinizados, como la epidermis, los queratinocitos se disponen en cuatro capas o estratos:

- Basal.
- Espinoso.
- Granuloso.
- Córneo.

El **estrato basal** está compuesto por una monocapa de células de morfología cúbica alta a cilíndrica, con un núcleo redondeado u ovalado, y abundante retículo endoplasmático rugoso y ribosomas libres, lo que hace que el citoplasma se observe basófilo al microscopio óptico en los cortes de rutina teñidos con hematoxilina-eosina. La basofilia del citoplasma de las células del estrato basal se debe a la intensa actividad de síntesis de los componentes de la membrana basal como la entactina, el nidógeno, el colágeno de tipo IV y VII, y las lamininas. Las células basales están unidas a esa lámina a través de hemidesmosomas y contactos focales, y entre

sí a través de uniones ocluyentes, desmosomas, y uniones nexo o comunicantes. Se denomina estrato germinativo, ya que es el único que puede realizar la mitosis, por lo que se observan abundantes figuras mitóticas.

Los queratinocitos basales se caracterizan por expresar integrinas en su superficie en mayor medida que en las células de otros estratos. Las integrinas desempeñan un papel importante en la migración celular y en la organización de los epitelios, fundamentalmente en el proceso de cicatrización de las heridas.

El **estrato espinoso** está formado por varias capas de queratinocitos de morfología poligonal, y un núcleo esférico y central de cromatina laxa. En el citoplasma se observan abundantes inclusiones de glucógeno y tonofibrillas que al microscopio óptico parecen atravesar los espacios intercelulares y formar puentes o espinas. Mediante microscopía electrónica de transmisión se comprobó que corresponden a desmosomas y que las tonofibrillas son haces de filamentos intermedios de diferentes tipos de queratinas.

El **estrato granuloso** está constituido por hasta tres capas de células ovoideas con un núcleo central y pequeño de cromatina laxa. El citoplasma muestra una intensa basofilia debido a la gran cantidad de ribosomas libres que sintetizan los componentes de los gránulos de queratohialina como las proteínas de la familia de la filagrina. Los tonofilamentos de queratina son muy abundantes y están relacionados con los gránulos de queratohialina, los cuales formarán una sustancia interfibrilar durante el proceso de queratinización. Las proteínas de la familia de la filagrina participan en el agrupamiento de los tonofilamentos de queratina y en el ensamblaje de esos tonofilamentos en tonofibrillas.

En el estrato granuloso también hay cuerpos laminares o de Odland. Se trata de pequeñas organelas esféricas de hasta 300 nm de diámetro que contienen ácidos grasos, esfingolípidos, colesterol y la enzima fosfatasa ácida, dispuestas en láminas paralelas. Se originan en el aparato de Golgi y migran hacia la periferia hasta entrar en contacto con la membrana plasmática para liberar su contenido por exocitosis al espacio intercelular. En el espacio intercelular, el contenido forma una barrera impermeable al agua y a las sustancias solubles que impide la deshidratación del epitelio.

En el estrato granuloso comienza el proceso de degeneración antes de la descamación de las células que termina en el estrato córneo.

El **estrato córneo,** observado al microscopio óptico, se caracteriza por células planas y un citoplasma fuertemente acidófilo. Las células carecen de gránulos de queratohialina. Desde el punto de vista ultraestructural, las células están compuestas por filamentos agrupados de modo compacto, formados a partir de los tonofilamentos de queratina y recubiertos por las proteínas de los gránulos de queratohialina. La célula queratinizada se convierte en una escama compacta y deshidratada, carente de uniones intercelulares. El proceso final de diferenciación celular que conduce a la descamación es la apoptosis o muerte celular programada.

El epitelio queratinizado que se encuentra en la mucosa masticatoria puede presentar variaciones en el patrón de queratinización en función del trauma o los factores irritantes a los que esté expuesto, y evidencia en muchos casos paraqueratinización. Así, en los epitelios ortoqueratinizados, las células del estrato córneo tienen un citoplasma intensamente acidófilo, carecen de núcleo y del resto de las organelas, mientras que en los epitelios paraqueratinizados las células mantienen los núcleos, los cuales aparecen muy picnóticos (muy condensados), pequeños, con cromatina densa y persistente hasta que la célula se exfolia. Además, los epitelios paraqueratinizados presentan un escaso desarrollo del estrato granuloso, mientras que en los ortoqueratinizados el estrato granuloso está muy desarrollado. En la mucosa bucal, a diferencia de lo que ocurre en la epidermis, la paraqueratinización es un evento normal que no implica patología.

Epitelio plano estratificado no queratinizado

En los epitelios no queratinizados, los queratinocitos se disponen en tres capas o estratos:

- Basal.
- Intermedio.
- Superficial.

El **estrato basal** tiene las mismas características descritas para el epitelio queratinizado.

El **estrato intermedio** se asemeja al estrato espinoso. Está constituido por células poliédricas de citoplasma acidófilo con un núcleo esférico de cromatina laxa e inclusiones de glucógeno. Predominan las interdigitaciones como las uniones intercelulares.

El **estrato superficial** está constituido por células planas nucleadas que finalmente se descaman.

El epitelio no queratinizado se diferencia del queratinizado en que no produce una capa córnea superficial y carece de estrato granuloso.

Población extrínseca

La población extrínseca corresponde a una población permanente o residente como las células de Merkel, los melanocitos y las células de Langerhans, y a una población transitoria como los leucocitos que se infiltran en el epitelio desde el corion subyacente. Estas células, que representan hasta el 10% de las células del epitelio oral, se asemejan en ubicación y funciones a las de la epidermis.

Corion o lámina propia

El corion o la lámina propia de la mucosa bucal está constituido por tejido conectivo que, según el predominio de los componentes de la matriz extracelular, es laxo, semilaxo o denso en función de las necesidades específicas del sector de la mucosa bucal observado.

Las células del tejido se clasifican en fijas o residentes, y móviles o transitorias. Las células fijas son los fibroblastos, las células mesenquimáticas y los macrófagos. Las células móviles son los leucocitos, los plasmocitos y los mastocitos. Las características morfológicas y ultraestructurales y la función se describen en los **capítulos 5 y 11** de este libro.

La matriz extracelular está formada por un componente fibrilar en el que prevalecen las fibras colágenas de tipo I y III, o reticulares y elásticas, y un componente amorfo rico en glucoproteínas adhesivas, proteoglucanos y glucosaminoglucanos (GAG) que retienen el agua y permiten la difusión de los nutrientes. Las fibras colágenas de tipo I resisten las fuerzas de tracción y tensión, y evitan la deformación de la mucosa. Las fibras reticulares refuerzan la pared de los numerosos vasos sanguíneos presentes en el corion. Las fibras elásticas devuelven el tejido a su posición luego de las fuerzas de estiramiento. La inervación del corion de la mucosa bucal es muy rica y variada tanto somática como autonómica. La inervación somática aferente precede según la localización de los pares craneales V, VII y IX, y corresponde a las terminaciones nerviosas sensoriales para el dolor (nocirreceptores) y el gusto (receptores gustativos vinculados a los corpúsculos), la temperatura (termorreceptores), el tacto y la presión (mecanorreceptores, como el corpúsculo de Meissner y el complejo de Merkel que se asocia al corpúsculo homónimo no queratinocítico). La inervación autonómica de tipo simpático corresponde a los vasos y a las glándulas salivales.

LENGUA

La lengua es un órgano formado principalmente por músculo estriado esquelético situado en el piso de la cavidad bucal. Ayuda a sostener el alimento entre los dientes durante la masticación y desempeña un papel importante en la deglución, la fonación y, a través de su cara dorsal, en la percepción del sentido del gusto.

La mucosa que la tapiza está fijada a la musculatura a través de un tejido conectivo denso que recibe el nombre de perimisio. La cara dorsal de la lengua tiene un aspecto característico determinado por la presencia de las papilas linguales, constituidas por un núcleo de tejido conectivo recubierto por epitelio plano estratificado que, según su aspecto, se clasifican en cuatro tipos (**fig. 16-6**):

- Filiformes.
- Fungiformes.
- Caliciformes.
- Foliadas.

Las **papilas filiformes** se distribuyen por toda la cara dorsal de la lengua y le otorgan un aspecto aterciopelado. Son proyecciones o evaginaciones de la mucosa bucal con forma cónica, constituidas por epitelio plano estratificado paraqueratinizado y escaso corion laxo subyacente. Son las papilas más pequeñas y abundantes, proporcionan una superficie rugosa a la lengua, y facilitan la percepción del tacto y la presión, por lo que carecen de corpúsculos gustativos, a diferencia del resto de las papilas.

Las **papilas fungiformes** se ubican en la punta y en los bordes anteriores de la cara dorsal de la lengua. Son proyecciones o evaginaciones de la mucosa bucal con forma de hongo, más delgadas en la base y dilatadas en el extremo proximal, menos numerosas que las filiformes. Están formadas por epitelio plano estratificado paraqueratinizado en las caras laterales y no queratinizado en la superior, donde se localizan entre 3 y 5 corpúsculos gustativos. La delgada capa de epitelio asienta sobre un núcleo central de abundante tejido conectivo laxo muy vascularizado. Estas características histológicas permiten reconocer clínicamente las papilas fungiformes como botones esféricos rojizos sobre la superficie lingual.

Las **papilas caliciformes** son invaginaciones de la mucosa que se ubican en la V lingual o surco terminal, rodeadas íntegramente por un surco circunvalador. Son las más grandes y se distribuyen en grupos alineados de 7 a 12 papilas. Están constituidas por epitelio plano estratificado paraqueratinizado en la cara superior y no queratinizado en las caras laterales, donde se sitúan los corpúsculos gustativos. El epitelio se asocia, mediante abundantes papilas conectivas, al corion de tipo laxo. Entre los fascículos musculares, se ubican acúmulos linfoideos y las glándulas de Von Ebner, que son las únicas glándulas salivales menores de secreción serosa. La secreción de estas glándulas se vierte al fondo del surco circunvalador y favorece, por un lado, la disolución de los alimentos y la percepción del gusto y, por otro lado, la limpieza del surco, que facilita la captación de nuevos sabores.

Las **papilas foliadas** son de 3 a 8 proyecciones o evaginaciones de la mucosa bucal separadas por surcos interpapilares situadas en las caras laterales posteriores de la cara dorsal de la lengua. Son muy abundantes en el recién nacido y escasas en los adultos. Están constituidas por epitelio plano estratificado paraqueratinizado en la cara superior y no queratinizado en las caras laterales, donde se localizan los corpúsculos gustativos. El epitelio se vincula a un corion laxo a través de 3 papilas: 2 laterales o sensoriales subyacentes a los corpúsculos gustativos, y una central o nutricia que presenta abundantes vasos sanguíneos. Entre los

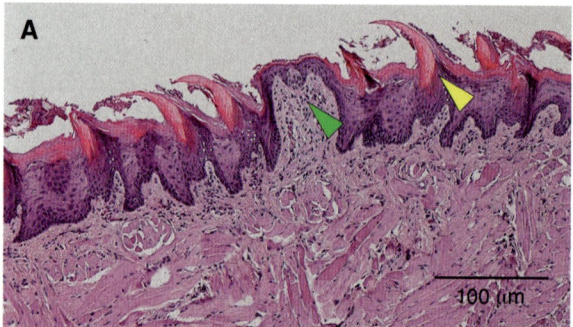

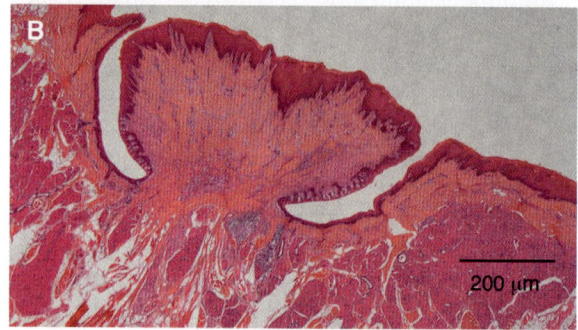

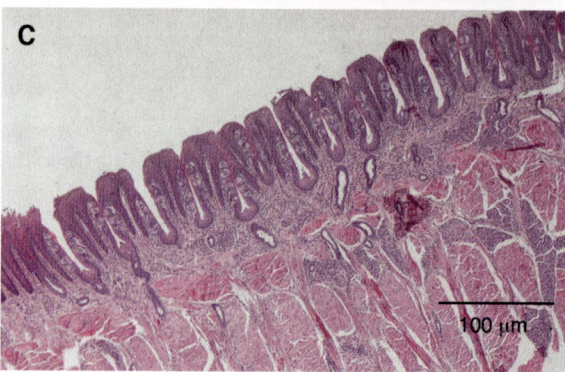

Fig. 16-6. Fotomicrografía de un corte de papilas linguales de dorso de lengua de rata teñida con H-E. **A.** Papila filiforme (flecha amarilla) y papila fungiforme (flecha verde). **B.** Papila caliciforme. **C.** Papilas foliadas.

fascículos musculares se ubican las glándulas de Weber, glándulas salivales linguales de secreción mucosa y sus conductos excretores.

Los **corpúsculos gustativos** son estructuras intraepiteliales esféricas con una función sensitiva destinada a la recepción de los estímulos gustativos. Además de localizarse en las papilas linguales mencionadas, se ubican en el paladar blando y en la superficie de la epiglotis. Al microscopio óptico en preparaciones histológicas de rutina se observan pálidos. Tienen un polo gustativo externo en contacto con la superficie de la mucosa y un polo nervioso en contacto con una fibra nerviosa sensitiva de tipo aferente. Están formados por unas 50 células alargadas, dispuestas como catáfilas de cebolla y sus extremos apicales convergen hacia el poro gustativo. En general, se identifican cuatro tipos celulares que posiblemente sean distintos estadios evolutivos de un tipo celular a otro. Las células basales son las células madre proliferativas que, por mitosis, dan origen a las células oscuras, que se diferencian en células intermedias para terminar como células claras. Las células oscuras, intermedias y claras tienen microvellosidades apicales que se proyectan hacia el poro gustativo para la recepción de los estímulos gustativos. La vida media de las células gustativas es de 10 días. Según los estudios neuropsicológicos actuales, se reconocen cinco cualidades primarias de sabor: salado, ácido, dulce, amargo y umami (en japonés, sabor agradable). Los diversos sabores que pueden captarse se basan en la combinación de estas cualidades primarias. Sin embargo, los corpúsculos gustativos individuales no están especializados para una única cualidad primaria de sabor, ya que muchos de ellos reaccionan a más de una.

DIENTES Y PERIODONTO

Las piezas dentarias son uno de los principales órganos que componen la cavidad bucal y son esenciales para la función masticatoria en el proceso de digestión de los alimentos, así como para la fonación. Para cumplir con estas funciones, las piezas dentarias deben estar firmemente ancladas a los huesos maxilares, y este anclaje se logra por su inserción dentro de cavidades óseas denominadas alvéolos dentarios y conforman en conjunto las **articulaciones alvéolo-dentarias.**

En la mayoría de los mamíferos existen dos denticiones: la dentición primaria o decidua, compuesta por 20 piezas dentarias, y la dentición permanente, compuesta por 32 piezas dentarias, algunas de las cuales sustituyen la dentición primaria tras su exfoliación. Este reemplazo dentario se produce para adaptar la masticación al crecimiento facial y de los maxilares que tiene lugar después de la niñez. Así, una mayor cantidad de dientes y de mayor tamaño compensan el considerable aumento de volumen de los maxilares luego del crecimiento (**fig. 16-7**).

Desde el punto de vista anatómico, los dientes se componen de una corona y su porción radicular; el límite entre ambas porciones es el margen cervical o cuello del diente. El término corona clínica se refiere a la porción del diente visible en la cavidad bucal (**fig. 16-8**).

Cada dentición está compuesta por piezas dentarias que varían en tamaño, forma y localización dentro de las arcadas dentarias (p. ej., incisivos, caninos, premolares, molares). Sin embargo, la estructura histológica es similar en todos los grupos dentarios (véase **fig. 16-7**).

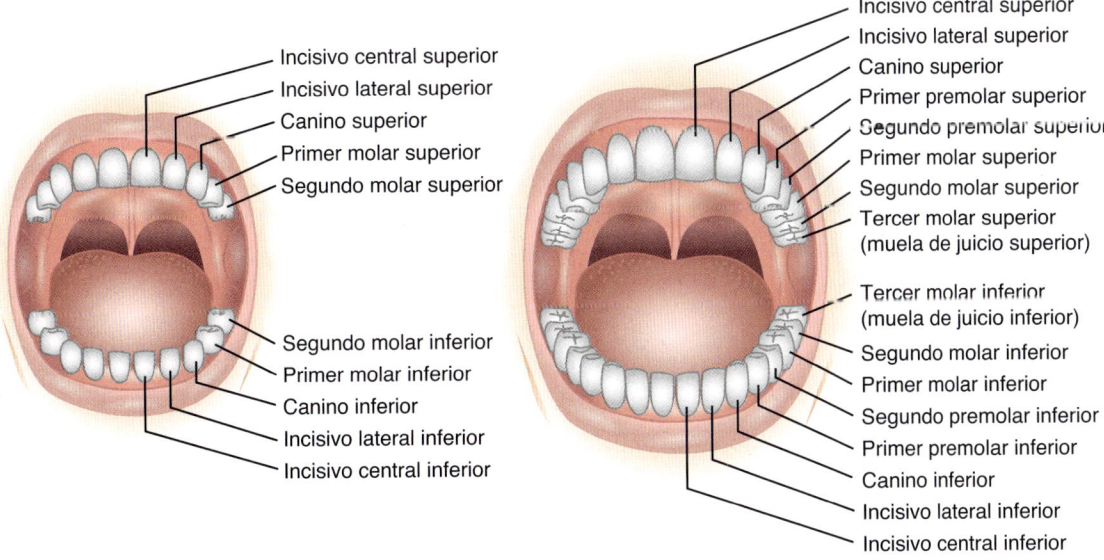

Fig. 16-7. A. Dentición primaria o temporaria. **B.** Dentición permanente.

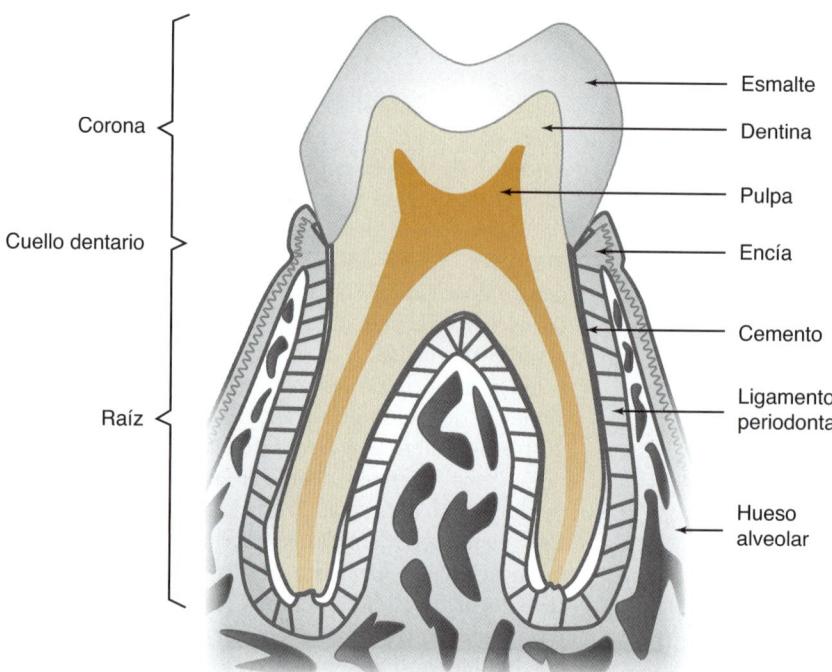

Fig. 16.8. Esquema de un diente in situ.

Corona

Cuello dentario

Raíz

Esmalte

Dentina

Pulpa

Encía

Cemento

Ligamento periodontal

Hueso alveolar

Desde el punto de vista histológico, la corona del diente está revestida por un tejido inerte, altamente mineralizado: el esmalte, que recubre un tejido conectivo menos mineralizado, que es la dentina. La porción radicular también está compuesta por dentina y reves-tida por otro tejido conectivo mineralizado, que es el cemento. En el interior de la pieza dentaria tanto en la corona como en la porción radicular hay una cavidad que aloja el único tejido no mineralizado del diente: la pulpa dental (**fig. 16-9**; véase también **fig. 16-8**).

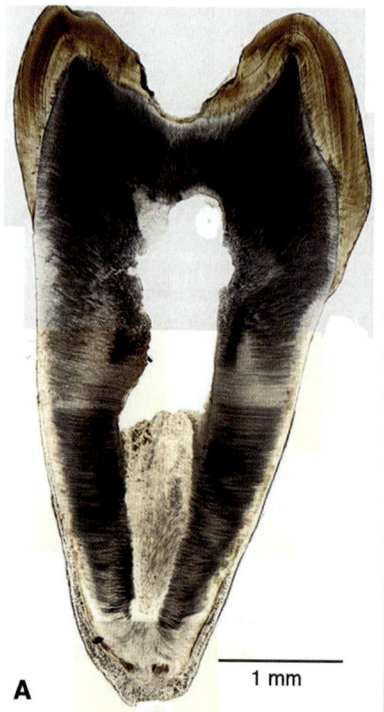

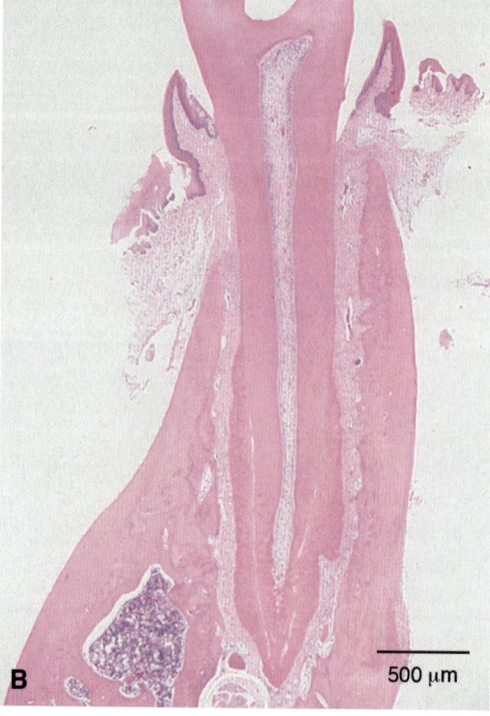

A

1 mm

B

500 µm

Fig. 16-9. A. Fotomicrogra-fía de una pieza dentaria humana con técnica por desgaste. Se observan los tejidos dentarios mineraliza-dos. Fotomontaje de un corte longitudinal. **B.** Fotomicro-grafía de una pieza dentaria de rata. Se utilizó la técnica por descalcificación y colo-ración con H-E. Se observa el diente in situ. El esmalte se ha perdido por la técnica. Corte bucolingual.

Desarrollo embriológico del germen dental

Muy temprano durante el desarrollo embriológico de un individuo, entre los días 24 y 28 después de la gestación, parte del epitelio (ectodermo) que reviste los procesos maxilar superior, nasal medio y mandibular comienza a asumir capacidad odontogénica o formadora de tejidos dentarios y forma las bandas epiteliales primarias, que rápidamente se diferencian en la lámina dental y la lámina vestibular, a partir de las cuales se formarán respectivamente las piezas dentarias y el vestíbulo de la boca. En la lámina dental, entre los días 48 y 55 del desarrollo embrionario, comienzan a aparecer engrosamientos ectodérmicos localizados, que son los esbozos que darán origen a las diferentes piezas dentarias temporarias. El mesénquima subyacente empieza a proliferar y a condensarse alrededor de estos engrosamientos ectodérmicos y da lugar a la aparición del primer estadio morfológico del germen dental en desarrollo: el estadio de brote. Los siguientes estadios morfológicos por los que atraviesa un germen dental en su desarrollo son los estadios de **casquete** y de **campana**. Estos estadios se denominan en función de las características morfológicas que adopta el componente ectodérmico del germen dental (**fig. 16-10**).

En el **estadio de brote,** el ectodermo (epitelio) se transforma en un brote en el mesénquima, pero las células epiteliales no muestran cambios en la forma ni en la función. Las células mesenquimáticas se condensan alrededor del brote epitelial. Este brote evolucionará hacia el próximo estadio del desarrollo, el estadio de casquete, donde el germen dental comienza a presentar los primeros cambios de forma en función de la morfología de las diferentes piezas dentarias.

En el **estadio de casquete,** el brote ectodérmico adopta una forma de casco que encierra por debajo de él un mesénquima condensado de forma esférica. Esta estructura ectodérmica es ahora el órgano del esmalte, y la condensación mesenquimática es la papila dental. A partir del órgano del esmalte se generará el esmalte y a partir de la papila dental, la dentina y la pulpa. Estas estructuras están rodeadas y contenidas por otra condensación mesenquimática periférica que es el saco dental. A partir del saco dental se forman los tejidos de sostén del diente: cemento, ligamento periodontal y hueso alveolar. En este estadio se determina el patrón dentario a partir de la aparición de una estructura transitoria en el órgano del esmalte, el nudo del esmalte, que desempeña un papel inductor sobre la morfología cuspídea de la corona de esa pieza dentaria.

En el siguiente estadio, el **estadio de campana,** comienza el proceso de histodiferenciación, en el cual las células epiteliales del órgano del esmalte sufren cambios morfológicos y funcionales. Las células del centro

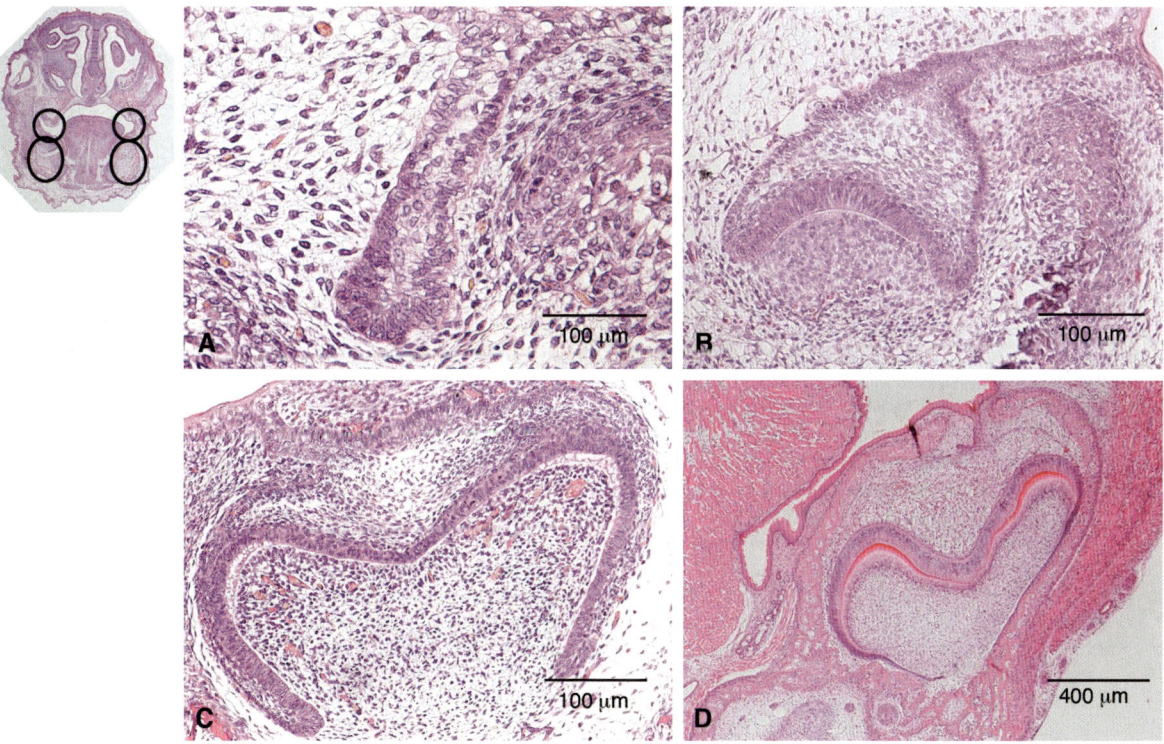

Fig. 16-10. Fotomicrografías de un corte frontal de cabeza de rata. Técnica por descalcificación y coloración con H-E. Se observan diferentes estadios del desarrollo del germen dentario. **A.** Brote. **B.** Casquete. **C.** Campana. **D.** Corona o formación de los tejidos mineralizados.

del órgano del esmalte forman el retículo estrellado por aumento del líquido intercelular y adoptan un aspecto estrellado manteniéndose unidas por desmosomas. Las células epiteliales periféricas se hacen cúbicas y forman el epitelio dental externo. Las células epiteliales que entran en contacto con la papila dental se vuelven columnares y forman el epitelio dental interno. Por encima de este epitelio, algunas células adoptan un aspecto aplanado, expresan altos niveles de fosfatasa alcalina y constituyen el estrato intermedio. Estos dos estratos, juntos, son los encargados de formar el esmalte de la pieza dentaria. Las células del epitelio dental interno se diferencian en ameloblastos y tienen la función de sintetizar y secretar la matriz orgánica del esmalte, para luego mineralizar y madurar este esmalte. En el futuro cuello del diente, los epitelios dentales interno y externo se fusionan y forman el asa cervical, que posteriormente progresa para conformar la vaina epitelial radicular de Hertwig, la cual guía la formación de la raíz de las piezas dentarias y ejerce un papel inductor de la formación de la dentina radicular. En la papila dental también se produce la diferenciación de los odontoblastos a partir de células mesenquimáticas. Estas células serán las encargadas de la formación de la dentina mediante procesos de histodiferenciación.

El siguiente paso en el desarrollo de las piezas dentarias es la formación de los tejidos mineralizados del diente; por eso se conoce como **estadio de corona o de formación de los tejidos mineralizados.** Este proceso se inicia en los sitios de las futuras cúspides o bordes incisales de la pieza dentaria y desde allí progresa hacia el futuro cuello del diente. El primer tejido que se forma es la dentina. La mineralización de la primera capa de dentina (dentina del manto) actúa como inductor para que los ameloblastos recién diferenciados comiencen a secretar la matriz orgánica del esmalte. Una vez completada la formación de la corona del diente, comienza la formación de la raíz a expensas de la acción inductora de la vaina epitelial de Hertwig. Esta estructura ectodérmica ejerce un efecto inductor para la diferenciación de los odontoblastos radiculares, progresando y extendiéndose apicalmente. A medida que la dentina radicular se mineraliza, la vaina epitelial se disgrega, lo que permite que las células mesenquimáticas del saco dental entren en contacto con la dentina radicular y se diferencien en cementoblastos, fibroblastos y osteoblastos para empezar a formar los tejidos que conforman el periodonto de inserción. (**Proyección médico-clínica 16-1. Agenesia dentaria**).

Tejidos dentarios

Esmalte

Características generales

El esmalte, el tejido más altamente mineralizado del organismo, está compuesto por un 96% de material inorgánico en la forma de cristales de hidroxiapatita, y algunas trazas de material orgánico y agua. Las células responsables de su formación son los ameloblastos, de origen epitelial, derivadas del ectodermo que tapiza el primer arco faríngeo. Estas células, tras formar el espesor

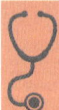

Proyección médico-clínica

16-1. Agenesia dentaria

La diversidad de estudios en ratones transgénicos y con mutaciones génicas permite ahora comprender la importancia de la existencia de numerosos genes que controlan el desarrollo dental normal. La agenesia dental es un defecto genético que se manifiesta como la ausencia congénita de una o más piezas dentarias. Los primeros genes que se descubrieron que causan agenesias tanto en ratones como en seres humanos son *MSX1* y *PAX9*. Estos genes codifican factores de transcripción esenciales en la señalización mediada por BMP, Wnt y FGF en el mesénquima asociado al desarrollo temprano de los gérmenes dentales. En los seres humanos, el gen más común asociado a la agenesia dental es *WNT10A*. A partir de los estudios en ratones se determinó que la vía Wnt parece ser la vía de señalización inductora más ascendente de la iniciación en el desarrollo dentario.

La agenesia es la anomalía del desarrollo más frecuente en el ser humano y se han informado incidencias del 2-10% de la población, excluidos los terceros molares, que tienen una incidencia del 25%. Sin contar estos últimos, las piezas afectadas con mayor asiduidad son los incisivos laterales y los segundos premolares. Respecto de su etiopatogenia, debe considerarse una afección multifactorial con influencias genéticas, ambientales y evolutivas. Entre los factores propuestos como causales se encuentran los traumatismos dentales, los agentes quimioterápicos y radioterápicos durante las etapas críticas del desarrollo, las infecciones maxilofaciales durante la formación de los gérmenes dentales, las enfermedades sistémicas como la sífilis y el raquitismo, los medicamentos como la talidomida, y las infecciones como el sarampión y la rubéola durante el embarazo. En cuanto al aspecto evolutivo, diversos estudios consideran que las tendencias evolutivas han influido en la dentición actual, lo que se manifiesta con una disminución del tamaño y el número de dientes, y se cree que las agenesias más prevalentes en la actualidad son las líneas dentales que tienden a desaparecer.

También se asocia la agenesia dental con defectos congénitos en otros órganos, más a menudo en órganos de desarrollo ectodérmico. Las anomalías que afectan dos o más órganos de desarrollo ectodérmico (p. ej., pérdida del cabello, sequedad bucal) se denominan displasias ectodérmicas.

completo del esmalte y llevar a cabo su maduración, tapizan la superficie del tejido hasta que el diente erupciona y emerge en la cavidad bucal. Así, el esmalte se transforma en un tejido inerte, acelular, incapaz de ser reemplazado o regenerado.

El esmalte es translúcido y su espesor varía de muy delgado en el cuello hasta su espesor máximo (alrededor de 2,5 mm) en las cúspides de la corona.

Estructura histológica

Los cristales de hidroxiapatita que conforman su matriz se empaquetan de manera extremadamente organizada y forman los prismas o varillas del esmalte, que le brindan al tejido la capacidad de soportar fuerzas masticatorias de gran magnitud, y el ataque continuo de los ácidos provenientes de los alimentos y del metabolismo bacteriano. Estos prismas, que representan la estructura primaria del tejido, se extienden perpendicularmente por todo el espesor del esmalte desde la superficie hasta la conexión amelodentinaria (CAD: límite entre el esmalte y la dentina coronaria), siguiendo una dirección casi vertical en los extremos de la cúspide y casi horizontal en el cuello del diente. Desde el punto de vista ultraestructural, la forma transversal de los prismas se asemeja a un ojo de cerradura de llave antigua con una cabeza y una cola, que presentan un engranaje perfecto entre prismas contiguos y le confieren al esmalte la resistencia característica, y una cantidad mínima de material orgánico insoluble que rodea al prisma en forma de vaina (**fig. 16-11**). Debido a la compleja organización espacial de los prismas, en un corte por desgaste del esmalte maduro se puedan apreciar estructuras secundarias características del tejido. Estas estructuras son las estrías de Retzius y las periquematías, el esmalte

nudoso, los penachos y laminillas del esmalte, y los husos adamantinos.

Las estrías de Retzius son líneas que se extienden desde la CAD hasta la superficie del esmalte y se observan como anillos concéntricos en un corte transversal. Son un reflejo del crecimiento aposicional o incremental de las capas del esmalte durante su formación. La línea neonatal es una estría más pronunciada que refleja los cambios fisiológicos producidos durante el nacimiento en el proceso de amelogénesis. En la superficie del esmalte terminan en forma de surcos o depresiones horizontales y poco profundas: las periquematías. En las cúspides, las varillas del esmalte adquieren un trayecto tortuoso y retorcido, y forman el esmalte nudoso. Los penachos y laminillas del esmalte se asemejan a fallas geológicas en la estructura del tejido. Los penachos adamantinos son estructuras cortas hipomineralizadas que se proyectan desde la CAD hacia el espesor del esmalte y reflejan un cambio abrupto en la dirección de un grupo de prismas. Las laminillas del esmalte son estructuras lineales hipomineralizadas que se extienden desde la superficie del esmalte hacia el interior y algunas de ellas llegan hasta la CAD. Los husos adamantinos se forman en la CAD cuando los procesos odontoblásticos (véase más adelante) quedan atrapados en el espesor del esmalte en formación (**fig. 16-12**).

Amelogénesis

La amelogénesis o formación del esmalte es un proceso que consta de dos pasos. En el primer paso se forma todo el espesor del esmalte (matriz orgánica del esmalte) y se mineraliza parcialmente (alcanza un 30%). En el segundo paso se produce la maduración:

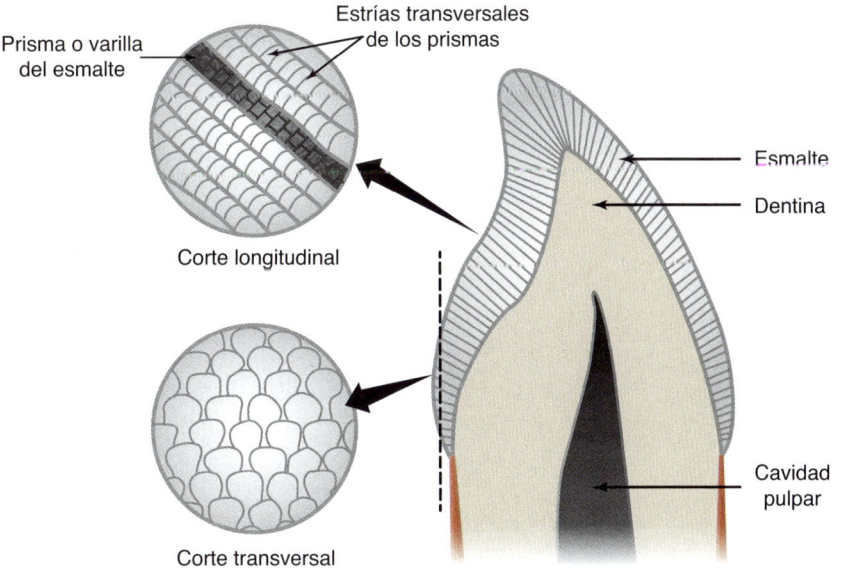

Fig. 16-11. Unidad histológica primaria del esmalte, el prisma o varilla.

Prisma o varilla del esmalte

Estrías transversales de los prismas

Corte longitudinal

Corte transversal

Esmalte

Dentina

Cavidad pulpar

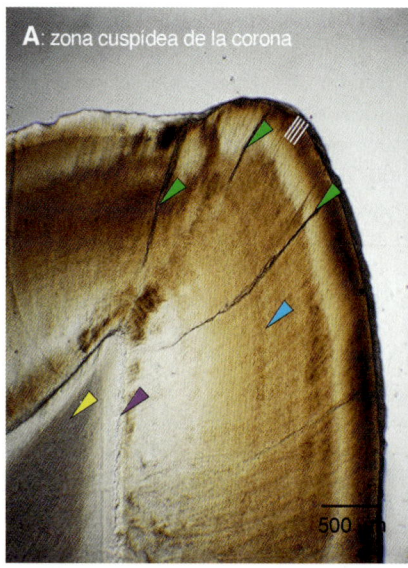
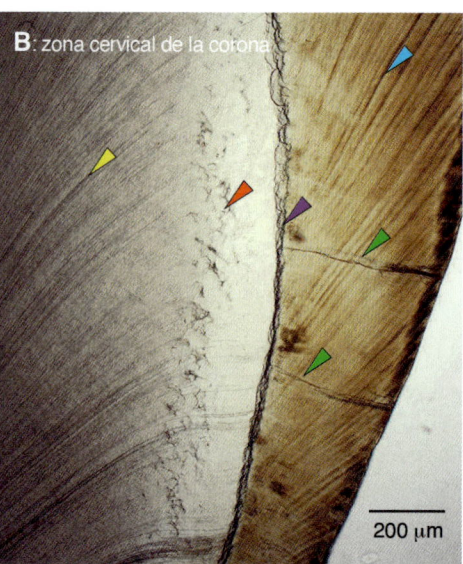

A: zona cuspídea de la corona

500 μm

B: zona cervical de la corona

200 μm

Fig. 16-12. Fotomicrografías de una pieza dentaria humana por desgaste. Prismas del esmalte (líneas blancas), estrías de Retzius (flecha celeste), laminilla del esmalte (flecha verde), conexión amelodentinaria (flecha violeta), túbulo dentinario (flecha amarilla), dentina interglobular de Czermak (flecha roja).

la matriz orgánica es eliminada para permitir el crecimiento de los cristales y alcanzar así el grado de mineralización final (96%). La matriz orgánica del esmalte (no colágena) está compuesta por diversas proteínas de esmalte y enzimas, entre ellas, el 90% son amelogeninas y el 10% restante son no amelogeninas como la enamelina, la tuftelina y la ameloblastina. Estas proteínas de la matriz orgánica participan principalmente en la mineralización del esmalte, aunque cumplen también otras importantes funciones como la señalización recíproca epitelio-mesenquimática durante la morfogénesis e histodiferenciación en el estadio de germen dental.

Las células encargadas de la formación y de participar de la mineralización del esmalte son los ameloblastos. Estas células epiteliales, de origen ectodérmico, se diferencian de las células del epitelio dental interno del órgano del esmalte en el estadio de campana tardío (**fig. 16-13**). Para cumplir con cada etapa de la formación del esmalte, los ameloblastos atraviesan un ciclo vital único en el que atraviesan diversos cambios morfológicos asociados a la función específica que llevan a cabo. Después de formar la primera capa de esmalte (la cual carece de prismas –esmalte aprismático–), desarrollan una extensión citoplasmática en su extremo distal llamada proceso de Tomes. Así, la célula queda polarizada y lista para

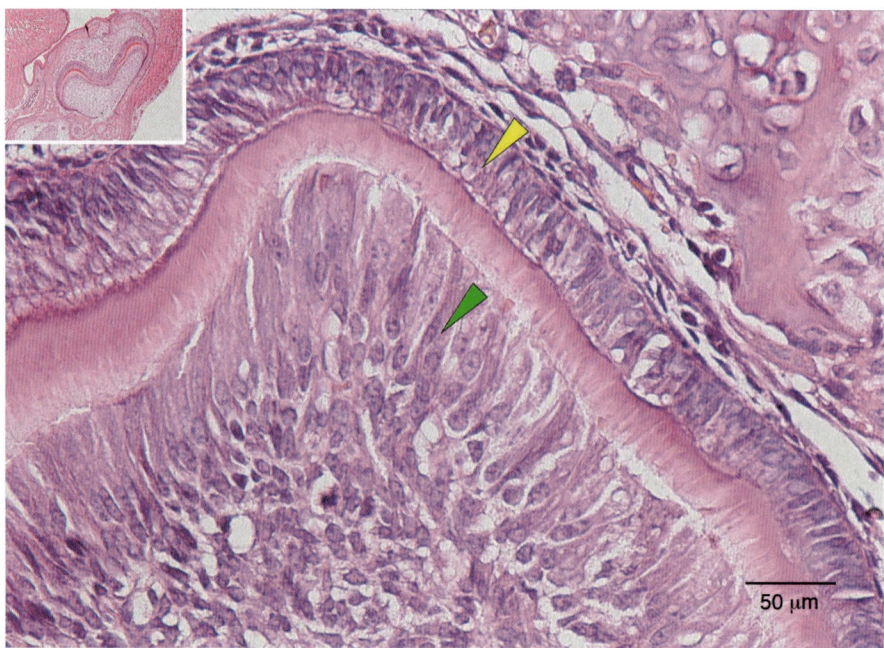

Fig. 16-13. Fotomicrografías de un corte frontal de cabeza de rata. Técnica por descalcificación y coloración con H-E. Se muestran los ameloblastos (flecha amarilla) y los odontoblastos (flecha verde) durante el estadio de campana tardío.

comenzar a formar el espesor completo del esmalte con la estructura prismática característica. Cuando se completa la formación de todo el espesor del esmalte, los ameloblastos entran en la etapa de maduración. La última capa de esmalte también es de estructura aprismática. Durante la etapa postsecretoria, los ameloblastos reestructuran su citoplasma y se diferencian en células cúbicas, con un extremo distal que varía cíclicamente entre un borde fruncido y un borde liso donde antes estaba el proceso de Tomes. Durante esta etapa prevalecen la eliminación de agua y la digestión de la matriz orgánica previamente sintetizada debido, en gran parte, a la acción de enzimas (proteinasas) liberadas por el ameloblasto que actúan extracelularmente, aunque también hay síntesis y secreción de proteínas específicas como las amelogeninas y las ameloblastinas. Al mismo tiempo, se produce el paso de iones para lograr el crecimiento de los cristales de hidroxiapatita preexistentes a través de las vías intercelulares y transcelulares. El estrato intermedio también participa en la translocación de iones hacia el esmalte. En la mineralización del esmalte no intervienen vesículas matriciales, a diferencia de lo que ocurre en los tejidos mineralizados de matriz colágena como el tejido óseo y la dentina. Cuando el esmalte completa su maduración, los ameloblastos reducen aún más su tamaño, adoptan una morfología cúbica de baja a plana y depositan una lámina basal atípica (no contiene colágeno, pero contiene laminina y amelotina) en la superficie a la que están firmemente adheridos mediante hemidesmosomas. El epitelio, que en esta etapa recibe el nombre de epitelio reducido del órgano del esmalte, recubre y protege la superficie del esmalte hasta que la pieza dentaria erupciona en la cavidad bucal, y participa en la formación de la adherencia epitelial primaria que conforma el periodonto de protección (véase más adelante).

La amelogénesis es un proceso lento que puede tardar hasta 5 años para completar la maduración final en las piezas dentarias permanentes, y hasta dos tercios de ese tiempo lo ocupa la maduración del esmalte.

La alta dureza del esmalte lo hace a su vez muy frágil. Por eso, para mantener su integridad necesariamente descansa sobre un tejido más resiliente y elástico como la dentina. (**Proyección médico-clínica 16-2. Amelogénesis imperfecta**).

Dentina

Características generales

La dentina es el tejido que forma la mayor parte de la pieza dentaria. En la corona de la pieza dentaria da apoyo al esmalte y compensa su fragilidad. La dentina es un tejido mineralizado con características elásticas que le brindan cierta flexibilidad, de color amarillento. Rodea la cámara pulpar en la corona y los conductos radiculares en las raíces. La dentina mineralizada consiste aproximadamente en un 70% de contenido inorgánico, 20% de contenido orgánico y 10% de agua. El componente inorgánico está constituido por cristales de hidroxiapatita biológica. El componente orgánico está representado en un 90% de colágeno, principalmente de tipo I y pequeñas cantidades de colágeno de tipo III y V, y el 10% restante por proteínas no colágenas y lípidos. El colágeno de tipo I actúa como andamiaje para el depósito de los cristales de hidroxiapatita. Las proteínas no colágenas de la matriz regulan el depósito mineral y se ubican entre las fibras de colágeno. Muchas de estas proteínas no colágenas se encuentran también en la matriz extracelular del tejido óseo. Las principales incluyen el grupo de las fosfosialoproteínas dentinarias (DSPP), la proteína de matriz dentinaria de tipo 1 (DMP1), la osteonectina, la osteocalcina, la sialoproteína ósea (BSP), la osteopontina y la fosfoglucoproteína de matriz extracelular. La dentina es ligeramente más dura que el tejido óseo. También es un tejido sensitivo y con capacidad de reparación.

Estructura histológica

Una característica propia de la dentina es su permeabilidad, determinada por la presencia de túbulos estrechamente empaquetados que atraviesan todo el espesor del tejido, desde la CAD hasta el límite dentinopulpar, los túbulos dentinarios (**fig. 16-14**). Estos túbulos y los procesos odontoblásticos que transcurren por su interior (prolongaciones citoplasmáticas de los odontoblastos) conforman la estructura primaria de la dentina. Los túbulos dentinarios presentan una doble curvatura en S-itálica en la dentina coronaria y siguen un recorrido casi rectilíneo en la dentina radicular. La coincidencia entre las curvaturas de los túbulos establece las líneas de Owen, de fácil observación en un corte por desgaste (véase **fig. 16-12**). Los túbulos están delimitados periféricamente por un anillo de matriz hipermineralizada y con menor contenido de fibras colágenas, pero rica en proteínas no colágenas, denominada dentina peritubular. La matriz de dentina que se encuentra entre los túbulos se denomina dentina intertubular, hipomineralizada con respecto a la anterior y constituida por una estrecha red de fibras colágenas.

Las células formadoras de la dentina son los odontoblastos. Los cuerpos de los odontoblastos se alinean en el límite dentinopulpar y conforman el límite periférico con la pulpa, separados de la matriz dentinaria mineralizada por una capa de predentina o matriz dentinaria no mineralizada. De esta manera, forman con la pulpa el complejo dentinopulpar (**fig. 16-15**). La predentina (espesor variable de 10 a 50 μm) es la matriz orgánica constituida principalmente por colágeno y proteínas no colágenas que participan en su mineralización. La dentina coronaria se mineraliza

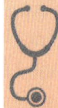

Proyección médico-clínica

16-2. Amelogénesis imperfecta

La amelogénesis imperfecta es un trastorno hereditario que provoca un desarrollo defectuoso del esmalte, y causa alteraciones en su cantidad, estructura y composición, no acompañadas de ninguna otra manifestación general o sistémica. El esmalte afectado puede presentar defectos de diversa gravedad, desde hipoplásicos (con deficiencia en el espesor) hasta hipomineralizados (esmalte blando, rugoso y con alteraciones del color) que pueden llegar a provocar taurodontismo (coronas dentarias pequeñas).

La etiopatogenia corresponde a mutaciones genéticas en el gen que codifica la proteína amelogenina, en algunos casos también asociadas a mutaciones en los genes de la ameloblastina y de otras proteínas de la matriz orgánica del esmalte. Tales defectos de producen porque los ameloblastos son especialmente sensibles a los cambios de su entorno. Esta anomalía no se asocia a ningún trastorno sindrómico, metabólico o sistémico, ya que afecta exclusivamente la formación del esmalte. Sin embargo, en tanto otras células además de los ameloblastos son capaces de expresar alguno de estos genes, la afección puede combinarse con alteraciones en otros tejidos como la dentina. Las anomalías cualitativas o cuantitativas del esmalte pueden ocasionar hipersensibilidad dental, alteraciones estéticas, dificultades masticatorias, reducción de la dimensión vertical; y asociarse a calcificación pulpar, dientes impactados, alteraciones en el recambio dentario, taurodontismo, enfermedades gingivoperiodontales o mordida abierta anterior.

La atención temprana es fundamental y debe comenzar con acciones preventivas que incluyan el control de la placa dental y del medio cariogénico, la aplicación de fluoruros, el uso de pastas dentales desensibilizantes y, en algunas situaciones, la exodoncia de las piezas que tienen mal pronóstico. El mayor problema terapéutico surge cuando se requieren restauraciones adhesivas, ya que el esmalte tiene menor grado de adhesión, lo cual hace que las restauraciones sean poco duraderas y que sean necesarios retratamientos periódicos en las piezas afectadas (**fig. PMC 16-2**).

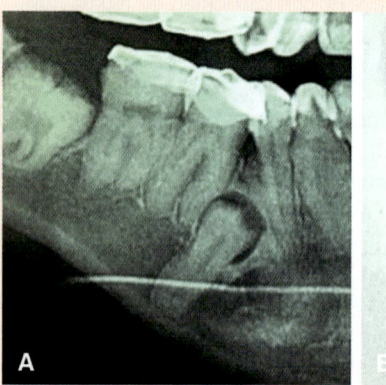
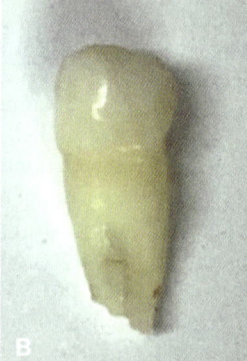
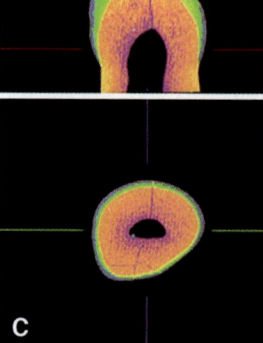
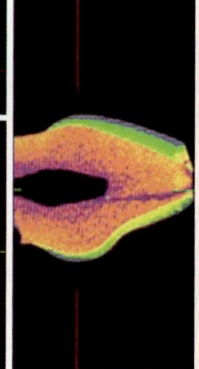

Fig. PMC 16-2. A. Recorte de la radiografía panorámica de un paciente con diagnóstico de amelogénesis imperfecta (AI) que muestra piezas dentarias, entre ellas un premolar retenido dentro del hueso. **B.** Imagen macroscópica del premolar retenido con diagnóstico clínico de AI. **C.** Imágenes de microtomografía de la corona del premolar con AI. Muestra cedida por la Dra. Andrea Ortolani, Cátedra de Odontología Integral Niños, Facultad de Odontología, UBA.

en un patrón globular (calcosferitos). En las zonas donde la fusión de los calcosferitos no es completa, se forman estructuras irregulares hipomineralizadas conocidas como espacios interglobulares de Czermak (véase **fig. 16-12**). El depósito incremental de matriz dentinaria es continuo durante toda la vida en ciclos que dejan establecidas líneas incrementales en la matriz (líneas de Von Ebner). A nivel radicular, cerca del límite con el cemento, se observa una zona con espacios de apariencia granular, la zona granular de Tomes, que se sugiere que representan la imagen transversal de los extremos de los túbulos dentinarios que forman un bucle en las cercanías del límite debido a un cambio brusco en su orientación espacial (**fig. 16-16**).

Dentinogénesis

La formación de la dentina comienza en el estadio de campana avanzado del germen dental (véase Desarrollo embriológico del germen dental). La dentina se origina en la papila dental, una condensación ectomesenquimática contenida debajo del órgano del esmalte. El proceso se inicia en el lugar de las futuras cúspides de la corona del diente a partir de la inducción epitelial ejercida por el epitelio interno del órgano del esmalte, y desde allí progresa hacia la zona del asa cervical hasta que se forma la dentina coronaria. La dentina radicular comienza a formarse posteriormente a expensas de la inducción epitelial que recibe de las células de la vaina epitelial de Hertwig, una estructura ectodérmica

Fig. 16-14. Unidad histológica primaria de la dentina, el túbulo dentinario. **A.** Corte longitudinal. **B.** Corte transversal.

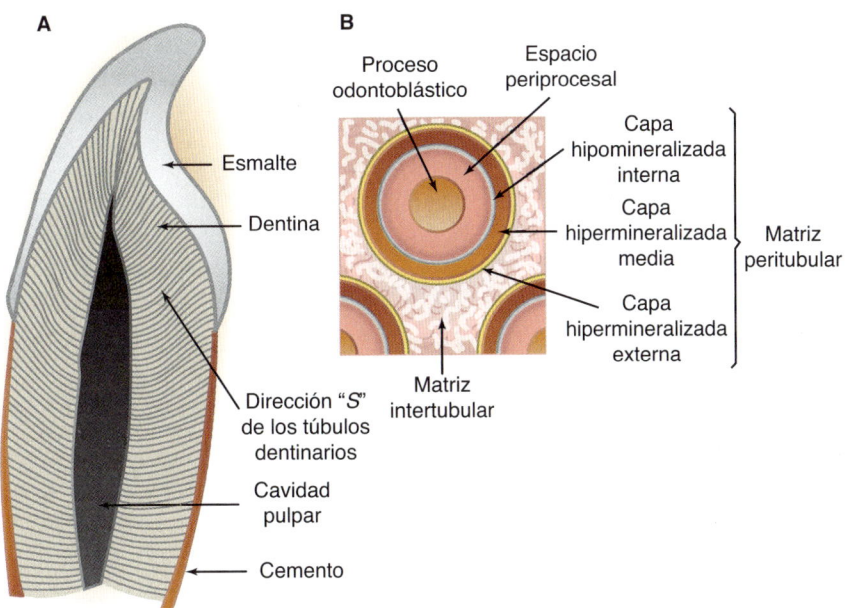

derivada del órgano del esmalte (véase **Desarrollo embriológico del germen dental**). La dentina radicular comienza a formarse antes de la erupción de la pieza dentaria, pero continúa haciéndolo luego de erupcionada y hasta después de haber alcanzado la posición funcional dentro de la arcada.

Los odontoblastos se diferencian de las células ectomesenquimáticas de la papila a partir de la inducción epitelial que reciben de los preameloblastos (del epitelio dental interno). Durante la diferenciación, las células aumentan el volumen de su citoplasma y adquieren organelas específicas para la síntesis proteica, polarizan su núcleo en sentido opuesto al del epitelio dental interno, y comienzan a sintetizar y secretar la primera capa de una matriz orgánica dentinaria de 15 a 20 µm (dentina del manto) que contiene fibras colágenas de mayor diámetro (0,1 a 0,2 µm) llamadas fibras de Von Korff. Estas fibras están formadas por colágeno de tipo III asociado a fibronectina. Tras la formación de esta primera capa, los odontoblastos siguen aumentando el volumen celular y comienzan a sintetizar y secretar fibras de colágeno de tipo I que se orientarán paralelas a la futura CAD. En coincidencia con el depósito de matriz, los odontoblastos extienden una prolongación citoplasmática hacia la lámina basal que los separa del epitelio dental interno, el llamado proceso odontoblástico o fibra de Tomes, y comienzan a secretar pequeñas vesículas recubiertas de membrana —vesículas matriciales— con las que se inicia la

Fig. 16-15. Fotomicrografía de un corte longitudinal de una pieza dentaria de rata. Técnica por descalcificación y coloración con H-E. Se observa el complejo dentinopulpar. D: dentina, Pr: predentina, Pu: pulpa. En la dentina se observan túbulos dentinarios (flechas amarillas).

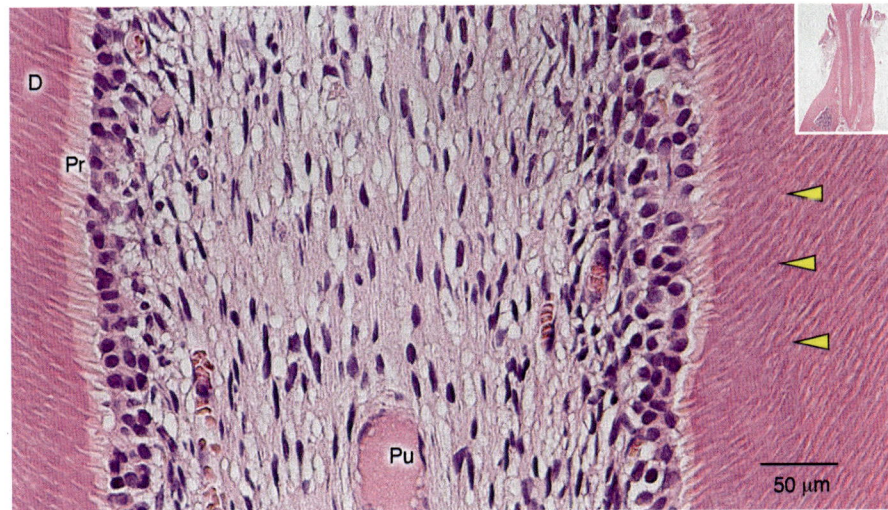

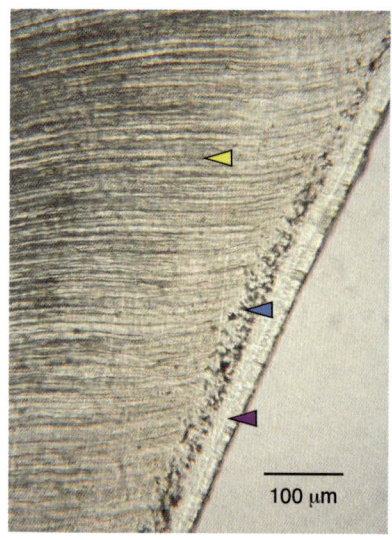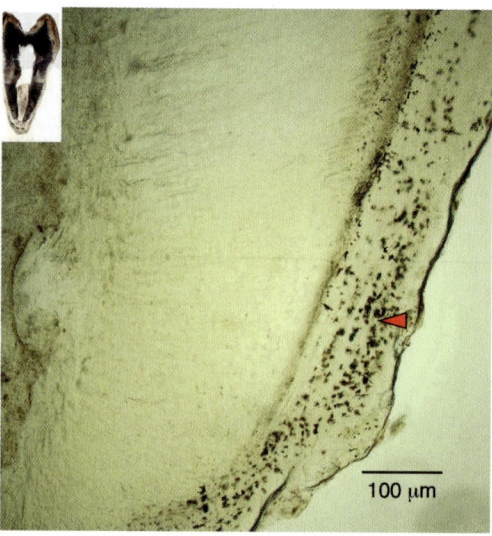

100 µm

100 µm

Fig. 16-16. Fotomicrografías de una pieza dentaria humana por desgaste. Túbulos dentinarios radiculares (flecha amarilla), zona granular de Tomes (flecha azul), cemento primario o acelular (flecha violeta), cemento secundario o celular (flecha roja).

mineralización de la matriz orgánica. Luego, la mineralización continúa en un frente de mineralización que puede adoptar dos patrones: globular (calcosferitos) o lineal.

A medida que los odontoblastos continúan la secreción de matriz y se desplazan hacia el interior de la pulpa, los procesos odontoblásticos quedan rezagados en la formación de la dentina y los túbulos dentinarios se forman a su alrededor. En tanto el depósito mineral va levemente retrasado con relación al depósito de matriz orgánica, entre los odontoblastos y el frente de mineralización siempre hay una delgada capa de matriz orgánica no mineralizada: la predentina (véanse **figs. 16-13 y 16-15**).

La papila dental es un tejido altamente vascularizado. Durante la dentinogénesis, los capilares continuos de la papila se hacen fenestrados y comienzan a ubicarse entre los odontoblastos. Cuando culmina la dentinogénesis, estos capilares se retraen y vuelven a ser continuos.

La dentina se forma durante toda la vida. Aquella que se produce después que la pieza erupcionó y alcanzó la ubicación funcional en la arcada es la dentina secundaria. Sin embargo, ante ciertas lesiones, se deposita dentina en sitios específicos, denominada dentina terciaria, a una velocidad que varía según el grado de lesión. (**Proyección médico-clínica 16-3. Caries dental**).

Pulpa

Características generales

La pulpa es el tejido conectivo, blando, que se encuentra en el interior de la pieza dentaria y que da soporte a la dentina. Las cavidades que alojan la pulpa dental son la cámara pulpar en la corona y los conductos radiculares en las raíces del diente. Los conductos radiculares terminan en los forámenes apicales, donde se unen

la pulpa y el ligamento periodontal, y a través de ellos entran y salen los principales vasos y nervios de la pieza dental.

Tanto embriológica como funcionalmente, la dentina y la pulpa forman una unidad conocida como complejo dentinopulpar (véase **fig. 16-15**). En el plano embriológico, ambos tejidos se diferencian de la papila dental ectomesenquimática. Desde el punto de vista funcional, las células que forman la dentina –los odontoblastos– se ubican en el tejido pulpar; los vasos y nervios pulpares son los que irrigan la dentina y le proporcionan sensibilidad; y las células mesenquimáticas de la pulpa tienen la capacidad de diferenciarse en nuevos odontoblastos ante diferentes estímulos y agresiones.

Histológicamente, la pulpa se organiza en cuatro zonas: 1) la zona odontoblástica en la periferia de la pulpa; 2) la zona oligocelular de Weil debajo de los odontoblastos, la cual es más pronunciada en la pulpa coronaria; 3) la zona rica en células en la que la densidad celular es mayor; y 4) la zona central de la pulpa en la que se encuentran los principales vasos y nervios de esta (**fig. 16-17**).

Como dijimos, los odontoblastos son las células formadoras de la dentina y se ubican en una capa celular en la periferia de la pulpa. Desde su ubicación en la pulpa, los odontoblastos extienden la prolongación celular que atraviesa todo el espesor de la dentina por dentro de los túbulos dentinarios. La morfología de los odontoblastos refleja la actividad celular. Suelen ser células columnares de alrededor de 50 µm de altura en la corona, se hacen cuboides en la porción media de la pieza dentaria y son casi planas a nivel apical. En el plano ultraestructural, presentan en el citoplasma todas las organelas necesarias para la síntesis y mineralización de la matriz orgánica de la dentina.

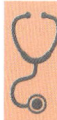

Proyección médico-clínica

16-3. Caries dental

La caries dental es una enfermedad microbiana y dinámica que afecta los tejidos mineralizados dentarios. Cuando la caries se ha extendido desde la superficie del diente hasta las proximidades de la unión del esmalte con la dentina, las estructuras secundarias hipocalcificadas del esmalte, como los penachos adamantinos y las laminillas del esmalte o microfisuras, permiten la extensión a lo largo de esta unión, y afectan también la dentina. Un ataque de caries puede provocar la muerte del odontoblasto subyacente a la superficie de la lesión. Los túbulos dentinarios contienen normalmente una prolongación odontoblástica viva, líquido dentinario y, a veces, una terminación nerviosa. Tras la muerte del odontoblasto, el líquido dentinario se cristaliza y rellena el túbulo dentinario con dentina esclerótica (dentina transparente), lo que impide el ataque a la pulpa. Sin embargo, si la caries alcanza la pulpa, origina un proceso inflamatorio, irreversible y doloroso llamado pulpitis.

La caries destruye el esmalte y la dentina mediante un mecanismo de desmineralización ácida producido por los microorganismos de la placa bacteriana. La aparición de la caries dental se asocia principalmente a colonias bacterianas de *Streptococcus mutans*, mientras que los lactobacilos se asocian a la progresión activa de la enfermedad. Estas colonias bacterianas metabolizan los hidratos de carbono, como la sacarosa, presentes en los alimentos, y producen un ambiente ácido que desmineraliza la estructura dental subyacente.

Desde el punto de vista clínico, el estadio inicial de la caries en el esmalte se presenta como una mancha blanca opaca poco translúcida, con la superficie intacta. Este estadio de mancha blanca es reversible mediante la aplicación de tratamientos remineralizantes como aquellos que contienen fluoruros. A medida que la lesión progresa en profundidad, la mancha blanca puede adquirir un color marrón oscuro o negro, o convertirse en una lesión cavitada, con la destrucción del tejido dentario. En este punto, el proceso se vuelve irreversible y deben utilizarse otros recursos para su tratamiento.

La caries dental es una enfermedad altamente contagiosa, ya que numerosos estudios han comprobado la transmisión de microorganismos más vinculados a la caries de un diente a otro. Afecta a alrededor del 95% de la población y, con mayor frecuencia, por su complejidad topográfica, las superficies oclusales de los molares permanentes. El tratamiento incluye la eliminación del tejido afectado y su sustitución por materiales dentales específicos que restauren la armonía estética y la función oclusal.

Cantidades mínimas de flúor procedentes de fuentes como el agua potable, los dentífricos e incluso la dieta pueden mejorar la resistencia a los efectos de las bacterias cariogénicas. El flúor mejora la resistencia al ácido de la estructura dental, actúa como un antimicrobiano y favorece la remineralización de las lesiones cariosas pequeñas. La naturaleza semipermeable del esmalte facilita que la aplicación tópica de flúor proporcione una mayor concentración de este en el esmalte superficial de los dientes ya erupcionados. Sin embargo, la cantidad de flúor debe controlarse con cuidado, ya que los ameloblastos son sensibles a este ion y existe la posibilidad de provocar un moteado parduzco antiestético característico de la fluorosis.

Otras células que se hallan en la pulpa son fibroblastos, células mesenquimáticas indiferenciadas, células madre de la pulpa y células inflamatorias. La matriz extracelular de la pulpa consiste en fibras de colágeno de tipo I y III, y sustancia amorfa compuesta principalmente por glucosaminoglucanos, glucoproteínas y agua.

Las arterias y venas de la pulpa entran y salen por el foramen apical junto con los elementos nerviosos. Los vasos transcurren por la zona central de la pulpa y se ramifican en la corona para formar un rico plexo capilar en la zona subodontoblástica. El tejido pulpar es un tejido ricamente inervado. Los nervios que ingresan en la pulpa son, en su mayoría, aferentes sensitivos del trigémino (V par craneal). En la pulpa coronaria se ramifican periféricamente como terminaciones libres y forman un plexo nervioso en la zona oligocelular de Weil denominado plexo subodontoblástico de Raschkow. Algunas de estas terminaciones nerviosas atraviesan los odontoblastos y se ubican dentro de los túbulos dentinarios, lo que contribuye a la alta sensibilidad de la dentina.

Cemento

Características generales

El cemento es el tejido conectivo mineralizado que recubre la dentina radicular y ancla los haces de fibras colágenas del ligamento periodontal. También forma parte del aparato de inserción del diente (véase más adelante). La matriz extracelular mineralizada del cemento presenta muchas similitudes con la del tejido óseo: el principal componente fibrilar es el colágeno de tipo I y la fase inorgánica está representada por la hidroxiapatita. A diferencia del tejido óseo, el cemento es avascular y no se remodela.

Las células formadoras del cemento son los cementoblastos.

Desde el punto de vista histológico, se pueden distinguir dos tipos de cemento: acelular y celular (véase **fig. 16-16**).

El cemento acelular o primario ancla los haces de fibras colágenas del ligamento periodontal y recubre las porciones cervical y media de la raíz. Su función principal es brindar anclaje a la pieza dentaria dentro del

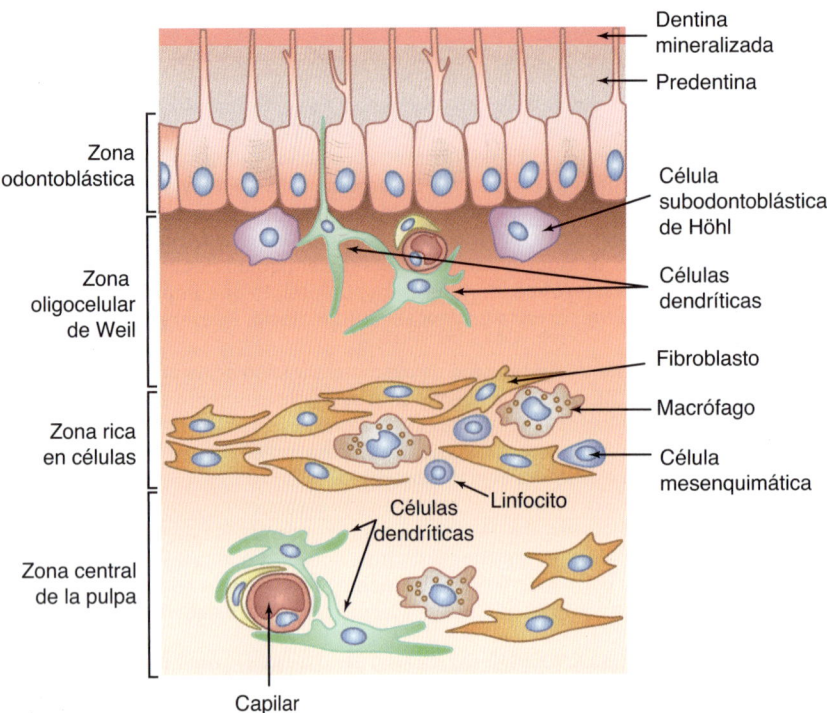

Zona odontoblástica

Zona oligocelular de Weil

Zona rica en células

Zona central de la pulpa

Dentina mineralizada

Predentina

Célula subodontoblástica de Höhl

Células dendríticas

Fibroblasto

Macrófago

Célula mesenquimática

Células dendríticas

Linfocito

Capilar

Fig. 16-17. Topografía de la pulpa dental.

alvéolo. Estos haces de fibras colágenas forman las fibras extrínsecas del cemento, de disposición transversal con respecto a las fibras intrínsecas secretadas por los propios cementoblastos. En el cemento celular o secundario, los cementoblastos quedan atrapados dentro de lagunas en el interior de la matriz, se diferencian en cementocitos y revisten la porción apical de la raíz. Este cemento cumple una función adaptativa. Los cementocitos extienden prolongaciones citoplasmáticas hacia el ligamento periodontal durante su diferenciación, pero a diferencia de los osteocitos del tejido óseo, no forman un sincicio celular dentro del cemento y se nutren por difusión.

La formación del cemento, y de la raíz en su conjunto, comienza una vez que se forma la corona del diente. Los cementoblastos se diferencian de las células mesenquimáticas del saco dental, una condensación mesenquimática que rodea el germen dental en desarrollo (véase **Desarrollo embriológico del germen dental**). Tras la formación de la primera capa de dentina radicular y la disgregación de la vaina radicular epitelial de Hertwig, los cementoblastos recién diferenciados entran en contacto con esta dentina y comienzan a secretar matriz orgánica de cemento (cementoide) y a mineralizarla.

Periodonto

Los dientes están insertos dentro de los maxilares a través de un aparato de anclaje especializado denominado periodonto de inserción. Este periodonto está constituido por el cemento, el hueso alveolar y, entre ambos tejidos mineralizados, el ligamento periodontal (**fig. 16-18**).

Todos estos tejidos del aparato de inserción derivan embriológicamente de una estructura ectomesenquimática del germen dental: el saco dental (véase **Desarrollo embriológico del germen dental**).

Este aparato de inserción, a su vez, está protegido por otro sistema de tejidos que conforman el periodonto de protección, constituido por la encía y la unión dentogingival.

Ligamento periodontal

El ligamento periodontal es un tejido conectivo altamente especializado que conecta y ancla las piezas dentarias al hueso alveolar, lo que les permite resistir las fuerzas ejercidas durante la masticación.

El ancho del ligamento periodontal varía entre 0,15 y 0,38 mm, con su porción más delgada en el tercio medio de la raíz. Sin embargo, cuando el diente es sometido a fuerzas y el ligamento periodontal es expuesto a incrementar su función, este ancho aumenta.

Está formado principalmente por una serie de haces de fibras colágenas (en su mayoría colágeno de tipo I) de disposición altamente organizada y una sustancia amorfa entre ellos rica en glucosaminoglucanos, glucoproteínas y glucolípidos. En uno de los extremos las fibras colágenas quedan inmersas en la matriz mineralizada del hueso alveolar y conforman las fibras de Sharpey. En el extremo opuesto quedan inmersas en la matriz mineralizada del cemento y forman las fibras extrínsecas. Además de las fibras colágenas, en el ligamento periodontal hay fibras elásticas, algunas de ellas

Fig. 16-18. Fotomicrografía de un corte longitudinal de una pieza dentaria de rata. Técnica por descalcificación y coloración con H-E. Se observa el periodonto de inserción. Se observan restos epiteliales de Malassez (círculos amarillos) C: cemento acelular, LP: ligamento periodontal, HA: hueso alveolar.

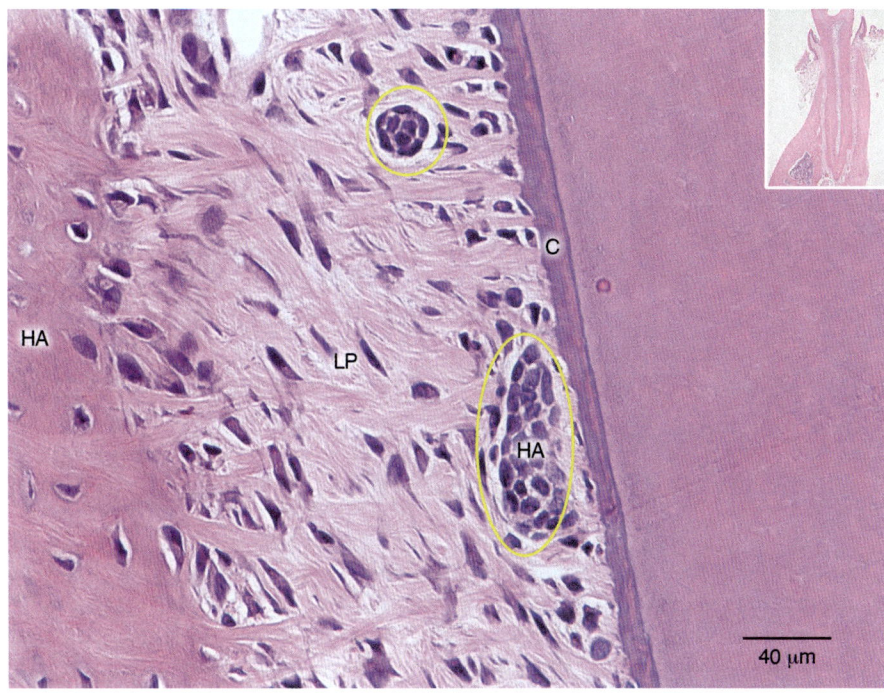

propias del ligamento periodontal como las fibras de oxitalán y las fibras de elaunina.

En el ligamento periodontal se pueden identificar diversas células, como fibroblastos, macrófagos, células mesenquimáticas indiferenciadas, células epiteliales de los restos epiteliales de Malassez (**fig. 16-18**) (véase **Desarrollo embriológico del germen dental**), osteoblastos y osteoclastos asociados al hueso alveolar, y cementoblastos (y ocasionalmente odontoclastos) asociados al cemento. Los fibroblastos son las células principales del ligamento periodontal, y su función principal es el remodelado de las fibras, en especial del colágeno. Se ubican paralelos a las fibras siguiendo la dirección de los haces.

El ligamento periodontal está muy vascularizado a partir de vasos intraóseos que, al pasar al ligamento, se denominan vasos perforantes. Otra función importante del ligamento periodontal es la sensorial. La inervación está representada por terminaciones nerviosas libres que se ramifican a lo largo de las raíces y actúan como nociceptores y mecanorreceptores, y corpúsculos de Ruffini a nivel apical.

Hueso alveolar

El hueso alveolar es el hueso que contiene las piezas dentarias dentro de los maxilares y que forma los procesos alveolares. Así, los procesos alveolares son el conjunto de todos los alvéolos dentarios. Cada alvéolo consiste en una cortical externa (bucal o lingual), hueso esponjoso central y una cortical interna que enfrenta a la pieza dentaria y en la que se insertan los haces de fibras colágenas del ligamento periodontal. Ambas corticales se unen en la cresta alveolar, que suele ubicarse

1 a 2 mm debajo del límite amelocementario. La cortical interna del hueso alveolar también se denomina lámina cribiforme porque está perforada por gran cantidad de vasos y nervios que desembocan en el ligamento periodontal. También se conoce como lámina dura por su mayor radiopacidad. Dado que la porción más interna de esta cortical interna ancla las fibras periodontales, recibe el nombre de hueso fasciculado. Este hueso se forma junto con las piezas dentarias y el ligamento periodontal con el que se ancla. También se pierde cuando se pierde la pieza dentaria a la que da inserción.

Encía y unión dentogingival

La encía forma parte de la mucosa bucal masticatoria que tapiza los procesos alveolares (encía insertada) y rodea el cuello de cada pieza dentaria como un collar o rodete (encía libre o marginal). La encía insertada está compuesta por un epitelio plano estratificado ortoqueratinizado y su corion está firmemente adherido al periostio de los procesos alveolares. La encía libre o marginal es la encía ubicada coronariamente con respecto a la encía anterior y no está unida al hueso subyacente; forma el rodete gingival que rodea cada diente. Esta encía libre tiene dos vertientes: una externa, que queda expuesta al medio bucal y es una continuación de la encía insertada, y otra interna, que se enfrenta a la pieza dentaria y que en su base se adhiere al tejido dentario a través del epitelio de unión. El epitelio que reviste la vertiente externa tiene características similares al epitelio que reviste la encía insertada: epitelio plano estratificado ortoqueratinizado o paraqueratinizado, con numerosas proyecciones papilares que lo conectan con el corion subyacente.

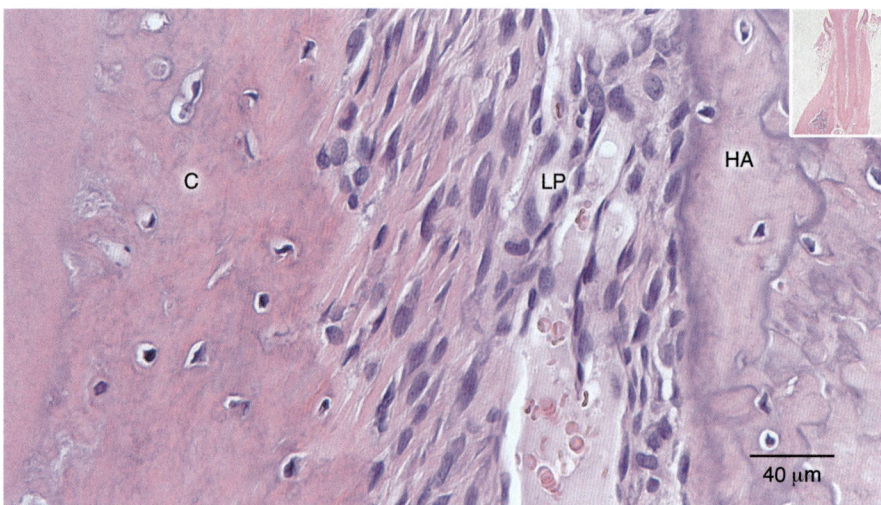

Fig. 16-19. Fotomicrografía de un corte longitudinal de una pieza dentaria de rata. Técnica por descalcificación y coloración con H-E. Se observa el periodonto de inserción. C: cemento celular, LP: ligamento periodontal, HA: hueso alveolar.

Entre la vertiente interna y la pieza dentaria se genera un espacio: el surco gingival, que puede tener 0,5 a 3 mm de profundidad. Este surco contiene líquido gingival, microorganismos, células epiteliales descamadas y células inflamatorias que atraviesan el epitelio. El epitelio que forma la vertiente interna se denomina epitelio del surco (**fig. 16-19**).

La unión dentogingival está formada por el epitelio del surco, el epitelio de unión y el corion subyacente a ambos epitelios. El epitelio del surco es un epitelio plano estratificado no queratinizado que presenta una conexión apapilar con el corion subyacente. El epitelio de unión adhiere la encía al tejido dentario. Por lo general, este epitelio se adhiere en la porción del cuello dentario al esmalte en la zona de la unión cemento-adamantina. El epitelio de unión es un epitelio estratificado no queratinizado con una población de células basales que descansan sobre una lámina basal que las separa del corion subyacente (lámina basal externa), y una población de células suprabasales que se orientan paralelas a la superficie dentaria y cuya capa más superficial está unida directamente al tejido dentario por hemidesmosomas a través de la lámina basal interna. Esta última tiene características únicas, ya que se une a los tejidos mineralizados y sus principales componentes (amelotina [AMTN] y proteína odontogénica asociada a los ameloblastos [ODAM]) se expresan en los ameloblastos secretores. Entre las células del epitelio de unión se encuentra menor cantidad de desmosomas, lo que aumenta los espacios intercelulares y proporciona mayor permeabilidad al epitelio. Además, las células expresan citoqueratinas propias de las células basales y de los epitelios simples, y no muestran signos de diferenciación en células queratinizadas.

El corion subyacente a estos epitelios también presenta características propias. Por un lado, hay un infiltrado inflamatorio normal y, por otro lado, se observan haces de fibras de colágeno de tipo I que constituyen el ligamento gingival, que adhiere el corion de la encía libre al cemento del diente (**fig. 16-20**).

La integridad de este aparato de protección tiene por finalidad aislar y proteger el aparato de inserción subyacente de la colonización y la agresión bacterianas, que podrían provocar la pérdida de sujeción de las piezas dentarias y el inicio de su movilidad, cuadro conocido como periodontitis.

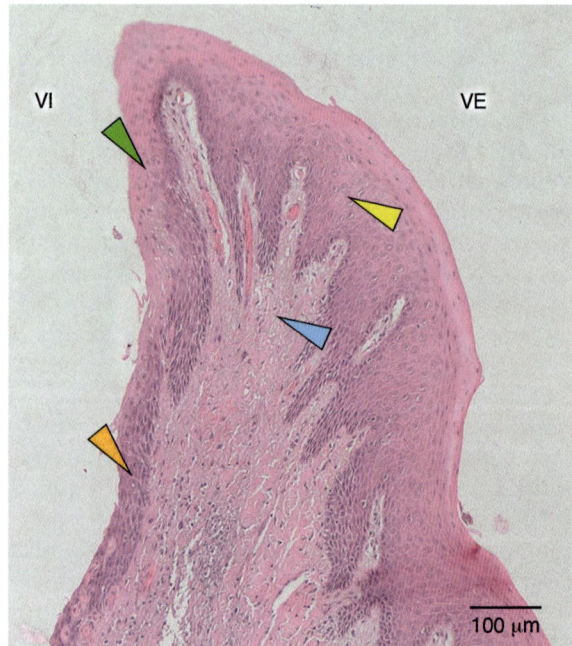

Fig. 16-20. Fotomicrografía de un corte de encía humana teñida con H-E en el que se observa en la vertiente externa (VE) un epitelio plano estratificado paraqueratinizado (flecha amarilla) sobre un corion o lámina propia de tejido conectivo de tipo semidenso muy vascularizado (flecha turquesa). La unión epitelio-coriónica muestra abundantes crestas epiteliales y papilas coriónicas que se interdigitan. En la vertiente interna (VI) se observa epitelio del surco (flecha verde). La unión dentogingival está formada por el epitelio de unión (flecha naranja). Ambos epitelios descansan sobre un corion laxo y la unión epitelio-coriónica es lisa o apapilar.

BIBLIOGRAFÍA

Brizuela M, Winters R. Histology, oral mucosa. In: StatPearls. StatPearls Publishing, Treasure Island (FL); 2022.

Gómez de Ferraris ME, Campos Muñoz A. Histología, embriología e ingeniería tisular bucodental. 4.ª ed. Madrid: Editorial Médica Panamericana; 2019.

Nanci A. Ten Cate's oral histology: development, structure, and function. 9th ed. Elsevier; 2018.

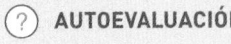

AUTOEVALUACIÓN

Aparato digestivo

17

GENERALIDADES

El aparato digestivo se encarga de suministrar al medio interno del organismo los elementos básicos para el metabolismo celular como agua, sales, sustancias nutritivas (proteínas, hidratos de carbono y lípidos) y vitaminas. Está formado por el tubo digestivo y sus glándulas anexas. Su función básica es dar respuesta a las demandas alimentarias. Para ello, incorpora, disgrega y transporta los alimentos poniéndolos en contacto con las secreciones enzimáticas, los reduce a formas químicas apropiadas para que lleguen a los diferentes tejidos de todos los órganos del cuerpo

a través de la sangre, y elimina el excedente con las heces.

Cada uno de los órganos que componen el tubo digestivo cumple con una función específica. Los órganos son huecos; por ello se habla de tubo digestivo: un tubo largo y tortuoso de aproximadamente 10 metros desde la boca hasta el ano, de los cuales 7 metros corresponden al intestino delgado. Este tubo tiene una estructura histológica general formada por diferentes túnicas desde la luz hasta la periferia: mucosa, submucosa, muscular externa y serosa, a excepción del tercio superior y medio del esófago, colon ascendente y descendente, recto y ano, que presentan adventicia (**fig. 17-1**).

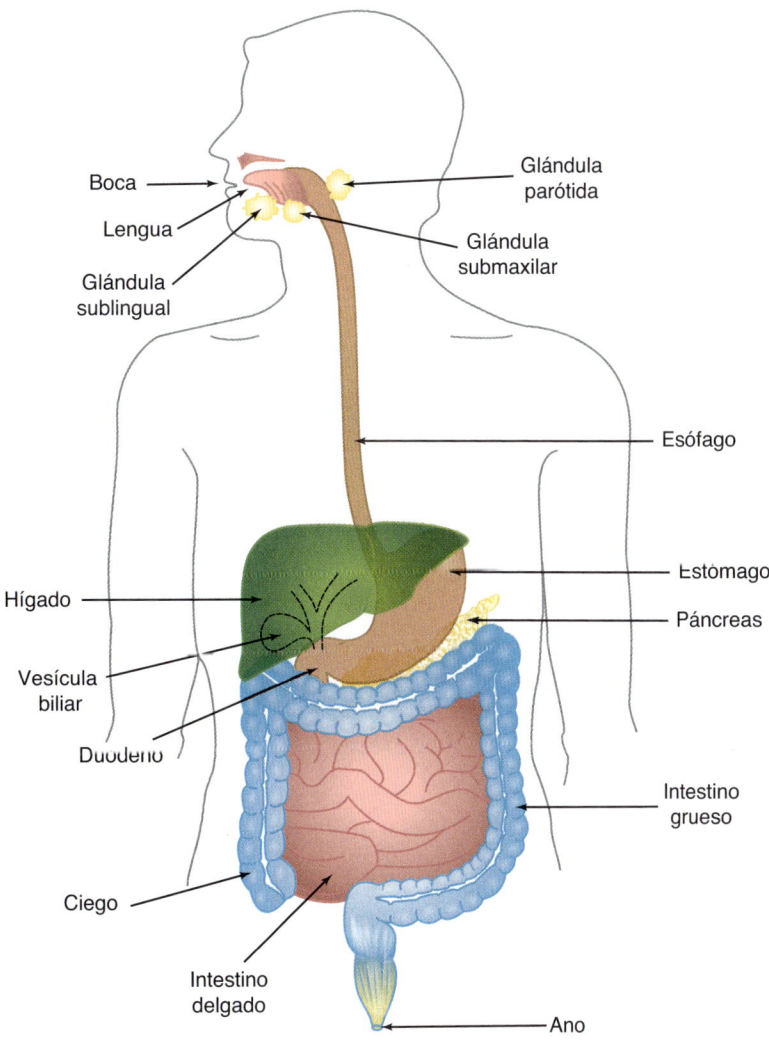

Fig. 17-1. Ubicación anatómica de cada una de las porciones del aparato digestivo (tubo digestivo y glándulas anexas).

Boca — Lengua — Glándula sublingual — Glándula parótida — Glándula submaxilar — Esófago — Hígado — Vesícula biliar — Duodeno — Ciego — Intestino delgado — Estómago — Páncreas — Intestino grueso — Ano

Tras ser masticados y deglutidos, los alimentos son impulsados a través de los órganos que constituyen el tubo digestivo hasta el ano mediante ondas contráctiles denominadas movimientos peristálticos. Durante su tránsito por los diferentes órganos se produce el proceso de la digestión, favorecido por la secreción de las glándulas propias y anexas del tubo digestivo. El bolo alimenticio se transforman en una una mezcla de sustancias compuesta por pequeñas moléculas aptas para la absorción, que se incorporan a través de la mucosa. El tubo digestivo está compuesto por la boca, la faringe, el esófago, el estómago, el intestino delgado, el intestino grueso y el conducto anal. Estos órganos están separados por válvulas musculares o esfínteres que controlan el paso del bolo alimenticio en sentido cefalocaudal. Al atravesar cada esfínter cambia la naturaleza histológica de la mucosa, encargada de la digestión en el estómago y de la absorción en el intestino. Los materiales que no han sido digeridos ni absorbidos se eliminan con las heces. Dado que el aparato digestivo puede ser una puerta de entrada de los antígenos, existe un desarrollo de tejido linfoide en las mucosas organizado de forma difusa o nodular denominado tejido linfoide asociado a la mucosa (TLAM o MALT) (véase **cap. 13**).

ESTRUCTURA GENERAL DEL TUBO DIGESTIVO

La estructura histológica desde la luz hacia la porción más externa de la pared presenta un patrón histológico básico de organización en túnicas que comprende: mucosa, submucosa, muscular externa, y adventicia o serosa (**fig. 17-2**).

Túnica mucosa: es de suma importancia distinguir las particularidades de la mucosa en cada órgano tubular, ya que es esta túnica la que suele permitir un diagnóstico de certeza. La mucosa tiene tres componentes desde la luz hasta la periferia:

- Epitelio: las características del epitelio superficial varían según cada porción del tubo digestivo. En ocasiones, el epitelio se invagina y forma glándulas en la mucosa.
- Lámina propia o corion: compuesta generalmente por tejido conectivo colágeno laxo, aloja el tejido linfoide asociado a la mucosa, que puede organizarse de forma difusa o formar nódulos linfáticos.
- Muscular de la mucosa: delgada capa de músculo liso cuyas fibras suelen organizarse en una disposición circular interna o longitudinal externa.

Túnica submucosa: capa de tejido conectivo colágeno denso no modelado, que puede contener acúmulos de tejido linfático y glándulas. Es una zona muy vascularizada, donde los vasos más grandes se dividen en otros más delgados que se dirigen hacia las capas mucosa y muscular externa. Esta capa presenta plexos nerviosos formados por grupos de neuronas que inervan principalmente la muscular de la mucosa denominados plexos submucosos o de Meissner.

En los preparados histológicos con la tinción de hematoxilina-eosina pueden identificarse somas de neuronas ganglionares intensamente basófilos, con un núcleo excéntrico de cromatina laxa y un nucléolo evidente.

Túnica muscular externa: esta capa es gruesa y está compuesta por músculo liso, excepto en el tercio superior del esófago. Se denomina externa para diferenciarla de la muscular de la mucosa más próxima a la región central del tubo digestivo. Las fibras más internas, de mayor espesor, tienen una disposición circular, concéntrica a la luz del órgano, y se denominan capa circular interna. En la capa externa, las fibras musculares lisas se disponen paralelas al eje mayor del órgano y se llaman capa longitudinal externa. A nivel de los esfínteres esofágico superior, cardias, píloro, válvula ileocecal y anal, la capa de músculo circular está muy engrosada. Entre ambas capas existen plexos nerviosos: los plexos mientéricos o de Auerbach. Estos plexos intrínsecos inervan las fibras musculares y su función es estimular el peristaltismo. La inervación extrínseca del tubo digestivo la proporciona el sistema nervioso autónomo, en el que el tono simpático disminuye el peristaltismo, mientras que el parasimpático lo aumenta.

Túnica serosa: gran parte del tubo digestivo está cubierto por una túnica periférica denominada peritoneo. Esta serosa está formada por tejido conectivo colágeno denso, con paquetes vasculonerviosos, tejido adiposo y un epitelio plano simple, el mesotelio, que se organiza en una porción en ocasiones visceral (interna) que envuelve los órganos y una parietal (externa) que tapiza la cara interna de la pared corporal. Entre ambas hojas mesoteliales escaso ácido hialurónico que le aporta propiedades lubricantes y permite que los mesotelios se deslicen entre sí. Esto ocurre con el peritoneo y otras serosas como la pleura y el pericardio.

La túnica adventicia carece de mesotelio y tapiza los extremos distales del tubo digestivo, el tercio superior y medio del esófago, y la porción distal del recto.

ESÓFAGO

El esófago es un tubo que, en el adulto, mide aproximadamente 25 cm de longitud. En su porción cefálica, se continúa con la faringe y, a nivel caudal, con el estómago. Su función es transportar el bolo alimenticio desde la faringe hasta el estómago para continuar la digestión.

Túnica mucosa: formada por un epitelio plano estratificado no queratinizado, continuación del epitelio de la orofaringe. La lámina propia puede contener nódulos linfáticos y en el tercio distal, próximo al cardias, presenta glándulas acinares mucosas denominadas glándulas cardinales. La muscular de la mucosa esofágica constituye una excepción a la generalidad del tubo digestivo, ya que las fibras musculares presentan solo disposición longitudinal. En los cortes transversales del órgano, su luz se observa irregular (estrellada) debido a la disposición longitudinal de las fibras musculares de la

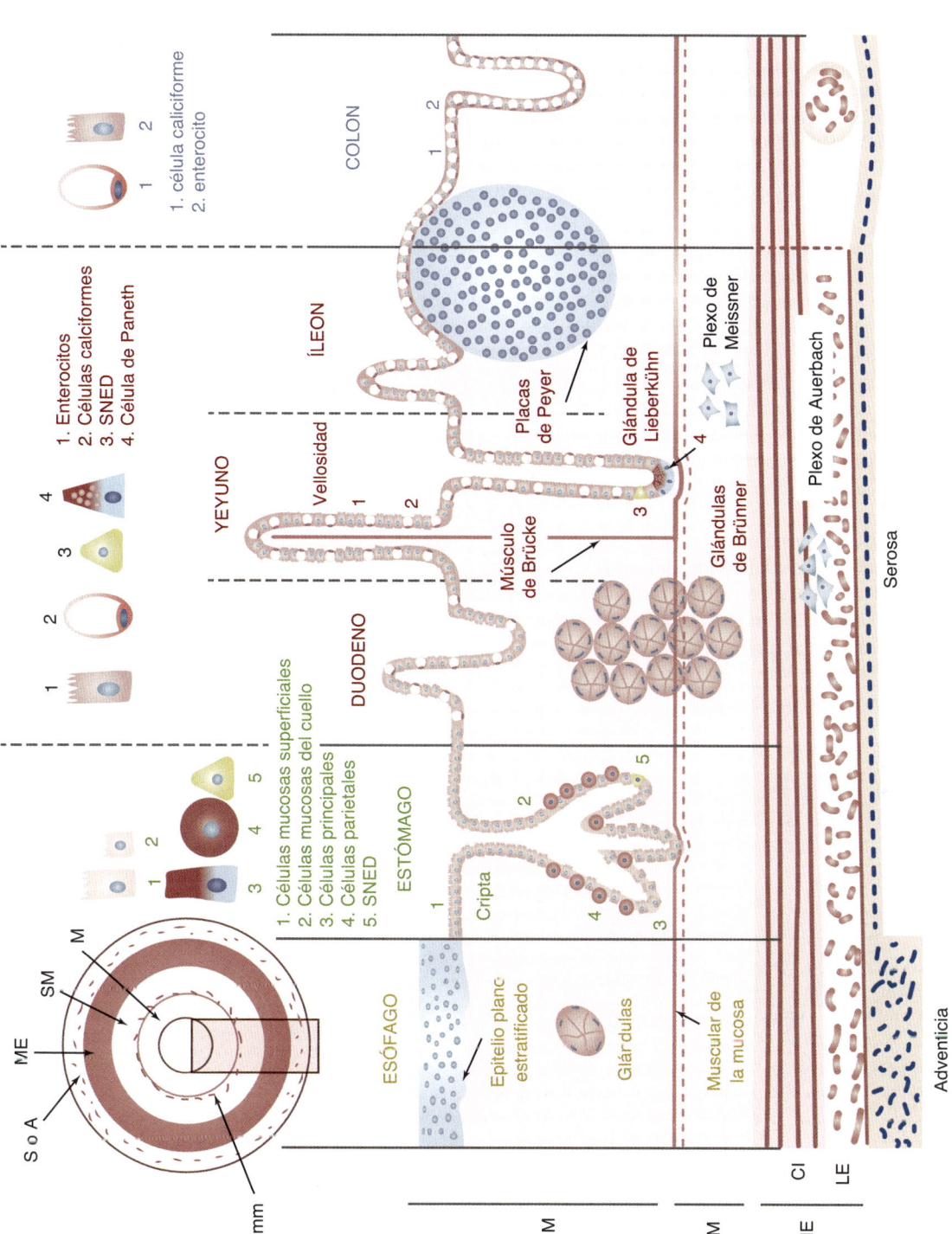

Fig. 17-2. Esquema comparativo de la pared de las distintas regiones del tubo digestivo. M: mucosa; SM: submucosa; ME: muscular externa; A: adventicia; S: serosa; mm: muscular de la mucosa; CI: circular interna; LE: longitudinal externa; SNED: sistema neuroendocrino difuso.

muscular de la mucosa y los fascículos de fibras elásticas presentes en la submucosa (**fig. 17-3**).

Túnica submucosa: está formada por tejido conectivo colágeno denso no modelado, con abundantes fascículos de fibras colágenas y elásticas que le permiten la distensión. También se pueden encontrar escasas glándulas tubuloacinares mucosas, llamadas glándulas esofágicas o profundas. Próximos a los adenómeros pueden observarse somas neuronales agrupados pertenecientes al plexo submucoso de Meissner. Los conductos excretores de esas glándulas están revestidos por epitelio cúbico simple y atraviesan la mucosa para desembocar en la superficie.

Túnica muscular externa: comprende una capa interna circular y una externa longitudinal; en su extremo superior se encuentra el esfínter esofágico superior (faringoesofágico), formado por una capa gruesa de músculo circular. En el tercio superior del esófago las fibras musculares son estriadas esqueléticas, en el tercio medio se entremezclan fibras musculares estriadas esqueléticas y lisas, y en el tercio inferior hay solo músculo liso. El tono de esta capa aporta a la luz una disposición en pliegues que se aplanan con el paso de los alimentos.

Túnica adventicia: formada por tejido conectivo laxo, con numerosos vasos sanguíneos, linfáticos y nervios, todos orientados en sentido longitudinal. En el tercio distal, próximo al estómago, abundan las fibras elásticas que lo adhieren al diafragma. Una vez atravesada la región diafragmática, el esófago se encuentra revestido por la túnica serosa peritoneal.

El orificio que comunica el esófago con el estómago está rodeado por una gruesa banda de tejido muscular circular que, desde el punto de vista fisiológico, se denomina esfínter esofagogástrico, o cardias. En este punto el epitelio estratificado del esófago se continúa directamente con el epitelio cilíndrico simple del estómago (**fig. 17-4**).

ESTÓMAGO

El estómago es una dilatación especializada del tubo digestivo que se continúa a nivel cefálico con el esófago y caudalmente con el intestino delgado. Desde el aspecto anatómico, está organizado en cuatro regiones: cardias, fondo, cuerpo y antro pilórico. La función del estómago es continuar con el proceso de la digestión, que se inicia en la cavidad bucal. Para esa función presenta en su túnica mucosa glándulas secretoras de jugo gástrico y una túnica muscular con capacidad para realizar dos movimientos: mezcla y peristalsis.

El jugo gástrico, cuyos componentes se sintetizan en las glándulas de la mucosa, es rico en enzimas digestivas, ácido clorhídrico (HCl) y mucus. Este líquido se mezcla con el bolo alimenticio que llega del esófago. Una vez concluido el proceso de digestión, el producto contenido en la luz gástrica se denomina quimo.

Túnica mucosa: la mucosa gástrica presenta un patrón general con particularidades de cada región anatómica. Está revestida por un epitelio cilíndrico simple, con células secretoras de mucus, que se invagina y forma depresiones denominadas fositas, fóveas o criptas gástricas.

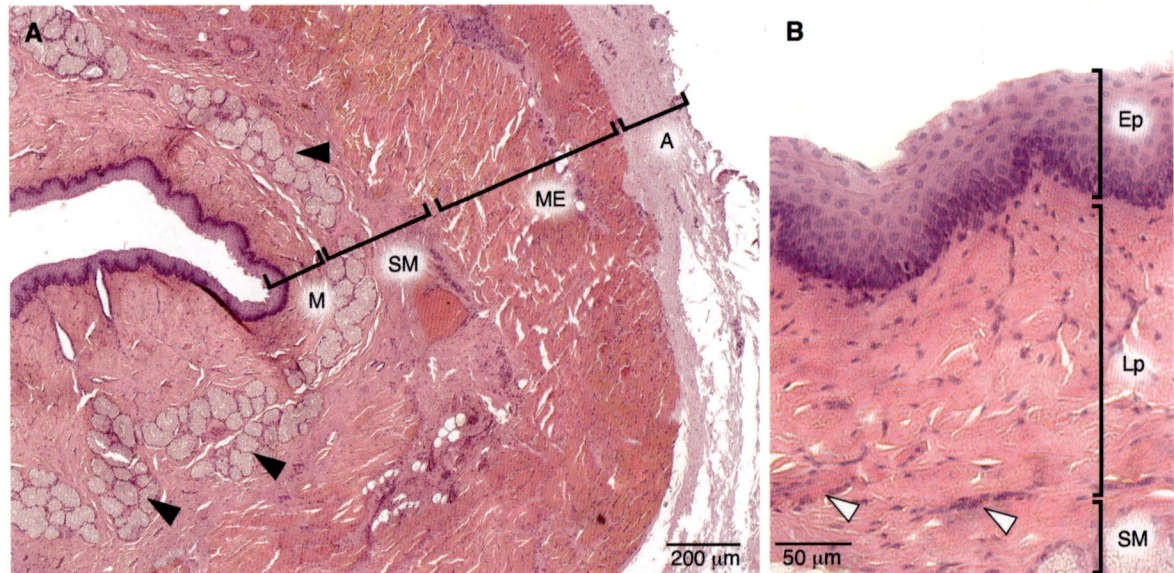

Fig. 17-3. Fotomicrografía de cortes de esófago de perro teñido con hematoxilina-eosina (H-E). **A.** Corte transversal que permite observar todas las capas que conforman la pared del esófago: mucosa (M), submucosa (SM), muscular externa (ME) y adventicia (A). Obsérvese que en la SM hay abundantes ácinos mucosos (flechas negras). **B.** A mayor aumento se distinguen en la mucosa el epitelio plano estratificado no queratinizado (Ep), la lámina propia (Lp) y la muscular de la mucosa (flechas blancas).

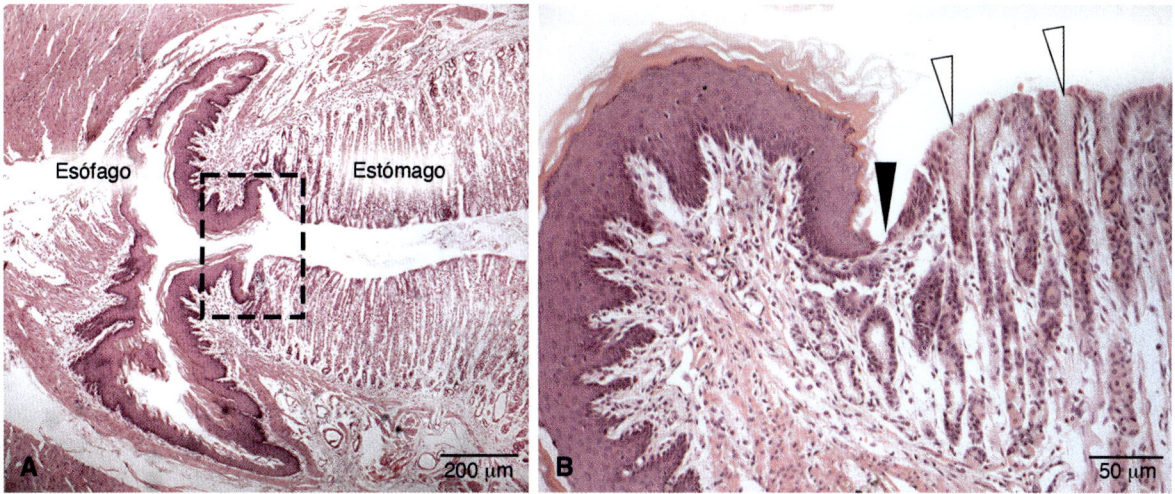

Fig. 17-4. A. Fotomicrografía del cardias (límite entre el esófago y el estómago) de rata teñido con H-E. **B.** Imagen ampliada del sector que se encuentra recuadrado en A. Obsérvese la transición epitelial (flecha negra) del epitelio plano estratificado del esófago, que en la rata está queratinizado, con el epitelio cilíndrico simple del estómago. En la mucosa del estómago se observan glándulas cardiales (flechas blancas).

En estas estructuras desembocan las glándulas gástricas tubulares ramificadas que, de superficial a profundo, se organizan en cuatro regiones o zonas: istmo, cuello, cuerpo y fondo.

El istmo es el límite entre la cripta o fosita gástrica y la glándula, el cuello es una región corta, y el cuerpo y el fondo comprenden la mayor parte del adenómero tubular ramificado (**fig. 17-5**).

Subyacente al epitelio superficial y glandular se observa una escasa lámina propia y la muscular de la mucosa organizada en circular interna y longitudinal externa.

Glándulas gástricas

Las glándulas gástricas pueden clasificarse según la región en la que están localizadas en: cardiales (en el cardias próximo al esfínter esofagogástrico), pilóricas (en el antro pilórico, en la cercanía del píloro) y corpofúndicas (en el fondo y el cuerpo) (**fig. 17-6 A-C**).

Las **glándulas cardiales y pilóricas** presentan adenómeros tortuosos, muy ramificados, y predominio de células secretoras de mucus. También se describen células madre y escasas células del sistema

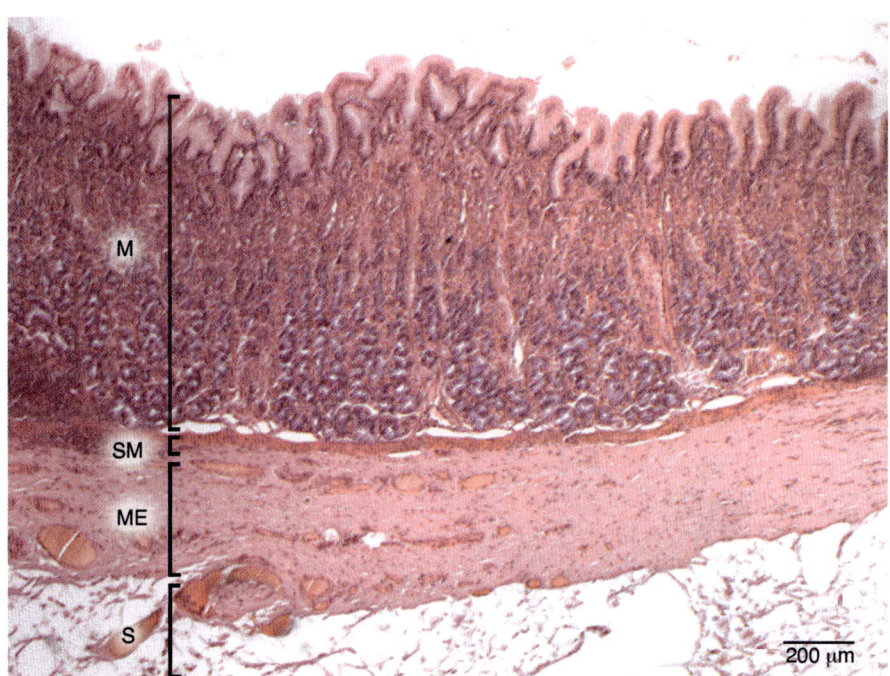

Fig. 17-5. Fotomicrografía de estómago de rata teñido con H-E. Se observa todo el espesor de la pared, con las diferentes capas: mucosa (M), submucosa (SM), muscular (ME) y serosa (S).

neuroendocrino difuso (véase sistema SNED). Las glándulas cardiales desembocan en criptas poco profundas, a diferencia de las pilóricas, que desembocan en criptas muy profundas que atraviesan casi toda la mucosa.

Las **glándulas corpofúndicas** presentan adenómeros tubulares poco ramificados que se proyectan o en todo el grosor de la mucosa gástrica y desembocan en criptas cortas. Están formadas por diferentes tipos celulares, que en su conjunto van a colaborar con la producción del jugo gástrico.

Tipos celulares de las glándulas gástricas

Células mucosas superficiales

Cubren toda la superficie del estómago y revisten también las fositas. En las glándulas gástricas, las células mucosas superficiales se ubican en la región de istmo y el cuello. Son células cilíndricas altas con un núcleo basal y un citoplasma acidófilo pálido debido a la presencia de secreción mucosa. Pueden verse fuertemente teñidas con la técnica de PAS. A nivel ultraestructural, presentan características similares a otras células mucosecretoras, con desarrollo de retículo endoplasmático rugoso, aparato de Golgi y abundantes gránulos citoplasmáticos de mucígeno. El mucus sintetizado por las células superficiales es alcalino y tiene un efecto protector del epitelio sobre el contenido ácido, las sustancias ingeridas y las enzimas digestivas.

También se observan microvellosidades apicales, ya que en el estómago se absorben sustancias como el alcohol, el agua y algunos fármacos.

Células mucosas del cuello

Se denominan así porque predominan en la región del cuello de la glándula gástrica. Son células poliédricas, con un núcleo esférico y basal de cromatina laxa y citoplasma pálido. Tienen microvellosidades apicales, mayor cantidad de retículo endoplasmático rugoso que las mucosas superficiales y un aparato de Golgi muy desarrollado, con gránulos de mucígeno distribuidos por todo el citoplasma. Aparecen pálidas con la técnica de hematoxilina-eosina y se tiñen bien con la técnica de PAS debido a su contenido de mucina.

El mucus secretado por estas células es más ácido que el de las células superficiales y también forma parte de la barrera mucosa protectora del epitelio.

Células parietales u oxínticas

Son características de las glándulas corpofúndicas, y predominan en la región del cuello y el cuerpo de la glándula. Las glándulas cardiales carecen de células parietales y en las glándulas pilóricas son muy escasas. Las células parietales cumplen dos funciones importantes:

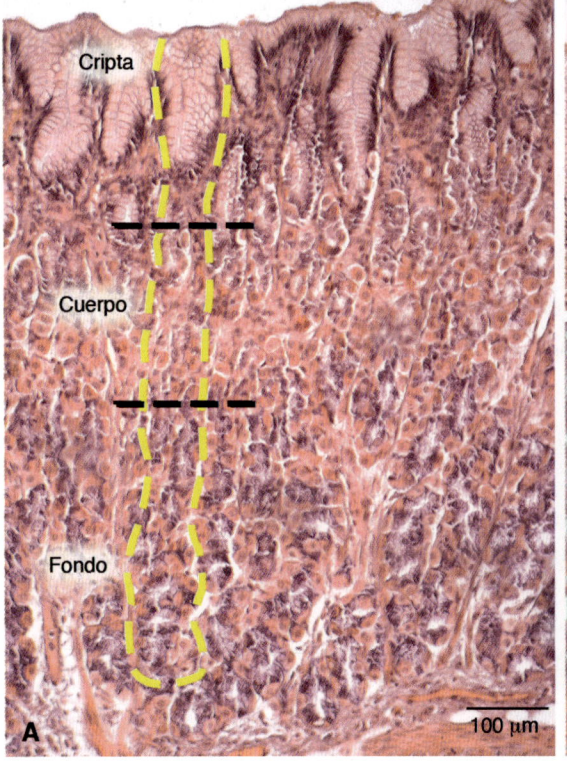

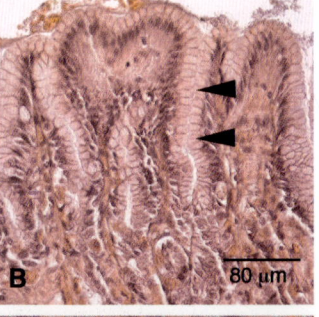

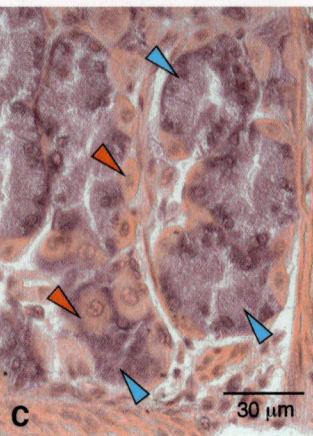

Fig. 17-6. Fotomicrografía de estómago de rata tenido con H-E. **A.** Se observa la mucosa. En las líneas punteadas amarillas se indica la ubicación de una glándula fúndica con sus partes. **B.** Se observan la cripta gástrica con las células mucosas superficiales y las células mucosas del cuello (flechas negras). **C.** A mayor aumento, se ve el fondo de una glándula fúndica. Las flechas azules señalan las células principales y las flechas rojas las células parietales.

1) Secretan H⁺ y Cl⁻ que formarán el HCl del jugo gástrico necesario para generar el medio ácido (pH = 2) propicio para la activación de las enzimas digestivas.

2) Sintetizan factor intrínseco o de Castle. Esta glucoproteína, que se libera en el jugo gástrico, se asocia a la vitamina B_{12} incorporada en los alimentos, lo que permite su absorción en la porción distal del intestino delgado. Esta vitamina favorece la activación de la eritropoyesis. Su deficiencia provoca un tipo de anemia caracterizada por eritrocitos inmaduros y de gran tamaño denominada anemia perniciosa o megaloblástica. En los preparados de rutina teñidos con hematoxilina-eosina se observan como células grandes, redondas, con un núcleo central de cromatina laxa, nucléolo evidente y citoplasma intensamente acidófilo (véase **fig. 17-6**).

Desde el aspecto ultraestructural, presentan una organización característica para la secreción de H⁺ y Cl⁻. En la región apical se observan canalículos intracelulares recubiertos por microvellosidades que aumentan considerablemente la superficie de secreción de estas células. Los pliegues están dotados de un gran número de bombas ATPasa-HK, que secretan H⁺ e ingresan K⁺, y transportadores por gradiente cosecretores de 2Cl⁻/K⁺. Cuando la célula parietal está inactiva, endocita el exceso de membrana y lo organiza en forma túbulo-vesicular. Durante los períodos digestivos que requieren altas concentraciones de HCl, estas estructuras vuelven a fusionarse con la membrana apical para aumentar la superficie del canalículo y el número de las bombas durante los períodos digestivos que requieren altas concentraciones de HCl. El H⁺ se obtiene por la disociación del ácido carbónico (H_2CO_3) en H⁺ y HCO_3^- catalizado por la enzima anhidrasa carbónica. El Cl⁻ ingresa en la célula por el transportador 2Cl/Na⁺/K⁺ localizado en la región basal.

Una característica de las regiones lateral y basal son los pliegues de la membrana plasmática, entre los que se sitúan abundantes mitocondrias responsables de la notoria acidofilia de estas células en las preparaciones teñidas con hematoxilina-eosina (**fig. 17-7**). Otra particularidad ultraestructural es el desarrollo de retículo endoplasmático rugoso y aparato de Golgi para la síntesis y liberación del factor intrínseco de Castle.

Células principales o adenomorfas

Estas células son características de las glándulas corpofúndicas y predominan en la porción basal de las glándulas gástricas. Son células piramidales pequeñas, con un núcleo central de cromatina laxa y un nucléolo evidente, sintetizadoras de enzimas digestivas proteolíticas. Dada esta actividad sintetizadora de proteínas, presentan un retículo endoplasmático rugoso muy desarrollado, un aparato de Golgi supranuclear y abundantes gránulos de zimógeno en el citoplasma apical (véase **fig. 17-6 C**). Secretan una proenzima denominada pepsinógeno que se activa en pepsina por el bajo pH cuando llega a la luz del estómago. Las células principales también liberan quimosina o renina gástrica, una enzima proteolítica que digiere las proteínas de la leche.

Células enterocromafines

Las células enterocromafines pertenecen al sistema neuroendocrino difuso (SNED o APUD, Amine Precursor Uptake Decarboxylation). En el aparato digestivo están distribuidas en las glándulas de las mucosas gástrica e intestinal. En las glándulas gástricas son escasas y se localizan a lo largo de todo el adenómero entre los otros tipos celulares.

En las preparaciones de rutina teñidas con hematoxilina-eosina se observan de forma piramidal u ovoidea, con un núcleo central de cromatina laxa y un citoplasma pálido.

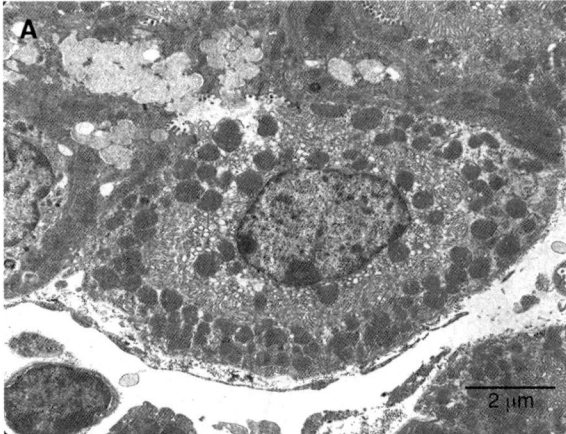

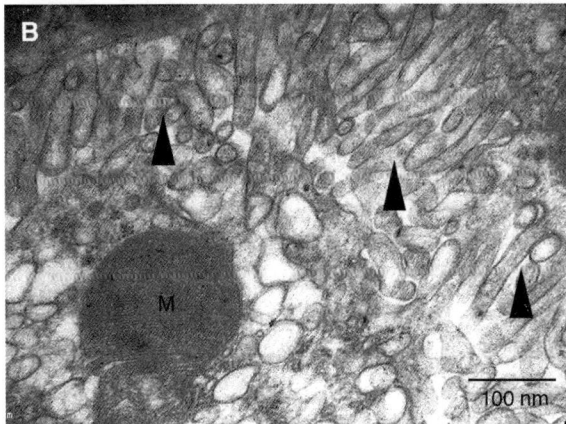

Fig. 17-7. Fotomicrografías electrónicas de estómago. **A.** Se visualiza la célula parietal con un núcleo esférico, central y gran cantidad de mitocondrias. **B.** A mayor aumento se observa el sistema de canalículos de la célula parietal (flechas). M: mitocondrias.

Su dificultad de observación llevó a la utilización de otras técnicas, como la tinción con sales de metales pesados (impregnación argéntica), que facilita su identificación debido a la afinidad de los gránulos citoplasmáticos por estos colorantes.

Entre las características ultraestructurales se destacan un retículo endoplasmático rugoso y un aparato de Golgi desarrollados, gránulos pequeños y microvellosidades apicales. Estos gránulos contienen hormonas que actúan sobre otras células de la glándula de forma paracrina o endocrina sobre otros órganos del aparato digestivo. Cada célula SNED se identifica con letras. En las glándulas gástricas se destacan:

Célula G: es una célula SNED característica de las glándulas fúndicas. Sintetiza una hormona llamada gastrina que estimula la liberación de HCl por las células parietales.

Células D: sintetizan somatostatina, una hormona que inhibe la liberación de gastrina.

Otras células SNED descritas en las glándulas gástricas son las secretoras de serotonina, catecolaminas, secretina y glucagón (véase **cap. 19**).

Células madre o indiferenciadas

Estas células regeneran el epitelio superficial y las glándulas gástricas diferenciándose en diversos tipos celulares. Se ubican principalmente en la parte basal de las fositas y en la región del cuello de las glándulas gástricas. Después de su proliferación, migran para reemplazar el epitelio superficial, lo que produce la renovación constante de las células mucosas superficiales cada 4 o 5 días. En la zona del istmo, en la base de las fositas gástricas, se encuentran las células precursoras de las mucosas del cuello, principales y parietales. Las células mucosas del cuello son las que se renuevan con mayor frecuencia, a diferencia de las principales y parietales, que lo hacen de forma más lenta.

Túnica submucosa: esta túnica está formada por tejido conectivo colágeno denso no modelado, con fibras elásticas, vasos sanguíneos, linfáticos y el plexo nervioso submucoso.

Túnica muscular externa: es la excepción al patrón básico del tubo digestivo, ya que presenta tres capas de músculo liso con fibras de diferente orientación: oblicua interna, circular media y longitudinal externa. La capa oblicua está más desarrollada en el cardias y el cuerpo, mientras que la capa circular lo está en los esfínteres. La capa oblicua facilita el movimiento de mezcla en el cuerpo y el fondo, necesario para el proceso digestivo. Tanto la capa circular media como la longitudinal externa están relacionadas con la peristalsis para permitir, junto con la relajación del esfínter pilórico, el vaciado gástrico. Entre la circular y la longitudinal se observan los somas neuronales pertenecientes al plexo mientérico de Auerbach.

Túnica serosa: corresponde al peritoneo. Histológicamente, está formada por tejido conectivo colágeno laxo, con paquetes vasculonerviosos, tejido adiposo y mesotelio.

INTESTINO DELGADO

Es un órgano tubular de aproximadamente 7 metros de longitud y se extiende desde el píloro hasta la válvula ileocecal. Está formado por tres porciones que pueden distinguirse siguiendo criterios histológicos: el duodeno (de 25 cm), el yeyuno y el íleon.

En este tramo del tubo digestivo se llevan a cabo las funciones digestivas y la absorción de diferentes nutrientes, por lo que la túnica mucosa presenta evaginaciones para aumentar la superficie de absorción denominadas vellosidades. Cada vellosidad aumenta 10 veces la superficie de absorción. También existen pliegues de mucosa y submucosa denominados pliegues de Kerckring o válvulas conniventes cuya función es aumentar dos a tres veces más la superficie de absorción (**fig. 17-8**).

Túnica mucosa: la túnica mucosa duodenal se evagina y forma vellosidades cortas con la morfología de un dedo de guante, que pueden observarse en los preparados proyectadas hacia la luz en distintas incidencias de corte. En la base de las vellosidades la mucosa presenta glándulas tubulares denominadas **criptas o glándulas de Lieberkühn** (**fig. 17-9**).

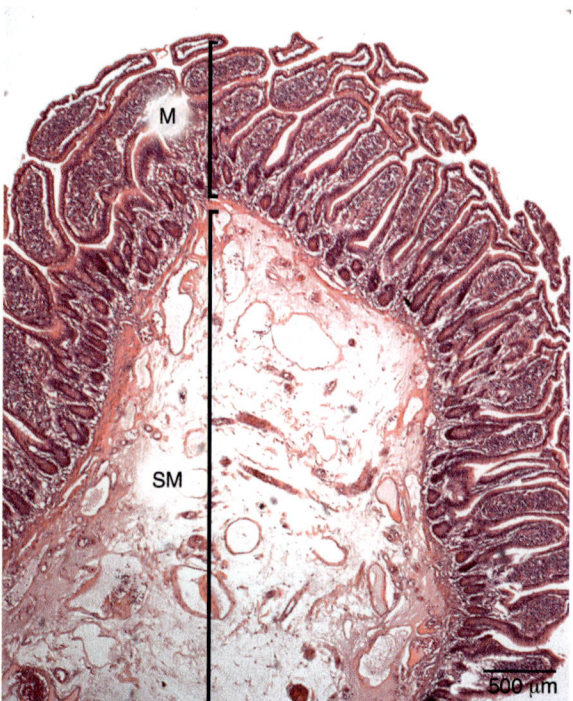

Fig. 17-8. Fotomicrografía de yeyuno humano. Se observa una válvula conniviente con un centro de submucosa (SM) y la mucosa (M) con las vellosidades y criptas intestinales.

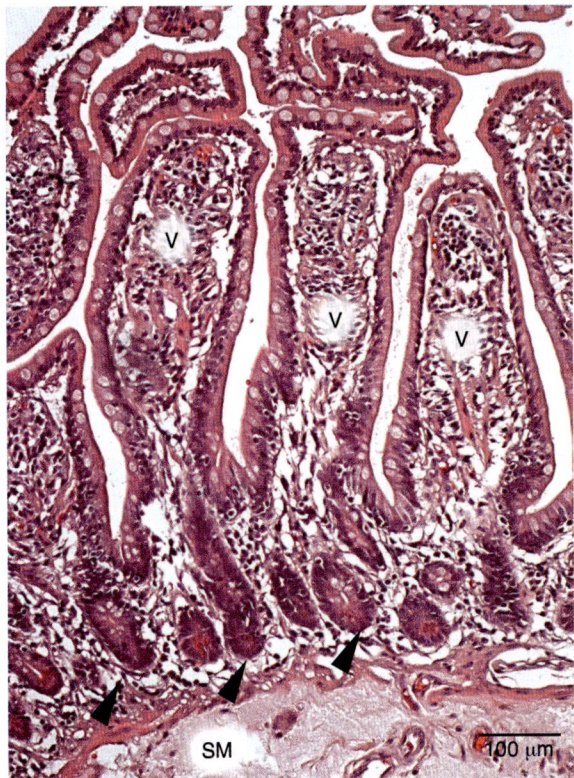

Fig. 17-9. Fotomicrografía de yeyuno teñido con H-E. Se señalan las vellosidades intestinales (V) y las criptas intestinales (flechas negras). SM: submucosa.

Vellosidades

Cada vellosidad está formada por un **epitelio de revestimiento cilíndrico simple con chapa estriada y células caliciformes.** Las células cilíndricas tienen una función absortiva y se denominan enterocitos. Al microscopio óptico son células columnares, con un núcleo basal y un citoplasma acidófilo. En la superficie apical se observa la chapa estriada intensamente acidófila, que corresponde en la microscopía electrónica a abundantes microvellosidades largas y regulares que aumentan 20 veces más la superficie de absorción. Sobre la superficie celular se extiende una capa glucoproteica (glucocáliz) resistente a las sustancias mucolíticas y proteolíticas. El glucocáliz puede evidenciarse con la técnica de PAS, tiene una función protectora del epitelio y participa en el proceso de digestión, dado que contiene la enzima enteroquinasa (véase páncreas exocrino).

La **lámina propia** que se proyecta en la vellosidad está formada por tejido conectivo colágeno laxo muy vascularizado. Puede presentar MALT con linfocitos organizados en acúmulos linfoides o distribuidos de forma difusa, y pueden observarse entre las células epiteliales. Inmerso en el corion se observa un vaso linfático central denominado vaso quilífero. Esta estructura vascular transporta lipoproteínas denominadas quilomicrones, consituidos por lípidos absorbidos asociados a proteínas transportadoras.

La muscular de la mucosa se organiza en circular interna y longitudinal externa. La circular interna emite proyecciones hacia las vellosidades, que se observan próximas al vaso quilífero y se denomina **músculo de Brücke** (fig. 17-10).

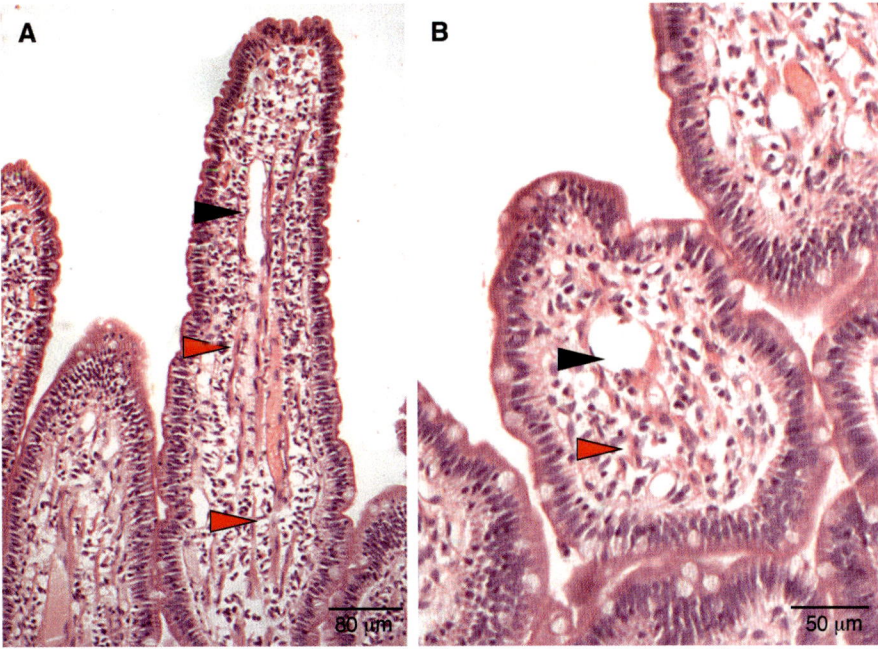

Fig. 17-10. Fotomicrografía de yeyuno teñido con H-E. Las vellosidades intestinales se muestran en cortes longitudinal (**A**) y transversal (**B**). Las flechas negras señalan los vasos quilíferos y las flechas rojas el músculo de Brücke.

La histoarquitectura vellositaria se altera en las enfermedades digestivas autoinmunes como la enfermedad celíaca y, por ende, también la absorción de nutrientes, lo que conlleva consecuencias clínicas debidas a la desnutrición. (**Proyección médico-clínica 17-1. Enfermedad celíaca**).

Criptas o glándulas de Lieberkühn

Son invaginaciones tubulares del epitelio localizadas en la base de las vellosidades que se proyectan hacia lo profundo de la mucosa. En los preparados histológicos, se las puede observar inmersas en la lámina propia en distintas incidencias de corte (véase **fig. 17-9**).

Están formadas por distintos tipos celulares:

Células absortivas o enterocitos: los enterocitos que revisten la vellosidad también revisten la primera porción de las criptas.

Células caliciformes: es el tipo celular predominante en las glándulas de Lieberkühn. Son fácilmente distinguibles con hematoxilina-eosina, dadas su morfología y su tinción citoplasmática acidófila pálida. Se las puede identificar de forma específica con la técnica de PAS debido a su secreción mucosa glucoproteica (véase células caliciformes en **cap. 4**).

Células indiferenciadas o madre: son células cilíndricas con un citoplasma basófilo que suelen localizarse en la base de las glándulas. Se diferencian en otros tipos celulares para renovar tanto el epitelio superficial como la glándula de Lieberkühn.

Células SNED o cromafines: son escasas y están presentes en el fondo de las criptas. Las células SNED de las glándulas intestinales tienen características histológicas estructurales y ultraestructurales similares a otras SNED del aparato digestivo, ya descritas en el estómago, pero sintetizan diferentes hormonas según su localización. Las células SNED de las glándulas del intestino delgado secretan hormonas que activan los procesos digestivos intestinales e inactivan la función gástrica (**cuadro 17-1**).

Células de Paneth: son células piramidales localizadas en la base de las criptas. Presentan un núcleo esférico basal de cromatina laxa, con un nucléolo evidente. La región basal del citoplasma se tiñe intensamente basófila con gránulos acidófilos apicales. Al microscopio electrónico se observan un retículo endoplasmático rugoso y

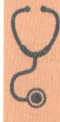

Proyección médico-clínica

17-1. Enfermedad celíaca

La enfermedad celíaca es una afección autoinmune e inflamatoria que afecta la mucosa del intestino delgado. Se desarrolla en pacientes genéticamente susceptibles y el principal factor desencadenante es la ingesta de alimentos con gluten (TAAC: trigo, avena, cebada y centeno). La enfermedad es muy heterogénea en su presentación clínica, ya que puede ser asintomática en algunas personas, mientras que otras tienen manifestaciones intestinales y extraintestinales. Afecta al 1% de la población mundial y es 2-3 veces más frecuente en las mujeres, al igual que ocurre con otras enfermedades autoinmunes.

El gluten es una red proteica que se desarrolla cuando se hidratan ciertas proteínas de cereales como el trigo, la cebada y el centeno. En el trigo, el gluten contiene dos tipos de proteínas: la gliadina y la glutenina. En la cebada, las proteínas causantes de la enfermedad se denominan hordeínas, y en el centeno, secalinas. La gliadina se digiere parcialmente y esta digestión incompleta da lugar a fragmentos peptídicos que pueden actuar como epítopos inmunitarios. En algunas situaciones particulares del huésped, esos péptidos atraviesan la barrera del epitelio intestinal e interactúan con las células presentadoras de antígenos de la lámina propia.

Las personas con enfermedad celíaca presentan alteraciones mucosas por la respuesta innata y adquirida del sistema inmune. La alteración de la inmunidad innata está representada por la sobreexpresión de IL-15 en los enterocitos, que induce una mayor activación de los linfocitos CD8 y las células NK. Estos linfocitos ejercen una acción citotóxica directa sobre los enterocitos que expresan el complejo mayor de histocompatibilidad (CMH) de tipo I en situaciones de inflamación.

La inmunidad adquirida está mediada por los linfocitos T CD4 y se activa cuando algunos péptidos de la gliadina parcialmente digeridos interactúan con células presentadoras de antígenos que expresan el complejo de histocompatibilidad de tipo II (CMH2, variantes HLA-DQ2 o HLA-DQ8). Esto da lugar a la expresión de citoquinas que conducen al daño de las vellosidades intestinales. Como resultado de este proceso inflamatorio crónico del intestino delgado, se produce la infiltración de células inflamatorias en la lámina propia y el epitelio, con la consiguiente atrofia de las vellosidades. El trastorno malabsortivo causado por la atrofia vellositaria desencadena desnutrición, distensión abdominal y diarrea crónica. Otras consecuencias de la incapacidad para absorber nutrientes son el bajo peso, la debilidad muscular, el cabello y las uñas quebradizos, la anemia, las fracturas osteoporóticas por fragilidad, la oligomenorrea y la amenorrea, que pueden ser motivos de consulta y deben hacer sospechar esta entidad.

El diagnóstico se basa en el análisis serológico de anticuerpos IgA (IgA antitransglutaminasa o antiendomisio) y se confirma mediante la endoscopia duodenal con biopsia para su posterior análisis histopatológico. Las características observadas en la microscopía óptica de las biopsias intestinales son: aumento de los linfocitos intraepiteliales (> 25 o 40 por cada 100 células epiteliales), hiperplasia de las criptas y atrofia de las vellosidades.

Cuadro 17-1. Células SNED del intestino delgado

CÉLULA	HORMONA	FUNCIÓN
S	Secretina	Estimula la secreción alcalina de los conductos pancreáticos y biliares y las células PP del islote pancreático
I	Colecistoquinina	- Estimula la contracción de la vesícula biliar para la liberación de bilis durante el proceso digestivo - Estimula las glándulas de Brünner y los ácinos pancreáticos
D	Somatostatina	Hormona inhibitoria de otras células de la glándula
K	Péptido inhibidor gástrico (GIP)	- Inhibe la secreción y la motilidad gástricas - Estimula la célula beta pancreática con liberación de insulina
Mo	Motilina	Estimula la motilidad intestinal gástrica y las células parietales para liberar HCl
D1	Péptido intestinal vasoactivo (VIP)	- Estimula la motilidad intestinal y la secreción alcalina de las glándulas anexas al tubo digestivo - Estimula la glucogenólisis con efecto hiperglucemiante
P	Bombesina	Estimula la liberación de gastrina en las células G de las glándulas gástricas

un aparato de Golgi desarrollados en la región basal, y gránulos apicales de secreción que contienen enzimas antibacterianas como la lisozima y la alfa-defensina. La secreción granular es estimulada por agonistas de la acetilcolina y ciertos ligandos microbianos. Las células de Paneth también proporcionan señales esenciales para la diferenciación de las células madre (**fig. 17-11**).

Estas células, cuyas funciones fueron descritas por primera vez por Gustav Schwalbe y Josef Paneth, son fundamentales para mediar en la homeostasis del intestino delgado. Las secreciones de estas células orquestan diversas funciones, entre ellas la interacción huésped-microbio y la modulación de la biología de

las células madre. Por lo tanto, el funcionamiento de las células de Paneth sigue siendo un foco importante de investigación en áreas como las enfermedades inflamatorias e infecciosas del intestino delgado y la reparación posterior a la radiación/quimioterapia.

En la porción superior de las criptas se encuentran preferentemente los enterocitos y las células caliciformes, y en su porción inferior se pueden observar imágenes de mitosis, ya que en esa región se ubican las células indiferenciadas responsables del recambio constante de las células de las vellosidades. En esta porción de la cripta se encuentran también las células de Paneth, sobre todo en la base de la cripta.

Túnica submucosa: la túnica submucosa del intestino delgado comparte en todas sus porciones las características generales, a excepción del duodeno, que presenta inmersas glándulas mucosas de Brünner.

Túnica muscular externa: en todas las porciones del intestino delgado está formada por tejido muscular liso, organizada en circular interna y longitudinal externa. En esta túnica pueden observarse las fibras musculares en dos incidencias de corte y entre ambas capas los somas neuronales de las células ganglionares correspondientes al plexo mientérico de Auerbach.

Túnica serosa: presenta las características generales de la serosa y puede observarse en la superficie de los cortes histológicos.

Duodeno

Es la primera porción del intestino delgado, que recibe el quimo gástrico. En el duodeno desembocan las secreciones de las glándulas anexas (bilis y jugo pancreático), se completa el proceso digestivo e inicia la

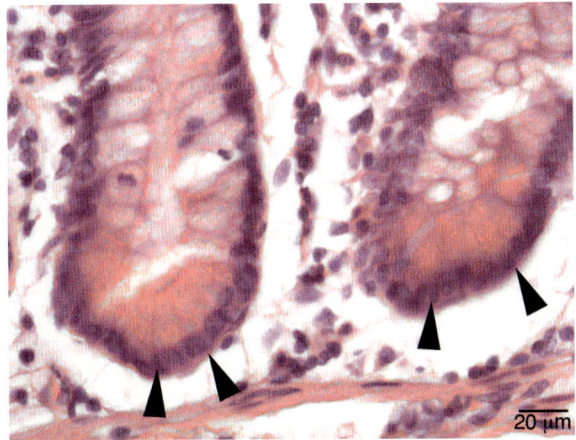

Fig. 17-11. Fotomicrografía de un corte del fondo de glándulas de Lieberkühn de yeyuno teñido con H-E. Las flechas negras muestran la ubicación de las células de Paneth, con su característica basofilia basal y acidofilia apical.

absorción de los nutrientes. La mucosa duodenal presenta las características generales del intestino delgado, pero las vellosidades con más cortas y con escasas células caliciformes (**figs. 17-12** y **17-13**).

Otra característica de esta porción es la presencia de glándulas de Brünner en la submucosa, que pueden ser muy abundantes y atravesar la muscular de la mucosa hacia el corion. Son glándulas tubuloalveolares ramificadas secretoras de mucus que vacían su secreción en las criptas intestinales (**fig. 17-14**). Las células secretoras de los alvéolos son piramidales, con un núcleo aplanado y basal de cromatina densa. El citoplasma se observa acidófilo pálido debido al gran componente glucoproteico almacenado. La ultraestructura es similar a la de otras células productoras de mucígeno (ácinos mucosos, caliciformes). El mucus que producen sirve para lubricar la mucosa duodenal, protegerla del quimo ácido y, posiblemente, sirva para formar suspensiones de partículas sólidas que favorecen el proceso digestivo.

Yeyuno

El yeyuno es la porción de mayor longitud del intestino delgado donde se produce principalmente la absorción de los nutrientes. Por tal motivo, su mucosa presenta vellosidades muy desarrolladas, que alcanzan hasta 1 mm de longitud, con abundantes células caliciformes. Las glándulas o criptas de Lieberkühn son profundas, aumentan la cantidad de células caliciformes y contactan con la muscular de la mucosa (**fig. 17-15**). En los cortes histológicos se observan múltiples cortes transversales y longitudinales de vellosidades, proyectadas hacia la luz, como de glándulas de Lieberkühn inmersas en el corion de la mucosa. También presentan grande desarrollo las válvulas de Kerckring para aumentar la superficie de absorción.

El resto de las túnicas de la pared del yeyuno conservan las características generales del intestino delgado ya descritas (**fig. 17-16**).

Íleon

El íleon es la porción terminal del intestino delgado en la cual continúa la absorción de los nutrientes. Las vellosidades son de menor longitud que las del yeyuno y aumenta considerablemente el número de células caliciformes tanto en el epitelio superficial como en las criptas de Lieberkühn. Esta región del intestino delgado se caracteriza por presentar gran desarrollo del tejido linfoide asociado a las mucosas (MALT, por sus siglas en inglés) y nódulos linfáticos, que puede ser primario o secundario. En la última porción del íleon pueden encontrarse placas de Peyer, acúmulos de tejido linfático difuso y nodular, que protruye hacia la luz e invade la submucosa. En estas regiones no suelen observarse vellosidades ni criptas de Lieberkühn (véase **fig. 17-15**).

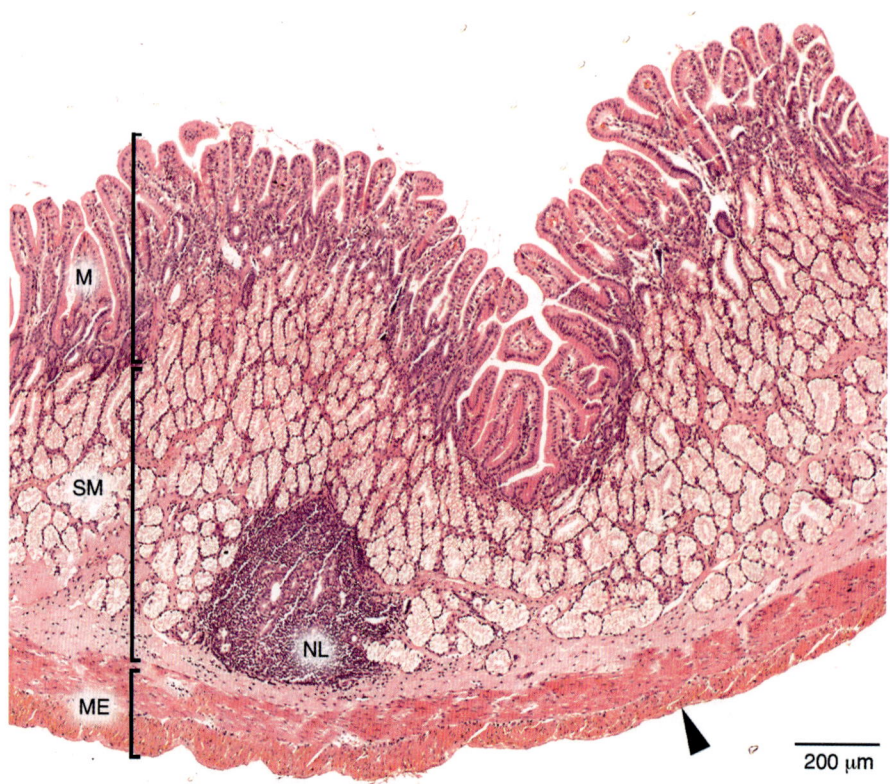

Fig. 17-12. Fotomicrografía de cortes de duodeno de rata teñidos con H-E. Se aprecia todo el espesor de la pared con sus cuatro capas: mucosa (M), submucosa (SM), muscular (ME) y serosa (flecha). Obsérvese la presencia de abundantes adenómeros alveolares mucosos en la submucosa (glándulas de Brünner) y de tejido linfático (NL).

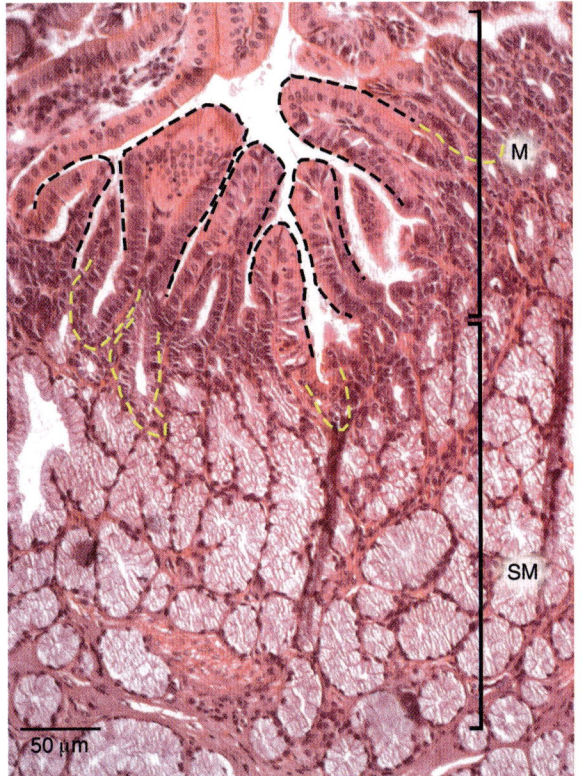

Fig. 17-13. Fotomicrografía de duodeno teñido con H-E. En la mucosa (M) se señalan las vellosidades intestinales con líneas punteadas negras y las criptas intestinales con líneas punteadas amarillas. En la submucosa (SM) se observan las glándulas de Brünner.

El epitelio superficial de estas regiones está revestido por células transportadoras de antígenos llamadas células M, que desempeñan un papel importante en el transporte de antígenos desde la luz del intestino delgado hacia el tejido linfoide, donde se produce el procesamiento y la iniciación de las respuestas inmunitarias. Las células M

actúan como puerta de entrada al sistema inmunitario a través de la mucosa, función que ha sido explotada por muchos patógenos invasores. Si bien las células M en el epitelio intestinal son menos numerosas que los enterocitos, su naturaleza les proporciona un papel importante en el reconocimiento de antígenos, la translocación bacteriana y el inicio de las respuestas inmunitarias de la mucosa. Esto abre perspectivas prometedoras para el desarrollo de vacunas orales.

El resto de las túnicas de la pared del íleon conservan las características generales del intestino delgado ya detalladas.

INTESTINO GRUESO

Es la porción terminal del tubo digestivo, se extiende desde el íleon hasta el ano y tiene una longitud de 150 cm. Está formado por diferentes porciones: el ciego con su apéndice cecal; el colon, con los segmentos ascendente, transverso, descendente y sigmoideo, y el recto. La función del intestino grueso es absorber agua y transportar productos de desecho que serán eliminados con las heces.

Ciego y apéndice cecal

El **ciego** es la primera porción del intestino grueso que recibe el contenido del íleon, con el cual se comunica por la válvula ileocecal. La mucosa está revestida por un epitelio cilíndrico simple con chapa estriada y gran cantidad de células caliciformes. No se observan vellosidades y persisten las criptas de Lieberkühn, caracterizadas por el predominio de las células caliciformes y la ausencia de las células de Paneth. Subyacente al epitelio superficial y rodeando las criptas, en diferentes incidencias de corte, se observa la lámina propia, que puede presentar acúmulos linfáticos. La muscular de la mucosa se localiza en la base de las criptas organizada en circular interna y longitudinal externa. La túnica submucosa y la

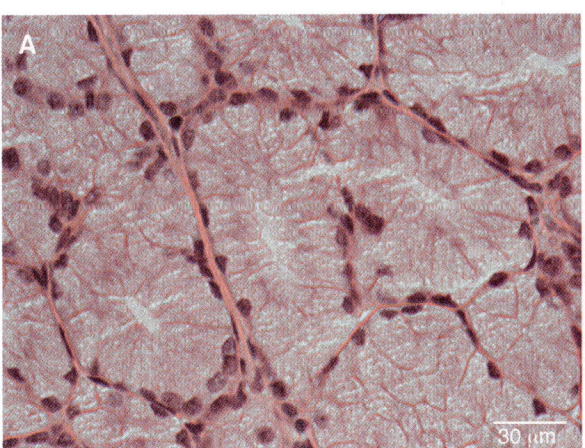

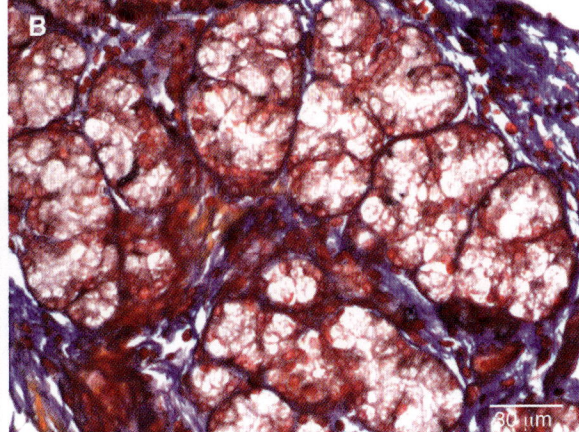

Fig. 17-14. Fotomicrografía de la submucosa del duodeno. Se observan las glándulas de Brünner teñidas con H-E (**A**) y tricrómico de Mallory (**B**).

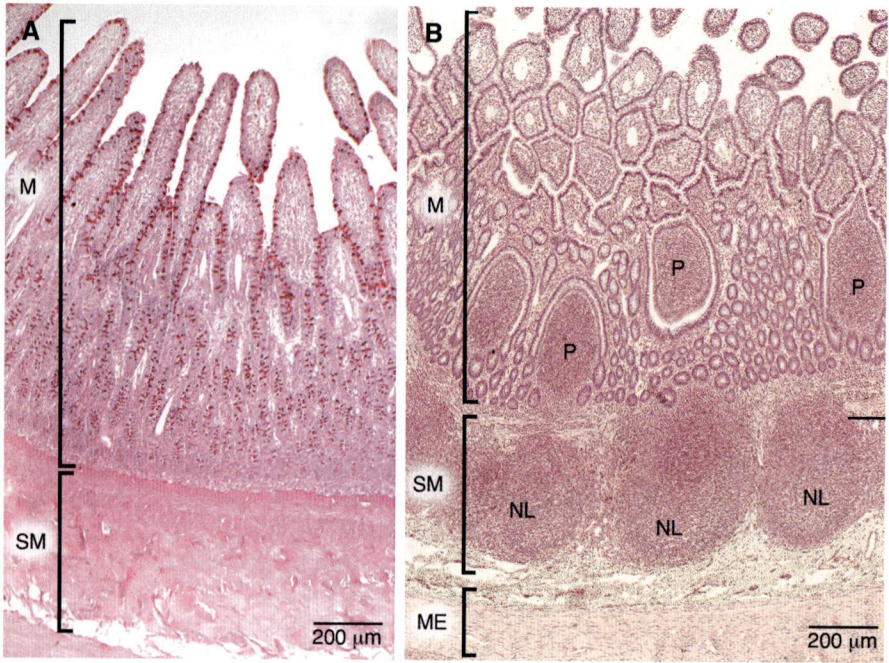

Fig. 17-15. A. Yeyuno teñido con H-E y PAS. Se evidencian las células caliciformes en el epitelio que reviste las vellosidades y las criptas intestinales. **B.** Íleon teñido con H-E. Obsérvese la abundancia de nódulos linfáticos (NL) en la submucosa, así como una placa de Peyer (P) en la mucosa. M: mucosa, SM: submucosa, ME: muscular externa.

muscular externa comparten las características generales del tubo digestivo. Está revestido por serosa.

El **apéndice ceca**l es una prolongación del ciego con una estructura histológica similar, caracterizada por un gran desarrollo del MALT que forma nódulos primarios o secundarios. En los cortes transversales se observa como un órgano pequeño cuya luz suele tener contenido digestivo, con una mucosa similar a la del ciego, caracterizada por nódulos linfáticos en toda su circunferencia (**fig. 17-17**).

Se sugiere que cumple una función protectora por el gran predominio del tejido linfoide. Es frecuente su inflamación, denominada apendicitis, que suele requerir resolución quirúrgica.

Colon

El colon representa el trayecto más largo del intestino grueso y tiene diferentes porciones anatómicas con similar organización histológica.

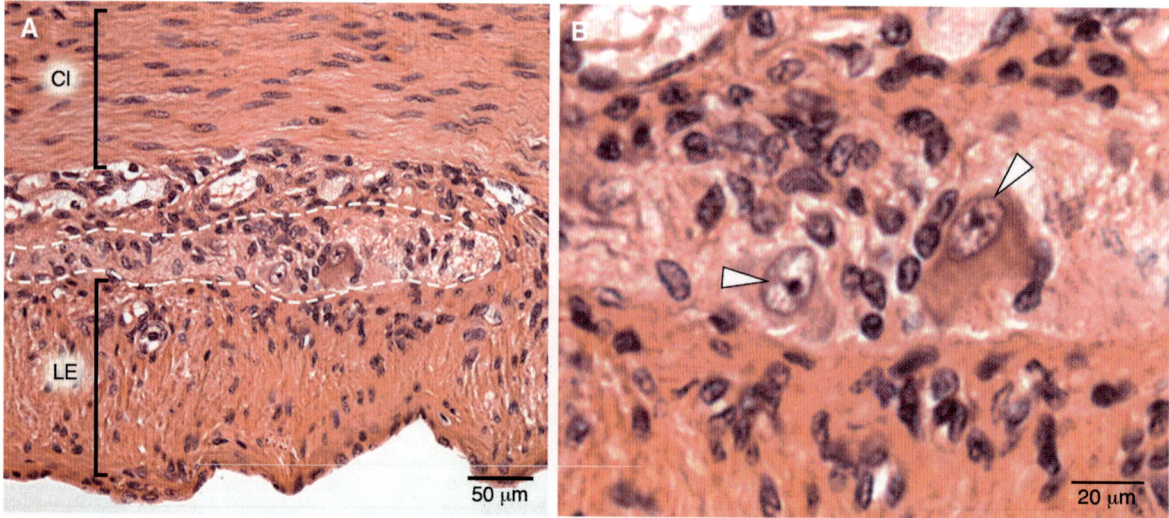

Fig. 17-16. A. Fotomicrografía de yeyuno teñido con H-E. Se observa la capa muscular externa con sus capas circular interna (CI) y longitudinal externa (LE). Entre ambas capas musculares puede verse el plexo de Auerbach. **B.** A mayor magnificación se aprecian las células ganglionares del plexo de Auerbach (flechas blancas).

Fig. 17-17. Fotomicrografía de apéndice humano teñido con H-E. Se distinguen las capas mucosa (M), submucosa (SM) y muscular externa (ME). Obsérvese la gran cantidad de tejido linfático y nódulos linfáticos (NL).

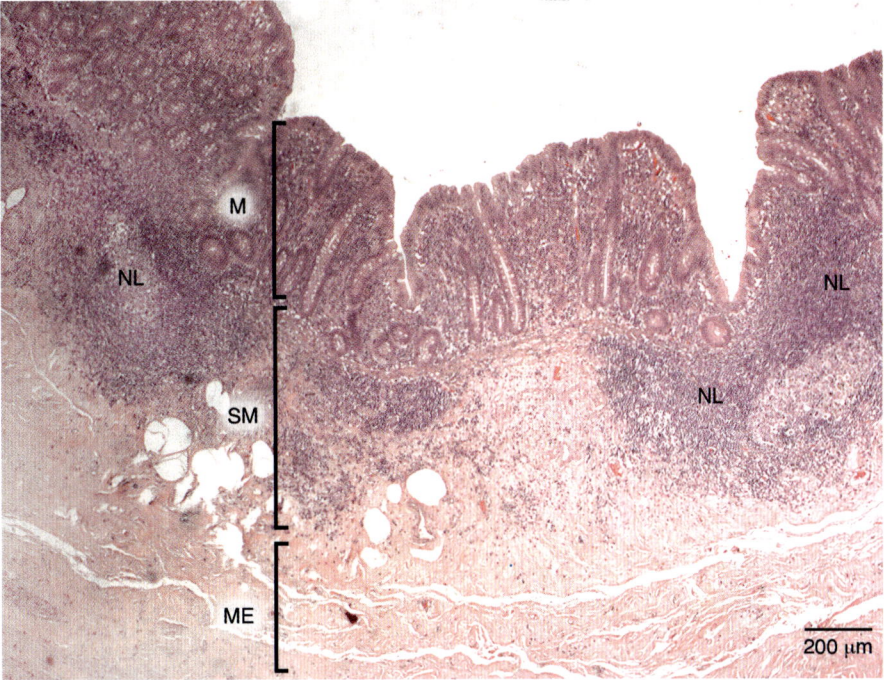

Túnica mucosa: está revestida por un epitelio cilíndrico simple con chapa estriada, similar al descrito en el ciego, y gran cantidad de células caliciformes. Existen criptas de Lieberkühn, rectas y más profundas, llamadas criptas colónicas, caracterizadas por un predominio de células caliciformes. También hay células superficiales, escasas células SNED, células basales indiferenciadas y ninguna célula de Paneth. Subyacente al epitelio superficial y rodeando las criptas, en diferentes incidencias de corte, se observa la lámina propia,

que puede presentar acúmulos linfáticos aislados, los cuales a veces penetran en la submucosa debido a su tamaño. La muscular de la mucosa se localiza en la base de las criptas y se organiza en circular interna y longitudinal externa (**fig. 17-18**).

Túnica submucosa: formada por tejido conectivo colágeno denso no modelado, con gran cantidad de células adiposas.

Túnica muscular externa: compuesta por músculo liso, presenta una capa circular interna continua y una

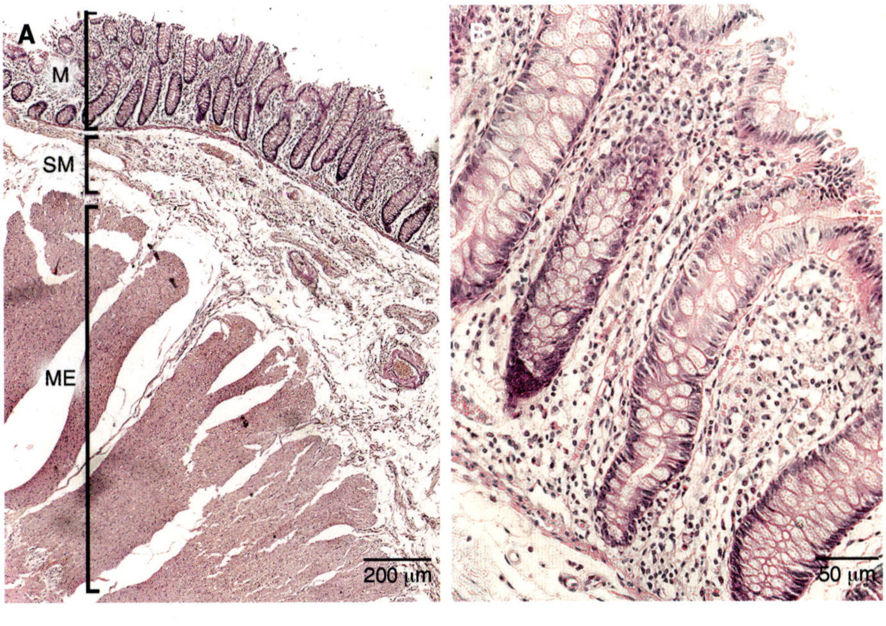

Fig. 17-18. Fotomicrografía de cortes de intestino grueso de rata teñidos con H-E. **A.** Se observan las capas mucosa (M), submucosa (SM) y circular interna de la muscular externa (ME). **B.** A mayor aumento, en cortes transversales y longitudinales se observan abundantes células caliciformes en las criptas colónicas.

capa longitudinal externa en la que las fibras musculares lisas se disponen en tres bandas longitudinales equidistantes entre sí, llamadas tenias. El tono de las tenias contrae el colon y forma las haustras colónicas, fácilmente distinguibles en los estudios radiográficos contrastados.

Túnica serosa: desde el ciego hasta la porción final del colon, el intestino presenta una serosa en la cara anterior y una adventicia en la cara posterior, salvo el colon transverso, que está revestido en su totalidad por serosa.

Recto

El recto es la última porción del intestino grueso y presenta en su región proximal una organización histológica similar a la del colon, con glándulas de Lieberkühn más largas, compuestas casi exclusivamente por células caliciformes. Se encuentran células enterocromafines en el fondo de las criptas y el epitelio de las criptas del recto tiene un recambio constante, estimado entre 5 y 6 días. La lámina propia puede presentar nódulos linfáticos aislados y la túnica muscular está representada por una sola capa de músculo liso en disposición longitudinal. En la superficie presenta una adventicia.

La porción distal del recto muestra una transición al epitelio plano estratificado que recubre el canal anal. El cambio a epitelio plano estratificado es abrupto y forma una región denominada línea pectínea que puede palparse mediante el tacto rectal. Esto tiene relevancia clínica para la detección precoz de los tumores, ya que se trata de una zona predispuesta al desarrollo de este tipo de patología.

En la mucosa del intestino grueso asienta la patología neoplásica más frecuente del tubo digestivo: el adenocarcinoma de colon. Por tal motivo, el cribado (*screening*) periódico mediante videocolonoscopía es importante a partir de los 60 años, o a una edad más temprana en los individuos con antecedentes familiares de cáncer de colon. (**Proyección médico-clínica 17-2. Cáncer colorrectal o cáncer de colon**).

Ano

El canal anal presenta una mucosa formada por epitelio de revestimiento plano estratificado no queratinizado que asienta sobre una delgada lámina propia de tejido conectivo colágeno laxo que se continúa con la piel externa sin transición.

En la zona distal del conducto anal, cerca del orificio anal, hay glándulas sebáceas aisladas y glándulas tubulares simples de secreción apocrina, las glándulas perianales, que secretan un líquido oleoso. La submucosa se caracteriza por ser muy vascularizada, con abundantes nervios y corpúsculos de Paccini. Las venas de esa zona forman un plexo hemorroidal, que puede presentar varicosidades o sangrar.

La capa muscular circular se engrosa y da lugar al esfínter anal interno; está formada por músculo liso de contracción involuntaria. El esfínter anal externo es voluntario y está formado por fibras musculares estriadas esqueléticas que rodean el orificio anal.

MICROBIOMA Y MICROBIOTA INTESTINAL

La microbiota intestinal se define como la comunidad de microorganismos vivos que residen en el tubo digestivo. Está formada por billones de bacterias (principalmente anaerobias), virus, hongos, levaduras y arqueas. Su número es 10 veces mayor que el número de células que componen todo nuestro cuerpo y tiene un peso equivalente a casi 2 kilogramos. La concentración de microorganismos aumenta desde la boca hasta el colon, donde alcanzan su mayor concentración.

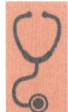

Proyección médico-clínica

17-2. Cáncer colorrectal o cáncer de colon

Es el carcinoma más frecuente del tubo digestivo. Puede aparecer de forma esporádica o asociado a síndromes familiares como la poliposis colónica familiar. El cáncer colorrectal o cáncer de colon incluye distintos tipos de neoplasias del colon, el recto y el apéndice. Muchos tipos de cáncer de colon comienzan con un pólipo adenomatoso, que suele ser benigno, pero que puede progresar a una neoplasia maligna o al adenocarcinoma.

El adenocarcinoma es el tumor más frecuente y se origina en las células epiteliales de la mucosa. Puede invadir la pared intestinal, infiltrarse en los tejidos que la componen y provocar hemorragias. La pérdida de sangre puede ser escasa o pasar inadvertida para el paciente y manifestarse como anemia, o detectarse en los estudios de sangre oculta en la materia fecal. En otros casos, puede haber pérdidas hemáticas abundantes detectadas por el paciente acompañadas o no de materia fecal.

La capacidad secretora de mucus de las células colónicas produce lagunas mucosas y coloides que pueden observarse en las biopsias. Si el mucus permanece dentro de la célula, desplaza el núcleo hacia la periferia y le da el aspecto de célula en anillo de sello.

El diagnóstico temprano de los tumores de colon se realiza mediante la videocolonoscopía. Este método permite observar anomalías macroscópicas de la mucosa colónica y tomar biopsias o resecar pólipos para su análisis anatomopatológico, lo que facilita el diagnóstico precoz del cáncer colorrectal y la posibilidad de tomar conductas terapéuticas a corto plazo en beneficio del paciente.

La microbiota se compone principalmente de tres filos bacterianos: actinobacterias, firmicutes y bacteroides (90% del total entre los tres).

La composición de esta comunidad de microorganismos intestinales comienza a formarse ya en el feto. La primera colonización por microorganismos se produce durante la etapa intrauterina, con tres vías principales: microorganismos procedentes de la boca, la vagina y el intestino maternos.

Una segunda colonización se produce en el momento del parto. Los microorganismos presentes en los niños nacidos por vía vaginal (provenientes de la microbiota intestinal y vaginal materna) difieren respecto de los que nacen por cesárea (principalmente microorganismos de la piel materna).

Luego, la lactancia materna o su ausencia es un factor vital en esta microbiota en pleno desarrollo. La leche materna contiene numerosas sustancias. Algunas cumplen funciones nutricionales (macronutrientes y micronutrientes) y otras cumplen funciones inmunitarias. Dentro de esta compleja secreción materna hay microorganismos que se transmiten por esta vía. La leche materna es un alimento con microorganismos vivos y células inmunitarias vivas. También aporta oligosacáridos, que son hidratos de carbono cuya única finalidad es servir de sustrato energético para que la microbiota del neonato se desarrolle adecuadamente. Por estos motivos, y muchos más, es fundamental la lactancia materna.

La alimentación complementaria (incorporación de alimentos sólidos) también es un modulador vital de la microbiota en pleno desarrollo. La incorporación de alimentos con fibra (principalmente vegetales integrales) permite que lleguen al intestino sustratos energéticos que serán fermentados por los microorganismos que residen allí. Esto favorece la multiplicación de las bacterias saludables, y disminuye la multiplicación y el desarrollo de los patógenos. Por lo tanto, en una dieta saludable es indispensable la incorporación de vegetales integrales (frutas, verduras, cereales integrales, legumbres, frutos secos, semillas). Las poblaciones con un alto consumo de vegetales integrales suelen tener una microbiota más saludable y diversa que las poblaciones cuya dieta contiene menos fibra y vegetales.

Los hábitos de higiene, los alimentos y diversos fármacos se encargarán de seguir moldeando la microbiota. Por ejemplo, varios antibióticos la perjudican y pueden favorecer el desarrollo de patógenos.

Se estima que a la edad de 3 años esta comunidad de microorganismos forma un patrón estable que se mantendrá durante toda la vida, aunque siempre puede moldearse con la dieta, el descanso, el ejercicio y otros factores diversos.

La microbiota tiene múltiples funciones en nuestra fisiología. En condiciones saludables, mantenemos una relación simbiótica. Esto significa que podemos beneficiarnos (o perjudicarnos) mutuamente en nuestro desarrollo vital.

Funciones

Metabólicas: se encarga de fermentar parte de la fibra alimentaria. Producto de esta fermentación surgen múltiples metabolitos. Los más conocidos son los ácidos grasos de cadena corta con menos de 6 carbonos (AGCC) como el acetato (2 carbonos), el propionato (3 carbonos) y el butirato (4 carbonos). Estos AGCC cumplen decenas de funciones a nivel local (en las células intestinales) y sistémico.

El acetato se absorbe y por vía porta llega al hígado, donde sirve como precursor de la acetilcoenzima A (acetil-CoA) y se utiliza como sustrato energético. Junto con el propionato, representan hasta el 10% de la fuente de energía total del organismo. El propionato también puede ser un precursor energético (propionil-CoA) y disminuye la síntesis del colesterol al actuar sobre la HMG-CoA reductasa, una enzima clave en la síntesis del colesterol endógeno. El butirato estimula la secreción de incretinas intestinales, regula el apetito a nivel del SNC y también la liberación de hormonas como la insulina a nivel pancreático. Además, es una fuente directa de energía para el epitelio colónico, ya que mejora directamente el crecimiento, desarrollo y diferenciación de sus células; evita la proliferación de células tumorales, mantiene la integridad de la mucosa y mejora la absorción de solutos como el sodio.

Nutricionales: la microbiota sintetiza vitaminas como los folatos (vitaminas B_9) y la vitamina K. Aumenta la biodisponibilidad de los polifenoles de la dieta, ya que suelen estar unidos a la fibra alimentaria. Cuando se fermentan, algunos de los polifenoles se separan de la fibra y se absorben en el intestino. Estas sustancias ejercen así importantes efectos antioxidantes en el organismo.

Inmunitarias: la mucosa intestinal está en contacto permanente con la microbiota. La inmunidad de la mucosa intestinal debe desarrollar una tolerancia inmunitaria para poder diferenciar los microorganismos comensales de los patógenos y, a su vez, no activarse intensamente ante la gran variedad y cantidad de antígenos alimentarios. El contacto de la microbiota desde antes del nacimiento es fundamental para el desarrollo fisiológico de esta tolerancia. El contacto estrecho de los microorganismos comensales (microbiota sana) con las células del sistema inmune de la mucosa facilita la modulación inmunitaria y permite la aparición de un ambiente inmunitario antiinflamatorio en el que se desarrollan principalmente los linfocitos T reguladores y los linfocitos T cooperadores de tipo 2. Por otro lado, la propia microbiota compite por los sitios de adhesión intestinal con los microorganismos patógenos y genera sustancias antimicrobianas.

Cuando la microbiota se encuentra en un equilibrio saludable, se denomina microbiota eubiótica. Por el contrario, si sufre alteraciones que modifican ese equilibrio (para sí misma y para el huésped), se denomina microbiota disbiótica. La disbiosis intestinal conduce a la activación permanente del sistema inmune local (mucosa) y, a su vez, a la inflamación sistémica. Por ello, la disbiosis microbiana se relaciona con la génesis y la progresión de múltiples patologías como el cáncer, la diabetes, la obesidad, y las enfermedades cardiovasculares, autoinmunes, neurodegenerativas e inflamatorias intestinales.

La suma de los microorganismos, su material genético y sus metabolitos (como los AGCC) constituye el **microbioma intestinal.** Este término es de suma importancia, ya que los tipos de microorganismos suelen variar entre los individuos, pero los productos generados por su microbiota son muy similares.

BIBLIOGRAFÍA

Clevers HC, Bevins CL. Paneth cells: maestros of the small intestinal crypts. Annu Rev Physiol. 2013;75:289-311.

Corr SC, Gahaan CCGM, Hill C. M-cells: origin, morphology and role in mucosal immunity and microbial pathogenesis. FEMS Immunol Med Microbiol. 2008;52:2-12.

Kopic S, Murek M, Geibel JP. Revisiting the parietal cell. Am J Physiol Cell Physiol. 2010;298(1):C1-C10.

Newberry RD. Intestinal lymphoid tissues: is variety an asset or a liability? Curr Opin Gastroenterol. 2008;24(2):121-8.

  GALERÍA DE IMÁGENES

  AUTOEVALUACIÓN

Glándulas anexas del aparato digestivo 18

INTRODUCCIÓN

La digestión de los alimentos requiere el aporte de los productos de secreción de las glándulas anexas al tubo digestivo para lograr finalmente una correcta absorción de los nutrientes. Estas glándulas son las glándulas salivales principales y accesorias, el hígado y el páncreas. La vesícula biliar es un órgano hueco que almacena y concentra la bilis, y que colabora con la función exocrina del hígado.

El proceso digestivo se inicia en la cavidad bucal con la trituración de los alimentos mediante el proceso de la masticación. Durante este proceso, el alimento ingerido disminuye de volumen y se mezcla con los productos de secreción de las glándulas salivales, lo que marca el inicio de la primera etapa del proceso digestivo. Tras pasar por el esófago y el estómago, donde tiene lugar la digestión, el quimo entra en el duodeno. En este órgano, cuya función principal es la absorción de nutrientes, se neutraliza la acidez del quimo y concluye el proceso digestivo de las proteínas con la desembocadura, en su segunda porción, del jugo pancreático.

La bilis, sintetizada en el hígado y almacenada en la vesícula biliar, también desemboca en esta porción duodenal para facilitar la emulsificación y absorción de lípidos. En su conjunto, las glándulas anexas al tubo digestivo colaboran en las distintas etapas del proceso de digestión y absorción, y permiten una adecuada nutrición.

GLÁNDULAS SALIVALES

Hacia la cavidad bucal se abren numerosas glándulas salivales de distintos tamaños. La mayoría de ellas son pequeñas y están situadas en la mucosa o en la submucosa de la cavidad bucal. Estas glándulas secretan saliva de forma continua y se encargan de humedecer la cavidad bucal. También hay tres pares de glándulas mayores denominadas glándulas salivales principales: las parótidas, las submaxilares y las sublinguales. La actividad secretora de estas glándulas está regulada por el sistema nervioso autónomo y secretan saliva frente a diferentes estímulos, que pueden ser mecánicos, químicos, olfatorios o psíquicos.

Parótida

La glándula parótida es la más grande de las glándulas salivales principales. Está ubicada en la región subangular mandibular externa, anterior a la inserción del músculo esternocleidomastoideo. Es una glándula tubuloacinar serosa compuesta que desemboca en la parte posterior del piso de la boca a través del conducto de Stenon.

Al microscopio óptico, con la técnica de hematoxilina-eosina, se observa un órgano macizo, revestido de una cápsula de tejido conectivo denso no modelado, que envía tabiques hacia el interior y lo subdivide en lobulillos. Inmersos en cada lobulillo hay adenómeros acinares serosos y conductos excretores intralobulillares intercalares y estriados. En los tabiques de tejido conectivo colágeno denso no modelado pueden verse conductos excretores extralobulillares asociados a vasos, nervios y células adiposas.

Los ácinos serosos están compuestos por células piramidales con un núcleo esférico de cromatina laxa en la porción medio-basal de la célula. Tienen un retículo endoplasmático rugoso y un aparato de Golgi bien desarrollados, y gránulos de zimógeno apicales. Es frecuente encontrar células mioepiteliales que rodean parcialmente cada ácino. Debido a sus características ultraestructurales, en los cortes histológicos teñidos con hematoxilina-eosina las células de los ácinos serosos se observan con un citoplasma basófilo. También es habitual ver células adiposas entre los lobulillos (fig. 18-1).

La saliva producida por la parótida está formada por iones, agua y una enzima denominada ptialina o alfa-amilasa, que inicia la digestión de los hidratos de carbono.

Glándula submaxilar

La glándula submaxilar es una glándula tubuloacinar exocrina de tipo mixto que produce una secreción predominantemente serosa y, en menor medida, mucosa. Está situada en la parte posterior del piso de la boca y desemboca en la cavidad bucal a través del conducto de Wharton. Al igual que la parótida, es un órgano macizo revestido por una cápsula de tejido conectivo colágeno denso no modelado que envía tabiques hacia el interior para formar lobulillos (fig. 18-2).

La mayor parte de los ácinos que componen el parénquima de esta glándula son de tipo seroso y basófilos con la técnica de tinción de rutina. En-

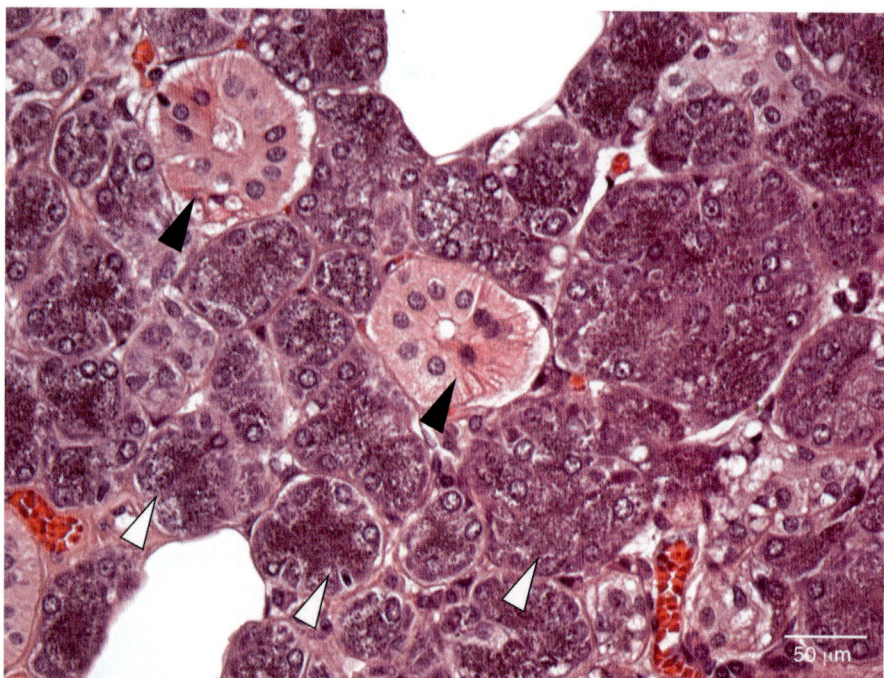

Fig. 18-1. Parótida humana teñida con hematoxilina-eosina (H-E). Se observan ácinos serosos (flechas blancas) y conductos estriados (flechas negras).

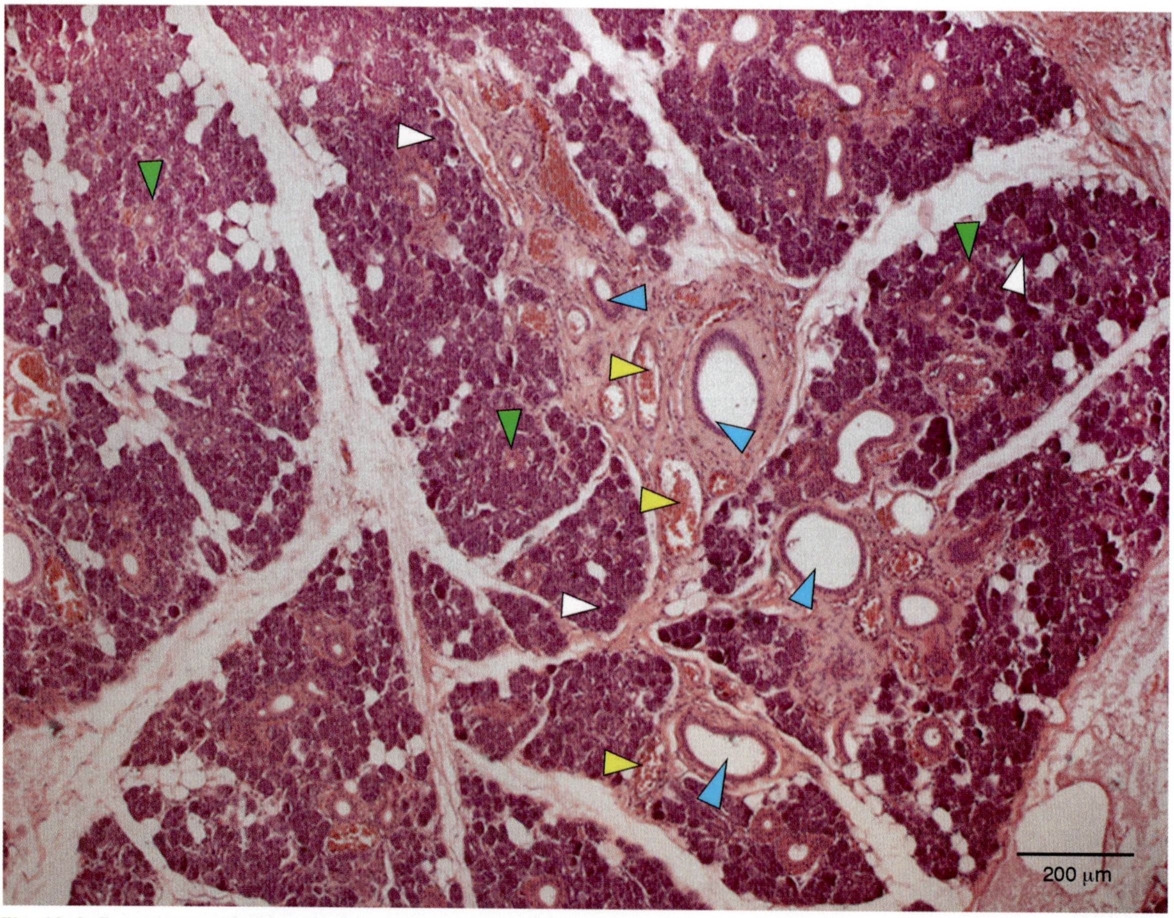

Fig. 18-2. Fotomicrografías de glándula submaxilar humana teñida con H-E. Se observan los lobulillos formados por ácinos (flechas blancas) y los conductos intralobulillares (flechas verdes).. En los tabiques de tejido conectivo pueden verse los conductos interlobulillares (flechas celestes) y vasos sanguíneos (flechas amarillas).

Fig. 18-3. Glándula submaxilar teñida con H-E. **A.** Se observan ácinos mixtos con la semiluna serosa (flecha negra). **B.** Ácinos mixtos (flecha negra), ácinos serosos (flecha blanca) y ácinos mucosos (flecha roja).

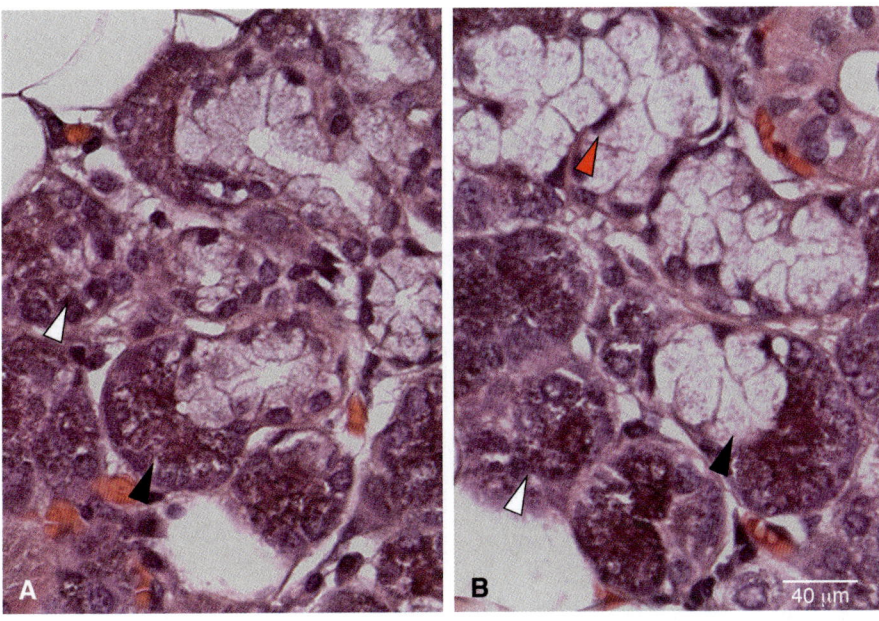

tre ellos se puede encontrar una menor cantidad de ácinos mucosos que con la misma técnica se tiñen de una tonalidad acidófila pálida. Estas características tintoriales facilitan su identificación. Los ácinos mixtos presentan predominio de células mucosas con menor porcentaje de células serosas intercaladas (**fig. 18-3**). Durante el proceso de preparación de la muestra, las células mucosas adquieren mayor volumen y desplazan las serosas hacia la periferia, que suelen tener forma de semiluna. Este artificio de técnica se denomina semiluna de Gianuzzi. (véase **fig. 18-3**).

Las características de los conductos excretores son similares a las descritas en la glándula parótida.

Glándula sublingual

La glándula sublingual, la más pequeña de las glándulas salivales principales, secreta solo el 5% del total de la saliva. Se ubica debajo de la lengua y su producto de secreción se vuelca a la cavidad bucal a través del conducto de Bartholin que desemboca, próximo al conducto de Wharton, en la carúncula sublingual.

Es una glándula tubuloacinar mixta compuesta que, en las preparaciones de rutina con hematoxilina-eosina, aparece revestida de una cápsula de tejido conectivo colágeno denso, el cual envía tabiques que delimitan los lobulillos. En los lobulillos puede observarse un franco predominio de ácinos mucosos y conductos intralobulillares (intercalares y estriados), mientras que entre los lobulillos se aprecian conductos interlobulillares o extralobulillares (**fig. 18-4**).

Conductos excretores de las glándulas salivales

Los conductos excretores de estas glándulas se clasifican en intralobulillares, y extralobulillares o interlobulillares según su localización.

Los conductos intralobulillares están inmersos en los lobulillos, rodeados de ácinos y pueden clasificarse en intercalares y estriados (**fig. 18-5 A y B**). Los conductos excretores extralobulillares o interlobulillares se observan en los tabiques de tejido conectivo que separan los diferentes lobulillos.

Los conductos intercalares suelen tener un diámetro similar o menor que los ácinos, presentan luces estrechas y están compuestos por un epitelio cúbico simple

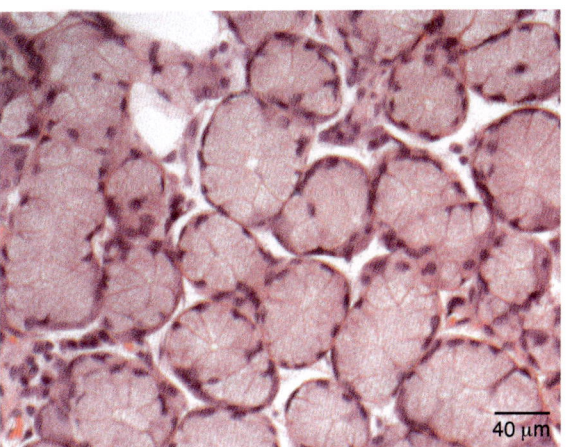

Fig. 18-4. Glándula sublingual teñida con H-E. Se observa un predominio de ácinos mucosos.

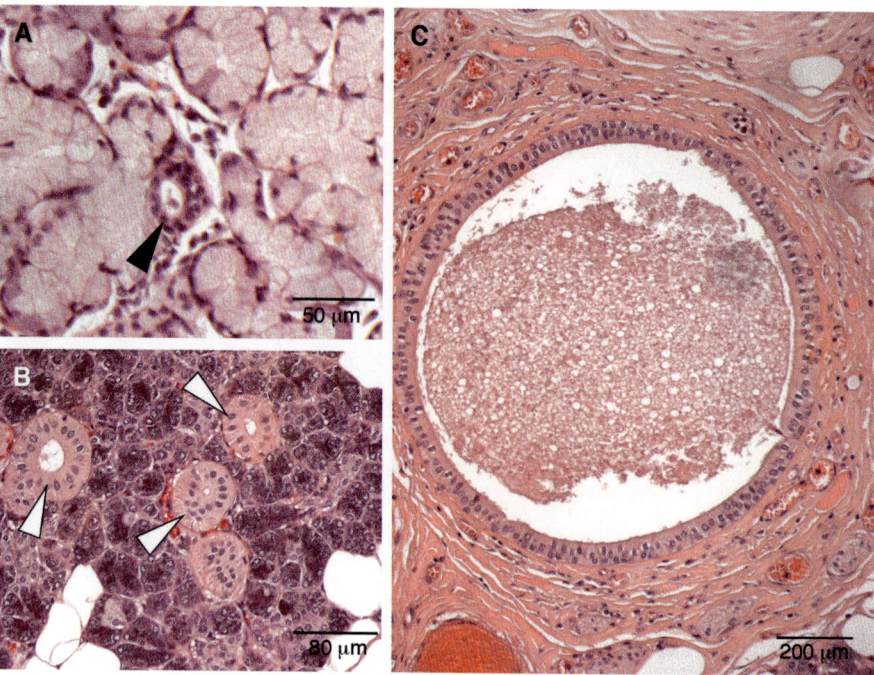

Fig. 18-5. Conductos excretores de las glándulas salivales. **A.** Glándula sublingual. Se observan ácinos mucosos y un conducto intercalar (flecha negra). **B.** Glándula parótida. Se visualizan ácinos serosos y células adiposas. Las flechas blancas señalan los conductos estriados. **C.** Gran conducto interlobulillar con epitelio seudoestratificado que reviste la luz rodeado de tejido conectivo colágeno denso no modelado.

con células de citoplasma acidófilo y un núcleo esférico central. Es posible encontrar células mioepiteliales que rodean parcialmente el conducto.

Los conductos estriados tienen un diámetro mayor que el ácino y los conductos intercalares, y están revestidos por un epitelio cilíndrico simple con células columnares de citoplasma intensamente acidófilo. En la región basal se observan estriaciones de acidofilia más intensa.

La microscopía electrónica revela la presencia de múltiples interdigitaciones en la porción basal de la membrana plasmática, entre las cuales se ubican numerosas mitocondrias dispuestas en paralelo. Estas características ultraestructurales le confieren el aspecto estriado (estriaciones eosinófilas) que se observa al microscopio óptico.

Los conductos excretores no solo transportan el producto de secreción acinar; también lo modifican mediante el transporte transmembrana de electrolitos. Como ese transporte se realiza principalmente a través de los canales iónicos con gasto de energía (ATP), las células epiteliales tienen gran cantidad de mitocondrias.

Los conductos excretores extralobulillares están formados por un epitelio cilíndrico que aumenta en altura hasta transformarse en seudoestratificado a medida que se acerca a la cavidad bucal, donde es reemplazado por epitelio plano estratificado (**fig. 18-5 C**). En los preparados con la técnica de rutina, se los observa entre los lobulillos rodeados del tejido conectivo dependiente de la cápsula, y asociados a paquetes vasculonerviosos y células adiposas.

Saliva

La saliva es el producto final de la combinación de lo secretado por las diferentes glándulas salivales. Sus componentes se clasifican en orgánicos e inorgánicos.

Los orgánicos incluyen proteínas como alfa-amilasa, lipasa, lisozima, mucina, IgA secretoria y glucosa. Entre los componentes inorgánicos se hallan sodio, potasio, calcio, bicarbonato y fosfatos principalmente. Las principales funciones de la saliva son:

• Comenzar la digestión de los hidratos de carbono por acción de la alfa-amilasa.
• Humedecer la cavidad bucal y los alimentos secos para favorecer la deglución.
• Ejercer una acción antimicrobiana con el aporte de inmunoglobulinas y lisozima.
• Regular el pH de la cavidad bucal.
• Colaborar con la percepción de los sabores por las papilas linguales al combinarse con los alimentos.

HÍGADO

Generalidades

El hígado es un órgano macizo situado en el hipocondrio derecho. Anatómicamente, está dividido en lóbulos que no son histológicamente diferenciables. Desde el punto de vista funcional es una glándula anficrina, es decir, tiene secreción exocrina (bilis) y endocrina. Por fuera presenta una serosa (cápsula de Glisson) dependiente del peritoneo, excepto en las regiones donde toma contacto con el diafragma u otros órganos intraperitoneales.

Su función exocrina está representada en la síntesis de la bilis. Este producto, compuesto por bilirrubina conjugada y sales biliares, interviene en la emulsión y saponificación de las grasas, lo que permite la acción de las lipasas digestivas y su absorción.

Una función importante del hígado es mantener la homeostasis energética del organismo regulando la concentración de glucosa en la sangre (glucemia). Para ello, almacena los hidratos de carbono en forma de glucógeno cuando estos ingresan con la dieta y los libera al torrente circulatorio cuando se necesitan durante los períodos de ayuno en forma de glucosa. Su función endocrina se completa con la síntesis de:

- Albúmina: es una proteína que regula el volumen plasmático y transporta hormonas esteroideas y tiroideas.
- Lipoproteínas: son proteínas transportadoras de lípidos: VLDL, que participa en el transporte de triglicéridos a los tejidos; LDL, que transporta colesterol hacia los tejidos; HDL, que extrae colesterol de los tejidos.
- Glucoproteínas como: la transferrina que transporta hierro, la ceruloplasmina que transporta cobre, la protrombina y el fibrinógeno que participan en el proceso de coagulación de la sangre.
- Globulinas plasmáticas (*binding globulin*): son proteínas que transportan hormonas esteroideas y tiroideas.
- Hormonas: somatomedina o IGF-1 que interviene en el crecimiento.

Otras funciones importantes incluyen:

Destoxificación: mediante la eliminación de tóxicos endógenos y exógenos (drogas, insecticidas, alcohol), y desyodación de las hormonas tiroideas T_4 en T_3.

También participa en la defensa del organismo, debido a la presencia de macrófagos, se encarga de la hematopoyesis durante una parte de la vida intrauterina y puede funcionar como reservorio de sangre.

Esta diversidad de funciones es posible gracias a su compleja estructura. El hígado contiene una variedad de tipos celulares, de los cuales los hepatocitos constituyen un 60% del total. Es un órgano esencial para la vida y tiene la particularidad de regenerarse con facilidad ante las lesiones o los tóxicos que lo afectan.

Lobulillo hepático clásico

El lobulillo es la unidad histofuncional del hígado. Los lobulillos son estructuras hexagonales, al corte transversal, delimitadas por tejido conectivo reticular (**figs. 18-6** y **18-7**).

Los lobulillos clásicos están formados por trabéculas de hepatocitos, denominadas trabéculas de Remak, que se dirigen en forma radiada desde la periferia del lobulillo hacia el centro, donde se encuentra la vena centrolobulillar. Las trabéculas de hepatocitos son de una célula de espesor, aunque pueden presentar más de un hepatocito de grosor, y están separadas entre sí por capilares de tipo sinusoide con endotelio fenestrado (véase **fig. 18-7**).

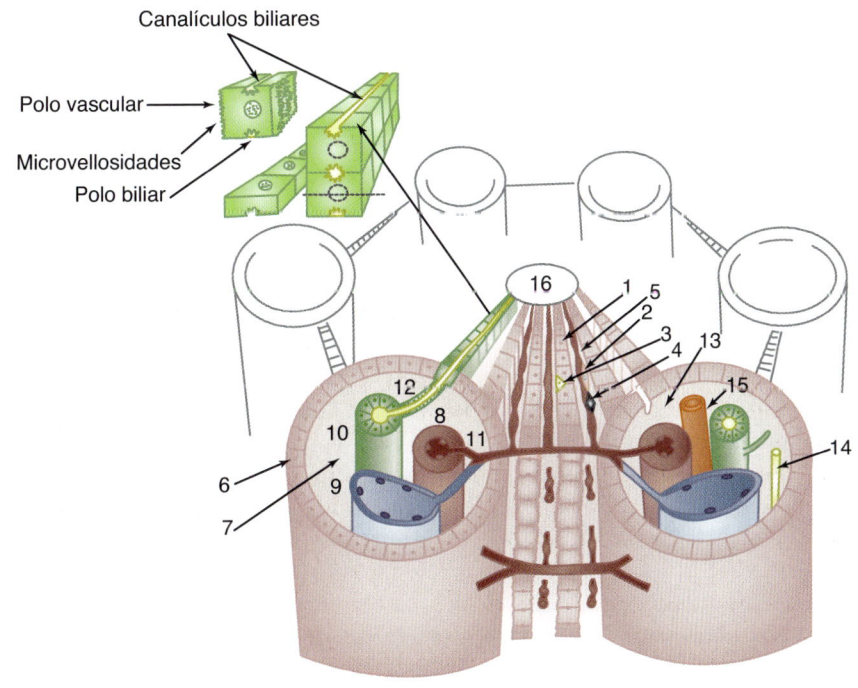

Fig. 18-6. Unidad histofuncional del hígado: el lobulillo hepático, con todos sus componentes estructurales y celulares. 1: trabéculas de Remak con hepatocitos, 2: célula endotelial de capilares sinusoides, 3: célula de Ito, 4: célula de Von Kupffer, 5: espacio de Disse, 6: placa limitante de hepatocitos, 7: espacio porta de Kiernan con la tríada portal, 8: rama de la arteria hepática, 9: rama de la vena porta, 10: colangiolo o conducto biliar, 11: vasos perilobulillares, 12: conducto de Hering, 13: espacio periportal de Mall, 14: nervio simpático, 15: vaso linfático, 16: vena centrolobulillar.

Canalículos biliares

Polo vascular

Microvellosidades

Polo biliar

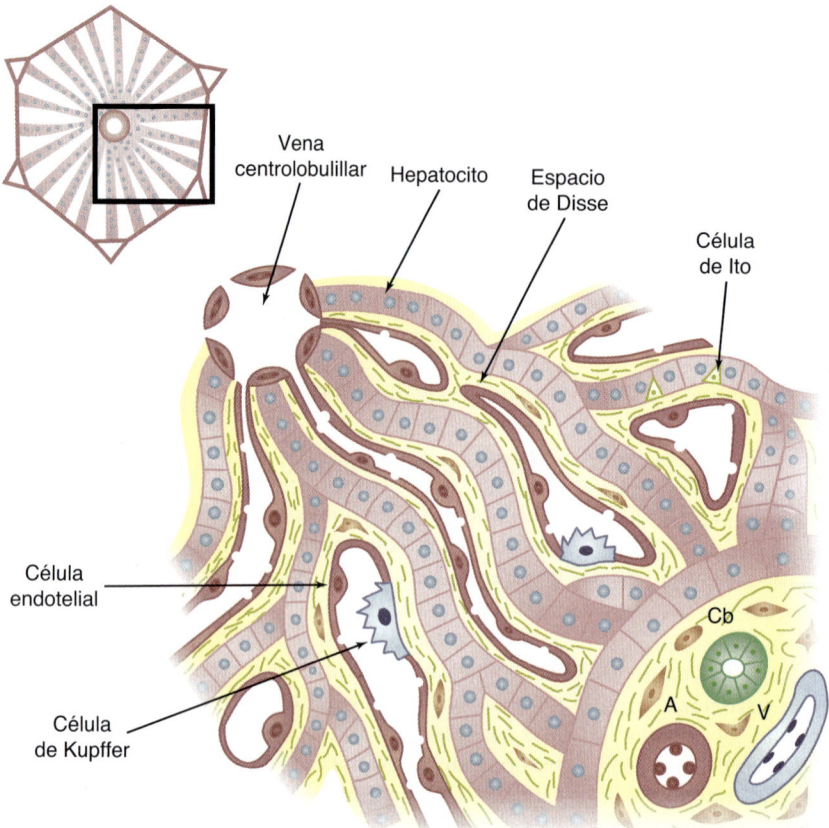

En el centro del lobulillo se encuentra la vena centrolobulillar de paredes muy delgadas, formada por un epitelio plano simple (endotelio) rodeado por escasas fibras colágenas y reticulares (**fig. 18-8 A-C**).

El espacio entre la columna de hepatocitos y la lámina basal discontinua del endotelio del capilar sinusoide que lo acompaña se denomina espacio de Disse.

Los hepatocitos que bordean el lobulillo en la periferia reciben el nombre de placa limitante. Estos hepatocitos entran en contacto con el tejido conectivo reticular que rodea cada lobulillo y que se hace cada vez más denso a medida que se acerca a la periferia del órgano para formar finalmente la cápsula de Glisson.

Las regiones interlobulillares contienen vasos sanguíneos, nervios, vasos linfáticos y conductos biliares. Estas regiones situadas en los vértices de cada lobulillo

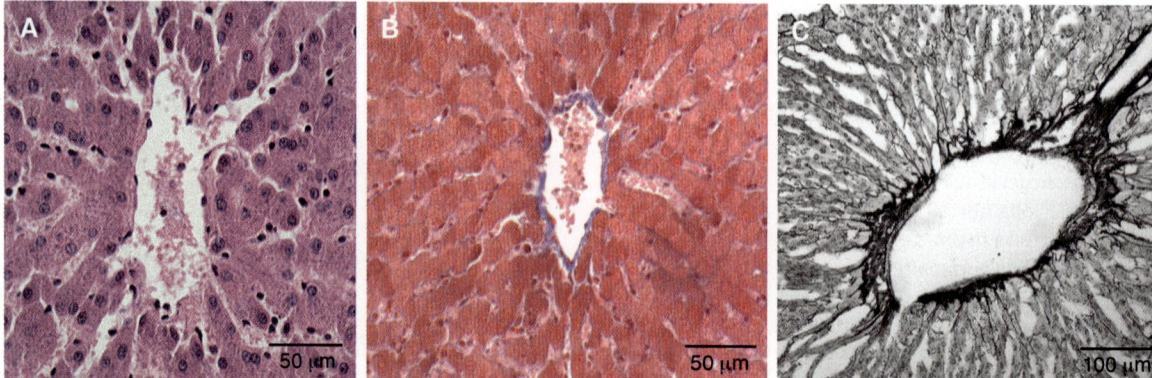

Fig. 18-8. Fotomicrografías ópticas de la vénula central del lobulillo hepático. **A.** Teñida con H-E. **B.** Teñida con tricrómico de Mallory. Se observa la túnica media con abundantes fibras colágenas. **C.** Teñida con impregnación argéntica. Se distinguen las fibras reticulares que conforman su pared.

hexagonal con contenido vasculonervioso se denominan espacios porta o de Kiernan (**fig. 18-9** y véase **fig. 18-6**).

Hepatocito

El hepatocito es una célula poliédrica, de 20-30 μm de diámetro, que presenta uno o dos núcleos redondos centrales grandes de cromatina laxa y un nucléolo evidente. Tiene una vida media de alrededor de cinco meses y gran capacidad regenerativa. El citoplasma del hepatocito es acidófilo y puede presentar inclusiones de glucógeno (véase **fig. 18-8 A**).

Desde el punto de vista ultraestructural, son células muy complejas debido a la variedad de funciones que cumplen. Presentan abundante retículo endoplasmático rugoso, polirribosomas libres, mitocondrias, múltiples complejos de Golgi (dictiosomas), gran cantidad de peroxisomas, abundantes depósitos de glucógeno, inclusiones lipídicas y numerosos lisosomas (**fig. 18-10**).

Es una célula en la que la polaridad está bien definida, y dado que sus caras no son todas equivalentes, la distribución de organelas e inclusiones citoplasmáticas se organiza en función de la zona de la célula analizada. Los lisosomas se concentran cerca del canalículo biliar, el cual se forma entre dos hepatocitos contiguos y está revestido de microvellosidades. Este canalículo se encuentra sellado por uniones *occludens*, uniones adherentes y desmosomas. Por allí se secreta la bilis. Esta región, conocida como polo o cara biliar del hepatocito, marca el comienzo de la vía biliar

(**fig. 18-11 A**). Otra cara diferente es la zona del hepatocito en contacto con el espacio de Disse: la cara o polo vascular. Presenta múltiples microvellosidades y el citoplasma cercano a esa cara es rico en todo tipo de organelas, ya que en esa porción de la célula se cumplen las funciones de secreción endocrina, principalmente de proteínas, destoxificación, síntesis de hormonas, etc. (véase **hígado, generalidades**).

Espacio de Disse

El espacio perisinusoidal o espacio de Disse se ubica entre la membrana del hepatocito y la membrana de las células endoteliales del sinusoide. Dado que no hay una membrana basal continua entre el hepatocito y las células endoteliales, no existe una barrera entre el plasma sanguíneo y la membrana plasmática del hepatocito. Por ello, las proteínas y lipoproteínas sintetizadas por los hepatocitos pasan a la sangre a través del espacio de Disse. Este espacio contiene escaso tejido conectivo con fibras de colágeno de tipo III o reticulares, plasma, axones amielínicos y células de Ito o lipocitos. Las células de Ito son de forma estrellada y sus prolongaciones citoplasmáticas rodean parcialmente las células endoteliales vecinas. Tienen un núcleo ovalado, a menudo rodeado de vacuolas lipídicas. Estas vacuolas son numerosas y constituyen un 20% del volumen total de la célula. Dentro de las vacuolas se almacena la vitamina A. Si bien no se identifican en las preparaciones de rutina, pueden observarse con cloruro de oro. También se describió su capacidad

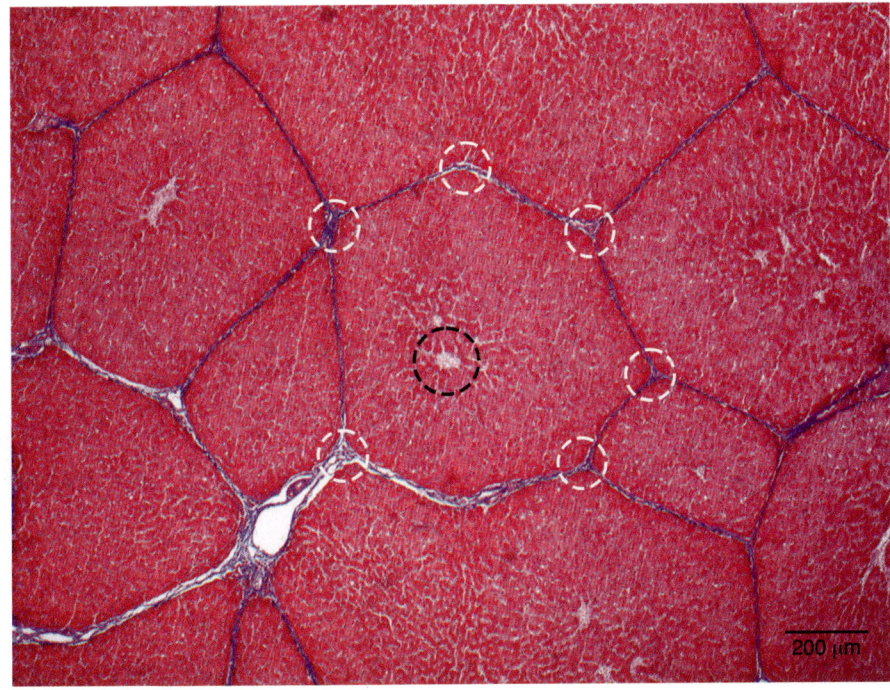

Fig. 18.9. Fotomicrografía de cortes de hígado de cerdo teñido con tricrómico de Masson. La estructura del lobulillo clásico puede verse a bajo aumento. La línea punteada negra indica la vena centrolobulillar y las blancas los espacios portales.

200 μm

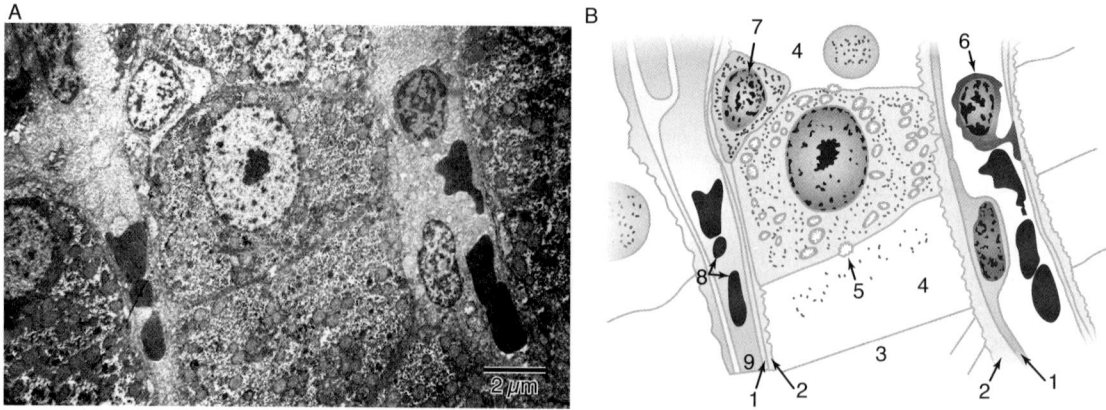

Fig. 18.10. A. Fotomicrografía electrónica de un preparado de hígado. **B.** Interpretación esquemática de la imagen. 1: células endoteliales, 2: espacio de Disse, 3: trabécula de Remak, 4: hepatocito, 5: canalículo biliar, 6: célula de Kupffer, 7: célula de Ito, 8: eritrocitos, 9: luz del capilar sinusoide.

como presentadoras de antígenos a los linfocitos T CD4 y CD8, y se sugiere que desempeñan un papel en la defensa contra los microorganismos bacterianos (**fig. 18-11 B**).

Ante un daño hepático, las células de Ito sufren cambios morfológicos importantes. Pierden sus vacuolas lipídicas, su retículo endoplasmático rugoso aumenta debido a una mayor síntesis proteica y en su citoplasma aparecen múltiples miofilamentos. Estas células adquieren un aspecto similar al de los miofibroblastos, y son capaces de contraerse y producir fibras colágenas que favorecen la fibrosis.

Sinusoides hepáticos

Los sinusoides hepáticos se encuentran rodeando las trabéculas de Remak. Estos capilares sinusoidales tienen un endotelio discontinuo con una lámina basal también discontinua. Mediante microscopía electrónica, las células endoteliales parecen extremadamente delgadas, con fenestraciones de diferentes tamaños y grandes espacios intercelulares que oscilan entre 0,1 y 0,5 μm entre células endoteliales vecinas. Las fenestraciones más grandes carecen de diafragma, por lo que existe un contacto estrecho entre el plasma de la sangre que circula por los sinusoides y los hepatocitos. Al llegar al centro del lobulillo, la sangre se vuelca a la vena centrolobulillar, que tiene una pared muy delgada con múltiples aberturas que son las desembocaduras de los sinusoides del lobulillo.

Como parte de la pared del sinusoide, también se pueden observar células con actividad fagocítica: las células de Von Kupffer (**fig. 18-12**). Se las considera macrófagos residentes y penetran en el hígado durante la embriogénesis. Comprenden la reserva más grande

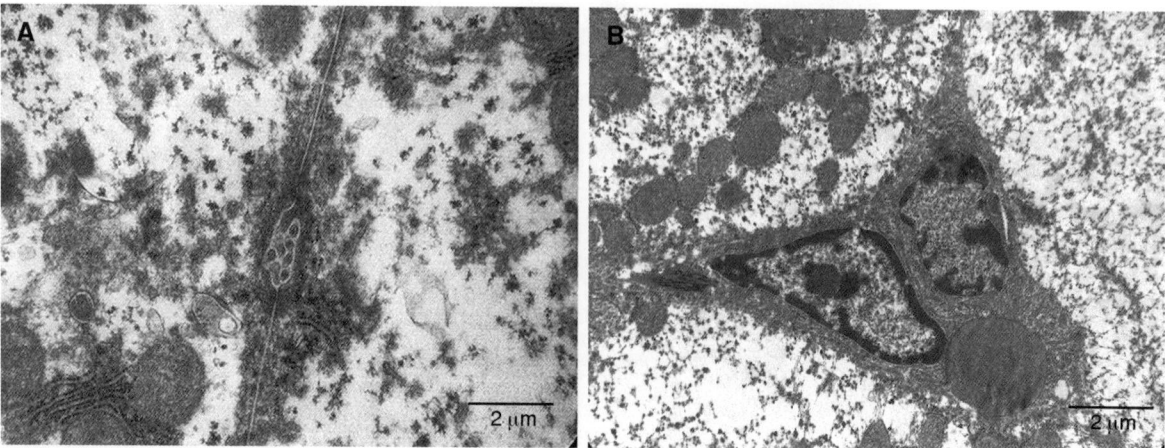

Fig. 18-11. Fotomicrografías electrónicas de hígado. **A.** Canalículo biliar formado entre dos hepatocitos. **B.** Células de Ito.

de macrófagos tisulares (residentes) del organismo. Si bien son difíciles de identificar con microscopía óptica, su capacidad fagocítica permite localizarlas utilizando colorantes vitales como la tinta china que, al ser fagocitada por las células de Kupffer, permanece como inclusiones negruzcas dentro de su citoplasma (**fig. 18-12**).

Mediante microscopía electrónica se pudo determinar que estas células se disponen sobre la superficie de las células endoteliales vecinas. Esto facilita el contacto directo entre las células de Kupffer y el lecho vascular para la detección y eliminación de los patógenos circulantes provenientes del intestino, así como de desechos celulares y materiales extraños al organismo. También participan en la captación y eliminación del hierro.

Tríada portal

Las tríadas portales se ubican en los espacios de Kiernan o portales. Estos espacios se encuentran en los extremos de los lobulillos hepáticos y contienen la tríada portal constituida por una vénula, rama de la vena porta, una arteriola, rama de la arteria hepática y el conducto biliar. Este último recibe el drenaje de la bilis de los canalículos biliares por medio de los conductos de Hering, que atraviesan la placa limitante. Estos conductos conectan el extremo final del canalículo biliar con el conductillo de la tríada portal (**fig. 18-13**).

Alrededor de los componentes de la tríada y dentro de los espacios de Kiernan es posible observar tejido conectivo laxo, vasos linfáticos y terminaciones nerviosas del sistema autónomo que inervan las paredes vasculares.

Entre la placa limitante de hepatocitos y el tejido co-

nectivo del espacio portal se forma el espacio de Mall. Este recibe el drenaje del espacio de Disse y lo conduce hacia los vasos linfáticos de pequeño calibre que rodean las tríadas portales.

Irrigación del hígado

El hígado recibe sangre arterial y venosa. El componente venoso está representado por la vena porta; que trae sangre con poco oxígeno, pero muy rica en nutrientes, desde el intestino y comprende el 75% del aporte sanguíneo. El aporte de sangre arterial, rica en oxígeno, es del 25% y lo trae la arteria hepática. Ambos vasos entran en el hígado por el hilio, por donde salen también las vías biliares y los vasos linfáticos (**fig. 18-14**).

La sangre que llega al hígado a través de la vena porta proviene de capilares presentes en la mucosa del intestino (sobre todo del intestino delgado) que reciben los nutrientes, fármacos y tóxicos absorbidos en la chapa estriada de los enterocitos. Esta red capilar drena en la vena porta, que al llegar al hígado vuelve a capilarizarse en el lobulillo hepático y forma los capilares sinusoides. Esto facilita que los hepatocitos puedan metabolizar todas esas sustancias. Esta forma de circulación sanguínea en la cual una vena está interpuesta entre dos redes capilares se denomina sistema porta venoso. En este caso, es el **sistema porta venoso** (véase **fig. 18-6**) que relaciona el intestino con el hígado.

Hasta el lobulillo hepático llegan también ramas de la arteria hepática. Ambos tipos de sangre, la

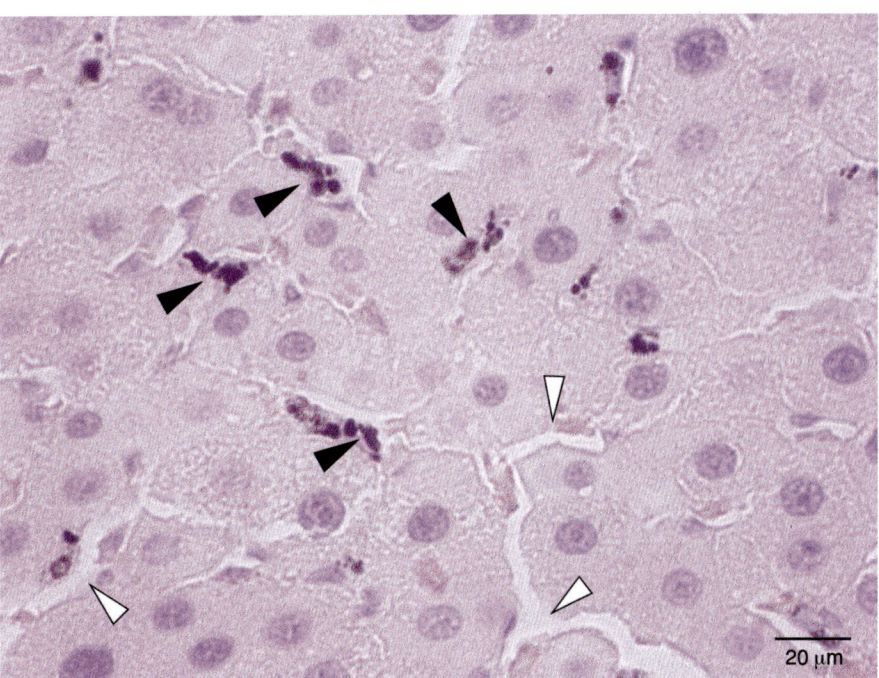

Fig. 18-12. Fotomicrografía óptica de hígado con la técnica vital de tinta china y teñido con H-E. Los macrófagos hepáticos o células de Von Kupffer indicados por las flechas negras fagocitan la tinta china que queda retenida en los fagosomas. También se señalan los capilares sinusoides con las flechas blancas.

20 μm

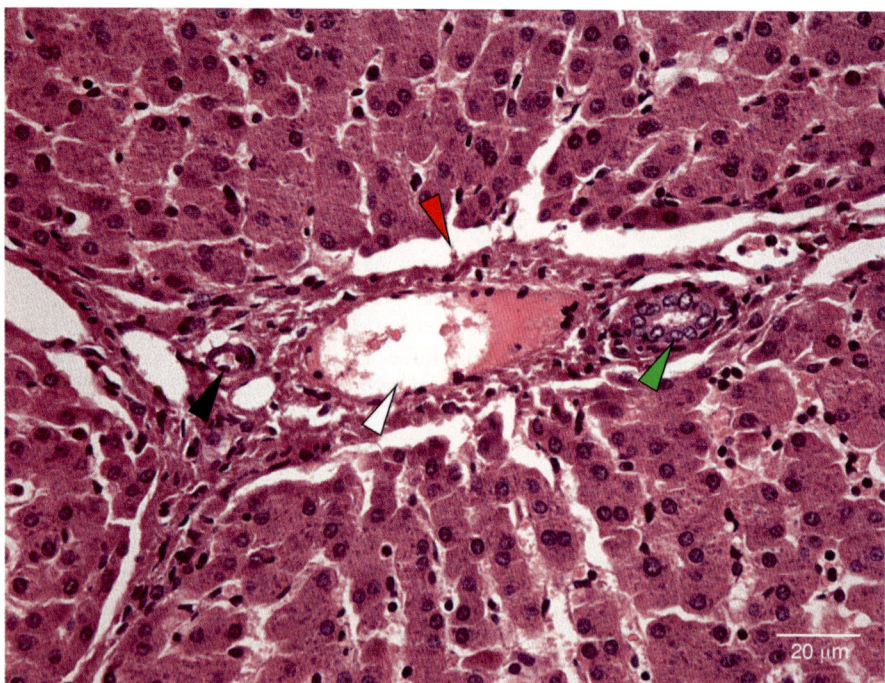

Fig. 18-13. Fotomicrografía óptica de un preparado teñido con H-E. Se observa el espacio porta o espacio de Kiernan. La flecha blanca señala una vénula, la flecha negra una arteriola, la flecha verde un conducto biliar y la flecha roja un vaso linfático.

20 μm

arterial y la venosa, se mezclan cuando ingresan en los sinusoides del lobulillo hepático, poco antes de entrar en contacto con los hepatocitos. Así, los hepatocitos están en contacto con una mezcla de sangre arterial (25%) y venosa (75%). Esta sangre circula por los capilares sinusoides desde la periferia hacia el centro del lobulillo y genera un gradiente de oxígeno, nutrientes y posibles compuestos para destoxificar. Los sinusoides vuelcan su contenido en las venas centrolobulillares, que confluyen y forman venas de mayor calibre denominadas venas supralobulillares. Por último, la sangre drena en las venas suprahepáticas, que desembocan en la vena cava inferior.

Tipos de lobulillos hepáticos

La unidad funcional del hígado es el lobulillo, que se clasifica en tres tipos según se analice su funcionalidad: lobulillo clásico, lobulillo portal y ácino hepático (**fig. 18-15**).

Lobulillo clásico

Esta clasificación se fundamenta en la organización estructural del parénquima hepático en lobulillos de forma hexagonal ya descrita donde las trabéculas radiales de hepatocitos se disponen entre los sinusoides por los que circula la sangre desde la periferia hacia la vena centrolobulillar. En los ángulos del hexágono se encuentran los espacios portales en los que se pueden

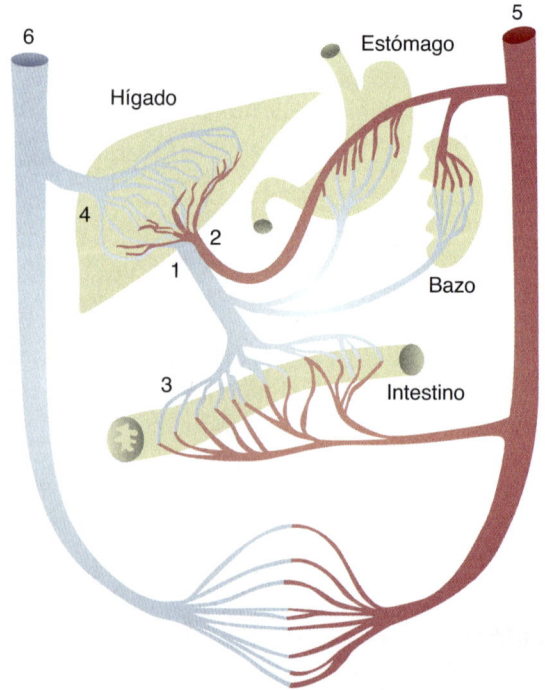

Fig. 18-14. . Irrigación sanguínea hepática. 1: vena porta, 2: arteria hepática, 3: capilares y vénulas de la mucosa intestinal, 4: capilares sinusoides del parénquima hepático que desembocan en la vena suprahepática, 5: aorta, 6: vena cava inferior. Obsérvese que el trayecto entre 3, 1 y 4 corresponde al sistema porta venoso hepático.

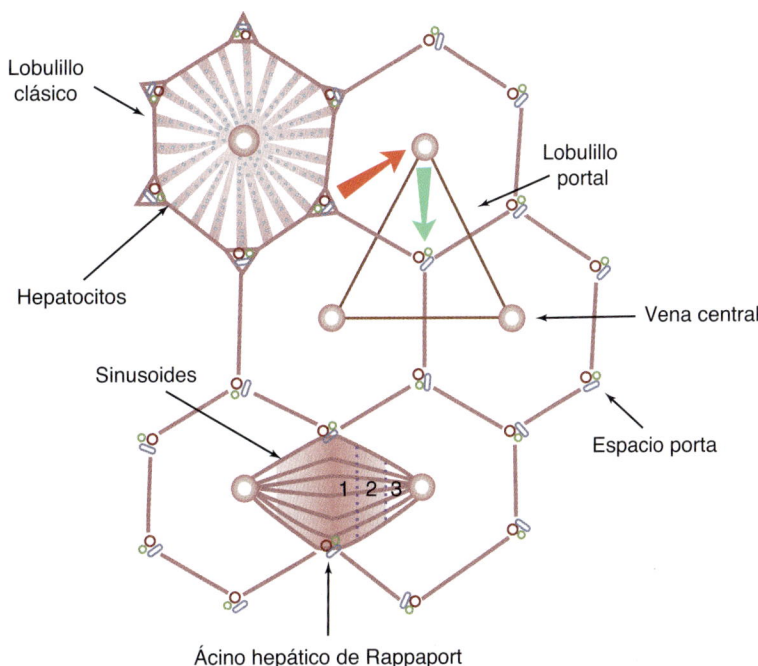

Fig. 18-15. Lobulillos hepáticos: clásico, portal y del ácino de Rappaport. La flecha roja indica el sentido de la circulación de la sangre y la flecha verde el sentido de la circulación de la bilis. 1, 2 y 3 representan las distintas zonas funcionales en el ácino de Rappaport.

Lobulillo clásico

Hepatocitos

Sinusoides

Lobulillo portal

Vena central

Espacio porta

Ácino hepático de Rappaport

observar las tríadas portales constituidas por una rama de la vena porta, una rama de la arteria hepática y un conducto biliar (**fig. 18-16 A** y véase **fig. 18-9**).

Lobulillo portal

Dado que la principal función exocrina del hígado es la secreción de bilis, el lobulillo portal toma como eje morfológico el conducto biliar interlobulillar que se ubica en la tríada portal de lobulillos clásicos vecinos. El lobulillo portal tiene forma triangular, en el centro de este triángulo se ubica un espacio porta con su conducto biliar interlobulillar y los vértices lo constituyen las venas centrales de los tres lobulillos clásicos que secretan bilis hacia ese conducto biliar (**fig. 18-16 B**).

Ácino hepático de Rappaport

Esta clasificación se basa en un concepto funcional que relaciona las características metabólicas de los hepatocitos en función de su localización periférica o próxima a la vena centrolobulillar. Está representado por una estructura romboidal que tiene como eje menor dos espacios portales y como eje mayor un segmento imaginario que une las dos venas centrolobulillares de lobulillos clásicos contiguos. Esta estructura permite describir tres zonas alrededor del eje menor, con un gradiente del nivel de oxigenación de la sangre que circula por los sinusoides. La zona cercana al eje menor corresponde a los hepatocitos ubicados en la periferia del lobulillo clásico, que reciben primero la mezcla de sangre proveniente de la arteria hepática y de la vena porta (**fig. 18-16 C**).

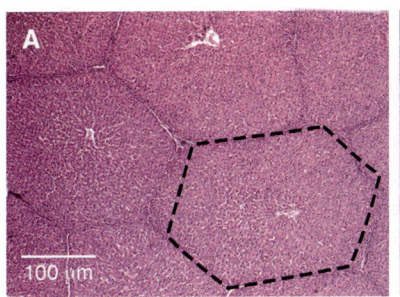
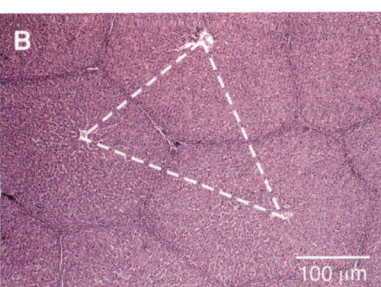
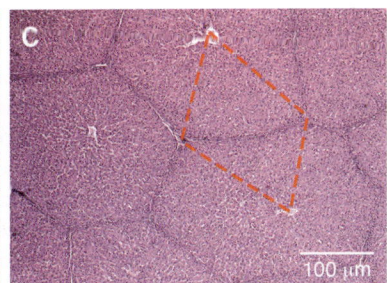

Fig. 18-16. Fotomicrografías ópticas de hígado teñido con la técnica de H-E. **A.** Lobulillo hepático clásico. **B.** Lobulillo portal. **C.** Ácino hepático.

Los hepatocitos periportales son más activos metabólicamente, ya que reciben la sangre más oxigenada, pero también son los primeros en recibir nutrientes y toxinas. Suelen encargarse de la glucogenogénesis, la fosforilación oxidativa, la oxidación de ácidos grasos y la formación de bilis. Los hepatocitos de la zona más cercana a las venas centrolobulillares reciben la sangre menos oxigenada, son menos activos metabólicamente y suelen llevar a cabo la glucólisis, la lipogénesis, la síntesis de glutamina y la destoxificación de fármacos. Los hepatocitos periportales son los primeros en exhibir alteraciones morfológicas si hay obstrucción de la vía biliar, los últimos en morir cuando hay trastornos circulatorios y los primeros en regenerarse. En cambio, los más próximos a la vena centrolobulillar son los últimos en responder a los tóxicos y a la obstrucción biliar, pero son los primeros en morir cuando hay trastornos circulatorios al disminuir aún más la oxigenación.

Regeneración hepática

El proceso de regeneración tisular es vital para la supervivencia de todos los organismos. Por sus funciones, el hígado está expuesto a numerosas noxas o agentes patógenos que pueden dañar los hepatocitos; sin embargo, es un órgano que conserva una gran capacidad regenerativa.

Debido a que la mayoría de las noxas hepáticas concluyen con la muerte de los hepatocitos, el principal objetivo de la regeneración es reponer el número de hepatocitos muertos; no obstante, el proceso regenerativo incluye otros tipos celulares como células endoteliales de los sinusoides, células de Ito, células de Kupffer y células epiteliales de la vía biliar, todas importantes para recomponer la función hepática.

Después de una hepatectomía parcial, el hígado vuelve a crecer hasta un 100% de su volumen original en poco tiempo. La capacidad del hígado para recuperar su volumen original está directamente relacionada con el peso corporal del individuo y se denomina hepatostato.

Las causas más frecuentes de daño hepático son las infecciones virales o bacterianas, el consumo de alcohol, la colestasis y las neoplasias. La zonificación de los hepatocitos que se describe en el ácino hepático es muy importante frente a la posibilidad de regeneración ante un agente nocivo determinado (véase ácino hepático de Rappaport).

Cuando se produce un daño celular irreversible, los hepatocitos dañados liberan moléculas que activan la proliferación y diferenciación de nuevos hepatocitos. Estas señales son detectadas por los hepatocitos sanos y desencadenan la expresión de factores de transcripción de genes que reprograman los hepatocitos desde un estado de relativa quiescencia hacia otro de proliferación activa.

La posibilidad de que existan precursores de los hepatocitos a partir de células ductales sigue siendo objeto de debate. Cuando la regeneración es insuficiente o defectuosa, el tejido lesionado es sustituido por tejido cicatricial (tejido conectivo denso no modelado) que genera las regiones fibrosas con escasa funcionalidad, proceso denominado cirrosis hepática. (**Proyección médico-clínica 18-1. Hipertensión portal y síndrome ascítico edematoso, fig. PMC 18-1**).

VÍAS BILIARES Y VESÍCULA BILIAR

Vías biliares

Las vías biliares nacen en el espacio entre dos hepatocitos vecinos (polo biliar de los hepatocitos) dentro del lobulillo hepático. Los hepatocitos vierten la bilis en ese espacio denominado canalículo biliar, el cual carece de pared propia. Los canalículos biliares se continúan con los conductillos biliares interlobulillares a través de los canales de Hering, que representan la primera porción de las vías biliares con pared propia. Los canales de Hering son pequeños conductos de epitelio cúbico bajo que atraviesan la placa limitante del lobulillo hepático y desembocan en los conductos biliares interlobulillares de los espacios portales.

Los conductos biliares se anastomosan y forman una red cada vez más compleja a medida que se acercan al hilio del órgano. Sus paredes están constituidas por un epitelio cúbico simple (colangiocitos) que aumenta de altura conforme estos conductos aumentan de calibre. En los conductos de mayor tamaño este epitelio presenta abundantes mitocondrias y es frecuente observar gotas de lípidos. El tejido conectivo circundante también se modifica paulatinamente y comienzan a aparecer fibras elásticas y colágenas. A medida que los conductillos se aproximan al hilio hepático, el epitelio que los tapiza se hace cada vez más alto. Ya en el hilio, se encuentran los conductos extrahepáticos. Los conductos principales provenientes de los distintos lóbulos hepáticos forman el conducto hepático común que, luego de unirse al conducto cístico proveniente de la vesícula biliar, da lugar al conducto colédoco, que desemboca en el duodeno.

Los conductos extrahepáticos tienen una mucosa con numerosos pliegues. Está formada por un epitelio cilíndrico alto y una lámina propia de tejido conectivo subepitelial con abundantes fibras elásticas. En el colédoco, rodeando la mucosa, se observan fibras musculares lisas en disposición longitudinal u oblicua que forman una capa discontinua. A medida que el colédoco se acerca al duodeno, la cantidad de fibras musculares aumenta y, al entrar en la pared del intestino delgado, las fibras se fusionan con la túnica muscular del órgano.

Vesícula biliar

La vesícula biliar es un órgano hueco con forma de pera o piriforme, que recibe la bilis sintetizada en el

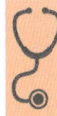

Proyección médico-clínica

18-1. Hipertensión portal y síndrome ascítico edematoso

Se presentó a la guardia del hospital un paciente de 60 años con hemorragia digestiva.

Refirió haber vomitado sangre roja (hematemesis). En el examen físico se constató ictericia en la piel y las mucosas, ascitis, edemas en ambos miembros inferiores, síndrome confusional e hipotensión arterial.

Se realizó una videoendoscopía digestiva alta (VEDA) y se encontraron várices esofágicas grandes, una de ellas con signos de hemorragia reciente. En la punción del líquido abdominal (paracentesis) se obtuvo líquido ascítico cristalino con un bajo nivel de proteínas (trasudado). Los parámetros de laboratorio mostraron un tiempo de protrombina prolongado (50%) y albúmina de 2,8 g/L (VR: 3,5-5). El nivel de albúmina en el líquido ascítico era de 0,8 g/L, lo que daba un gradiente sero-ascítico de albúmina (GASA) de 2 (superior a 1,1), característico de la ascitis causada por hipertensión portal.

¿Cómo se correlaciona el análisis histológico con los diferentes hallazgos del paciente?

Sin duda, este paciente tiene dos elementos vinculados directamente a la hipertensión portal: el síndrome ascítico-edematoso y las várices esofágicas. Presenta las consecuencias de los defectos en la función de los hepatocitos como la concentración baja de albúmina plasmática, el defecto en la coagulación (tiempo de protrombina prolongado), y dos fenómenos vinculados al cortocircuito (*shunt*) intrahepático: la ictericia (por imposibilidad de excreción de bilirrubina) y la encefalopatía hepática (por defectos en la destoxificación).

La cascada de eventos conduce a fibrogénesis hepática, necrosis, apoptosis de hepatocitos y aumento de la presión del sistema portal secundario a la lesión celular persistente. La lesión se traduce en modificaciones histológicas, como la disminución de las microvellosidades del polo vascular asociada a la liberación de moléculas inflamatorias hacia el espacio de Disse. Estas moléculas se denominan, en conjunto, patrones moleculares asociados al daño (DAMP: *damage associated molecular pattern*s). Los DAMP activan las células estrelladas o de Ito y producen modificaciones en su fenotipo. Estas incluyen la proliferación y la expresión de filamentos y proteínas contráctiles en el citoesqueleto (actina y alfa-actinina), que adquieren las características de los miofibroblastos. Como consecuencia de los cambios, aumentan la síntesis de colágeno y tienen la capacidad de generar quimiotaxis, reclutando mayor número de células de Ito activas, que perpetúan el daño tisular.

En este punto, es importante destacar que la adquisición de capacidad contráctil por parte de estas células es uno de los factores dinámicos que contribuyen a la aparición de hipertensión en el sinusoide hepático.

El fenotipo activado de las células de Ito se denomina fibrogénico ya que, además de lo mencionado, producen colágeno de tipo I y III, y fibronectina. El exceso de componentes de la matriz conduce a la fibrosis en el espacio de Disse. Por su parte, las células endoteliales, como respuesta al daño del hepatocito, modifican su estructura y pierden las fenestraciones. Los cambios, sumados al aumento de las proteínas de la matriz extracelular en el espacio perisinusoidal, dificultan el intercambio endocrino hepático y provocan la capilarización del endotelio. Este proceso implica la presencia de una membrana basal endotelial rígida y gruesa que modifica la resistencia vascular, con aumento de la presión sanguínea en el capilar, lo que se traduce en un aumento de la presión sobre los vasos del espacio porta, ramas y tronco de la vena porta (**fig. PMC 18-1**).

A esto se suman las distorsiones arquitecturales del lobulillo y del espacio portal, donde las ramas de la vena porta y los vasos linfáticos son comprimidos por el tejido fibroso excesivo circundante, lo que genera un mecanismo más de hipertensión portal. La presión aumentada en la vena porta se transmite de forma retrógrada hacia las venas esplénica y mesentérica superior. Uno de los lechos venosos que deben abrirse como producto de esta hipertensión es el lecho de las venas gástricas que da origen a la dilatación varicosa de las venas esofágicas ubicadas en el tercio inferior del esófago. En el caso presentado, ante el aumento de la presión venosa, uno de los cordones sufrió la rotura de su pared, lo que originó la hemorragia digestiva.

Esta misma hipertensión portal, por activación de los sistemas vasodilatadores del lecho esplácnico y esquelético (p. ej., a través de la producción del óxido nítrico), provoca hipoperfusión tisular. La hipovolemia es captada por las neuronas hipotalámicas, que responden liberando ADH, y por mecanorreceptores de las células yuxtaglomerulares renales, que activan la liberación de renina y el sistema renina-angiotensina-aldosterona. La retención de sodio y agua desencadenada, junto con la distorsión del sistema linfático intraportal, dan lugar a la acumulación de líquido en los tejidos (edema) y en la cavidad peritoneal (ascitis), como ocurrió en el caso-problema.

La escasa cantidad de albúmina y proteínas en el líquido ascítico extraído del paciente es el resultado de la pérdida del pasaje de estas proteínas desde su lugar de síntesis (el hepatocito) al espacio sinusoidal y luego al líquido abdominal. El valor de GASA mayor de 1,1 es característico de esta hipertensión portal, llamada sinusoidal.

Por otra parte, la generación de fibrosis y la adquisición de una membrana basal sinusoidal cerrada impiden el flujo de O_2 y nutrientes hacia el espacio de Disse, por lo que los elementos del plasma que deben ser metabolizados por el hepatocito no llegan a él, pasan sin modificarse (o destoxificarse) a las tributarias de las venas suprahepáticas y alcanzan la circulación sistémica a través de la vena cava inferior. Algunos ejemplos son la bilirrubina elevada, y los productos y toxinas bacterianos que desde el colon llegan a la circulación cerebral y son uno de los elementos originarios de la encefalopatía hepática, más conocida como portosistémica.

Una de las causas de la ictericia del paciente fue la imposibilidad de captación y metabolismo hepático de la bilirrubina originada en el bazo debido al secuestro y rotura de los eritrocitos.

De esta manera se puede observar cómo la alteración estructural, ultraestructural y funcional justifica los datos clínicos y bioquímicos del paciente del caso analizado.

(Continúa)

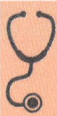

Proyección médico-clínica - (Cont.)

18-1. Hipertensión portal y síndrome ascítico edematoso

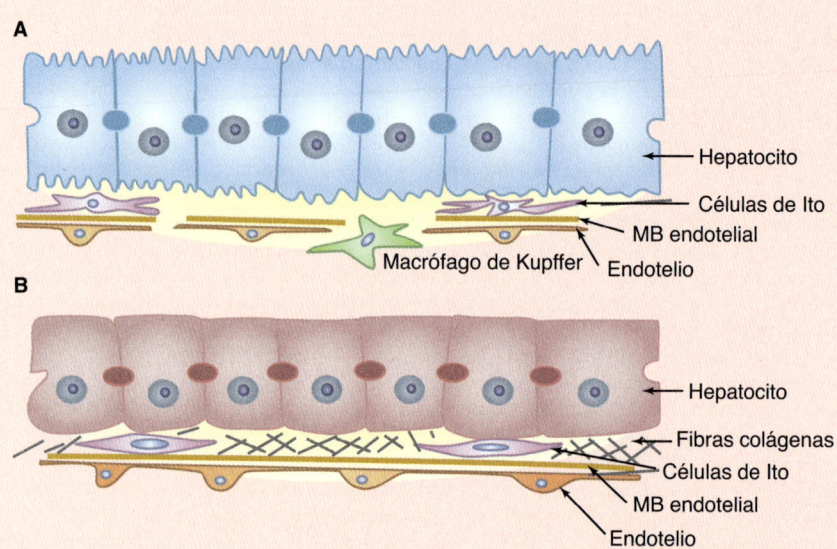

Fig. PMC 18-1. Modificaciones histológicas que se producen en la hipertensión portal. Se comparan la histoarquitectura normal del hígado sano con los cambios ocasionados por esta patología, que incluyen: disminución de las microvellosidades del polo vascular del hepatocito, aumento de la síntesis de colágeno de la matriz extracelular, células de Ito que adquieren un fenotipo fibrogénico, fibrosis del espacio de Disse y modificación de las células endoteliales que pierden sus fenestraciones.

hígado a través del conducto hepático común hacia el conducto cístico. Su función es almacenar y concentrar la bilis producida en el hígado. Cuando llegan al duodeno alimentos ricos en grasas, la vesícula se contrae por la secreción de colecistoquinina (CCK), y la bilis se excreta hacia la luz del duodeno a través del colédoco e interviene en la emulsión de las grasas. La vesícula tiene una mucosa formada por un epitelio de células cilíndricas altas con núcleos ovales de cromatina laxa. La microscopía electrónica muestra numerosas microvellosidades en la superficie apical de estas células y la porción lateral presenta múltiples interdigitaciones de las membranas plasmáticas de las células vecinas. El epitelio asienta sobre un corion de tejido conectivo laxo con fibras elásticas. La mucosa presenta múltiples evaginaciones o pliegues hacia la luz e invaginaciones, pero no forma vellosidades ni glándulas verdaderas, por lo que se las denomina seudovellosidades y seudoglándulas. Alrededor de la mucosa hay una capa gruesa de músculo liso organizada en una capa circular interna y otra longitudinal externa. Hacia la periferia se encuentra envuelta por una serosa (véase **fig. 18-17**).

PÁNCREAS EXOCRINO

El páncreas es una glándula anficrina en la que, a diferencia del hígado, las células encargadas de secretar los componentes endocrinos y exocrinos son distintas (**fig. 18-18**).

El parénquima del páncreas exocrino está constituido por lobulillos que contienen ácinos serosos, con células piramidales caracterizadas por presentar acidofilia apical y basofilia basal (**fig. 18-19**). Esta característica tintorial permite diferenciar los ácinos pancreáticos de los de las glándulas salivales. Como la secreción del páncreas es regulada, se produce una acumulación de los gránulos de zimógeno en su citoplasma apical, lo que le confiere la acidofilia característica. La basofilia basal se debe a la gran cantidad de retículo endoplasmático rugoso. El aparato de Golgi tiene localización supranuclear y presenta múltiples mitocondrias alargadas. La superficie apical de las células acinares es pequeña y presenta algunas microvellosidades dispuestas de manera desordenada. La célula acinar es una típica célula de síntesis y liberación de proteínas cuya morfología puede variar en función del momento del ciclo secretorio observado (**fig. 18-19 A**).

Otro elemento que diferencia los adenómeros del páncreas son las células centroacinares situadas en la porción central del ácino. Estas células son ovaladas, y sus núcleos son de cromatina más densa que los núcleos de las células acinares y de forma aplanada. Constituyen el inicio de la vía excretora del páncreas exocrino y es común observar una o dos de ellas en cada ácino.

Fig. 18-17. Fotomicrografía de un corte de vesícula biliar humana teñida con H-E (**A**) y tricrómico de Mallory (**B**). En el espesor de la pared se observan las capas: mucosa (M) con seudovellosidades, muscular (ML) y serosa (S). En la ML hay fibras colágenas y elásticas entre las fibras musculares.

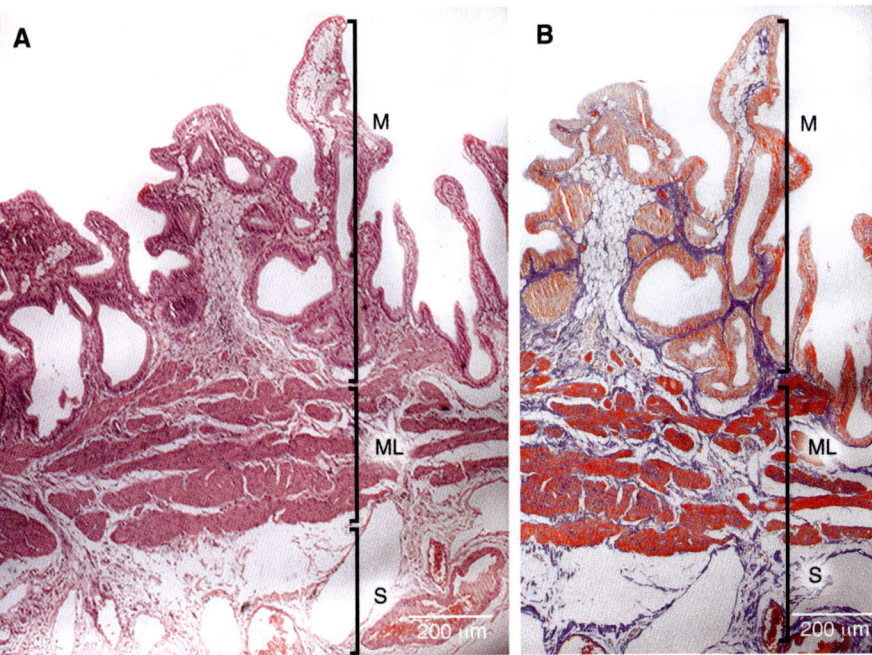

Las células centroacinares conforman la porción inicial de los conductos intercalares que confluyen para formar conductos intralobulillares. En el páncreas no existen los conductos estriados. Los conductos intralobulillares desembocan directamente en los conductos extralobulillares que se encuentran rodeados por el tejido conectivo laxo (**fig. 18-19 B**). Estos conductos presentan un epitelio cúbico alto que se vuelve cilíndrico al acercarse al conducto principal del páncreas, el conducto de Wirsung, que recorre la glándula longitudinalmente paralelo a su eje mayor.

La secreción de los ácinos pancreáticos forman el jugo pancreático, muy rico en proteínas (enzimas), las cuales intervienen en la digestión de los hidratos de carbono, las grasas y las proteínas.

El jugo pancreático es una secreción alcalina conformada por enzimas digestivas, agua y bicarbonato cuya función es neutralizar la acidez del quimo gástrico y completar el proceso digestivo. Las enzimas, aportadas por los adenómeros, catalizan los procesos digestivos de proteínas: endopeptidasas y exopeptidasas (tripsinógeno, quimotripsina y aminopeptidasas); hidratos de carbono: alfa-amilasa; lípidos: lipasas; y ácidos nu-

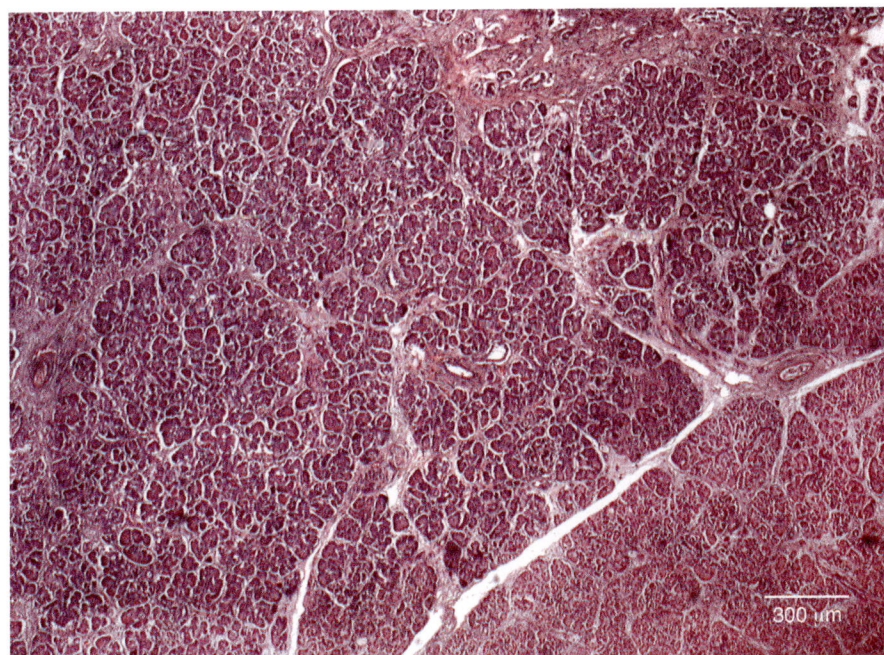

Fig. 18-18. Fotomicrografía de páncreas humano teñido con H-E. Se observa la organización estructural en lobulillos con ácinos serosos (páncreas exocrino).

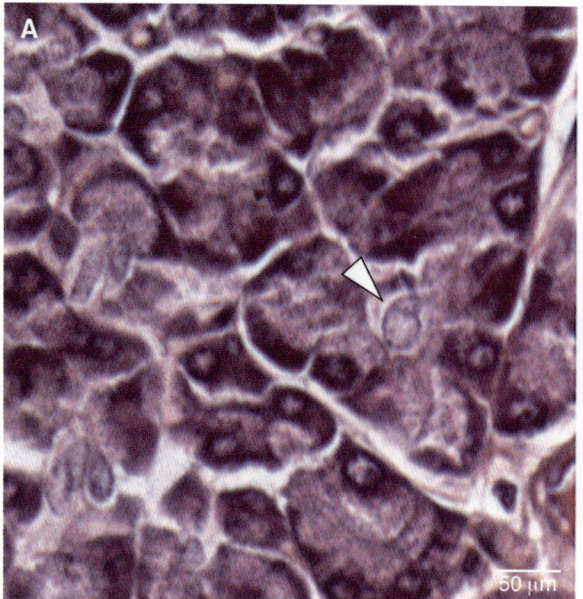
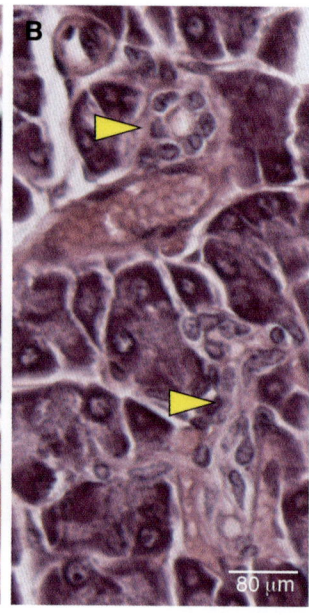

Fig. 18-19. Fotomicrografía de páncreas humano teñido con H-E. **A.** Los ácinos serosos están compuestos por células que se tiñen basófilas en la parte basal y acidófilas en la parte apical. La flecha blanca señala la célula centroacinar. **B.** Se observan ácinos serosos y conductos excretores intercalares en un corte transversal y un corte longitudinal (flechas amarillas).

cleicos: ribonucleasas. Los conductos excretores aportan bicarbonato y agua a la secreción acinar.

Entre los ácinos, y predominando en la cola del páncreas, se encuentra la porción endocrina del páncreas representada por los islotes de Langerhans. En los cortes histológicos teñidos con la técnica de rutina aparecen como grupos de células que se destacan por su palidez en comparación con los ácinos pancreáticos. Sus células se distribuyen en cordones rodeados por numerosos capilares sanguíneos. Se observan en su interior varios tipos celulares, que se describen ampliamente en el **capítulo 19**.

La función exocrina del páncreas está regulada por hormonas sintetizadas en las células SNED de las criptas de Lieberkühn y de los islotes de Langerhans. La hormona secretina actúa sobre las células de los conductos excretores biliares y pancreáticos para promover la liberación de agua y bicarbonato, mientras que la colecistoquinina (CCK) estimula la liberación de enzimas digestivas en los ácinos pancreáticos y la contracción de la vesícula biliar. Una vez que el jugo pancreático desemboca en la luz duodenal, se produce la activación enzimática en la chapa estriada de los enterocitos, donde se encuentra la enzima enteroquinasa. En la misma porción y de forma sincronizada, desemboca la bilis, que facilita la emulsificación de los lípidos para su correcta digestión enzimática y absorción.

BIBLIOGRAFÍA

Amano O, Mizobe K, Bando Y, Sakiyama K. Anatomy and histology of rodent and human major salivary glands: -overview of the Japan salivary gland society-sponsored workshop-. Acta Histochem Cytochem. 2012;45(5):241-50.

Bangru S, Kalsotra A. Cellular and molecular basis of liver regeneration. Semin Cell Dev Biol. 2020;100:74-87.

Malarkey DE, Johnson K, Ryan L, Boorman G, Maronpot RR. New insights into functional aspects of liver morphology. Toxicol Pathol. 2005;33(1):27-34.

Sufleţel RT, Melincovici CS, Gheban BA, Toader Z, Mihu CM. Hepatic stellate cells - from past till present: morphology, human markers, human cell lines, behavior in normal and liver pathology. Rom J Morphol Embryol. 2020;61(3):615-42.

Wells RG, Schwabe RF. Origin and function of myofibroblasts in the liver. Semin Liver Dis. 2015;35(2):97-106. Erratum in: Semin Liver Dis. 2015;35(2):e1. Schwabe, Robert [corrected to Schwabe, Robert F].

Winau F, Hegasy G, Weiskirchen R, et al. Ito cells are liver-resident antigen-presenting cells for activating T cell responses. Immunity. 2007;26(1):117-29.

GALERÍA DE IMÁGENES

AUTOEVALUACIÓN

Sistema endocrino

19

GENERALIDADES

Las glándulas endocrinas se caracterizan por liberar sus productos de secreción directamente en el torrente circulatorio. Por ello, carecen de conductos excretores y disponen, en cambio, de una rica vascularización. Sin embargo, ahora se considera el sistema endocrino (*endo* gr. 'dentro' + *krīn-* gr. 'secretar') de una manera más amplia, formado por el conjunto de glándulas unicelulares o multicelulares cuyo producto de secreción puede ejercer un efecto autocrino, sobre la misma célula que lo produjo; paracrino, cuando su célula diana está contigua; o endocrino propiamente dicho, si se moviliza por vía hemática hasta un órgano distante. Así, el sistema endocrino no solo comunica células de un mismo órgano o aparato, sino que también funciona como puente entre distintas regiones del organismo. Este intercambio es posible a través de sustancias llamadas hormonas.

Las hormonas son compuestos con actividad biológica que, sintetizadas y secretadas por células endocrinas epiteliales o nerviosas, actúan sobre su efector para generar una respuesta. Pueden tener naturaleza proteica, glucoproteica, esteroidea, peptídica, o derivar de aminoácidos como las aminas (adrenalina, noradrenalina, serotonina, dopamina) que son, además, neurotransmisores. Para que ejerzan su acción, las células diana expresan receptores específicos cuya ubicación depende de la naturaleza biológica de la hormona. Las hormonas proteicas suelen interactuar con receptores de membrana, mientras que las esteroideas, debido a su capacidad de difusión a través de las membranas biológicas, suelen tener sus receptores ubicados en el citosol o dentro del núcleo.

En la década de 1930, el fisiólogo estadounidense Walter Cannon (premio Nobel) describió el sistema endocrino, compuesto por mecanismos que se encuentran en permanente estado de equilibrio inestable y que tiene controles propios para su funcionamiento correcto (sistemas de retroalimentación o *feed-back*), que pueden ser positivos o negativos. Conceptualmente, un sistema de retroalimentación negativo es aquel en el cual, cuando se llega a una determinada concentración de la hormona en el medio interno, se desencadenan mecanismos de inhibición para mantener concentraciones constantes.

El sistema endocrino comparte con el sistema nervioso el control y la regulación de las funciones de los distintos órganos. A diferencia del sistema nervioso, el sistema endocrino produce un efecto lento, pero más duradero. Sin embargo, ambos sistemas pueden estar interrelacionados a través del sistema neuroendocrino.

HIPOTÁLAMO

Esta región del diencéfalo tiene somas neuronales situados en el piso del tercer ventrículo y una gran cantidad de núcleos difíciles de identificar anatómicamente, ya que se entremezclan neuronas de distintas funciones, a excepción de los núcleos supraóptico y paraventricular, que contienen somas neuronales de los que parten axones de proyección que forman la neurohipófisis. El resto de las neuronas componen un área no bien delimitada o difusa, denominada área hipofisotropa, que tiene axones de corto trayecto a través de los cuales se liberan los factores estimulantes (RH: *release hormone*) o inhibitorios de la hipófisis. Cada factor se dirigirá a una estirpe celular determinada de la *pars distalis*, sobre la que actuará para estimular o inhibir la síntesis hormonal (véase **cuadro 19-1**).

HIPÓFISIS

La glándula hipófisis (gr. *hypóphysis* [hypó 'por debajo' + *phýsis* 'excrecencia']) o glándula pituitaria, es un órgano macizo ubicado en la región inferior del cerebro que asienta sobre una depresión del hueso esfenoides denominada silla turca. Anatómicamente, se compone de dos lóbulos: anterior o adenohipófisis, y posterior o neurohipófisis, que penden del tallo hipofisario y se conectan a través de él con el hipotálamo. El lóbulo anterior se denomina adenohipófisis porque su parénquima está constituido por epitelio glandular endocrino, mientras que la neurohipófisis está formada por tejido nervioso. Esto tiene relación directa con el origen embriológico de estas regiones. La adenohipófisis se origina en una evaginación del estomodeo denominada bolsa de Rathke, y la neurohipófisis tiene origen en el neuroectodermo. La hipófisis es una glándula que regula múltiples funciones, es el enlace entre el hipotálamo y glándulas de importancia vital para el organismo como la tiroides o las suprarrenales, y de importancia para la supervivencia de la especie, al regular la actividad gonadal.

El lóbulo anterior o adenohipófisis está subdividido en tres regiones: *pars distalis*, *pars intermedia* y

Cuadro 19-1. Factores estimulantes hipotalámicos, célula de la *pars distalis* donde actúan, sitio de acción de cada hormona hipofisaria y funciones

FACTOR ESTIMULANTE HIPOTALÁMICO	CÉLULA DIANA	SITIOS DE ACCIÓN Y FUNCIONES
GHRH	Somatotropa (STH o GH)	*Hígado*: síntesis del factor de crecimiento similar a la insulina (IGF-1 o somatomedina) Estimula el crecimiento en diferentes tejidos, principalmente el hueso Efecto hiperglucemiante por estímulo de la gluconeogénesis y la glucólisis hepática *Adiposo*: lipogénesis *Músculo*: proteogénesis
GnRH (FSH-RH y LH-RH)	Gonadotropa (LH/FSH)	*Ovario*: maduración y crecimiento folicular, ovulación, síntesis de hormonas femeninas (estrógenos y progesterona) *Testículo*: estimula la espermatogénesis y la síntesis de hormonas masculinas (testosterona) e inhibina
TRH	Tirotropa (TSH)	*Tiroides*: síntesis de hormonas tiroideas (T3 y T4) Trofismo glandular Síntesis de tiroglobulina Captación de yodo
CRH	Adrenocorticotropa (ACTH)	*Corteza suprarrenal*: estimula la síntesis de hormonas esteroideas
TRH-ADH-Oxi Serotonina Dopamina (inhibitorio)	Mamotropa o Lactotropa (prolactina)	*Glándula mamaria*: estimula la síntesis láctea por el adenómero y el trofismo mamario

pars tuberalis (**figs. 19-1** y **19-2**). La *pars distalis* es la región más voluminosa del lóbulo anterior, mientras que la *pars intermedia* es casi inexistente en el ser humano, si bien en otras especies está más desarrollada. La *pars tuberalis* corresponde a la porción del tallo hipofisario que rodea en forma de tubo, embudo o bufanda el infundíbulo.

Por su parte, el lóbulo posterior o neurohipófisis está subdividido en *pars nervosa*, que comprende todo el volumen lobular y el infundíbulo correspondiente a la región interna y posterior del tallo hipofisario (véase **fig. 19-1**).

Adenohipófisis

La adenohipófisis tiene un parénquima de tejido epitelial glandular endocrino que forma trabéculas o nidos celulares, cuyas células clásicamente se han diferenciado por sus afinidades tintoriales, inmersas en un estroma rico en fibras colágenas y reticulares con abundantes capilares fenestrados de trayecto tortuoso. Con H-E y con tricrómico de Mallory (azul de anilina, fucsina ácida , naranja G) se pueden diferenciar dos poblaciones celulares: las células con afinidad por la tinción o cromófilas, y las células que no tienen afinidad o cromófobas. Al microscopio óptico, todos los tipos celulares de la adenohipófisis son poliédricos, con un núcleo redondo, cromatina laxa y nucléolo evidente. A su vez, las células cromófilas

se pueden diferenciar por su afinidad citoplasmática a los colorantes en acidófilas o basófilas, mientras que las cromófobas se tiñen pálidamente o carecen de tinción (**fig. 19-3**). Desde el punto de vista ultraestructural, estas células tienen un retículo endoplasmático rugoso y un aparato de Golgi desarrollados, mitocondrias y gránulos de secreción. Estos gránulos son responsables de la afinidad en la tinción acidófila o basófila, y contienen las hormonas sintetizadas y almacenadas por cada tipo celular. Se sugiere que las células cromófobas son cromófilas desgranuladas, por lol cual carecen de afinidad por la tinción.

Pars distalis

La *pars distalis* tiene un parénquima formado por 50% de células cromófilas (40% acidófilas y 10% basófilas) y 50% de células cromófobas (véase **fig. 19-3**). Esta clasificación hace referencia a la afinidad en la tinción, pero no a la función de cada célula. La clasificación funcional está relacionada con la hormona sintetizada donde cada estirpe celular se identifica de forma específica por inmunocitoquímica (ICQ). Determinar la funcionalidad es de suma importancia clínica para diferenciar los tumores hipofisarios porque la inmunomarcación condiciona el tratamiento del endocrinólogo en todo paciente operado de este tipo de tumores.

La población de células cromófilas acidófilas se clasifica en: 1) somatotropas: sintetizan somatotrofina

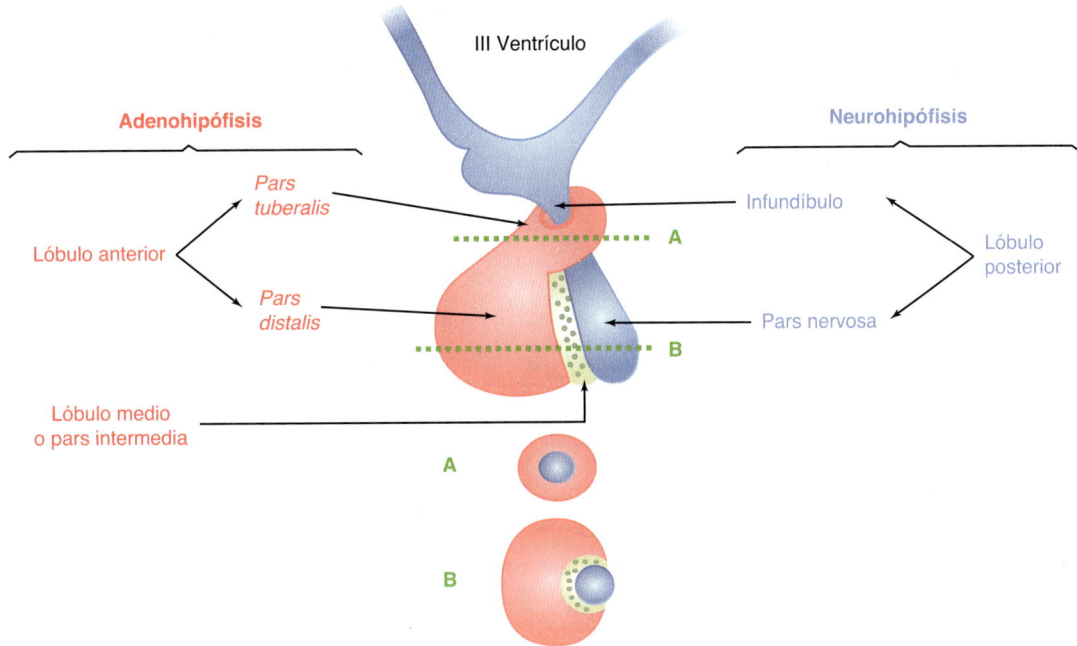

Fig. 19-1. Esquema de la estructura anatómica de la glándula hipófisis. **A** y **B** corresponden a cortes transversales a diferentes niveles de la glándula según se indica.

(STH), también conocida como hormona del crecimiento (GH) y 2) lactotropas o mamotropas: sintetizan prolactina.

La población de cromófilas basófilas corresponde a tres tipos celulares (**cuadro 19-1**):

- Gonadotropas: sintetizan las gonadotrofinas; hormona foliculoestimulante (FSH) y hormona luteinizante (LH).
- Tirotropas: sintetizan tirotrofina (TSH).
- Adrenocorticotropas: sintetizan adrenocorticotrofina (ACTH).

Como las gonadotrofinas, TSH y GH son hormonas glucoproteicas, las células que las sintetizan también son PAS positivas. Las células de la *pars distalis* se disponen en trabéculas, nidos o cordones, donde las cromófobas se ubican centrales y las cromófilas periféricas cerca de los vasos sanguíneos presentes en el estroma.

A nivel ultraestructural, cada hormona se almacena en gránulos electrodensos de características morfológicas y tamaños diferentes:

- Somatotropas: gránulos grandes, redondos, de borde liso.
- Mamotropas: gránulos muy grandes, de bordes irregulares, distribuidos por todo el citoplasma.
- Adrenocorticotropas: gránulos pequeños ovales o estrellados.
- Tirotropas: gránulos redondos pequeños, estrellados o angulados de disposición periférica.
- Gonadotropas: gránulos esféricos de borde liso grandes y pequeños.

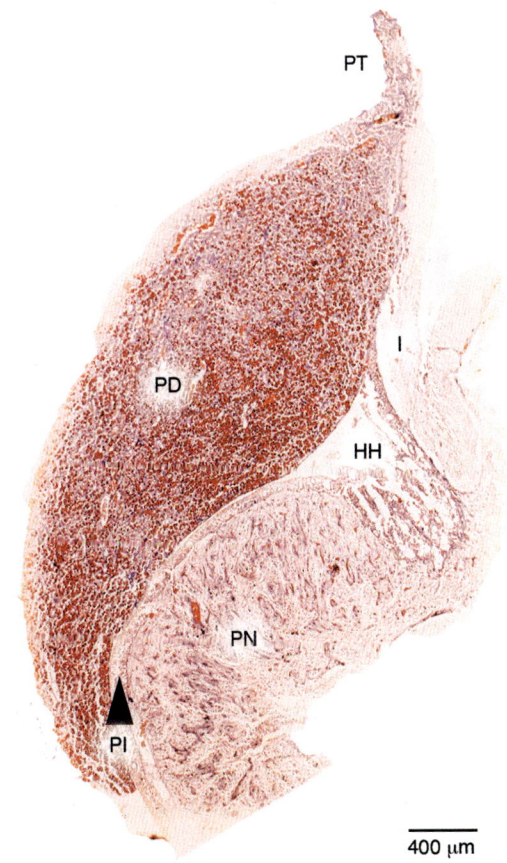

400 µm

Fig. 19-2. Vista panorámica de la glándula hipófisis de vaca. HH: hendidura hipofisaria, I: infundíbulo. PD: *pars distalis*, PI: *pars intermedia*, PN: *pars nervosa*, PT: *pars tuberalis*.

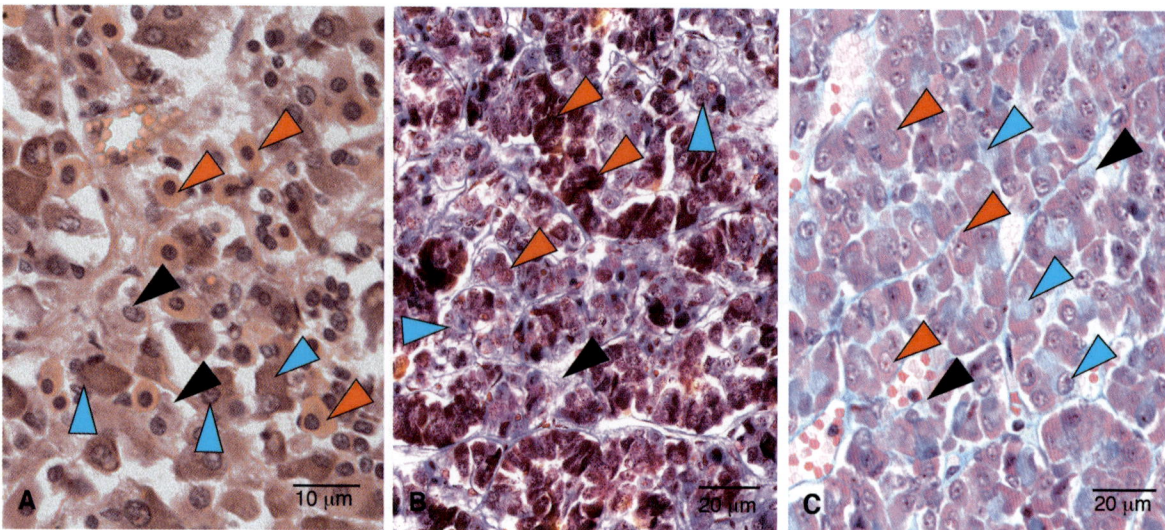

Fig. 19-3. Fotomicrografías ópticas de adenohipófisis. **A.** Hematoxilina-eosina (H-E). **B.** Tricrómico de Mallory. **C.** Azul alcián (*Alcian blue*). Se observan las células cromófilas acidófilas (flechas rojas), cromófilas basófilas (flechas azules) y cromófobas (flechas negras).

La diferenciación de las células de la adenohipófisis está regulada por la expresión de diferentes factores de transcripción, que son fundamentales para una función hipofisaria normal. Los factores de transcripción actúan de manera temporal y escalonada en el desarrollo y diferenciación hipofisaria. Tienen un homodominio común entre ellos y otros dominios de grupos. A modo de ejemplo, pueden mencionarse los factores HESX1, SOX2/SOX3, LHX3, LHX4, PROP1, SF-1, Pit-1. Las mutaciones en los genes que codifican estos factores pueden generar hipopituitarismo congénito con deficiencia de una o más hormonas hipofisarias. No obstante, las anomalías genéticas solo se identifican en 5-10% de los casos de hipopituitarismo congénito. Los hallazgos en la resonancia magnética cerebral y selar, junto con las alteraciones bioquímicas y las manifestaciones clínicas extrahipofisarias, orientan al factor molecular involucrado.

Para el diagnóstico anatomopatológico posquirúrgico de los tumores hipofisarios se cuenta con diversas herramientas. La microscopía óptica aporta las características morfológicas y la afinidad en la tinción de las células tumorales por diferentes colorantes. La ICQ detecta la estirpe celular y marca de forma específica los gránulos citoplasmáticos correspondientes a las diferentes hormonas y los factores de transcripción, lo que permite una mejor caracterización histológica de los adenomas hipofisarios. En la clasificación de los adenomas hipofisarios se contemplan: el factor de transcripción 1 específico de la hipófisis (Pit-1), el factor de transcripción T-PIT y el factor esteroidogénico-1 (SF-1). La tinción para Pit-1 corresponde a los linajes de GH, prolactina y TSH; SF-1 corresponde al linaje gonadotropo, y T-PIT al

linaje corticotropo. Contar con estas herramientas permite adaptar la opción terapéutica correcta para cada paciente (**cuadro 19-2**). (**Proyección médico-clínica 19-1. Tumorigénesis hipofisaria**).

Pars intermedia

La *pars intermedia* tiene células cromófobas y cromófilas basófilas (**fig. 19-4**). Si bien en algunas especies las cromófilas basófilas de este sector sintetizan la hormona estimulante de los melanocitos (MSH), en el ser humano se desconoce su función, ya que la MSH (subunidades alfa y beta) deriva de la escisión de una molécula de alto peso molecular llamada proopiomelanocortina (POMC), de la cual también se originan la ACTH, la betalipotrofina y las betaendorfinas.

En la pars intermedia es común observar los quistes de Rathke, que corresponden a estructuras foliculares redondas, revestidas por un epitelio cúbico simple con un contenido coloide central que no se tiñe. Se desconoce su función, pero se cree que son resabios de estructuras embrionarias y también pueden ser asiento de patología de la región selar. (**Proyección médico-clínica 19-2. Quistes de la bolsa de Rathke**).

Pars tuberalis

En la *pars tuberalis* pueden observarse, al microscopio óptico, células cromófobas y cromófilas basófilas. En las cromófilas basófilas de esta región se han detectado vacuolas lipídicas, acumulaciones de glucógeno y gránulos densos inmunomarcados para ACTH, LH y FSH, pero se desconoce si estos productos tienen actividad biológica (véase **fig. 19-2**).

Proyección médico-clínica

19-1. Hipófisis: tumorigénesis hipofisaria

El control de la función de la adenohipófisis está dado por factores hipotalámicos estimulantes e inhibitorios, factores de crecimiento generados localmente que actúan de manera paracrina y hormonas de los órganos diana. Estos tres componentes regulan la síntesis y secreción hormonal, así como la proliferación de las células adenohipofisarias. La hiperplasia celular de la adenohipófisis puede producirse en condiciones fisiológicas, como durante el embarazo, cuando el efecto estrogénico estimula la hiperplasia de las células lactotropas, pero también puede haber una proliferación excesiva y desordenada que dé lugar a neoplasias, habitualmente benignas, denominadas adenomas hipofisarios. Los adenomas pueden ser adquiridos o hereditarios.

Los adenomas hipofisarios hereditarios representan el 5% de todos los adenomas. Si bien el porcentaje es muy bajo, su reconocimiento cobra importancia porque permite la detección más rápida de estas lesiones en familiares genéticamente afectados. Suelen aparecer a edades más tempranas, pueden tener un comportamiento más agresivo y hay una mayor incidencia de adenomas somatotropos.

Los adenomas hereditarios más frecuentes son los que ocurren como parte de la neoplasia endocrina múltiple de tipo 1, una enfermedad caracterizada por adenomas hipofisarios (25-40%), tumores neuroendocrinos pancreáticos (30-40%) e hiperparatiroidismo primario (> 90%). Otros adenomas hereditarios frecuentes son los que se desarrollan en el contexto de los tumores hipofisarios familiares, con familias con dos o más integrantes con adenomas hipofisarios, más frecuentemente somatotropinomas o prolactinomas. En el 15% de los casos, se han detectado mutaciones en el gen *AIP*, que codifica un gen supresor tumoral. Menos a menudo, el adenoma hereditario se produce en relación con el complejo de Carney, una enfermedad genética caracterizada por adenomas hipofisarios, pigmentación punteada de la piel, mixomas cardíacos y otros tumores endocrinos.

Los adenomas hipofisarios adquiridos constituyen el 15% de las neoplasias intracraneales y se calcula que su prevalencia es de 1 en 3571 a 5263. Con el uso excesivo de los métodos de diagnóstico por imágenes, cada vez es más frecuente el hallazgo de tumores hipofisarios diagnosticados de modo accidental, que se conocen en la práctica médica como incidentalomas. Los adenomas hipofisarios pueden ser funcionantes (secretores de hormonas) o no funcionantes (no secretores). Mientras que los funcionantes manifiestan características clínicas relacionadas con la hipersecreción hormonal, los no funcionantes se diagnostican como consecuencia del efecto de masa local que produce el crecimiento tumoral (hipertensión intracraneal, compresión del quiasma óptico, erosión del piso de la silla turca, afección de los componentes nerviosos y vasculares que atraviesan el seno cavernoso, hipopituitarismo).

La sospecha de adenomas hipofisarios hereditarios permite una identificación más temprana de los familiares con la mutación, lo que facilita un mejor manejo y, por lo tanto, una mejor evolución.

El origen de los adenomas hipofisarios es monoclonal, es decir, provienen de una única célula madre que sufre alguna alteración en sus mecanismos reguladores del ciclo celular y aumenta su proliferación de manera descontrolada. Estas alteraciones están asociadas a la activación o sobreexpresión de proteínas que estimulan el ciclo celular, denominadas protooncogenes, o a la inactivación de genes supresores de la proliferación o genes supresores de tumores.

Las células de la adenohipófisis activan dos cascadas de eventos intracelulares cuando son estimuladas por los factores hipotalámicos. Una vía estimula la síntesis proteica para producir la hormona correspondiente y otra activa la proliferación celular. Esta última vía está regulada por las quinasas dependientes de ciclinas (CDK) de tipo 2 (CDK2), tipo 4 (CDK4) y tipo 6 (CDK 6), que son reguladas por las ciclinas E y D respectivamente. Cuando cada quinasa se asocia a su ciclina (CDK 2 – ciclina E y CDK4/CDK6 – ciclina D) fosforilan la proteína de retinoblastoma (Rb). Esta proteína es supresora de la proliferación celular y cuando está fosforilada deja de inhibir el paso de fase G1 a S del ciclo celular, y se produce la replicación del ADN y la mitosis. Por otro lado, si la Rb se desfosforila, inhibe la progresión del ciclo celular y la mitosis. Hay genes como *p15, p16, p18, p19, p27* y *p57* que suprimen el efecto fosforilante de los complejos quinasa-ciclina sobre la Rb y, por lo tanto, inhiben la proliferación celular. También se denominan genes supresores de tumores y su alteración desencadena los procesos de carcinogénesis. Otra hipótesis de la carcinogénesis hipofisaria sugiere la participación de factores de crecimiento secretados localmente como el factor de crecimiento fibroblástico (FGF), el factor de crecimiento epidérmico (EGF), el factor de crecimiento nervioso (NGF) y el factor de crecimiento derivado del endotelio (EDGF) debido a que se ha detectado sobreexpresión en tejidos de adenomas cuando se los comparó con muestras de hipófisis normales.

El proceso carcinogénico involucra factores genéticos somáticos o sindrómicos, o cambios epigenéticos. Como ejemplo de mutaciones somáticas en oncogenes, se describe la mutación del gen *GNAS1*, oncogén *gsp*, que codifica la proteína G, la cual se halla mutada en el 40% de los adenomas somatotropos. Los cambios epigenéticos en el gen supresor tumoral p16 se han vinculado al desarrollo de adenomas no funcionantes. Recientemente, se describió que 30-60% de los corticotropinomas tienen una mutación somática en el gen que codifica la proteasa 8 de la ubiquitina (USP8). La ubiquitina es una proteína que controla el movimiento de los receptores de la superficie celular a los lisosomas (*down regulation*). Las mutaciones activantes en esta proteasa conducen a la sobreexpresión de EGFR1, y EGF es un potente mitogénico, que se relaciona con la invasividad de los adenomas corticotropos.

Es llamativo observar en los tumores hipofisarios una estabilidad en su crecimiento aún durante décadas y que rara vez dan metástasis, por lo que casi no se utiliza el término carcinoma para los tumores de la hipófisis.

(Continúa)

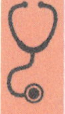

Son muy infrecuentes los tumores de comportamiento agresivo y, aún así, su actividad mitótica es mucho menor que la observada en los carcinomas de otras regiones del organismo. El mecanismo por el cual los tumores hipofisarios tienen este comportamiento aún no se conoce, pero se ha propuesto que las células hipofisarias sufren un fenómeno denominado senescencia, por el cual se inhiben los complejos quinasa-ciclina, impiden el paso de G1 a S y enlentecen el ciclo celular. Este mecanismo estaría mediado por p21 y su sobreexpresión se ha detectado en los adenomas hipofisarios, mientras que ha sido indetectable en los tumores hipofisarios malignos y de comportamiento agresivo. Otros fenómenos celulares asociados al estado de senescencia son la hipofosforilación de la Rb y la condensación de la cromatina.

Estroma

El estroma de la adenohipófisis es de tejido conectivo colágeno laxo con fibras colágenas, fibras reticulares y capilares tortuosos con endotelio fenestrado. Con el tricrómico de Mallory, las fibras colágenas pueden observarse al microscopio óptico en azul y los capilares se detectan por las células sanguíneas que se hallan en su interior, teñidas de naranja y de verde (véase **fig. 19-3**). La adenohipófisis está conectada en su región superior con su centro regulador, el hipotálamo.

Sistema porta hipotálamo-hipofisario

Para permitir la comunicación hipotálamo-hipofisaria, la irrigación de la adenohipófisis presenta un sistema porta de tipo venoso. El lóbulo anterior está irrigado por la arteria hipofisaria superior, rama de la carótida interna, que luego de envolver la región del tallo hipofisario da origen a un plexo capilar primario o superior formado por capilares fenestrados que recorre la parte superior de la *pars tuberalis* y drena en vénulas porta hipofisarias.

Estas vénulas recorren el tallo y penetran en la *pars distalis*, donde se capilarizan nuevamente y forman el plexo capilar secundario o inferior, compuesto por capilares fenestrados de trayecto tortuoso. Si se define el sistema porta como el vaso arterial o venoso entre dos redes capilares, el sistema porta hipotálamo-hipofisario está compuesto por el plexo capilar superior, las venas porta hipofisarias y el plexo capilar secundario o inferior. Este sistema porta sirve como puente para transportar los factores estimulantes o inhibitorios secretados por las neuronas de los núcleos hipotalámicos del área hipofisotropa a la adenohipófisis y también para transportar las hormonas secretadas por las células cromófilas de la adenohipófisis al torrente circulatorio en el plexo capilar secundario. Este plexo drena, a su vez, en las venas hipofisarias inferiores, que conducen los productos de la adenohipófisis a la circulación para que actúen en sus órganos diana, pero también dan ramas a los senos durales. Además, existe un sistema de retroalimentación hipotálamo-hipofisario a través del cual las hormonas hipofisarias modulan la liberación de sus propios factores estimulantes hipotalámicos (**fig. 19-5**).

Cuadro 19-2. Clasificación de los adenomas hipofisarios según los aspectos funcionales, morfológicos y genéticos

TIPO DE ADENOMA	VARIANTE MORFOLÓGICA	TIPO DE FACTOR DE TRANSCRIPCIÓN
Adenoma somatotropo	Densamente granulado	PIT-1
	Escasamente granulado	PIT-1
	Mamosomatotropo	PIT-1, ER
	Mixto somatotropo-lactotropo	PIT-1, ER
Adenoma lactotropo	Densamente granulado	PIT-1, ER
	Escasamente granulado	PIT-1, ER
	Acidófilo de células madre	PIT-1, ER
Adenoma tirotropo		PIT-1, GATA2
Adenoma corticotropo	Densamente granulado	T-PIT
	Escasamente granulado	T-PIT
	De células de Crooke	T-PIT
Adenoma gonadotropo		SF-1, GATA2, ER
Adenomas de células nulas		
Adenoma plurihormonal		PIT-1

Fig. 19-4. Fotomicrografía óptica de la *pars intermedia*. Se observan células cromófilas basófilas (flechas azules) y cromófobas (flechas negras). PI: *pars intermedia*, NH: neurohipófisis.

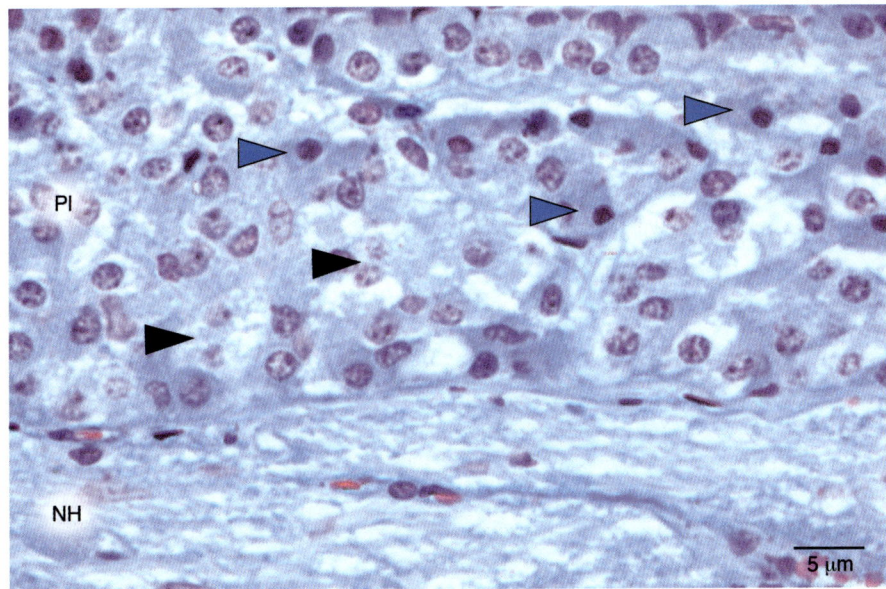

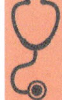

Proyección médico-clínica

19-2. Hipófisis: quistes de la bolsa de Rathke

Las patologías de la región selar incluyen los adenomas hipofisarios (neoplasias epiteliales benignas que se presentan con una frecuencia aproximada del 90%) y las lesiones no adenomatosas que corresponden al 10% restante. La consideración de la existencia de las lesiones no adenomatosas es de suma importancia, dado que algunas tienen peor pronóstico que los adenomas y requieren, en determinados casos, enfoques diagnósticos y terapéuticos dirigidos.

Una de las lesiones no adenomatosas más frecuentes son los quistes de la bolsa de Rathke (QBR), observados en 11-33% de los casos de una serie de autopsias y en 3-4% de las series de estudios de resonancias. Suelen ser lesiones pequeñas, que se hallan de manera incidental en las imágenes de cerebro realizadas por síntomas no relacionados y se ubican en la línea media, en la unión entre la adenohipófisis y la neurohipófisis debido a su origen embriológico.

Si bien los QBR son lesiones no neoplásicas y carecen de potencial maligno, cuando aumentan de tamaño pueden producir síntomas de hipopituitarismo por compresión de la glándula hipofisaria normal, o alteraciones visuales campimétricas por afectación del quiasma o las vías ópticas situadas en la región supraselar, lo que motiva el tratamiento quirúrgico para descomprimir las estructuras vecinas.

Neurohipófisis

La neurohipófisis está formada por axones amielínicos de neuronas cuyos somas se encuentran en los núcleos supraóptico y paraventricular del hipotálamo. Estos axones descienden por la eminencia media y el infundíbulo (regiones del tallo hipofisario) y forman luego la *pars nervosa*. Los somas de estas neuronas sintetizan dos hormonas polipeptídicas: la oxitocina y la hormona antidiurética (ADH) o vasopresina (**cuadro 19-3**). Ambas hormonas se desplazan desde el soma a través del axón por transporte anterógrado y se acumulan a lo largo de su recorrido en las varicosidades, desde donde se secreta la hormona a los capilares. En ocasiones, se pueden originar grandes dilataciones denominadas cuerpos de Herring. Estos últimos se observan al microscopio óptico como estructuras grandes, redondeadas y acidófilas, azules o grisáceas (según el colorante utilizado), que pueden tener un centro denso de mayor intensidad (**fig. 19-6**). Al microscopio electrónico, se observan grupos de gránulos electrodensos en las varicosidades, que le otorgan al axón un aspecto arrosariado característico, y puede haber hasta 450 varicosidades a lo largo del recorrido de un axón. Entre los axones se encuentran los pituicitos, que corresponden a células de la glía hipofisaria con citoplasma estrellado, del cual parten prolongaciones, y núcleos ovalados grandes con cromatina laxa y nucléolo evidente. El núcleo es el elemento más importante para el diagnóstico al microscopio óptico cuando el preparado se tiñe con Mallory, ya que las características citoplasmáticas no se aprecian con el tricrómico. Al microscopio electrónico, se observan uniones de tipo nexo, que conectan

Cuadro 19-3. Hormonas liberadas en la *pars nervosa*, sitios de acción y funciones*

HORMONA	ÓRGANO DIANA Y FUNCIONES	FACTORES QUE ESTIMULAN LA LIBERACIÓN	FACTORES QUE INHIBEN LA LIBERACIÓN
Oxitocina (Oxi)	*Mama*: contracción de las células mioepiteliales del alvéolo y conducto mamario para permitir la liberación de la leche materna durante la lactancia *Útero*: contracción del miometrio en el momento del parto y en el coito	Succión del pezón Llanto del recién nacido Distensión de la vagina y el cuello uterino	Estrés
Vasopresina (ADH)	*Vasos*: vasoconstricción con aumento de la tensión arterial *Riñón*: expresión de acuaporina 2 en la nefrona distal que permite la reabsorción de agua libre	Aumento de la osmolaridad plasmática Hipovolemia	Alcohol, frío

*Se detallan los factores estimulantes e inhibitorios.

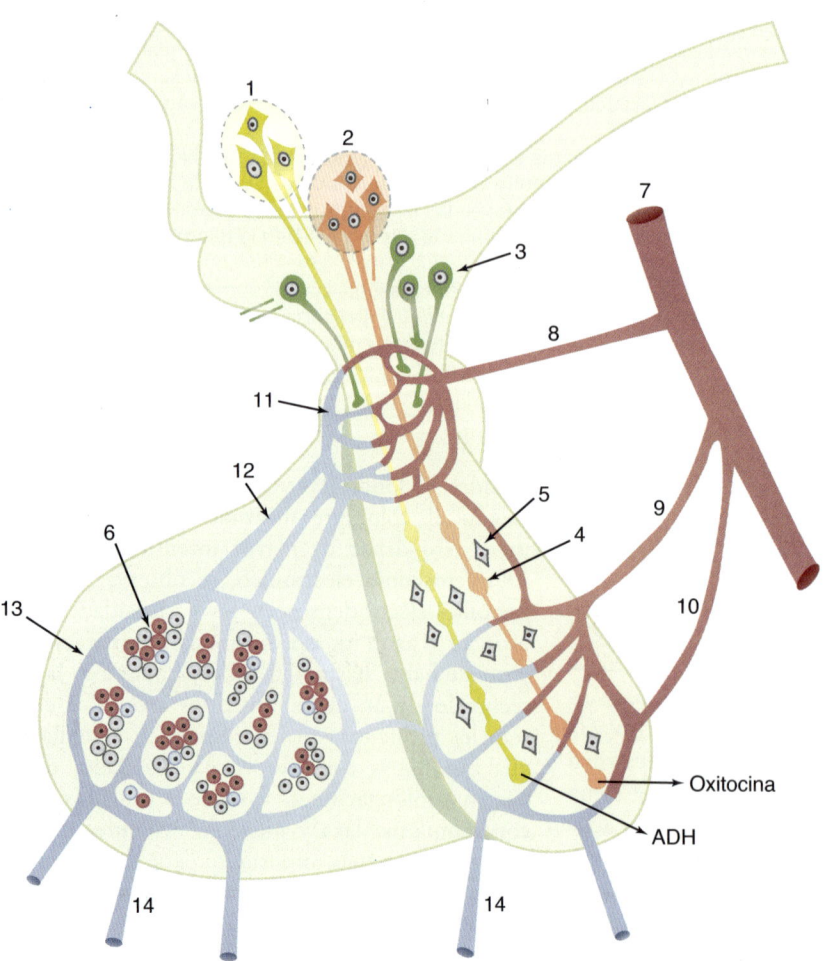

Fig. 19-5. Sistema porta hipotálamo-hipofisario y circulación sanguínea hipofisaria. 1: núcleo supraóptico, 2: núcleo paraventricular, 3: área hipofisotropa, 4: varicosidades de los axones, 5: pituicitos, 6: nidos o trabéculas, 7: carótida interna, 8: arteria hipofisaria superior, 9: arteria hipofisaria media, 10: arteria hipofisaria inferior, 11: plexo capilar primario, 12: vénulas (sistema porta), 13: plexo capilar secundario, 14: venas hipofisarias inferiores; ADH: hormona antidiurética.

las prolongaciones de estas células formando una red. El citoesqueleto es rico en filamentos intermedios que contienen proteína gliofibrilar ácida (GFAP). Esto permite identificar los pituicitos por inmunocitoquímica como células de tipo astrocitario modificadas y, junto con la inmunomarcación del factor de transcripción tiroideo de tipo 1 (TTF-1), son importantes para la tipificación de las neoplasias neurohipofisarias. (**Proyección médico-clínica 19-3. Hipófisis: tumores de la neurohipófisis**).

La neurohipófisis está irrigada por las arterias hipofisarias inferiores y la arteria hipofisaria media, ramas de la carótida interna, que forman un denso plexo de capilares fenestrados en la *pars nervosa*, y el drenaje venoso fluye hacia las venas hipofisarias inferiores que, al igual que en el lóbulo anterior, llevan las hormonas liberadas por los axones de la *pars nervosa* al torrente circulatorio para actuar en sus órganos diana. Los somas alojados en los núcleos supraóptico y paraventricular del hipotálamo son los sitios de síntesis de la oxitocina y la vasopresina, mientras que la neurohipófisis es un sitio de almacenamiento y liberación de esas hormonas. El almacenamiento se produce junto con un péptido denominado neurofisina, que se escinde antes de la liberación de la hormona y no tiene actividad biológica. Tanto la oxitocina como la ADH se liberan en las terminaciones axónicas con su correspondiente neurofisina por un mecanismo dependiente del calcio.

EJE HIPOTÁLAMO-HIPÓFISO-GLANDULAR

Las glándulas endocrinas, cuya función depende del eje hipotálamo-hipofisario, están reguladas por un mecanismo de retroalimentación (*feed-back*). Este mecanismo puede estar dirigido a estimular una célula para que libere su hormona (retroalimentación positiva), o ser inhibitorio (retroalimentación negativa) y provocar el cese de la síntesis y liberación hormonal.

Cuando los núcleos hipotalámicos detectan una disminución de la concentración de una determinada hormona periférica, sus células responden con la liberación de factores liberadores de hormonas (**fig. 19-7**). Estos factores RH (*release factor*) descienden por el sistema porta hipotálamo-hipofisario y estimulan la liberación de hormonas en las células de la adenohipófisis. Cada grupo celular tiene su propio factor regulador: TRH estimula las tirotropas, CRH estimula las corticotropas, GnRH estimula las gonadotropas y GHRH estimula las somatotropas.

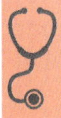

Proyección médico-clínica

19-3. Hipófisis: tumores de la neurohipófisis

Los tumores de la neurohipófisis son neoplasias raras que representan el 1% de las lesiones selares, derivan de los pituicitos y se incluyen en el grupo de lesiones no adenomatosas. Se presentan clínicamente como adenomas no funcionantes por el desarrollo de hipopituitarismo secundario a la compresión del tejido hipofisario normal por efecto de masa. A pesar del compromiso neurohipofisario, rara vez se asocian a síntomas de deficiencia de ADH. En el análisis histológico se caracterizan por la expresión nuclear del factor de transcripción tiroideo de tipo 1 (TTF-1).

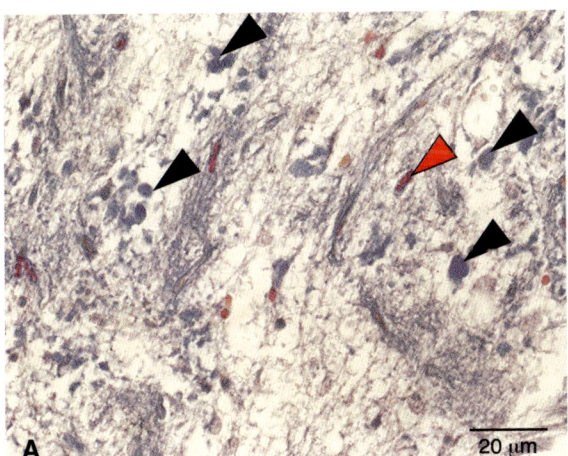
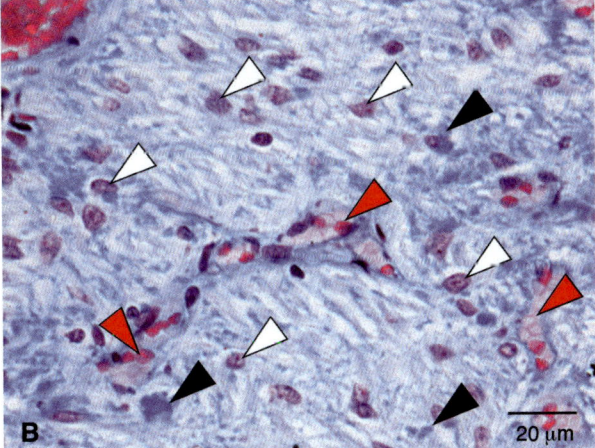

Fig. 19-6. Fotomicrografía óptica de la *pars nervosa* de glándula hipófisis de vaca. **A.** Tricrómico de Mallory. **B.** Azul alcián. Se observa el típico aspecto fibroso de la neurohipófisis. Se señalan los núcleos de los pituicitos, que tienen cromatina laxa y uno o más nucléolos (flechas blancas) y vasos sanguíneos (flechas rojas). Algunas fibras presentan dilataciones con una coloración azul; son los cuerpos de Herring (flechas negras).

Para la liberación de la prolactina, las células mamotropas están reguladas por el neurotransmisor dopamina, que inhibe su liberación. Cualquier mecanismo que inhiba el efecto dopaminérgico sobre las células mamotropas permitirá la síntesis y liberación de prolactina. Son estimulantes de la secreción de prolactina la succión del pezón, la TRH y la ADH.

Una vez liberada en los capilares de la adenohipófisis, cada hormona circulará actuando sobre su órgano diana: la TSH estimula la glándula tiroides, la ACTH estimula la corteza suprarrenal, la LH/FSH estimula las gónadas, la prolactina estimula la glándula mamaria, la GH actúa sobre el hígado y promueve la síntesis del factor de crecimiento somatomedina o IGF-1. El mecanismo de retroalimentación se cierra cuando las glándulas responden al estímulo y sintetizan sus propias hormonas, que inhiben el eje hipotálamo-hipofisario al regular su propia síntesis y liberación (véase **cuadro 19-1**).

GLÁNDULA TIROIDES

La tiroides es una glándula de importancia vital para el organismo ubicada en la región anterior del cuello entre la horquilla esternal y el cartílago tiroides.

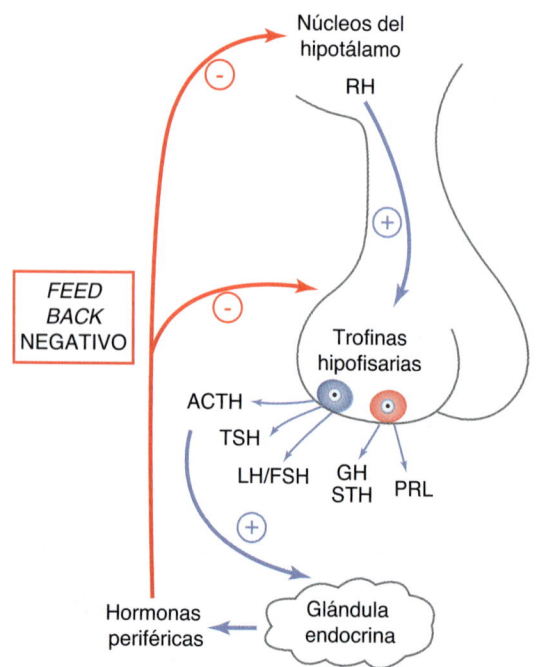

Fig. 19-7. Regulación del eje hipotálamo-hipofisario. El hipotálamo libera factores liberadores (RH), los cuales estimulan a las células hipofisarias para que liberen trofinas que estimulan la función de las glándulas endocrinas. El aumento de las hormonas periféricas genera una inhibición (retroalimentación negativa) de la liberación de trofinas hipofisarias y factores liberadores hipotalámicos.

Es un órgano macizo compuesto por dos lóbulos unidos por un istmo (**fig. 19-8**). Externamente, está revestida por una cápsula de tejido conectivo no especializado colágeno denso, no modelado, que envía tabiques hacia el interior del órgano y forma numerosos lobulillos. El tejido de la cápsula, los vasos, los nervios y una abundante trama de fibras colágenas y reticulares forman el estroma glandular.

A diferencia de otras glándulas endocrinas que almacenan su producto de secreción en forma de gránulos citoplasmáticos, la glándula tiroides presenta folículos. Los **folículos tiroideos** son estructuras esféricas que, en el corte histológico bidimensional, se observan redondos, de tamaño muy variable, revestidos por un epitelio glandular endocrino de células cúbicas denominadas células foliculares (**fig. 19-9**). En la región central se encuentra un material viscoso, acidófilo y homogéneo denominado coloide, que contiene las hormonas tiroideas triyodotironina (T_3) y tetrayodotironina (T_4), asociadas a una glucoproteína de 660 kDa fundamental para su síntesis: la **tiroglobulina**. Entre el epitelio folicular y su lámina basal se localizan las **células parafoliculares** o células C, que sintetizan y almacenan en forma de gránulos la hormona calcitonina.

En un corte histológico teñido con hematoxilina-eosina, los folículos tiroideos se ven como estructuras circulares revestidas por células foliculares con coloide central. Al microscopio óptico, las células foliculares suelen ser cúbicas, con un núcleo redondo de cromatina laxa y un citoplasma acidófilo o ligeramente basófilo. Sus características dependen de la actividad biosintética de la glándula, por lo que también pueden ser aplanadas, con núcleos más condensados (**fig. 19-10**). La región apical de las células foliculares está en contacto con el coloide y la región basal asienta sobre una membrana basal. Entre los folículos tiroideos discurre el tejido conectivo colágeno denso, no modelado, dependiente de la cápsula, muy vascularizado e inervado.

En la región central del folículo, el coloide es intensamente acidófilo debido al alto contenido proteico y rojo magenta con la técnica de PAS por la **tiroglobulina** que, como se mencionó, es una glucoproteína (**fig. 19-11**). Esta técnica revela también la membrana basal del epitelio folicular.

Al microscopio electrónico, las células foliculares presentan un retículo endoplasmático rugoso y un aparato Golgi desarrollados, lisosomas, escasas mitocondrias y microvellosidades en el borde apical, donde se encuentra la enzima tiroperoxidasa (TPO), que cataliza diversos procesos de la síntesis de hormonas tiroideas. Otro elemento importante de la ultraestructura es la bomba NIS (*Na+/I– symporter*) en la región basal, que es un cotransportador yodo/sodio acoplado a la Na/K-ATPasa, encargado de ingresar yodo en las células foliculares.

Fig. 19-8. Ubicación de la glándula tiroides en vista anterior y de las glándulas paratiroides en vista posterior. Obsérvese la composición y la organización histológica de cada glándula en los recuadros ampliados

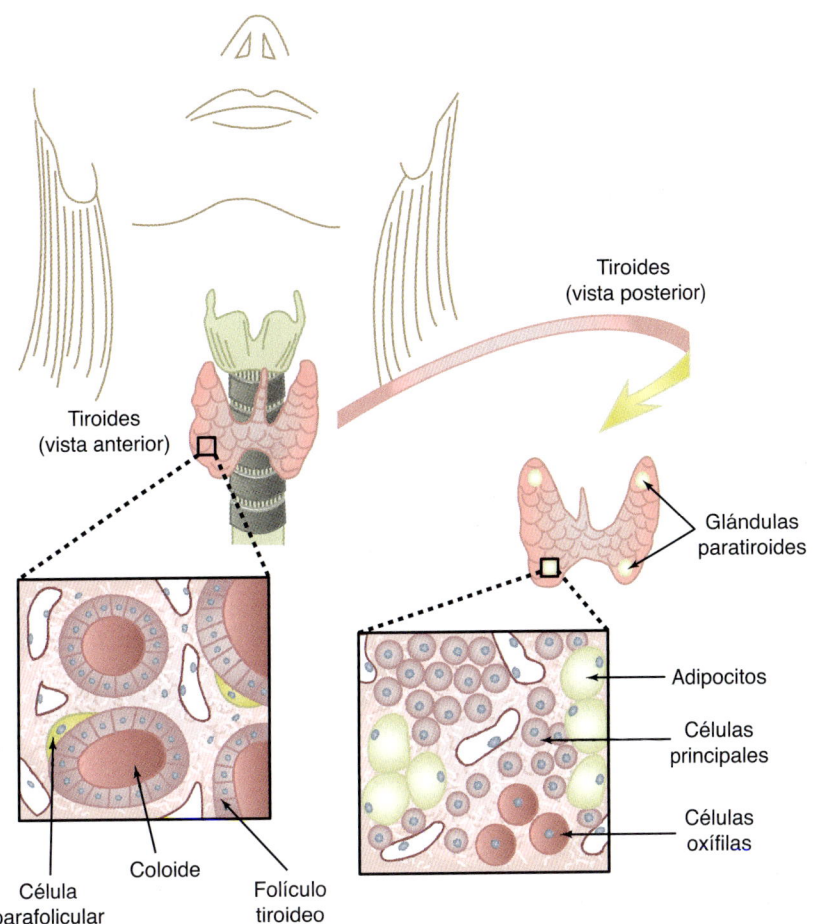

Tiroides (vista posterior)

Tiroides (vista anterior)

Glándulas paratiroides

Adipocitos

Células principales

Células oxífilas

Célula parafolicular

Coloide

Folículo tiroideo

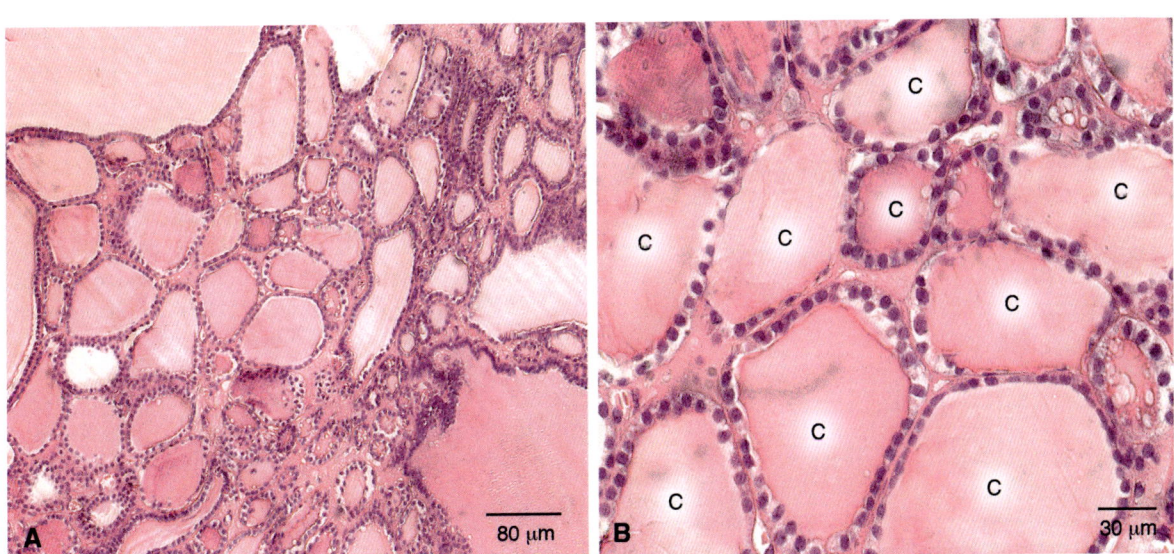

Fig. 19-9. A. Fotomicrografía óptica de glándula tiroides de rata. Se observa la estructura glandular en la que se aprecian numerosos folículos tiroideos con coloide eosinófilo en el centro folicular. Los folículos tiroideos pueden variar en tamaño y forma debido a la incidencia del corte histológico (H-E). **B.** A mayor aumento, se observan el epitelio folicular de tipo cúbico simple, el estroma escaso y la presencia de coloide eosinófilo (c) en el interior de cada folículo.

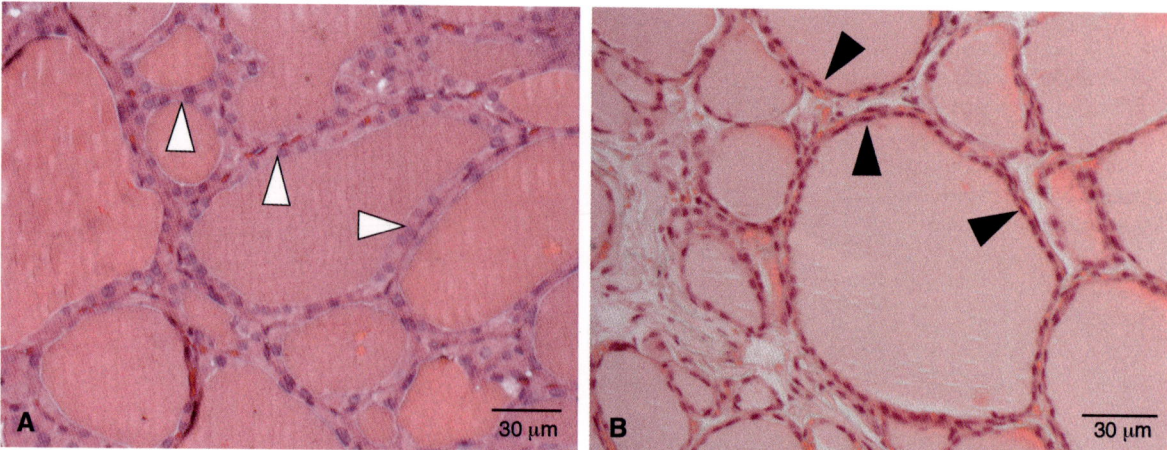

Fig. 19-10. Fotomicrografías ópticas de glándula tiroides humana teñida con H-E. **A** muestra folículos tiroideos con células foliculares cúbicas (flechas blancas) y **B** muestra folículos tiroideos con células foliculares planas (flechas negras).

Las células parafoliculares están situadas entre el epitelio folicular y la membrana basal de ese epitelio. Al microscopio óptico, son de mayor tamaño que las foliculares y pueden encontrarse aisladas o en grupos, con un núcleo redondo de cromatina laxa, uno o dos nucléolos evidentes y citoplasma acidófilo muy pálido (**fig. 19-12**). Desde el punto de vista ultraestructural, muestran abundante aparato de Golgi y gránulos con membrana de contenido electrodenso agrupados en la base celular que contienen la hormona calcitonina.

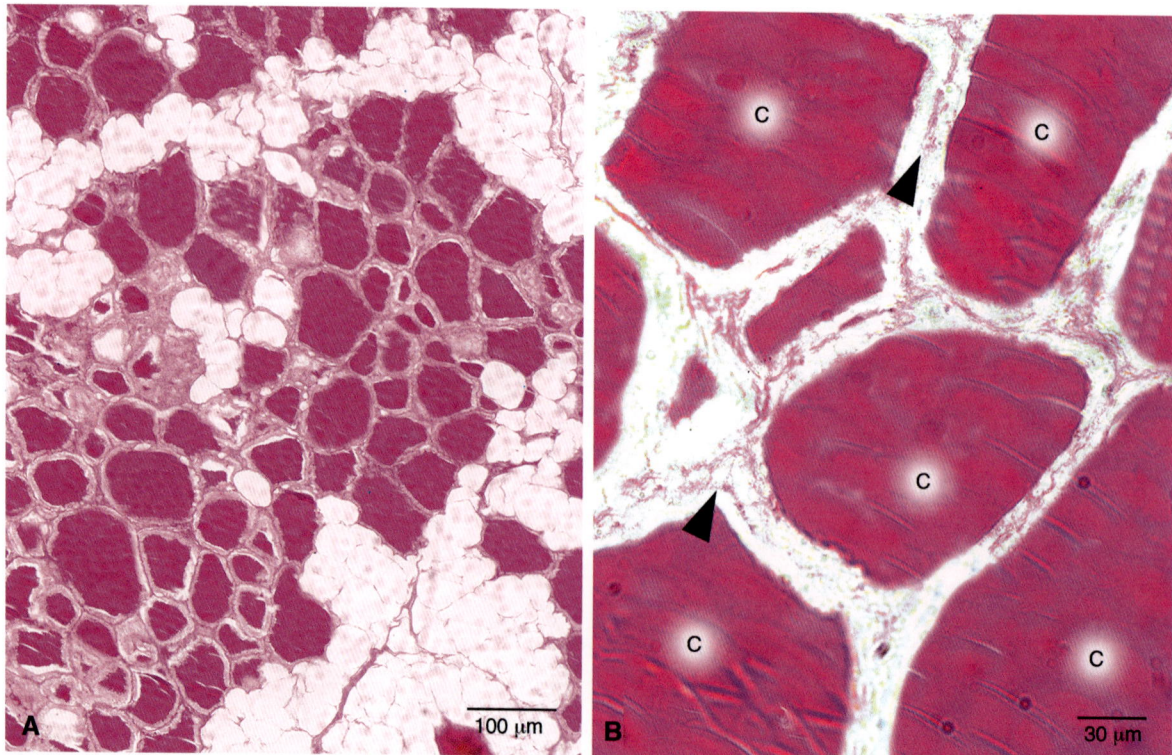

Fig. 19-11. A. Fotomicrografía óptica de glándula tiroides donde se observa el parénquima glandular teñido con la técnica de PAS. Se observan numerosos folículos tiroideos con coloide PAS+. Nótese la presencia del tejido adiposo que forma parte del estroma glandular. **B.** Magnificación de un área fotografiada en A, donde se observa el coloide PAS+ (C) en el interior de cada folículo. Las flechas negras señalan las fibras reticulares (PAS+) de los tabiques de tejido conectivo que separan los folículos.

La calcitonina es una hormona reguladora de la calcemia. Actúa en el túbulo contorneado distal del riñón, donde inhibe la reabsorción del calcio; en los osteoclastos, donde detiene la resorción ósea, y en el intestino delgado, donde evita la absorción del calcio. En consecuencia, disminuye la calcemia, por lo que se le atribuye un efecto hipocalcemiante.

Su identificación precisa se realiza mediante técnicas de inmunocitoquímica para la calcitonina, ampliamente desarrolladas en la década de 1960. Cajal demostró su característica argirófila al identificarlas con impregnación argéntica y, a partir de las técnicas de inmunomarcación, se adoptó el término de células C cuando se hizo evidente su relación con la síntesis de calcitonina. En la actualidad, se consideran parte del sistema neuroendocrino difuso (SNED) debido a las características que comparten con estas células.

El estudio de la citología tiroidea en la práctica médica es una herramienta de gran utilidad para el diagnóstico cuando hay presencia de nódulos en esa glándula. Dado que la tiroides es de fácil acceso debido a su localización en la región anterior del cuello, la punción aspirativa con aguja fina puede realizarse de manera sencilla y segura, y proporciona información diagnóstica valiosa. (**Proyección médico-clínica 19-4. Tiroides: citología tiroidea: punción aspirativa con aguja fina**).

Histofisiología tiroidea: síntesis y funciones de las hormonas tiroideas

La síntesis de hormonas tiroideas (T_3 y T_4) se produce en las células foliculares cuya ultraestructura es un claro ejemplo de polaridad celular. Presentan el transportador NIS en la cara basal de la membrana plasmática, por donde captan el yodo; retículo endoplasmático rugoso y aparato de Golgi supranucleares que sintetizan la tiroglobulina, la cual es transportada hacia la membrana apical donde se localiza en las microvellosidades y la enzima tiroperoxidasa en contacto con el coloide.

La síntesis de hormonas tiroideas se inicia con el estímulo de la tirotrofina (TSH) sobre la célula folicular que actúa sobre su receptor, una proteína con siete dominios transmembrana ligada a la proteína G que puede activar dos vías. La proteína-quinasa A (PK A), que interviene en la proliferación celular, y la proteína-quinasa C (PK C), que activa la proliferación y la síntesis de peróxido de hidrógeno (H_2O_2) necesario para el funcionamiento de la peroxidasa tiroidea. Otros efectos de la TSH son estimular la captación de yodo, la síntesis de tiroglobulina y la liberación de hormonas tiroideas al torrente circulatorio.

La síntesis de hormonas tiroideas puede resumirse en los siguientes pasos (**fig. 19-13**):

1) **Acción** de la tirotrofina (**TSH**) sobre su receptor de membrana.

2) **Síntesis de tiroglobulina** en el retículo endoplasmático rugoso, glucosilación en el aparato de Golgi y **liberación al coloide**.

3) **Captación de yodo por el NIS, oxidación y liberación del coloid**e. La captación de yodo es un paso imprescindible para la síntesis de hormonas tiroideas. El NIS es una glucoproteína de membrana localizada en la cara basal de la célula folicular que cotransporta sodio/yodo (2Na2+/1I-). Luego de ingresar esos iones en el medio intracelular mientras que el yodo se oxida y libera el coloide, el sodio vuelve

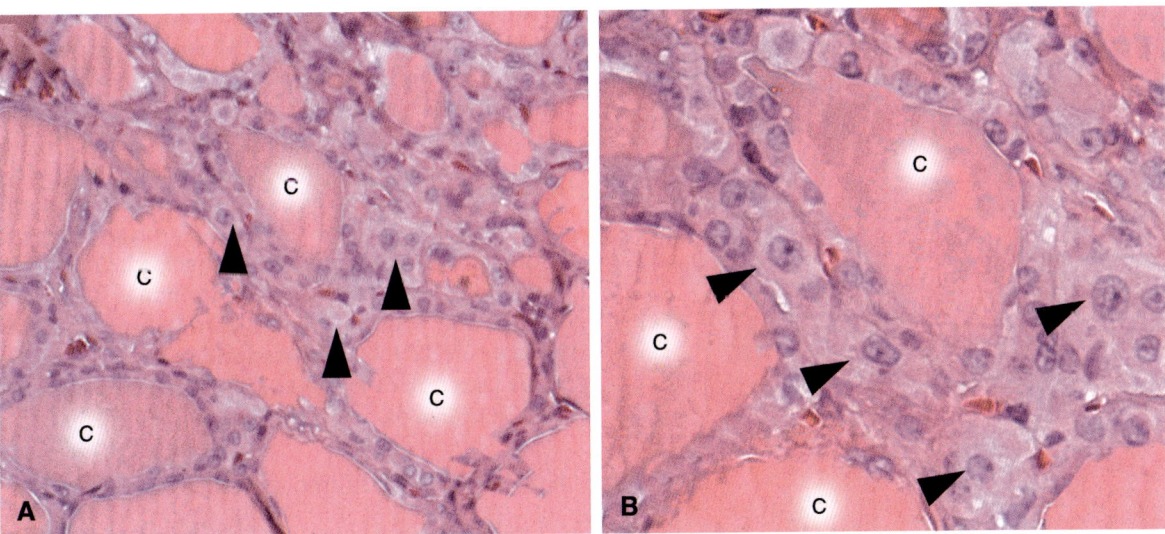

Fig. 19-12. A. Fotomicrografía óptica de glándula tiroides humana. Se observan los folículos tiroideos y las células parafoliculares (flechas negras). **B.** A mayor aumento, pueden apreciarse con más detalle el tamaño, el citoplasma acidófilo pálido y el núcleo de cromatina laxa de las células parafoliculares (flechas negras). C: coloide.

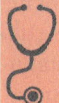

a salir por la cara basal a través de la bomba de Na/K-ATPasa.

El transportador NIS no es exclusivo de la glándula tiroides, también está presente en la glándula mamaria durante la lactancia, las glándulas salivales, el estómago (células parietales y mucosas del cuello), el intestino delgado (enterocitos), el riñón y la placenta.

4) **Organificación**: implica la unión de yodo a los residuos tirosilo de la tiroglobulina para formar los complejos **MIT** (monoyodotironina) si se liga un yodo, o **DIT** (diyodotironina) si se ligan dos yodos. Solo se yodan el 20% de los residuos tirosilo de la tiroglobulina. Este paso ocurre en la región apical del tirocito y está catalizado por la enzima TPO con ayuda de la pendrina. Esta última es una proteína anclada en la membrana apical de la célula folicular descubierta en 1980 que, asociada a un complejo proteico, funciona como un canal aniónico que transporta y concentra los iones yoduro dentro del coloide y los retiene cerca de la superficie apical para facilitar el proceso de organificación. (**Proyección médico-clínica 19-5. Tiroides: síndrome de Pendred**).

5) **Acoplamiento**: es otro paso catalizado por la TPO que implica la unión de dos complejos DIT para formar la **tetrayodotironina** (T_4) y de un complejo MIT más un DIT para constituir la **triyodotironina** (T_3). Solo un tercio del MIT y el DIT se acopla. La tiroglobulina queda ligada a la TPO durante el proceso de organificación y acoplamiento.

La oxidación del yodo, la organificación y el acoplamiento son pasos de la síntesis de hormonas tiroideas catalizados por la TPO en la región apical de la célula folicular con consumo de peróxido de hidrógeno (H_2O_2).

6) **Endocitosis** de tiroglobulina asociada a T_3 y T_4, y digestión por enzimas lisosomales con **liberación de las hormonas tiroideas a la circulación.** Los complejos MIT y DIT que no se acoplaron pierden sus yodos por las desyodinasas lisosomales y se reutilizan para una nueva síntesis de hormonas tiroideas. El 80% del yodo disponible para la organificación procede de la reserva intratiroidea de las desyodinasas lisosomales y solo el 20% de la captación del NIS se utiliza para la organificación.

Funciones de las hormonas tiroideas

Las hormonas troideas circulan en la sangre ligadas en mayor porcentaje a la TBG (*thyroxine-binding globulin*) y, en menor porcentaje, a la transtiretina (prealbúmina) y a la albúmina. Según los requerimientos

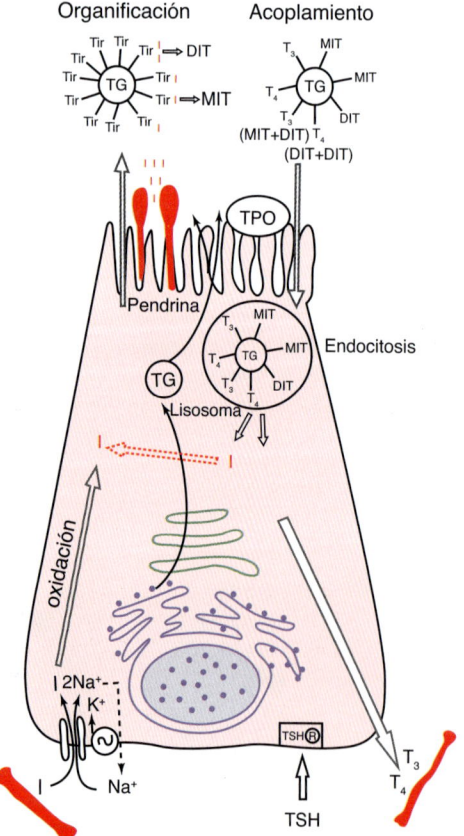

Fig. 19-13. Célula folicular tiroidea o tirocito. Se muestran diferentes pasos de la síntesis de hormonas tiroideas (véanse los detalles en el texto).

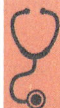

Proyección médico-clínica

19-5. Tiroides: síndrome de Pendred

El síndrome de Pendred, descrito en 1997, es un trastorno causado por alteraciones en la proteína pendrina que se manifiesta clínicamente con hipoacusia, bocio e hipotiroidismo debido a defectos de la organificación. Esta proteína es un canal aniónico que transporta Cl^- y HCO_3^- en el oído y el riñón. En la glándula tiroides, su función está relacionada con el transporte y la concentración de yodo hacia el coloide, y se sugiere que el transporte de yoduro puede estar acoplado a canales del Cl^- también localizados en la membrana apical del tirocito.

orgánicos, la T4 puede activarse a T_3 o inactivarse a T_{3r} (T3 inversa) por las desyodinasas. Estas enzimas se encuentran en diferentes órganos donde las hormonas tiroideas cumplen sus funciones.

Las funciones de las hormonas tiroideas son amplias y vitales. Intervienen en el metabolismo basal aumentando el ritmo cardíaco, la frecuencia respiratoria y la motilidad intestinal. Son hormonas catabólicas que estimulan la proteólisis y la lipólisis, son calorigénicas, estimulan la absorción intestinal de los hidratos de carbono, colaboran con el desarrollo y la mielinización neuronal durante la vida fetal, permiten el buen funcionamiento de las gónadas masculinas y femeninas, y ejercen una retroalimentación negativa al inhibir la liberación de TRH hipotalámico y TSH de las células tirotropas de la adenohipófisis.

La disminución en las concentraciones de hormonas tiroideas se conoce como hipotiroidismo, mientras que el exceso se denomina hipertiroidismo. Estas alteraciones pueden estar causadas por alteraciones en diferentes puntos del metabolismo tiroideo, desde el aporte de yodo, alteraciones del eje hipotálamo-hipofisario, o bien afecciones sobre la propia glándula

tiroides, la más frecuente es la tiroiditis autoinmune de Hashimoto. (**Proyección médico-clínica 19-6. Tiroides: tiroiditis de Hashimoto**).

PARATIROIDES

Las paratiroides están constituidas por dos pares de pequeñas glándulas del color y el tamaño de un grano de café, ubicadas en la cara posterior de la glándula tiroides. Histológicamente, son órganos macizos cubiertos por una cápsula de tejido conectivo no especializado colágeno denso, no modelado, que envía tabiques al interior del órgano sin llegar a dividirlo en lobulillos. Al microscopio óptico, con la técnica de rutina se pueden observar dos poblaciones celulares: células principales y células oxífilas inmersas en el estroma de tejido conectivo reticular y abundante tejido adiposo blanco con sus componentes vascular y nervioso. Las células principales son el tipo celular más abundante de la glándula y se organizan en cordones o en nidos entre los tabiques de tejido conectivo colágeno denso. Las células oxífilas son más escasas y aparecen en pequeños grupos entre las células principales (**fig. 19-14**).

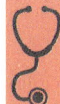

Proyección médico-clínica

19-6. Tiroides: Tiroiditis autoinmune o enfermedad de Hashimoto

La tiroiditis de Hashimoto es una enfermedad autoinmune que causa disfunción de la glándula tiroides y suele evolucionar al hipotiroidismo. Es más frecuente en las mujeres, con una proporción de 9 mujeres por cada hombre (9:1). La fisiopatogenia de la tiroiditis está relacionada con la autoinmunidad celular y humoral. Se postula que habría exposición de proteínas propias de la célula folicular que serían detectadas por los linfocitos T cooperadores (CD4+), que presentan estos autoantígenos a los linfocitos B, con producción de anticuerpos antitiroideos. Los anticuerpos más frecuentes son antitiroperoxidasa (ATPO) y antitiroglobulina (ATG), pero también pueden hallarse anticuerpos anti-NIS o antirreceptor de TSH.

El mecanismo citotóxico por el que se exponen los autoantígenos aún no se ha aclarado, pero se cree que puede estar relacionado con infecciones virales que alteran la histoarquitectura glandular y destruyen los folículos. Se han publicado numerosos informes sobre la relación directa entre el tabaquismo y la tiroiditis autoinmune debido al efecto tóxico de los tiocianatos de los cigarrillos sobre las células tiroideas. Es importante destacar que el daño al parénquima tiroideo no se asocia exclusivamente a la presencia de anticuerpos, sino al efecto celular autoinmune sobre la glándula. Tampoco hay una relación directa entre el título de anticuerpos antitiroideos y el daño parenquimatoso. Es habitual que esta patología curse con hipotiroidismo, bocio (agrandamiento tiroideo) y formación de nódulos.

En la PAAF de esos nódulos es posible observar, mediante el microscopio óptico, la presencia de células foliculares, así como abundantes linfocitos y plasmocitos. Las células foliculares pueden sufrir metaplasia para convertirse en células de Hürthle. Estas células, también llamadas oncocitos, se observan al microscopio óptico de forma poligonal, con un citoplasma acidófilo y granular debido a la presencia de abundantes mitocondrias. Pueden ser binucleadas, con núcleos grandes, de cromatina laxa y nucléolos evidentes.

Células principales

Se observan al microscopio óptico, con hematoxilina-eosina, poliédricas y pequeñas, con un núcleo central redondo de cromatina laxa y citoplasma acidófilo pálido (**fig.19-15**), que puede mostrar acumulaciones de glucógeno evidenciables con la técnica de PAS. A nivel ultraestructural, presentan escaso retículo endoplasmático rugoso, aparato de Golgi y pocas mitocondrias. Los gránulos de secreción se acumulan cerca de la superficie celular, son electrodensos y contienen hormona paratiroidea (PTH). Esta es una hormona con efecto hipercalcemiante antagónico al de la calcitonina y cuya liberación depende de las concentraciones séricas de calcio. Para esta regulación, las células principales tienen un receptor de membrana sensible al calcio (CaR).

Las funciones de la PTH son:

- Estimula la resorción ósea al ejercer su efecto sobre el osteoblasto y favorecer la liberación de RANK–L. Este factor se libera a la matriz extracelular ósea y actúa sobre el receptor de membrana RANK de las células madre, lo cual estimula la diferenciación en osteoclastos y activa la resorción ósea. La degradación del componente orgánico de la matriz extracelular por las enzimas lisosomales de los osteoclastos permite la salida del calcio almacenado a la circulación y la elevación de la calcemia (véase histofisiología del tejido óseo en el **cap. 10**).
- Estimula la reabsorción de calcio y magnesio, e inhibe la reabsorción de fósforo renal. Actúa principalmente en las células epiteliales del túbulo contorneado proximal y tiene menos efecto sobre el túbulo contorneado distal.
- Estimula la enzima 1-alfa-hidroxilasa renal y convierte la vitamina D (25[OH]D) en su forma activa 1-25 dihidroxicalciferol (1-25[OH]D). La vitamina D es una hormona derivada del colesterol que colabora con el aumento de la calcemia, y estimula la absorción intestinal de calcio y fósforo.

Células oxífilas

Son células de mayor tamaño que las principales cuya función se desconoce. Al microscopio óptico se observan redondas, con un núcleo central de cromatina laxa y citoplasma intensamente acidófilo (véase **fig. 19-15**). El microscopio electrónico revela la presencia de numerosas mitocondrias de gran tamaño (responsables de la acidofilia detectada mediante la técnica de rutina), retículo endoplasmático rugoso escaso, aparato de Golgi y acumulaciones de glucógeno.

GLÁNDULAS SUPRARRENALES

Las glándulas suprarrenales (también llamadas glándulas adrenales) son dos órganos macizos situados sobre el polo superior de cada riñón. La estructura anatómica de la glándula suprarrenal derecha tiene forma de "S", mientras que la de la glándula suprarrenal izquierda tiene forma de Y". Son órganos capsulados que, en fresco, se organizan en una corteza amarillenta y una médula parduzca. Estas partes tienen

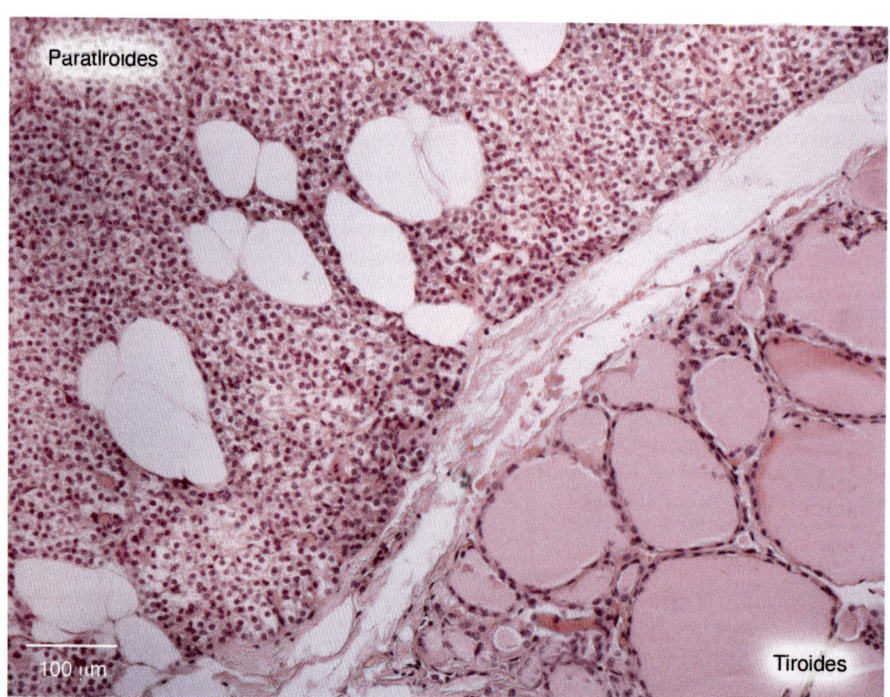

Fig. 19-14. Fotomicrografía óptica de glándulas tiroides y paratiroides humanas teñidas con H-E. Se observa tejido conectivo perteneciente a la cápsula de ambas glándulas. La glándula paratiroides muestra una gran cantidad de tejido adiposo y el parénquima glandular en el que predominan las células principales con cúmulos de células oxífilas.

Fig. 19-15. Fotomicrografía de paratiroides humana teñida con H-E. Se observan las células principales (flechas negras) y las células oxífilas (flechas blancas).

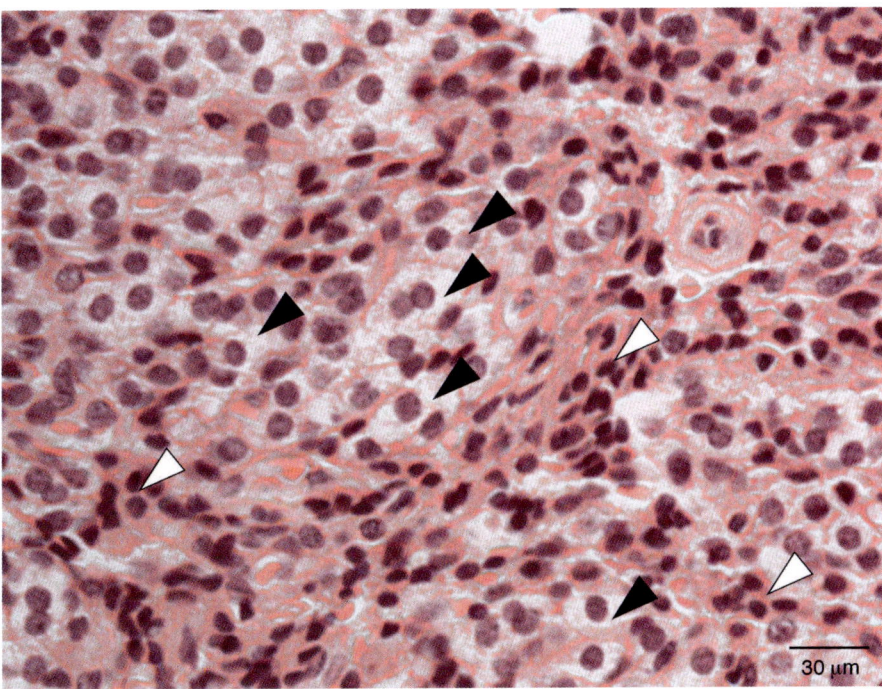

orígenes embriológicos diferentes: la corteza se origina a partir del mesodermo y la médula del neuroectodermo.

Al microscopio óptico, se observan revestidas por una cápsula de tejido conectivo no especializado colágeno denso, no modelado, y altamente vascularizadas. La corteza constituye el 90% de la superficie, es acidófila pálida y tiene sus células organizadas en tres regiones o zonas: glomerular, fasciculada y reticular. La médula central ocupa el 10% y es intensamente basófila, con células organizadas en nidos de disposición más homogénea (**figs. 19-16 y 19-17**).

Las glándulas suprarrenales son órganos indispensables para la vida que sintetizan hormonas reguladoras de la tensión arterial, la glucemia y el metabolismo hidroelectrolítico.

Corteza suprarrenal

La corteza se observa al microscopio óptico, con la técnica de hematoxilina-eosina, acidófila pálida y se diferencia muy bien de la médula, intensamente basófila. Los tipos celulares se organizan en tres capas o zonas (**fig. 19-18**), las cuales se detallan a continuación, comenzando por la capa más externa y avanzando hacia la más interna.

Zona glomerular

Es la capa más periférica y representa el 15% de la superficie cortical. Las células son poliédricas, con un núcleo redondo central de cromatina laxa, nucléolo

evidente y citoplasma acidófilo pálido, con pequeñas inclusiones lipídicas. Forman ovillos o conglomerados circulares que dan el nombre a esta capa (glomérulo = ovillo) (**fig. 19-19**). A nivel ultraestructural, presentan las características de las células sintetizadoras de hormonas esteroideas. Se observan un retículo endoplasmático liso desarrollado, abundantes mitocondrias e inclusiones lipídicas de colesterol que representa la materia prima para la síntesis de todas las hormonas de la corteza suprarrenal. El retículo endoplasmático rugoso y el aparato de Golgi son escasos, al igual que los ribosomas libres. También hay microvellosidades y uniones intercelulares de tipo desmosoma y en hendidura, con células vecinas.

La zona glomerular sintetiza hormonas de la familia de los mineralocorticoides cuyo producto final es la aldosterona. El efecto mineralocorticoide puede ser ejercido por distintas hormonas e implica la reabsorción de sodio y la secreción de protones y potasio en el túbulo contorneado distal y colector renal, que tiene como efecto final el aumento de la tensión arterial. La hormona estimulante de esta capa es la angiotensina II (AT II), que ejerce su efecto a través de receptores de membrana asociados a la vía del fosfatidilinositol-bifosfato (PIP2) y la activación de la proteína-quinasa C. La ATII se forma por acción de la enzima convertidora de la angiotensina I (ECA), que reside en el endotelio de los capilares, principalmente los pulmonares, y forma parte del sistema regulador de la tensión arterial, conocido como sistema renina-angiotensina-aldosterona, descrito por primera

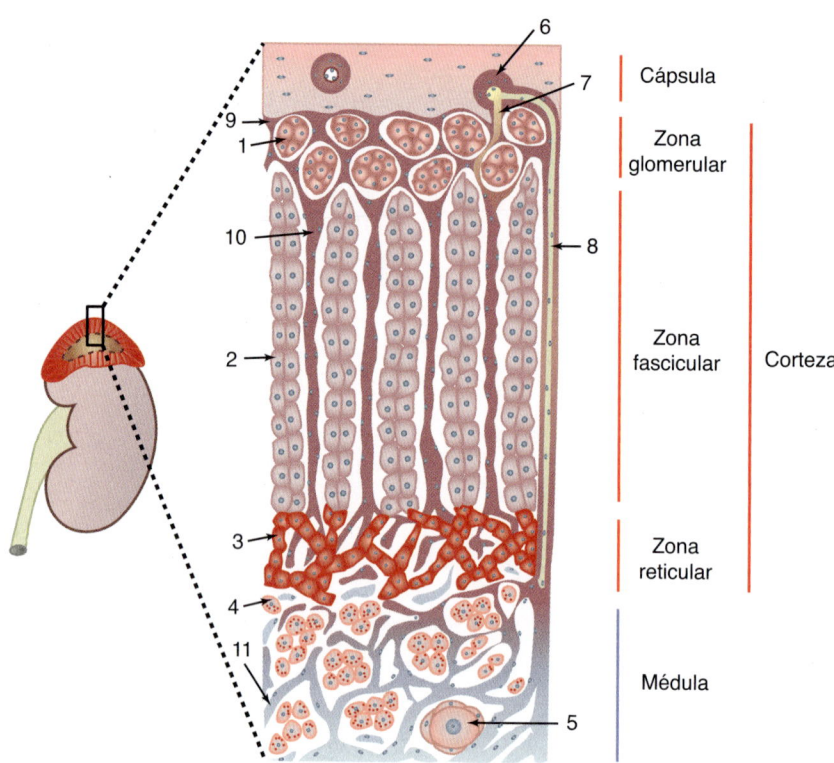

Cápsula

Zona
glomerular

Zona
fascicular | Corteza

Zona
reticular

Médula

Fig. 19-16. Diferentes estructuras histológicas y composición celular de la glándula suprarrenal. Se indica asimismo su irrigación. 1: células glomerulares (acidofilia ++), 2: espongiocitos (acidofilia +); 3: células de la capa reticular (acidofilia +++), 4: células cromafines, 5: células ganglionares, 6: arteria capsular, 7: arteriola cortical, 8: arteriola medular, 9: plexo capilar subcapsular, 10: capilares fenestrados de aspecto sinusoidal, 11: venas medulares.

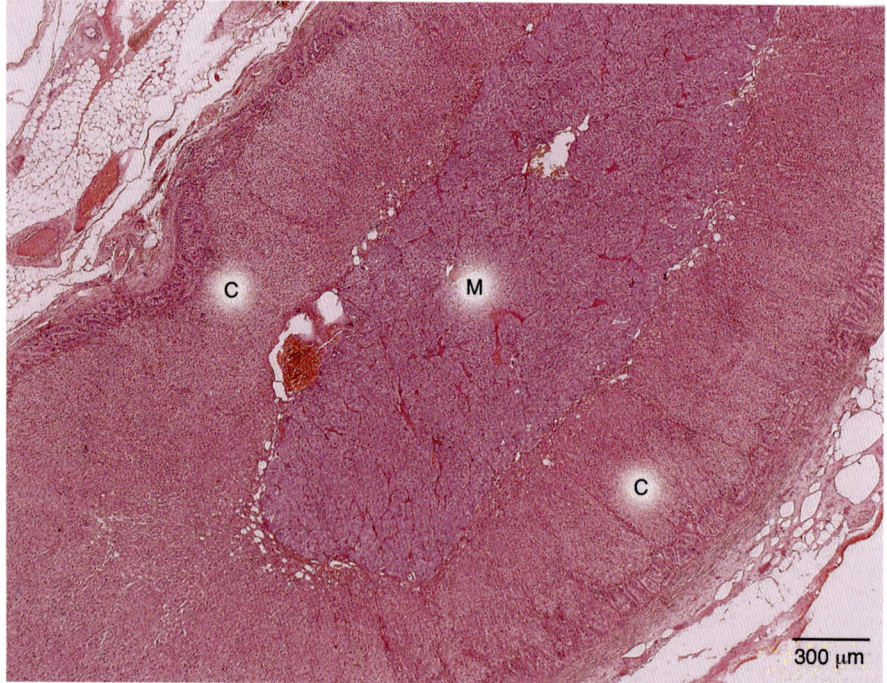

Fig. 19-17. Fotomicrografía óptica de glándula suprarrenal de rata a bajo aumento teñida con H-E. Se observan la corteza (C) y la médula (M).

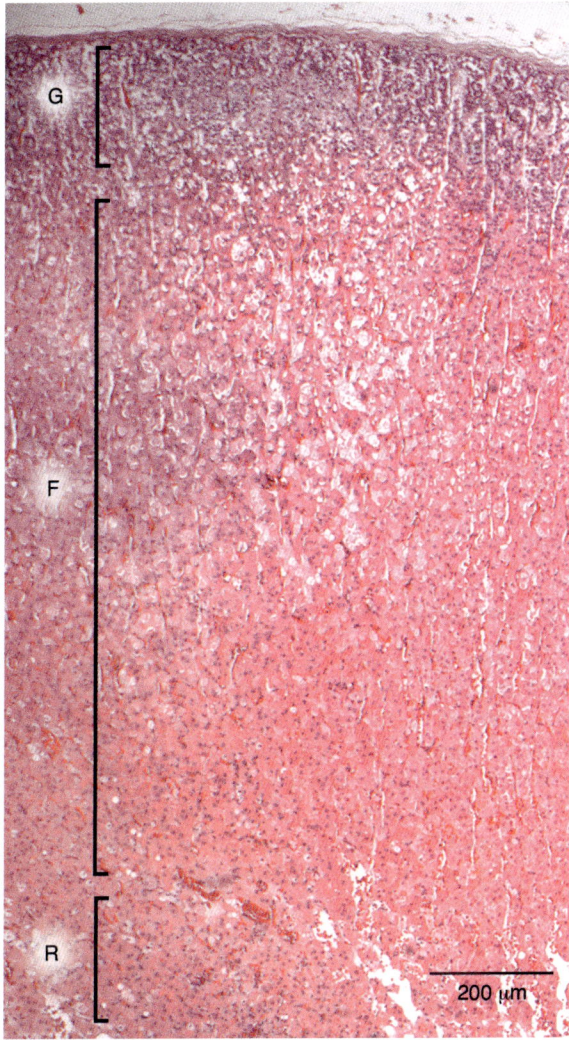

Fig. 19-18. Fotomicrografía óptica de corteza suprarrenal humana teñida con H-E. Se observan las capas glomerular (G), fascicular (F) y reticular (R).

vez en la década de 1940 por el investigador argentino Eduardo Braun Menéndez. Este sistema se activa en la corteza renal cuando el aparato yuxtaglomerular detecta una disminución de la volemia y la natremia, y las células yuxtaglomerulares liberan renina. Aunque la zona glomerular responde a la ACTH hipofisaria con un aumento del AMPc, la principal hormona reguladora de la síntesis y liberación de aldosterona es la angiotensina II (**cuadro 19-4**).

Zona fasciculada

Esta zona abarca el 75% de la superficie de la corteza suprarrenal y sus células se disponen en fascículos, columnas o hileras dobles (con un espesor de dos células contiguas), orientadas de manera radial y

acompañadas en su trayecto por capilares fenestrados que presentan dilataciones o senos en su trayecto. Las células de esta zona se observan, al microscopio óptico, poliédricas, de mayor tamaño respecto de los otros tipos celulares de la corteza, con un núcleo redondo de cromatina laxa, nucléolo evidente y citoplasma muy pálido, de muy débil acidofilia, con abundantes inclusiones lipídicas de gran tamaño. Dado que los lípidos se eliminan de los tejidos durante el proceso de preparación con la técnica de hematoxilina-eosina, las inclusiones citoplasmáticas de estas células son negativas y le otorgan al citoplasma una apariencia similar a la de una esponja de mar. Por este motivo, se las denomina espongiocitos (**fig. 19-20**). Al microscopio electrónico tienen la ultraestructura típica de célula sintetizadora de hormonas esteroideas. Es característico del espongiocito un importante desarrollo del retículo endoplasmático liso que ocupa el 45% de la superficie del citoplasma; las mitocondrias son abundantes y pequeñas, con la particularidad de tener crestas tubulares. También se observan uniones intercelulares de tipo nexo. La zona fasciculada sintetiza hormonas de la familia de los glucocorticoides cuyo producto final es el cortisol. Esta hormona se libera por estímulo de la ACTH hipofisaria con un ritmo circadiano y presenta dos picos diarios; el

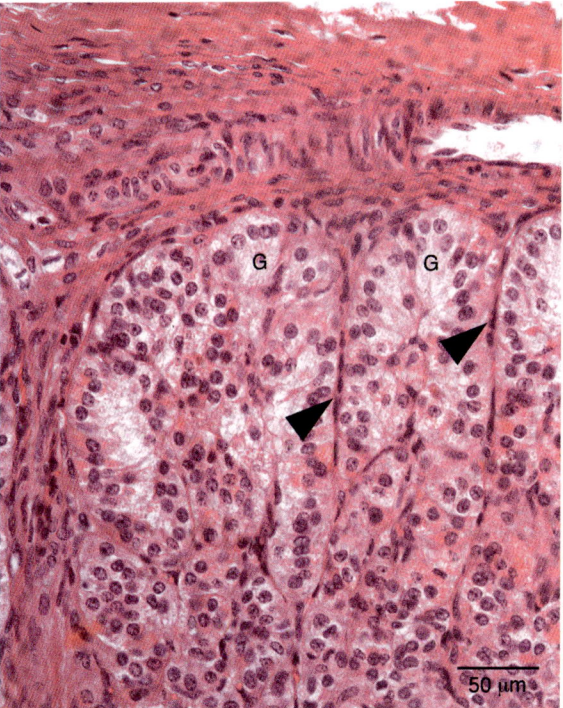

Fig. 19-19. Fotomicrografía óptica de la capa glomerular de la corteza adrenal que muestra las células con citoplasma eosinófilo pálido, con una disposición característica en glomérulos (G) o arcos. Se observan capilares sanguíneos (flechas negras) entre las células.

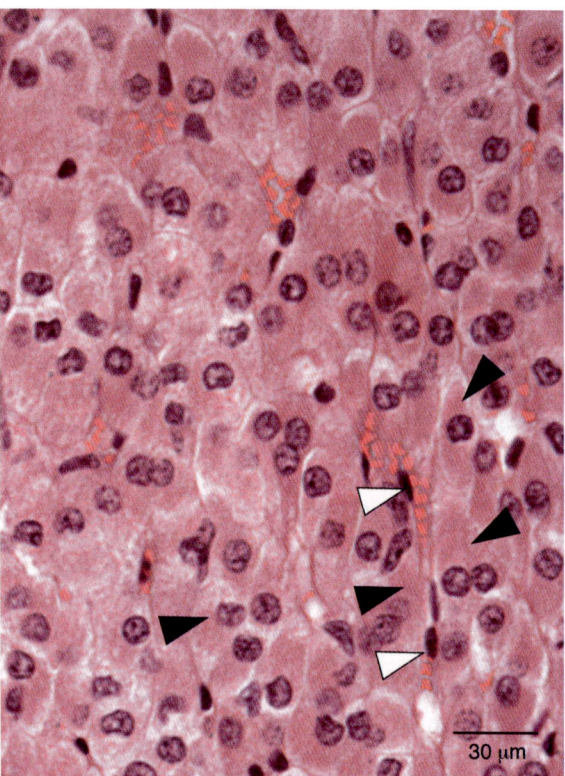

Fig. 19-20. Fotomicrografía óptica de la capa fasciculada donde se observan las células con citoplasma eosinófilo pálido de aspecto esponjoso (espongiocitos, flechas negras). Las células tienen una disposición columnar. Nótese la presencia de células endoteliales de capilares (flechas blancas) entre los espongiocitos.

mayor a las 8 de la mañana. El cortisol cumple una función hiperglucemiante e induce proteólisis y lipólisis. Tiene efecto antiinflamatorio y antialérgico, ya que estabiliza la membrana lisosomal, y también inhibe la fosfolipasa A, la liberación de histamina de los mastocitos y la proliferación del tejido linfático. Por eso se lo utiliza en pacientes trasplantados para inmunosuprimirlos y evitar el rechazo del órgano trasplantado.

Los glucocorticoides también inhiben la actividad de los osteoblastos y estimulan la de los osteoclastos. Además, aumentan la tasa de filtrado glomerular, estimulan la secreción de HCl y pepsina en el estómago, y pueden producir un exceso de euforia y cambios en la personalidad. Dado que cumplen funciones imprescindibles para la vida, es necesario reemplazarlos de manera exógena y sin interrupción, siempre que se detecte una deficiencia (véase **cuadro 19-4**).

Zona reticular

Esta capa es la más pequeña de la corteza suprarrenal y abarca solo el 5% de la superficie cortical.

Sus células están dispuestas en redes anastomosadas entre capilares y se observan al microscopio óptico pequeñas, con un núcleo redondo de cromatina condensada y citoplasma acidófilo (**fig. 19-21**). Al microscopio electrónico tienen las características de células sintetizadoras de esteroides con abundante retículo endoplasmático liso y mitocondrias, pero con menor cantidad de inclusiones lipídicas. Por eso, la acidofilia es más intensa respecto de los otros tipos celulares de la corteza. La función de estas células es la síntesis de hormonas sexuales masculinas o andrógenos. El más abundante en la corteza suprarrenal es el sulfato de dihidroepiandrosterona (S-DHEA) (véase **cuadro 19-4**). Las células de esta capa son estimuladas por la ACTH hipofisaria.

Debido al alto contenido lipídico de la corteza suprarrenal, sus gránulos se tiñen con colorantes especiales para lípidos como los sudanes (**fig. 19-22**).

Médula suprarrenal

En los preparados histológicos con hematoxilina-eosina la médula suprarrenal se observa en la zona central de la glándula intensamente basófila. Pueden identificarse dos poblaciones celulares: células cromafines y células ganglionares. Las células cromafines predominan y son responsables de la intensa basofilia, mientras que las glanglionares son escasas y se encuentran aisladas. Entre las células hay tejido conectivo reticular y abundantes capilares (**fig. 19-23**).

Células cromafines

Estas células se denominan así por la afinidad tintorial hacia las sales de plata y cromo como ocurre con las células cromafines/cromoargentafines/SNED de otras localizaciones, donde las impregnaciones argénticas permiten identificarlas fácilmente. Con la técnica de hematoxilina-eosina se observan poliédricas, con un núcleo central redondo de cromatina laxa, nucléolo evidente y citoplasma basófilo.

Respecto de las características ultraestructurales, las células cromafines contienen escaso retículo endoplasmático rugoso, un complejo de Golgi supranuclear y mitocondrias, pero el rasgo más característico es la presencia de pequeños gránulos citoplasmáticos electrodensos rodeados por membrana que contienen las catecolaminas adrenalina (A) y noradrenalina (NA). Los gránulos con A se observan homogéneos y los que contienen NA con un centro denso excéntrico.

Estos gránulos son responsables de la afinidad en la tinción con metales pesados que presentan las células cromafines. Hay células cromafines adrenérgicas y noradrenérgicas, según expresen o no la enzima feniletanolamina N-metiltransferasa (FENMT), que convierte NA en A.

Fig. 19-21. Fotomicrografía óptica de glándula suprarrenal humana teñida con H-E. Se observa la capa reticular de la corteza (R) y la médula (M). En la capa reticular donde se observan las células con citoplasma eosinófilo y núcleo de cromatina densa. Las células tienen una disposición "en red" (se ha perdido la disposición columnar). Obsérvese la presencia de capilares sanguíneos. En la médula suprarrenal se observa un conjunto de células cromafines con citoplasma basófilo y disposición "en empalizada" rodeadas de vasos sanguíneos.

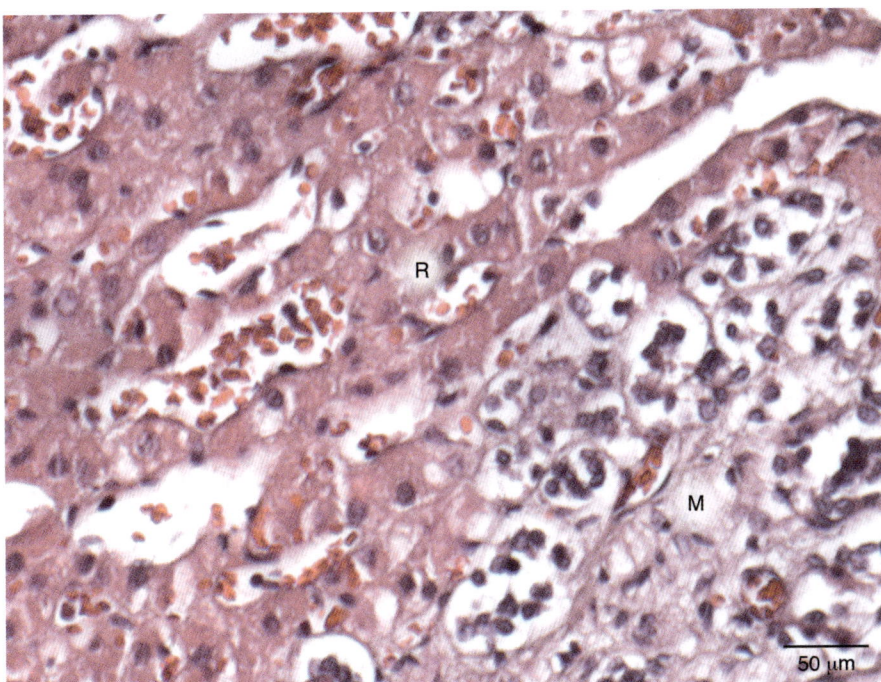

La expresión de FENMT está modulada por glucocorticoides con el objetivo de aumentar la descarga adrenérgica durante la respuesta de estrés.

Junto con los gránulos que contienen catecolaminas, que corresponden al 20% del total, hay gránulos que almacenan ATP, encefalinas, ACTH, péptido intestinal vasoactivo (VIP), ADH, oxitocina, galanina, neuropéptido Y (NPY) y cromograninas. Estas últimas son importantes en la inmunomarcación de tumores neuroendocrinos. En la glándula suprarrenal la positividad para cromograninas confirma un tumor medular, también denominado feocromocitoma (*pheo* 'color pardo').

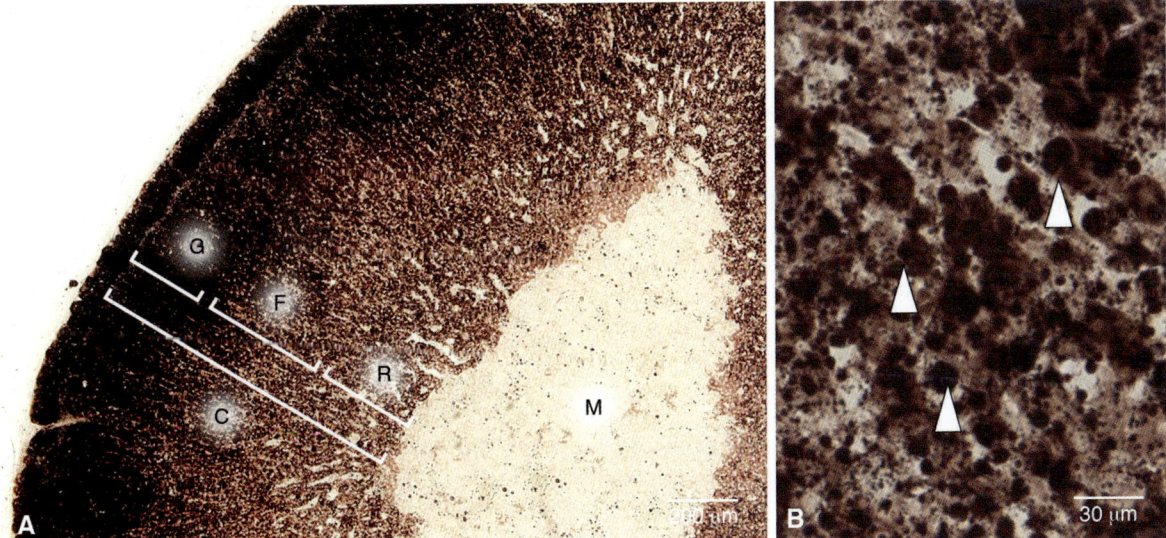

Fig. 19-22. Fotomicrografía óptica de glándula suprarrenal de rata teñida con la técnica de sudán negro. **A.** A bajo aumento, corte transversal de un polo de la glándula. La corteza muestra un degradé de la tinción desde la capa glomerular (G) hasta las capas fasciculada (F) y reticular (R). La zona no teñida o negativa es la médula suprarrenal (M), que carece de lípidos o esteroides. **B.** A mayor aumento, se observa la tinción de forma específica en la corteza de la glándula debido a la síntesis de las hormonas esteroides (flechas blancas).

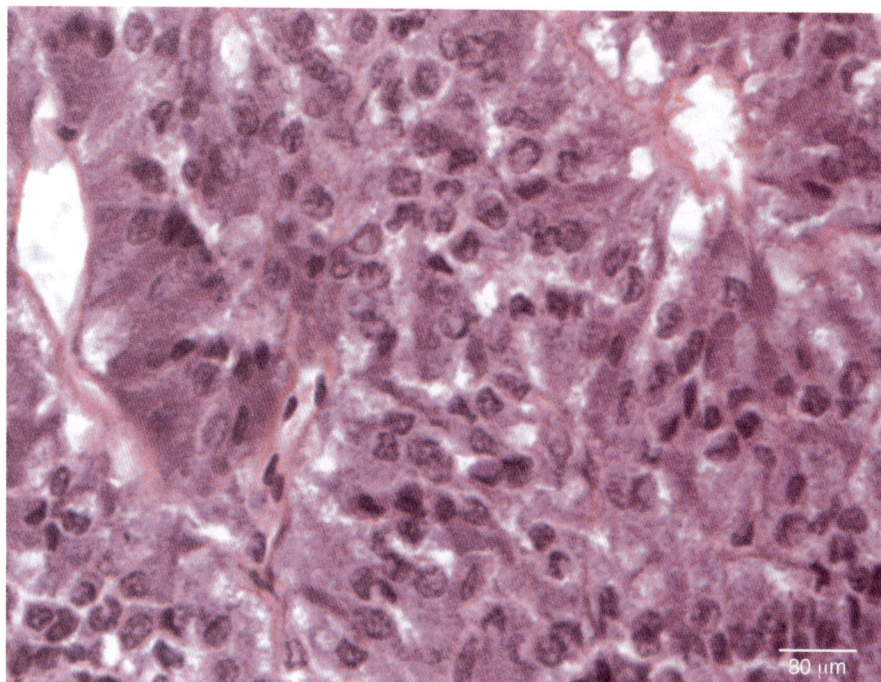

Fig. 19-23. Fotomicrografía óptica de glándula suprarrenal teñida con H-E. Se observa la médula del órgano con abundantes células cromafines.

La liberación del contenido granular a la circulación se da por exocitosis a través de un mecanismo dependiente del calcio cuando las células cromafines son estimuladas por acetilcolina (Ach) liberada de terminaciones mielínicas simpáticas preganglionares. Las catecolaminas, al igual que el cortisol, se consideran hormonas de estrés, ejercen sus efectos a través de receptores alfa o beta en distintos órganos diana, principalmente sobre la tensión arterial y la frecuencia cardíaca (**cuadro 19-5**).

Células ganglionares

Estas neuronas pueden encontrarse en la médula aisladas o en grupos. Tienen somas pequeños, núcleo excéntrico de cromatina laxa y nucléolo evidente, similares a las neuronas de los ganglios autónomos. Son muy escasas y sus axones se extienden hasta la corteza suprarrenal para finalizar en las paredes de los vasos corticales. Suelen estar encapsuladas por células gliales satélite semejantes a los anficitos.

Irrigación suprarrenal

En la cápsula de tejido conectivo denso se encuentran las arterias capsulares, que irrigan la glándula a través de sus ramificaciones arteriolares corticales y medulares.

El estroma suprarrenal está formado por tejido conectivo reticular muy vascularizado, como en la mayoría de las glándulas endocrinas. La irrigación es muy particular e importante; la glándula suprarrenal es uno de los órganos con mayor volumen minuto del organismo.

La vascularización es centrípeta y también lo es el flujo hormonal. A la corteza llegan arterias suprarrenales superiores, medias e inferiores. Las suprarrenales superiores son las de mayor importancia porque luego de atravesar la cápsula dan ramas que forman un plexo subcapsular del cual se desprenden arterias corticales que dan origen a una red de capilares de aspecto sinuoso con endotelio fenestrado que rodean a las células de la zona glomerular y descienden acompañando a las columnas celulares por la zona fasciculada hasta la capa reticular. En esta última zona forman un plexo venoso que discurre por la médula.

La irrigación arterial de la médula procede del plexo arterial subcapsular que también da origen a arteriolas corticales largas que atraviesan la corteza sin capilarizarse. Recién cuando entran en la médula dan capilares fenestrados que aportan la irrigación de esta región y drenan en el plexo venoso medular.

El plexo venoso medular desemboca en venas medulares que drenan en las venas suprarrenales. La vena suprarrenal derecha desemboca en la vena cava inferior, mientras que la vena suprarrenal izquierda lo hace en la vena renal. Debido a la irrigación especial de esta glándula, las hormonas corticales atraviesan la médula antes de salir a circulación general y ejercen un efecto modulador sobre las células cromafines. Se describió que los glucocorticoides modulan la expresión de FENMT en las células cromafines, y que las catecolaminas y otros péptidos sintetizados en la médula suprarrenal modulan la expresión de enzimas P450 que participan en la esteroidogénesis mineralocorticoidea y glucocorticoidea (véase **fig. 19-16**).

Cuadro 19-4. Hormonas de la corteza suprarrenal, sitio de síntesis y funciones

HORMONAS DE LA CORTEZA SUPRARRENAL	SITIO DE ACCIÓN Y FUNCIONES
Zona glomerular: Mineralocorticoides Aldosterona	***Riñón:*** expresión de Na/K-ATPasa con reabsorción de sodio y secreción de protones y potasio en el epitelio del túbulo contorneado distal y células principales del túbulo colector
Zona fasciculada: Glucocorticoides Cortisol	***Riñón:*** efecto mineralocorticoide en el túbulo contorneado distal. Estimulan la pérdida renal de calcio ***Hígado:*** estimulan la gluconeogénesis y la glucogenólisis en los hepatocitos con efecto hiperglucemiante lento ***Tejido muscular:*** estimulan la proteólisis en las células del músculo estriado esquelético ***Tejido óseo:*** inhiben el osteoblasto y estimulan el osteoclasto para la resorción ósea. Favorecen la pérdida de masa ósea y tienen efecto hipercalcemiante ***Tejido conectivo:*** inhiben la síntesis de colágeno en los fibroblastos y altera los procesos de cicatrización ***Sistema inmune:*** reducen el número de linfocitos y monocitos y generan un efecto inmunosupresor. Este mecanismo de acción es beneficioso en los pacientes trasplantados para evitar el rechazo del órgano. Inhiben la liberación de histamina por los mastocitos y los basófilos ***Aparato digestivo:*** estimulan la secreción de H+ y Cl- por las células parietales para que constituyan el ácido clorhídrico. Antagonizan el efecto de la vitamina D en el intestino delgado al inhibir la absorción de calcio Inhiben la síntesis de prostaglandinas vasodilatadoras. A través de este mecanismo los corticosteroides tienen efecto antiinflamatorio, pero también alteran la protección del epitelio gástrico por comprometer la microcirculación de la lámina propia ***Sistema nervioso central:*** estimulan el centro hipotalámico del apetito. Inhiben el eje tiroideo y gonadal ***Glándula suprarrenal:*** estimulan la expresión de FENMT en las células cromafines de la médula
Zona reticular: Andrógenos (DHEA-S)	Participan en la adrenarquía que corresponde al aumento de la secreción de andrógenos débiles suprarrenales. Se inicia aproximadamente a los 7 años anticipando la pubertad caracterizada por la gonarquía (secreción gonadal de esteroides sexuales) que se produce años más tarde Son fuente de estrógenos por aromatización en los tejidos que expresan esta enzima (hígado, músculo, tejido adiposo, piel, cerebro) Son precursores de testosterona con capacidad para interactuar con receptores androgénicos y desarrollar caracteres sexuales secundarios masculinos

Las glándulas suprarrenales son órganos indispensables para la vida. Las hormonas sintetizadas regulan puntos metabólicos fundamentales y le permiten al individuo adaptarse a diferentes situaciones de estrés, como puede darse durante una infección grave o una cirugía mayor. Por lo tanto, es necesaria la detección precoz de la insuficiencia suprarrenal, así como el reemplazo de glucocorticoides y mineralocorticoides de forma oportuna una vez diagnosticada la deficiencia.

GLÁNDULA PINEAL

La glándula pineal o epífisis es un órgano macizo y pequeño con forma cónica semejante a una piña (de ahí su denominación), ubicado en la región posterosuperior del tercer ventrículo, que forma una evaginación del techo del diencéfalo ubicado en la línea media entre los tubérculos cuadrigéminos superiores.

Recibe aferencias del ganglio cervical superior, que aportan información de la retina y del núcleo supraquiasmático, y aferencias simpáticas y parasimpáticas. En su superficie interna, de contacto con el tercer ventrículo, está recubierta por ependimocitos y, el resto, por tejido conectivo colágeno laxo, que envía finos tabiques hacia el interior del órgano. Entre los tabiques de tejido conectivo se forman lobulillos incompletos, donde se observan las células denominadas pinealocitos, las cuales forman conglomerados llamados rosetas. Al microscopio óptico, los pinealocitos tienen un núcleo redondo de cromatina laxa, nucléolo evidente y citoplasma con 5 a 6 prolongaciones que no se observan con hematoxilina-eosina, pero pueden ponerse en evidencia si se utilizan impregnaciones argénticas. Al microscopio electrónico, se observa escaso retículo endoplasmático rugoso y un aparato de Golgi con

Cuadro 19-5. Hormonas de la médula suprarrenal y sus efectos sistémicos

MÉDULA SUPRARRENAL	FUNCIONES
Adrenalina (A) Noradrenalina (NA)	**Efectos sobre los receptores alfa:** - Vasoconstricción con aumento de la tensión arterial (TA) - Midriasis (dilatación pupilar) por efecto sobre el músculo iridiodilatador - Aumento de la secreción salival - Lipólisis - Glucogenólisis y gluconeogénesis hepática que generan un efecto hiperglucemiante - Contracción del músculo piloerector - Contracción del esfínter uretral con inhibición de la micción - Estimulación de la eyaculación **Efectos sobre los receptores beta:** - Broncodilatación por relajación del músculo liso peribronquial y bronquiolar - Taquicardia por efecto agonista sobre el músculo estriado cardíaco - Aumento de la secreción de renina en las células yuxtaglomerulares (aumento de la tensión arterial) - Disminución del peristaltismo y la secreción exocrina de glándulas anexas al tubo digestivo (hígado, páncreas) - Relajación del músculo detrusor de la vejiga con inhibición de la micción - Relajación del musculo uterino - Lipólisis - Efecto calorigénico

abundantes mitocondrias y, en las prolongaciones, microtúbulos y pequeñas vesículas de centro denso. Estas células constituyen los pinealocitos de tipo I, mientras que existen otras células similares, pero sin prolongaciones denominadas pinealocitos de tipo II, que darían origen a los de tipo I. También hay células intersticiales y macrófagos perivasculares que corresponden a las células presentadoras de antígenos. Entre los pinealocitos pueden encontrarse algunos fotorreceptores similares a los conos y bastones.

La función de los pinealocitos de tipo I es sintetizar una hormona llamada melatonina, que se origina a partir de la serotonina, y se libera con un ritmo circadiano. La melatonina tiene como principal función la inducción del sueño, pero también inhibe la actividad de las glándulas tiroides y suprarrenales, es antigonadotrófica e induce la agregación de pigmentos de los melanóforos (blanqueadora).

Dispuestas entre los pinealocitos hay células intersticiales, que corresponden a células gliales encargadas de dar soporte mecánico y nutritivo a los pinealocitos. Al microscopio óptico, presentan un núcleo alargado de cromatina condensada y este es el parámetro estructural para reconocerlas, porque si bien tienen un citoplasma con prolongaciones similares a las de los astrocitos, no se observan con la técnica de hematoxilina-eosina (fig. 19-24). Por microscopía electrónica, muestran un retículo endoplasmático rugoso desarrollado, acumulaciones citoplasmáticas de glucógeno y abundantes filamentos intermedios.

Inmersas en el estroma pueden observarse algunas estructuras irregulares, cuya función se desconoce, denominadas cuerpos arenáceos (*corpora arenacea*), compuestos por depósitos de fosfato y carbonato cálcico en forma de catáfilas de cebolla, que suelen aumentar en número y tamaño con la edad, y que pueden reconocerse como un punto de referencia para localizar la glándula pineal y la línea media en los métodos de diagnóstico por imágenes.

La regulación del funcionamiento de la glándula pineal no está dada por una hormona estimulante como ocurre en otras glándulas endocrinas, sino que la liberación de melatonina depende del estímulo generado por fibras posganglionares simpáticas noradrenérgicas, que al ingresar en la glándula pierden su mielina y finalizan en la superficie de los pinealocitos.

SISTEMA NEUROENDOCRINO DIFUSO

El sistema neuroendocrino difuso (SNED) está formado por glándulas unicelulares tan ampliamente distribuidas que si se agruparan constituirían el órgano endocrino de mayor volumen. Las células secretan hormonas que actúan de forma autocrina, paracrina y endocrina. Estas células fueron detectadas desde antiguo con las técnicas de impregnación argéntica y durante mucho tiempo se las denominó, por su afinidad con la plata, células argentafines, y por su afinidad con el cromo, células cromafines o, en conjunto, células cromoargentafines. Se las observaba como células pequeñas triangulares diseminadas entre los epitelios de las mucosas de los aparatos digestivo, respiratorio y urinario. En 1968, Anthony G. E. Pearse denominó este grupo de células como sistema APUD (*amine precursor uptake and decarboxilation*), ya que tienen en común sintetizar polipéptidos con función hormonal,

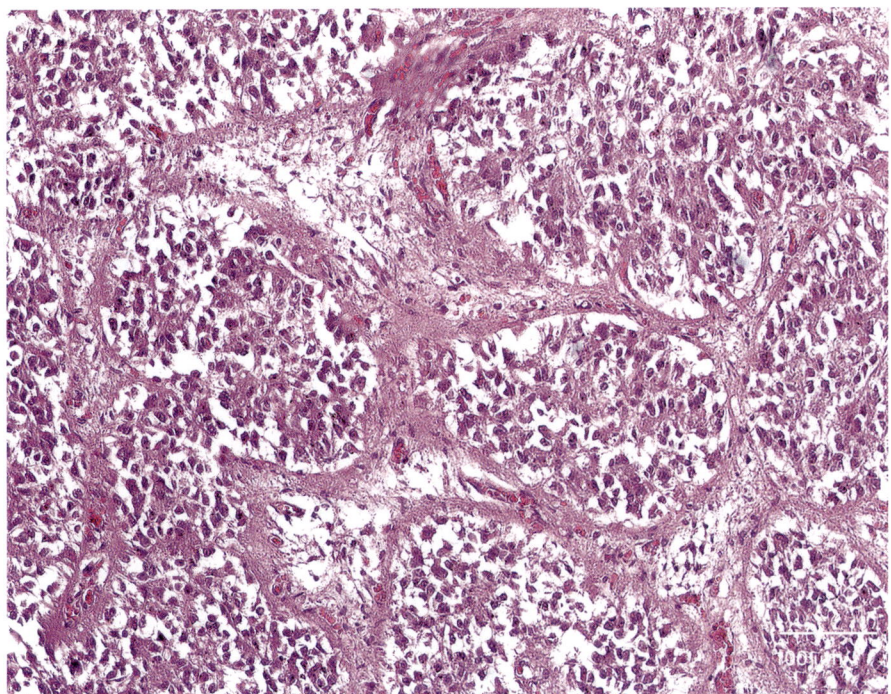

Fig. 19-24. Fotomicrografía óptica de glándula pineal de rata teñida con H-E. Se observan los pinealocitos dispuestos en cúmulos.

captar y descarboxilar precursores de aminas y derivar del neuroectodermo. A finales de la década de 1970, Julia Polak estableció que también derivan del endodermo y que no todas sintetizan aminas, sino diferentes tipos de péptidos, neuropéptidos, cromograninas y monoaminas como la histamina, la serotonina y la dopamina, por lo que se las empezó a conocer como células SNED, caracterizadas ultraestructuralmente por la presencia de gránulos de núcleo central electrodenso. Estas vesículas neurosecretoras tienen una estructura básica común, consistente en un centro de electrodensidad variable, en general esférico, pero que puede ser angulado, así como un halo claro o electrolúcido alrededor del centro denso, rodeados por una delgada membrana. Las vesículas pueden ser esféricas u ovales, y de un diámetro de entre 100 y 600 nm, lo cual depende de la naturaleza de la amina, el polipéptido o la hormona que contengan.

Estos gránulos son los responsables de la tinción argentafín y actualmente son el objetivo de técnicas de inmunomarcación específicas, fundamentales en la práctica médica para la identificación y detección específica de la hormona que sintetizan. Esto es importante para orientar el abordaje terapéutico correcto en los pacientes con tumores neuroendocrinos.

Las células SNED tienen receptores de membrana que condicionan su secreción al control del sistema nervioso, del sistema endocrino o de sustancias locales.

También se ha planteado la existencia de tres tipos de sistema nervioso: el sensoriomotor, el autónomo y el endocrino. Este último se clasifica, a su vez, en central (tipo I) o neuroendocrino, y periférico (tipo II). El tipo I incluye las neuronas parvocelulares hipofisotropas del hipotálamo, las neuronas magnocelulares neurohipofisarias hipotalámicas, las células de la adenohipófisis (corticotropas, somatotropas y lactotropas), las neuronas de la eminencia media que secretan somatostatina y los pinealocitos. Corresponden a las células de tipo II, las células argentafines de los aparatos digestivo, respiratorio y urinario; los melanocitos (que secretan melanina); las células estromales del ovario; las células alfa, beta y gamma de los islotes pancreáticos; las células C de la glándula tiroides; las principales de la paratiroides, algunas células cardíacas (secretoras del péptido natriurético auricular), las células yuxtaglomerulares renales; las células ganglionares del SNA simpático, la placenta y la médula suprarrenal. El sistema más desarrollado se encuentra en el aparato digestivo, por lo que algunos autores amplían la división de SNA simpático y parasimpático, adicionándole el entérico, cuyas células secretan muchos péptidos reguladores como la sustancia P (SP), la colecistoquinina (CCK), la motilina, la bombesina, el péptido intestinal vasoactivo (VIP), el péptido inhibidor gástrico (GIP), la gastrina y la secretina.

PARAGANGLIOS

Corresponden a los grupos de células poliédricas denominadas maestras o principales, que tienen vesículas secretoras y que se encuentran sostenidas por células semejantes a las células de Schwann denominadas células sustentaculares. Las células principales cumplen una función quimiorreceptora y presorreceptora, es decir, pueden captar los cambios en la concentración de oxígeno, dióxido de carbono y pH sanguíneo, así como los aumentos de la tensión arterial. Entran en contacto sináptico con las terminaciones de las fibras del SNA simpático y parasimpático. Se localizan principalmente alrededor del nacimiento de la arteria aorta, en el cayado aórtico y en la bifurcación carotídea. Además, se ubican en la túnica adventicia a lo largo del trayecto de la aorta, donde se conocen como órgano de Zuckerkandl. También pertenece a los paraganglios la glándula de Luschka, que se encuentra en el cóccix.

PÁNCREAS ENDOCRINO

El páncreas es una glándula mixta anexa al tubo digestivo con un componente exocrino y uno endocrino (**fig. 19-25**). La porción exocrina está constituida por adenómeros de tipo acinar seroso y conductos excretores, mientras que la endocrina representa el 1-2% del volumen glandular y está formada por los islotes de Langerhans. Estos son estructuras ovaladas o redondas formadas por grupos de células epiteliales endocrinas poliédricas, con un núcleo redondo central de cromatina laxa y nucléolo evidente, cuyo citoplasma se tiñe acidófilo pálido con hematoxilina-eosina. Cada islote está constituido por un promedio de 2500 células que se disponen en cordones rodeados por tejido conectivo reticular con abundantes capilares fenestrados. A pesar de que las células del islote secretan distintos tipos de hormonas, al microscopio óptico no se

diferencian con la técnica de hematoxilina-eosina, y es necesario realizar técnicas de ICQ para identificarlas (**fig. 19-26**). A continuación se detallan los tipos celulares que componen el islote.

Células alfa

Se disponen en la región periférica del islote de Langerhans, llamada zona del manto, y representan el 10-15% del total de la población celular de esa estructura. Sintetizan glucagón, pero también se ha identificado la síntesis de péptido inhibidor gástrico (GIP), colecistoquinina (CCK) y ACTH. La microscopía electrónica permite diferenciarlas de otras células del islote por sus gránulos de secreción. Los gránulos de las células alfa son redondeados, con un centro denso homogéneo de diferentes tamaños, inmerso en una zona de menor densidad electrónica, y revestidos por membrana. Otra característica de la ultraestructura es la presencia de un retículo endoplasmático rugoso y un aparato de Golgi desarrollados, que tienen similitud con las células sintetizadoras de proteínas (**fig. 19-27**).

Células beta

Corresponden al 70% de la población celular del islote de Langerhans y están ubicadas en la región central de este. Se caracterizan por presentar, al microscopio electrónico, un retículo endoplasmático rugoso y un aparato de Golgi desarrollados, abundantes mitocondrias esféricas y gránulos con cristales romboidales o rectangulares de diferentes

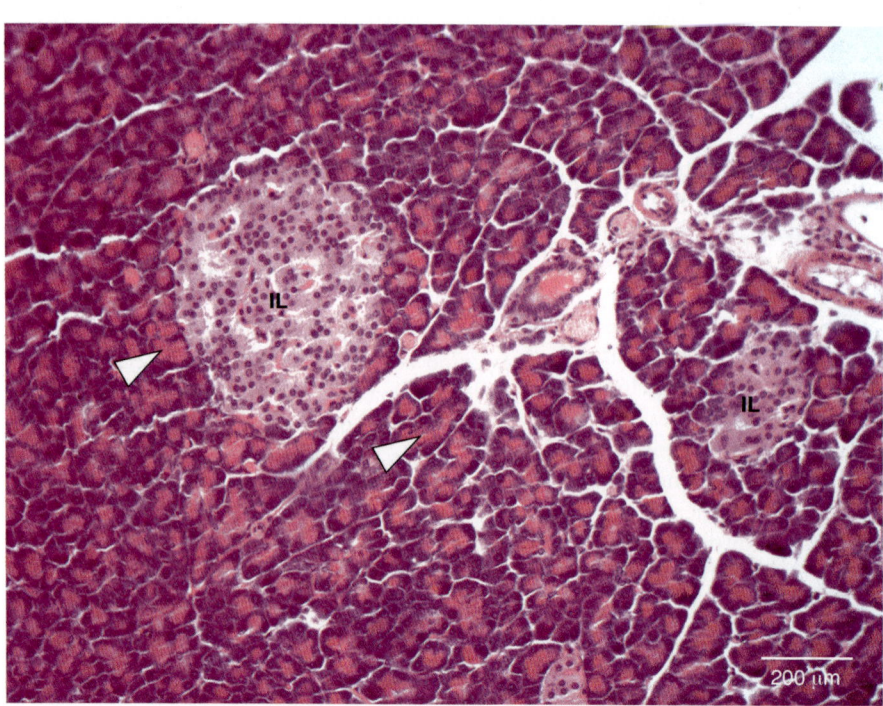

Fig. 19-25. Fotomicrografía óptica de páncreas de rata teñido con H-E. Islote de Langerhans (IL) rodeado de ácinos serosos pancreáticos que muestran una intensa basofilia basal por la abundancia de retículo endoplasmático rugoso y una intensa acidofilia apical debida a los gránulos de zimógeno. El islote se visualiza como un cúmulo macizo de células levemente eosinófilas.

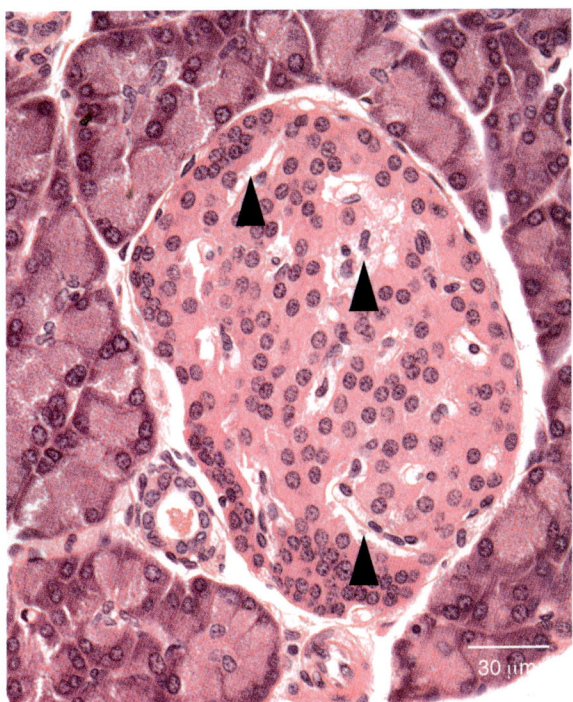

Fig. 19-26. Fotomicrografía óptica de un islote de Langerhans teñido con H-E Las células endocrinas tienen un citoplasma eosinófilo pálido. No es posible discriminar entre los distintos subtipos celulares con esta técnica. Obsérvense los capilares sanguíneos entre las células del islote (flechas negras).

tamaños, inmersos en una matriz de baja densidad electrónica, revestidos por membrana y que contienen la hormona insulina. Cada célula beta tiene unos 10 000 gránulos secretores de diferentes tamaños, que oscilan entre los 250 y 350 nm de diámetro. La masa de células beta se mantiene por dos vías: la mitosis de células beta preexistentes y la diferenciación de células madre alojadas en los conductos excretores, mecanismo denominado neogénesis.

Células delta

Representan el 5-10% de la población celular del islote, se disponen en la periferia de este intercaladas con las células alfa y sintetizan somatostatina. Al microscopio electrónico, sus gránulos se observan como estructuras redondas de mayor o menor densidad y diferentes tamaños. La somatostatina es un péptido sintetizado por las células neuroendocrinas que tiene la capacidad de inhibir la secreción de diferentes hormonas y péptidos; también actúa como neurotransmisor. Sus análogos (octreotida) se utilizan en el tratamiento de los tumores del sistema neuroendocrino y los tumores hipofisarios secretores de GH, en los cuales no solo inhibe la síntesis hormonal, sino que también disminuye el tamaño tumoral.

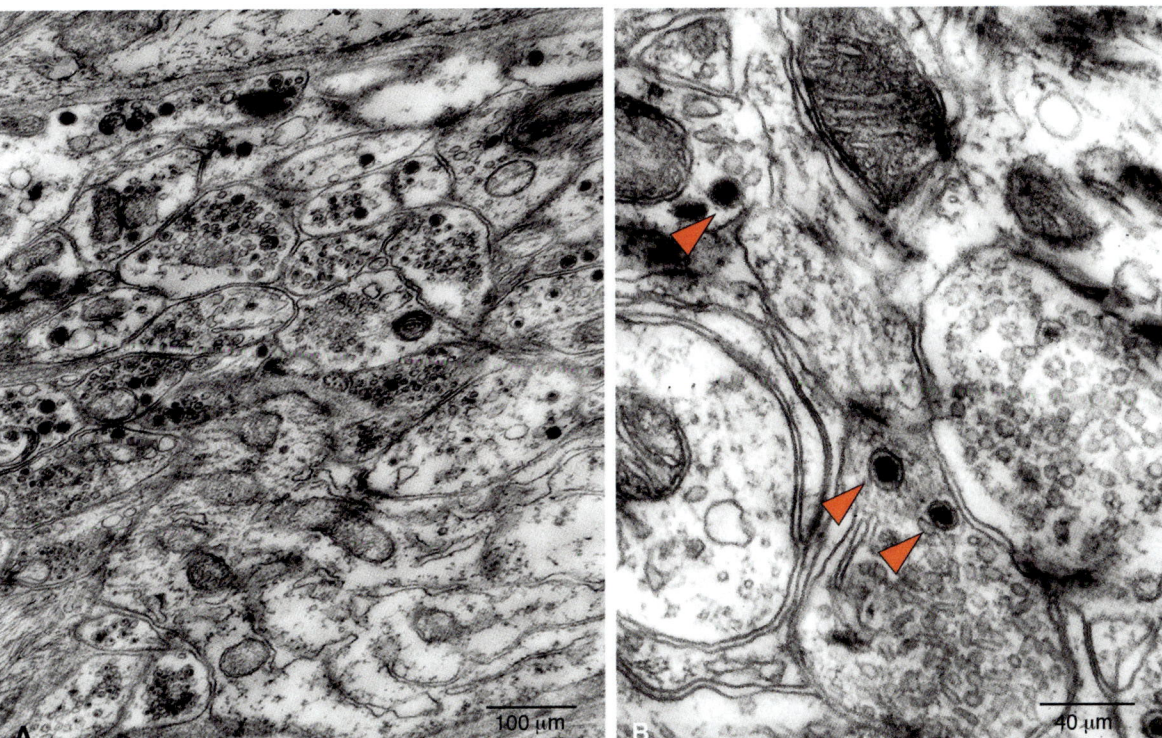

Fig. 19-27. Fotomicrografía electrónica de páncreas. **A.** Se observan las células del islote pancreático y los gránulos de secreción. **B.** Se señalan con flechas rojas los gránulos esféricos con un centro electrodenso de las células alfa.

Células PP o F

Estas células tienen disposición periférica en el islote intercaladas entre las células alfa, son escasas en los islotes del cuerpo y la cola, y abundan en los de la cabeza del páncreas. Tienen vesículas intracelulares con gránulos homogéneos que contienen polipéptido pancreático.

Células EC

Son células SNED que se disponen en la región central del islote entremezcladas con las células beta y sintetizan péptidos de acción paracrina como la secretina, la motilina y la sustancia P.

Células D1

Son células neuroendocrinas caracterizadas por la presencia de vesículas homogéneas que contienen péptido intestinal vasoactivo.

Células épsilon

Son células identificadas recientemente en el islote y sintetizan grelina, una hormona estimulante del apetito.

El contenido de los gránulos de las distintas células del islote se libera por exocitosis. Sus hormonas pueden actuar a distancia, o bien tener un efecto paracrino sobre otras células del islote, ácinos y conductos pancreáticos (**cuadro 19-6**).

Cuadro 19-6. Tipos celulares del islote de Langerhans, hormonas que sintetizan y función

CÉLULA	HORMONA	FUNCIÓN HORMONAL
Alfa (15%)	Glucagón	Hiperglucemiante Hormona catabólica (glucogenólisis, gluconeogénesis en los hepatocitos, lipólisis, proteólisis)
Beta (70%)	Insulina	Hipoglucemiante Hormona anabólica Estimula la captación de glucosa por las células adiposas, musculares estriadas esqueléticas y cardíacas Estimula la captación de ácidos grasos y aminoácidos en los tejidos Inhibe la gluconeogénesis en los hepatocitos y las células renales Lipogénesis e inhibición de la lipólisis en el tejido adiposo, músculo esquelético y hepatocitos Proteogénesis en casi todos los tejidos
Delta (5%)	Somatostatina	Inhibe la secreción hormonal en otros tipos celulares del islote
PP o F	Polipéptido pancreático	Inhibe la motilidad intestinal y la secreción alcalina de las glándulas anexas al tubo digestivo (hígado y páncreas) Estimula la secreción de pepsinógeno por células principales del estómago Inhibe el apetito (efecto hipotalámico)
D1	VIP	Estimula la motilidad intestinal y la secreción alcalina de las glándulas anexas al tubo digestivo Estimula la glucogenólisis con efecto hiperglucemiante
EC	Secretina	Estimula la secreción alcalina de los adenómeros y conductos asociados al tubo digestivo
	Motilina	Estimula la motilidad intestinal
	Sustancia P	Vasodilatador Aumenta la secreción salival Regula la secreción exocrina del páncreas Estimula la contracción muscular

BIBLIOGRAFÍA

Baskin DG. A Historical perspective on the identification of cell types in pancreatic islets of Langerhans by staining and histochemical techniques. J Histochem Cytochem. 2015;63(8):543-58.

Bornstein SR, Gonzalez-Hernandez JA, Ehrhart-Bornstein M, Adler G, Scherbaum WA. Intimate contact of chromaffin and cortical cells within the human adrenal gland forms the cellular basis for important intraadrenal interactions. J Clin Endocrinol Metab. 1994;78(1):225-32.

Bussolati G. C and APUD cells and endocrine tumours. Pearse's laboratory in the years 1965-1969: a personal recollection. Endocr Pathol. 2014;25(2):133-40.

Cibas ES, Ali SZ; NCI Thyroid FNA State of the Science Conference. The Bethesda System For Reporting Thyroid Cytopathology. Am J Clin Pathol. 2009;132(5):658-65.

Hu TX, Nguyen DT, Patel M, et al. The effect modification of ultrasound risk classification on molecular testing in predicting the risk of malignancy in cytologically indeterminate thyroid nodules. Thyroid. 2022;32(8):905-16.

Kaltsas GA, Kolomodi D, Randeva H, Grossman A. Nonneuroendocrine neoplasms of the pituitary region. J Clin Endocrinol Metab. 2019;104(8):3108-23.

Koutourousiou M, Kontogeorgos G, Seretis A. Non-adenomatous sellar lesions: experience of a single centre and review of the literature. Neurosurg Rev. 2010;33(4):465-76.

Kronenberg H, Melmed S, Polonsky KS, Larsen PR. Williams Textbook of Endocrinology. 14ª. ed. Montreal: Elsevier; 2014.

Lopes MBS. The 2017 World Health Organization classification of tumors of the pituitary gland: a summary. Acta Neuropathol. 2017;134(4):521-35.

Melmed S. Pathogenesis of pituitary tumors. Nat Rev Endocrinol. 2011;7(5):257-66. Erratum in: Nat Rev Endocrinol. 2011;7(5):following 266.

Pearce EN, Farwell AP, Braverman LE. Thyroiditis. N Engl J Med. 2003;348:2646-55.

Pearse AGE. Common cytochemical and ultrastructural characteristics of cells producing polypeptide hormones (the APUD series) and their relevance to thyroid and ultimobranchial C cells and calcitonine. Proc Roy Soc London (Biol);1968;179:71-80.

Polak JM, Bloom SR. The diffuse neuroendocrine system. Studies of this newly discovered controlling system in health and disease. J Histochem Cytochem. 1979;27(10):1398-400.

Portulano C, Paroder-Belenitsky M, Carrasco N. The Na+/I- symporter (NIS): mechanism and medical impact. Endocr Rev. 2014;35(1):106-49.

Roncaroli F, Villa C, Chatterjee D, et al. Rare primary non-neuroendocrine tumours of the sella. Diag Histopathol. 2019;25(1):8-15.

 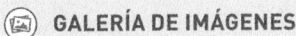

GALERÍA DE IMÁGENES

 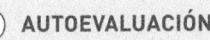

AUTOEVALUACIÓN

Aparato genital femenino

20

INTRODUCCIÓN

El aparato genital femenino está compuesto por el conjunto de órganos que tienen como función la reproducción y el mantenimiento de los caracteres sexuales de la mujer. Los órganos que lo componen son los genitales internos (ovarios, trompas de Falopio, útero y vagina) y externos (glándulas mamarias y vulva) (**fig. 20-1**).

OVARIOS

Los ovarios o gónadas femeninas son glándulas mixtas ubicadas en la región pélvica derecha e izquierda

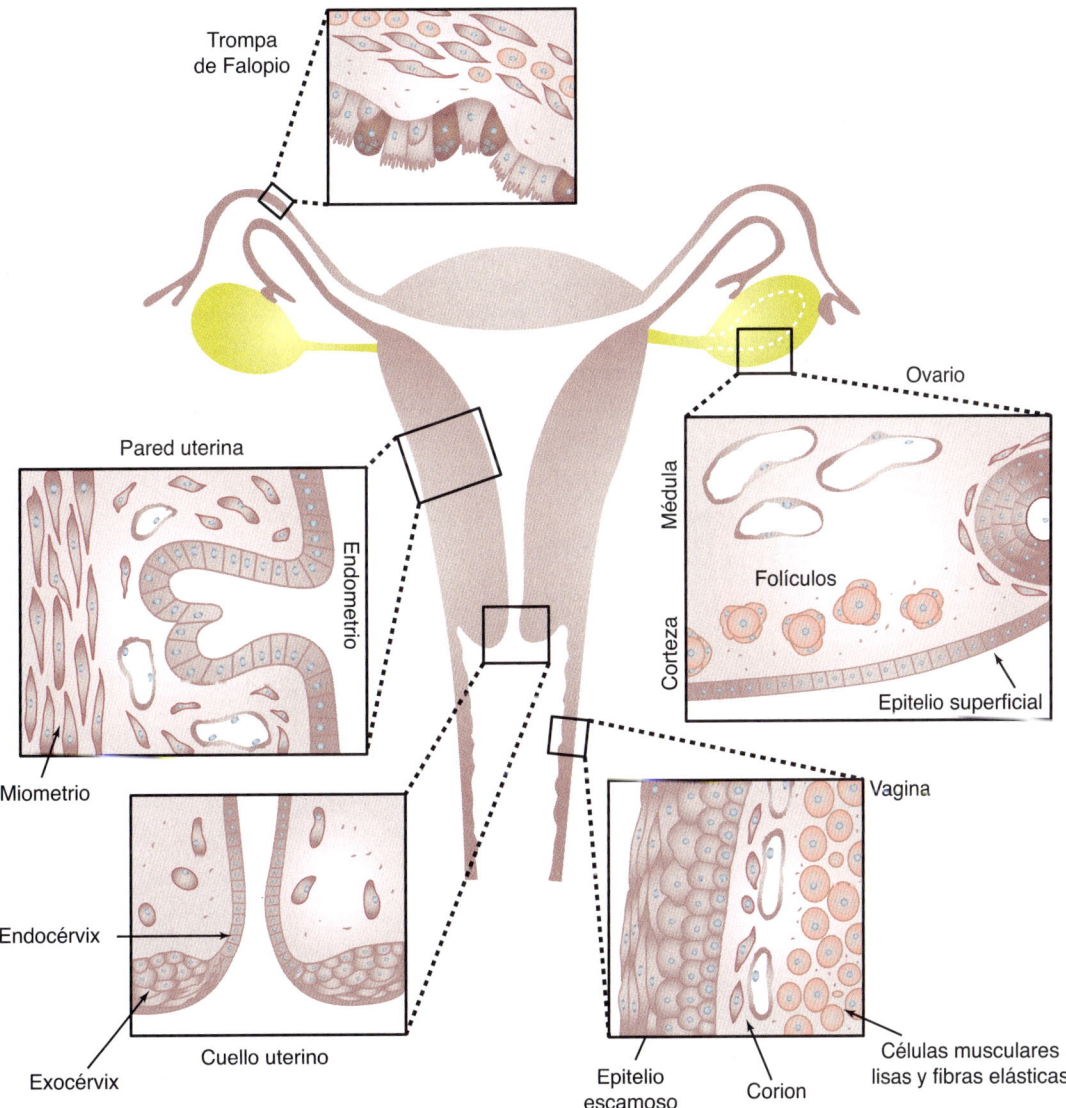

Fig. 20-1. Órganos que integran el aparato genital femenino. Se destacan las principales características histológicas de cada uno de ellos.

respectivamente. Tienen una función gametogénica, por la producción de ovocitos, y una función endocrina en la síntesis de esteroides sexuales, principalmente estrógenos y progesterona. Al microscopio óptico, mediante la técnica de hematoxilina-eosina, se observan como órganos macizos subdivididos en corteza y médula, recubiertos por un epitelio cúbico simple denominado epitelio superficial, mal llamado epitelio germinal debido a que se creía que las células germinales u ovogonias tenían su origen en este epitelio de revestimiento. Subyacente al epitelio hay una capa de tejido conectivo colágeno denso no modelado, avascular, llamada falsa albugínea por analogía con la verdadera túnica albugínea que recubre los testículos.

En la corteza se observan múltiples estructuras circulares de diferentes tamaños denominadas folículos ováricos, inmersas en un estroma de tejido conectivo colágeno laxo, mientras que la médula está compuesta por tejido conectivo no especializado colágeno laxo, con fibras elásticas, haces de músculo liso, vasos arteriales y venosos, y nervios que convergen en el hilio (**fig. 20-2**).

Folículos ováricos

Los folículos son estructuras redondeadas de diversos tamaños compuestas por un ovocito recubierto de células epiteliales y estromales que experimentan cambios según el estadio madurativo. Pueden clasificarse en dos grupos: 1) folículos preantrales y 2) folículos antrales, según tengan o no una cavidad intrafolicular llamada antro.

Los ovocitos son células con un núcleo central o excéntrico de cromatina laxa, nucléolo evidente y citoplasma acidófilo pálido con la técnica de hematoxilina-eosina. Miden aproximadamente 25 µm en los folículos preantrales y hasta 125 µm en los folículos antrales. Su ultraestructura presenta escasas mitocondrias, mientras que el retículo endoplasmático rugoso y el aparato de Golgi presentan un mayor desarrollo a medida que avanza el crecimiento folicular. En el nacimiento, los ovarios tienen entre 600 000 y 800 000 ovocitos, de los cuales solo 400 serán ovulados durante la vida fértil.

Folículos preantrales

Son folículos pequeños cuyo proceso de maduración y crecimiento depende de sustancias liberadas localmente por las células del estroma ovárico: factor de crecimiento epidérmico (EGF), factor de crecimiento fibroblástico (FGF), factor de crecimiento similar a la insulina (IGF-1) y, en etapas más avanzadas, también de efecto gonadotrófico hipofisario (FSH). Se pueden subclasificar en dos tipos: primordiales y primarios.

Primordiales: al microscopio óptico, son estructuras esféricas muy pequeñas, de unos 40 a 80 µm de diámetro, ubicadas en la periferia de la corteza ovárica, en las que el ovocito se observa con un tamaño de 25-30 µm, rodeado por una capa de células epiteliales planas, denominadas células foliculares, que asientan sobre una membrana basal. Su maduración está dada por factores de crecimiento locales secretados por las células

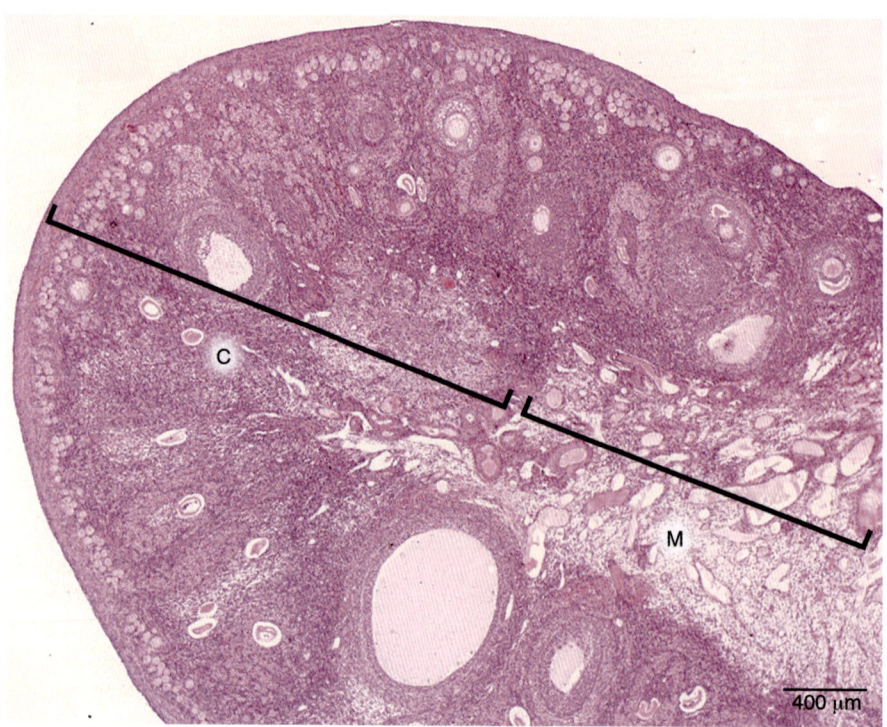

Fig. 20-2. Fotomicrografía de un corte de ovario teñido con hematoxilina-eosina (H-E). Se observan una corteza (C) periférica en la que hay folículos en distinto estado de maduración y una médula (M) compuesta por tejido conectivo y vasos de distinto calibre.

400 µm

estromales y es independiente de las gonadotrofinas. En los preparados histológicos, se observan en grupos localizados en la región más periférica de la corteza (**fig. 20-3**).

Primarios: estos folículos son más grandes que los primordiales. El ovocito es de mayor tamaño y está revestido por una capa de células epiteliales foliculares cúbicas (primario unilaminar, inicial o temprano) (**fig. 20-4 A**) o más de una capa de células foliculares cúbicas (primario multilaminar, avanzado o tardío) (**fig. 20-4 B**).

En los primarios multilaminares el epitelio folicular está estratificado con dos o más capas, y las células se denominan células de la granulosa, que al microscopio óptico se observan poliédricas, con un núcleo esférico central de cromatina laxa, nucléolo evidente y citoplasma acidófilo pálido. El estroma ovárico se organiza en la periferia y forma la teca folicular, que corresponde a una capa vascular de células epitelioides con núcleos fusiformes de cromatina condensada. La membrana basal epitelial queda entre las células de la granulosa y la teca folicular, y se denomina membrana limitante externa. El reclutamiento y la diferenciación de las células estromales para formar la teca folicular dependen de factores de crecimiento (GF) sintetizados localmente por las células estromales y de la granulosa. Algunos de los más relevantes son IGF, insulina, KGF (keratinocyte growth factor), LIF (leukemia inhibitory factor) y SCF (stem cell factor).

Otro elemento evidente del folículo primario es la presencia de una capa glucoproteica intensamente acidófila con hematoxilina-eosina, PAS positiva, que rodea el ovocito denominada zona pelúcida. Su acidofilia y su positividad para la técnica de PAS están relacionadas con su composición de glucoproteínas y glucosaminoglucanos sintetizados por el ovocito y, en menor proporción, por las células de la granulosa. La zona pelúcida suele observarse cuando el ovocito alcanza un diámetro de 50-80 μm.

A nivel ultraestructural, el ovocito del folículo primario presenta escaso desarrollo del retículo endoplasmático rugoso y el aparato de Golgi, acúmulos citoplasmáticos de glucógeno y microvellosidades que se relacionan por medio de uniones en hendidura (nexo o *gap junction*) con las microvellosidades presentes en las células de la granulosa.

En este estadio, la maduración folicular depende de factores de crecimiento locales y, progresivamente, del efecto de la hormona foliculoestimulante (FSH) hipofisaria. Las células de la granulosa expresan receptores de FSH (FSHR) por mecanismos dependientes de andrógenos tecales y hormonas con efecto autocrino como la activina, que aumenta la expresión de FSHR, o la inhibina y la folistatina, que la disminuyen. El receptor de LH (LHR) también se expresa en las células de la granulosa por efecto dependiente de la FSH y factores locales como el IGF-1 sintetizado en las células de la teca. La expresión de ese receptor es fundamental durante el proceso de luteinización.

Folículo primario vesiculoso: este tipo de folículo tiene mayor tamaño que el folículo primario multilaminar, las capas de células de la granulosa aumentan y se caracteriza por presentar vacuolas negativas con hematoxilina-eosina, PAS positivas, entre las células de la granulosa llamadas vacuolas de **Call Exner** (**fig. 20-5**).

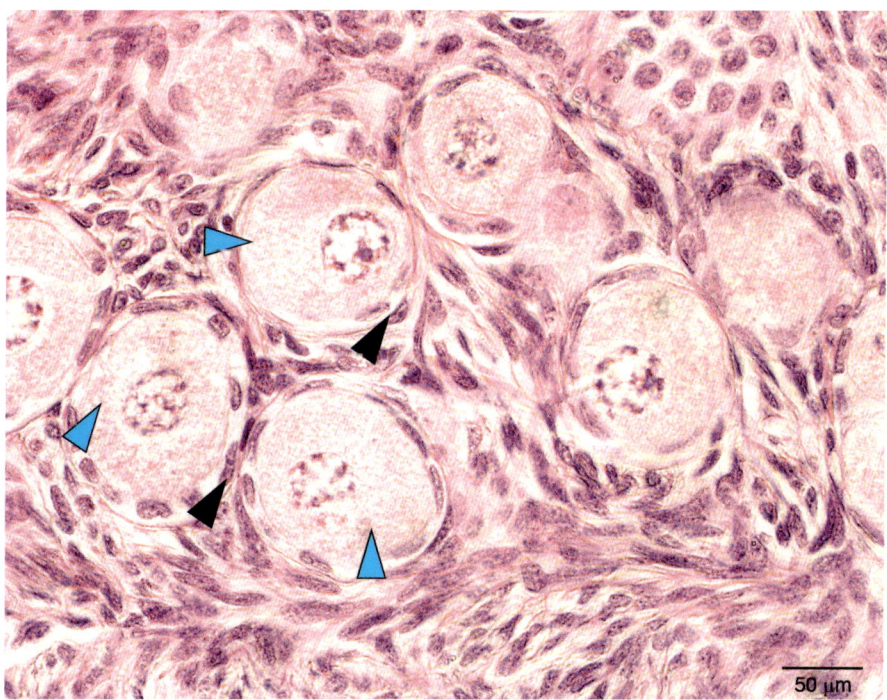

Fig. 20-3. Fotomicrografía de cortes de ovario teñidos con H-E. Se observan folículos primordiales formados por el ovocito (flechas celestes) y rodeados de células foliculares planas (flechas negras).

50 μm

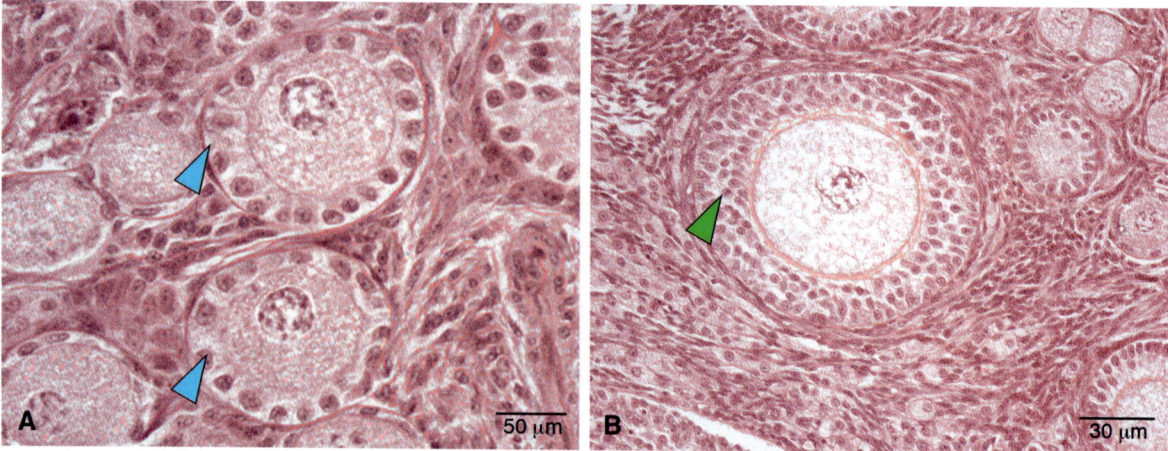

Fig. 20-4. A. Folículos primarios unilaminares. Obsérvese la presencia de células foliculares cúbicas que rodean el ovocito (flechas celestes). **B.** Folículos primarios multilaminares. Se observan varias láminas de células foliculares cúbicas (flecha verde) que rodean al ovocito.

Estas estructuras contienen un líquido secretado por las células de la granulosa rico en glucosaminoglucanos (ácido hialurónico), proteoglucanos, plasminógeno, gonadotrofinas y factores de crecimiento necesarios para el desarrollo folicular (IL-6, IGF-1, activina). A medida que se acumula más líquido, las vacuolas de Call Exner confluyen para constituir un antro folicular de forma semilunar que origina los folículos antrales.

El microambiente de estrógenos, IGF-1, activina, IL-6 sintetizados por las células de la granulosa promueve la expresión correcta de los receptores de gonadotrofinas en el folículo en maduración, lo que permite la progresión al estadio antral y la ovulación.

Folículos antrales

Son folículos de gran tamaño cuya característica es la presencia de una gran cavidad llena de líquido que corresponde al antro folicular. El líquido antral suele desplazar el ovocito, que se observa excéntrico, con un diámetro aproximado de 125 μm, rodeado por la membrana pelúcida y una o dos capas de células de la granulosa que se denomina **corona radiada.** Las células de la granulosa restantes rodean el antro folicular y alcanzan una estratificación de 6 a 10 capas. En la región de la corona radiada se proyectan para unirse a esta en una estructura llamada disco prolígero, **cúmulo**

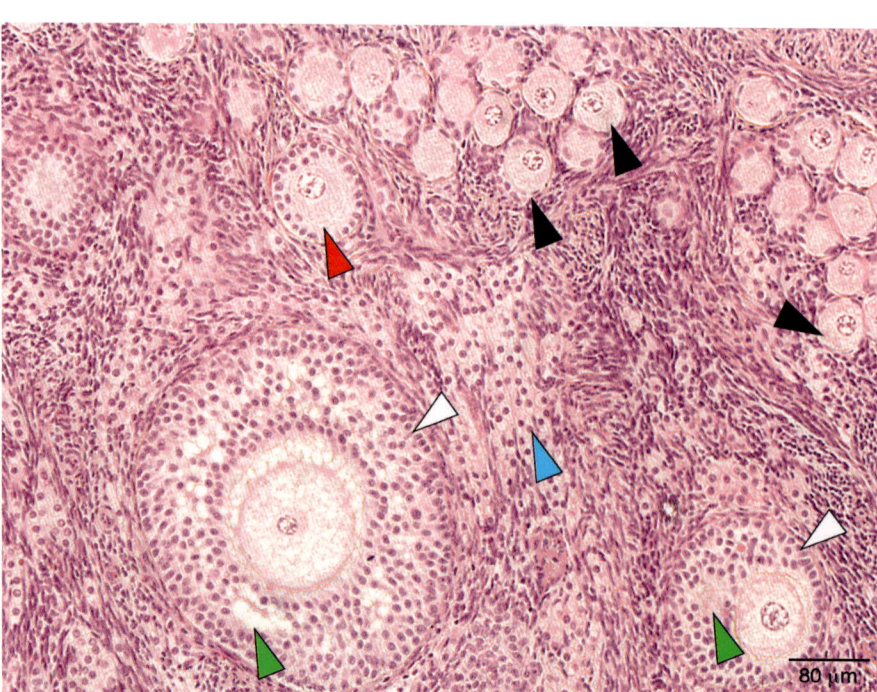

Fig. 20-5. Fotomicrografía de un corte de ovario teñido con H-E. Se observan folículos primarios vesiculosos (flechas blancas), compuestos por el ovocito y rodeados por muchas capas de células foliculares entre las que se forman las vacuolas de Call Exner (flecha verde). Las flechas negras señalan folículos primordiales, la flecha roja un folículo primario unilaminar y la flecha celeste glándulas intersticiales.

oóforo o cúmulo ovígero. La teca folicular se diferencia en dos capas: **teca interna** y **teca externa**. La teca interna es una capa vascular con abundantes capilares cuyas células adquieren características epiteliales endocrinas y se observan poliédricas, con núcleos redondos centrales o excéntricos de cromatina laxa, nucléolo evidente y citoplasma acidófilo pálido, en el que se encuentran inclusiones lipídicas. Su ultraestructura tiene las características típicas de las células sintetizadoras de esteroides: retículo endoplasmático liso desarrollado, mitocondrias y cúmulos de colesterol. La teca externa es una capa avascular cuyas células conservan las características de las células estromales, son fusiformes, con núcleos aplanados de cromatina densa y escaso citoplasma, entremezcladas con fibroblastos y fibras musculares lisas (**fig. 20-6**).

El tamaño de estos folículos está dentro del límite de resolución del ojo humano (0,25 mm), por lo que pueden observarse mediante ecografía y suelen describirse en los informes del médico especialista en diagnóstico por imágenes.

Folículo maduro de De Graaf: estos folículos son de gran tamaño, pueden llegar a 20 mm, por lo que exceden la superficie del campo de 10×. Es infrecuente observarlos al microscopio óptico en las preparaciones de rutina, ya que son característicos del período preovulatorio y no perduran mucho tiempo en el ovario. El ovocito suele medir aproximadamente 100 µm y las células de la granulosa continúan proliferando hasta llegar a 10 o 12 capas. Puede observarse la pérdida del cúmulo oóforo (por el depósito de glucosaminoglucanos entre las células de la granulosa), que deja al ovocito con zona pelúcida y corona radiada suspendido en el líquido antral. Las células de la teca están hipertrofiadas, con abundantes inclusiones lipídicas en el citoplasma. Estos folículos suelen protruir en la corteza ovárica y observarse una sobreelevación cortical, llamada mácula pelúcida, que puede evidenciarse en las ecografías ginecológicas realizadas durante el período preovulatorio. En cada ciclo inician su maduración unos 20 folículos, pero solo uno alcanzará la maduración adecuada para la ovulación.

Folículos atrésicos

La atresia folicular es un proceso de involución sufrido por los folículos que, tras ser reclutados en cada ciclo y haber iniciado su maduración, no llegan a ser ovulados. Este proceso es diferente en los folículos preantrales y en los antrales.

Folículos atrésicos preantrales: se produce la apoptosis del ovocito, luego de las células foliculares y finalmente degenera la zona pelúcida. Al microscopio óptico, se observan como estructuras pequeñas que carecen de ovocito, revestidas por células epitelioides, con una cavidad central que contiene la zona pelúcida, intensamente acidófila, plegada (**fig. 20-7**).

Folículos atrésicos antrales: el proceso de atresia en los folículos antrales es más complejo y puede describirse en los siguientes pasos:

1) Invasión de la capa granulosa por vasos capilares tecales con infiltrado de macrófagos y neutrófilos.
2) Descamación de las células de la granulosa hacia el antro folicular.
3) Hipertrofia de la teca interna por acumulación de lípidos.
4) Engrosamiento de la lámina limitante externa que se denomina membrana esmerilada o membrana

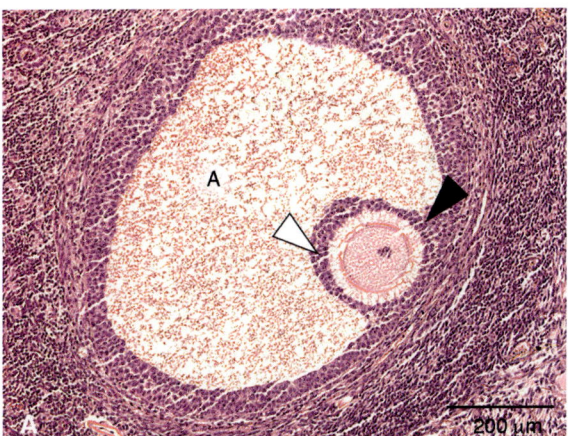

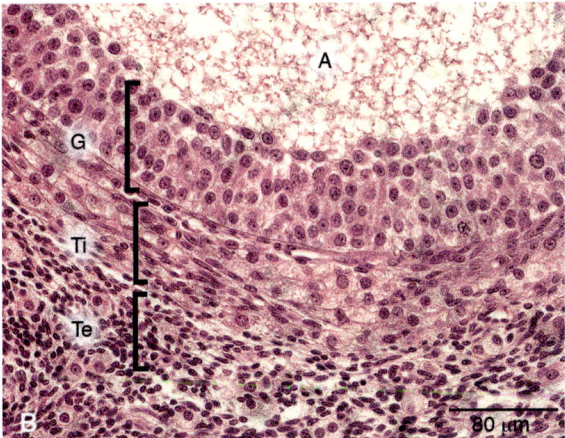

Fig. 20-6. Fotomicrografías de cortes de ovario teñidos con H-E. **A.** Folículo antral. Se observa el ovocito en posición excéntrica, rodeado de la corona radiata (flecha blanca) y un manto de células granulares que lo cubre y forma una estructura que protruye hacia el antro llamada cúmulo oóforo (flecha negra). El cúmulo oóforo (flecha negra) está unido a la pared del folículo a través del pedículo de fijación. Rodeando esta cavidad se encuentran las células de la capa granulosa. Por fuera se observan las tecas interna y externa. **B.** Fotomicrografía a mayor aumento que muestra la pared del folículo antral. Las células de la capa granulosa (G) forman un epitelio cúbico estratificado, están rodeadas por la teca interna (Ti), compuesta por células fusiformes con abundante vascularización. La Ti está rodeada por la teca externa (Te), formada principalmente por fibrocitos.

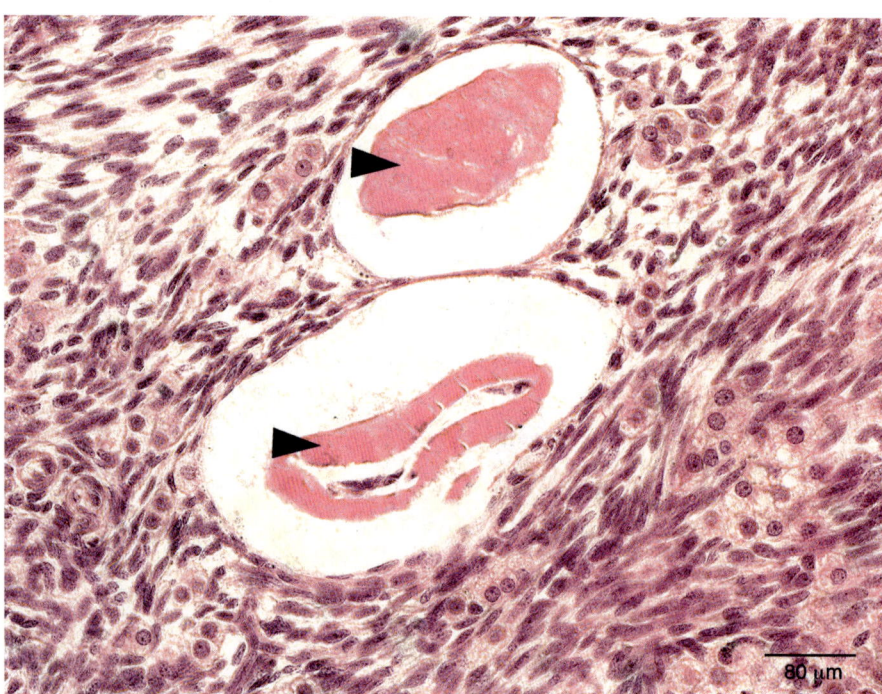

Fig. 20-7. Fotomicrografía de un corte de ovario teñido con H-E que muestra dos folículos atrésicos. Las flechas indican restos de la membrana pelúcida.

vítrea y es un hallazgo histológico característico de la atresia folicular.

5) Degeneración del ovocito, fragmentación de la membrana esmerilada y dispersión de las células tecales en el estroma.

6) Degeneración de la zona pelúcida.

Las células procedentes de la teca de folículos atrésicos o del estroma se observan al microscopio óptico mezcladas en la corteza interna y la médula, y forman cordones de células grandes y poliédricas. Presentan un núcleo redondo de cromatina laxa, nucléolo evidente y citoplasma voluminoso acidófilo pálido. Son responsables de la producción de esteroides sexuales y reciben el nombre de **glándulas intersticiales** (**fig. 20-8**).

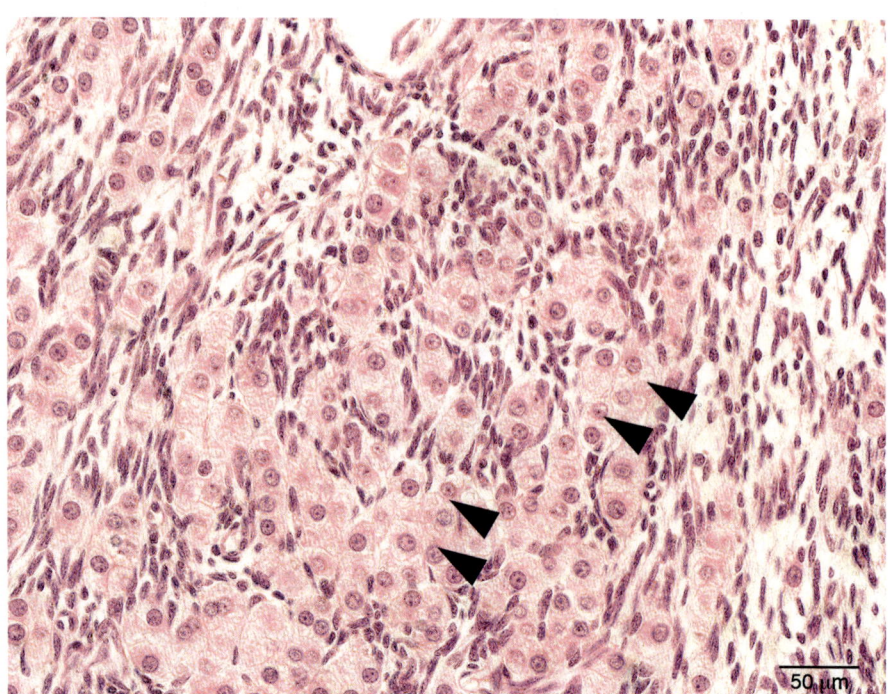

Fig. 20-8. Fotomicrografía de un corte de ovario teñido con H-E en el que se observa una glándula intersticial en el estroma ovárico compuesta por cordones de células grandes, con un núcleo esférico de cromatina laxa, un nucléolo evidente y citoplasma acidófilo.

Cuerpo lúteo

El cuerpo lúteo o cuerpo amarillo es una estructura de gran tamaño cuya presencia en el ovario indica que hubo un ciclo ovulatorio. Macroscópicamente, se denomina cuerpo amarillo por el color amarillento que le otorga el alto componente lipídico y en microscopía se lo denomina cuerpo lúteo. Con la técnica de hematoxilina-eosina se observa como una estructura de contornos lobulados maciza o con un coágulo hemático central, cuyo tamaño excede el campo del objetivo panorámico. Está formado por células de la granulosa y de la teca interna que se diferencian en células granuloteínicas y tecoluteínicas respectivamente, inmersas en tejido conectivo no especializado colágeno laxo con una abundante red capilar (**fig. 20-9**). Las células granuloteínicas son más abundantes y se observan al microscopio óptico de mayor tamaño (30-50 μm), poliédricas, con un núcleo de cromatina laxa, nucléolo evidente y citoplasma acidófilo pálido con inclusiones lipídicas. El microscopio electrónico muestra una ultraestructura de célula sintetizadora de esteroides con gran desarrollo del retículo endoplasmático liso, mitocondrias y cúmulos de colesterol. También presentan microvellosidades que se proyectan hacia el espacio intercelular. Son células con función endocrina productoras de progesterona y relaxina, dos hormonas importantes para el mantenimiento del embarazo.

Las células tecoluteínicas son menos abundantes y se observan al microscopio óptico de menor tamaño (15-20 μm), con un núcleo de cromatina más condensada y un citoplasma acidófilo intenso. Ultraestructuralmente, tienen gran desarrollo del retículo endoplasmático liso, que ocupa casi todo el citoplasma, con escasas mitocondrias y sin microvellosidades. Su función es sintetizar estrógenos (estradiol y estrona) y, en menor proporción, progesterona (**cuadro 20-1**).

Cuadro 20-1. Funciones estrogénicas y progestacionales

ESTRÓGENOS	PROGESTERONA
- Desarrollan los genitales internos y externos femeninos - Desarrollan los caracteres sexuales secundarios femeninos - Estimulan la proliferación de células epiteliales y estromales del endometrio - Estimulan la secreción mucosa de las glándulas endocervicales - Estimulan la hipertrofia de las células ciliadas del epitelio tubario y aumentan el movimiento ciliar - Estimulan el trofismo y la proliferación del epitelio superficial del exocérvix y de la mucosa vaginal y urinaria - Estimulan la proliferación del epitelio de revestimiento de los conductos mamarios	- Estimula la secreción de las células epiteliales de las glándulas endometriales - Estimula la hipertrofia de las células secretoras del epitelio tubario - Estimula la proliferación del epitelio alveolar de la mama - Disminuye la contracción del miometrio durante el embarazo

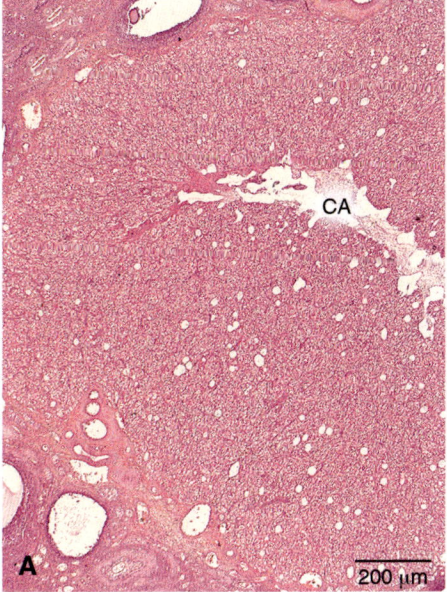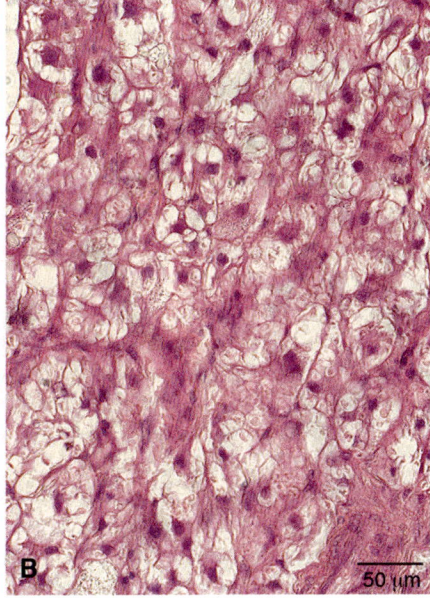

Fig. 20-9. Fotomicrografías de cortes de ovario teñidos con H-E. **A.** Cuerpo lúteo, estructura maciza eosinófila ricamente vascularizada que presenta en el centro un resto de la cavidad antral (CA) ocupada por fibrina. **B.** A mayor aumento se observan las características citológicas de las células granuloteínicas del cuerpo amarillo.

Las células de la granulosa y las células tecoluteínicas expresan receptores de LH y responden al estímulo de esta gonadotrofina mediante la síntesis de progesterona y estrógenos. Si se producen la fecundación y la implantación, el cuerpo lúteo cumple un papel importante durante el primer trimestre de gestación, ya que preserva el embarazo con el aporte hormonal (progesterona, estrógenos y relaxina). En este caso, su actividad biosintética se mantiene por estímulos paracrinos intraováricos (IGF-1, IGF-2 y estrógenos) y endocrinos (LH, prolactina, insulina y gonadotrofina coriónica placentaria). La gonadotrofina coriónica humana (hCG) es una hormona con actividad similar a la de la LH, que mantiene la función luteínica hasta las 8 a 10 semanas de gestación, aproximadamente. A partir de este período, la fuente más importante de estrógenos, progesterona y relaxina es aportada por la placenta.

Si no se produce el embarazo, el cuerpo lúteo involuciona en un período de 10 a 12 días y recibe el nombre de cuerpo *albicans* (**fig. 20-10**).

Función ovárica

El ovario cumple una función mixta. La función gametogénica, interpretada por algunos autores como una función exocrina de tipo citocrino, está representada por la liberación de gametos femeninos (ovocitos) a la luz de la trompa de Falopio, donde ocurrirá la fecundación. La función endocrina consiste principalmente en la síntesis de estrógenos y progesterona, aunque no son las únicas hormonas que produce el ovario.

La síntesis de estrógenos es un proceso compartido entre las células esteroidogénicas de la teca interna y de la granulosa. Las células tecales tienen capacidad de responder a la LH y activar la síntesis de esteroides sexuales masculinos o andrógenos. Los más importantes son la deshidroepiandrosterona (DHEA), la delta 4-androstenodiona (Δ4) y la testosterona. Estas hormonas, por su naturaleza lipídica, difunden a través de la membrana, ingresan en las células de la granulosa y una pequeña fracción sale a la circulación a través de los capilares tecales. Las células de la granulosa responden a la FSH mediante la expresión de la enzima aromatasa, cuya función es aromatizar los andrógenos sintetizados por la teca interna en estrógenos. Los estrógenos sintetizados por las células de la granulosa difunden a los capilares tecales y de ahí a la circulación sistémica para actuar sobre otros órganos del aparato genital femenino y sobre el eje hipotálamo-hipofisario por un mecanismo de retroalimentación. La FSH también estimula el crecimiento y la proliferación de las células de la granulosa y la expresión de receptores de LH, que serán útiles cuando se transformen en granuloteínicas.

La progesterona es un esteroide precursor de andrógenos producido por la teca interna y las células

granuloteínicas en respuesta al estímulo de la LH hipofisaria. La síntesis de esteroides sexuales involucra la captación de colesterol y procesos enzimáticos que ocurren en las mitocondrias y el retículo endoplasmático liso. Por ello, las células con capacidad esteroidogénica tienen desarrollo de estas organelas. El colesterol, que constituye la materia prima para la síntesis de esteroides sexuales, es captado y transportado a las mitocondrias. En la membrana mitocondrial externa, la proteína STAR lo transporta a la membrana mitocondrial interna, donde está anclada la enzima desmolasa, que cataliza su conversión en pregnenolona. Esta hormona esteroidea difunde desde la mitocondria hacia el retículo endoplasmático liso, donde continúa los pasos enzimáticos de la esteroidogénesis gonadal. La LH permite la expresión de las enzimas esteroidogénicas (CITp450) necesarias para la síntesis de progesterona y andrógenos ováricos, localizadas principalmente en el retículo endoplasmático liso.

La aromatización de estrógenos que ocurre en las células de la granulosa no es un proceso exclusivo del ovario. El tejido adiposo, el cerebro, el hígado, la piel, las glándulas suprarrenales, los testículos, los huesos y la placenta tienen la capacidad de expresar la enzima aromatasa, convertir los andrógenos en estrógenos y regular el metabolismo de los esteroides sexuales.

La hormona antimülleriana (AMH) es otra hormona ovárica sintetizada por las células de la granulosa de los folículos preantrales y antrales tempranos. Sus concentraciones no varían durante el ciclo femenino y decrecen a lo largo de la etapa fértil hasta valores mínimos en la etapa perimenopáusica. Su medición se utiliza como marcador de la reserva folicular). Si bien permite una aproximación de la cantidad de folículos ováricos disponibles, no hay correlación respecto de la calidad ovocitaria y la probabilidad de gestación.

Ciclo ovárico

Se conoce como ciclo sexual femenino a los fenómenos que ocurren en diversos órganos del aparato genital femenino que tienen la capacidad de responder a estímulos hormonales generando modificaciones estructurales y funcionales. El ciclo ovárico dura aproximadamente 28 a 30 días y se considera primer día el que coincide con el inicio de la etapa menstrual. Tiene dos períodos: la fase folicular y la fase lútea, separadas por el período ovulatorio, en el que se libera el gameto femenino (**fig. 20-11**).

Fase folicular

El inicio de la fase folicular es paralelo al primer día de la menstruación y finaliza con la ovulación. Su duración aproximada es de 13 días. Durante esta etapa serán reclutados 20 folículos de la reserva ovárica total para iniciar el proceso de desarrollo

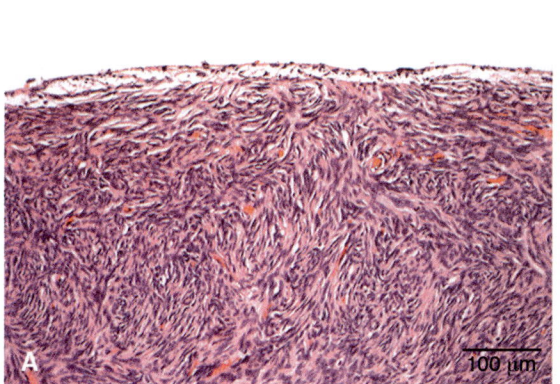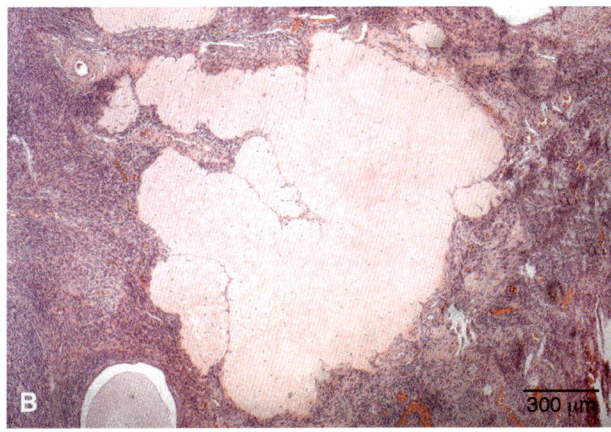

Fig. 20-10. Fotomicrografías ópticas de ovario de una mujer posmenopáusica. **A.** Se observa la ausencia de folículos en la corteza. **B.** Cuerpo *albicans* que ocupa gran parte de la superficie ovárica.

y crecimiento hasta que uno alcance el estadio maduro como folículo de De Graaf. El crecimiento folicular está favorecido principalmente por **efecto de la FSH,** que se detecta en altas concentraciones durante esta etapa. La LH aumenta, pero en menor concentración que la FSH, y estimula la síntesis de andrógenos tecales, que luego se aromatizan a estrógenos en las células de la granulosa. Por ello, esta etapa también se denomina **estrogénica**. Los mecanismos por los cuales un folículo prioriza su desarrollo y alcanza el estadio maduro, mientras que otros entran en atresia, aún no están claros. Los estrógenos actúan sobre otros órganos del aparato genital (útero, trompas, vagina, glándula mamaria), que experimentan cambios histofisiológicos simultáneos a la primera fase del ciclo ovárico.

Ovulación

Es el evento caracterizado por la liberación del gameto femenino a la luz de la trompa de Falopio que ocurre en la mitad del ciclo ovárico (día 14). La ovulación es producida por el aumento progresivo de estrógenos durante la primera mitad del ciclo que hipersensibiliza el eje hipotálamo-hipofisario y provoca como respuesta un pico de secreción de LH. El pico de LH desencadena distintos mecanismos intraováricos que culminan con la ovulación y que se describen a continuación:

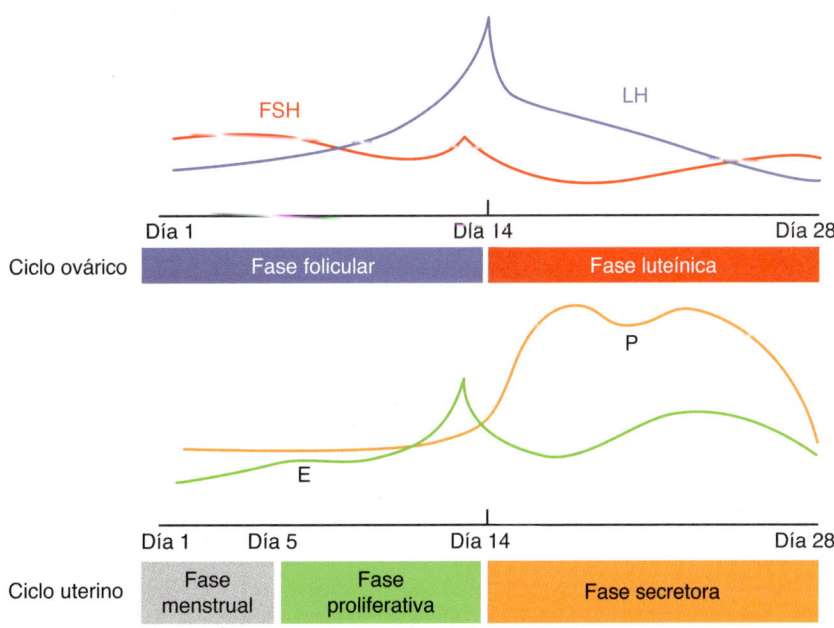

Fig. 20-11. Esquema de los perfiles hormonales durante el ciclo ovárico y el ciclo uterino.

1) Aumento del volumen del líquido folicular con aumento de la presión antral.

2) Liberación del activador de plasminógeno por las células de la granulosa. Este factor convierte el plasminógeno contenido en el líquido antral en plasmina. La plasmina activa colagenasas que degradan la lámina basal folicular y el estroma perifolicular. Esto favorece la rotura del folículo y la apertura de la superficie ovárica para la liberación del ovocito.

3) La síntesis local de prostaglandinas estimula la contracción de las células musculares de la teca externa y favorece la ovulación.

4) El ovocito del folículo de De-Graaf, que estaba detenido en el diplonema de la meiosis I, reanuda la meiosis y origina dos células hijas: ovocito secundario y primer cuerpo polar. El ovocito secundario es una célula grande, de aproximadamente150 μm, que conserva la mayor parte del citoplasma de su célula madre, entra en meiosis II durante la ovulación y se detiene en la metafase, etapa que solo completa cuando es fecundado.

Etapa lútea

Este período está comprendido entre la ovulación y el final del ciclo ovárico, entre los días 14 y 28. Durante esta etapa predomina el **efecto de la LH** y las concentraciones de FSH disminuyen. Las células de la granulosa y las de la teca del folículo que liberó su gameto sufren el proceso de luteinización. Durante este proceso, se transforman en células granoluteínicas y tecoluteínicas respectivamente, con la síntesis de grandes concentraciones de progesterona y, en menor medida, de estrógenos. Por ello, esta etapa recibe el nombre de **progestacional**. Las hormonas favorecen la implantación del cigoto y el mantenimiento del embarazo. Si no se produce la fecundación, los niveles de LH y FSH descienden, lo que provoca la involución del cuerpo lúteo, denominándose cuerpo *albicans* (véase **fig. 20-10**).

TROMPAS DE FALOPIO

Las trompas de Falopio son dos órganos huecos que se relacionan por contigüidad por un extremo con el ovario y por el otro con la pared uterina en la que se insertan. Su función es recibir el ovocito luego de la ovulación, favorecer el medio propicio para la fecundación y transportar el cigoto (ovocito fecundado) a la cavidad uterina para su implantación. Desde ovario al útero se describen cuatro porciones: 1) fimbrias, 2) ampolla, 3) istmo y 4) porción intramural. Si bien la organización histológica en túnicas es similar en todo el órgano, cada región tiene características especiales que permiten identificarla con el microscopio óptico.

Con la técnica de hematoxilina-eosina se describe como un órgano hueco organizado en tres túnicas: 1) mucosa, 2) muscular y 3) serosa (**fig. 20-12 A y B**).

Túnica mucosa

Esta capa que reviste la luz de la trompa está compuesta por un **epitelio cilíndrico simple con células**

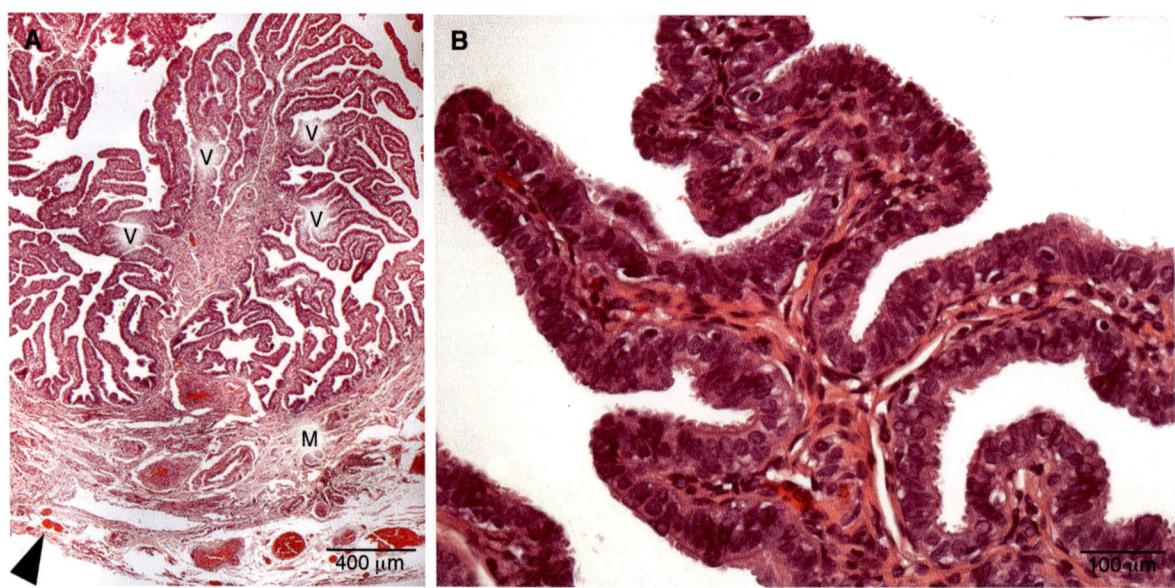

Fig. 20-12. Fotomicrografía de un corte transversal de trompa uterina teñida con H-E. **A.** Se observa la mucosa de la trompa uterina con abundantes vellosidades (V) que ocupan casi toda la luz y, rodeando la mucosa, una capa de músculo liso (M). La pared muestra la disposición circular de la capa muscular y en la serosa, la presencia de vasos y mesotelio (flecha negra) de epitelio plano simple que rodea la estructura. **B.** Mayor aumento de la fotomicrografía de la imagen **A** en la que se distinguen las vellosidades de la mucosa.

ciliadas y no ciliadas o secretoras, que asienta sobre un corion o lámina propia de tejido conectivo no especializado colágeno laxo con fibras reticulares. La mucosa tubaria protruye hacia la luz y forma pliegues o folias arborescentes similares a las hojas del helecho, que son características del órgano y permiten orientar el diagnóstico histológico. En la región de las fimbrias y la ampolla, las folias están muy desarrolladas y pueden observarse al microscopio óptico entremezcladas en la luz tubaria, lo que le da al órgano un aspecto característico (véase **fig. 20-12 B**). En el istmo y la región intramural, los pliegues de mucosa disminuyen y la superficie es más regular.

Las **células cilíndricas ciliadas** son más abundantes en la región de las fimbrias y la ampolla, mientras que disminuyen en el istmo y en la porción intramural. En la microscopía óptica, con la técnica de hematoxilina-eosina, son alargadas, con un núcleo basal y un citoplasma acidófilo con cilios en la parte apical. Al microscopio electrónico tienen abundantes mitocondrias, que proporcionan el ATP necesario para el movimiento ciliar activo, y son responsables de la acidofilia citoplasmática. Las demás organelas están menos desarrolladas.

Las **células secretoras** están intercaladas entre las células ciliadas y no suelen diferenciarse de estas últimas cuando se observa el epitelio al microscopio óptico con hematoxilina-eosina. Estructuralmente, son células cilíndricas de citoplasma acidófilo pálido y un núcleo basal de cromatina densa. La palidez citoplasmática está relacionada con la presencia de hidratos de carbono almacenados, por lo que se tiñen positivamente con la técnica de PAS. La microscopía electrónica muestra características similares a las de las células mucosas, con retículo endoplasmático rugoso desarrollado, aparato de Golgi supranuclear y gránulos glucoproteicos de mucígeno.

Túnica muscular

Esta túnica está compuesta por células musculares lisas dispuestas de manera circular en la región de las fimbrias y la ampolla que aumentan en el istmo y la región intramural, donde forman dos capas: una capa circular interna y otra longitudinal externa.

Túnica serosa

Está compuesta por un repliegue del peritoneo que envuelve la superficie externa de la trompa y recibe el nombre de mesosálpinx. Al microscopio óptico puede observarse como una túnica de tejido conectivo colágeno laxo, con células adiposas, vasos de mediano calibre, nervios, y un epitelio plano simple o mesotelio.

Función tubaria

Las trompas de Falopio cumplen dos funciones importantes: 1) captar y movilizar el ovocito luego de la ovulación, para lo que cuentan con un epitelio ciliado y una túnica muscular y 2) proporcionar un entorno favorable para la fecundación, que tiene lugar en el tercio medio del órgano. Para favorecer esta función, tienen células epiteliales secretoras y aumentan el volumen de la túnica muscular en la región del istmo.

La trompa también sufre cambios durante el ciclo femenino porque su epitelio es capaz de responder a las hormonas secretadas por el ovario. Los estrógenos estimulan la hipertrofia de las células ciliadas del epitelio durante la primera fase del ciclo, lo que provoca un aumento de la altura celular hasta duplicar su volumen, la prolongación de los cilios y un aumento del movimiento ciliar, con un máximo en el período periovulatorio. Durante la fase lútea ovárica, la secreción de progesterona actúa sobre las células secretoras del epitelio y produce un aumento de su tamaño, el cual supera el de las células ciliadas. Además, se proyecta sobre las otras células y le da al epitelio un aspecto seudoestratificado. El producto de secreción de estas células proporciona un medio nutritivo favorable para la fecundación del ovocito. Durante el embarazo, el epitelio tubario disminuye de altura y puede volverse plano. Características similares pueden observarse durante el período menstrual. La túnica muscular también responde al estímulo estrogénico con un aumento de su contractilidad durante la primera etapa del ciclo, que llega a un máximo en el período periovulatorio, y disminuye durante la etapa progestacional y en el embarazo.

Las trompas de Falopio pueden atravesar procesos infecciosos causados fundamentalmente por microorganismos de transmisión sexual. Los más frecuentes son *Chlamydia trachomatis* y *Neisseria gonorrhoeae*. Este proceso se denomina salpingitis y puede cursar con síntomas o no. Como resultado de la infección, se produce una inflamación que altera la histoarquitectura, sobre todo en las fimbrias, donde la capa muscular es muy delgada. En las células epiteliales disminuyen el número de cilios y la motilidad. La inflamación en toda la pared de la porción distal provoca distintos grados de obstrucción que, incluso cuando se ha resuelto el cuadro infeccioso, no revierte y se produce una acumulación de líquido en el interior de la trompa. Como consecuencia, esta se distiende y sus paredes se deforman. Esto se denomina hidrosálpinx y se considera una secuela de procesos infecciosos sintomáticos o asintomáticos del tracto genital superior. El hidrosálpinx es causa de infertilidad debido a la obstrucción tubaria y a la embriotoxicidad ocasionada por el líquido acumulado, que interfiere en el proceso de implantación.

ÚTERO

El útero es un órgano hueco formado por una porción superior o cuerpo uterino, y una porción inferior denominada cérvix o cuello del útero. Entre el cuerpo y el cuello se halla el istmo que conecta la cavidad uterina con el canal cervical.

El cuerpo uterino es la porción más voluminosa del órgano donde se implanta el cigoto, y cursa su desarrollo y crecimiento en el transcurso del embarazo. Al microscopio óptico, es un órgano hueco cuya pared presenta, desde la luz hasta la periferia, tres túnicas: 1) endometrio, 2) miometrio y 3) perimetrio. Estas túnicas sufren cambios durante el ciclo femenino y el embarazo, que pueden observarse en los preparados histológicos de rutina (**fig. 20-13**).

Cuerpo uterino

Endometrio

Es la túnica uterina más interna compuesta por un epitelio de revestimiento cilíndrico simple con células ciliadas y secretoras, que se invagina y forma glándulas multicelulares tubulares simples ramificadas, cuyos adenómeros presentan células cilíndricas secretoras de moco. Al microscopio óptico, con la técnica de hematoxilina-eosina, las glándulas endometriales se observan en distintas incidencias de corte como estructuras tubulares con una luz central,

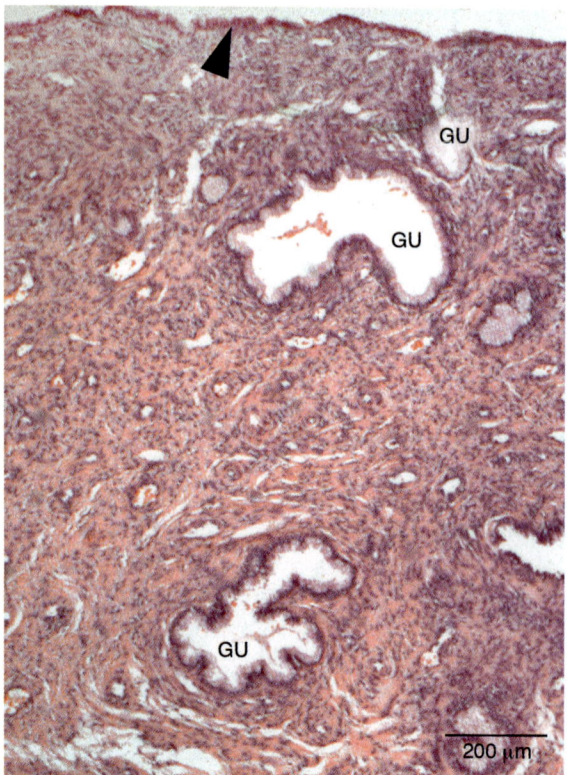

Fig. 20-13. Fotomicrografía de cortes de útero humano. Se observan el epitelio de revestimiento superficial (flecha negra) y las glándulas uterinas (GU).

revestidas por células epiteliales pálidas. Según la etapa del ciclo femenino, puede observarse producto de secreción en la luz. Tanto el epitelio de revestimiento como el glandular asientan sobre un estroma de tejido conectivo no especializado colágeno laxo muy celular, con fibras reticulares y altamente vascularizado (**fig. 20-14**).

El epitelio de revestimiento cilíndrico tiene células secretoras mucosas que se observan al microscopio óptico con la técnica de hematoxilina-eosina como altas con un núcleo basal y un citoplasma acidófilo pálido. Las células secretoras que forman las glándulas endometriales son cilíndricas, con un núcleo basal y un citoplasma acidófilo pálido con hematoxilina-eosina. Ambos tipos celulares se tiñen de rojo magenta con la técnica de PAS debido al alto contenido de hidratos de carbono en sus gránulos secretores (mucígeno). Desde el punto de vista ultraestructural, tanto las células cilíndricas superficiales como las células de las glándulas endometriales se asemejan a las células sintetizadoras de glucoproteínas, con un retículo endoplasmático rugoso desarrollado, aparato de Golgi supranuclear y gránulos de mucígeno. Intercaladas entre las células secretoras superficiales hay algunas células cilíndricas ciliadas similares a las del epitelio de revestimiento tubario.

Según las características funcionales e histológicas, el endometrio suele subdividirse en dos estratos:
- Estrato funcional: comprende el epitelio de revestimiento y el área apical de la glándula con su estroma circundante.
- Estrato basal: comprende la región basal glandular con su estroma circundante.

Miometrio

Es la túnica media de la pared uterina y la de mayor grosor. Representa un 60% del ancho parietal del cuerpo uterino. Está formado por fibras musculares lisas dispuestas en diferentes direcciones que pueden observarse al microscopio óptico en distintas incidencias de corte, rodeadas por tejido conectivo no especializado colágeno laxo y abundantes vasos sanguíneos de diferentes calibres (**fig. 20-15**).

Algunos autores describen cuatro capas de disposición de las fibras musculares del miometrio:
- Longitudinal interna, subvascular o submucosa.
- Circular u oblicua media: también llamada estrato vascular debido a que está altamente vascularizada.
- Circular externa o supravascular: en la que también se observan algunos haces musculares de disposición longitudinal.
- Estrato subseroso: región delgada con haces longitudinales de músculo liso.

Otros autores solo mencionan tres capas (dos capas longitudinales con una capa vascular en la región central).

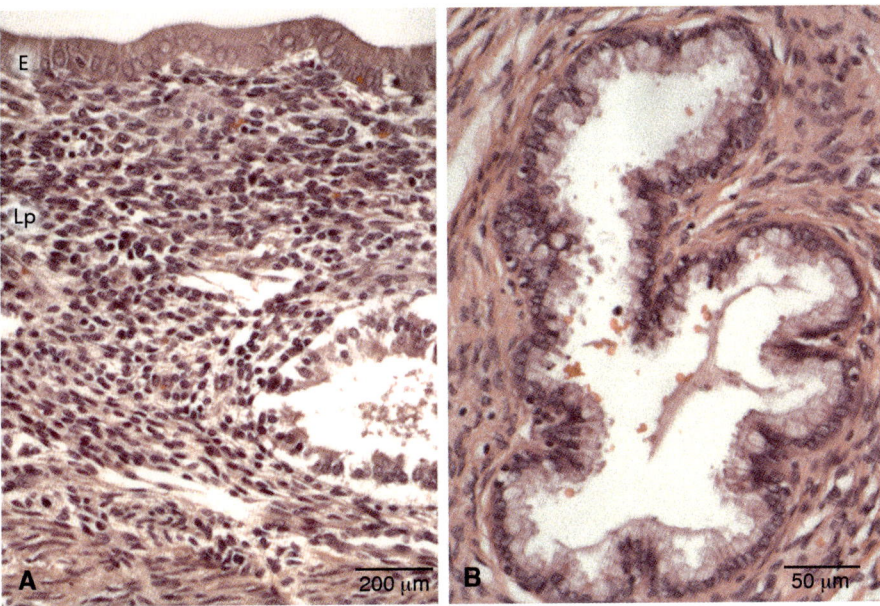

Fig. 20-14. A. Útero humano teñido con H-E. Se observa el epitelio superficial (E) por debajo la lámina propia (Lp) del tejido conectivo laxo. **B.** Glándula uterina de la etapa secretora.

A pesar de esta subdivisión, la observación del miometrio al microscopio óptico muestra que no están bien delimitadas las capas y solo son visibles los haces musculares en distintas incidencias de corte entremezclados con vasos sanguíneos arteriales y venosos.

Perimetrio

Es un repliegue del peritoneo que tapiza el tercio medio y superior del cuerpo uterino. Está compuesto por una serosa con tejido conectivo no especializado colágeno laxo, tejido adiposo, vasos sanguíneos, nervios, y un epitelio de revestimiento plano simple peritoneal o mesotelio. El perimetrio del tercio inferior del cuerpo uterino carece de mesotelio y conserva los componentes restantes, por lo que se denomina adventicia

Irrigación

El cuerpo uterino está irrigado por ramas de la arteria uterina que ingresan por el perimetrio y penetran en el miometrio hasta llegar al estrato vascular, donde se denominan arterias arciformes o arcuatas. Estos vasos recorren el miometrio de forma circular y se ramifican en arteriolas rectas, que irrigan el estrato basal del endometrio y penetran en el estrato funcional para dar origen a las arteriolas espiraladas, denominadas así por su trayecto tortuoso. Las arteriolas espiraladas recorren el estrato funcional, originan ramas que se anastomosan alrededor de las glándulas y finalizan en una extensa red capilar que termina en dilataciones o senos venosos debajo del epitelio de revestimiento. Estos senos venosos desembocan en vénulas que drenan en las venas uterinas (**fig. 20-16**).

Ciclo endometrial

Se denomina ciclo endometrial el conjunto de cambios sufridos por el endometrio como consecuencia del

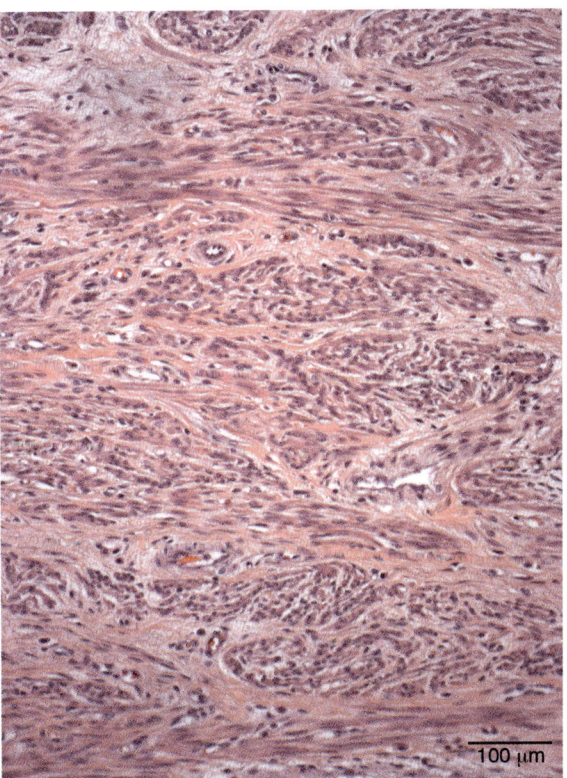

Fig. 20-15. Fotomicrografía del miometrio teñido con H-E. Las fibras musculares lisas del miometrio pueden verse en distintas incidencias de cortes.

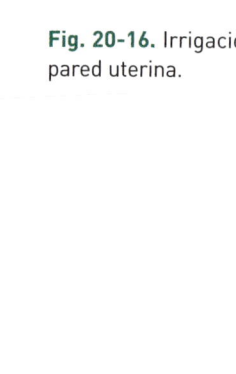
Fig. 20-16. Irrigación de la pared uterina.

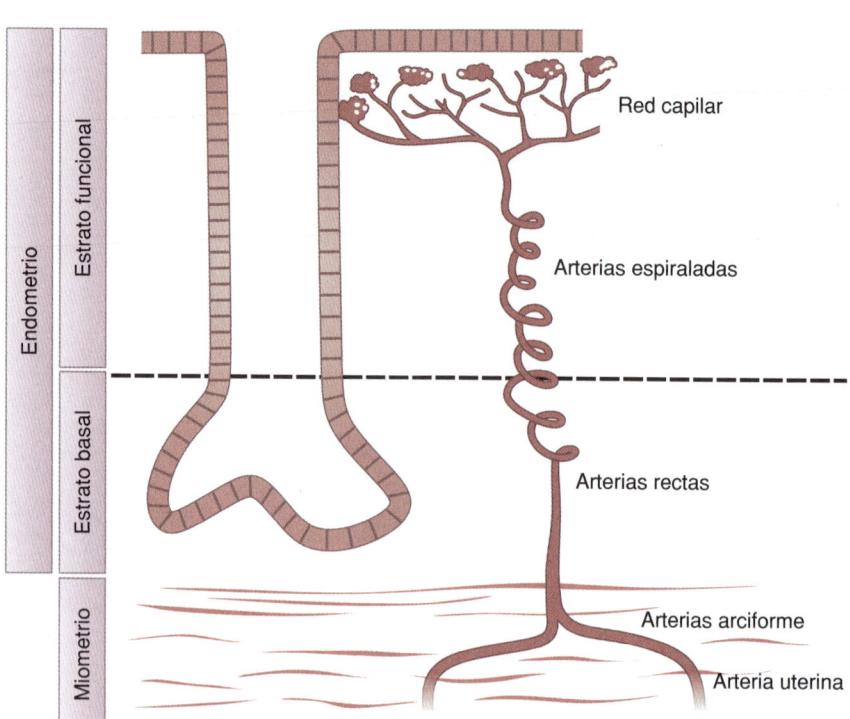

impacto hormonal que tienen la finalidad de generar un ambiente propicio para la implantación y la viabilidad del cigoto. El ciclo dura 28-30 días, se considera día uno el primer día de la menstruación y consta de tres etapas: menstrual, proliferativa y secretora, que transcurren de forma simultánea al ciclo ovárico (**fig. 20-17**).

Etapa menstrual

Este evento se produce por la disminución de la síntesis de estrógenos y progesterona ováricos que ocurre al finalizar la etapa lútea ante la ausencia de fecundación. El estado de hipoestrogenismo produce un colapso prolongado de las arteriolas espiraladas con disminución de la irrigación (isquemia) del estrato funcional endometrial. La isquemia provoca la muerte celular con desprendimiento del estrato funcional hacia la luz de la cavidad uterina. Los lechos vasculares quedan abiertos y la sangre sale de ellos, junto con las estructuras celulares del estrato funcional del endometrio. Este fenómeno, que puede durar de 3 a 5 días, coincide con el inicio de la etapa folicular del ciclo ovárico.

Etapa proliferativa

Esta etapa se inicia al finalizar la menstruación y se prolonga hasta la mitad del ciclo (día 14) cuando se produce la ovulación. Durante esta etapa, los estrógenos ováricos estimulan el epitelio y el estroma endometrial del estrato basal, y se recupera el estrato funcional. Las células epiteliales de las glándulas proliferan para

regenerar nuevamente el epitelio asociadas a la proliferación del estroma circundante y la regeneración vascular. Los fibroblastos del tejido conectivo estromal aumentan la síntesis de colágeno y la proliferación celular continúa durante toda esta etapa y puede alcanzar un grosor endometrial total aproximado de 8 mm. La finalidad de esta proliferación celular es proveer de un ambiente propicio para la implantación del cigoto si tiene lugar la fecundación.

Los preparados histológicos con hematoxilina-eosina realizados durante esta etapa muestran glándulas endometriales de margen regular, con escasa luz y células epiteliales pálidas por la acumulación de glucógeno (**fig. 20-18 A**).

Etapa secretora

La fase secretora del ciclo endometrial comienza tras la ovulación, coincide con la etapa lútea del ciclo ovárico y finaliza aproximadamente entre el día 28 y el 30. Durante esta etapa, el endometrio continúa su proliferación y presenta la máxima secreción glandular, que puede alcanzar un grosor de 10 mm.

Los preparados histológicos con hematoxilina-eosina realizados durante esta etapa muestran glándulas endometriales tortuosas en forma de serrucho o en hoja de helecho con producto de secreción en la luz que puede observarse acidófilo. Las células epiteliales están hipertrofiadas y pálidas por la acumulación de glucógeno. El estroma periglandular está muy vascularizado (**fig. 20-18 B**).

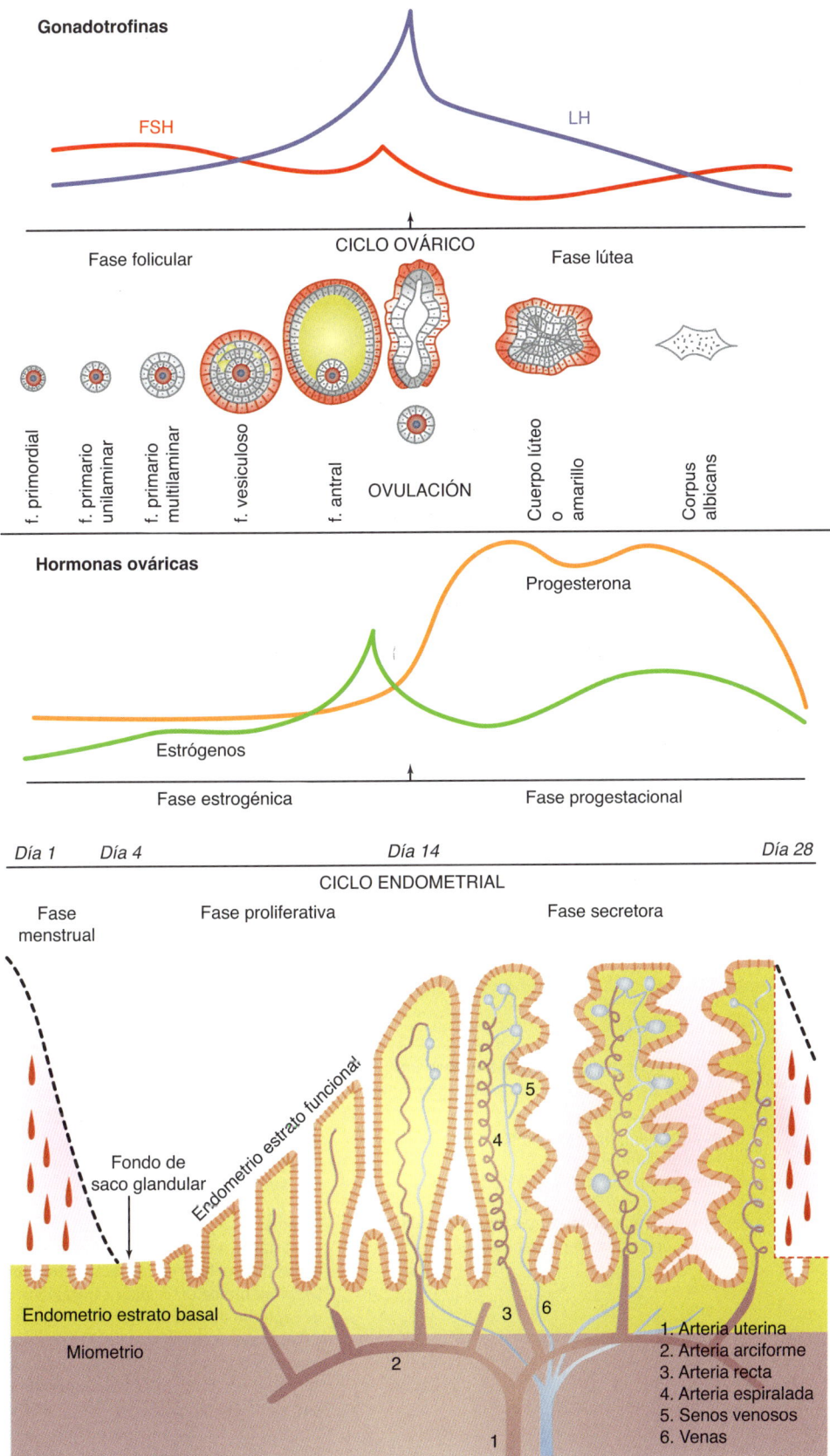

Fig. 20-17. Esquema integrador que representa los cambios histológicos que se producen según las distintas fases del ciclo sexual en el ovario y en el endometrio. Se indica la regulación de las gonadotrofinas y las hormonas ováricas, respectivamente.

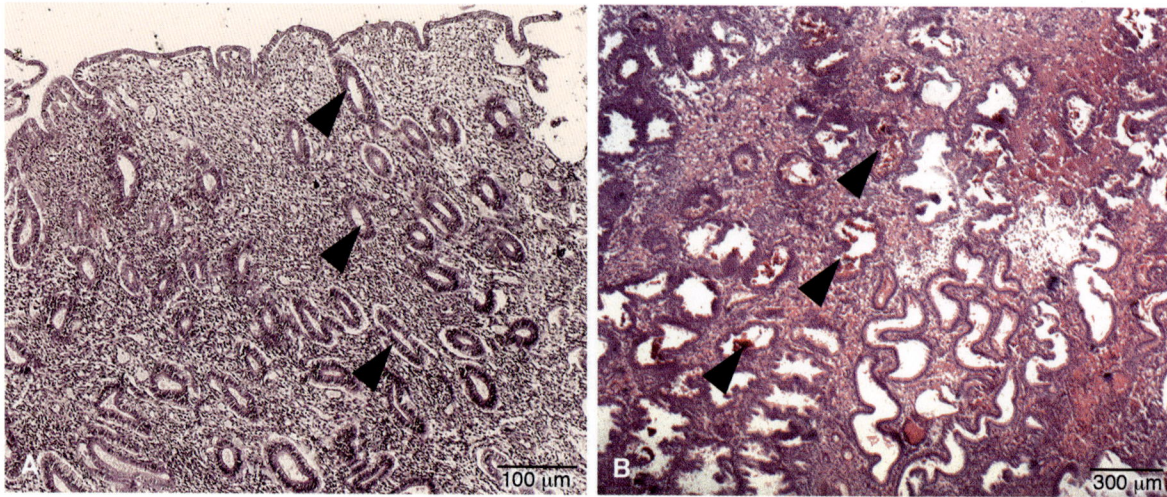

Fig. 20-18. Fotomicrografía de un corte de la pared uterina teñido con H-E. **A.** En la etapa proliferativa del endometrio se observan cortes transversales de las glándulas uterinas (flecha negra), que son rectas. **B.** Tinción de PAS. Se observa el endometrio en la etapa secretora, en la que las glándulas uterinas (flechas negras) se presentan tortuosas y con secreción PAS positiva en su interior.

El objetivo de estos cambios es permitir la nutrición del cigoto implantado. El principal estímulo para la secreción glandular es la progesterona sintetizada por el cuerpo lúteo. Si no se produce el embarazo, la disminución de estrógenos y progesterona, generada por la involución del cuerpo lúteo, provoca el colapso de las arterias espiraladas del endometrio y la consecuente isquemia del estrato funcional, que anticipan el inicio de un nuevo ciclo con la etapa menstrual (**cuadro 20-2**).

La presencia de glándulas endometriales fuera del útero se denomina endometriosis y es una patología frecuente en la práctica ginecológica. (**Proyección médico-clínica 20-1. Endometriosis**).

Cuello uterino

El cuello uterino o cérvix está situado en la porción inferior del cuerpo uterino y forma un canal que desemboca en la porción superior de la vagina. Desde el punto de vista anatómico, presenta un orificio cervical interno (OCI), que conecta el canal cervical con la luz del cuerpo uterino, y un orificio cervical externo (OCE), a través del cual se comunica con la luz de la cavidad vaginal.

Cuadro 20-2. Cambios histológicos del endometrio y su correlación con las etapas del ciclo endometrial		
ETAPAS DEL CICLO	**PROLIFERATIVA**	**SECRETORA**
Epitelio	- Reepitelización superficial posmenstrual - Mitosis de las células epiteliales glandulares (seudoestratificación) - Acumulación de glucógeno en las células epiteliales glandulares - Elongación glandular, glándulas rectas	- Secreción en la luz glandular (PAS positiva) - Vacuolización de las células glandulares (vacuola de glucógeno con desplazamiento del núcleo hacia la porción apical) - Glándulas tortuosas dilatadas con aspecto de helecho serrucho
Estroma	- Mitosis Crecimiento de las arteriolas espiraladas y formación de neovasos capilares	- Mitosis - Importante edema del estroma, que dispersa los elementos celulares (aspecto de núcleos desnudos) - Crecimiento de arteriolas espiraladas hasta la base del epitelio de revestimiento - Células predeciduales o deciduoides: células estromales con cúmulos de lípidos y glucógeno precursoras de las deciduales verdaderas que aparecen si hay nidación del cigoto - Granulocitos endometriales: células estromales con núcleos de cromatina densa y citoplasmas intensamente acidófilos - Infiltrado leucocitario fisiológico

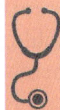

Proyección médico-clínica

20-1. Endometriosis

La endometriosis es la presencia de glándulas y estroma endometrial fuera del útero. Aparecen como peque-ñas acumulaciones de tejido endometrial denominadas focos o implantes endometriósicos. Los sitios en los que pueden localizarse son muy variados. Los más frecuentes son el ovario y el peritoneo pélvico. Se describieron otros sitios alejados de la pelvis, por ejemplo: mamas, sistema nervioso central, extremidades, nervios periféri-cos y diafragma. El mecanismo por el cual se producen estos implantes es aún controvertido y no hay una única teoría que lo explique.

Histológicamente, los focos endometriósicos están constituidos por glándulas endometriales, estroma endome-trial, hemorragias recientes o antiguas, y depósitos de hemosiderina. Estos focos son sensibles a los estrógenos y resistentes a la progesterona. Como consecuencia, el tejido prolifera como lo hace el endometrio en su locali-zación habitual, sus vasos sanguíneos también proliferan y al final de cada ciclo, con el descenso de los niveles de estrógenos y progesterona, se producen hemorragias e inflamación en los focos. Esto provoca un dolor intenso en cada período menstrual que se denomina dismenorrea y constituye el síntoma más frecuente. La inflamación causada por estos focos da lugar a adherencias y alteraciones en la anatomía de la pelvis que pueden producir otros signos o síntomas como: infertilidad, dolor con la defecación, dolor pélvico crónico y dolor abdominal genera-lizado. El tratamiento inicial de esta patología tiene como objetivo disminuir los niveles de estrógenos circulantes que llegan al foco endometriósico y lo estimulan. Es lógico suponer que la endometriosis cesa en la menopausia, momento en el que disminuye la función ovárica.

La porción inferior del cérvix protruye en la vagina, lo que provoca que las características histológicas sean distintas en la superficie externa que se orienta hacia este órgano, denominada exocérvix, y en la interna o endocérvix, cuyo epitelio de revestimiento se continúa con el epitelio endometrial (**fig. 20-19 A y B**).

El endocérvix está revestido por un epitelio cilín-drico simple con células secretoras mucosas y escasas células ciliadas, similar al endometrio. Este epitelio se invagina y forma criptas tortuosas que muestran en la luz un material de secreción mucoso acidófilo pálido con hematoxilina-eosina y PAS positivo (véase **fig. 20-19 A**). En ocasiones, las criptas se obstruyen y se acumula el producto de secreción, lo que da como resultado la protrusión en la luz de estructuras ovoides patológicas denominadas huevos o quistes de Naboth.

El exocérvix está revestido por un epitelio plano es-tratificado no queratinizado, que se continúa con el epitelio superficial de la vagina (véase **fig. 20-19 B**). Las células más superficiales del epitelio tienen cito-plasmas muy pálidos debido a la acumulación de glu-cógeno intracelular. Subyacente a ambos epitelios se observa tejido conectivo no especializado colágeno denso, no modelado, con fibras elásticas, haces de cé-lulas musculares lisas dispuestas de manera circular y un componente vascular inmerso. Algunos autores de-nominan la capa muscular como una túnica circular, llamada también esfínter de Von Ebner.

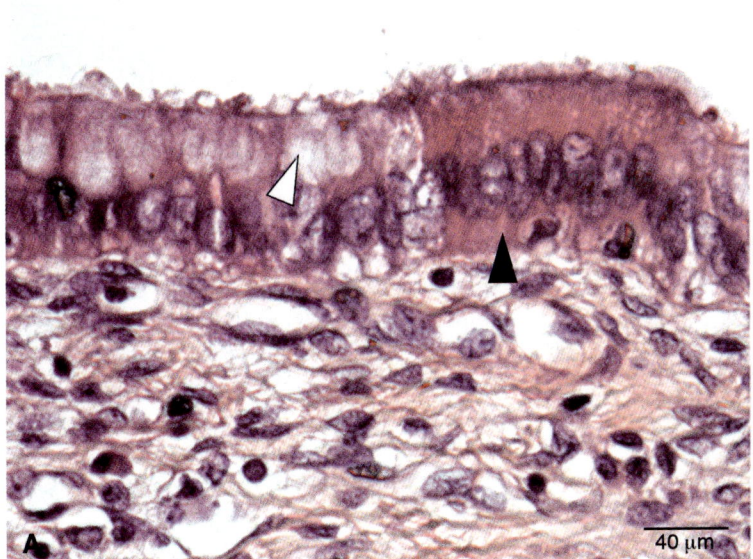
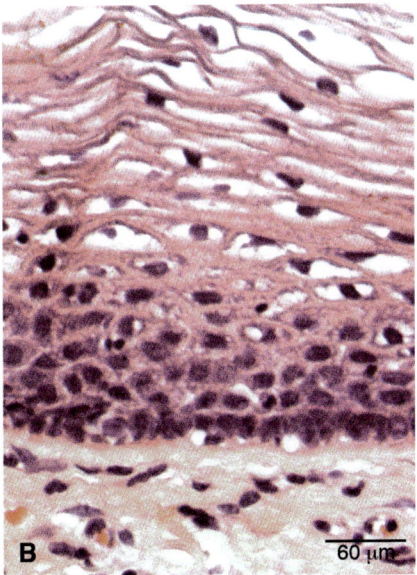

Fig. 20-19. Fotomicrografías ópticas de cuello uterino. **A.** Endocérvix. Se observan un epitelio cilíndrico simple con células ciliadas (flecha negra) y células mucosas (flecha blanca). **B.** Exocérvix revestido por un epitelio plano estratificado.

La región donde confluyen el epitelio escamoso o pavimentoso y el cilíndrico simple es la unión cilindroescamosa o escamocolumnar. Esta unión es topográficamente móvil en respuesta a la estimulación hormonal en casi todas las mujeres adultas. En especial en aquellas que han tenido hijos, el endocérvix aparece evertido y la unión cilindroescamosa se hace visible en la exploración vaginal durante la colposcopía. Esta zona del epitelio cilíndrico expuesta a la cavidad vaginal se denomina ectopia, ectropión o eversión.

Como en el caso de todos los epitelios, en el epitelio cilíndrico endocervical, además de las células diferenciadas, se encuentran las células de reserva multipotentes. Estas células de reserva, al estar expuestas al ambiente de la cavidad vaginal, se diferencian en células pavimentosas más resistentes y adaptadas, similares a las que tapizan el exocérvix y la vagina, y se denominan metaplásicas. La zona del cuello uterino revestida por las células metaplásicas es la **zona de transformación** (ZT), de gran importancia médica porque es allí y en la unión cilindroescamosa donde suelen aparecer las lesiones precancerosas y el cáncer de cuello uterino.

Cambios del endocérvix durante el ciclo sexual femenino

El endocérvix no experimenta cambios histológicos cíclicos como el endometrio, pero puede responder a las hormonas sintetizadas por el ovario, y modificar las características y el volumen del moco secretado por las células epiteliales de las glándulas endocervicales. El estímulo estrogénico, predominante durante la primera etapa del ciclo, aumenta 10 veces el volumen de secreción glandular al liberar un moco más fluido que facilita el ascenso de los espermatozoides para favorecer la fecundación luego de la ovulación. En la segunda mitad del ciclo, debido al efecto de la progesterona secretada por el cuerpo lúteo, el moco cervical es más espeso, característica que impide el ascenso espermático.

VAGINA

La vagina es un órgano hueco que forma la última porción de los genitales internos femeninos.

Está compuesto, desde la luz hasta la periferia, por tres túnicas: mucosa, muscular y adventicia.

Mucosa

Se compone de un epitelio de revestimiento plano estratificado no queratinizado que asienta sobre una lámina propia o corion de tejido conectivo colágeno laxo (**figs. 20-20** y **20-21**).

Epitelio: continúa con el exocérvix y tiene diferentes estratos celulares que se describen a continuación, de basal a superficial.

Células basales: corresponden a una monocapa de células que asientan sobre la membrana basal y se observan al microscopio óptico cilíndricas, con núcleos ovales de cromatina laxa y citoplasma basófilo. Desde el punto de vista ultraestructural, tienen hemidesmosomas que facilitan el anclaje a las estructuras que forman la membrana basal epitelial. Como en todos los epitelios estratificados, son las que tienen la capacidad de proliferar. A expensas de esta capa se forman los siguientes estratos donde las células maduran y se diferencian en respuesta a los estímulos hormonales durante las diferentes etapas del ciclo femenino.

Células parabasales: dispuestas en dos o tres capas sobre las células basales, se observan al microscopio óptico con forma redondeada o poliédrica (15-30 μm), con núcleos redondos centrales de cromatina laxa y citoplasma basófilo.

Células intermedias: son células de forma poligonal de aproximadamente 30 μm de diámetro, con un núcleo ovalado central de cromatina laxa y citoplasma basófilo muy pálido debido a la acumulación del glucógeno intracelular.

Células superficiales: son células planas que se desprenden en la superficie del epitelio y son reemplazadas por células de capas más profundas. Al microscopio óptico con la técnica de hematoxilina-eosina se observan con núcleos aplanados, picnóticos y citoplasmas pálidos o negativos, con un halo de glucógeno perinuclear.

Lámina propia: está representada por un tejido conectivo colágeno laxo con fibras elásticas que puede presentar un tejido linfoide difuso o nodular y que protruye en el epitelio formando pliegues que son evidentes al microscopio óptico y ayudan al diagnóstico diferencial. Otro elemento importante es la presencia de abundantes vasos venosos de mediano y pequeño calibre en las profundidades del corion.

Muscular

Esta túnica está compuesta por haces de músculo liso dispuestos en una capa circular interna y otra longitudinal externa, aunque algunos autores solo describen fibras musculares en distintas direcciones.

Adventicia

Está formada en su parte interna por tejido conectivo no especializado colágeno denso con abundantes fibras elásticas, que se hace laxo en la porción externa, asociado a células adiposas, nervios y vasos (es llamativo un rico plexo venoso).

CITOLOGÍA EXFOLIATIVA GINECOLÓGICA. PRUEBA DE PAPANICOLAOU

Se coloca un espéculo en el canal vaginal y, mediante una espátula de madera, se obtienen muestras de las células exfoliadas de las paredes laterales de la vagina y

Fig. 20-20. Esquema del epitelio vaginal y los diferentes tipos celulares que pueden observarse en un extendido celular por medio de la técnica de PAP. Nótese que las células de los distintos estratos presentan cambios en la morfología, el tamaño y la tinción del citoplasma y los núcleos.

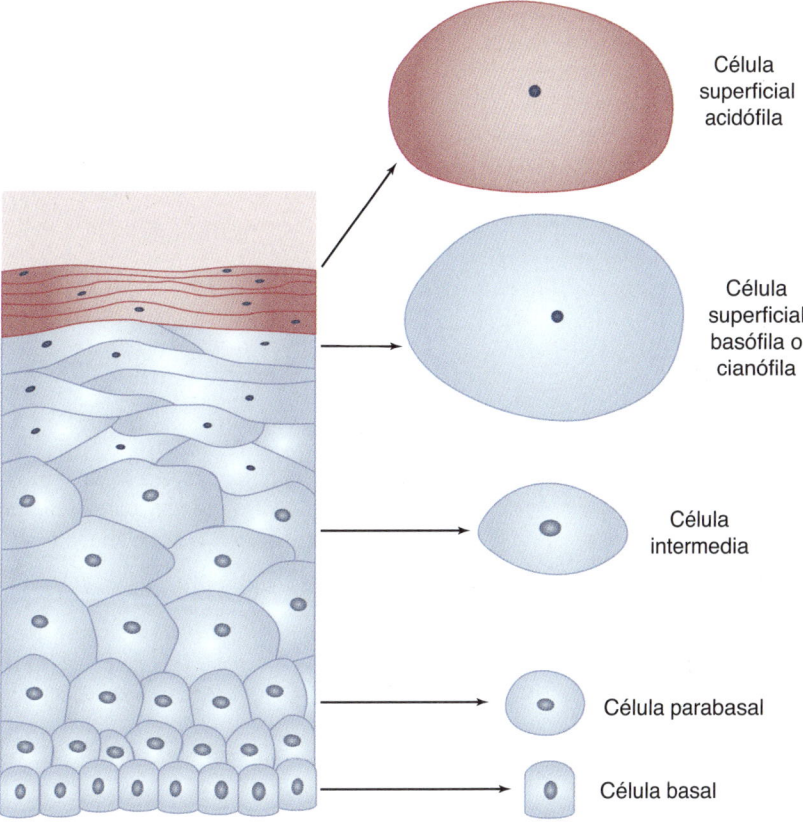

Célula superficial acidófila

Célula superficial basófila o cianófila

Célula intermedia

Célula parabasal

Célula basal

del exocérvix. Una vez extendidas sobre un portaobjetos y fijadas por inmersión en etanol al 96% o mediante espray, se colorean siguiendo la técnica descrita por Georgios Papanicoláu a comienzos del siglo pasado, comúnmente denominada prueba de PAP.

La batería de coloración cuenta con un colorante nuclear (hematoxilina de Harris) y una mezcla de colorantes citoplasmáticos (Orange G 6 y EA 36), y es la técnica de coloración elegida para el estudio de la citología exfoliativa ginecológica y de cualquier otro material biológico (orina, esputo, líquidos de punción, etc.).

Un extendido de PAP será satisfactorio para hacer un diagnóstico significativo si presenta células endocervicales o metaplásicas. La doble toma exocervical y endocervical aumenta la sensibilidad de la técnica, ya que algunas lesiones que penetran en el canal no son detectadas en la toma exocervical ni en la colposcopía.

El extendido coloreado permite evaluar el estado hormonal de la paciente y, fundamentalmente, es el método de tamizaje (screening) para la detección temprana del cáncer de cuello uterino (**figs. 20-22** y **20-23**).

Estudio hormonal

Los estrógenos estimulan la proliferación y la maduración del epitelio escamoso o pavimentoso de la vagina y el exocérvix, mientras que la progesterona tiene un efecto descamante, de modo que los extendidos celulares obtenidos en la primera mitad del ciclo (etapa estrogénica) muestran un predominio de células superficiales (extendidos tróficos e hipertróficos), mientras que los obtenidos en la segunda mitad (etapa progestacional) muestran sobre todo células intermedias con bordes plegados, cargadas de glucógeno, exfoliadas y agrupadas en colgajos (extendidos hipotróficos). Estas características progestacionales son más notorias aún durante el embarazo por las altas concentraciones de progesterona durante esta etapa. Antes de la menarca, en la posmenopausia y en el puerperio, los extendidos evidencian un predominio de células parabasales (extendidos atróficos) (**cuadro 20-3**). En los extendidos, acompañando los distintos tipos de células epiteliales (pavimentosas, cilíndricas endocervicales), se pueden observar leucocitos, hematíes, macrófagos y flora vaginal lactobacilar (bacilos de Döderlein), responsable de mantener el pH ácido normal de la cavidad vaginal.

También puede observarse flora patológica bacteriana, levaduras (responsables de las candidiasis) y parásitos (tricomonas). En las tomas realizadas en los primeros días del ciclo posmenstruación pueden hallarse células endometriales y macrófagos del estroma endometrial.

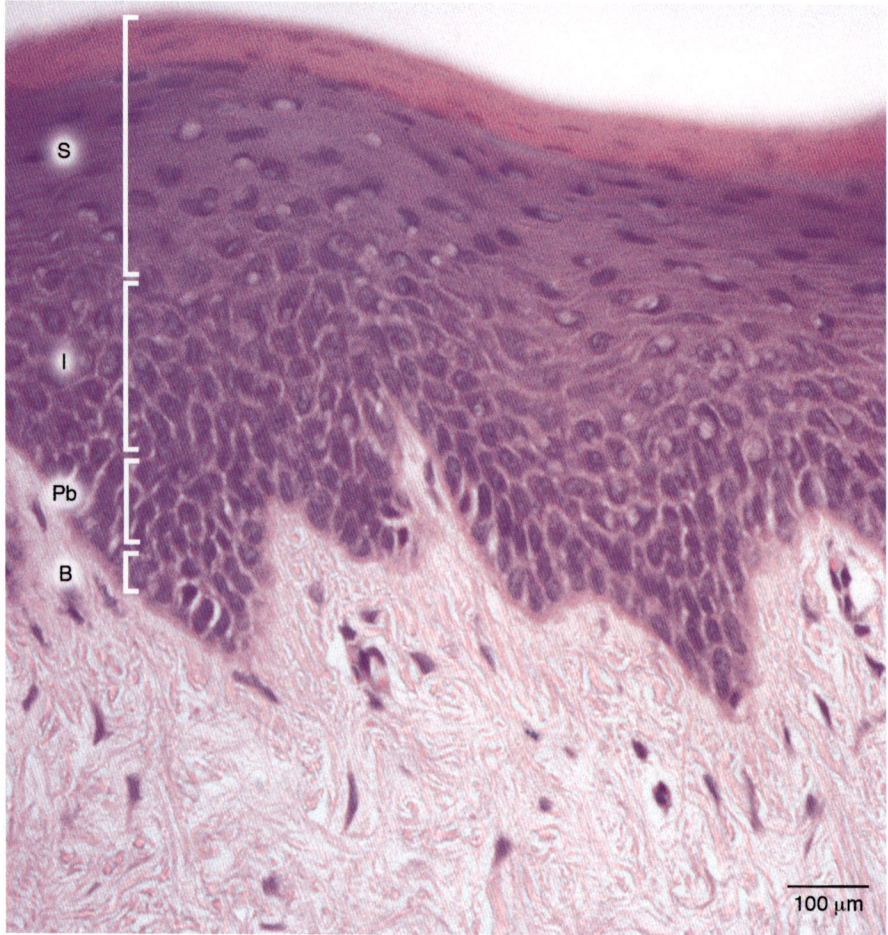

Fig. 20-21. Fotomicrografía de un corte de vagina de rata teñido con H-E. Se observa el epitelio plano estratificado no queratinizado que descansa sobre un tejido conectivo colágeno con fibras elásticas. En el epitelio de revestimiento se pueden identificar los distintos estratos: B: basal, Pb: parabasal, I: intermedio, S: superficial.

Estudio oncológico

Dado que el carcinoma de cérvix causa el 5% de las muertes por cáncer en la mujer en el mundo, es muy importante la implementación de controles para la detección temprana de lesiones preneoplásicas y su eventual tratamiento. La prueba de PAP es un método de detección económico, sensible y poco invasivo que, cuando lo realizan profesionales entrenados que trabajan con muestras adecuadas, arroja excelentes resultados en medicina preventiva.

El carcinoma cervical, antes de invadir los tejidos subyacentes a través de la membrana basal, permanece en el espesor del epitelio y constituye las lesiones escamosas intraepiteliales de bajo o alto grado (L-SIL y H-SIL respectivamente). Estas patologías se detectan con facilidad en un extendido de PAP. La causa más frecuente de estas lesiones es la infección por el virus del papiloma humano (HPV). (**Proyección médico-clínica 20-2. Virus del papiloma humano**).

GLÁNDULA MAMARIA

Las glándulas mamarias son dos órganos situados en la región anterior del tórax por encima de los músculos pectorales. Se clasifican como glándulas exocrinas

Cuadro 20-3. Cambios en la citología exfoliativa y su correlación con las etapas del ciclo ovárico		
ETAPA FOLICULAR ESTROGÉNICA (DÍAS 1-12)	**OVULACIÓN PERÍODO PERIOVULATORIO (DÍAS 12-15)**	**Etapa LúteaPROGESTACIONAL (DÍAS 16-28)**
- Mayor porcentaje de células superficiales acidófilas y cianófilas - Menor porcentaje de intermedias - Escasos leucocitos - Escaso moco	- Predominio de células superficiales, 70% de células acidófilas - Algunos leucocitos - Abundante moco	- Mayor porcentaje de células intermedias - Menor porcentaje de células superficiales con predominio de cianófilas - Algunas naviculares - Algunos leucocitos - Abundante moco

Fig. 20-22. Elementos utilizados para la toma de la muestra en la realización de un PAP (1). Se ilustran los pasos para llevar a cabo el examen: toma de muestra (1), extendido (2), fijación (3) y la coloración (4).

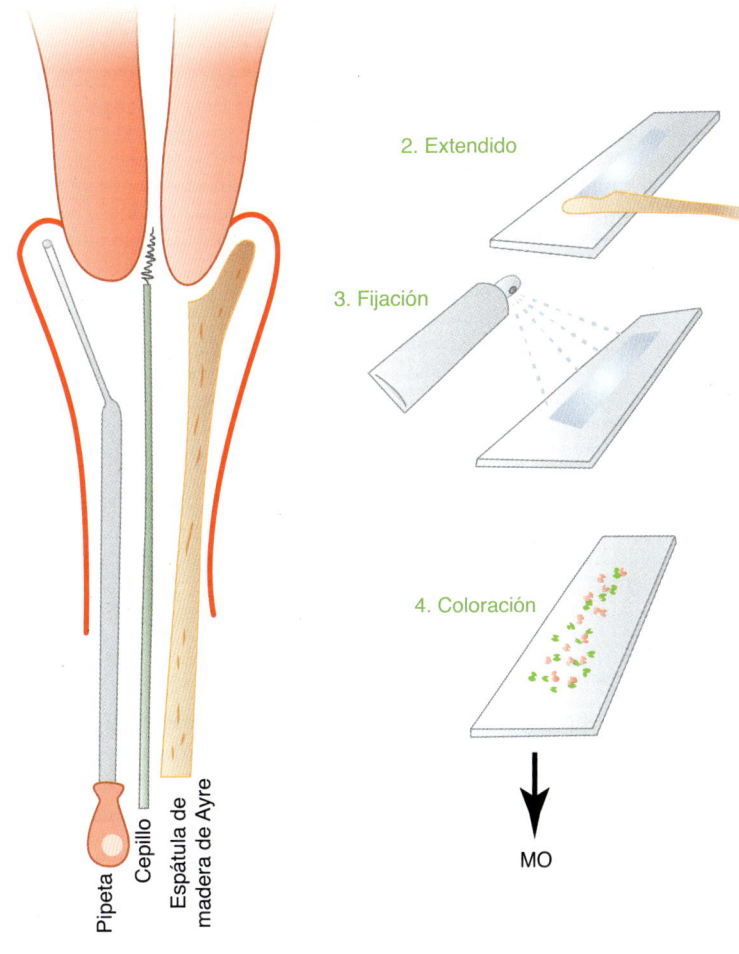

2. Extendido

3. Fijación

4. Coloración

MO

Pipeta

Cepillo

Espátula de madera de Ayre

1. Toma de la muestra

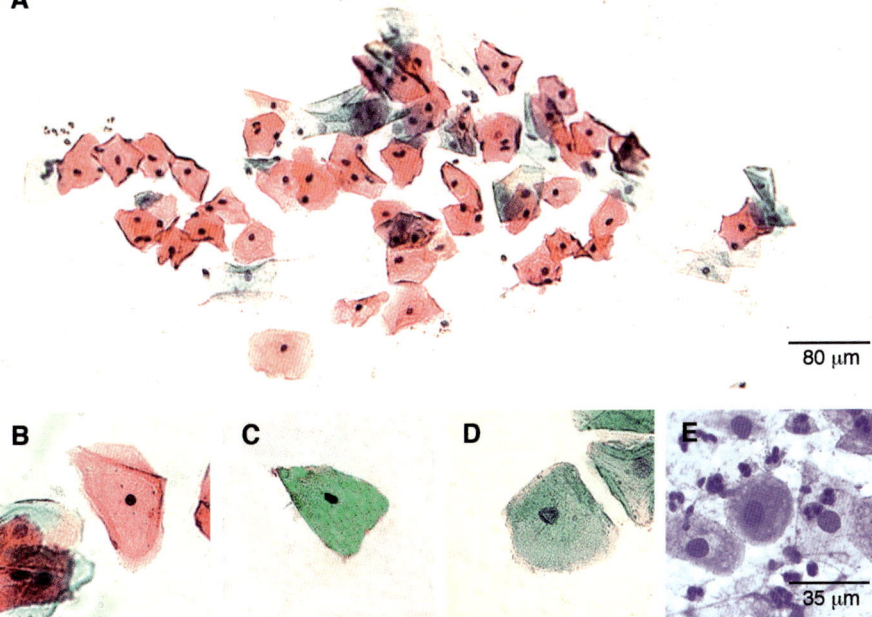

A

80 μm

Fig. 20-23. Fotomicrografía de extendido vaginal teñido con la técnica de Papanicolaou. A) Se observan células superficiales acidófilas y células superficiales cianófilas. B) Célula superficial acidófila. C) Célula superficial cianófila. D) Célula intermedia (cianófila). E) Célula parabasal (cianófila).

B   C   D   E

35 μm

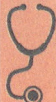

Proyección médico-clínica

20-2. Virus del papiloma humano

El virus del papiloma humano (HPV) es un adenovirus de la familia *Papillomaviridae*. Se conocen más de 100 tipos de HPV, de estos hay variedades denominadas de bajo riesgo oncogénico (p. ej., 6, 11) y de alto riesgo (p. ej., 16, 18) que son los que se identifican en las lesiones que progresan al carcinoma.

Está bien establecido que la infección persistente por HPV es la principal causa para el desarrollo de la neoplasia cervical. Sin embargo, la mayoría de las anomalías causadas por la infección por HPV no evolucionan a cáncer. El HPV es un factor necesario, pero no suficiente, y se requieren otros cofactores como el tabaquismo, las características genéticas, las alteraciones inmunitarias, las deficiencias nutricionales o los tratamientos hormonales para la progresión a los estadios graves de infección.

La enfermedad se contrae principalmente por transmisión sexual. El HPV es un patógeno epiteliotrópico que infecta las células epiteliales de la piel y las mucosas (genitoanal, peneana, bucofaríngea) y produce lesiones de aspecto verrugoso denominadas condilomas en el sitio de infección.

La razón por la que el frotis de Papanicolaou es una prueba de detección tan eficaz para la profilaxis del cáncer de cuello uterino es que la mayoría de los tumores van precedidos de una lesión precancerosa. Esta lesión puede existir en la fase no invasora durante 20 años y generar el desprendimiento de células anormales detectadas en el examen citológico. La detección temprana en esta instancia y el tratamiento oportuno de las lesiones posibilitan la curación.

Las lesiones precancerosas y malignas del cuello se observan principalmente en la zona de transformación (ZT). El efecto citopático patognomónico de la infección por HPV en las células pavimentosas es la formación de grandes halos perinucleares que aparecen llenos de partículas virales al microscopio electrónico. Estas células características se denominan coilocitos y suelen acompañarse de otras anomalías como multinucleación, macrocariosis, hipercromasia nuclear, disqueratosis o hiperqueratosis.

tubuloalveolares compuestas y ramificadas. Al microscopio óptico, aparecen como un órgano macizo recubierto por tejido conectivo colágeno denso, no modelado, que envía tabiques que lo subdividen en 15 a 20 lobulillos, cada uno de los cuales desemboca en un conducto principal independiente. Cada lobulillo está representado por grupos de adenómeros de tubuloalveolares ramificados, revestidos por un epitelio glandular exocrino cúbico simple, asociado a conductos intralobulillares que asientan sobre un estroma de tejido conectivo colágeno laxo. En los tabiques interlobulillares pueden observarse células adiposas, vasos arteriales y venosos, nervios, y conductos extralobulillares o interlobulillares (**fig. 20-24 A-C**).

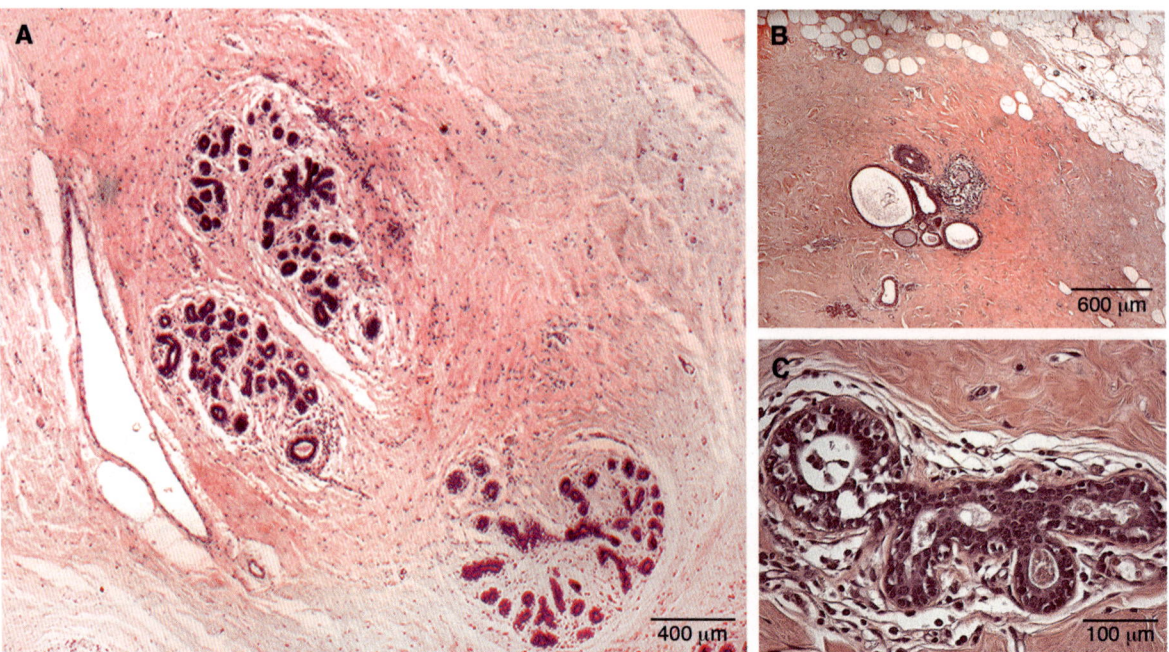

Fig. 20-24. Glándula mamaria en reposo o inactiva. **A** y **B.** Lobulillos rodeados por tejido conectivo. **C.** Lobulillo de la glándula mamaria donde se observan los adenómeros de morfología alveolar.

Adenómeros

Son de tipo tubuloalveolar ramificado y se observan al microscopio óptico con una luz central bien evidente, revestidos por un epitelio glandular exocrino cúbico simple, cuyas células tienen un núcleo redondo con cromatina laxa y citoplasma basófilo. La microscopía electrónica muestra abundante retículo endoplasmático rugoso y aparato de Golgi, lisosomas e inclusiones lipídicas. En la periferia de los adenómeros se observan células mioepiteliales próximas a la región basal de las células epiteliales (**fig. 20-25**; véase también **fig. 20-24 C**).

El producto de secreción de los adenómeros es rico en proteínas (caseína), hidratos de carbono (lactosa) y lípidos. Las proteínas se liberan a la luz de los conductos por exocitosis, mientras que los lípidos lo hacen por medio de un mecanismo de secreción apocrina. La prolactina hipofisaria y placentaria es un potente estímulo para activar la función de los alvéolos mamarios durante el embarazo y la lactancia.

Conductos excretores

Los conductos excretores se dividen en intralobulillares y extralobulillares. Los intralobulillares pueden observarse al microscopio óptico entre los adenómeros revestidos por un epitelio cúbico simple con células de citoplasma acidófilo. Tanto los adenómeros como los conductos intralobulillares se encuentran inmersos en un estroma de tejido conectivo colágeno laxo (**fig. 20-26;** véase también **fig. 20-25**).

Los conductos extralobulillares están inmersos en los tabiques de tejido conectivo colágeno denso, revestidos por un epitelio de tipo cilíndrico simple o biestratificado de células altas, con núcleos basales y citoplasmas acidófilos. Los conductos galactóforos son estructuras de gran calibre con luz bien evidente, que representan el tramo final de la vía de excreción. Están revestidos por un epitelio cilíndrico biestratificado que en su tramo final, de desembocadura en el pezón, puede continuarse con un epitelio plano estratificado. Respecto de la ultraestructura, todos los conductos excretores comparten características similares y presentan abundantes mitocondrias, que aportan el ATP necesario para el funcionamiento de las bombas de membrana, que permiten el intercambio electrolítico para modificar el producto de secreción. Estas organelas son responsables de la acidofilia cuando se los tiñe con hematoxilina-eosina. El aporte del sistema ductal a la leche materna es predominantemente hidroelectrolítico, con 88% de agua o electrolitos como Na^+, K^+ y Cl^-.

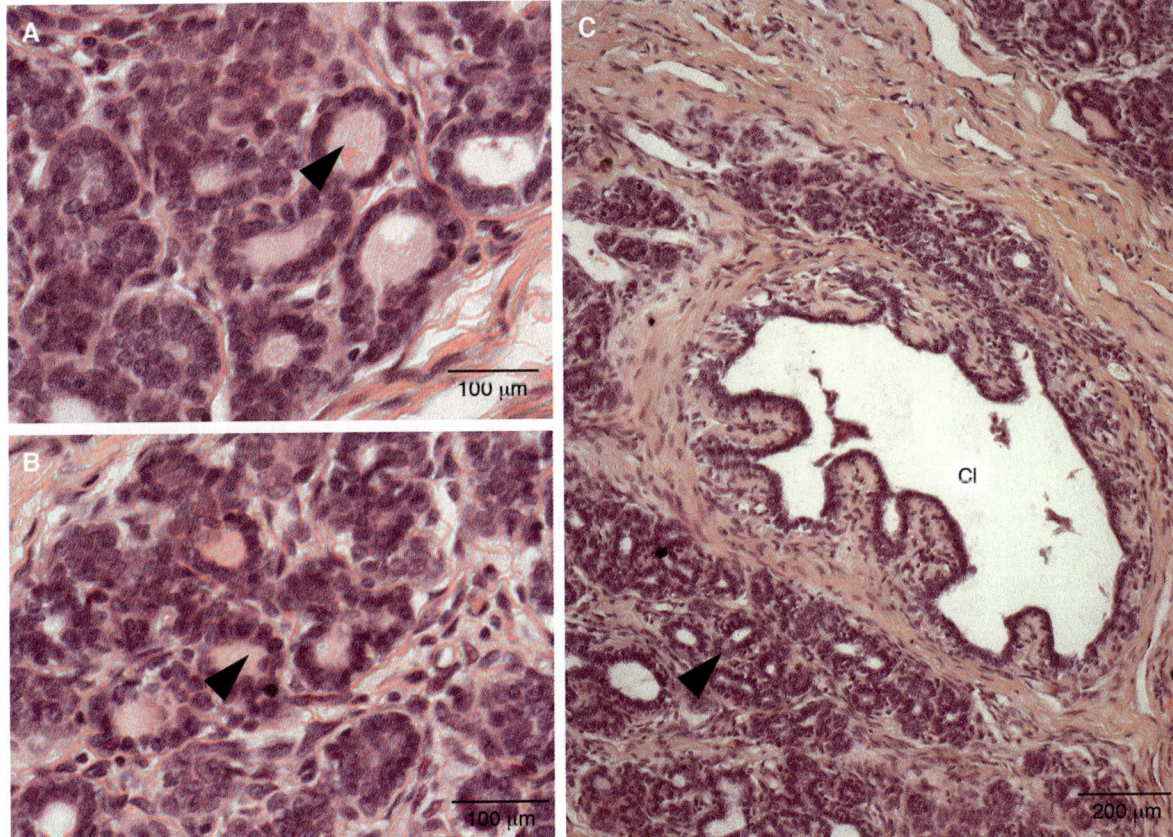

Fig. 20-25. A y **B**. Fotomicrografías ópticas de la glándula mamaria activa durante la lactancia. Se observan los lobulillos formados por adenómeros alveolares (flechas negras). **C**. Conducto interlobulillar (CI) rodeado de tejido conectivo.

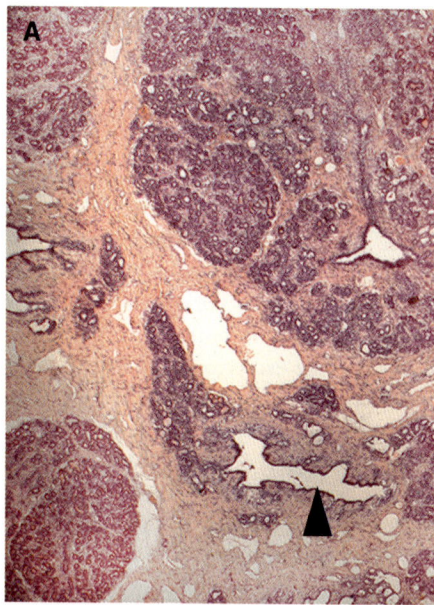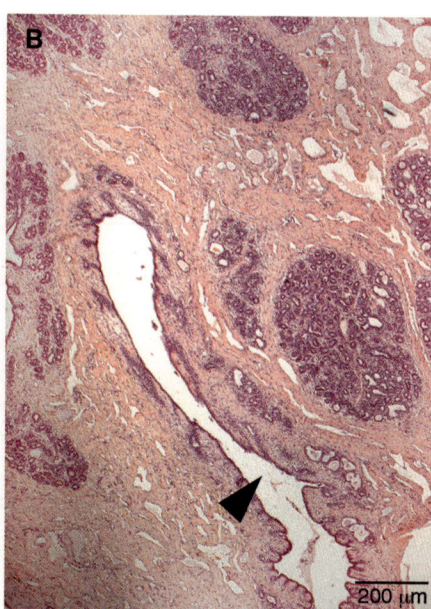

Fig. 20-26. A y **B.** Fotomicrografías ópticas de la glándula mamaria activa durante la lactancia. Se observan los lobulillos formados por adenómeros alveolares y los conductos interlobulillares (flechas negras).

Cada galactóforo recibe la secreción de un lobulillo mamario; por lo tanto, cerca de 18 a 20 galactóforos desembocan en el pezón.

Durante la vida fértil, la glándula mamaria responde a los estrógenos y la progesterona con el aumento del trofismo de su parénquima, mientras que durante la menopausia o la posmenopausia, el descenso de los estrógenos y la progesterona disminuye la proliferación de los adenómeros y los conductos, y se observa al microscopio óptico un aumento del estroma fibroadiposo, con escaso componente epitelial glandular.

Función de la glándula mamaria

La función de la glándula mamaria es la producción de leche para nutrir al neonato durante los primeros meses de vida. La leche materna es un producto rico en proteínas (caseína), hidratos de carbono (lactosa), lípidos, agua y minerales que no solo proporciona nutrientes, sino también anticuerpos (IgA secretora) que le otorgan al lactante inmunidad pasiva.

Los anticuerpos son sintetizados por los plasmocitos del tejido conectivo, captados en la región basolateral del alvéolo mamario y transportados en vesículas hacia la membrana apical, donde se liberan para incorporarse a la leche materna.

Las glándulas mamarias masculinas sufren cambios mínimos, o ninguno, al llegar la pubertad y persisten con escaso desarrollo durante la etapa adulta. En algunos casos pueden sufrir un agrandamiento patológico denominado ginecomastia. Este es un proceso de aumento de la mama masculina que puede ocurrir por alteraciones hormonales o corresponder a una patología tumoral primaria de la mama. Por lo tanto, es impor-

tante la detección temprana y la realización de estudios complementarios para detectar su etiología.

Si bien las principales hormonas que regulan la función y el trofismo mamario son estrógenos y progesterona, hay otras hormonas que actúan sobre la glándula mamaria e inciden sobre su histofisiología (**cuadro 20-4**).

PLACENTA

La placenta es un órgano sólido, transitorio y mixto (con un doble origen, materno-fetal), capaz de mediar el transporte de iones, moléculas y microorganismos entre la sangre materna y la fetal; producir y regular un gran número de hormonas indispensables para el mantenimiento y el desarrollo gestacional, y sostener la tolerancia inmunitaria frente a un posible reconocimiento autoinmune materno. En los últimos 40 años, la atención se ha centrado en la detección nutricional y ambiental integrada por la unidad maternofetoplacentaria, un sistema de interacciones precisas entre los órganos maternos y fetales con capacidad para programar el desarrollo fetal y afectar incluso la vida extrauterina posterior y la edad adulta.

Macroscópicamente, se caracteriza por ser un órgano circular de unos 20 cm de diámetro, constituido por dos caras: **materna**, correspondiente a la interfaz trofoblástico-decidual, donde se delimitan los cotiledones, y **fetal**, tapizada por epitelio amniótico, en continuidad con el cordón umbilical y sus ramas vasculares.

La histología placentaria se caracteriza por ser dinámica según el período gestacional en el que se encuentre, por lo que a continuación se describe brevemente su desarrollo embrionario, para después profundizar en su histología por etapas.

Cuadro 20-4. Hormonas que actúan sobre la glándula mamaria

HORMONA	EFECTO SOBRE LA MAMA
Estrógenos	Estimulan la proliferación del epitelio ductal de la mama
Progesterona	Estimula la proliferación del epitelio alveolar de la mama
Prolactina	Estimula el adenómero mamario para la síntesis de la leche materna Estimula el crecimiento ductal durante la etapa puberal
Oxitocina	Estimula las células mioepiteliales para la contracción y favorece la eyección láctea
GH y cortisol	Favorecen el crecimiento de los conductos y adenómeros mamarios en sinergia con la prolactina durante el embarazo. Estimulan el desarrollo del tejido conectivo y adiposo mamario durante la pubertad

GH: hormona del crecimiento.

Desarrollo embrionario

Durante la primera semana de desarrollo, a través de la primera determinación y diferenciación, se definen las poblaciones celulares embrionarias (**embrioblasto**) y extraembrionarias (**trofoblasto**). Al interactuar con el endometrio, este sufre modificaciones y pasa a denominarse decidua uterina. En esta región comienza el proceso de implantación, a través del cual las células derivadas del trofoblasto invaden el estroma endometrial (decidual), rodean el embrión y lo incluyen totalmente en él. En esta etapa puede reconocerse el **citotrofoblasto (CTB)**. El CTB es una población celular con características epiteliales y proliferativas, que se dispone en una capa celular que rodea al **mesodermo extraembrionario hoja parietal (MEHP)**. A partir del CTB, se diferencia una población celular denominada **CTB intermedio**, que mediante un proceso de fusión celular, se integra en un sincitio celular multinucleado: el **sincitiotrofoblasto (STB)**. En un primer momento, el STB es el intermediario directo con los tejidos maternos, a través de su superficie cubierta de microvellosidades (**fig. 20-27**). En conjunto, MEHP, CTB y STB inician el desarrollo de las vellosidades coriónicas placentarias, las cuales atraviesan tres estadios sucesivos de formación observados a lo largo de toda la gestación:

1) **Vellosidad primaria o brote trofoblástico**: constituida por STB y CTB.

2) **Vellosidad secundaria**: constituida de externo a interno por una cubierta de STB, una lámina de CTB y un centro mesenquimático derivado del MEHP.

3) **Vellosidad terciaria o mesenquimática**: caracterizada por el desarrollo de capilares sanguíneos a partir del MEHP (véase **fig. 20-27**).

Al principio, estas **vellosidades libres** flotan en lagunas constituidas por filtrado sanguíneo materno

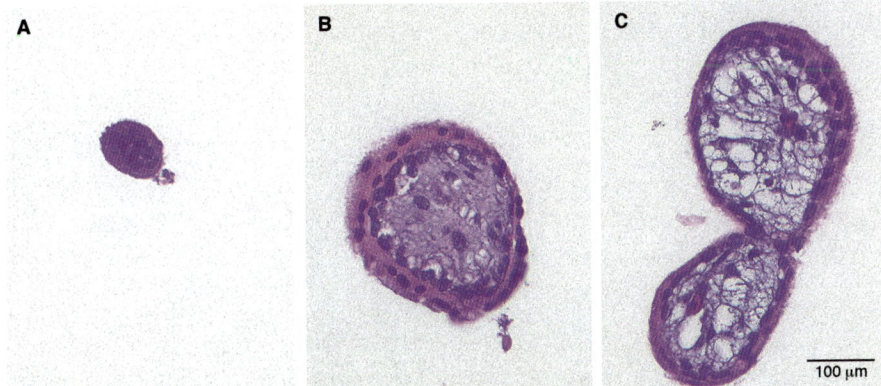

Fig. 20-27. Fotomicrografías de cortes transversales de vellosidades en formación teñidas con H-E. **A.** Vellosidad primaria constituida por sincitiotrofoblasto (STB) y citotrofoblasto (CTB), también conocido como brote trofoblástico. **B.** Vellosidad secundaria constituida por una capa externa de STB, seguida por una lámina de CTB y un centro mesenquimático derivado del mesodermo extraembrionario hoja parietal (MEHP). **C.** Vellosidad terciaria caracterizada por la aparición de un capilar sanguíneo. En las tres imágenes se observa la cubierta de microvellosidades sobre el STB. Imágenes donadas por el Dr. Iván Rabinovich Orlandi, con autorización del Servicio de Anatomía Patológica del Hospital General de Agudos Dr. Juan A. Fernández.

rodeadas por STB y, a medida que crecen en longitud, debido a la proliferación del CTB, atraviesan las lagunas y alcanzan la decidua esponjosa (porción más profunda de la decidua). En esta región, el CTB forma una capa concéntrica conocida como **coraza citotrofoblástica,** que rodea por completo la interfaz deciduo-trofoblástica y constituye así las primeras **vellosidades fijas** o **de anclaje** a partir de las cuales se formarán las vellosidades coriónicas.

La coraza citotrofoblástica establece el sitio de fijación placentario al tiempo que alberga células del CTB proliferativas conocidas como **CTB columnares.** De estas últimas se desprenderán las células del **CTB extravellositario,** una población encargada de remodelar los vasos sanguíneos deciduales y de garantizar la correcta irrigación placentaria.

Desarrollo y ultraestructura del trofoblasto velloso

El citotrofoblasto tiene una alta tasa de proliferación celular sobre su membrana basal. Al comienzo del embarazo esas células son cúbicas y se aplanan a medida que progresa la gestación. En el plano ultraestructural, es una población heterogénea cuyas características dependen del momento de la observación. En las primeras etapas son células indiferenciadas con núcleos de cromatina laxa y nucléolo prominente. Una segunda población se destaca por rasgos más diferenciados como un núcleo elongado e indentado, con agregados de heterocromatina periférica, abundante retículo endoplasmático rugoso, ribosomas y mitocondrias. Una vez que concluyen su diferenciación, se inicia un proceso de fusión entre ellas o con el STB.

El sincitiotrofoblasto debe ser referido en singular, pues es una única y continua capa en la que no hay células individuales. Se caracteriza por tener núcleos más pequeños e irregulares que los del CTB. El citoplasma tiene dos superficies: una basal en contacto inicialmente con el citotrofoblasto, luego con su membrana basal, y una apical expuesta a la circulación materna por medio de una densa cobertura de microvellosidades sobre la cual descansa un desarrollado glucocáliz. Es usual observar microvesículas o incluso exosomas subyacentes a la membrana apical, en ocasiones deportados hacia la circulación materna. Como es una célula con alto consumo energético, es posible observar un aumento en el número de mitocondrias apicales. Debido a su gran capacidad de fagocitosis, pueden verse también endofagosomas, en especial durante el primer trimestre. Los núcleos del STB muestran el período gestacional presente al ser más irregulares e indentados, con cromatina laxa en el primer trimestre, que viran hacia núcleos densos con abundante heterocromatina hacia el tercer trimestre.

Características histológicas de la placenta según la etapa gestacional

Primer trimestre

Ya se describió la formación de las primeras vellosidades libres y fijas, denominadas **vellosidades mesenquimáticas,** compuestas por una cobertura continua de STB y CTB con su membrana basal, que forman una bicapa tisular entre la cual se interponen células del CTB intermedio en proceso de fusión. Subyace un estroma laxo, inmaduro, de tipo mesenquimático, derivado del MEHP, por el que discurre una red de capilares plexiformes, escasos e inmaduros, en cuyo interior circulan eritrocitos nucleados embriofetales (**fig. 20-28**). En ocasiones, se observan macrófagos vellosos (**células de Hofbauer**) bajo la lámina basal.

Las vellosidades mesenquimáticas predominan durante el primer trimestre, principalmente en las primeras 8 semanas de desarrollo. Participarán en el desarrollo vellositario durante toda la gestación y son el punto de partida para el desarrollo de todas las vellosidades.

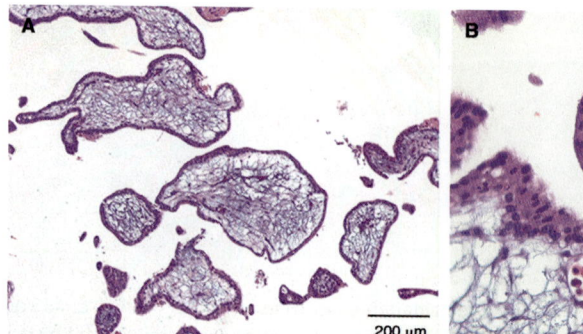
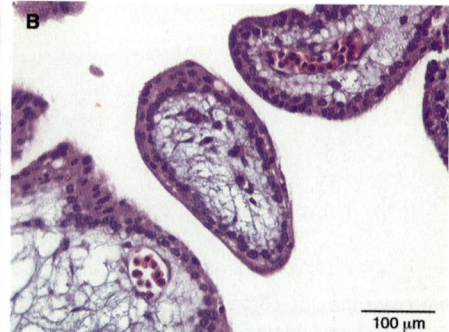

Fig. 20-28. Fotomicrografía de corte de restos ovulares humanos de aproximadamente 6 semanas de edad gestacional teñidas con H-E. **A.** Se observan vellosidades mesenquimáticas, algunas de ellas capilarizadas. **B.** A mayor aumento, se aprecian el estroma laxo y la doble capa de trofoblasto que rodea las vellosidades. Imágenes donadas por el Dr. Iván Rabinovich Orlandi, con autorización del Servicio de Anatomía Patológica del Hospital General de Agudos Dr. Juan A. Fernández.

Tienen el sistema de intercambio de sustancias más ineficaz, debido a la distancia entre los compartimentos sanguíneos materno y fetal. Dado que los vasos maternos están característicamente obstruidos por células del CTB extravelloso hasta las 12 semanas, la principal fuente de nutrición embriofetal es a través de histotrofismo (difusión de nutrientes en la decidua).

Segundo trimestre

Desde el último tercio del primer trimestre y durante todo el segundo trimestre, las vellosidades mesenquimáticas comienzan un proceso de transformación en **vellosidades intermedias inmaduras,** caracterizado principalmente por la formación de un estroma reticular organizado en múltiples canales rodeados por una extensa red de capilares sanguíneos y células reticulares ahusadas. Dentro de los canales fluye un líquido compuesto por una mezcla de sustancias adquiridas por difusión de las glándulas deciduales, el plasma sanguíneo materno y el celoma extraembrionario, que participa en el intercambio temprano de nutrientes y gases. También pueden observarse numerosas células de Hofbauer en tránsito. Por último, se produce una reducción progresiva del grosor trofoblástico basada en la disminución de la proporción de CTB respecto de la superficie vellositaria total, consecuencia de la intensa expansión vellositaria (**fig. 20-29**).

A medida que se desarrollan, las vellosidades intermedias inmaduras comienzan a sufrir cambios desde su inserción coriónica asociados a la maduración vascular (expansión de las túnicas media y adventicia que conforman las primeras arterias y venas coriónicas, y reposicionamiento hacia el centro de las vellosidades). La adventicia vascular tiene un crecimiento centrífugo que coincide con la diferenciación de las células reticulares y los fibroblastos estromales en miofibroblastos, lo que conduce a una disminución del estroma reticular alrededor de los vasos centrales, que se vuelve más fibroso y sin canales. Estas vellosidades corresponden a las **vellosidades troncales,** 20-25% de la población vellositaria, caracterizadas por ser las vellosidades más anchas (entre 80 y 3000 μm de diámetro), encargadas de sostener los árboles vellosos y de transportar los vasos nutricios (**fig. 20-30**).

Tercer trimestre

A partir de las 24 semanas de gestación la placenta está expuesta a un rápido crecimiento fetal con el consiguiente aumento de las necesidades metabólicas.

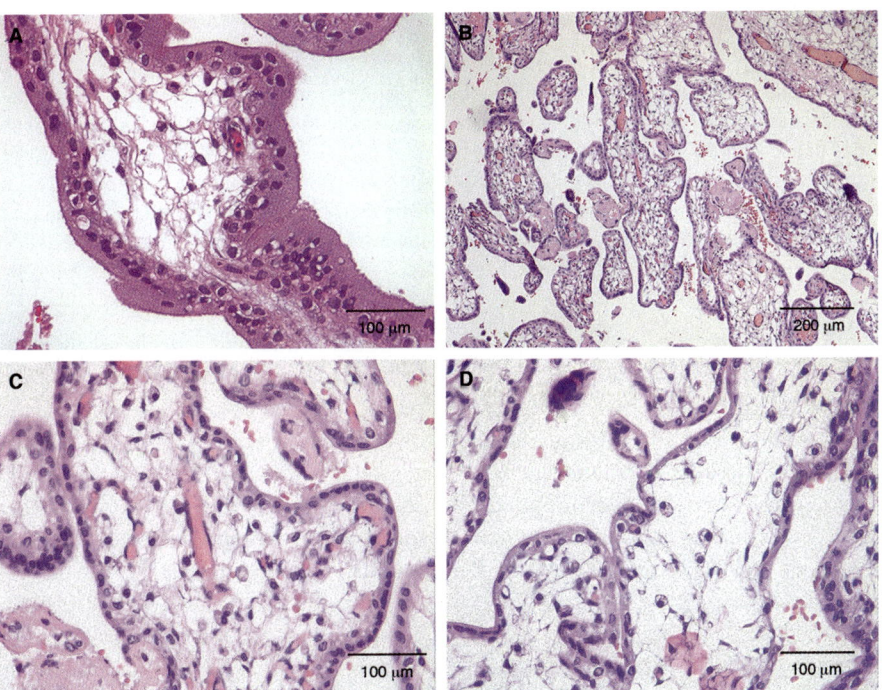

Fig. 20-29. Fotomicrografía de un corte de restos ovulares humanos teñida con H-E. **A.** Vellosidades intermedias inmaduras tempranas en restos ovulares de la octava semana que muestran la bicapa gruesa y uniforme de trofoblasto que rodea un estroma reticulado con la presencia de un capilar aislado. **B** y **C.** Vellosidades intermedias inmaduras del segundo trimestre (14 semanas) caracterizadas por una cobertura trofoblástica más fina, un estroma reticular formado por células reticulares y una red vascular compleja. **D.** Imagen ampliada para destacar la presencia de células de Hofbauer dentro de los canales. Imágenes donadas por el Dr. Iván Rabinovich Orlandi, con autorización del Servicio de Anatomía Patológica del Hospital General de Agudos Dr. Juan A. Fernández.

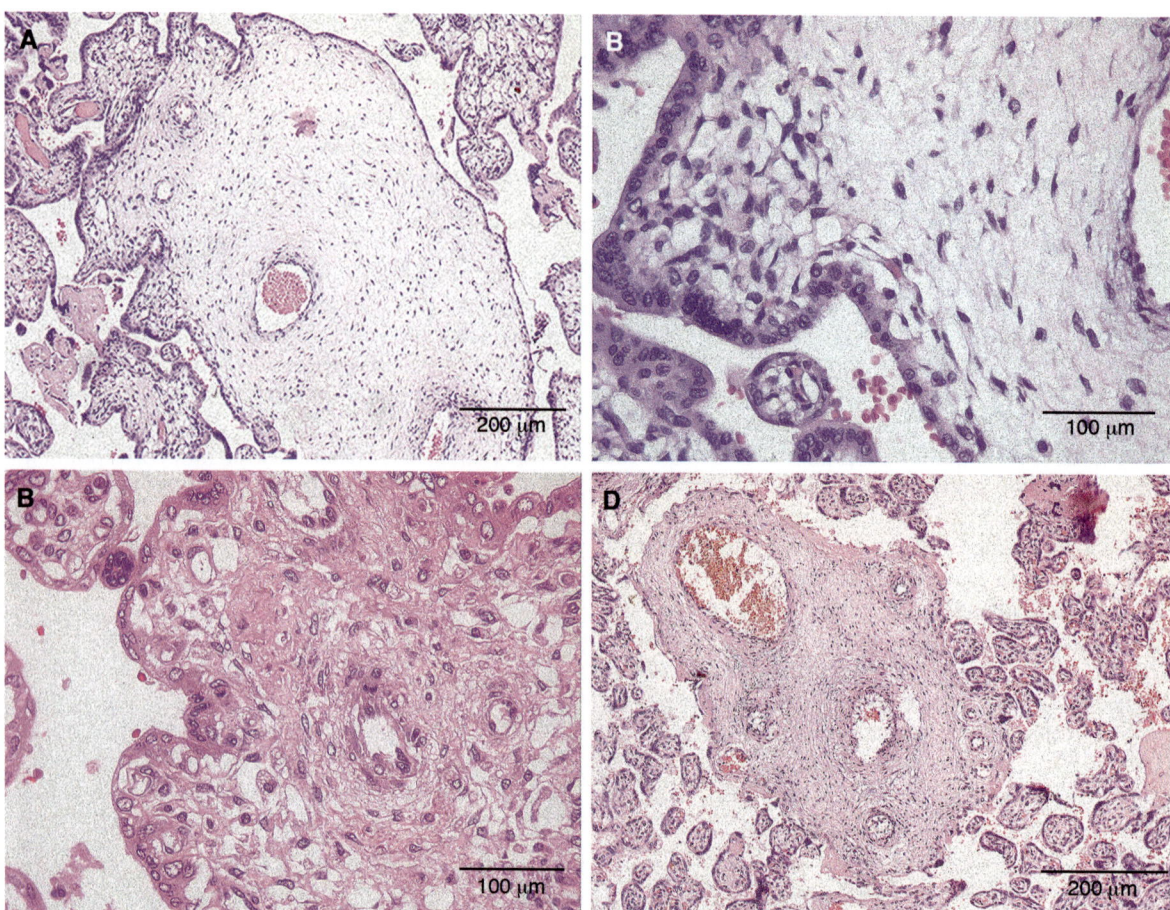

Fig. 20-30. Fotomicrografía de cortes de placentas humanas en distintos momentos del desarrollo teñidos con H-E. **A** y **B.** Vellosidades troncales a las 14 semanas, donde se observa la formación de vasos de mayor calibre y grosor parietal junto con un estroma más denso y fibroso que relega el estroma reticular hacia los bordes vellosos (B). **C.** Vellosidad troncal a las 20 semanas con características similares a las anteriores. **D.** Vellosidad troncal del último trimestre (31 semanas) en la que se aprecia la desaparición del estroma reticular y la presencia de un estroma denso uniforme que rodea las arterias y venas centrales de gran calibre. Imágenes donadas por el Dr. Iván Rabinovich Orlandi con autorización del Servicio de Anatomía Patológica del Hospital General de Agudos Dr. Juan A. Fernández.

En respuesta a ello, las vellosidades mesenquimáticas modifican su desarrollo de vellosidades intermedias inmaduras y troncales a dos nuevos tipos de vellosidades: las **vellosidades intermedias maduras** y las **vellosidades terminales.** Una consecuencia de ello es la disminución en el número de vellosidades intermedias inmaduras y estas devendrán en vellosidades troncales, los últimos sitios de formación vellositaria. Las vellosidades intermedias maduras son más finas que las inmaduras, y se caracterizan por ser aquellas que intermedian la conexión entre las vellosidades troncales y las terminales. Debido a su constante ramificación, se describen como vellosidades zigzagueantes, lo que dificulta la obtención de los cortes longitudinales.

Presentan una menor cobertura trofoblástica que las vellosidades intermedias inmaduras, con la singularidad de que sus vasos (arteriolas, capilares y vénulas terminales) tienden a posicionarse cerca de la periferia y crecen en longitud, con lo que generan saliencias o ramas vellosas (vellosidades terminales) de entre 30 y 80 µm de diámetro, dentro de las cuales se observan capilares sinusoides dilatados en estrecho contacto con el STB velloso.

La aposición entre el STB y el endotelio vascular constituye una barrera de intercambio conocida como **membrana vasculosincitial**, cuya ultraestructura muestra una fina capa de STB seguida de la membrana basal del CTB, casi siempre fusionada con la del endotelio vascular y finalmente el endotelio. Por otro lado, la mayor parte del citoplasma y los núcleos del STB tienden a acumularse en los sectores que no están en contacto con los capilares, y constituyen parte del espectro de **nudos sincitiales**, término utilizado para los cúmulos sincitiales desde su formación hasta su senescencia (**figs. 20-31** y **20-32**). (**Proyección médico-clínica 20-3. Preeclampsia y sus efectos sobre la maduración vellositaria**).

Proyección médico-clínica

20-3. Preeclampsia y sus efectos sobre la maduración vellositaria

La preeclampsia o hipertensión gestacional es una de las enfermedades gestacionales más comunes, difíciles de controlar y de mayor riesgo para la salud maternofetal, responsable de muerte materno-fetal y prematuridad. Por ello, y por su fuerte impacto socioeconómico, es objeto de una profunda investigación que todavía continúa. Su fisiopatogenia se explica principalmente por la presencia de vasos deciduales estrechos debido a una falla en el remodelado vascular del trofoblasto extravelloso (derivado tanto de alteraciones trofoblásticas como de la disfunción de la tolerancia inmune materna), asociada a la liberación de sustancias vasoactivas que producen alteraciones endoteliales que, en última instancia, llevarán a un aumento de la tensión arterial materna. Por su parte, si no se desarrolla correctamente el taponamiento vascular decidual con su consecuente remodelado, las vellosidades coriónicas quedarán expuestas primero a tensiones de oxígeno elevadas y después a tensiones de oxígeno bajas. En consecuencia, se acelerará la maduración vellositaria, lo que dará lugar a un gran número de vellosidades terminales en las placentas de pretérmino.

Cuando se alcanzan valores extremos de hipertensión, las pacientes pueden experimentar daño en órganos vitales vulnerables como el cerebro, los riñones o el hígado y, finalmente, sufrir crisis convulsivas en lo que se denomina eclampsia, la fase más grave y de mayor morbimortalidad.

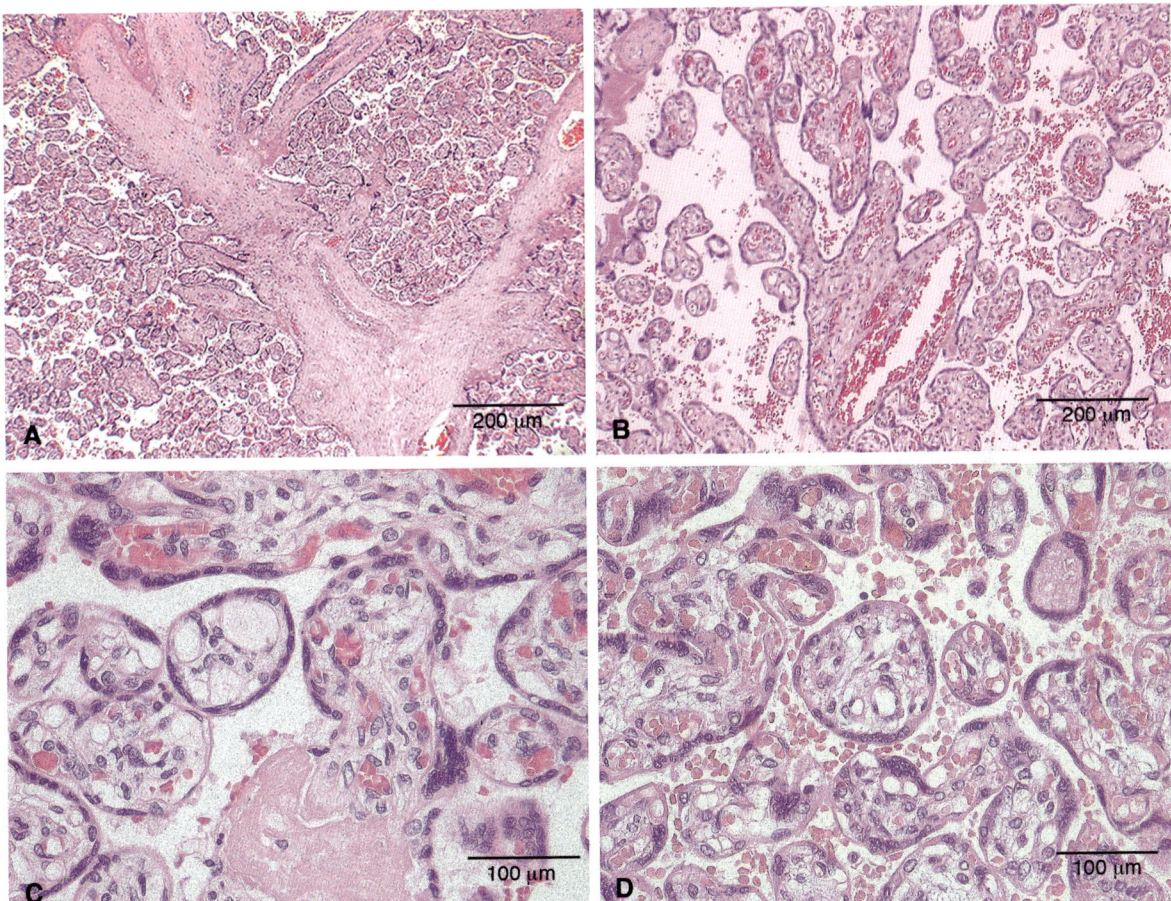

Fig. 20-31. Fotomicrografía de cortes de placentas humanas de término teñidos con H-E. **A.** Imagen panorámica que muestra una vellosidad troncal que se cruza y da lugar a numerosas ramas de vellosidades intermedias maduras (VIM), entre las que se distinguen las vellosidades terminales. **B.** Árbol vellositario constituido por VIM zigzagueantes que se ramifican terminalmente. **C.** Ampliación de las VIM que muestra la cobertura trofoblástica discontinua con vasos que tienden a ubicarse periféricamente, dilatados. Se aprecia un foco de depósito de fibrinoide velloso. **D.** Foco en una vellosidad terminal caracterizada por la distribución trofoblástica en la membrana vasculosincitial y nudo sincitial. Se observa que más del 50% del área está ocupada por vasos sanguíneos. Imágenes donadas por el Dr. Iván Rabinovich Orlandi con autorización del Servicio de Anatomía Patológica del Hospital General de Agudos Dr. Juan A. Fernández.

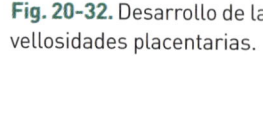

Fig. 20-32. Desarrollo de las vellosidades placentarias.

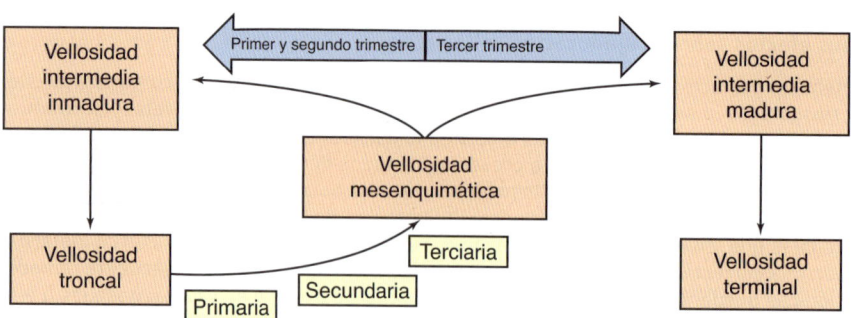

Cordón umbilical y membranas placentarias

El **cordón umbilical** corresponde a la prolongación vascular que conecta la placenta con la circulación sanguínea fetal. Está constituido por una cobertura de epitelio amniótico cúbico simple continua con la de la cara fetal placentaria y de las membranas reflejas placentarias. En su interior discurren de forma espiralada las dos arterias umbilicales junto a la vena umbilical. Alrededor de la tríada vascular se observa un estroma de tejido conectivo no especializado mucoso o mucinoso, conocido como **gelatina de Wharton** (**fig. 20-33 A**). En ocasiones, se encuentran restos de alantoides e incluso de saco vitelino en la estructura del cordón (**fig. 20-33 B**).

El corion de la zona donde se ha producido la implantación (polo embrionario) desarrolla una gran cantidad de vellosidades que crecen y se ramifican. Esta zona se denomina corion frondoso y será el componente fetal de la placenta, mientras que el corion del polo embrionario sufre involución, no desarrolla vellosidades y se denomina corion leve o calvo.

Las membranas placentarias o **corion calvo** corresponden al sitio en el cual, debido a la alta tensión de oxígeno, las vellosidades no se desarrollan completamente y sufren un proceso degenerativo por daño oxidativo. Esto contrasta con el **corion frondoso,** que es la porción de menor tensión de oxígeno correspondiente al sitio de taponamiento vascular por el trofoblasto extravelloso, donde se desarrollará el sistema velloso placentario. Las membranas están constituidas por un recubrimiento de epitelio amniótico seguido de un tejido conectivo laxo o **capa esponjosa.** Ambos tejidos

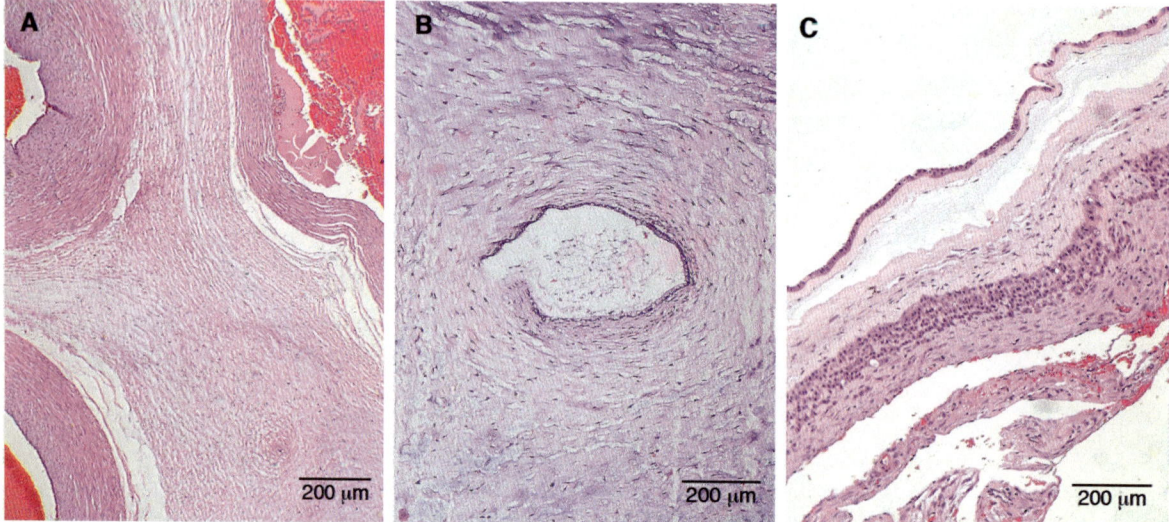

Fig. 20-33. Fotomicrografías de cortes de cordón umbilical y membranas placentarias teñidas con H-E. **A.** Cordón umbilical constituido por dos arterias (borde izquierdo superior e inferior) y una vena (esquina superior derecha) entre las que se observa la gelatina de Wharton. **B.** Resto alantoideo en el cordón umbilical de una placenta de término. **C.** Membrana placentaria constituida de arriba hacia abajo en la imagen por epitelio amniótico, mesodermo amniótico, capa esponjosa, mesodermo coriónico, trofoblasto extravelloso y decidua. Imágenes donadas por el Dr. Iván Rabinovich Orlandi, con autorización del Servicio de Anatomía Patológica del Hospital General de Agudos Dr. Juan A. Fernández.

son derivados del MEHP y es común que se desprendan cuando se toma la muestra para la técnica histológica. Finalmente, se observa el trofoblasto extravelloso que limita con la decidua parietal (**fig. 20-33 C**).

Histofisiología placentaria

La placenta engloba dos funciones esenciales en el mantenimiento de la gestación: el transporte de nutrientes y la función endocrina. El sincitiotrofoblasto tiene numerosas microvellosidades cubiertas de una amplia gama de canales iónicos y transportadores de glúcidos y aminoácidos, además de múltiples receptores para anticuerpos, hormonas y transportadores plasmáticos. En su citoplasma se hallan diversos componentes enzimáticos que participan en numerosas vías metabólicas, muchas de las cuales coinciden en la vía de señalización **mTORC1** de sensado nutricional, encargada de integrar la información metabólica celular y promover procesos anabólicos o catabólicos. Por otro lado, tiene la capacidad de liberar sustancias y hormonas a la circulación maternofetal y de controlar el funcionamiento de dos sistemas endocrinos al mismo tiempo, formando así la unidad **maternofetoplacentaria**.

En cuanto a la función endocrina, la unidad maternofetoplacentaria sintetiza hormonas y tiene la capacidad enzimática de controlar la activación o la inactivación de las sustancias que circulan por ella. Así, por la actividad de desyodinasa se inactiva T_4 en T3r (T3 inversa); por la actividad de 3-beta-hidroxiesteroide-deshidrogenasa de tipo II se inactiva el cortisol convertido en cortisona, y mediante la actividad aromatasa se sintetizan estrógenos.

La **gonadotrofina coriónica humana (hCG)** es una de las hormonas placentarias más conocidas debido al papel de su subunidad beta en las pruebas diagnósticas del embarazo. Esta hormona glucoproteica tiene una subunidad alfa con una estructura bioquímica similar a la de la LH y la TSH que le confiere la capacidad de estimular los órganos diana de esas hormonas.

Su efecto similar al de la LH permite la estimulación del cuerpo lúteo para la síntesis de progesterona y estrógenos durante el primer trimestre de gestación, hasta que la placenta asume esa función a principios del segundo trimestre.

La **somatomamotropina coriónica humana (hCS)**, anteriormente llamada lactógeno placentario humano, junto con l**a hormona de crecimiento placentaria (PGH)**, reemplazan progresivamente la GH hipofisaria, al liberar y controlar de forma continua **el factor materno de crecimiento similar a la insulina de tipo 1 (IGF-1)**. Esto permite regular no solo el crecimiento tisular fetal, sino también el metabolismo de los hidratos de carbono y de los lípidos de ambas partes.

La placenta también puede sintetizar hormonas esteroideas como la **progesterona** y los **estrógenos** (**estriol**) mediante la utilización del colesterol materno como sustrato o la aromatización de los andrógenos suprarrenales en estrógenos. Ambas hormonas intervienen en el desarrollo de los caracteres fenotípicos maternos relacionados con el embarazo y la lactancia. Durante la lactancia, el efecto estrogénico participa principalmente en el desarrollo ductal mamario, mientras que la **progesterona** actúa en el adenómero. Es importante recordar el efecto proliferativo endometrial de la progesterona, la disminución de la contracción del miometrio y su papel en el control de la tolerancia inmune por parte de las células involucradas en la reacción decidual que colaboran con el mantenimiento del embarazo.

La placenta tiene la capacidad de sintetizar **prolactina**, que participa en la estimulación de los alvéolos mamarios para la lactancia, junto con los estrógenos y la progesterona. Si bien la fuente más importante de prolactina es la hipofisaria, esta hormona también se sintetiza en los tejidos placentarios y endometriales, y participa en la ventana implantatoria.

Otras hormonas sintetizadas por la placenta son la CRH y la ACTH. El pico preparto de la CRH estimula la liberación de oxitocina materna, una hormona fundamental para la contracción del miometrio durante el parto.

BIBLIOGRAFÍA

Baergen RN, Burton GJ, Kaplan CG. Benirschke's Pathology of The Human Placenta. 7th ed. Springer; 2022.

Bowman CJ, Streck RD, Chapin RE. Maternal-placental insulin-like growth factor (IGF) signaling and its importance to normal embryo-fetal development. Birth Defects Res B Dev Reprod Toxicol. 2010;89(4):339-49.

Bulun SE, Yilmaz BD, Sison C, et al. Endometriosis. Endocr Rev. 2019;40(4):1048-79.

Carvalho L, Podgaec S, Bellodi-Privato M, Falcone T, Abrão MS. Role of eutopic endometrium in pelvic endometriosis. J Minim Invasive Gynecol. 2011;18(4):419-27.

El-Mazny A, Ramadan W, Kamel A, Gad-Allah S. Effect of hydrosalpinx on uterine and ovarian hemodynamics in women with tubal factor infertility. Eur J Obstet Gynecol Reprod Biol. 2016;199:55-9.

Ernst LM. Carreon CK. Color Atlas of Human Fetal and Neonatal Histology. Springer; 2019.

Flores V. Embriología humana: Bases moleculares y celulares de la histogénesis, la morfogénesis y las alteraciones del desarrollo.1a ed. Editorial Médica Panamericana; 2015.

Gori J, Lorusso A. Ginecología. 2ª. ed. Ciudad Autónoma de Buenos Aires: El Ateneo; 2001.

Jansson T, Powell TL. Role of placental nutrient sensing in developmental programming. Clin Obstet Gynecol. 2013;56(3):591-601.

Kishi H, Kitahara Y, Imai F, Nakao K, Suwa H. Expression of the gonadotropin receptors during follicular development. Reprod Med Biol. 2017;17(1):11-9.

Moolhuijsen LME, Visser JA. Anti-Müllerian hormone and ovarian reserve: update on assessing ovarian function. J Clin Endocrinol Metab. 2020;105(11):3361-73.

Melmed S, et al. Williams Textbook of Endocrinology. 14ª. ed. Elsevier; 2019.

Palaoro L, Menduluk G. Citología exfoliativa de la reproducción. Eudeba; 2019.

Robbins. Patología estructural y funcional. 6.ª ed. McGraw-Hill Interamericana; 2000.

Roos S, Powell TL, Jansson T. Placental mTOR links maternal nutrient availability to fetal growth. Biochem Soc Trans. 2009;37(Pt 1):295-8.

Saunders PTK, Horne AW. Endometriosis: Etiology, pathobiology, and therapeutic prospects. Cell. 2021;184(11):2807-24.

Sonmezer M, Ozmen B, Atabekoqlu CS, et al. Serum Anti-Mullerian Hormone levels correlate with ovarian response in idiopathic hypogonadotropic hypogonadism. J Assist Reprod Genetic. 2012;29:597-602.

The 1988 Bethesda System for reporting cervical/vaginal cytological diagnoses. National Cancer Institute Workshop. JAMA. 1989;262(7):931-4.

Vercellini P, Frontino G, Pietropaolo G, Gattei U, Daguati R, Crosignani PG. Deep endometriosis: definition, pathogenesis, and clinical management. J Am Assoc Gynecol Laparosc. 2004;11(2):153-61.

Young JM, McNeilly AS. Theca: the forgotten cell of the ovarian follicle. Reproduction. 2010;140(4):489-504.

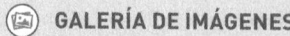

GALERÍA DE IMÁGENES

AUTOEVALUACIÓN

Aparato genital masculino

21

INTRODUCCIÓN

El aparato reproductor masculino está compuesto por las gónadas o testículos, las vías espermáticas intratesticulares y extratesticulares, las glándulas exocrinas asociadas y el pene.

Los testículos son dos glándulas mixtas situadas en la bolsa escrotal responsables de la producción de gametos masculinos (espermatozoides) y de esteroides sexuales (testosterona).

Las vías espermáticas están representadas por órganos tubulares que conducen el semen. Este líquido, producto de la secreción de la porción exocrina testicular, está compuesto por gametos masculinos y líquido seminal aportado por las glándulas accesorias al aparato reproductor, principalmente las vesículas seminales y la próstata.

En su tramo final es conducido a través de la uretra en sus porciones prostática y peneana para liberarse al exterior durante el proceso de eyaculación (**fig. 21-1**).

TESTÍCULOS

Los testículos o gónadas masculinas son dos órganos macizos ovoides, de un volumen aproximado de 15-20 mL en el hombre adulto, situados en la bolsa escrotal con función exocrina y endocrina. La función exocrina está representada por la producción de gametos masculinos o espermatozoides, proceso denominado espermatogénesis. La localización extraabdominal de la gónada masculina permite mantener la temperatura a 2 °C por debajo de la corporal, lo que favorece el desarrollo correcto de la espermatogénesis.

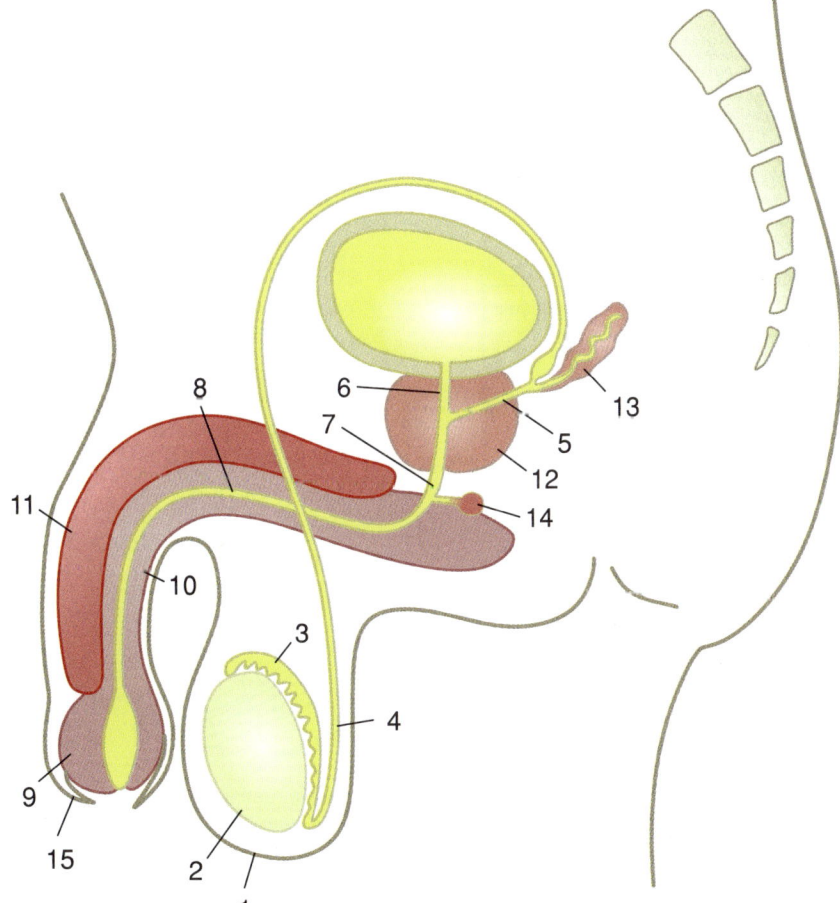

Fig. 21-1. Órganos y estructuras que constituyen el aparato reproductor masculino. 1: escroto, 2: testículo, 3: epidídimo, 4: conducto deferente, 5: conducto eyaculador, 6: uretra prostática, 7: uretra membranosa, 8: uretra peneana, 9: glande, 10: cuerpo esponjoso, 11: cuerpos cavernosos, 12: próstata, 13: vesícula seminal, 14: glándula de Cowper, 15: prepucio.

La función endocrina consiste en la síntesis de diferentes hormonas capaces de mantener la espermatogénesis y los caracteres sexuales secundarios masculinos; la más relevante es la testosterona.

La región superficial del órgano está cubierta por un repliegue de peritoneo denominado túnica vaginal. Al microscopio óptico, los testículos tienen una gruesa cápsula de tejido conectivo colágeno denso no modelado, con fibras elásticas y haces de músculo liso, llamada túnica albugínea, que se engrosa en el polo posterior para formar el mediastino testicular o cuerpo de Highmore. Desde la túnica albugínea se proyectan tabiques hacia el mediastino, los cuales delimitan celdillas correspondientes a los lobulillos testiculares, unos 300 por cada testículo.

En la región más profunda de la túnica albugínea se encuentra la túnica vascular, compuesta por tejido conectivo colágeno laxo altamente vascularizado. En cada lobulillo se observan túbulos seminíferos inmersos en un estroma de tejido conectivo colágeno laxo, dependiente de la túnica vascular, donde se encuentran las células de Leydig, encargadas de la síntesis de testosterona (**fig. 21-2**).

Compartimento tubular: túbulos seminíferos

Los túbulos seminíferos son estructuras con una extensión aproximada de 70 cm y un diámetro de 0,1 a 0,2 mm (150 a 200 μm). Cada túbulo seminífero está dispuesto en forma de herradura con ambos extremos que apuntan hacia el mediastino testicular, donde continúan en los tubos rectos, que constituyen la primera porción de las vías espermáticas intratesticulares. Cada lobulillo contiene aproximadamente 3 o 4 túbulos seminíferos de trayecto tortuoso, que se observan en los cortes histológicos en distintas incidencias de corte. El compartimento tubular es responsable del aumento del volumen testicular que comienza en la pubertad y se mantiene durante toda la etapa fértil.

Cada túbulo seminífero está constituido por un **epitelio glandular estratificado,** denominado epitelio seminífero, que asienta sobre una **membrana basal** gruesa con gran contenido de fibras reticulares. En los preparados histológicos con hematoxilina-eosina asociada a la técnica de PAS, puede observarse la membrana basal intensamente teñida de rojo magenta (PAS positiva), dadas las características de sus componentes y la alta glucosilación del colágeno de

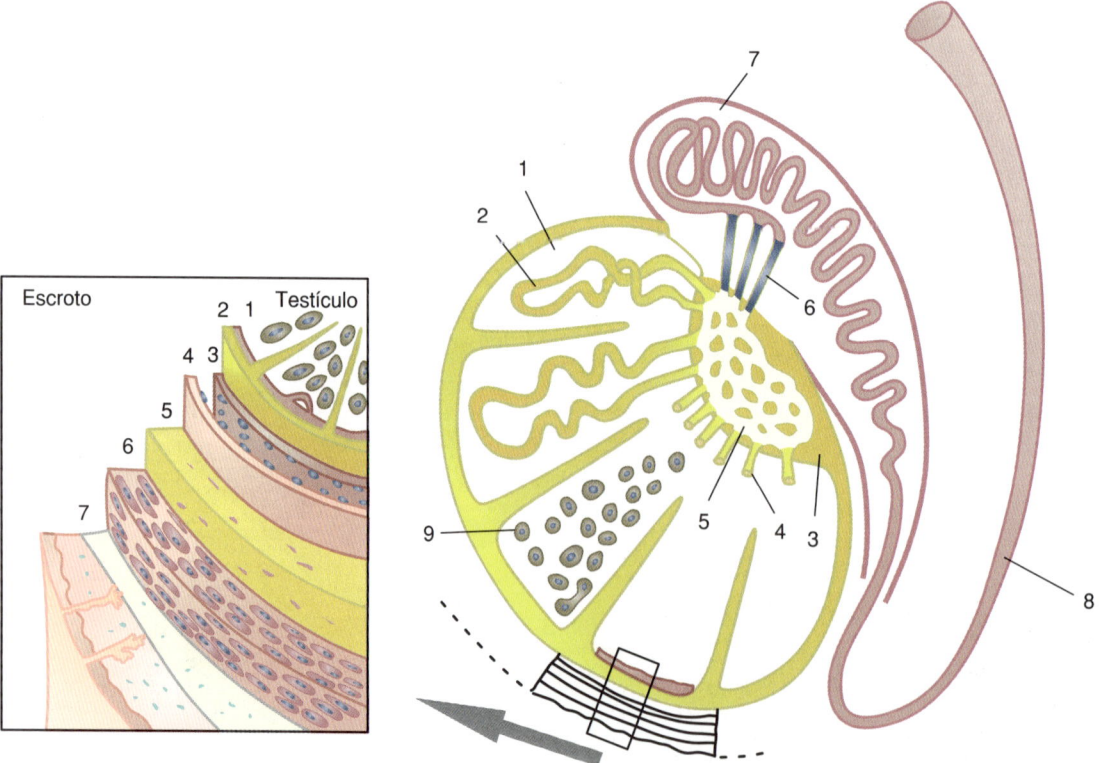

Fig. 21-2. Corte sagital de un testículo y representación tridimensional de las túnicas testiculares. **Izquierda.** 1: túnica vascular; 2: túnica albugínea; 3: túnica vaginal, hoja visceral; 4: túnica vaginal, hoja parietal; 5: cremáster; 6: músculo dartos (músculo liso); 7: epidermis y dermis escrotal. **Derecha.** 1: lobulillo; 2: túbulo seminífero; 3: mediastino testicular; 4: tubos rectos; 5: rete testis o red de Haller; 6: tubos eferentes; 7: epidídimo; 8: conducto deferente; 9: túbulos seminíferos (cortes transversales)

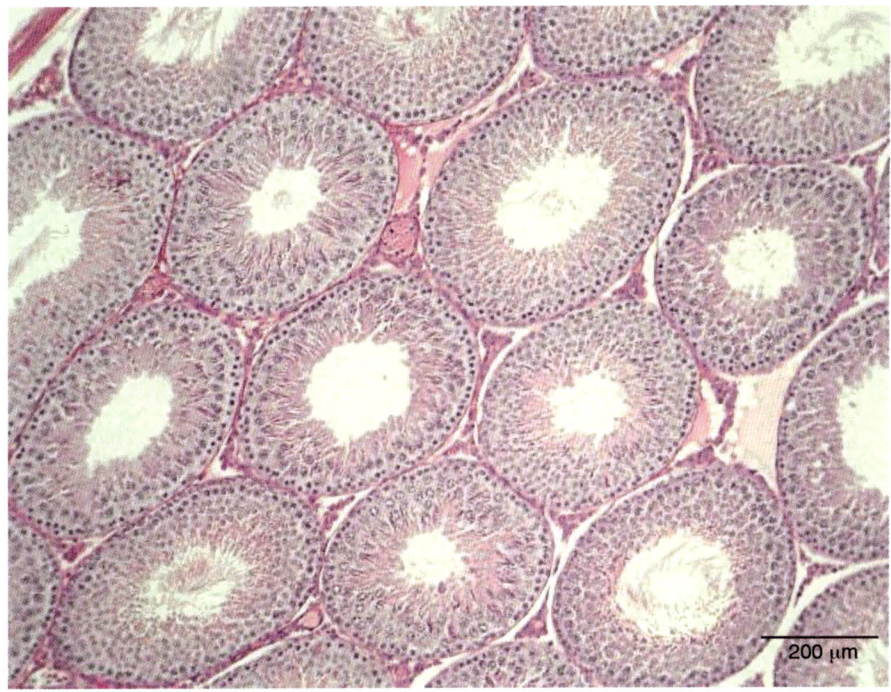

Fig. 21-3. Fotomicrografía óptica de testículo con tinción de hematoxilina-eosina (H-E) y PAS. Se observan túbulos seminíferos en distintas incidencias de corte, donde se puede ver el epitelio glandular estratificado (epitelio seminífero). Entre los túbulos seminíferos se encuentra el compartimento intersticial.

tipo III que forma las fibras reticulares (**fig. 21-3**). En la periferia de la membrana basal tubular se observan células de aspecto fusiforme semejantes a células musculares lisas, con actividad contráctil, llamadas células mioides (**fig. 21-4**). Ultraestructuralmente, las células mioides presentan desarrollo de filamentos de actina y de retículo endoplasmático rugoso, por lo que se sugiere su capacidad contráctil y su participación en la síntesis de las fibras colágenas del tejido conectivo y de la lámina basal que las circunda.

El epitelio seminífero (**fig. 21-5**) es un tipo especial de epitelio estratificado en constante proceso de renovación y proliferación (**fig. 21-6**). Aquí hay dos tipos celulares:
- Células de Sertoli.
- Células germinales en diferentes estadios del proceso de espermatogénesis.

Células de Sertoli

Son células epiteliales columnares que asientan sobre la membrana basal y se proyectan hacia la luz del túbulo

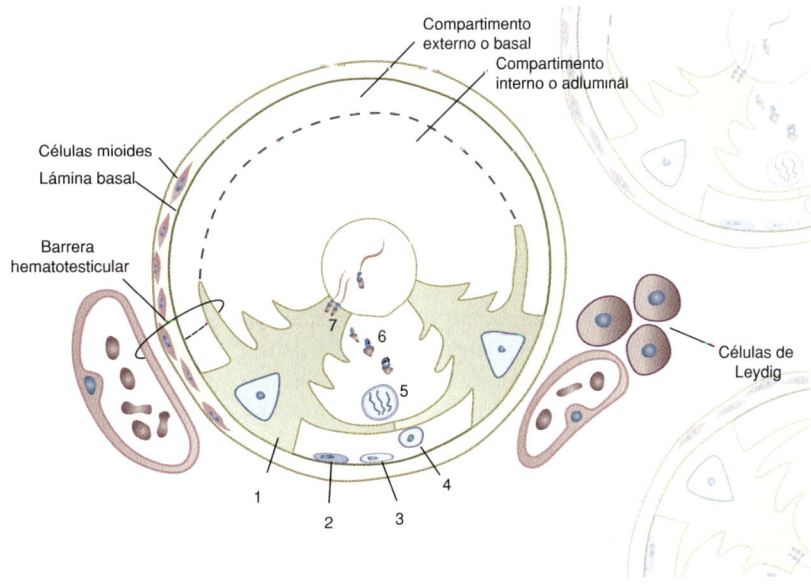

Fig. 21-4. Esquema de un corte transversal de un túbulo seminífero donde se indican los tipos celulares del epitelio seminífero y la constitución del intersticio. 1: célula de Sertoli; 2: espermatogonia A oscura; 3: esperatogonia A clara; 4: espermatogonia B; 5: espermatocito; 6: espermátide inmadura; 7: espermátide madura

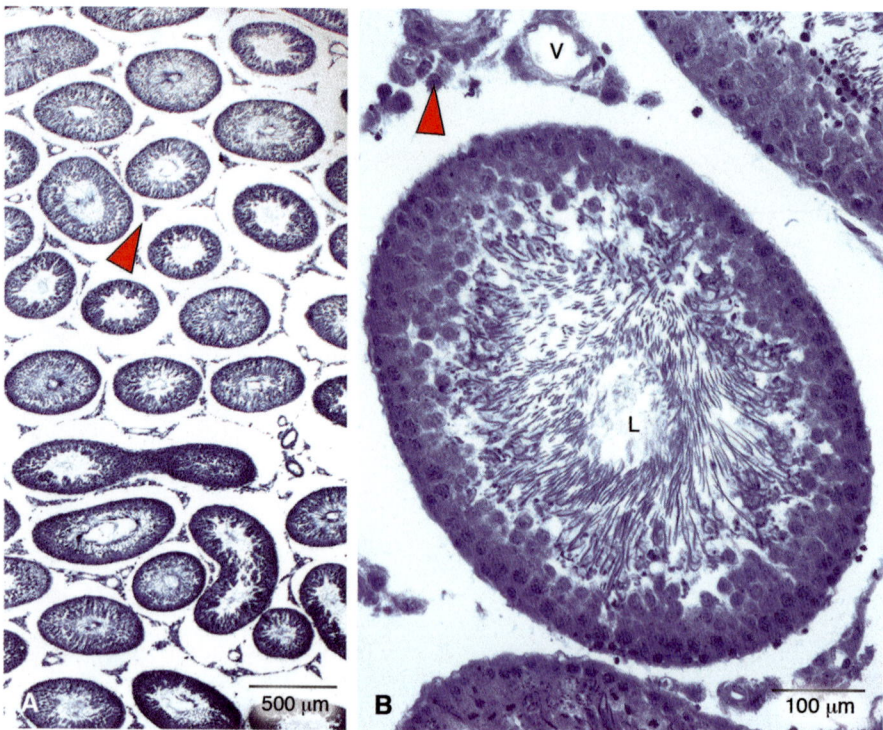

Fig. 21-5. Fotomicrografía de cortes histológicos de testículo de rata teñidos con hematoxilina férrica. **A.** Cortes transversales de túbulos seminíferos; las flechas rojas señalan las células intersticiales. **B.** Túbulo seminífero en el que pueden observarse los tipos celulares del epitelio seminífero y la luz (L) prácticamente ocupada por espermatozoides. En el intersticio, las flechas rojas indican las células de Leydig. Nótese la presencia de vasos sanguíneos (v).

seminífero cuyo citoplasma emite prolongaciones por medio de las cuales se relacionan con las células germinales y con las células de Sertoli vecinas. Tienen un núcleo característico de localización basal, grande, de cromatina laxa, y un nucléolo central evidente. La morfología nuclear puede observarse triangular, redondeada u ovoide, y suele tener mayor tamaño que los núcleos de las células germinales ubicadas en la región basal del epitelio seminífero. Estas características son fundamentales para identificar las células de Sertoli en los preparados histológicos con hematoxilina-eosina, ya que las prolongaciones citoplasmáticas no son evidentes, y su núcleo es claramente distinguible y diferenciable de los núcleos de otras células del epitelio seminífero (**fig. 21-7**).

A nivel ultraestructural, el citoplasma de estas células presenta abundante variedad de organelas con desarrollo de retículo endoplasmático rugoso, retículo endoplasmático liso y mitocondrias, dada la gran cantidad de funciones que cumplen. Las mitocondrias y el retículo endoplasmático liso se localizan en la región basal (**fig. 21-8**). En la región lateral y apical, es importante destacar el desarrollo del citoesqueleto que acompaña las proyecciones citoplasmáticas laterales por medio de las cuales se relacionan con otras células de Sertoli y células germinales durante todo el proceso de espermatogénesis. Entre las células de Sertoli pueden observarse uniones en hendidura y *ocludens*, que subdividen el epitelio seminífero en dos compartimentos: basal (entre la membrana basal y dichas uniones) y adluminal (entre las uniones y la luz del túbulo). Entre las células

de Sertoli y las células germinales hay principalmente desmosomas y uniones especiales, exclusivas del epitelio seminífero, que mantienen con espermátides maduras denominadas uniones espermátides (véase Células germinales).

También se describen inclusiones lipídicas, de glucógeno y unas formaciones filamentosas denominadas cristaloides de Charcot-Böttcher. Estos se observan al microscopio electrónico como estructuras fusiformes delgadas, formadas por filamentos de 15 nm paralelos entre sí que convergen en los extremos.

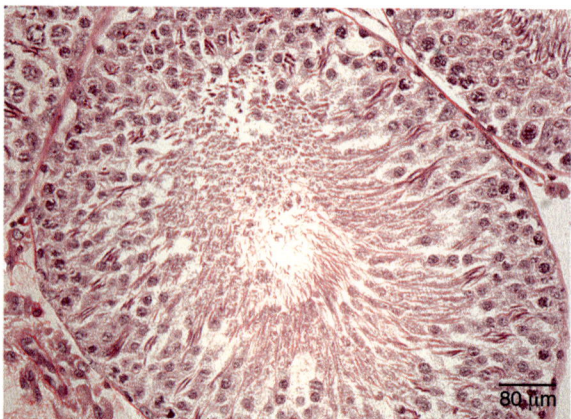

Fig. 21-6. Fotomicrografía de un corte del túbulo seminífero con la técnica de H-E y PAS. Se observa el epitelio seminífero con células en los distintos estadios de la espermatogénesis.

Fig. 21-7. Fotomicrografía de testículo con la técnica de H-E y PAS. Entre ellos, el intersticio. Se señalan: células de Sertoli (flechas rojas), espermatogonias A claras (flechas negras), espermatocitos I (flechas blancas), espermátides tempranas o inmaduras (flechas naranjas), y tardías o maduras (flechas celestes).

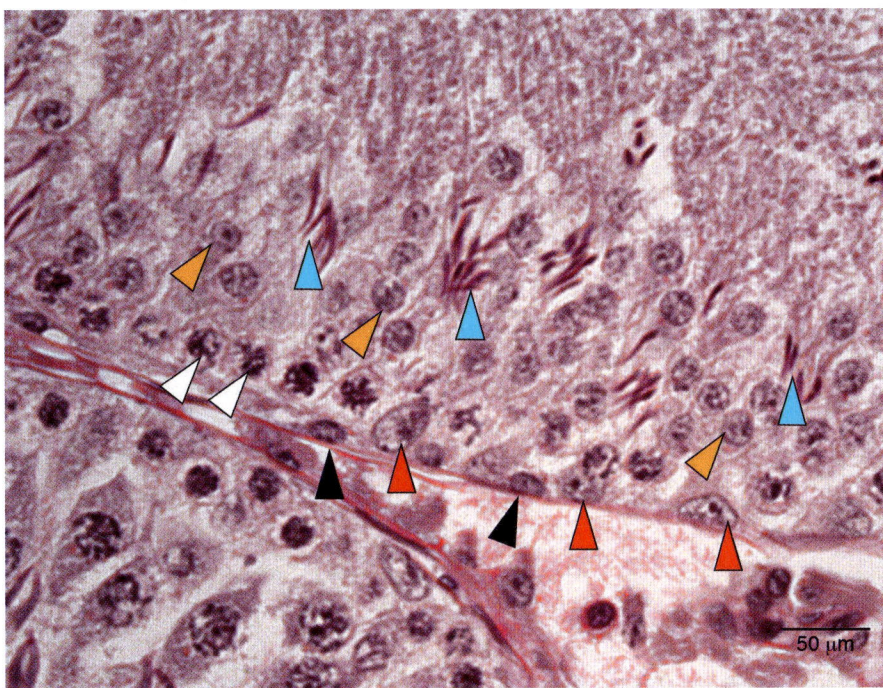

Funciones de las células de Sertoli

El desarrollo correcto de las funciones de las células de Sertoli va a estar estimulado principalmente por el efecto de la gonadotrofina hipofisaria FSH.

Compartimentalización del epitelio seminífero

Sus uniones *ocludens* que dividen el epitelio seminífero en un **compartimento basal,** entre la membrana basal y las uniones de Sertoli, donde se localizan las células madres germinales denominadas espermatogonias, y un **compartimento adluminal,** entre las uniones de Sertoli y la luz del túbulo seminífero, que contiene células germinales en estadios más avanzados del proceso de espermatogénesis (meiosis, espermiogénesis y espermiación) (véase **fig. 21-4**).

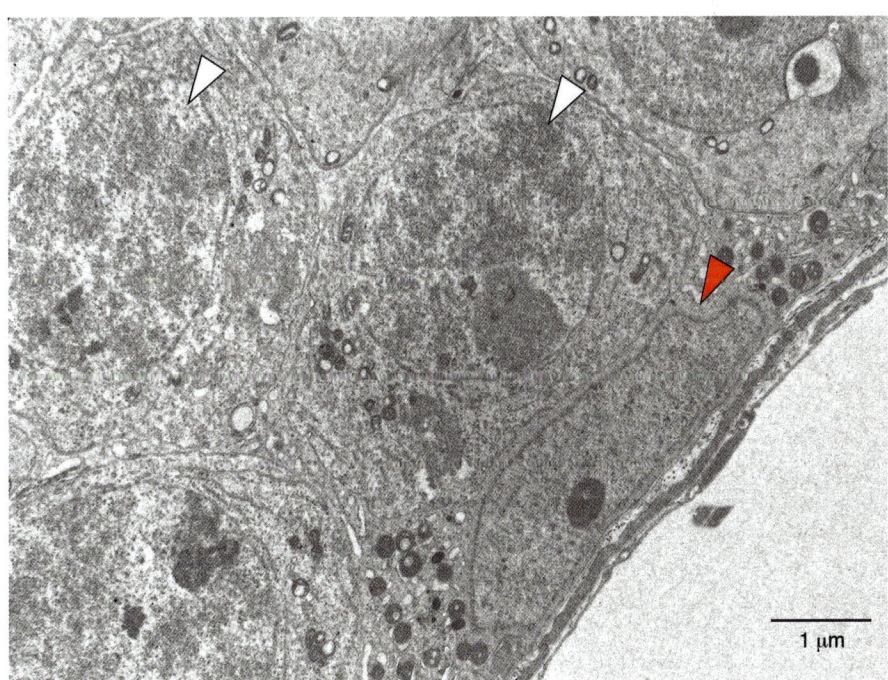

Fig. 21-8. Microscopía electrónica de transmisión que muestra una célula de Sertoli (flecha roja) y espermatocitos (flechas blancas).

Formación de la barrera hematotesticular

La barrera hematotesticular es una estructura formada entre la sangre y el compartimento adluminal. Está constituida por el endotelio de los capilares peritubulares, la membrana basal endotelial, las células mioides, la membrana basal del epitelio seminífero y las uniones *ocluddens* de las células de Sertoli. La barrera reside principalmente en las uniones de las células de Sertoli y su función principal es proteger las células germinales que se encuentran en estadios avanzados del proceso de espermatogénesis (meiosis, espermiogénesis y espermiación) de sustancias antigénicas o tóxicas que puedan circular por el torrente sanguíneo. Es una barrera dinámica, que debe deconstruir sus uniones para permitir el ascenso de las células germinales durante el proceso de espermatogénesis desde el compartimento basal hacia el adluminal y luego reconstituirlas para continuar aislando estadios maduros (sin potencial mitótico) de sustancias nocivas circulantes (véase fig. 21-4).

Soporte mecánico y nutricional de las células germinales:

- Comparten complejos de unión con las células germinales durante todo el proceso de espermatogénesis. Estas son dinámicas y están en constante proceso de armado y desarmado para permitir la progresión de la espermatogénesis conforme se van dando las diferentes etapas del proceso.
- Sintetizan transferrina, proteína que transporta el hierro hacia el compartimento adluminal, factores de crecimiento (IGF-1, EGF, TGF-alfa y beta) y líquido intersticial.

También son capaces de captar glucosa, a través del transportador GLUT 1, y sintetizar lactato, que tiene un efecto nutritivo y antiapoptótico en las células germinales para el desarrollo correcto de la espermatogénesis.

Desarrollo correcto del proceso de espermatogénesis

La síntesis de diferentes sustancias y las uniones dinámicas con las células germinales confieren a las células de Sertoli un papel central en el desarrollo del proceso de formación de los gametos masculinos.

Participación en la espermiación

Este proceso, que comprende la liberación de espermátides maduras a la luz del túbulo seminífero, también está controlado por las células de Sertoli, que fagocitan los cuerpos residuales de espermátides maduras y facilitan su liberación a la luz del túbulo seminífero.

Síntesis de la proteína ligadora de andrógenos (ABP)

Esta globulina ligadora une la testosterona sintetizada por las células de Leydig y permite retenerla en altas concentraciones para favorecer el proceso de espermatogénesis. Se calcula que las concentraciones intratesticulares de la testosterona son 100 veces mayores que las de la testosterona plasmática.

Síntesis de la inhibina

Es una hormona inhibidora del eje hipotálamo-hipófiso-gonadal que actúa en las células gonadotropas de la adenohipófisis e inhibe la liberación de FSH.

Síntesis de la activina

Esta hormona antagoniza el efecto de la inhibina y estimula la liberación de FSH.

Síntesis de los estrógenos

Las células de Sertoli expresan la enzima aromatasa que cataliza la conversión de testosterona en estrógenos.

Síntesis de la hormona antimülleriana

Esta hormona inhibe el desarrollo de los conductos de Müller durante la etapa embrionaria, que darán origen a las estructuras de los genitales internos femeninos.

Células germinales

Las células germinales son las precursoras de los gametos y durante el proceso de espermatogénesis dan origen a gametos masculinos maduros o espermatozoides.

La espermatogénesis dura aproximadamente 64 días y comprende un estadio inicial de mitosis de las células madre o espermatogonias, en la que sus células hijas, denominadas espermatocitos, entran en proceso de meiosis y dan origen a células haploides denominadas espermátides. Durante la pubertad, las espermatogonias (diploides 2N) proliferan por mitosis y sus células hijas, los espermatocitos primarios (I) duplican su ADN (diploide, 4N) y a continuación experimentan el proceso de meiosis I.

Las células hijas son 2 espermatocitos secundarios (haploides, 2N). Estos espermatocitos secundarios (II) sufren el proceso de meiosis II, previo al cual no hay duplicación del ADN y originan 4 espermátides (haploides, N).

Las espermátides sufren un proceso de diferenciación y maduración denominado **espermiogénesis** y se liberan a la luz de los túbulos seminíferos como espermátides maduras durante la **espermiación**. Las células germinales tienen una disposición organizada de basal a superficial en el epitelio seminífero y están en estrecho contacto con las células de Sertoli a lo largo de todo el proceso de espermatogénesis (véase **fig. 21-4**).

Espermatogonias

Las espermatogonias son las células madre de los gametos masculinos. Están situadas en la región basal del epitelio seminífero y contenidas en el compartimento basal que forman las células de Sertoli con las cuales mantienen contacto mediante uniones desmosoma, adherentes y en hendidura. En los preparados histológicos con hematoxilina-eosina asociada a la técnica de PAS, se localizan en contacto con la membrana basal y pueden reconocerse por la morfología de sus núcleos. Son células diploides que proliferan por mitosis. Se describen dos estadios de espermatogonias: A y B.

Espermatogonias A: son células con núcleos ovalados, cuyo eje mayor es paralelo a la membrana basal. Pueden observarse con la cromatina laxa (espermatogonias A claras) o densa (espermatogonias A oscuras). Estos términos derivan de la menor o mayor intensidad en la coloración de sus núcleos respectivamente.

Las gonias A claras pueden observarse con 1, 2 o 3 nucléolos evidentes adheridos a la carioteca, mientras que las gonias A oscuras pueden verse con la cromatina homogéneamente condensada o con sectores nucleares negativos vacuolados.

Las espermatogonias A oscuras son las más inmaduras, indiferenciadas y pequeñas. Cuando entran en mitosis dan origen a dos células hijas: una espermatogonia A oscura y otra célula que se diferencia en espermatogonia A clara. Las gonias A claras pueden perpetuarse por divisiones múltiples con citocinesis incompleta (o sea, se mantienen los puentes citoplasmáticos entre las células hijas). A partir de la división mitótica incompleta de las espermatogonias A claras se originan las espermatogonias B (véase **fig. 21-7**).

Espermatogonias B: estas espermatogonias se encuentran próximas a la membrana basal, localizadas en el compartimento basal cercanas a las prolongaciones de las células de Sertoli que separan ambos compartimentos. En los preparados de rutina se las identifica por la morfología nuclear. Presentan un núcleo redondo, con la cromatina en grumos adherida a la carioteca, y un nucléolo central. Las espermatogonias B se dividen por mitosis y dan origen a los espermatocitos (**fig. 21-9**).

Espermatocitos

Los espermatocitos son células situadas en la región intermedia del epitelio seminífero, en el compartimento adluminal. En los preparados histológicos con la técnica de hematoxilina-eosina se los reconoce por la morfología nuclear. Presentan un núcleo esférico grande, con la cromatina granular.

Estas células van a atravesar la meiosis I y II para dar origen a espermátides haploides. Por tal motivo, se mencionan como espermatocitos I y II según estén en primera o segunda meiosis. Los espermatocitos I presentan un núcleo muy grande con la cromatina dispuesta en finos filamentos; pueden observarse diferentes grados de condensación según en el período de la profase de la meiosis I en el que se encuentren. Al finalizar la meiosis I, dan lugar a los espermatocitos II. La meiosis I es un proceso prolongado, con una profase de 22 días de duración, a diferencia de la meiosis II, que dura solo 8 horas. Esta característica sugiere que los núcleos de espermatocitos que se observan en los preparados suelen corresponder en su mayoría a los espermatocitos I.

Durante el período de meiosis los espermatocitos permanecen en contacto con las células de Sertoli por uniones desmosomas, adherentes y en hendidura (véanse **figs. 21-7** y **21-9**).

Espermátides

Estas células germinales se sitúan en el compartimento adluminal, próximas a la luz del túbulo seminífero. Una vez que los espermatocitos finalizan la segunda división

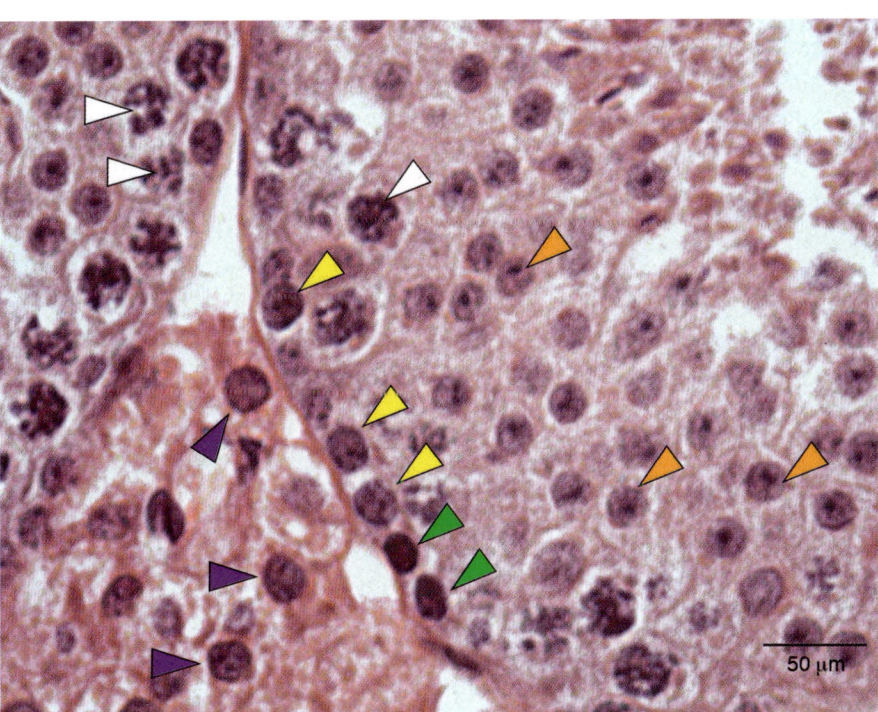

Fig. 21-9. Fotomicrografía donde se observan túbulos seminíferos y el compartimento intersticial. Se señalan las espermatogonias A oscuras (flechas verdes), espermatogonias B (fechas amarillas), espermatocitos I (flechas blancas), espermátides tempranas (flechas naranjas) y células de Leydig (flechas violetas).

meiótica dan lugar a espermátide haploides (23N). Estas células, que ya no se dividen, atraviesan un proceso de diferenciación y maduración denominado espermiogénesis, caracterizado por cambios morfológicos que se resumen en el desarrollo del casquete acrosómico, el flagelo y la redistribución de las organelas citoplasmáticas. En los preparados pueden observarse espermátides inmaduras y maduras (véanse **figs. 21-7 y 21-9**).

Espermátides inmaduras: son células que se encuentran en estadios tempranos del proceso de espermiogénesis, generalmente con núcleos pequeños, redondos, de cromatina laxa y nucléolo evidente. En contacto con la carioteca, presentan el casquete acrosómico que es PAS positivo en las preparaciones con hematoxilina-eosina y PAS, dado su contenido glucoproteico.

La microscopía electrónica muestra mitocondrias pequeñas, retículo endoplasmático rugoso y abundante aparato de Golgi (**figs. 21-10 y 21-11**).

Espermátides maduras: son células que han completado el proceso de espermiogénesis. Tienen un núcleo alargado con cromatina condensada cuyo casquete acrosómico cubre dos tercios de este y un flagelo completamente desarrollado orientado hacia la luz del túbulo seminífero (**figs. 21-12 y 21-13**).

Proceso de espermiogénesis

Las características de este proceso pueden observarse en detalle con el microscopio electrónico y consta de diferencias etapas:

Fase de Golgi

a) Formación de vesículas con gránulos en la cara trans del Golgi que luego se fusionan en una gran vesícula denominada acrosoma (véase **fig. 21-11**).

b) Aumento del tamaño del acrosoma y fusión con la carioteca. Esta región determina el polo anterior del espermatozoide. Durante este proceso, el aparato de Golgi continúa adherido al acrosoma e incorpora más vesículas de contenido granular que contienen enzimas hidrolíticas: fosfatasa ácida, hialuronidasa, acrosina (proteasa), neuraminidasa y arilsulfatasas.

c) Migración de los centríolos al polo posterior e inicio del desarrollo del axonema del flagelo.

Fase del capuchón

a) Elongación de la vesícula acrosómica y su contenido que cubre dos tercios del núcleo y forma el casquete acrosómico.

b) El núcleo condensa la cromatina y se alarga conforme se va formando el casquete acrosómico.

Fase del acrosoma

a) Fusión de la carioteca con el casquete acrosómico.

b) Progresión del desarrollo del axonema del flagelo, se agrupan microtúbulos en la región posterior del núcleo y forman una región denominada manguito.

c) Desplazamiento del citoplasma en sentido caudal rodeando la porción proximal del flagelo.

d) Orientación de la espermátide con el polo cefálico hacia la célula de Sertoli.

e) Finaliza la elongación nuclear y se forma la cabeza de la espermátide madura.

f) Los centríolos forman las fibras gruesas que darán estructura al cuello de la espermátide madura.

g) Localización de las mitocondrias en el cuello entre las fibras gruesas.

h) De los centríolos surgen 9 fibras densas que se prolongan hacia el flagelo, rodean el axonema de microtúbulos y constituyen la cola de la espermátide madura.

i) Una vez finalizado el proceso, se diferencian en la espermátide madura tres regiones: la cabeza, el cuello y la cola.

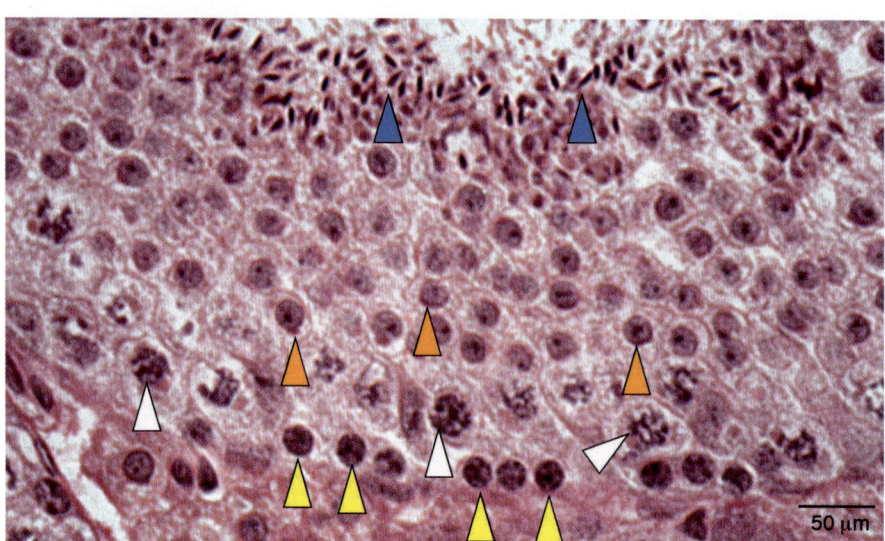

Fig. 21-10. Fotomicrografía de túbulo seminífero. Se señalan espermatogonias B (flechas amarillas), espermatocitos I (flechas blancas), espermátides tempranas (flechas naranjas) y espermátides tardías (flechas azules).

50 μm

Fig. 21-11. Microscopía electrónica de transmisión que muestra espermátides tempranas (flechas naranjas) con distintos estadios de maduración del acrosoma. Se observan el núcleo esférico con cromatina laxa, el nucléolo evidente y escasas organelas citoplasmáticas.

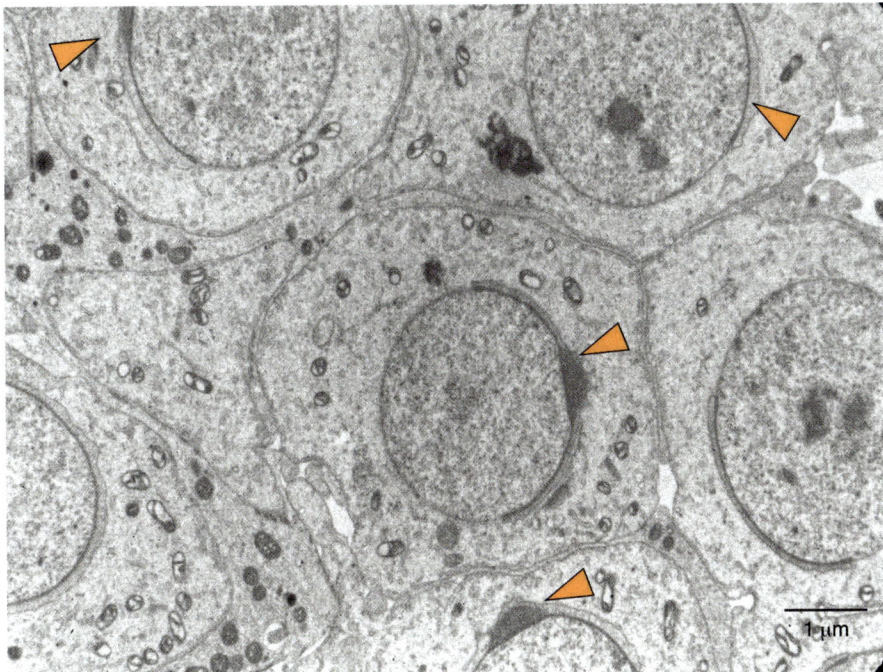

Las espermátides generadas a partir de una espermatogonia mantienen puentes citoplasmáticos entre sí y uniones intercelulares con las células de Sertoli durante todo el proceso de espermatogénesis. Entre las **células de Sertoli y las espermátides inmaduras** se observan con el microscopio electrónico uniones **en hendidura y complejos apicales de unión.** Con las **espermátides maduras las células de Sertoli** comparten uniones especiales, que involucran filamentos de actina, denominadas uniones ectoplasmáticas (**complejos apicales y tubulares**).

Una vez finalizada la espermiogénesis, las espermátides maduras quedan orientadas con la porción cefálica en contacto con las células de Sertoli y la porción caudal del flagelo orientada hacia la luz del túbulo seminífero por mecanismos de polaridad celular planar. (**Proyección médico-clínica 21-1. Polaridad celular planar**).

Finalmente, ocurre el proceso de espermiación, mediante el cual las células de Sertoli fagocitan el contenido citoplasmático restante, que no es necesario en la formación del espermatozoide, lo que permite su liberación a la luz del túbulo seminífero. En los preparados histológicos con hematoxilina-eosina y PAS, pueden observarse espermatozoides agrupados en la luz de los túbulos seminíferos con casquete acrosómico PAS positivo y delgados flagelos.

Espermatozoides

Los espermatozoides o gametos masculinos son células polarizadas con tres regiones: cabeza, cuello y cola,

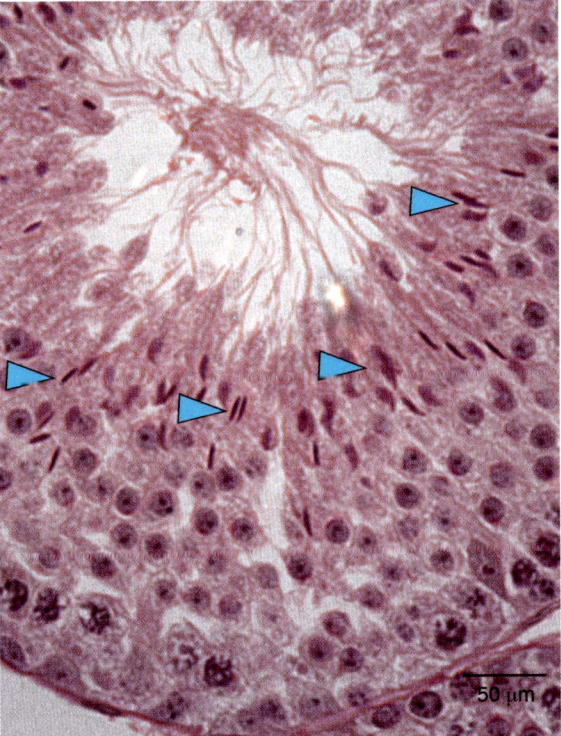

Fig. 21-12. Fotomicrografía de un corte del túbulo seminífero donde se observan células germinales en diferentes estadios de maduración. Se señalan las espermátides maduras o tardías (flechas celestes).

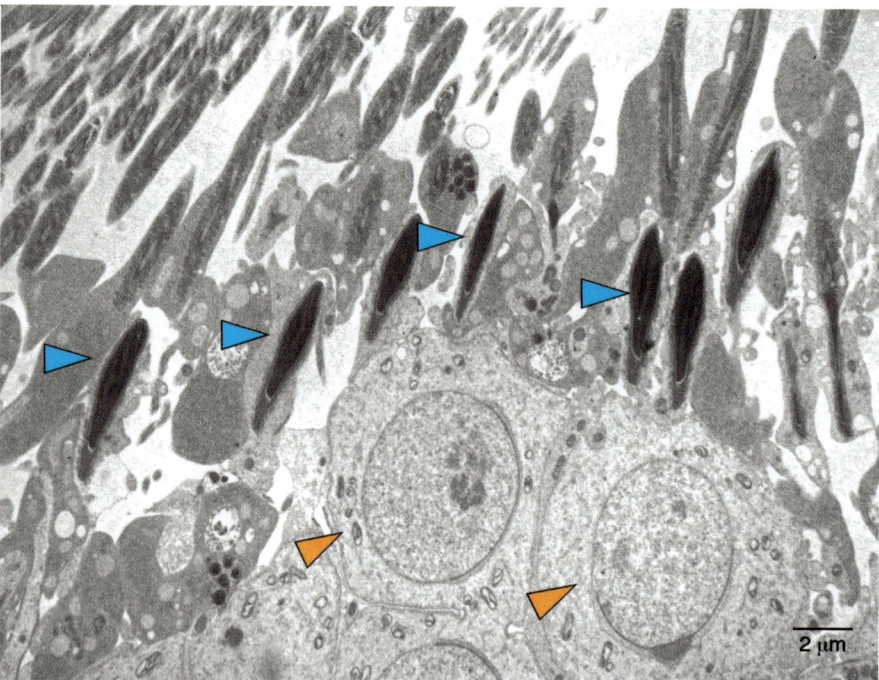

Fig. 21-13. Microscopía electrónica de transmisión de un túbulo seminífero que muestra la porción adluminal del epitelio seminífero. Se señalan las espermátides inmaduras (flechas naranjas) y espermátides maduras (flechas celestes).

que circulan por las vías espermáticas intratesticulares y extratesticulares suspendidas en el líquido seminal aportado por las glándulas exocrinas del aparato genital masculino (**fig. 21-14**).

Los espermatozoides tienen una **cabeza** aplanada y ovalada, de 4 por 2 μm, que contiene un núcleo largo y delgado con cromatina muy densa, dos tercios del cual están cubiertos por el acrosoma. Este último está en contacto con la membrana plasmática que recubre la superficie celular y contiene abundantes enzimas hidrolíticas,

necesarias para la denudación y penetración de la membrana pelúcida en el proceso de fecundación.

La cabeza se continúa con el **cuello o pieza de conexión,** que tiene una longitud de 1 a 5 μm y está formada por un centríolo y 9 columnas filamentosas, con estriaciones transversales, que se extienden en sentido caudal continuando con las fibras densas de la cola dispuestas entre los 9 dobletes periféricos del axonema del flagelo.

La **cola presenta tres porciones** o piezas que, de proximal a distal, son:

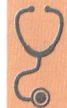

Proyección médico-clínica

21-1. Polaridad celular planar

Los tejidos epiteliales expresan diferentes tipos de polaridad. Existe una polaridad ápico-basal (PA-B), en la que hay una distribución asimétrica de los componentes subcelulares, moleculares y ultraestructurales en la región apical y basal de las células. Además, se puede describir una polaridad celular planar (PCP) y una polaridad tisular planar (PTP), que es ortogonal al eje ápico-basal y se expresa a lo largo del plano de un epitelio.

Algunos ejemplos de expresión de PCP y PTP en los vertebrados, tanto en los roedores como en los seres humanos, son las células ciliadas en la cóclea, la orientación del folículo piloso para el crecimiento ordenado del pelo en la epidermis y la coordinación de los movimientos colectivos en la gastrulación durante el desarrollo embrionario. También en los invertebrados controlan la alineación de las cerdas que cubren el cuerpo de los insectos. Durante la espermatogénesis, están involucradas proteínas de PA-B y de PCP para el desarrollo de los espermatozoides. Las espermatogonias se localizan restrictivamente en el compartimento basal, cerca de los núcleos de las células de Sertoli, debido a la expresión de proteínas de PCP y esto permite la supervivencia adecuada de las espermatogonias por parte de estas células. Además, las espermátides polarizadas se alinean en el plano del epitelio de los tubos seminíferos por proteínas de PCP. Algunas de estas proteínas también están involucradas en los cambios en la organización de la actina y los microtúbulos del citoesqueleto de las células de Sertoli. Esta polaridad expresada por las espermátides y las células de Sertoli es esencial para alinear millones de espermátides en desarrollo a través del epitelio de los tubos seminíferos, las cuales deben quedar empaquetadas y alineadas ordenadamente para ocupar un mínimo espacio, de modo que puedan recibir nutrientes, factores paracrinos, electrolitos y otras señales esenciales para su desarrollo a lo largo de la espermiogénesis.

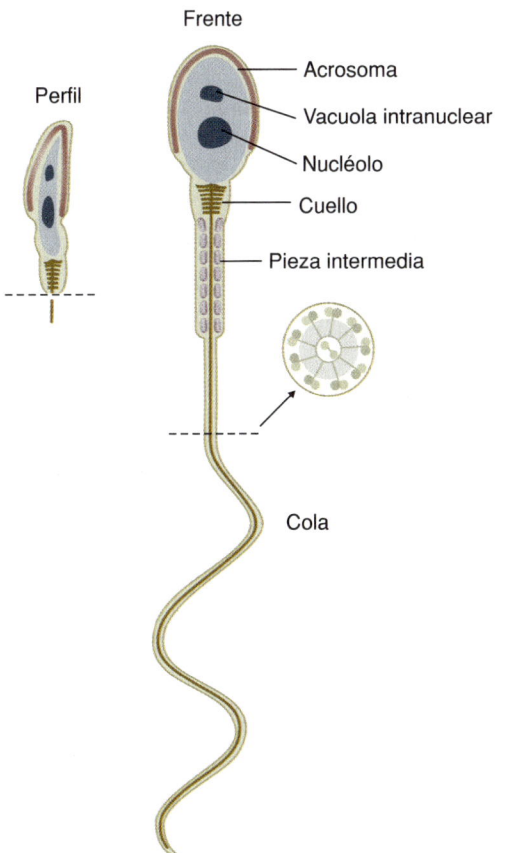

Perfil

Frente

— Acrosoma

— Vacuola intranuclear

— Nucléolo

— Cuello

— Pieza intermedia

Cola

Fig. 21-14. Esquema de la ultraestructura de un espermatozoide. Se observan características de la cabeza, el cuello y la cola.

Pieza media o intermedia: esta región con una longitud de 5 a 7 μm contiene el axonema, con 9 dobletes periféricos de microtúbulos (13 + 11 protofilamentos), brazos de dineína y un singlete central (13 + 13 protofilamentos), asociado a fibras densas paralelas y rodeado de numerosas mitocondrias que forman una vaina helicoidal de 15 giros aproximadamente. Las mitocondrias son fundamentales para el aporte de ATP que permite la motilidad del flagelo.

En los cortes transversales, las fibras densas son más estrechas en la región próxima al axonema y más gruesas en la periferia, y adquieren forma de flor. En la región caudal de la pieza media las fibras densas disminuyen en grosor y cantidad, y se forma una región electrodensa denominada anillo, que marca el comienzo de la pieza principal.

Pieza principal: esta región tiene una longitud de 45 μm y contiene el axonema del flagelo asociado a la proyección de las fibras densas rodeados de una vaina fibrosa. La vaina fibrosa se organiza en dos columnas (dorsal y ventral), de las que se desprenden filamentos denominados costillas. En sentido caudal, las fibras densas se adelgazan hasta desaparecer y persiste solo la vaina fibrosa próxima al inicio de la pieza terminal.

Pieza terminal: tiene una longitud de 5 a 7 μm y forma la porción distal del flagelo. Contiene el axonema, escaso citoplasma y membrana plasmática (**fig. 21-15**).

Compartimento intersticial: células de Leydig

El compartimento intersticial está representado por el tejido conectivo colágeno laxo, altamente vascularizado, que circunda los túbulos seminíferos, y contiene las células de Leydig.

Células de Leydig

Las células de Leydig se encuentran inmersas en el estroma que rodea los túbulos seminíferos. Son células epiteliales glandulares, con función endocrina, que pueden estar aisladas o agrupadas con abundantes capilares. Al microscopio óptico, con hematoxilina-eosina, son poliédricas, con un núcleo central redondo de cromatina laxa, nucléolo evidente y citoplasma intensamente acidófilo (**fig. 21-16**; véase también **fig. 21-9**).

Sus características ultraestructurales incluyen abundantes mitocondrias y el desarrollo del retículo endoplasmático liso, como en otras células sintetizadoras de hormonas derivadas del colesterol. También presentan inclusiones lipídicas, lisosomas y gránulos de pigmento, que pueden medir entre 3 y 5 μm, conocidos como cristales de Reinke.

La función de las células de Leydig es sintetizar andrógenos, principalmente testosterona, y está regulada por la gonadotrofina hipofisaria LH.

Histofisiología testicular

El control de la función testicular está regulado por el eje hipotálamo-hipófiso-gonadal.

En los núcleos hipotalámicos supraóptico y paraventricular se localizan las neuronas productoras de GnRH (factor liberador de gonadotrofinas). Estas neuronas están moduladas por otro grupo de neuronas productoras de kisspeptinas (neuronas Kiss) y neuroquinina B/dinorfinas (neuronas NKDY). Estos grupos neuronales moduladores de las neuronas GnRH son regulados por estrógenos y progesterona. Los estrógenos ejercen un tono estimulatorio sobre las neuronas Kiss y NKDY, y favorecen la liberación de las kisspeptinas, mientras que la progesterona ejerce un tono inhibitorio principalmente sobre las neuronas NKDY e inhibe la liberación de las kisspeptinas.

El aumento de las kisspeptinas estimula la liberación de GnRH, mientras que las dinorfinas, por inhibición de las neuronas Kiss, la inhiben. Otros moduladores de las neuronas GnRH son CRH, noradrenalina, GABA, glutamato, betaendorfinas y neuropéptido Y.

El GnRH se libera de forma pulsátil hacia el sistema porta hipotálamo-hipofisario y estimula la secreción de

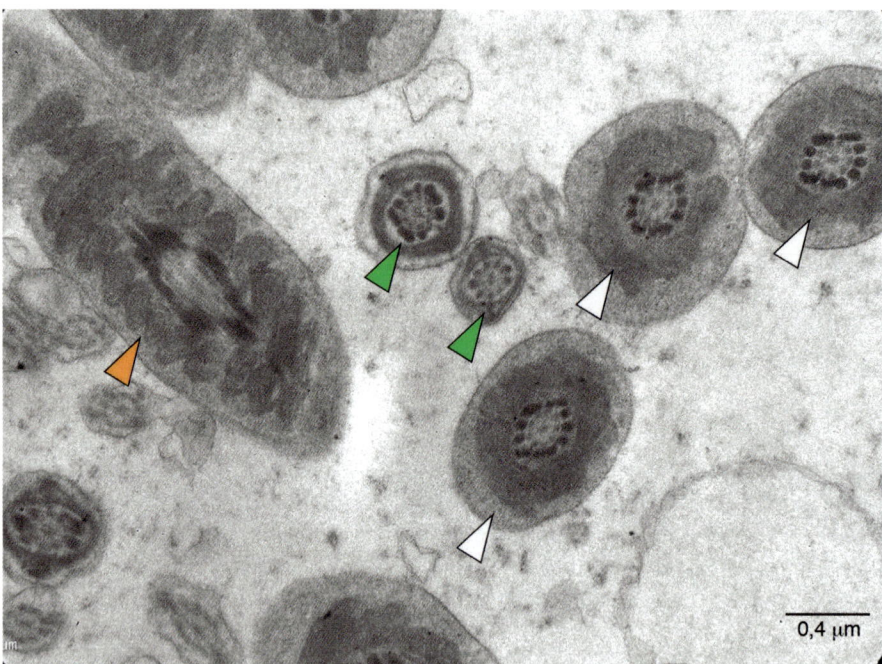

Fig. 21-15. Microscopía electrónica de transmisión en la que se observan cortes transversales de diferentes porciones de espermatozoides. Se identifican la pieza intermedia, en un corte oblicuo (flecha naranja) y en corte transversal (flecha blanca). También, la porción proximal y distal de la pieza principal (flecha verde).

FSH y LH en las células gonadotropas de la *pars distalis*. Estos mecanismos de regulación hipotálamo-hipofisarios son similares para el eje gonadal masculino y el femenino.

En el caso de eje gonadal masculino, la FSH actúa sobre las células de Sertoli y favorece el desarrollo de sus funciones, imprescindibles para el mantenimiento de la espermatogénesis. La LH estimula las células de Leydig para la síntesis de testosterona (**fig. 21-17**).

El receptor de LH es un receptor de membrana cuyo estímulo favorece la captación de colesterol y la expresión de enzimas esteroidogénicas de la familia citocromo P-450. El colesterol es transportado desde la

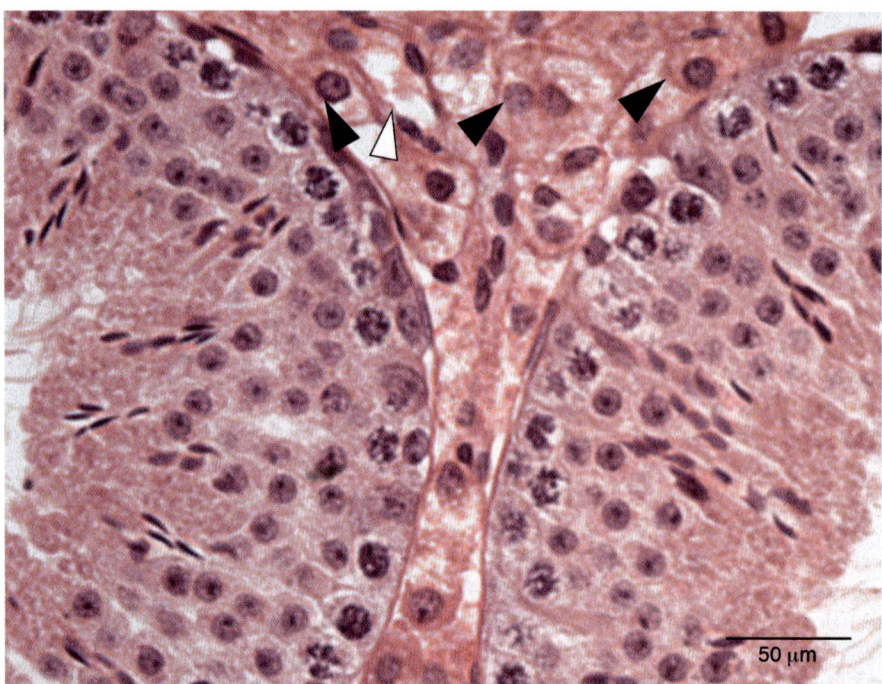

Fig. 21-16. Fotomicrografía de testículo teñida con H-E y PAS. Entre los cortes de túbulos seminíferos se observan células de Leydig (fechas negras) próximas a vasos sanguíneos (flecha blanca).

membrana mitocondrial externa hasta la interna por la proteína sTAR para que interactúe con la primera enzima de la vía de síntesis denominada desmolasa. Esta enzima, localizada en la membrana mitocondrial interna, cataliza la conversión de colesterol en pregnenolona, un paso limitante de la síntesis de esteroides. La pregnenolona, por su naturaleza lipídica, difunde a través de la membrana mitocondrial al retículo endoplasmático liso, donde tras varias reacciones enzimáticas del complejo citocromo P-450, se sintetiza la testosterona, cuyo efecto intratesticular es promover la espermatogénesis, pero también cumple funciones extragonadales. Los andrógenos testiculares se unen a la proteína ABP, sintetizada en las células de Sertoli y ejercen así su efecto trófico sobre el epitelio espermático al estimular la espermatogénesis.

La unión de la testosterona a la ABP permite obtener concentraciones intratesticulares 100 a 200 veces más altas que las periféricas, lo que favorece la espermatogénesis. Este proceso no es simultáneo en todo el órgano y ni siquiera en el mismo sector del túbulo seminífero; pueden encontrarse distintos estadios de maduración en diferentes cortes de los túbulos seminíferos, incluso en el mismo túbulo. Esta característica histológica se conoce como ciclo del epitelio seminífero (**fig. 21-18**).

Por otro lado, los andrógenos se liberan al torrente circulatorio a través de los capilares del intersticio testicular. Circulan principalmente ligados a la albúmina (50%) y en un 48% a la SHBG (*sex hormone binding globulin*) o GLAE (globulina ligadora de esteroides sexuales). Solo el 1-2% de los andrógenos circula libre. Al arribar a los sitios de acción, la testosterona se disocia de sus proteínas transportadoras para actuar en las células diana. La disociación de la albúmina es alta, por tal motivo se considera la suma de testosterona libre y ligada a la albúmina como testosterona biodisponible.

La testosterona circulante puede actuar como tal, amplificarse a dihidrotestosterona (por la acción de la enzima 5-alfa-reductasa) o aromatizarse en estrógenos. Cada una de estas hormonas tiene sus sitios diana de acción (**fig. 21-19**).

A nivel central, los estrógenos inhiben la liberación de LH hipofisaria y de GnRH en el hipotálamo, y modula el sistema de neuronas Kiss.

La retroalimentación (feed-back) sobre FSH está ejercida directamente en la adenohipófisis por la inhibina (inhibitoria) y la activina (estimulatoria) secretada en las células de Sertoli.

Vías espermáticas intratesticulares

Los túbulos seminíferos desembocan en el mediastino testicular y conducen los espermatozoides y el escaso líquido sintetizado en el epitelio seminífero hacia pequeños conductos cortos, revestidos por un epitelio cúbico simple, denominados túbulos rectos.

Los túbulos rectos desembocan en una red tubular denominada rete testis o red de Haller, que atraviesa el mediastino testicular y está compuesta por un conjunto de túbulos de trayecto tortuoso revestidos por epitelio cúbico simple que desembocan en los conductillos eferentes.

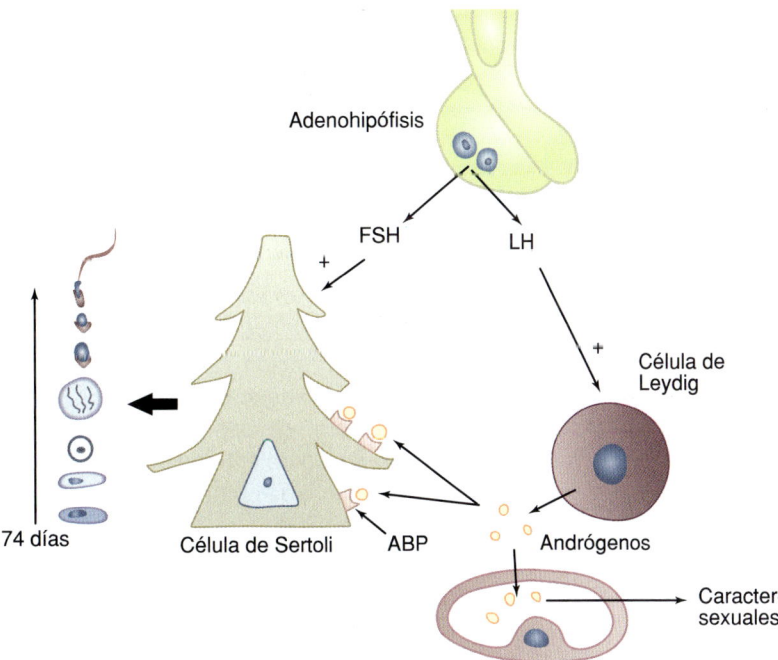

Fig. 21-17. Regulación de la función testicular. Compartimento tubular (dependiente de FSH) y compartimento intersticial (dependiente de LH). ABP: proteína de unión a andrógenos.

74 días

Adenohipófisis

FSH   LH

Célula de Leydig

Célula de Sertoli   ABP   Andrógenos

Caracteres sexuales

Eje hipotálamo-hipófiso-gonadal masculino

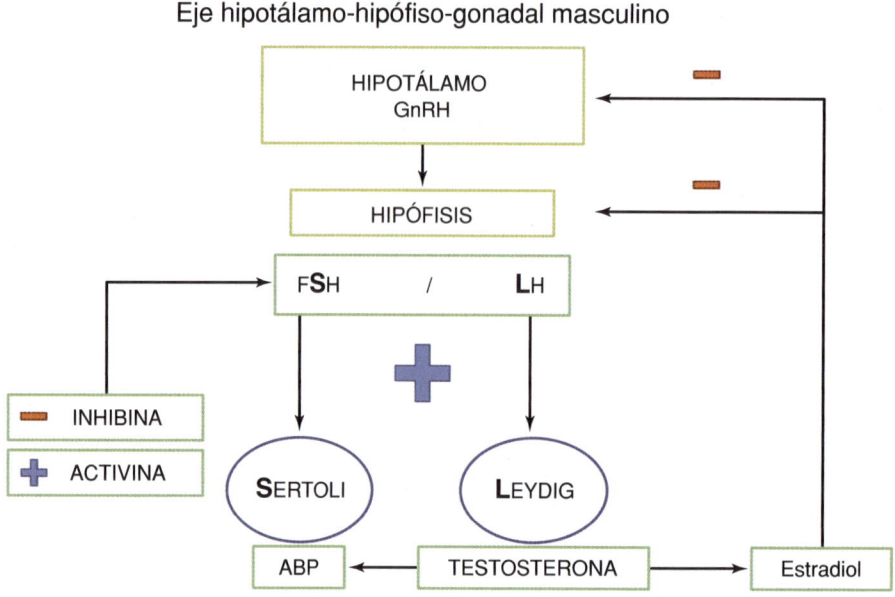

Fig. 21-18. Regulación del eje hipotálamo-hipófiso-gonadal masculino.

Vías espermáticas extratesticulares

Conductillos eferentes

Corresponden a una serie de 10 a 15 túbulos de disposición rectilínea que reciben el contenido de la rete testis, atraviesan la albugínea y lo conducen hacia el epidídimo. Presentan forma oval al corte transversal y están revestidos por un epitelio cilíndrico simple o seudoestratificado. El epitelio tiene dos tipos celulares:

- **Células cilíndricas ciliadas:** son células altas, con citoplasma acidófilo y cilios apicales. A nivel ultraestructural, se caracterizan por presentar abundantes mitocondrias. Su función es desplazar los espermatozoides y el líquido luminal a través de la superficie epitelial.
- **Células cilíndricas no ciliadas:** son células de menor altura que presentan microvellosidades apicales y abundantes lisosomas. Su función es absorber el líquido producido en los túbulos seminíferos que circula

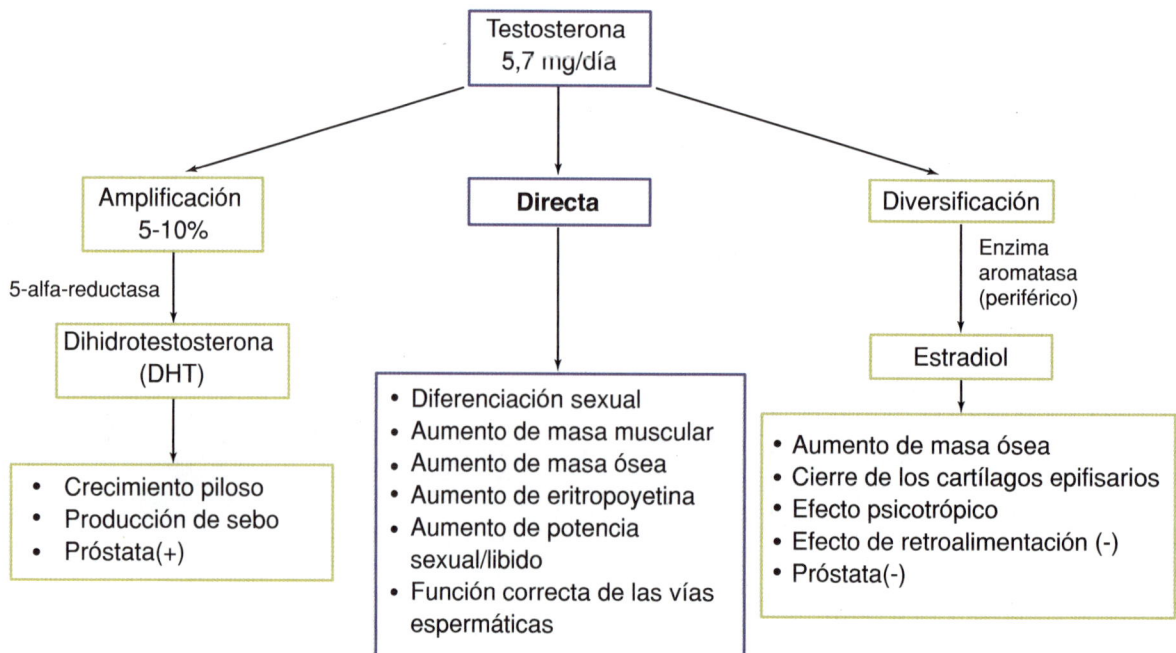

Fig. 21-19. Vías metabólicas de acción de la testosterona y sus órganos diana. Véase texto.

junto con los gametos. Más del 90% del líquido producido por el epitelio seminífero es absorbido por los conductillos eferentes y el epidídimo.

Subyacente al epitelio puede observarse una delgada lámina propia de tejido conectivo colágeno denso y escasas fibras musculares lisas.

Epidídimo

El epidídimo presenta tres porciones: cabeza, cuerpo y cola, formadas por un tubo de trayecto tortuoso que conduce gametos y líquido seminal. En su tránsito por el epidídimo, que dura de 3 a 5 días, los espermatozoides adquieren movilidad y capacidad fecundante.

La cabeza consiste en un único tubo muy tortuoso fuertemente empaquetado, que forma un abultamiento cerca del polo superior del testículo. En los cortes histológicos, esta región puede verse como un órgano macizo con estructuras tubulares en distintas incidencias de corte revestidas por epitelio cilíndrico seudoestratificado con estereocilios. En las luces tubulares se observan espermatozoides que, en los preparados con la técnica de PAS, se tiñen intensamente debido al contenido glucoproteico del acrosoma (**fig. 21-20**).

El epitelio presenta dos tipos celulares: células principales y células basales.

Células principales: son células cilíndricas altas, con núcleo ovalado, perpendicular a la membrana basal, que presentan estereocilios apicales y citoplasma acidófilo pálido. Al microscopio electrónico se observa desarrollo de retículo endoplasmático rugoso, retículo endoplasmático liso, aparato de Golgi, abundantes lisosomas e inclusiones lipídicas.

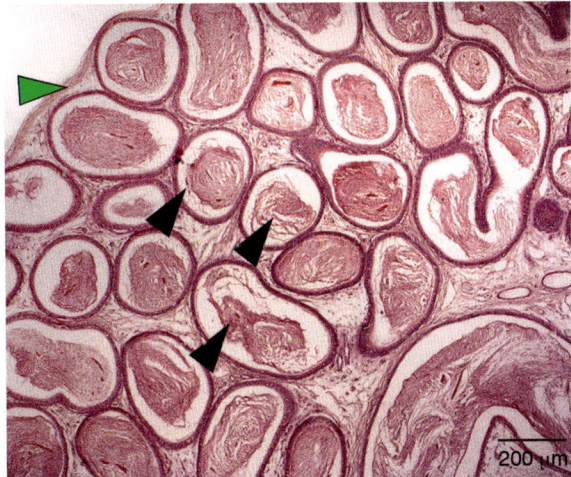

Fig. 21-20. Fotomicrografía de un corte del epidídimo teñido con H-E y PAS. Se observan múltiples cortes transversales del epidídimo con espermatozoides en la luz (flechas negras). En la periferia la cápsula de tejido conectivo colágeno denso (flecha verde).

Estas células tienen capacidad secretoria y absortiva. Aportan al líquido seminal glucoproteínas, ácido siálico y glicerilfosforilcolina, importantes para la maduración espermática.

Células basales: son células cilíndricas bajas, con núcleos redondos, que regeneran el epitelio y tienen función de células madre.

Subyacente al epitelio hay tejido conectivo colágeno laxo y fibras musculares lisas. Entre los cortes tubulares discurre tejido conectivo colágeno laxo, que hacia la periferia del órgano muestra un mayor grado de condensación y constituye la adventicia (**figs. 21-21** y **21-22**).

En la región del cuerpo y de la cola, el epidídimo disminuye su trayecto tortuoso y se vuelve rectilíneo. En estas regiones, el epitelio disminuye de altura y se produce un desarrollo progresivo de la túnica muscular, que pasa a tener tres capas: longitudinal interna, circular media y longitudinal externa en la región distal de la cola, donde se continúa con el conducto deferente.

Conducto deferente

El conducto deferente es un órgano hueco que recibe los espermatozoides del epidídimo y los conduce hasta el conducto eyaculador. En su porción terminal, presenta una dilatación denominada ampolla del deferente. En su trayecto recorre la región del conducto inguinal asociado a estructuras vasculares y nerviosas, y constituye en conjunto el cordón espermático.

Desde el aspecto histológico, se organiza en tres túnicas:

Túnica mucosa: en el corte transversal se observa festoneada, formada por un epitelio cilíndrico simple o seudoestratificado con estereocilios, similar al que tapiza el epidídimo, que asienta sobre una lámina propia de tejido conectivo colágeno laxo con fibras elásticas.

Túnica muscular: presenta tres capas de fibras musculares lisas organizadas en longitudinal interna, circular media y longitudinal externa (**fig. 21-23**).

Túnica adventicia: constituida por tejido conectivo colágeno laxo, vasos y nervios que, junto con el conducto deferente, constituyen el cordón espermático. Los vasos venosos están representados por el plexo pampiniforme, que lleva el drenaje venoso testicular y desemboca en la vena cava inferior en el lado derecho y en la vena renal en el izquierdo. Esto dificulta el retorno venoso desde el testículo izquierdo, con mayor posibilidad de que aparezcan dilataciones varicosas denominadas varicocele. El plexo pampiniforme suele aproximarse en su trayecto a la arteria espermática, lo que permite que la temperatura de la sangre que llega al testículo sea inferior a la sistémica para favorecer el proceso de espermatogénesis.

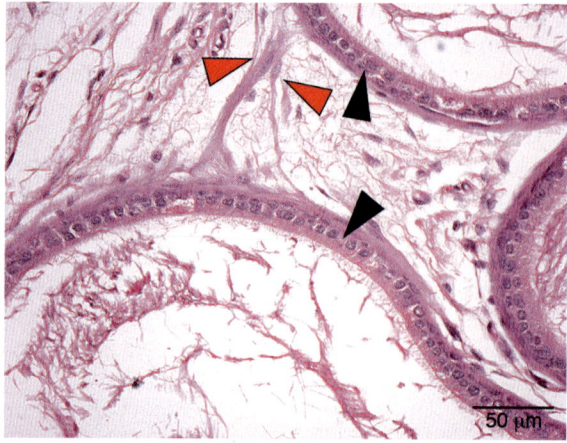

Fig. 21-21. Fotomicrografía del epidídimo teñido con H-E y PAS. Epitelio cilíndrico seudoestratificado con estereocilios (flechas negras) y espermatozoides en la luz. Tejido conectivo laxo que rodea los cortes tubulares, escasas fibras musculares (flechas rojas).

Otras estructuras del cordón espermático que pueden observarse en los preparados junto con el conducto deferente son los vasos linfáticos y los nervios (**fig. 21-23**).

Conducto eyaculador

El conducto eyaculador se forma por la confluencia de la ampolla del conducto deferente y el conducto excretor de la vesícula seminal y conduce el semen hacia la uretra prostática. Atraviesa la próstata recorriendo un trayecto corto de 1 cm para desembocar próximo al utrículo en la uretra prostática.

Es un órgano hueco que al corte transversal presenta una luz irregular, organizado en tres túnicas. La mucosa presenta múltiples pliegues y tiene un epitelio cilíndrico simple o seudoestratificado que asienta sobre una delgada lámina propia de tejido conectivo colágeno denso. La túnica muscular está formada por fibras musculares lisas en disposición circular que se continúan con el estroma prostático.

Uretra

La uretra es un órgano hueco que conduce la orina y el esperma durante la micción o eyaculación respectivamente. En su trayecto, desde la desembocadura de la vejiga hacia el glande, atraviesa diferentes regiones, por lo que se reconocen en su estructura tres porciones.

Prostática: tiene una longitud aproximada de 3 cm y presenta una mucosa revestida por urotelio. En esta región desembocan el conducto eyaculador y los conductos excretores prostáticos.

Membranosa: es una porción de corto trayecto, 1 a 2 cm, cuya mucosa está revestida por un epitelio cilíndrico seudoestratificado o estratificado.

Esponjosa o peneana: se localiza en la región central del cuerpo esponjoso peniano y recorre todo el trayecto del pene hasta desembocar en el glande. Presenta una mucosa revestida en su porción proximal por epitelio cilíndrico estratificado y en su porción distal por epitelio plano estratificado

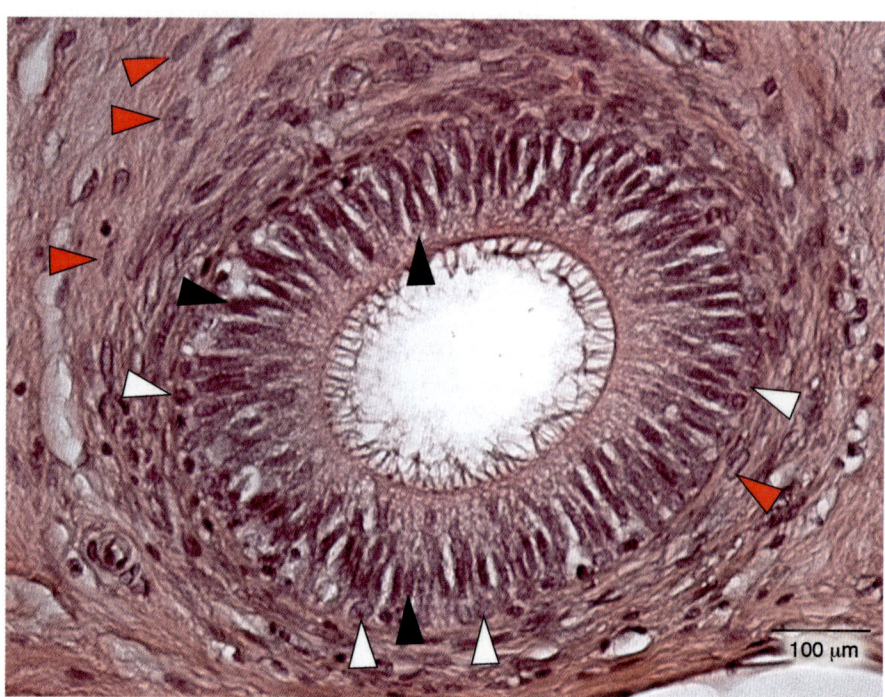

Fig. 21-22. Fotomicrografía de un corte del epidídimo humano. Se observa la característica del epitelio seudoestratificado con estereocilios en sus células principales (flechas negras) y con células basales (flechas blancas). Se aprecia la túnica muscular (flechas rojas).

Fig. 21-23. Fotomicrografías de cortes transversales del conducto deferente de rata teñidos con H-E. **A.** Corte del órgano que muestra la pared formada por una mucosa (M), una gruesa capa de músculo liso (ML) y una adventicia (Ad) en la que se visualizan los vasos arteriales y venosos que forman el cordón espermático. **B.** Sector de la pared del conducto deferente a mayor aumento en el que se distinguen el epitelio (Ep) cilíndrico seudoestratificado que asienta sobre una lámina propia (Lp) de tejido conectivo, una gruesa capa de músculo liso (ML) en diferentes incidencias de corte y una adventicia (Ad) de tejido conectivo.

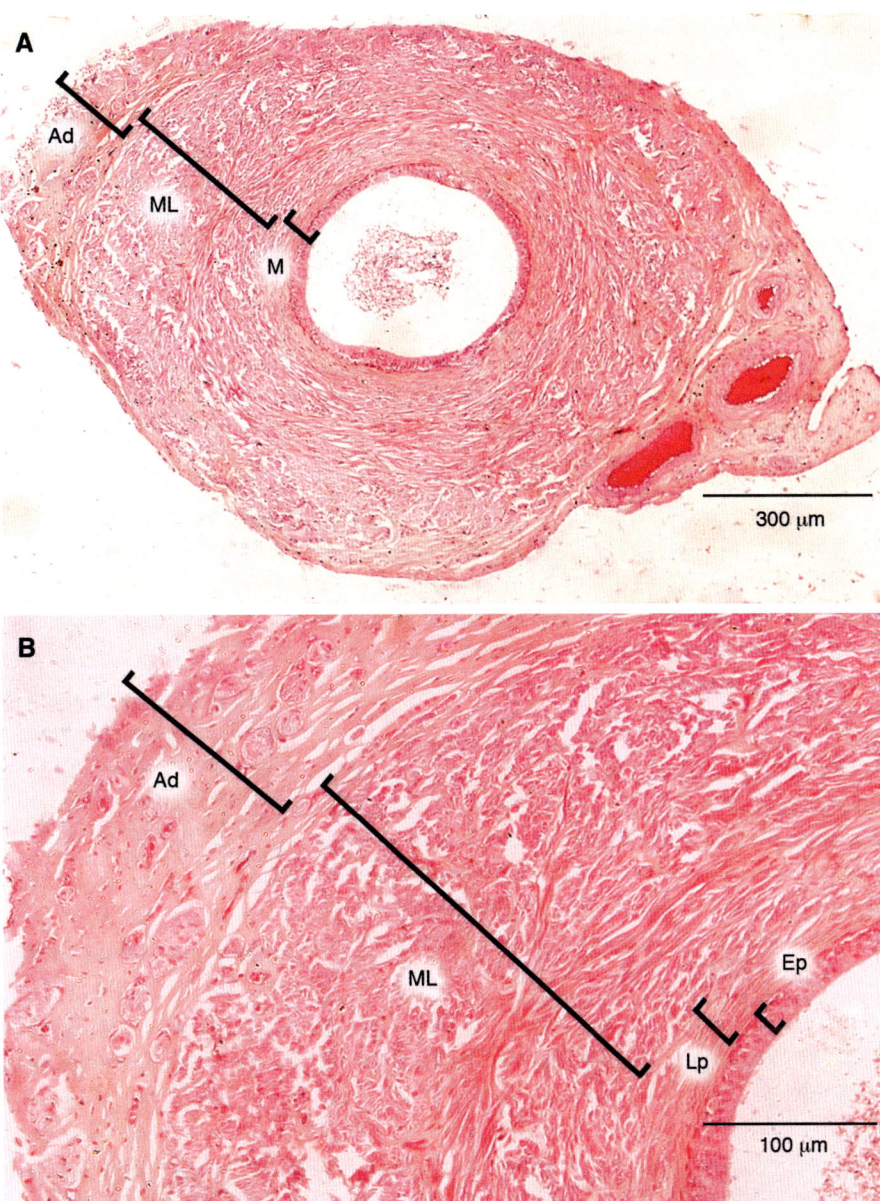

no queratinizado. En esta porción desembocan las glándulas bulbouretrales de Littré (véase Glándulas anexas).

GLÁNDULAS ANEXAS

Vesículas seminales

Son glándulas exocrinas de aspecto sacular que desembocan, mediante un conducto excretor corto, en la ampolla del conducto deferente. Aportan el componente alcalino del líquido seminal rico en fructosa, prostaglandinas, ácido cítrico y ácido ascórbico (vitamina C), importantes para la nutrición de los gametos masculinos. Este producto de secreción puede observarse en la luz intensamente acidófilo por su alto contenido proteico.

En los preparados se observa organizada en túnicas con una mucosa muy plegada revestida por un epitelio cilíndrico simple o seudoestratificado que asienta sobre una delgada lámina propia de tejido conectivo colágeno laxo con fibras elásticas.

Al microscopio electrónico las células epiteliales se caracterizan por presentar abundante retículo endoplasmático rugoso, mitocondrias, inclusiones lipídicas, gránulos de secreción apicales y microvellosidades.

La túnica muscular presenta fibras musculares lisas que se organizan en dos capas: circular interna y longitudinal externa. En la periferia del órgano puede observarse una túnica adventicia que constituye una cápsula de tejido conectivo colágeno denso (**fig. 21-24**).

Próstata

Es una glándula exocrina tubuloalveolar compuesta y ramificada, cuyos conductos excretores, que pueden ser de 30 a 50, desembocan en la uretra prostática. En la periferia se observa una gruesa cápsula de tejido conectivo colágeno denso, con fibras musculares lisas que se proyecta hacia el interior del órgano entre los adenómeros, sin formar lobulillos (**fig. 21-25**).

Los alvéolos prostáticos tienen una luz irregular y están formados por células epiteliales cilíndricas que pueden observarse en una sola capa o presentar seudoestratificación. Desde el aspecto ultraestructural, presentan características de células sintetizadoras de proteínas con abundante retículo endoplasmático rugoso, aparato de Golgi y gránulos apicales de secreción. La actividad secretora de los alvéolos prostáticos es dependiente de hormonas. La testosterona testicular se convierte en dihidrotestosterona por la enzima 5-alfa-reductasa; es esta hormona la que actúa sobre la glándula. Por tal motivo, las células epiteliales pueden mostrar mayor o menor altura, y se vuelven cúbicas o planas en los adultos mayores, en los que disminuye la síntesis de testosterona, así como el trofismo epitelial. Entre los alvéolos discurre tejido conectivo colágeno laxo con fibras elásticas, fibras musculares lisas y vasos sanguíneos, que constituyen el característico estroma fibromuscular (**figs. 21-26 y 21-27**; véase también **fig. 21-25**). La función de la próstata es aportar el componente ácido al líquido seminal rico en fosfatasa ácida, ácido cítrico, fibrinolisina, neuraminidasa, aminotransferasas, hidrogenasas, cinc y magnesio. Este producto de secreción se observa en los preparados teñidos con hematoxilina-eosina intensamente acidófilo en la luz de los adenómeros, dado su alto contenido proteico, y tiene como función mantener en estado fluido el semen y nutrir los gametos masculinos.

En ocasiones, se condensa y forma estructuras ovaladas o redondas, homogéneas, intensamente acidófilas, denominadas concreciones prostáticas o cuerpos amiláceos. Cuando estas estructuras presentan contenido cálcico, se denominan calcaforitos y son características de las glándulas con baja actividad sintética.

La próstata puede volverse hiperplásica a lo largo de la vida. La hiperplasia prostática benigna suele producirse de forma concéntrica, por lo que la compresión de la utrera provoca dificultad en la micción, síntoma conocido como prostatismo. En cambio, los tumores prostáticos malignos suelen ser de localización periférica y se sospechan por la palpación de nódulos, el aumento de la consistencia o la superficie irregular en el tacto rectal. El antígeno prostático (PSA) es una proteína producida por las células prostáticas, que se detecta en la sangre periférica y cuyo aumento es predictivo de una mayor proliferación celular. La correlación de los hallazgos del examen físico y los parámetros bioquímicos tiene importancia clínica en el diagnóstico temprano de la patología benigna y maligna de la próstata

Glándulas bulbouretrales de Cowper y de Littré

Las glándulas bulbouretrales desembocan en el trayecto de la uretra y aportan productos de secreción cuya función es lubricar la mucosa, alcalinizar el pH y

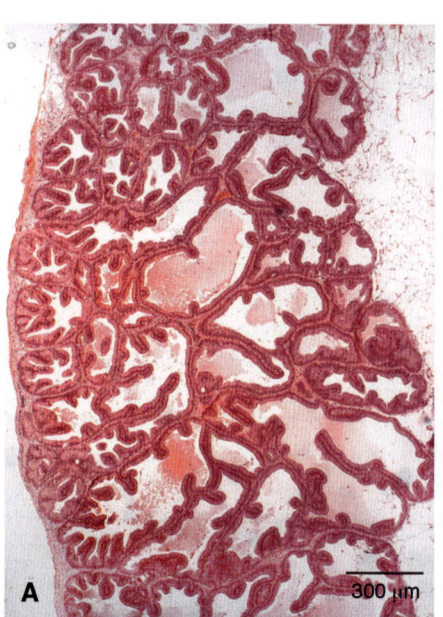
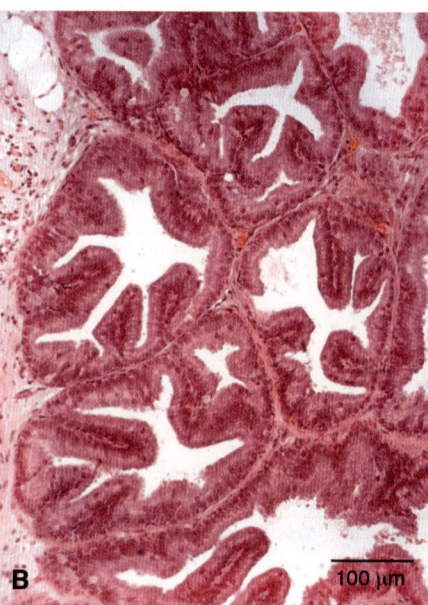

Fig. 21-24. A. Fotomicrografía óptica de vesícula seminal. **B.** Se observa a mayor aumento la mucosa que forma múltiples pliegues.

A   300 µm   B   100 µm

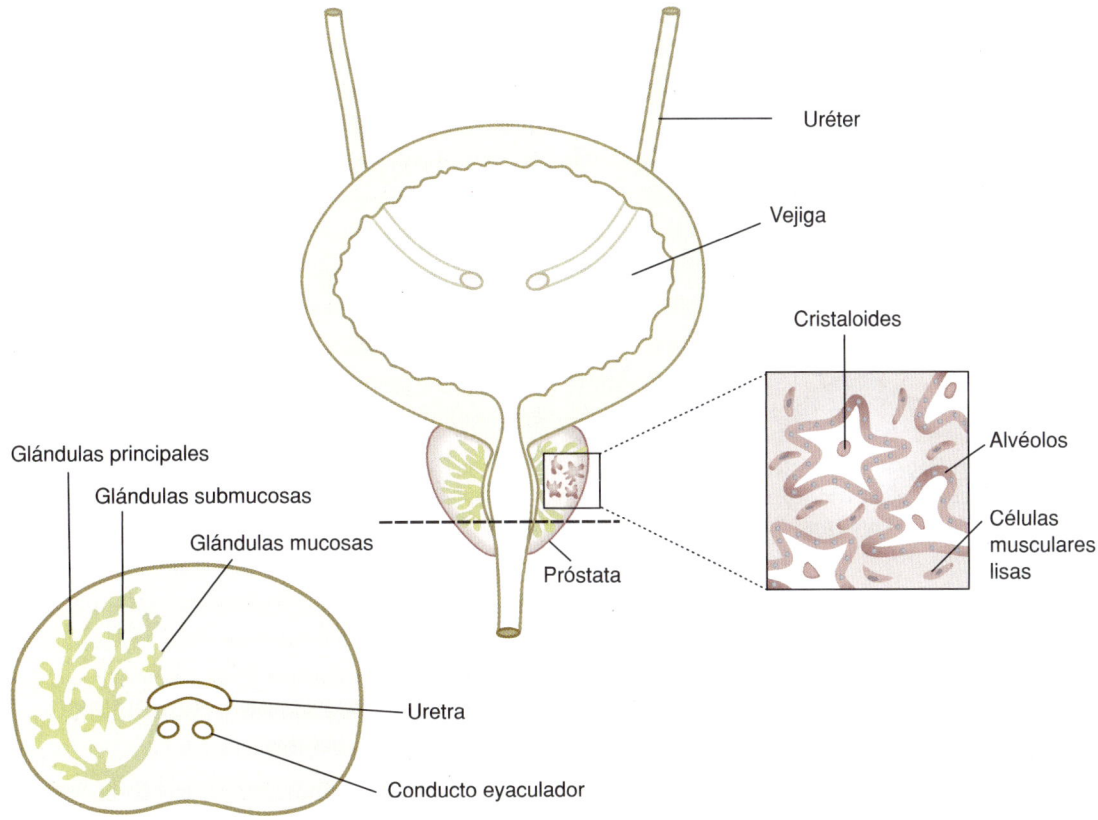

Fig. 21-25. Ubicación anatómica de la próstata. A la izquierda, corte transversal en el que se muestran los tipos principales de glándulas que la componen. A la derecha, corte histológico al microscopio óptico.

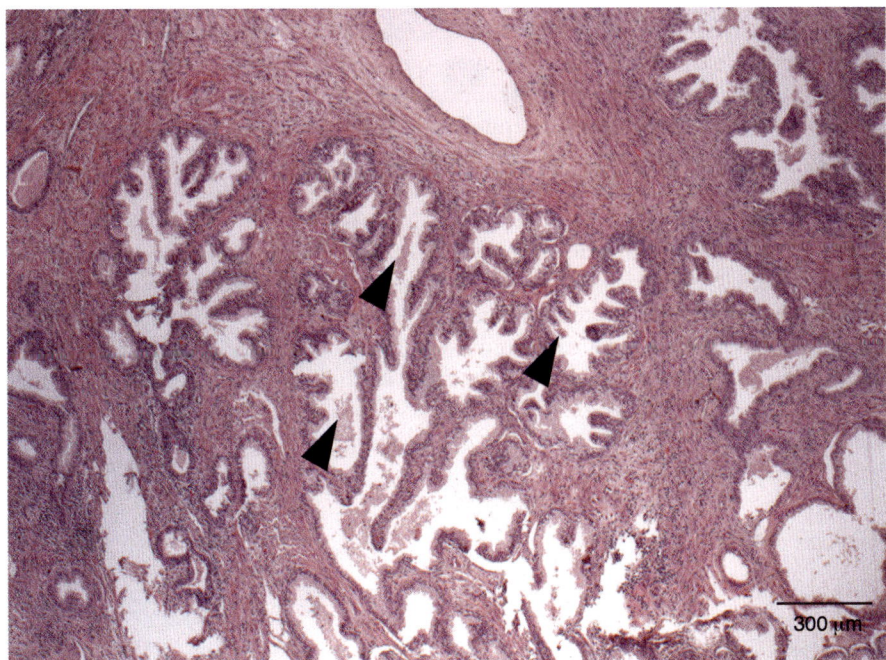

Fig. 21-26. Fotomicrografías de cortes de próstata humana teñidos con H-E. Se observan la estructura de las glándulas alveolares con luz irregular (flechas negras) y el estroma con una importante cantidad de músculo liso.

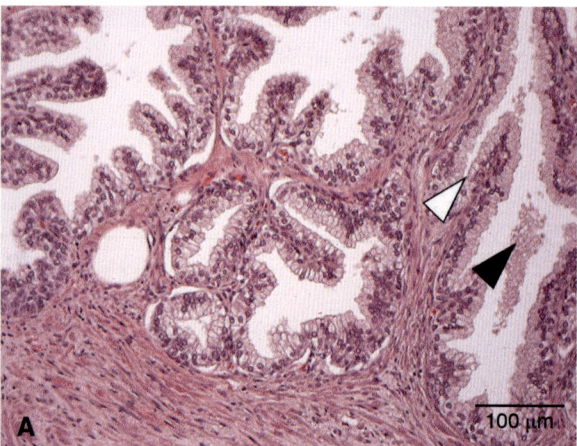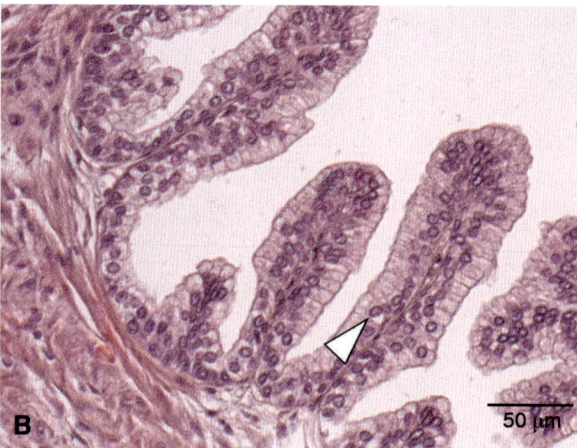

Fig. 21-27. A. Fotomicrografías de cortes de próstata humana teñidos con H-E. **B.** A mayor aumento. Se observan las glándulas alveolares con su epitelio cilíndrico simple (flechas blancas) y la presencia de secreción acidófila en la luz (flecha negra). En el estroma se aprecian fibras musculares lisas.

enriquecer el aporte de sustancias nutritivas para favorecer la sobrevida de los gametos.

Glándulas de Cowper

Son glándulas exocrinas tubuloalveolares compuestas, de pequeño tamaño, que desembocan en la región posterior de la uretra esponjosa.

Cada glándula está revestida por una cápsula de tejido conectivo colágeno denso con fibras elásticas que envía tabiques hacia el interior y la divide en lobulillos. Los lobulillos están ocupados por adenómeros ramificados, revestidos por una capa de células epiteliales cilíndricas o cúbicas. Desde el aspecto ultraestructural, presentan desarrollo de retículo endoplasmático rugoso, aparato de Golgi y gránulos apicales de secreción. Los adenómeros desembocan en pequeños conductos intralobulillares que concluyen en dilataciones terminales denominadas ampollas, y están revestidos por un epitelio cilíndrico simple cuyas células presentan microvellosidades cortas y características ultraestructurales similares a las células secretoras de proteínas o moco. En los tabiques interlobulillares, formados por tejido conectivo colágeno con fibras elásticas, se observan fibras musculares lisas y conductos interlobulillares revestidos por epitelio cilíndrico seudoestratificado.

Su producto de secreción es un líquido claro, alcalino, viscoso, muy eosinófilo, rico en galactosa y ácido siálico, que se elimina al principio de la eyaculación y tiene una función lubricante.

Glándulas de Littré

Son glándulas mucosas intraepiteliales que se proyectan hacia la lámina propia de la mucosa de la uretra esponjosa o peneana, y liberan su producto de secreción en la luz por medio de dilataciones denominadas lagunas de Morgagni.

ESPERMOGRAMA: ESTUDIO FISICOQUÍMICO Y CITOLÓGICO DEL SEMEN

El esperma es un líquido heterogéneo liberado en el momento de la eyaculación. compuesto por una fracción no celular y una fracción celular. La **fracción no celular** corresponde a la resultante de los productos de secreción del epidídimo, las vesículas seminales, la glándula prostática y las glándulas bulbouretrales. La **fracción celular** contiene principalmente espermatozoides maduros y, en menor proporción, leucocitos, células germinales inmaduras y células epiteliales descamadas de los epitelios de las vías espermáticas.

El espermograma es un método de valoración descriptivo que analiza las características físicas, químicas, citológicas e inmunológicas, y que permite evaluar la potencial capacidad reproductiva masculina, vincular alteraciones con diferentes diagnósticos diferenciales y establecer un tratamiento adecuado.

Su análisis no es un marcador directo de la función testicular y tiene un valor predictivo bajo en lo que respecta a la concepción natural y la fertilidad, es decir, una evaluación normal no garantiza un buen estado de fertilidad.

Las variables y los métodos utilizados en este estudio están basados en el manual de examinación y procesamiento del semen de la Organización Mundial de la Salud, cuya última actualización se realizó en 2021 (OMS 5.ª ed.).

Toma de la muestra

La muestra se obtiene por masturbación, en un frasco estéril, teniendo en cuenta ciertas pautas de recolección que son importantes para asegurar el estudio correcto del semen.

- Recolectar toda la muestra del eyaculado e informar si hubo pérdida de alguna fracción.
- Mantener una abstinencia sexual mínima de 2 días antes de recolectar la muestra.
- Recolectar la muestra en un frasco estéril, sin uso de lubricantes ni preservativos para evitar la contaminación o el efecto de agentes espermicidas.
- No recolectar muestras durante el curso de procesos infecciosos agudos.

Si la recolección se realiza en el domicilio y es necesario transportar la muestra, es fundamental no superar los 60 minutos para su entrega y conservarla a una temperatura entre 20 y 37 °C para asegurar su correcta conservación. Los estudios recientes han relacionado el tiempo de recolección de la muestra con la calidad espermática obtenida y han observado que, a mayor tiempo de recolección, mayor alteración de la morfología y menor movilidad total y progresiva.

El análisis correcto del semen debe evaluarse en dos muestras como mínimo, separadas por un lapso de 2 semanas, dada la variabilidad fisiológica de la producción de espermatozoides.

Análisis fisicoquímico

El análisis fisicoquímico del eyaculado informa características del componente no celular. Debe realizarse entre los 30 y los 60 minutos tras la recolección de la muestra, y es importante considerar el tiempo y el lugar de la toma.

Las características analizadas son aspecto, volumen, pH y componentes del líquido.

Aspecto: debe ser blanquecino, opalescente y ligeramente amarillento. Las alteraciones del color pueden sugerir patologías.

Volumen: el eyaculado normal tiene un volumen de 1,5 a 5 mL y un pH entre 7,2 y 8, que puede atribuirse a la suma de diferentes fracciones. En el líquido seminal se pueden distinguir marcadores que reflejan la funcionalidad del epidídimo, las vesículas seminales y la próstata respectivamente. El total del volumen eyaculado es la resultante de tres fracciones:

- **Primera fracción o preeyaculatoria:** corresponde a menos del 5% (< 0,15 mL) del volumen total. Contiene secreciones mucoproteicas provenientes de las glándulas uretrales (glándulas de Littré) y bulbouretrales (glándulas de Cowper), que lubrican la uretra.
- **Segunda fracción:** corresponde al 20-30% del volumen total (0,6-0,9 mL). Contiene espermatozoides asociados a secreciones provenientes de la glándula prostática, de pH ácido, ricas en fosfatasa ácida, cinc y ácido cítrico.
- **Tercera fracción:** aporta el 50-65% del volumen eyaculado (1,5-2,0 mL) proveniente de las vesículas seminales, de consistencia gelatinosa, caracterizado por un pH alcalino rico en fructosa, fuente de energía para los gametos. Un bajo contenido de fructosa en el semen (< 13 µmol por eyaculado) es característica de la obstrucción del conducto eyaculador, la ausencia congénita bilateral de los conductos deferentes, la eyaculación retrógrada parcial o la deficiencia de andrógenos. Otros componentes de esta fracción son las prostaglandinas, que mejoran la movilidad espermática e inhiben la respuesta inmune en el tracto femenino contra los espermatozoides; la lactoferrina, una proteína globular con acción antimicrobiana, y las semenogelinas 1 y 2, glucoproteínas que participan en la formación del coágulo seminal luego de la eyaculación y evitan la capacitación temprana del espermatozoide. Un 5% de esta fracción se atribuye al aporte del epidídimo rico en alfa-glucosidasa y L-carnitina, una molécula involucrada en la vía de la betaoxidación mitocondrial.

La **hipospermia** es la disminución del volumen seminal, la **hiperspermia** es el aumento del volumen seminal y la **aspermia** es la ausencia de eyaculación (**cuadro 21-1**).

Análisis citológico

El análisis citológico hace referencia a las características propias de los gametos masculinos o **fracción celular** donde se detallan la concentración, la movilidad y la morfología.

Concentración: la concentración adecuada de los gametos se informa en cantidad de espermatozoides por mililitros de semen y cantidad en el total de la muestra. La disminución de la concentración espermática se denomina **oligozoospermia** y la ausencia de espermatozoides, **azoospermia**.

Movilidad: los espermatozoides son células móviles por la presencia de flagelo. El movimiento espermático es activo, con gasto de ATP y, por tal motivo, requiere la presencia de mitocondrias en la pieza intermedia. Para este movimiento son fundamentales la estructura del axonema y los brazos de dineína, una proteína motora cuya disfunción caracteriza el síndrome de Kartagener, que provoca inmovilidad ciliar e infertilidad. En el espermograma se informan diferentes aspectos de la movilidad.

Movilidad progresiva: evalúa el movimiento activo, de forma lineal o en círculo grande. Puede subclasificarse según la velocidad en A (rápidos progresivos) y B (lentos progresivos).

Movilidad no progresiva: evalúa todos los patrones de motilidad sin progresión, por ejemplo: nado en pequeños círculos, la fuerza flagelar apenas desplaza la cabeza, solo se observa un latido flagelar in situ.

Inmovilidad: espermatozoides sin movimientos.

La disminución de la movilidad espermática se denomina **astenozoospermia**.

Cuadro 21-1. Aspectos fisicoquímicos del espermograma

CARACTERÍSTICAS	VALORES NORMALES (OMS, 2021)	ALTERACIÓN	ETIOLOGÍAS
Volumen	1,5-6 mL	< 1,5 mL (hipospermia)	- Obstrucción del conducto eyaculador - Hipoplasia o agenesia de las vesículas seminales - Hipogonadismos - Eyaculación retrógrada
		> 6 mL (hiperspermia)	Exudación activa por inflamación glandular
		Aspermia	- Obstrucción de la vía espermática - Eyaculación retrógrada - Disfunción eréctil
Color y aspecto	Blanquecino Opalescente Homogéneo	Hemospermia	Presencia de hematíes en el semen
	Leucocitos < 1 millón/mL	Piospermia o leucocitospermia > 1 millón/mL	- Exceso de leucocitos en el semen - Sospecha de infección de las vías espermáticas o de las glándulas accesorias
pH	Neutro 7,2-8,2	Alcalino	Falla prostática, infecciones
		Ácido	- Agenesia de las vesículas seminales - Obstrucción de los conductos eyaculadores - Contaminación con orina

Morfología: las alteraciones de la morfología espermática sugieren defectos de la espermatogénesis, algunas patologías del epidídimo o ambos. Los defectos morfológicos se informan como anomalías de la cabeza o la cola. Los espermatozoides anormales suelen tener un potencial fertilizante más bajo, según los tipos de anomalías, y también pueden tener ADN anormal por fragmentación. La morfología espermática puede evaluarse según los criterios de la OMS o los criterios de Kruger. La alteración de la morfología espermática se denomina **teratozoospermia**.

Vitalidad: la vitalidad espermática se evalúa por dos metodologías:

- **Técnica con eosina:** es la más utilizada. La eosina permite evidenciar espermatozoides muertos.
- **Prueba hipoosmótica:** evalúa la integridad de la membrana espermática ante variaciones en medios de distinta osmolaridad, lo cual diferencia los espermatozoides vivos de los muertos.

Otros hallazgos citológicos: el espermograma también informa la presencia de otros tipos celulares. Pueden observarse escasas células epiteliales, procedentes de la descamación de las vías espermáticas, células germinales inmaduras o leucocitos. El recuento de leucocitos mayor de un millón/mL se denomina **leucocitospermia** y se relaciona con inflamación o infección de las vías espermáticas o las glándulas accesorias (uretritis, prostatitis, epididimitis).

También puede haber presencia de gérmenes, bacterias, parásitos, etc. En estos casos, debe solicitarse un espermocultivo y urocultivo para descartar infecciones genitales o urinarias, por ejemplo, clamidia y micoplasmas, dada la relación de estos patógenos con los abortos espontáneos del primer trimestre tras la fecundación (**cuadro 21-2**).

Otras pruebas diagnósticas de calidad espermática y funcionalidad

Análisis inmunológico - Aglutinación

La presencia de anticuerpos antiespermatozoides puede reducir la fertilidad por disminución de la penetración en el moco cervical, la capacitación o la afección de la reacción acrosómica. Estos anticuerpos pueden ser IgG, IgA y, en menor medida, IgM, y ponerse en evidencia por pruebas de aglutinación como la prueba MAR y la técnica de Inmunobeads.

Prueba MAR

La prueba MAR se utiliza para detectar anticuerpos antiespermatozoides en el semen. Se emplean partículas de látex que contienen inmunoglobulina G (IgG) o A (IgA), que tienen la capacidad de unirse a los autoanticuerpos antiespermatozoides. Si hay presencia de anticuerpos antiespermatozoides fijados, se formará un complejo de unión entre ellos y las partículas de látex unidas a la inmunoglobulina. Una prueba se considera positiva si más del 50% de la muestra está aglutinada.

La ausencia de autoanticuerpos impide la aglutinación entre las partículas de látex y los espermatozoides.

Inmunobeads

Esta técnica utiliza microesferas de poliacrilamida en las que se han fijado moléculas de antiinmunoglobulinas específicas (anti-IgA, anti-IgG, anti-IgM) por su región Fc y que se incuban con espermatozoides vivos libres de plasma seminal. Las *inmunobeads* se unen a los espermatozoides cuya superficie contiene Ig del tipo estudiado.

Es una técnica más cara y laboriosa que la prueba MAR, pero brinda información sobre la localización de los anticuerpos en la superficie espermática (cabeza, cola, punta de la cola), lo que puede tener importancia en relación con la fertilidad.

La limitación de los métodos directos está dada por la concentración y movilidad espermática, ya que se requiere que la célula esté viva para garantizar que los anticuerpos detectados estén dirigidos hacia antígenos de superficie.

Prueba MOST (*modified sperm stress test*). Medición de especies oxidativas reactivas en el semen (ROS)

Las ROS, o especies reactivas del oxígeno, son liberadas de forma fisiológica por los leucocitos y como producto de las distintas vías metabólicas intracelulares y producción de ATP en la mitocondria del espermatozoide. Las ROS en cantidades pequeñas son esenciales para una función espermática adecuada, por ejemplo, para activar la capacitación espermática y la reacción acrosomal. Sin embargo, existen numerosos factores exógenos, como las infecciones genitourinarias, el varicocele o la obesidad, que elevan las concentraciones de ROS en el semen, y afectan la peroxidación lipídica en la membrana, la motilidad espermática, la reacción acrosómica y la maduración de la cromatina, con la subsecuente fragmentación del ADN e impacto negativo

Cuadro 21-2. Características microscópicas de los gametos masculinos, alteraciones y etiología relacionada con cada alteración

CARACTERÍSTICAS	VALORES NORMALES (OMS, 2021)	ALTERACIÓN	ETIOLOGÍAS
Concentración	Nº de espermatozoides/mL semen ≥16 millones/mL	Oligozoospermia (disminución en nº)	Varicocele Anticuerpos antiespermáticos
		Azoospermia (ausencia de espermatozoides)	Obstrucción de las vías espermáticas Falla testicular Eyaculación retrógrada
	Nº de espermatozoides en el total de la muestra ≥ 39 millones/eyaculado	Criptozoospermia	Espermatozoides ausentes en las preparaciones frescas, pero observados en un sedimento centrifugado (< 1 millón/mL)
Movilidad	Total ≥ 42% móviles	Astenozoospermia (movilidad reducida)	Intrínsecas: alteraciones en la estructura del flagelo, alteraciones metabólicas
	Progresiva ≥ 30%		Extrínsecas: factores inmunitarios, viscosidad del líquido seminal, factores inflamatorios
Morfología	≥ 4% normales	Teratozoospermia < 4% de espermatozoides normales	Defectos de la espermatogénesis
Vitalidad	≥ 54% de espermatozoides vivos en la muestra de eyaculado	Necrozoospermia	Bajo porcentaje de espermatozoides vivos y alto porcentaje de espermatozoides inmóviles en el eyaculado

en la fertilidad masculina. Las ROS pueden medirse por ensayos de quimioluminiscencia y electroquímicos evaluando la capacidad potencial de oxidorreducción.

Fragmentación del ADN

Valora el porcentaje de espermatozoides con fragmentación o daño del ADN y se realiza a través de distintos ensayos, entre ellos la prueba TUNEL (*Terminal Transferase dUTP Nick End Labeling*), el ensayo del análisis de la estructura cromatínica del esperma (SCSA), el ensayo cometa y la prueba de dispersión de la cromatina espermática (SCD). Cuando los niveles de fragmentación del ADN espermático están elevados, existe una mayor probabilidad de fallas en la fertilidad. En particular, la prueba TUNEL mide las fragmentaciones en la cadena de ADN, características de la apoptosis, incorporando moléculas marcadas de forma fluorescente.

Estas pruebas diagnósticas no se utilizan de manera rutinaria. Debido a su costo y complejidad, se reservan para el estudio de las pacientes con infertilidad que se someterán a métodos de reproducción asistida.

PENE

El pene es un órgano cilíndrico con capacidad eréctil que interviene en el coito, transporta y libera orina durante la micción y semen durante la eyaculación. Todo su trayecto es recorrido por la porción peneana de la uretra, que conduce ambos líquidos hacia el exterior.

Anatómicamente, se describen una región dorsal y otra ventral.

La región dorsal contiene dos estructuras formadas por tejido eréctil denominadas cuerpos cavernosos. Los cuerpos cavernosos están constituidos por vasos de aspecto lacunar (senos cavernosos) interconectados, revestidos por endotelio, separados por tabiques de tejido conectivo denso, rico en fibras elásticas y colágenas de tipo I a IV, más fibras musculares lisas inmersas.

En la región central, cada cuerpo cavernoso contiene la arteria cavernosa que irriga los senos a través de las arterias helicinas. Rodeando los cuerpos cavernosos se encuentra una cubierta de tejido conectivo denso, la túnica albugínea, dispuesta en una capa circular interna y una capa longitudinal externa. Entre ambas capas se localizan las venas emisarias y el plexo venoso subtunical, que cumplen una función fundamental en el mecanismo corporooclusivo cuando se compriman. Este mecanismo permite mantener la tumescencia del pene durante la erección e impide el drenaje venoso de los cuerpos cavernosos.

En la periferia de la albugínea se encuentra el dartos peniano, formado por diferentes capas de tejido conectivo laxo, músculo liso y tejido conectivo denso, incluida la fascia de Buck, que separa las estructuras vasculares superficiales del paquete vasculonervioso dorsal profundo. La presencia de esta fascia ayuda a explicar la expansión de los hematomas penianos traumáticos hacia el periné y la pared abdominal o, por el contrario, que permanezcan circunscritos al órgano.

En la región medial y ventral se localiza el cuerpo esponjoso, formado por una estructura histológica similar a la cavernosa, en cuyo interior se aloja la uretra peneana y que culmina en una dilatación distal denominada glande. La túnica albugínea que rodea al cuerpo esponjoso es más delgada y está prácticamente ausente a nivel del glande. En la superficie de la albugínea hay una delgada capa de fibras musculares lisas.

Todo el trayecto del pene se encuentra recubierto por piel fina con una delgada epidermis que carece de hipodermis. En la porción distal la cubierta cutánea se proyecta sobre el glande para formar una estructura retráctil denominada prepucio (**fig. 21-28**).

Histofisiología de la erección peneana

La erección-detumescencia es un complejo proceso neuroendocrino miovascular que requiere la integración y sincronización de diferentes sistemas de la economía, y que necesita la indemnidad endotelial, conectiva y muscular lisa peneana. A partir de un estímulo táctil, visual u olfatorio, o cerebral, se produce la activación de los nervios erectores autónomos parasimpáticos con la liberación de acetilcolina (Ach), que interactúa con los receptores muscarínicos de tipo 3 (M3) situados en la membrana de las células endoteliales de los vasos presentes en los cuerpos cavernosos y el esponjoso. Este estímulo conduce a la activación de la enzima óxido nítrico-sintasa (NOS), con síntesis de óxido nítrico (NO). Este neurotransmisor gaseoso se difunde hacia las fibras musculares y activa mecanismos de segundos mensajeros que involucran la adenilato-ciclasa y la guanilato-ciclasa, y genera un aumento de AMPc y GMPc respectivamente. Estos nucleótidos cíclicos actúan sobre sus correspondientes proteínas-quinasas y determinan la disminución del calcio citosólico en la célula muscular mediante tres mecanismos:

- Favorecen su salida a través de la membrana plasmática.
- Evitan su ingreso en los canales del calcio.
- Facilitan su recaptación y acumulación en el retículo sarcoplasmático.

La disminución de los niveles de calcio desencadena la relajación de la musculatura lisa, la vasodilatación y el aumento del flujo sanguíneo en los cuerpos cavernosos. Este fenómeno estimula la liberación de más NO y el mantenimiento de la respuesta molecular. Los vasos arteriales que suministran sangre a los cuerpos cavernosos son las arteriolas helicinas, ramas de la arteria profunda del pene. El aumento del flujo sanguíneo del pene y el establecimiento del mecanismo corporooclusivo ya mencionado desencadenan y mantienen la erección (**fig. 21-29**).

Fig. 21-28. Esquema de un corte transversal del pene que muestra sus principales componentes.

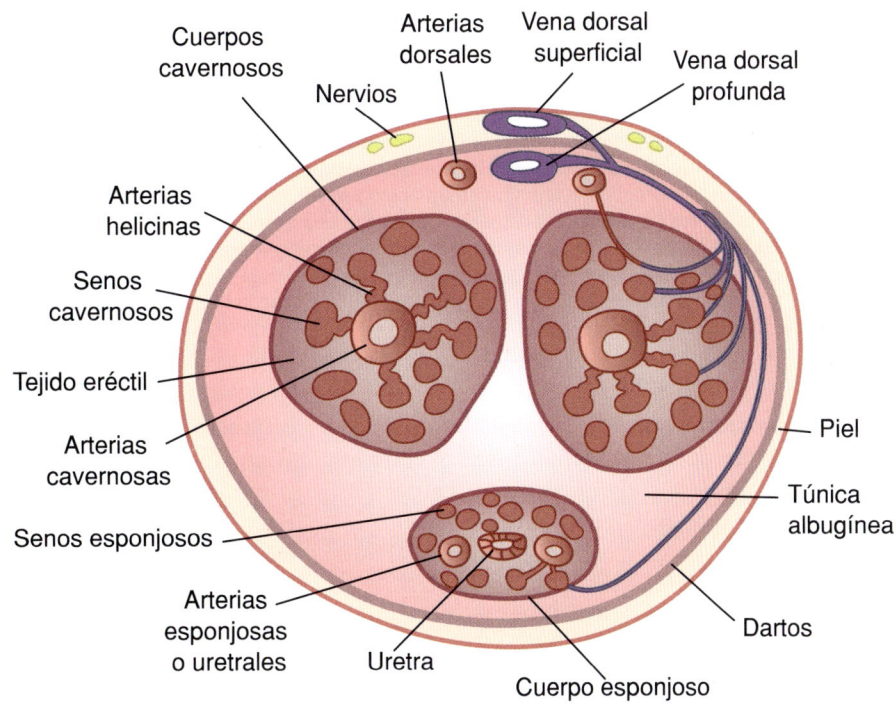

Cuerpos cavernosos

Nervios

Arterias dorsales

Vena dorsal superficial

Vena dorsal profunda

Arterias helicinas

Senos cavernosos

Tejido eréctil

Arterias cavernosas

Senos esponjosos

Arterias esponjosas o uretrales

Uretra

Cuerpo esponjoso

Piel

Túnica albugínea

Dartos

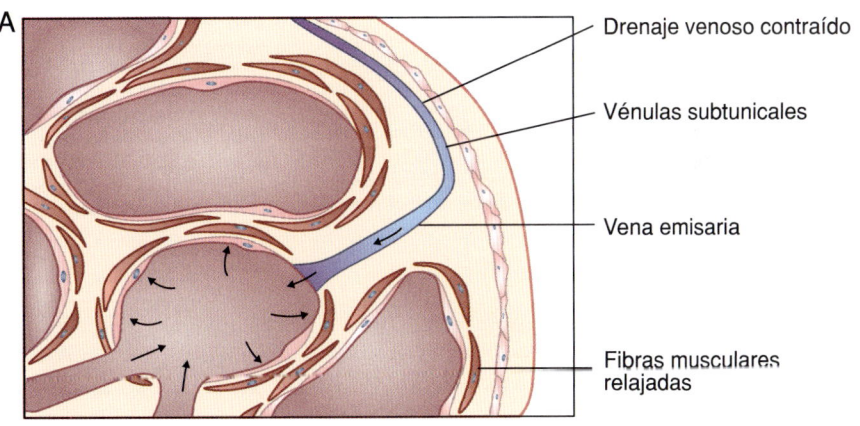

A

Drenaje venoso contraído

Vénulas subtunicales

Vena emisaria

Fibras musculares relajadas

Fig. 21-29. Esquema de una región del cuerpo cavernoso que representa dos situaciones posibles. **A.** Pene erecto. Se observa la relajación de las fibras musculares, con llenado de los senos cavernosos y disminución del drenaje venoso durante la erección. **B.** Pene flácido. Se observa la contracción de las fibras musculares con vaciado de los senos cavernosos después de la eyaculación.

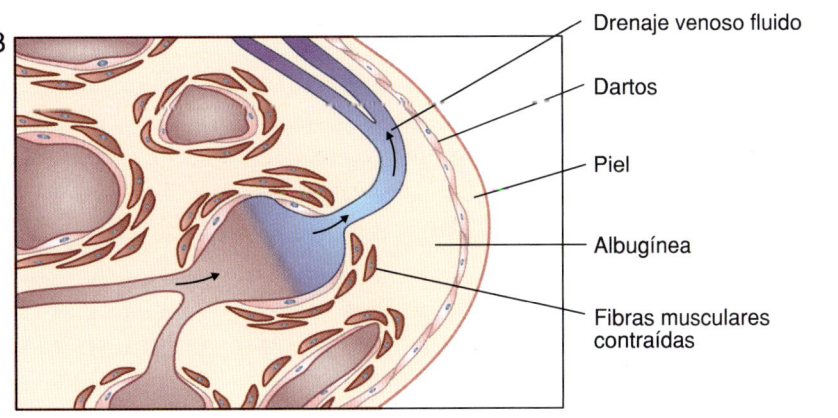

B

Drenaje venoso fluido

Dartos

Piel

Albugínea

Fibras musculares contraídas

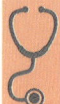

Proyección médico-clínica

21-2. Disfunción sexual eréctil

La singular citoarquitectura de los cuerpos cavernosos permite que se produzca una respuesta hemodinámica compleja como es el fenómeno de la erección-detumescencia.

A partir de la década de 1930, Leriche destacó la importancia de las alteraciones vasculares como responsables de la disfunción eréctil y, hacia finales del siglo pasado, un mayor entendimiento del papel del óxido nítrico (NO) y las vías de los segundos mensajeros condujo a una amplia mejora en el abordaje terapéutico de esa entidad mediante la comprensión de los mecanismos celulares y moleculares de la erección.

La duración de la tumescencia peneana depende de la degradación del GMPc por la enzima 5-fosfodiesterasa. Los inhibidores de esta enzima como el sildenafilo favorecen la persistencia del GMPc, lo que confiere firmeza y duración a la erección del pene.

La participación esponjosa en la rigidez es secundaria y depende de la compresión vascular entre los cuerpos cavernosos y el dartos peniano. La descarga adrenérgica que precede al fenómeno eyaculatorio produce la contracción muscular, la disminución del flujo cavernoso, el aumento del retorno venoso y la vuelta al estado flácido. La imposibilidad de desencadenar el mecanismo de erección se conoce como disfunción eréctil. (**Proyección médico-clínica 21-2. Disfunción sexual eréctil**).

BIBLIOGRAFÍA

Bai S, Dou XC, Qi HL, et al. Association between semen collection time and semen parameters: an observational study. Asian J Androl. 2023;25(3):339-44.

Boussouar F, Benahmed M. Lactate and energy metabolism in male germ cells. Trends Endocrinol Metab. 2004;15(7):345-50.

De Souza ILL, Ferreira EDS, Vasconcelos LHC, Cavalcante FA, da Silva BA. Erectile Dysfunction: Key Role of Cavernous Smooth Muscle Cells. Front Pharmacol. 2022;13:895044.

Dean RC, Lue TF. Physiology of penile erection and pathophysiology of erectile dysfunction. Urol Clin North Am. 2005;32(4):379-95.

Kopera IA, Bilinska B, Cheng CY, Mruk DD. Sertoli-germ cell junctions in the testis: a review of recent data. Philos Trans R Soc Lond B Biol Sci. 2010;365(1546):1593-605.

Losinno AD, Morales A, Fernández D, López LA. Peritubular myoid cells from rat seminiferous tubules contain actin and myosin filaments distributed in two independent layers. Biol Reprod. 2012;86(5):150:1-8.

Mital P, Hinton BT, Dufour JM. The blood-testis and blood-epididymis barriers are more than just their tight junctions. Biol Reprod. 2011;84(5):851-8.

Nishimura H, L'Hernault SW. Spermatogenesis. Curr Biol. 2017;27(18): R988-R994.

Panchatsharam PK, Durland J, Zito PM. Physiology, Erection. 2022. In: StatPearls [Internet]. Treasure Island (FL): StatPearls Publishing; 2022 Jan.

Rato L, Alves MG, Socorro S, Duarte AI, Cavaco JE, Oliveira PF. Metabolic regulation is important for spermatogenesis. Nat Rev Urol. 2012;9(6):330-8.

Riera MF, Meroni SB, Schteingart HF, Pellizzari EH, Cigorraga SB. Regulation of lactate production and glucose transport as well as of glucose transporter 1 and lactate dehydrogenase A mRNA levels by basic fibroblast growth factor in rat Sertoli cells. J Endocrinol. 2002;173(2):335-43.

Santi D, Crépieux P, Reiter E, et al. Follicle-stimulating Hormone (FSH) Action on Spermatogenesis: A Focus on Physiological and Therapeutic Roles. J Clin Med. 2020;9(4):1014.

Yazawa T, et al. Overviews of Stem Cells for Gonadal and Adrenal Steroidogenic Cells. Am J Life Sci. Special Issue: Biology and Medicine of Peptide and Steroid Hormones. 2015;3(3-2):58-64.

  GALERÍA DE IMÁGENES

 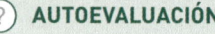 **AUTOEVALUACIÓN**

Sistema tegumentario: piel y faneras

22

INTRODUCCIÓN

El sistema tegumentario está conformado por un conjunto de órganos que forman una barrera física entre el ambiente externo y el interno, y que protegen el cuerpo. Está compuesto por la piel y sus derivados: pelo, uñas, y glándulas sebáceas y sudoríparas.

La piel es el órgano más grande del ser humano. Recubre la superficie del cuerpo. Entre sus funciones se destaca que permite la vida en relación con el medioambiente y con el medio interno. También es un órgano de expresión que permite la comunicación de las emociones y recepción de estímulos. Sobre la piel vive el microbioma, que es la comunidad de microorganismos, como hongos, bacterias y virus, que existen en un entorno particular, son dinámicos y cambian en función de diversos factores.

Su función esencial es proteger el cuerpo de una gran variedad de agresiones ambientales, ya sean mecánicas, biológicas, químicas, térmicas u osmóticas. Por su contenido graso, es capaz de impedir la pérdida o la incorporación de agua. La piel también tiene funciones inmunes y sensoriales, secretoras y de absorción; ayuda a regular la temperatura corporal y el equilibrio hídrico, e interviene en el metabolismo y la síntesis de la vitamina D. Además, la vía de administración transcutánea se utiliza en tratamientos farmacológicos locales y sistémicos.

La funcionalidad de la piel se debe principalmente a su estructura, que varía en función del área anatómica. La piel gruesa se localiza en las palmas de la mano y las plantas de los pies: carece de unidades pilosebáceas y tiene un estrato adicional en la epidermis. La piel fina presenta unidades pilosebáceas, se distribuye en el resto del tegumento y sus características varían según la localización.

De superficial a profundo, se reconocen tres capas: la epidermis, la dermis y la hipodermis o tejido celular subcutáneo (**fig. 22-1**), aunque algunos autores no consideran que esta última forme parte de la piel. Las distintas capas trabajan de manera coordinada para proporcionar fuerza y flexibilidad, y desempeñan múltiples funciones.

La piel es un órgano con doble origen embrionario: la epidermis, los folículos pilosos, las glándulas sebáceas y sudoríparas, las uñas y los melanocitos derivan del ectodermo, mientras que la dermis, la hipodermis, los vasos sanguíneos, las células de Langerhans y los músculos piloerectores derivan de poblaciones celulares mesodérmicas.

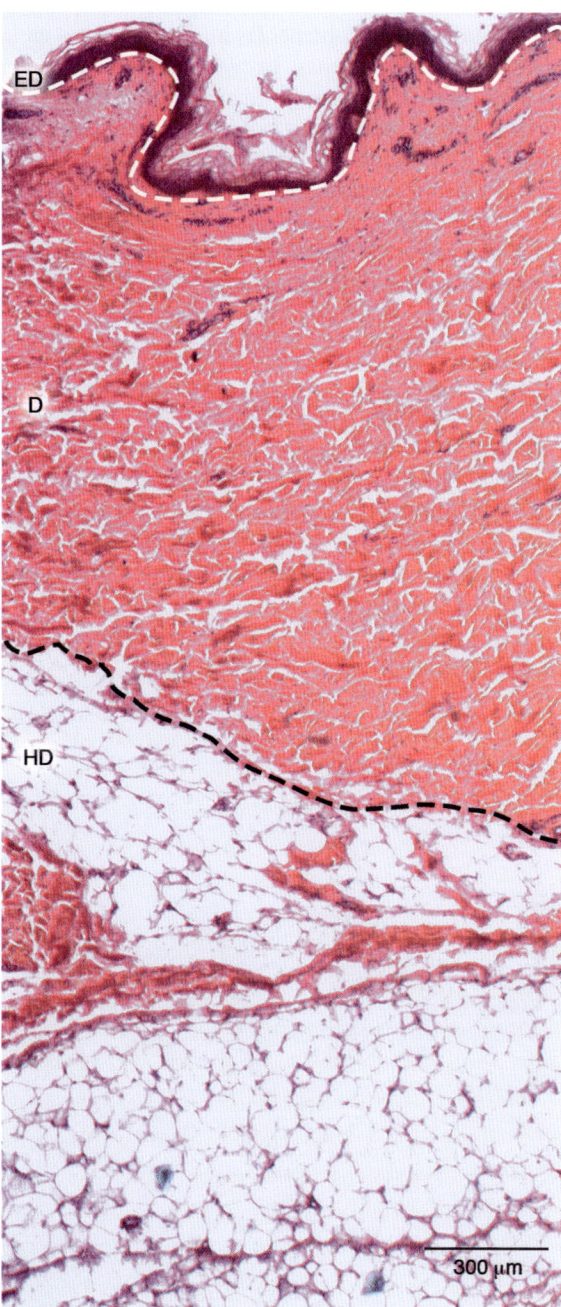

Fig. 22-1. Piel a bajo aumento teñida con hematoxilina-eosina (H-E), en la que se observan las tres capas: epidermis (ED), dermis (D) e hipodermis (HD). Las líneas punteadas señalan los límites entre las capas. Obsérvese la abundancia de tejido adiposo en la hipodermis.

EPIDERMIS

La epidermis es la capa externa de la piel, su espesor varía en los diferentes tipos de piel; es más delgada en los párpados (0,05 mm) y más gruesa en las palmas de las manos y las plantas de los pies (1,5 mm) (**fig. 22-2** y **cuadro 22-1**). Se puede apreciar que la piel gruesa contiene pliegues y crestas que intervienen en la adhesividad o agarre que son fácilmente visibles en el pulpejo de los dedos, denominados dermatoglifos. Estas estructuras se utilizan para obtener las huellas dactilares en la identificación de personas. La piel fina se aprecia bien en el dorso de las manos, contiene líneas cutáneas que forman figuras geométricas poligonales, que delimitan campos, y en el centro de estos, desembocan las glándulas sudoríparas, mientras que los folículos pilosos, junto con las glándulas sebáceas, lo hacen en los pliegues.

La epidermis es un epitelio plano estratificado queratinizado en la que se diferencian cinco estratos (**fig. 22-3**). De basal a superficial las capas se denominan:

- Estrato basal.
- Estrato espinoso.
- Estrato granuloso.
- Estrato lúcido
- Estrato córneo.

El estrato más profundo, el estrato basal, está formado por una sola capa de células denominadas queratinocitos que descansan sobre la dermis subyacente (**figs. 22-4** y **22-5**). Las células basales tienen disposición columnar, núcleos grandes y escaso citoplasma, con filamentos intermedios que forman haces dispersos denominados tonofilamentos, numerosos polirribosomas libres, y escaso retículo endoplásmico rugoso y vesículas de Golgi. En su base, presentan numerosos hemidesmosomas que les permiten anclarse a la lámina basal. Las células de este estrato se dividen por mitosis y dan origen a las células de los estratos más superficiales.

En el estrato espinoso se encuentran varias capas de queratinocitos con forma poliédrica que adquieren una morfología más aplanada a medida que se acercan a la superficie. El núcleo es esférico y el citoplasma levemente basófilo. Las células de este estrato tienen numerosas prolongaciones citoplasmáticas unidas mediante desmosomas, las cuales se ven al microscopio óptico como espinas localizadas en los espacios intercelulares dilatados durante la preparación histológica de la muestra (véanse **figs. 22-4** y **22-5**). Los filamentos de 10 nm presentes en su citoplasma corresponden a filamentos intermedios y se extienden a través de las prolongaciones citoplasmáticas hasta las placas densas de los desmosomas (**fig. 22-6 A**). Además, en las celulas de este

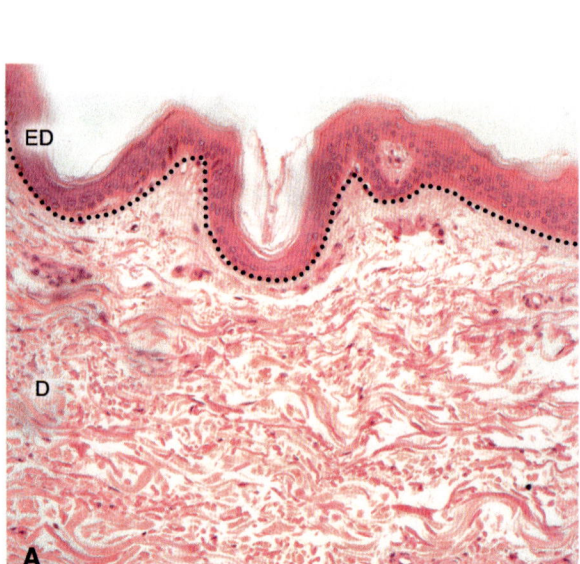
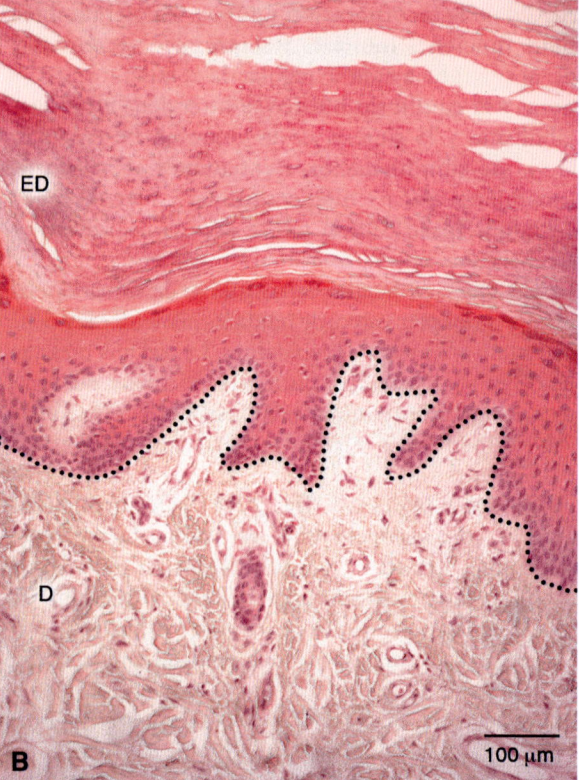

Fig. 22-2. A. Piel fina. **B.** Piel gruesa. Las líneas punteadas indican la unión dermoepidérmica en ambos casos. Obsérvese la diferencia de grosor de la epidermis (ED) en general y del estrato córneo en particular. D: dermis.

Cuadro 22-1. Cuadro comparativo de las características de la epidermis en la piel gruesa y la piel fina

	Piel gruesa	Piel fina
Espesor	Más de 1 mm	0,1 mm
Estrato granuloso	Hasta 5 capas celulares	2-3 capas celulares
Estrato lúcido	Presente	Ausente
Estrato córneo	Grueso	Delgado
Ubicación	Palmas de las manos y plantas de los pies	Resto de la superficie corporal
Faneras o anexos cutáneos	No tienen folículos pilosos	Tienen folículos pilosos
Glándulas	Sudoríparas ecrinas	Sudoríparas ecrinas y apocrinas Sebáceas

estrato se observan gránulos ovales, laminados o queratinosomas, de 0,1 a 0,5 μm de tamaño, cubiertos por una doble membrana y repletos de laminillas paralelas orientadas a lo largo del eje menor del gránulo.

El estrato granuloso corresponde al estrato más superficial que no se encuentra queratinizado. Sus células contienen pocas organelas, pero abundantes haces de filamentos, gránulos laminados y de queratohialina. Los gránulos laminados, ricos en glucolípidos y esteroles, se sitúan en la periferia celular o son liberados al espacio intercelular, formando envolturas lipídicas que se disponen en láminas entre las células y le otorgan impermeabilidad a la epidermis. Los gránulos de queratohialina

intensamente basófilos son característicos de este estrato, tienen forma esférica o irregular y tamaño variable, no están limitados por membrana y contienen proteínas sulfatadas como la profilagrina ricas en histidina y cistina (**fig. 22-6 B**). El estrato lúcido, considerado por algunos autores parte del estrato córneo, solo se encuentra en la piel gruesa. En este estrato, las células se hallan en un estado avanzado de queratinización, las organelas y el núcleo están degradados y la célula está rellena de queratina, lo que le confiere su aspecto altamente acidófilo (véase **fig. 22-5**).

El estrato córneo, la capa más superficial de la epidermis, está formado por células aplanadas y cornificadas.

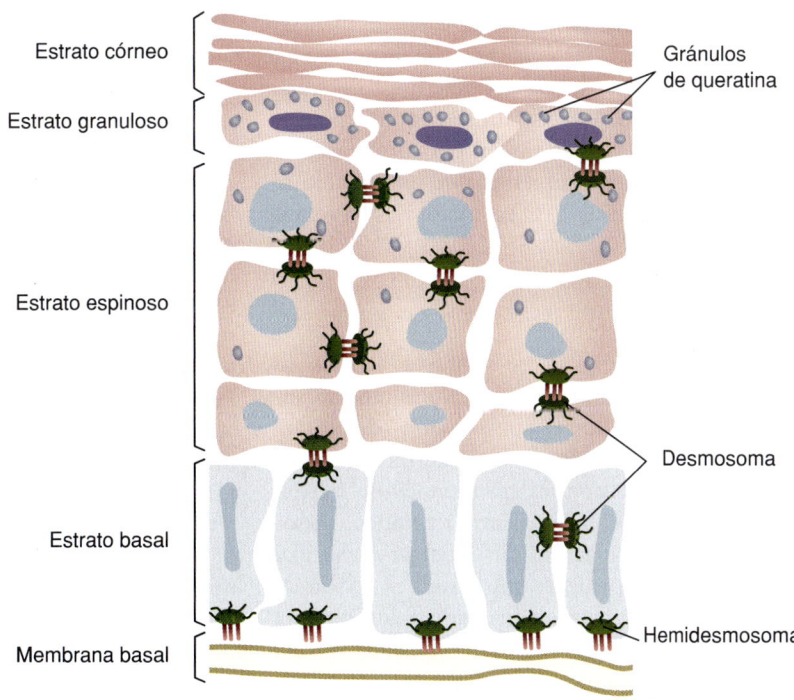

Fig. 22-3. Estratos de la epidermis.

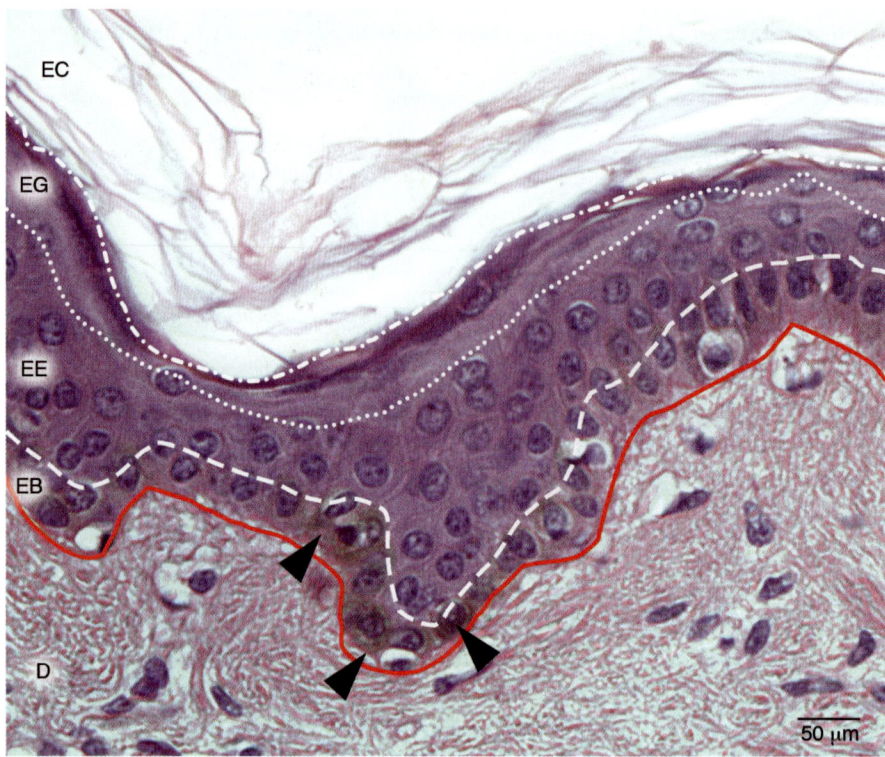

Fig. 22-4. Estratos de la epidermis correspondientes a la piel fina. EB: estrato basal; EE: estrato espinoso; EG: estrato granuloso; EC: estrato córneo. Las flechas negras señalan las células del estrato basal cuyo citoplasma contiene melanina. D: dermis.

Las células carecen de núcleo y solo conservan algunas organelas; el citoplasma está totalmente ocupado por filamentos de queratina, su membrana plasmática se encuentra engrosada por el depósito de material amorfo y muy plegada, ya que se interdigita con las membranas de las células vecinas (véanse **figs. 22-4** y **22-5**). En este estrato se forma la barrera cutánea, esencial para la vida terrestre porque participa activamente en la regulación de la pérdida transepidérmica de agua. Los queratinocitos de este estrato se denominan corneocitos. Estás células están unidas por corneodesmosomas y se encuentran cubiertos por una envoltura lipídica (50% ceramidas, 25% colesterol y 15% ácidos grasos libres).

Queratinocitos

La epidermis humana se renueva continuamente. La descamación de las células en la superficie de la piel debe compensarse de forma natural con la renovación de la epidermis, un proceso llevado a cabo por los queratinocitos, el tipo celular predominante en este estrato cutáneo, denominado así por su capacidad de sintetizar queratina. Estos tienen dos propiedades que entran en acción de manera sucesiva: la capacidad de dividirse activamente y la capacidad de diferenciarse. Las células de la capa basal son responsables de la renovación continua de la epidermis, pero solo el 15% participan constantemente

en este proceso, ya que las células restantes se encuentran en un estado de reposo o quiescente (fase G0 del ciclo celular). Cuando la tasa de proliferación requerida es mayor, como en la reparación de las heridas pueden salir de su estado de quiescencia.

Los queratinocitos sintetizan y expresan diversas proteínas estructurales y lípidos durante su maduración. Los pasos finales de la diferenciación de los queratinocitos se asocian a profundos cambios en su estructura, que dan lugar a la transformación en células escamosas planas y anucleadas denominadas corneocitos.

Las queratinas (p. ej., las proteínas K1, K5, K10, K14, las más comunes) son las principales proteínas estructurales sintetizadas por los queratinocitos. Se reúnen en un patrón en forma de banda de filamentos intermedios que emanan de un anillo perinuclear, se extienden por todo el citoplasma, y terminan en la unión con desmosomas y hemidesmosomas.

Durante las etapas finales de diferenciación normal, las queratinas están muy ordenadas y se condensan mediante interacciones con proteínas empaquetadoras, como la filagrina, una proteína de la matriz sintetizada como profilagrina localizada en los gránulos de queratohialina de la capa granular. Este empaquetamiento de la queratina favorece el colapso de la célula en una forma aplanada, característica de las células del estrato córneo (**fig. 22-7**).

Juntas, las queratinas y la filagrina constituyen entre el 80% y el 90% de las proteínas de la epidermis. Otras

Fig. 22-5. Estratos de la epidermis correspondientes a la piel gruesa. EB: estrato basal; EE: estrato espinoso; EG: estrato granuloso; EL: estrato lúcido; EC: estrato córneo. Obsérvese la presencia del estrato lúcido en la piel gruesa y el grosor del estrato córneo en esta última.

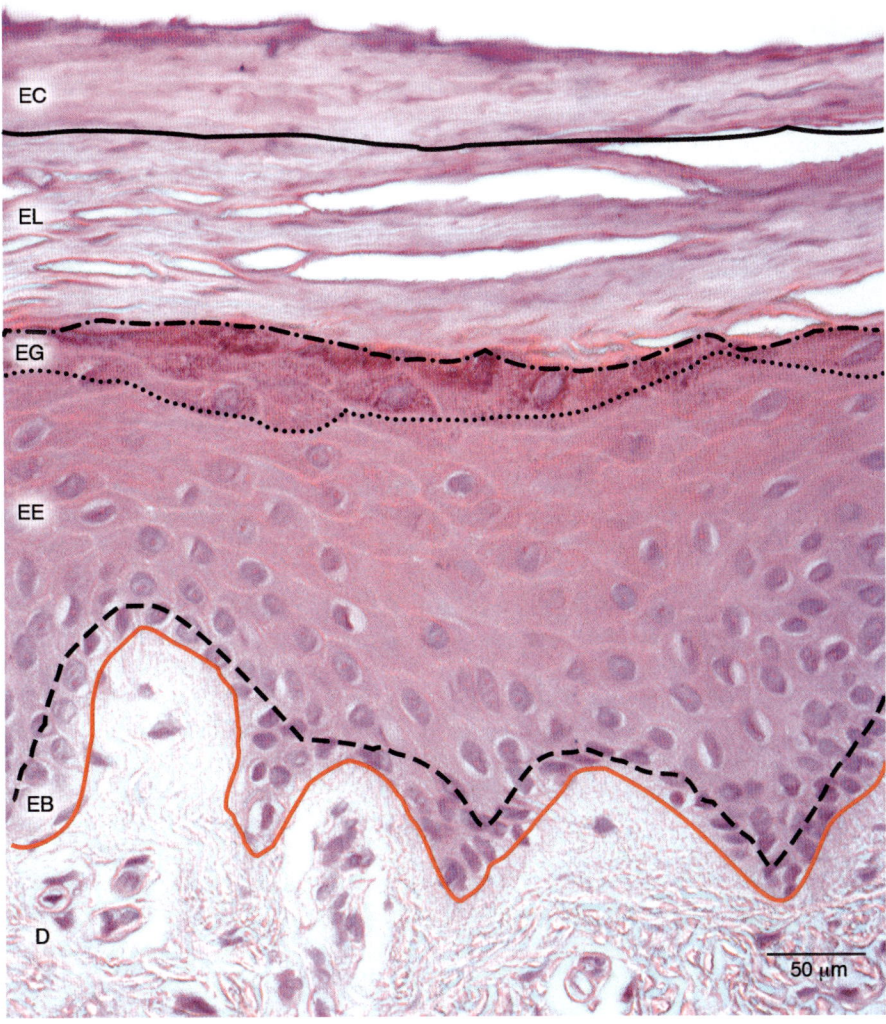

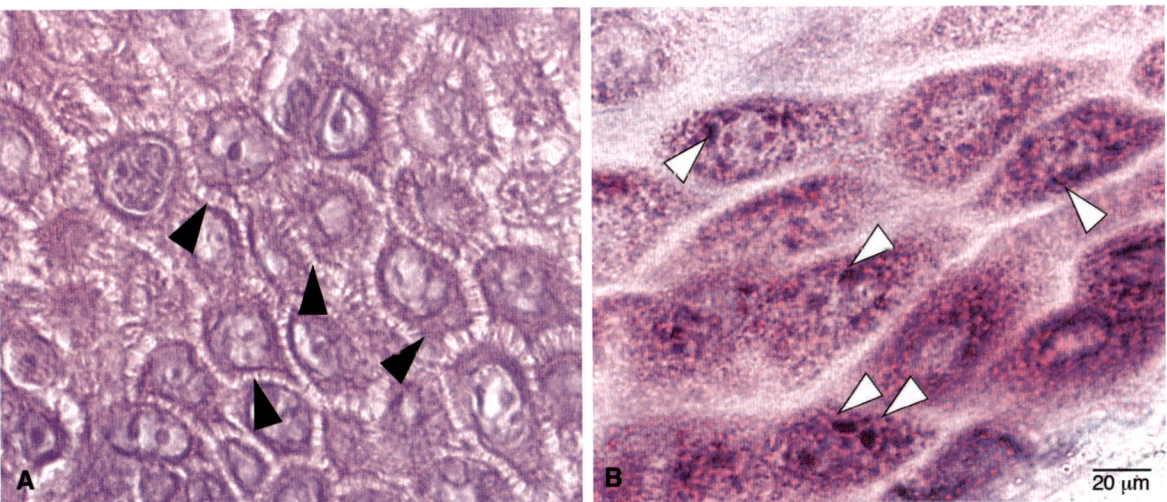

Fig. 22-6. Estratos de la epidermis. Tinción con H-E. **A.** Estrato espinoso o de Malpighi a gran aumento. Los queratinocitos de este estrato son células poliédricas de citoplasma acidófilo que presentan uniones con las células vecinas correspondientes a desmosomas, las cuales parecen espinas debido a la retracción del citoplasma durante la preparación histológica. **B.** Estrato granuloso a gran aumento. Las flechas blancas señalan queratinocitos con forma ahusada y gránulos de queratohialina en su citoplasma.

proteínas estructurales, como la involucrina, la loricrina, la keratolinina y las pequeñas proteínas ricas en prolina están presentes en las células de la capa espinosa y todas ellas contribuyen a la estabilización de los filamentos de queratina durante el proceso de queratinización.

Los pasos finales en la diferenciación de los queratinocitos se asocian a profundos cambios en su estructura, lo que da lugar a su transformación en células planas y anucleadas unidas por desmosomas del estrato córneo, que están cargados de filamentos de queratina y una envoltura lipídica laminar en el espacio extracelular, en la que los lípidos no polares rodean las células del estrato córneo para formar una matriz hidrófoba y ácida (pH 5). Se constituye así la barrera epidérmica.

Los cambios en la diferenciación epidérmica y la composición lipídica alteran la barrera cutánea, lo que permite la entrada de alérgenos del medioambiente, la reacción inmunitaria y la inflamación en la dermatitis atópica; asimismo, las alteraciones de la barrera epidérmica participan en la patogenia de la dermatitis de contacto y la psoriasis. Por otro lado, la barrera inmunitaria (adaptativa) tiene componentes humorales y celulares del sistema inmune.

La piel forma así una barrera eficaz entre el organismo y el medioambiente, evita la invasión de agentes patógenos y las agresiones físicas, y también la pérdida no regulada de agua y solutos.

Melanocitos

Los melanocitos y las células de Schwann (células formadoras de mielina del sistema nervioso periférico) derivan de la población de células localizadas en el borde dorsal de la cresta neural. Aunque se pensaba que ambos tipos de células se generaban por vías completamente distintas y procesos moleculares diferentes, un estudio reciente ha revelado que el origen de estas células está estrechamente interconectado en un origen común, el precursor de la célula de Schwann.

Los melanocitos están especializados en la producción del pigmento melanina y forman la unidad melanoepidérmica.

Se describen dos tipos de melanocitos: secretorios, que presentan dendritas, localizados en la epidermis y los folículos pilosos; y melanocitos sin dendritas, localizados en la dermis, la capa úvea y los oídos, las leptomeninges, mucosas y el mesenterio.

Las melaninas son pigmentos que se sintetizan en los melanosomas presentes en los melanocitos y son transferidos a los queratinocitos mediante las prolongaciones melanocíticas denominadas dendritas. Esta transferencia de melanina protege el material genético de los queratinocitos del daño causado por la radiación ultravioleta.

En los cortes histológicos con hematoxilina-eosina, los melanocitos se visualizan como células con núcleos de cromatina densa con halo claro perinuclear, intercaladas entre los queratinocitos del estrato basal (**fig. 22-8**). En su citoplasma al microscopio electronico presentan abundantes cantidades de retículo endoplasmático rugoso, un destacado complejo de Golgi y melanosomas en distinto grado de maduración, constituidos por capas densas ordenadas de manera concéntrica. El tamaño y la forma de los melanosomas varían entre las especies y entre los distintos genotipos de una misma especie; en el ser humano son alargados, excepto en los pelirrojos, en quienes son más esféricos. Además, en estos últimos, el pigmento que predomina no es la eumelanina, sino uno de color amarillento-rojizo llamado feomelanina. Los melanosomas tienen la

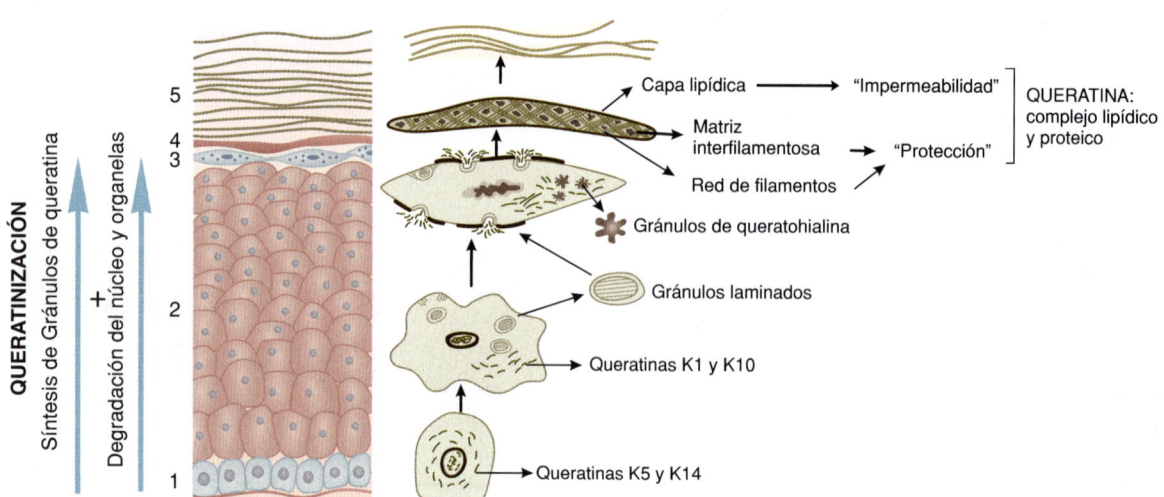

Fig. 22-7. Proceso de queratinización mediante la diferenciación de los queratinocitos y la formación de la queratina. 1: estrato basal; 2: estrato espinoso; 3: estrato granuloso; 4: estrato lúcido; 5: estrato córneo.

enzima tirosinasa, que puede utilizarse para identificar los melanocitos en un corte histológico después de incubar con DOPA o dihidroxifenilalanina, un compuesto precursor de la melanina. Las mutaciones en el gen de la tirosinasa, que conducen a una disminución en la funcionalidad de la enzima o a su ausencia, causan albinismo, una enfermedad caracterizada por la falta de síntesis de melanina, que se expresa fenotípicamente con piel y pelo blancos, asociados a la hipersensibilidad al sol.

Los melanosomas maduros se movilizan hacia el extremo de las dendritas, que penetran en el queratinocito del estrato basal de la epidermis y se separan del melanocito. Este tipo de transferencia de melanosomas se denomina secreción citocrina. El conjunto constituido por un melanocito con los queratinocitos a los cuales transfiere melanosomas se denomina unidad melanoepidérmica. Dado que los melanocitos representan el 5% de las células en la epidermis, cada melanocito tiene que suministrar la melanina a 35 queratinocitos (**fig. 22-9**).

La unidad melanoepidérmica es responsable de la pigmentación de la piel y le da la coloración parduzca, la hemoglobina de los eritrocitos que circulan por los vasos de la dermis le da la tonalidad rojiza y la tonalidad amarillenta la aportan los carotenos (pigmentos vegetales presentes en la zanahoria, por ejemplo, que depositan en el estrato córneo y en los adipocitos de la hipodermis). Cuando la melanina ingresa en el queratinocito, se une a los lisosomas de estas células y constituyen heterofagosomas que se denominan

complejos melanosómicos. Estos complejos a modo de verdaderas sombrillas, se ubican sobre el núcleo, y lo protegen de los rayos ultravioleta. En individuos caucásicos, los lisosomas terminan degradando la melanina y los estratos más externos de la piel carecen de este pigmento. En cambio, en personas de raza negra o de tez oscura, la escasez de lisosomas contribuye a que todas las capas de la epidermis tengan melanina sobre los núcleos, incluso las más superficiales, lo que oscurece la epidermis. Por ello, las diferencias interraciales en el grado de pigmentación se deben al grado de melaninización de los melanosomas, a la cantidad de melanina y a la velocidad de su síntesis, y no al número de melanocitos.

Células de Langerhans

En 1868 un joven médico en Berlín, Paul Langerhans, utilizó la técnica de cloruro de oro para teñir una muestra de piel humana e identificó las células de Langerhans, a las que creyó células nerviosas.

Las células de Langerhans representan el 2-5% de las células de la epidermis y se encuentran principalmente en el estrato espinoso. Son células presentadoras de antígenos con citoplasma pálido, que se diferencian por la presencia de orgánulos específicos en su citoplasma, gránulos de Birbeck. Estos constituyen elementos esenciales en el sistema de defensa del organismo. La función de estas células es detectar cuerpos extraños (antígenos) que han penetrado en la epidermis, fagocitarlos y transportarlos a los ganglios linfáticos, donde los presenta a los linfocitos para

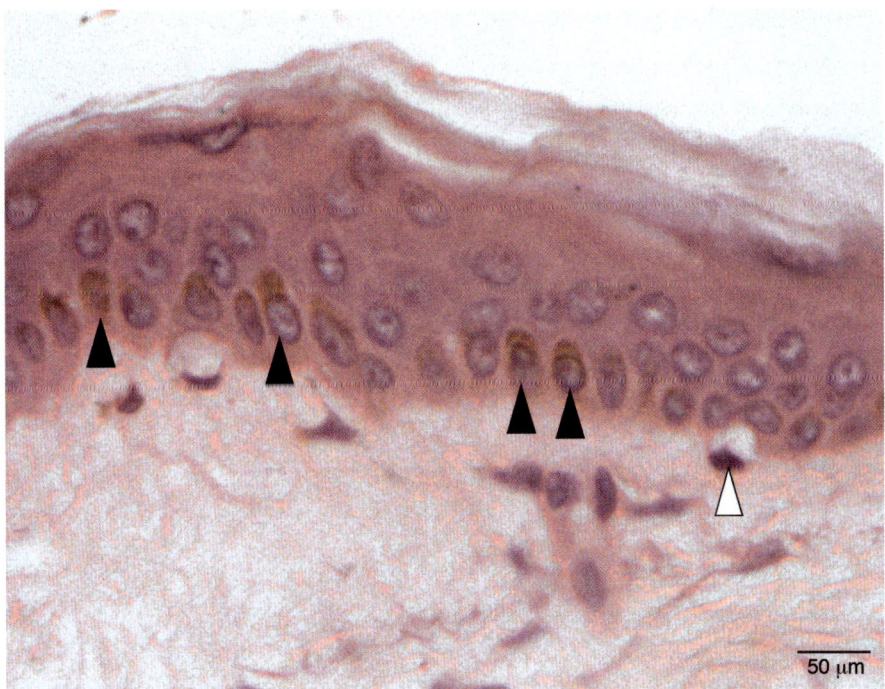

Fig. 22-8. Fotomicrografía de la piel fina teñida con H-E. Se observa la melanina de localización supranuclear en los queratinocitos del estrato basal (flechas negras) y melanocitos (flecha blanca).

50 μm

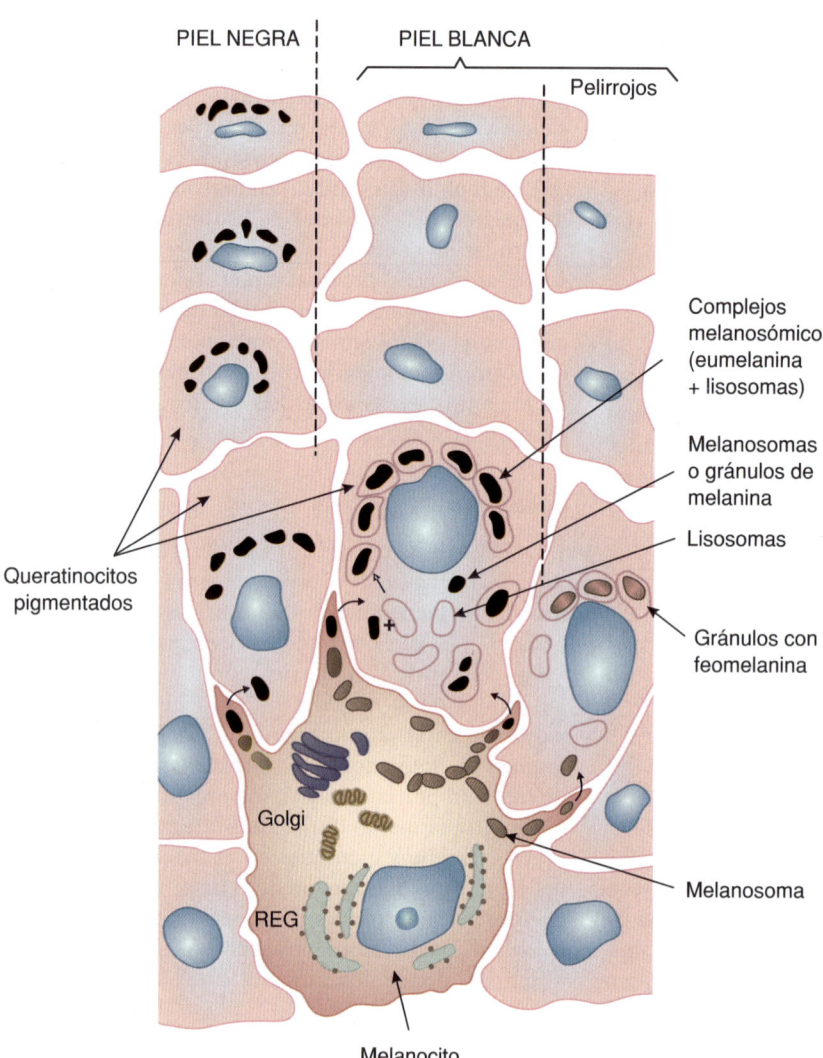

PIEL NEGRA | PIEL BLANCA

Pelirrojos

Queratinocitos
pigmentados

Complejos
melanosómicos
(eumelanina
+ lisosomas)

Melanosomas
o gránulos de
melanina

Lisosomas

Gránulos con
feomelanina

Golgi

REG

Melanosoma

Melanocito

Fig. 22-9. Unidad melanoepidérmica. Los melanosomas se clasifican de I a IV según su grado de maduración.

---

iniciar los mecanismos inmunes de neutralización y eliminación del antígeno.

Células de Merkel

Las células de Merkel representan el 6-10% de las células de la epidermis, están situadas entre los queratinocitos en el estrato basal de la epidermis, los folículos pilosos y la mucosa oral. Presentan uniones desmosomales entre sí y con los queratinocitos. Pueden hallarse aisladas o en grupos llamados corpúsculos de Merkel.

Son mecanorreceptores que convierten un estímulo táctil en una señal eléctrica a través de la apertura de canales iónicos. Forman un complejo, ya que permanecen en contacto con una terminación nerviosa de tipo sensorial (neuronas sensitivas). El estímulo aplicado es la presión localizada suave. Son especialmente abundantes en la superficie palmar de

los dedos y resultan de gran utilidad para leer la escritura Braille.

Polaridad de la epidermis

La polaridad se define como la distribución desigual de las moléculas (ARN, lípidos, proteínas) dentro o fuera de una célula para producir asimetría en su estructura y función a nivel celular y tisular.

Si bien existe una polaridad celular dada por la diferente organización estructural y molecular de la célula, hay una polaridad tisular que corresponde al ordenamiento y función de las células que componen el tejido (polaridad tisular planar).

Las funciones de un epitelio dependen de la polarización de las células epiteliales individuales. Las membranas de las células epiteliales se subdividen en compartimentos apical y basolateral, que difieren en sus proteínas y en la composición de los lípidos.

La frontera entre estos compartimentos se establece por las uniones adherentes, las cuales también actúan para mantener una conexión estable entre las células epiteliales.

Los mecanismos que regulan la formación de la polaridad apicobasolateral en un tejido estratificado son en gran parte desconocidos. No está claro si los mismos mecanismos moleculares que controlan la polaridad apicobasolateral en los epitelios simples están involucrados en el establecimiento de la polaridad epidérmica.

El complejo de unión apical, que consiste en uniones estrechas, uniones adherentes y desmosomas, forma una frontera para establecer la polaridad apicobasolateral en los epitelios simples. A diferencia de los epitelios simples, la epidermis no tiene dominios de la membrana apical y basolateral distintas, pero establece la polaridad a lo largo del eje basal-apical del tejido, en el cual, el estrato granuloso forma el límite apical de células viables. La formación de la capa más superficial, el estrato córneo, depende de la fusión de cuerpos laminares y gránulos de queratohialina con las membranas plasmáticas más apicales en la transición entre el estrato granuloso y el estrato córneo. Esta polaridad también se refleja por la expresión diferencial o localización de las proteínas de polaridad, por ejemplo, PAR3, PAR6, Lgl1 y aPKC, y las uniones adherentes.

Unión dermoepidérmica

Las membranas basales son matrices proteicas extracelulares implicadas principalmente en las interacciones células-sustrato. La unión dermoepidérmica se define como la región formada por el polo dérmico de las células del estrato basal, los espacios intercelulares, la lámina densa y los componentes acelulares fibrosos de la dermis papilar. Las funciones de la unión dermoepidérmica son anclar el epitelio al tejido conectivo y preservar la viabilidad de la epidermis por medio de la conexión a la dermis que se encarga de proporcionar los nutrientes necesarios para su proliferación normal. Además, la membrana basal proporciona adherencia estructural mediante la unión de la epidermis a la dermis, presta resistencia contra las fuerzas de cizallamiento, y mantiene la arquitectura del tejido durante la remodelación y la reparación.

Además de los componentes típicos de la membrana basal, la unión dermoepidérmica incluye los hemidesmosomas en los queratinocitos basales, los filamentos de anclaje que emanan de los hemidesmosomas a través de la lámina lúcida, y las fibrillas de anclaje que se extienden desde la lámina densa en la dermis. Los estudios recientes han reconocido una estructura de adhesión adicional, el complejo de adhesión focal que une el citoesqueleto de actina de las células basales a la membrana basal.

Los hemidesmosomas representan agregados de distintas proteínas intracelulares y transmembrana. Dos homólogos intracelulares, la plaquina y la plectina, son componentes de la placa interior hemidesmosómica que interactúa con los filamentos intermedios de queratina. Los dos componentes transmembrana de los hemidesmosomas son el colágeno XVII y la alfa-6/beta-4 integrina. El colágeno XVII es una proteína transmembrana con un pequeño endodominio y un gran ectodominio. El endodominio interactúa con la plectina y la integrina beta-4 para vincular el citoesqueleto de queratina en el hemidesmosoma. El ectodominio puede ser proteolíticamente degradado de la superficie celular para liberar la célula de la membrana basal en los procesos de diferenciación o de migración.

Como medios adicionales para anclar los queratinocitos basales a la membrana basal, se encuentran las proteínas de adhesión focal integrina alfa-3/beta-1, colágeno XIII y kindlina-1, presentes en la membrana plasmática basolateral de las células basales que están involucrados en la inmovilización del citoesqueleto de actina a las molécula de adhesión célula-matriz.

Debajo de los complejos de proteínas asociadas a la superficie celular se encuentra la membrana basal de 50-90 nm de ancho. La lámina lúcida adyacente a los queratinocitos basales está atravesada por filamentos de anclaje, que consisten en laminina y colágeno XVII, y se insertan en la lámina densa. A partir de la lámina densa, las fibrillas de anclaje se extienden en la matriz extracelular dérmica. El extremo distal se integra en la red fibrilar de la dermis o vuelve a la membrana basal, y proporciona el anclaje de la membrana basal a la dermis reticular. El componente molecular de las fibrillas de anclaje es el colágeno VII, que es sintetizado tanto por los queratinocitos como por los fibroblastos.

El conocimiento de la estructura y la composición química de la membrana basal es fundamental para la comprensión de algunas de las enfermedades de la piel. (**Proyección médico-clínica 22-1. Epidermólisis ampollar**).

DERMIS

La dermis es 10 a 40 veces más gruesa que la epidermis. En el límite con la epidermis, su superficie emite proyecciones que forman las papilas dérmicas (fig. **22-10** y véase **fig. 22-1**).

La dermis, una capa de tejido conectivo que contiene fibras de colágeno y fibras elásticas, está muy vascularizada, lo que le permite no solo proporcionar energía y nutrición a la epidermis, sino que también desempeña un papel primordial en la termorregulación y la cicatrización de las heridas.

Pueden diferenciarse dos zonas: la dermis papilar en contacto con la epidermis y la dermis reticular subyacente. La dermis papilar está formada por tejido conectivo colágeno laxo. Su disposición en la base de la epidermis es característica, y origina protrusiones de tejido conectivo que se proyectan a la superficie denominadas papilas y que le otorgan el nombre a esta capa de la dermis (**fig. 22-11**). Allí está separada

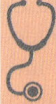

Proyección médico-clínica

22-1. Epidermólisis ampollar

Las patologías causadas por las mutaciones que implican una pérdida de función de los componentes de adhesión a la matriz extracelular se han identificado como trastornos de la fragilidad de la piel y de la producción de ampollas, que pueden agruparse con el nombre de epidermólisis ampollar o epidermólisis bullosa (EB).

Existen cuatro clasificaciones principales de la epidermólisis ampollar basadas en el examen ultraestructural de la localización de las ampollas: intraepidérmica (EB simple), de la unión dermoepidérmica (*EB junctional*), dérmica (EB distrófica) y mixta (síndrome de Kindler).

En general, la clasificación fenotípica de los pacientes proporciona una indicación del gen mutado y del tipo de mutación. Por ejemplo, la EB simple se asocia con mutaciones en los queratinocitos basales en las queratinas (K5 y K14), con mutaciones en las proteínas (plectina o BP230) que median la asociación de la queratina con los hemidesmosomas, o con mutaciones específicas en la integrina b4.

Los pacientes con EB de la unión dermoepidérmica presentan mutaciones en cualquiera de los genes de las tres subunidades de laminina. También se han identificado mutaciones en cada componente conocido del hemidesmosoma.

Los pacientes tienen un cuadro clínico caracterizado por la formación de ampollas desde la edad neonatal.

También existen trastornos autoinmunes que afectan la adhesión de la matriz extracelular a los queratinocitos basales. En estos casos, la producción de autoanticuerpos circulantes dirigidos contra los componentes moleculares del hemidesmosoma conduce a la formación de ampollas. El ejemplo típico es el penfigoide ampollar, caracterizado por ampollas subepidérmicas acompañadas de un infiltrado inflamatorio. Suele haber un depósito lineal de IgG en la membrana basal, lo que provoca la activación del complemento y la migración de los neutrófilos.

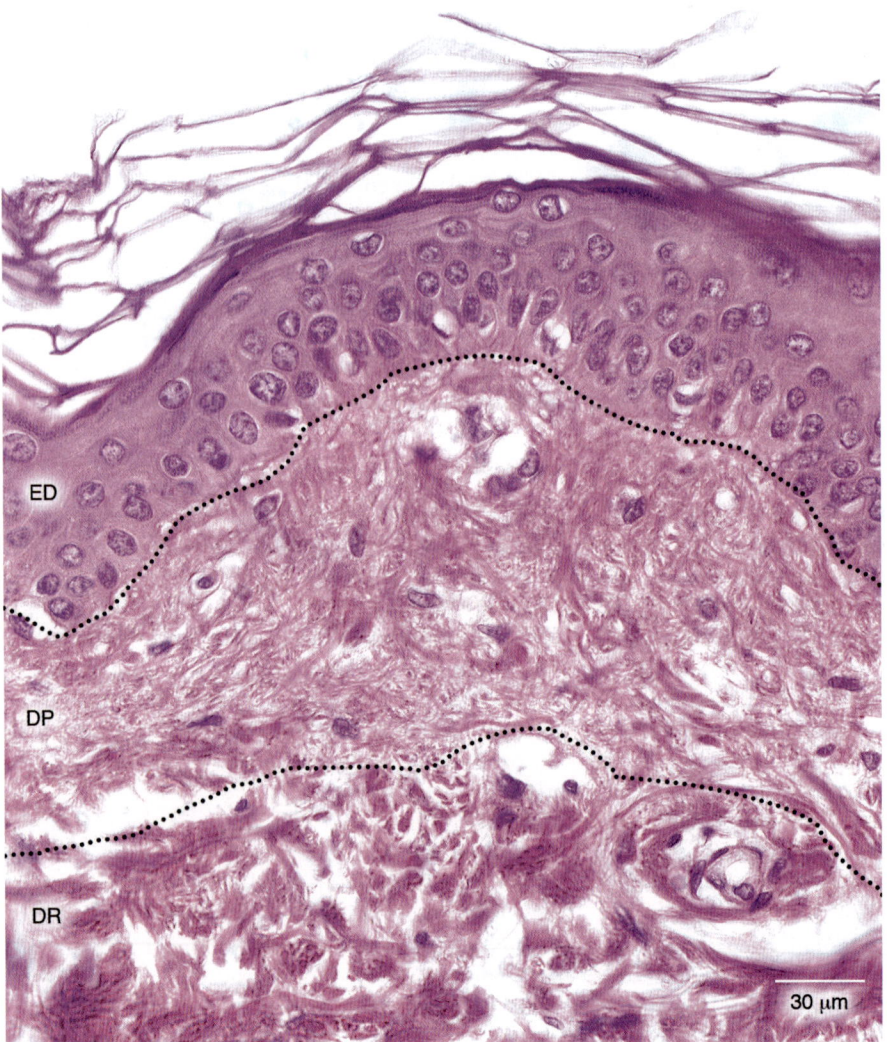

30 μm

Fig. 22-10. Piel humana teñida con H-E. Las líneas punteadas marcan los límites entre la epidermis (ED) y la dermis papilar (DP), y entre la dermis papilar y la dermis reticular (DR). La epidermis es un epitelio plano estratificado queratinizado. La dermis papilar es un tejido conectivo colágeno laxo situado inmediatamente debajo del epitelio. La dermis reticular es un tejido conectivo colágeno denso, no modelado, en el que se observa mayor grado de empaquetamiento de fibras de colágeno, lo que le confiere a la matriz extracelular una mayor acidofilia.

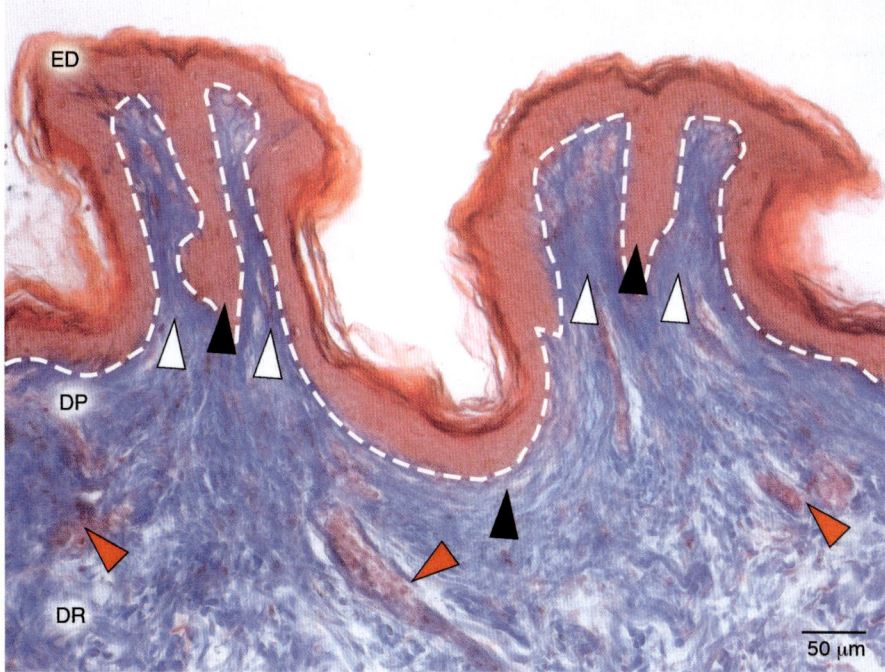

Fig. 22-11. Piel humana teñida con tricrómico de Mallory. Las fibras colágenas teñidas de azul son visibles en la dermis papilar (DP) y la dermis reticular (DR). Se observan las papilas dérmicas (flechas blancas) y las crestas epidérmicas (flecha negra). Nótese la abundancia de vasos sanguíneos (flechas rojas) en la dermis papilar y reticular. ED: epidermis.

por el plexo vascular superficial. En la dermis reticular, las fibras colágenas se encuentran densamente empaquetadas y los haces de fibras se irradian en distintas direcciones. La dermis contiene numerosas células, como fibroblastos, fibrocitos y macrófagos. Los fibroblastos se encargan de la síntesis y la renovación de la matriz extracelular, mientras que los macrófagos contribuyen a eliminar el material extraño y las partes de tejido dañadas por diversas agresiones. Las fibras de colágeno constituyen el 70% de las proteínas de la dermis y le confieren resistencia a la tensión y a la tracción, mientras que las fibras elásticas le aportan sus propiedades elásticas.

También tiene una abundante red de vasos linfáticos (**fig. 22-12**). Alberga las glándulas sudoríparas y sebáceas, así como los folículos pilosos, y proporciona soporte mecánico, compacto y flexible a la piel.

Los nervios incluyen terminaciones nerviosas libres, y los corpúsculos nerviosos de Meissner, Ruffini y Pacini, que generan sensaciones táctiles, térmicas y de vibración, respectivamente.

Hipodermis

La dermis se continúa, sin límites definidos, con el tejido celular subcutáneo o hipodermis. Este está formado por tejido conectivo laxo y tejido adiposo (véase **fig. 22-1**). La capa de células adiposas puede variar de 3 cm de grosor en el abdomen a estar ausente en los párpados y el pene. Está presente en todo el cuerpo, pero la ubicación anatómica de la hipodermis varía según el sexo; tiende a acumularse en los hombros y abdomen en los hombres,

y debajo de la cintura, alrededor de los muslos, las caderas y las nalgas en las mujeres.

Presenta gran cantidad de vasos sanguíneos, terminaciones nerviosas e incluso glándulas sudoríparas.

La hipodermis ofrece protección a los choques mecánicos, aísla el cuerpo contra el frío y el calor externo, y es activa en el almacenamiento y metabolismo general de la energía.

La piel tiene estructuras anexas de origen epidérmico. Son las glándulas sudoríparas y sebáceas, el pelo y las uñas.

GLÁNDULAS

La piel tiene diversas glándulas cuya función es sintetizar y secretar sustancias que, según su composición molecular, llevan a cabo distintos procesos como mantener la temperatura corporal, brindar protección y hidratación, lubricar el pelo o eliminar sustancias como minerales y agua. Las glándulas de la piel incluyen las glándulas sudoríparas ecrinas y apocrinas, y las glándulas sebáceas.

Glándulas sudoríparas ecrinas

Las glándulas sudoríparas ecrinas están distribuidas en toda la superficie corporal y son muy abundantes en las plantas de los pies, las palmas de las manos y las axilas, donde hay alrededor de 600 glándulas por centímetro cuadrado. Las glándulas sudoríparas ecrinas están ausentes en el clítoris, los labios menores, el glande del pene y la cara interna del prepucio.

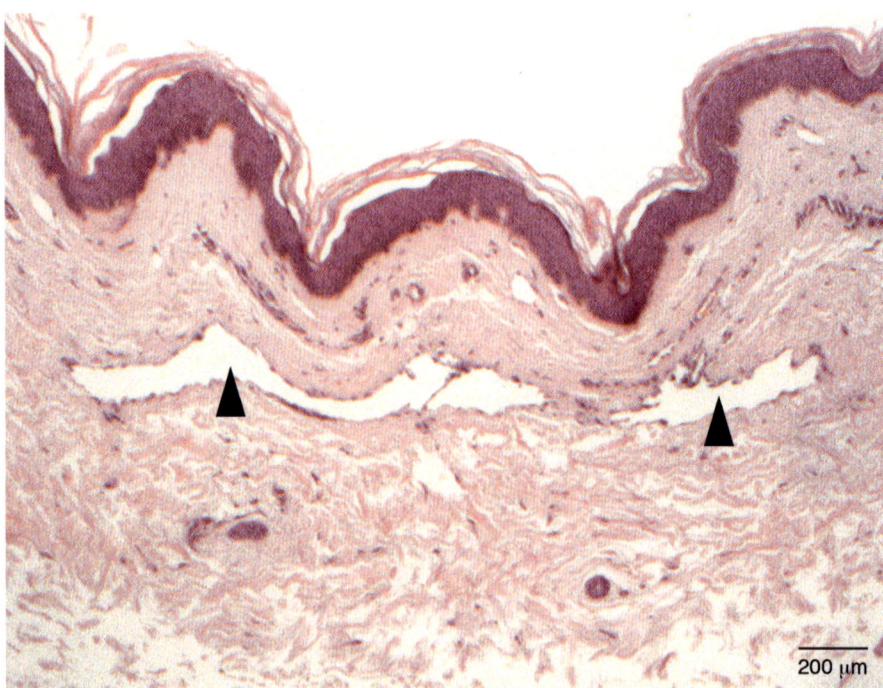

Fig. 22-12. Fotomicrografía de piel humana teñida con H-E. Se observan los vasos linfáticos de la dermis (flechas negras).

200 μm

Las glándulas sudoríparas ecrinas son túbulo-glomerulares. Su adenómero es un tubo enrollado en forma de ovillo y el conducto excretor es simple (**fig. 22-13**).

Su porción secretora se encuentra en la dermis y la hipodermis; el conducto excretor atraviesa la dermis y la epidermis y se abre a la superficie. La porción secretora está revestida por un epitelio cúbico simple forma-

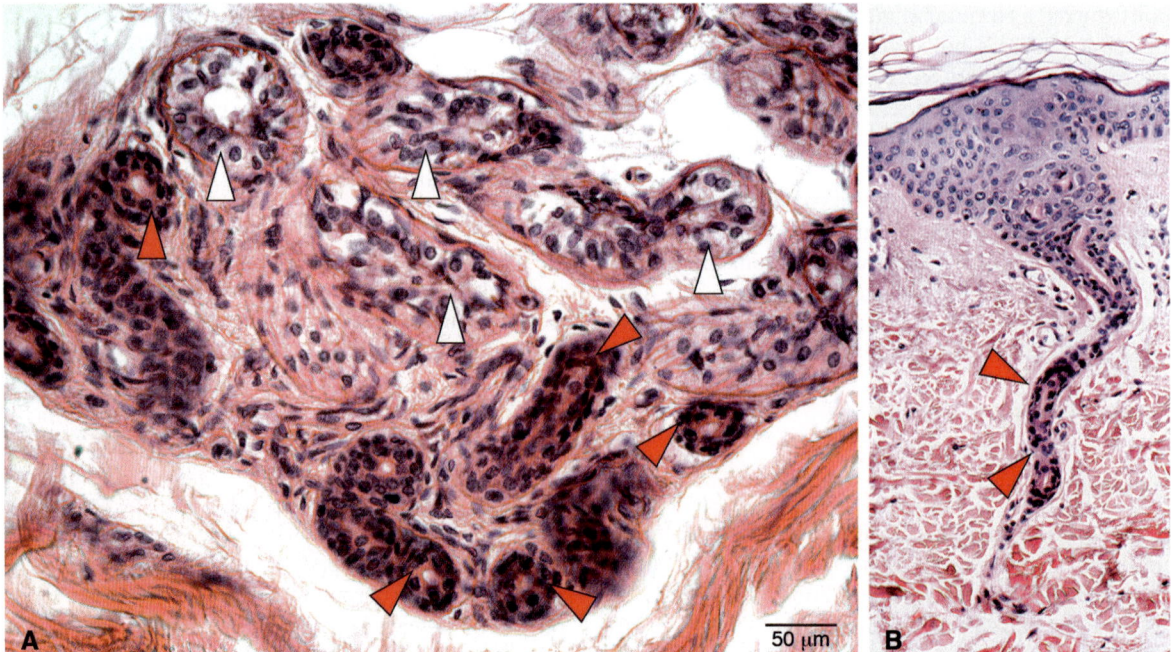

A   50 μm   B

Fig. 22-13. A. Glándula sudorípara a gran aumento. Las fechas blancas indican los adenómeros de la glándula y las flechas rojas los conductos excretores. **B.** Conducto excretor de la glándula sudorípara (flechas rojas) próximo a su desembocadura en la epidermis.

do por tres tipos celulares: las células claras, las células oscuras y las células mioepiteliales. Las células mioepiteliales se encuentran entre las células secretoras y la membrana basal. Son células ahusadas, con un núcleo alargado y un citoplasma con miofilamentos. Las células claras son células piramidales acidófilas cuyo extremo más ancho mira hacia la luz del adenómero, con abundantes mitocondrias y un retículo endoplasmático liso muy desarrollado, mientras que las células oscuras son células basófilas cuyo extremo más ancho está en la región basal, tienen menos mitocondrias que las células claras y contienen vacuolas electrodensas. Las células claras son las encargadas de producir la secreción acuosa, mientras que las células oscuras secretan glucoproteínas.

La porción inicial del conducto excretor se encuentra enrollado. El diámetro del conducto excretor es más pequeño que el del adenómero, está revestido por un epitelio cúbico biestratificado de células acidófilas que delimitan una estrecha luz y no tiene células mioepiteliales. La porción enrollada del conducto excretor se continúa con un conducto recto que atraviesa la dermis y que al llegar al estrato córneo de la epidermis pierde su pared.

Las glándulas sudoríparas ecrinas están inervadas por fibras simpáticas colinérgicas posganglionares y su función principal es regular la temperatura corporal, ya que la sudoración permite liberar calor por evaporación. La secreción del adenómero tiene un contenido de sodio y potasio similar al del plasma, que disminuye tras el paso por el conducto excretor, donde se produce la reabsorción retrógrada de estos iones con la liberación de iones cloro.

Se calcula que hay hasta 5 millones de glándulas en un adulto, lo que le permite a un ser humano transpirar hasta 10 litros por día en condiciones de actividad física intensa o temperaturas ambientales elevadas. Esta secreción, denominada sudor, está compuesta por agua, ácido láctico, urea, toxinas derivadas del metabolismo e incluso defensinas, sustancias antibacterianas.

Glándulas sudoríparas apocrinas

Las glándulas sudoríparas apocrinas se encuentran limitadas a las axilas, la región anogenital, las aréolas mamarias, el conducto auditivo y los párpados. Se activan después de la pubertad y son estimuladas por hormonas sexuales.

Tienen un adenómero tubuloglomerular rodeado de células mioepiteliales, situado en la dermis o la hipodermis (**fig. 22-14**). El epitelio que recubre el adenómero es cúbico simple, cuyas células presentan un núcleo esférico localizado en la región basal. Antes se pensaba que durante el proceso de secreción de estas glándulas se desprendía la porción apical de la célula, de ahí su nombre de glándulas apocrinas, pero ahora se sabe que los gránulos secretorios observados en la región apical de las células secretoras se liberan de forma directa en la luz del adenómero.

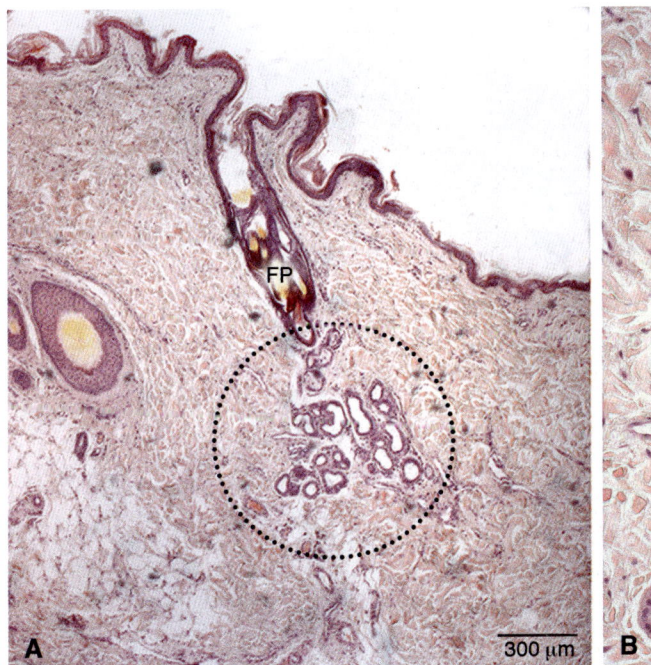
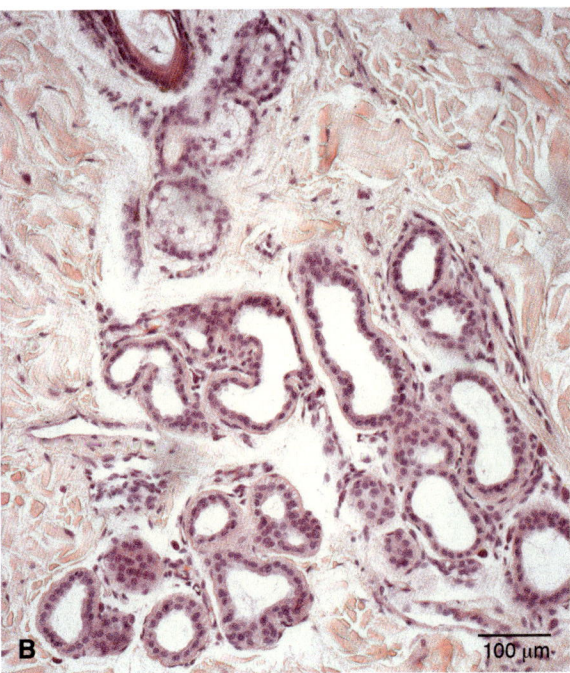

Fig. 22-14. A. Fotomicrografía de piel humana de la región de la aréola mamaria teñida con H-E. Se aprecian los folículos pilosos (FP) y las glándulas sudoríparas apocrinas asociadas. **B.** Glándula sudorípara apocrina a mayor aumento. Los adenómeros tienen una luz amplia y están rodeados por un epitelio cúbico simple.

El conducto excretor está revestido por un epitelio cúbico biestratificado sin células mioepiteliales y desemboca en la parte superior del folículo piloso; forma así junto con las glándulas sebáceas la unidad pilosebácea.

Las glándulas apocrinas tienen inervación adrenérgica, lo que les permite responder ante situaciones de estrés, miedo o dolor, pero no al calor.

La secreción apocrina es opaca y de aspecto lechoso, rica en colesterol y ácidos grasos, y su producción se limita a algunos microlitros por día.

Glándulas sebáceas

Las glándulas sebáceas se encuentran en toda la superficie corporal, excepto en las palmas de las manos, plantas y bordes de los pies donde no existen folículos pilosos.

Las glándulas sebáceas forman parte de la unidad pilosebácea.

Se encuentran en la dermis y vacían su secreción en el folículo piloso a través de un conducto corto. En las uniones mucocutáneas donde no hay folículos pilosos (labios, comisuras de la boca, glande del pene, pliegues internos del prepucio, labios menores, aréolas mamarias) se encuentran glándulas sebáceas de ubicación más superficial y que vierten su secreción directamente a la superficie. Las glándulas de Meibomio de los párpados son glándulas sebáceas de gran tamaño

que desembocan en la superficie. Las glándulas sebáceas de la cara y el cuero cabelludo corresponden a glándulas de mayor tamaño de las que se encuentran en el resto de la superficie corporal.

La porción secretora de la glándula está formada por un adenómero de tipo sacular. Varios adenómeros pueden desembocar en un mismo conducto excretor y formar una glándula simple ramificada (**fig. 22-15**).

El adenómero está formado por células basales delgadas y con núcleo redondo, situadas en la región externa de este y que descansan sobre la membrana basal. Estas células corresponden a las células germinativas que mantienen la población celular de la glándula. Hacia el centro del adenómero, las células se vuelven poliédricas y grandes, sus núcleos se condensan y en su citoplasma se acumulan gotas de lípidos. Por último, las células se rompen y forman el sebo, su producto de secreción. La secreción de las glándulas sebáceas es de tipo holocrino, es decir, su producto de secreción se forma debido a la destrucción de las células epiteliales.

El conducto excretor está revestido por un epitelio plano estratificado que se continúa con el epitelio de la raíz externa del pelo.

El sebo es una secreción rica en lípidos y actúa como un lubricante que protege la piel de la desecación y también se han propuesto propiedades antifúngicas.

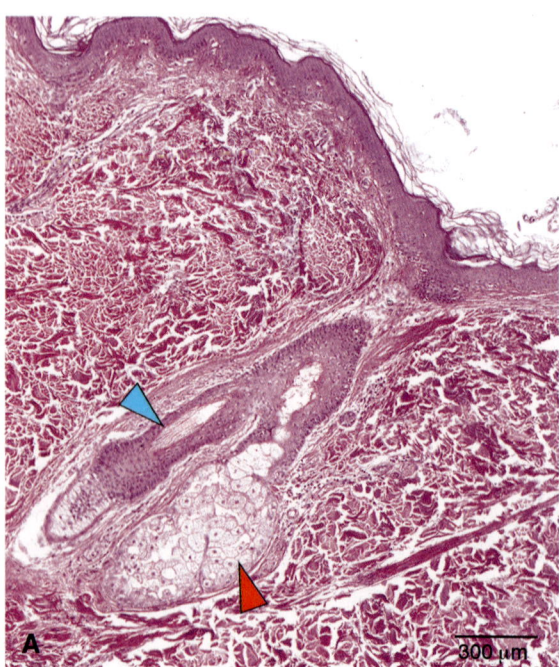
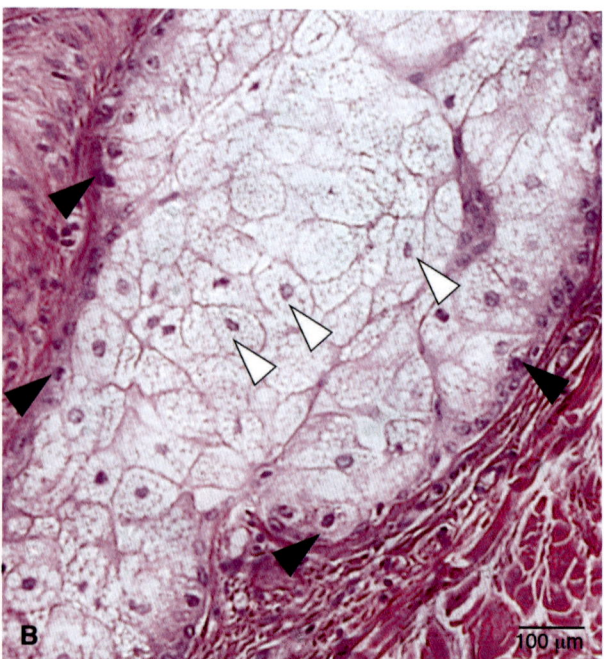

Fig. 22-15. A. Piel a bajo aumento teñida con H-E. Se observa una glándula sebácea (flecha roja) en la dermis cerca de un folículo piloso (flecha celeste). **B.** Glándula sebácea a mayor aumento. Las flechas negras muestran las células basales, que son las células madre de las que derivan las células que forman el sáculo, que corresponde al adenómero de esta glándula, y que se pierden en la secreción. Nótese que las células centrales tienen núcleos picnóticos y citoplasma pálido (flechas blancas).

UÑA

La uña es una estructura localizada en la cara dorsal del extremo distal de las falanges de las manos y de los pies. Actúa como elemento protector de las falanges y permite también mejorar la sensación táctil de la yema del dedo.

Es una estructura semitransparente que permite ver el color del tejido subyacente ricamente vascularizado a través de ella.

La estructura de la uña se compone de seis partes, cada una de las cuales cumple una función específica: la raíz ungueal, el lecho ungueal, la placa ungueal, el eponiquio o cutícula, el rodete ungueal o perinoquio y el hiponiquio (**fig. 22-16**).

El lecho ungueal corresponde a la piel cubierta por la placa ungueal, la dermis está fijada al periostio de la falange y presenta papilas bajas y pequeñas. La placa ungueal está formada por células muertas cornificadas y el lecho ungueal, sobre el cual descansa, está formado por los estratos más basales de la epidermis.

Lateral y proximalmente, la placa ungueal está rodeada por un pliegue de piel, el rodete ungueal o perinoquio. Limitado por el rodete y el lecho se encuentra el surco ungueal. El hiponiquio corresponde a la unión entre el borde libre de la uña y la piel de la yema del dedo.

La raíz ungueal, también denominada matriz o zona germinal, corresponde a la región proximal de la uña. La composición celular de la matriz es similar a la de la epidermis, contiene queratinocitos, melanocitos, células de Langerhans y células de Merkel. Las células madre, a través de divisiones mitóticas regulares, dan lugar a células que se diferencian para producir la queratina de la uña. Esta proliferación constante de células nuevas productoras de queratina permite el crecimiento continuo de la uña hacia el extremo distal. El crecimiento de la placa ungueal es constante, pero la tasa de crecimiento disminuye con la edad. Las uñas de las manos crecen a una velocidad de 3 mm por mes,

mientras que las de los pies crecen 1 mm por mes. Cerca de la raíz, la uña adquiere un color blanquecino, esta región de forma semilunar se denomina lúnula, allí la dermis no presenta papilas y es totalmente lisa. El pliegue cutáneo que recubre la raíz se denomina eponiquio o cutícula.

PELO

La unidad pilosebácea está formada por el pelo, la glándula sebácea y en algunas localizaciones particulares se suma la glándula sudorípara apocrina.

La mayor parte de la superficie corporal está cubierta de pelos finos, cortos, poco pigmentados y sin médula denominados vellos. Los pelos terminales o pelos propiamente dichos, que son más gruesos, más largos y muy pigmentados, tienen médula y se encuentran en zonas determinadas como el cabello y las cejas. No hay pelos en las plantas de los pies ni en las palmas de las manos.

Un feto con 22 semanas de gestación tiene todos los folículos capilares formados, alrededor de 5 millones. No existe foliculogénesis después del nacimiento; a medida que el tamaño del cuerpo aumenta, la densidad de folículos pilosos disminuye.

El folículo piloso es una invaginación de la epidermis que se extiende en la dermis o incluso puede llegar a la hipodermis. Tiene una estructura tubular y la región terminal se dilata para formar el bulbo piloso, en cuyo interior se encuentra la papila dérmica, formada por tejido conectivo laxo y recubierta por las células de la matriz epitelial del pelo. Cada folículo está asociado a un pequeño músculo liso, denominado músculo erector del pelo, a una o varias glándulas sebáceas y, a veces, a glándulas sudoríparas apocrinas (**fig. 22-17**).

El pelo está compuesto por células queratinizadas de longitudes variables que emergen del folículo piloso situado en la dermis. Estructuralmente, está formado por una porción libre o tallo, y una porción fija, la raíz, que se extiende en el interior del folículo. A partir de las células epiteliales de la matriz, se diferencian distintas células que forman las capas concéntricas del pelo: la vaina radicular interna, una delgada cutícula, una gruesa corteza y una escasa médula. Las células de la cutícula son alargadas y muy queratinizadas. Las células corticales son el componente principal del tallo, están queratinizadas y tienen pigmentos que le dan color al pelo. Las células medulares son escasas y no se encuentran en los pelos finos; son células grandes y vacuoladas que pueden estar queratinizadas.

Las capas más periféricas de las células de la matriz forman la vaina radicular interna, que se queratiniza en gránulos de tricohialina y se descama en la desembocadura de las glándulas sebáceas (**fig. 22-18**).

La capa más externa del folículo, la vaina radicular externa, está formada por el epitelio epidérmico con el cual se continúa al llegar a la superficie (**fig. 22-19**).

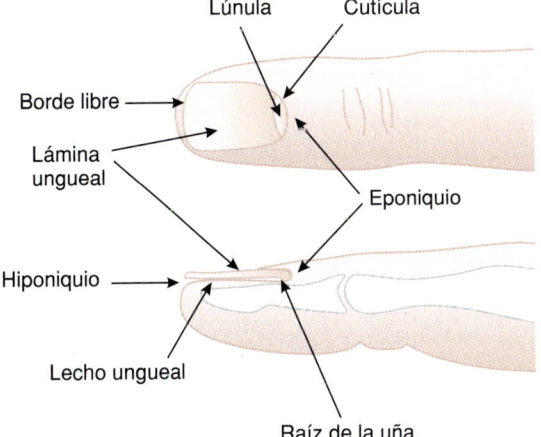

Fig. 22-16. Partes de la uña.

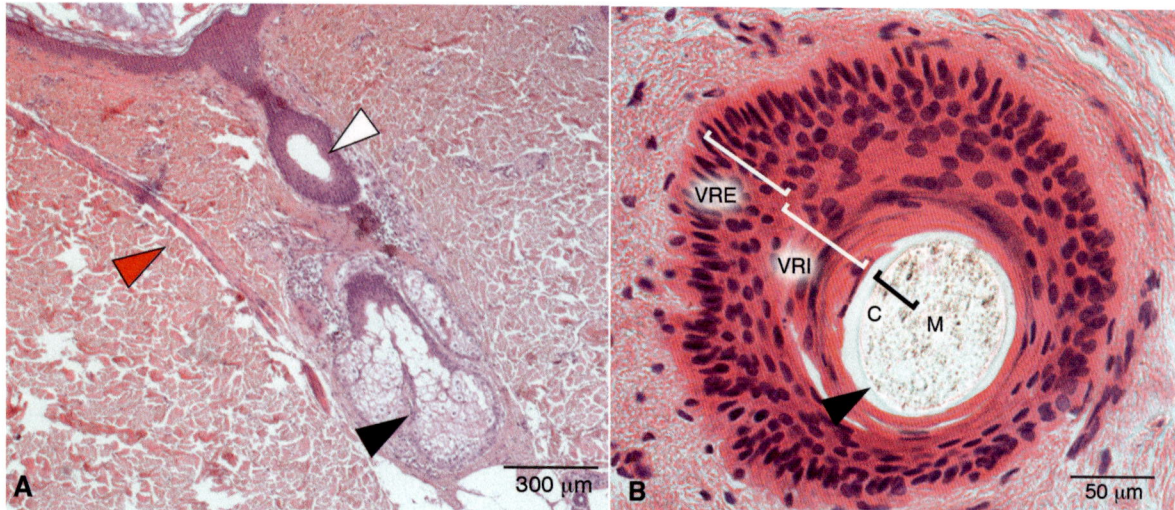

Fig. 22-17. A. Piel a bajo aumento teñida con H-E. En la dermis se aprecia un corte de un folículo piloso (flecha blanca) al cual se asocia una glándula sebácea (flecha negra). También es visible el músculo piloerector (flecha roja). **B.** Corte transversal del folículo piloso y del pelo. El folículo muestra la vaina radicular externa (VRE) y la vaina radicular interna (VRI). En el pelo se observan la cutícula (flecha negra), la corteza (C) y la médula (M).

Las células de la matriz tienen un ciclo de vida similar al de las células del estrato basal de la epidermis que lleva a la formación de una capa queratinizada. Sin embargo, el producto del proceso de queratinización es diferente, mientras la queratina epidérmica es blanda y se desprende con facilidad, la queratina del pelo es dura, no se desprende y se acumula en capas concéntricas.

El pelo no crece continuamente, se pierde pelo y se renueva de forma periódica. Cada folículo tiene una fase de crecimiento, que es independiente de la fase de los folículos circundantes. El crecimiento del pelo tiene tres fases: la fase anágena, la fase catágena y la fase telógena.

Durante la fase anágena, el pelo crece a medida que las células de la matriz proliferan y se diferencian en células pilosas firmemente adheridas al folículo. Luego, pasa por una fase de transición, en la que el crecimiento del pelo se detiene, las células de la matriz dejan de proliferar y el pelo se separa de la papila. La fase telógena es la fase en la que el pelo se cae espontáneamente porque carece de fijación firme a la papila y las células de la matriz se vuelven atróficas.

RENOVACIÓN DE LA PIEL

La renovación total de la epidermis dura cerca de 28 días, período en el cual los procesos de proliferación y descamación deben estar equilibrados. Las células madre epidérmicas se encuentran en nichos de la epidermis interfolicular, las glándulas sebáceas y las regiones del bulbo de los folículos pilosos. Estas

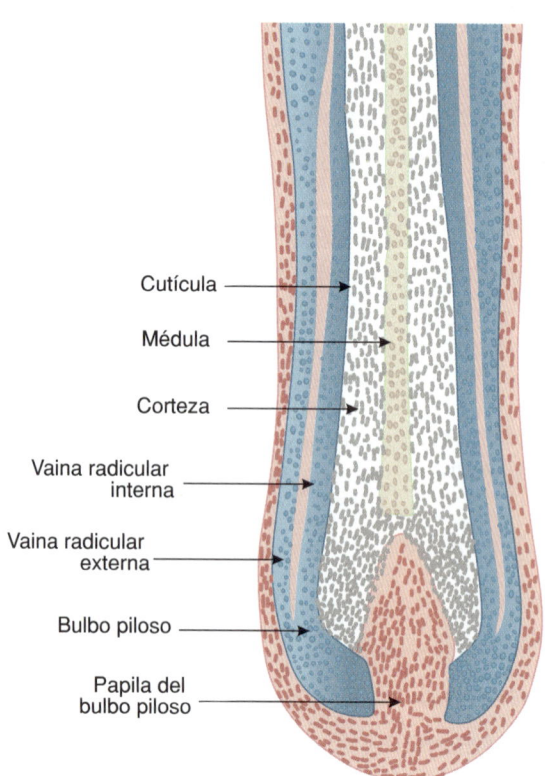

Cutícula
Médula
Corteza
Vaina radicular interna
Vaina radicular externa
Bulbo piloso
Papila del bulbo piloso

Fig. 22-18. Corte longitudinal en el que se indican las partes que componen el folículo piloso.

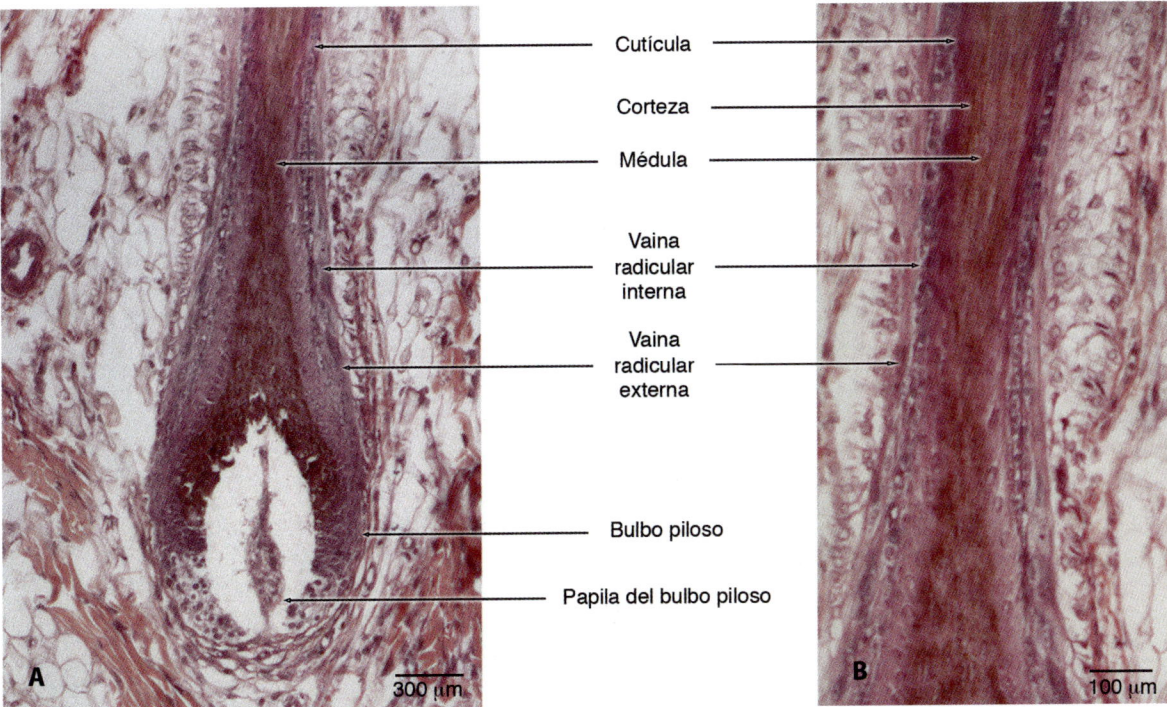

Fig. 22-19. Fotomicrografía óptica de un corte longitudinal de pelo teñido con H-E y resorcina-fucsina, en el que se indican las partes que componen el folículo piloso y el pelo.

células tienen la capacidad de renovar la epidermis, las glándulas sebáceas y los folículos pilosos. Las células madre dérmicas se encuentran en las papilas del cabello, alrededor de los pericitos y entre otras células dérmicas. Las células madre cutáneas se renuevan y diferencian en células especializadas, como los queratinocitos epidérmicos y los fibroblastos dérmicos. Las células madre pueden ayudar a cicatrizar las heridas, reparar los tejidos dañados, regenerar la piel envejecida, y reactivar el crecimiento de la piel, el cabello, las uñas y las mucosas.

La importancia del equilibrio entre la tasa de proliferación y de descamación radica en la constatación de que algunos trastornos de la piel surgen de la alteración de estos procesos. En algunas formas de ictiosis, la tasa de descamación puede estar disminuida, lo que conduce a la retención de células epidérmicas, mientras que en las enfermedades inflamatorias de la piel como la psoriasis la tasa de proliferación está aumentada. La consecuencia de estas alteraciones es la formación de lesiones paraqueratósicas.

VASCULARIZACIÓN

La dermis papilar está separada de la dermis reticular por el plexo vascular superficial, cuyos vasos irrigan las papilas dérmicas. La dermis reticular está separada de la hipodermis por el plexo vascular profundo. Los paquetes más grandes de vasos atraviesan el tejido celular subcutáneo.

CAMBIOS DE LA PIEL CON LA EDAD Y LA EXPOSICIÓN SOLAR

Con el envejecimiento, la epidermis se adelgaza, pero conserva su morfología y el número de capas sin evidencias de alteraciones en los procesos de queratinización, en los que el estrato córneo no se modifica, lo que sugiere que la capacidad de barrera no se ve comprometida en la piel senil. El número de melanocitos disminuye, pero los melanocitos que quedan aumentan de tamaño y pueden observarse manchas en las zonas expuestas al sol. La unión dermoepidérmica se adelgaza debido a la retracción de las crestas epidérmicas; este aplanamiento da lugar a un tejido más frágil y menos resistente a las fuerzas de cizallamiento. Los cambios también pueden explicar la pérdida de la capacidad proliferativa de la epidermis asociada a la edad.

La dermis se vuelve más delgada, con un aumento de las fibras elásticas con signos de elastólisis. El efecto neto de estos reordenamientos fibrosos y alteraciones es una dermis menos elástica, menos resistente, más laxa y propensa a las arrugas.

La densidad de los vasos sanguíneos de la dermis disminuye, así como el número de folículos pilosos, glándulas sebáceas y glándulas sudoríparas (**fig. 22-20**).

Proyección médico-clínica

22-2. Fotografía de un examen dermatoscópico con diagnóstico de carcinoma espinocelular

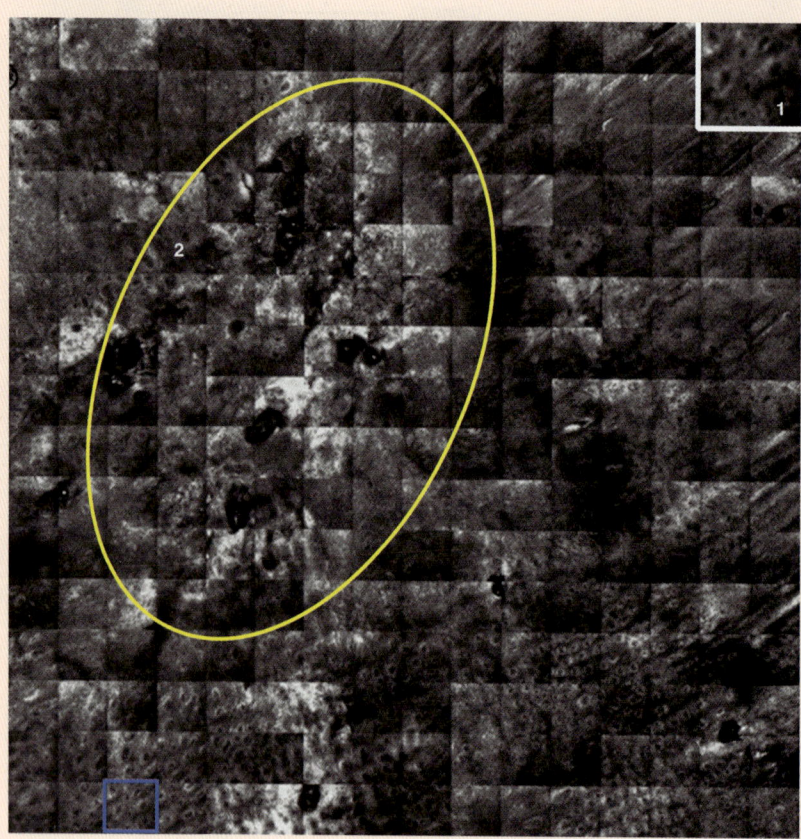

Microscopía confocal de reflectancia. Imagen panorámica de un carcinoma espinocelular in situ. Fotomicrografía de un bloque o un mosaico formado por 256 imágenes (*stack*, p. ej. el recuadro azul en la parte inferior izquierda). Cada *stack* mide 500 μm × 500 μm). 1: corresponde a la ampliación de la pila del ejemplo. Imagen obtenida en la unión dermoepidérmica (profundidad, z = 90-120 μm). En cada stack normal, como en 1, las papilas están rodeadas por un anillo de células brillantes. 2: en este sector se observan stacks en los que el patrón normal descrito en 1 está desorganizado. (Cortesía de los doctores Oriol Yélamos Pena y Rosario Peralta). (Veáse **Microscopio confocal de reflectancia en cap. 2**).

Piel joven

Piel adulta

Epidermis

Dermis

Hipodermis

Fig. 22-20. Cambios de la piel con la edad.

BIBLIOGRAFÍA

Adameyko I, Lallemend F. Glial versus melanocyte cell fate choice: Schwann cell precursors as a cellular origin of melanocytes. Cell Mol Life Sci. 2010;67:3037-55.

Baroni A, Buommino E, De Gregorio V, Ruocco E, Ruocco V, Wolf R. Structure and function of the epidermis related to barrier properties. Clin Dermatol. 2012;30:257-62.

Eckert RL, Adhikary G, Balasubramanian S, et al. Biochemistry of epidermal stem cells. Biochim Biophys Acta. 2013;1830:2427-34.

Moll I, Roessler M, Brandner JM, Eispert AC, Houdek P, Moll R. Human Merkel cells-aspects of cell biology, distribution and functions. Eur J Cell Biol. 2005;84:259-71.

Niessen MT, Iden S, Niessen CM. The in vivo function of mammalian cell and tissue polarity regulators--how to shape and maintain the epidermal barrier. J Cell Sci. 2012;125:3501-10.

Proksch E, Brandner JM, Jensen JM. The skin: an indispensable barrier. Exp Dermatol. 2008;17(12):1063-72.

Simpson CL, Patel DM, Green KJ. Deconstructing the skin: cytoarchitectural determinants of epidermal morphogenesis. Nat Rev Mol Cell Biol. 2011;12(9):565-80.

Tsuruta D, Hashimoto T, Hamill KJ, Jones JC. Hemidesmosomes and focal contact proteins: functions and cross-talk in keratinocytes, bullous diseases and wound healing. J Dermatol Sci. 2011;62:1-7.

  GALERÍA DE IMÁGENES

  AUTOEVALUACIÓN

Sistema nervioso 23

GENERALIDADES

La función básica del sistema nervioso es reaccionar mediante diferentes tipos de respuestas a los estímulos externos e internos. Esta respuesta o reacción posibilita mantener la integridad del individuo, el control y la regulación de la actividad de sus órganos y medio interno (homeostasis), la postura corporal mediante el tono muscular, así como establecer los mecanismos involucrados en las funciones cognitivas complejas como la conciencia, el pensamiento y la memoria.

El sistema nervioso humano es la estructura más compleja de la naturaleza. Está compuesto por aproximadamente ciento diez mil millones de neuronas, alrededor de los 6 años y disminuye a partir de esa edad por apoptosis, en miles por día durante el resto de la vida. De este número de neuronas, la mayoría, unos cien mil millones, se encuentran en el cerebelo. Los otros diez mil millones de neuronas corresponden al resto del sistema nervioso central (SNC), y los ganglios del sistema nervioso periférico (SNP).

La unidad estructural y fisiológica del mecanismo que permite reaccionar al sistema nervioso es el arco reflejo. Este puede ser simple, de dos neuronas (una neurona sensitiva que hace sinapsis con una neurona motora), o complejo, en el cual, entre una neurona sensitiva y otra motora se interponen neuronas de axón corto (interneuronas o neuronas de Golgi de tipo II). Estas últimas aumentan de acuerdo con la evolución en la escala filogenética y su número es máximo en el ser humano (80% al compararlas con las neuronas de Golgi de tipo I). Si bien en el ser humano predominan los arcos reflejos compuestos, mantiene los simples cuando la reacción al estímulo debe ser instantánea, por ejemplo, frente al estímulo doloroso o nociceptivo en un miembro, en el cual una neurona sensitiva (Golgi de tipo I) realiza sinapsis en la médula con una neurona motora (Golgi de tipo I), que inerva a un grupo de fibras musculares que permiten retirar velozmente el miembro. A nivel medular hay un grupo de neuronas cuyos axones ascienden hacia el tálamo (haz espinotalámico lateral) donde hacen sinapsis con otras neuronas que proyectan sus axones a la corteza cerebral y el individuo toma conciencia de la situación de peligro que vivió después de haber retirado el miembro.

Los arcos reflejos simples predominan en los organismos simples y conforman una respuesta predecible desde el punto de vista conductual. En cambio, los arcos reflejos integrados en circuitos complejos presentan una respuesta impredecible, característica de los seres humanos (**fig. 23-1**).

Sistema nervioso central y sistema nervioso periférico

El sistema nervioso central (SNC), una estructura formada por el encéfalo y la médula espinal, está ubicado centralmente en el organismo y protegido por las meninges, el líquido cefalorraquídeo, los huesos del cráneo y la columna vertebral. El encéfalo está constituido por: 1) el cerebro, cuyas partes son el telencéfalo (hemisferios cerebrales y bulbos olfatorios), el diencéfalo (epífisis o glándula pineal, tálamo, hipotálamo e hipófisis o glándula pituitaria) y el mesencéfalo; 2) el metencéfalo, formado por la protuberancia (puente de Varolio) y el cerebelo; y 3) el mielencéfalo, formado exclusivamente por el bulbo raquídeo. El tronco o tallo cerebral es la denominación que en conjunto reciben el mesencéfalo, la protuberancia anular y el bulbo raquídeo, que conectan el cerebro con la médula espinal. El telencéfalo está protegido por los huesos de la calota craneal y está formado por el neocórtex o isocórtex (corteza cerebral), el paleocórtex (corteza entorrinal o parahipocampo) y el arquicórtex (hipocampo), e internamente por los ganglios basales formados por el núcleo caudado y el putamen (neoestriado), el globo pálido (paleoestriado) y la amígdala (arquiestriado). El SNC se

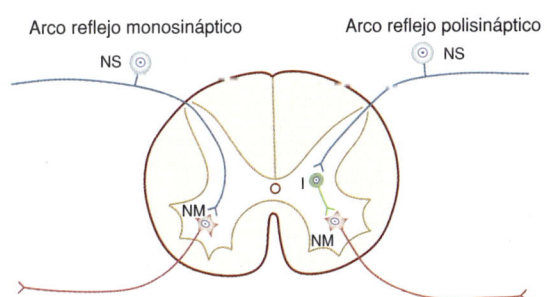

Fig. 23-1. Elementos que intervienen en los arcos reflejos monosinápticos (simples) y polisinápticos (complejos). I: interneurona, NM: neurona motora, NS: neurona sensitiva.

encuentra rodeado y protegido por tres membranas que corresponden a las meninges (duramadre, aracnoides y piamadre) y en su interior se alojan diferentes cavidades conocidas como ventrículos (primero a cuarto), acueducto de Silvio y conducto del epéndimo, por los cuales circula el líquido cefalorraquídeo (LCR). La médula espinal es una pronunciada prolongación del encéfalo con forma de cordón, que se aloja en el interior de la columna vertebral, que la protege. En la médula espinal, la sustancia gris se encuentra en el interior y corresponde a una larga columna con forma de H en el corte transversal, mientras que la sustancia blanca es externa.

El sistema nervioso periférico (SNP) está formado por los nervios craneales y espinales, que emergen del SNC para recorrer todo el cuerpo. Contiene los axones de proyección que formarán las diferentes vías neurales sensitivas y motoras. Existen 12 pares de nervios craneales que llevan información sensorial desde el cuello y la cabeza hacia el SNC, y órdenes motoras desde este hacia la musculatura esquelética del cuello y la cabeza. Además, hay 31 pares de nervios espinales que envían información sensorial táctil, dolorosa, térmica y de posición corporal desde el tronco y las extremidades al SNC, y reciben a su vez de este órdenes motoras para el control de la musculatura esquelética, que se conducen por la médula espinal (**fig. 23-2**).

A continuación, se describen la histoarquitectura y la citoarquitectura de: cerebro (corteza cerebral), sistema extrapiramidal (cuerpo estriado), sistema límbico (hipocampo), tronco encefálico, cerebelo, médula espinal, sistema nervioso autónomo, y ganglios raquídeos y autónomos.

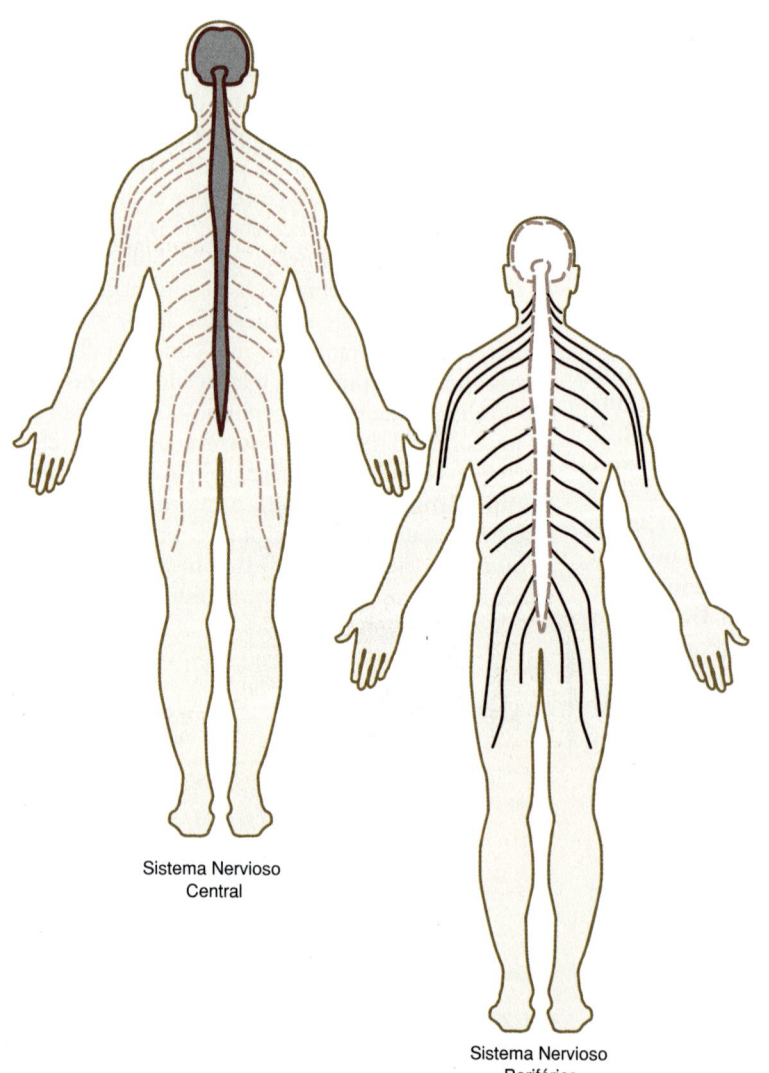

Sistema Nervioso
Central

Sistema Nervioso
Periférico

Fig. 23-2. Ubicación y composición del sistema nervioso central (SNC) y del sistema nervioso periférico (SNP). A la izquierda, el SNC formado por el encéfalo y la médula espinal; a la derecha, los nervios craneales y espinales que forman el SNP.

SISTEMA NERVIOSO CENTRAL

Cerebro

El cerebro humano pesa entre 1300 y 1500 g y está constituido externamente por la corteza cerebral, una superficie laminada o manto de sustancia gris de entre 1,5 y 4 mm de espesor. La corteza forma múltiples pliegues y deja, en un cerebro expuesto a la vista, las circunvoluciones, que constituyen solo un tercio de la superficie de la sustancia gris, ya que los dos tercios restantes se encuentran en la profundidad de los surcos y delimitan las circunvoluciones. La sustancia gris de la corteza cerebral recubre a la sustancia blanca subyacente y, en las zonas profundas, existen áreas de sustancia gris que conforman, núcleos fácilmente distinguibles como el tálamo, el núcleo caudado, el núcleo lenticular (putamen y globo pálido) y el hipotálamo (**fig. 23-3**). Los hemisferios cerebrales derecho e izquierdo, tapizados por la corteza cerebral, constituyen la parte más voluminosa del cerebro, con una superficie aproximada de 2500 cm². Están separados por la cisura interhemisférica y unidos, a su vez, por el cuerpo calloso, a través del cual se intercomunican funcionalmente. Se pueden distinguir en la sustancia gris cortical cinco lóbulos: 1) frontal, por delante de la cisura de Rolando; 2) parietal, por detrás de la cisura de Rolando, por encima de la cisura de Silvio y por delante de la cisura perpendicular posterior; 3) temporal, por debajo de la cisura de Silvio; 4) occipital, por detrás de la cisura perpendicular posterior y, 5) lóbulo de la ínsula, que solo se observa si se separan los bordes de la cisura de Silvio, ubicado en la profundidad.

Corteza cerebral

La corteza cerebral representa el nivel más alto en la organización jerárquica del SNC. Recibe información sensorial desde un voluminoso núcleo de relevo, el tálamo, que funciona como un gran filtro y deja llegar a la corteza solo la información más relevante, a excepción del olfato, cuyas aferencias sensoriales llegan directamente a la corteza entorrinal o parahipocámpica desde el bulbo olfatorio. Desde el tálamo las aferencias talamocorticales llegan a toda la corteza, aunque con predominio del lóbulo parietal, área donde se capta la recepción de los estímulos o sensaciones. Al ser estimulado, este lóbulo se conecta inmediatamente con el temporal, donde a esa sensación se le asigna un significado o interpretación, lo que constituye entonces una percepción (que será visual, gustativa, táctil, etc.). Desde el punto de vista funcional, se considera que, en conjunto, ambos lóbulos están implicados en la sensopercepción. En el lóbulo frontal, en particular en la corteza prefrontal, se planifica la conducta de acuerdo con la sensopercepción, y de allí después se toma contacto con las grandes neuronas piramidales (células gigantes de Betz), situadas en la capa V de la circunvolución frontal ascendente (área 4 de Brodmann). De estas neuronas parten los axones de proyección descendentes que forman la vía piramidal o corticoespinal, la cual produce, al activarse, una respuesta motora voluntaria en el músculo estriado esquelético, por

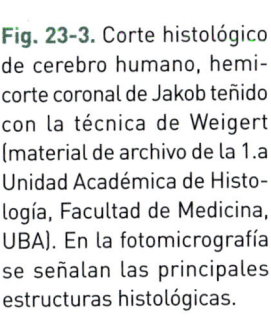

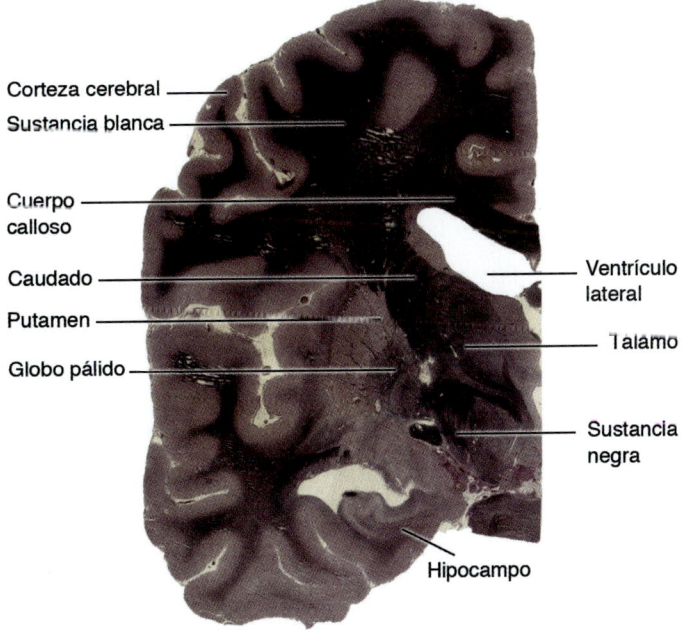

Fig. 23-3. Corte histológico de cerebro humano, hemicorte coronal de Jakob teñido con la técnica de Weigert (material de archivo de la 1.a Unidad Académica de Histología, Facultad de Medicina, UBA). En la fotomicrografía se señalan las principales estructuras histológicas.

Corteza cerebral
Sustancia blanca
Cuerpo calloso
Caudado
Putamen
Globo pálido
Ventrículo lateral
Tálamo
Sustancia negra
Hipocampo

ejemplo. Es en esta zona donde, en 1950, el neuroci-rujano canadiense Wilder Penfield dibujó la imagen grotesca de un hombre u homúnculo que representa el destino muscular de cada neurona piramidal (**fig. 23-4**). Al mismo tiempo que se integra la sensoper-cepción, en la corteza parietal y la temporal se profun-dizan fibras que se dirigen al sistema límbico cerebral, llegan al hipocampo y, desde allí, a un circuito descrito originalmente en la Argentina en 1916 por Christofre-do Jakob como cerebro visceral, más tarde populari-zado por Paul McLean como circuito de Papez, quien lo redescribió en 1936. Este incluye el hipocampo, el fórnix, los cuerpos mamilares, el fascículo mamilotalá-mico de Vicq d'Azyr, el núcleo anterior del tálamo y la circunvolución cingulada, desde donde regresa el cir-cuito al hipocampo (véase Sistema límbico). La impor-tancia de estas estructuras profundas, que se completan con la amígdala, el *septum*, la corteza prefrontal, el área tegmentaria ventral y el núcleo accumbens, radica en que es donde se originan las emociones, así como el sustrato anatómico de las reacciones instintivas, que también participan en la memoria y el aprendizaje. Ya a mediados del siglo XVII, se afirmaba que el cerebro era el sustrato anatómico del pensamiento y de otras funciones cognitivas superiores, con lo que quedaba abolido el cardiocentrismo, es decir, la creencia de que el alma se encontraba en el corazón. Las minuciosas observaciones de Paul Broca y Karl Wernicke, a media-dos del siglo XIX, permitieron localizar en el hemisferio izquierdo las áreas involucradas en el lenguaje y la es-critura. Los estudios estructurales del cerebro adquirie-ron relevancia con Theodor Meynert, quien alrededor

de 1870 describió un modelo de organización en la corteza cerebral humana con seis láminas o estratos dispuestos en sentido paralelo a la superficie pial. En 1909, Franz Nissl realizó secciones de fibras eferen-tes corticales en conejos y descubrió que provocaban atrofia o degeneración neuronal solo en las capas más profundas de la corteza. Por su parte, Korbinian Brod-mann publicó su célebre estudio (véase más adelan-te): la subdivisión de la corteza cerebral en 52 áreas de acuerdo con su función.

Columnas corticales y capas de la corteza cerebral

En 1925, Constantin von Economo y Georg Kos-kinas acuñaron el término columna para describir la organización cortical del cerebro, la cual recién en 1938, Rafael Lorente de Nó, un aventajado discípulo de Santiago Ramón y Cajal, definió como la unidad básica de la corteza cerebral, que se repite por millo-nes, y tiene conexiones entre sí y con núcleos sub-corticales. En la década de 1970, János Szentágothai describió la organización celular específica en la cual las columnas corticales constituyen la unidad estruc-tural y funcional de la corteza cerebral, formadas por cilindros de aproximadamente 300-500 µm de diá-metro y 2-4 mm de altura, incompletamente com-partimentadas, envueltas por astrocitos, que forman los llamados cartuchos (**fig. 23-5**). Cada columna contiene entre 4000 y 10 000 neuronas, de las cua-les cerca de la mitad son de tipo piramidal. En es-tas se pueden distinguir en los mamíferos seis capas, en promedio, que se denominan desde la capa más

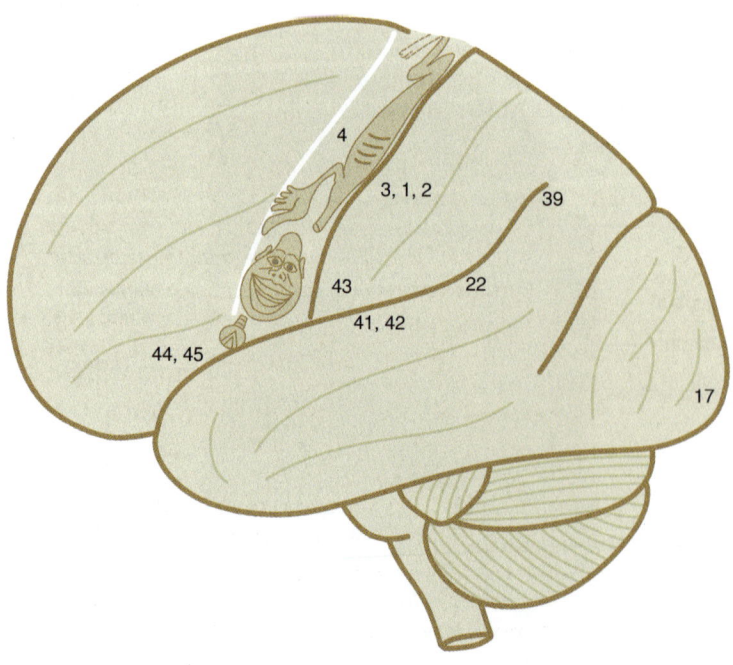

Fig. 23-4. Ubicación del homún-culo de Penfield (circunvolución frontal ascendente, área 4 de Brodmann, área motora primaria). Se indican las áreas primarias de Brodmann motora (4); somatoes-tésica (3, 1, 2); visual (17); auditiva (41, 42) y gustativa (43). El área olfatoria primaria (27, 28 y 34) no se muestra ya que se encuentra en la cara interna del lóbulo tem-poral. También se incluyen impor-tantes áreas de asociación como el área de Broca (44, 45), el área de Wernicke (22) y el área 39.

Fig. 23-5. Organización columnar de la corteza cerebral. La columna de la izquierda muestra las capas y los tipos celulares. Además, se señalan las aferencias (flechas negras) y eferencias de la corteza cerebral (flechas rojas y verde), así como la relación funcional con otras columnas cerebrales (representadas en la columna de la derecha). En azul, las interneuronas o neuronas de asociación.

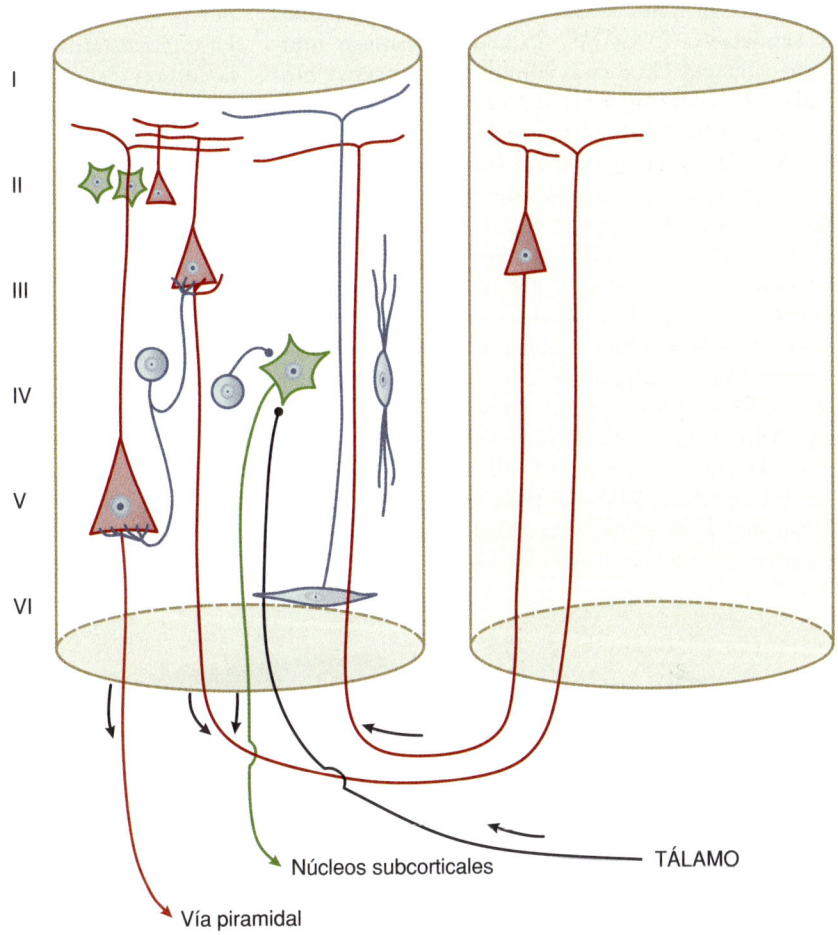

Núcleos subcorticales

TÁLAMO

Vía piramidal

superficial hasta la capa más profunda con los números romanos I a VI (**fig. 23-6**). La **capa I** se denomina también capa molecular o plexiforme, una capa parvocelular, dado que casi no tiene somas neuronales, y está compuesta principalmente por fibras de disposición horizontal. Pueden encontrarse algunas neuronas ahusadas y pequeñas llamadas células de Cajal-Retzius, que son numerosas durante el desarrollo intrauterino, ya que intervienen en la laminación adecuada de los diferentes estratos corticales, al dirigir por medio de moléculas de señalización que ellas secretan el establecimiento correcto de las diferentes oleadas de neuroblastos a través de la glía radial. La **capa II**, o capa granular externa, está formada por pequeñas neuronas granulares y piramidales, con predominio de las primeras. Constituyen neuronas de proyección corticosubcortical. La **capa III** o capa piramidal externa está formada por neuronas piramidales medianas, con una gruesa dendrita que se origina en el vértice agudo que forma su cara apical y que luego de ascender hasta las capas I y II, se ramifica en T. Otro grupo de dendritas se originan en la base de estas células para distribuirse de manera radiada alrededor de esta. Todas las dendritas están profusamente

cubiertas por espinas, región donde se localizan la mayoría de las sinapsis. Sus axones conforman las eferencias corticocorticales, es decir, salen de una columna para entrar en otra columna ascendiendo hacia las capas más superficiales, y el axón se divide en dos ramas en ángulo recto o en T en las capas I y II. Estas eferencias pueden introducirse en una columna del hemisferio homolateral y constituir conexiones intrahemisféricas o los axones pueden atravesar el cuerpo calloso para dirigirse a una columna en el hemisferio contralateral: conexiones interhemisféricas o transcallosas. La **capa IV** o capa granular interna contiene grandes neuronas granulares correspondientes a células estrelladas, cuyo axón interviene en las eferencias corticosubcorticales (tálamo, ganglios basales, núcleos del mesencéfalo y otros). La disposición estrellada de sus dendritas recibe las aferencias talamocorticales. En esta capa es donde, además, se encuentran abundantes neuronas intercalares o Golgi de tipo II, la mayoría gabaérgicas como las neuronas en cesto, que forman una canastilla en la base de las neuronas piramidales de las capas III y V; las enanas, que hacen sinapsis con las dendritas de las granulares; las células en cola de caballo o en *doublé bouquet*, con prolongaciones apicales y basales, y las neuronas en candelabro. El GABA, un neurotransmisor inhibitorio liberado por estas interneuronas, actúa modulando la actividad de la columna cortical. La **capa V** o capa piramidal interna tiene grandes neuronas piramidales, de cuya superficie apical se origina una gruesa dendrita que luego se ramifica en T en las capas I y II. El conjunto de sus axones forman la vía corticoespinal o piramidal, descienden por la cápsula interna, cápsula externa y pedúnculos cerebrales, y hacen sinapsis con las motoneuronas. Estas neuronas, en el área 4 de Brodmann (corteza motora primaria o prerrolándica) son grandes y las más grandes fueron denominadas células gigantes por Betz (**fig. 23-7**). La **capa VI** o capa de células fusiformes o de Martinotti, se caracteriza por tener células de forma ahusada, con un axón que se dirige hacia la superficie pial y se ramifica en T en las capas I y II. En las capas IV y V se encuentran dos capas plexiformes denominadas

por su aspecto estrías externa e interna de Baillarger. La estría externa, muy desarrollada en particular en la corteza visual, recibe el nombre de estría de Gennari. En resumen, las principales eferencias son las corticocorticales, que parten de la capa III; las corticosubcorticales, que parten de la capa IV, y las corticoespinales, que parten de la capa V, mientras que las principales aferencias son las talamocorticales, que llegan a la capa IV y establecen contacto sináptico con las dendritas de las células granulares y las corticocorticales, que llegan a las capas I y II (**fig. 23-8**).

A mediados de la década de 1960, Vernon Mountcastle midió los potenciales de acción dentro de cada una de las columnas de la corteza cerebral y determinó que la disposición columnar de la corteza permite que haya un recorrido de las fibras en sentido vertical, con aspecto de rayos que ascienden y descienden a lo largo de los diferentes estratos, y otro en sentido horizontal o paralelo a la superficie de la corteza, que se denominan

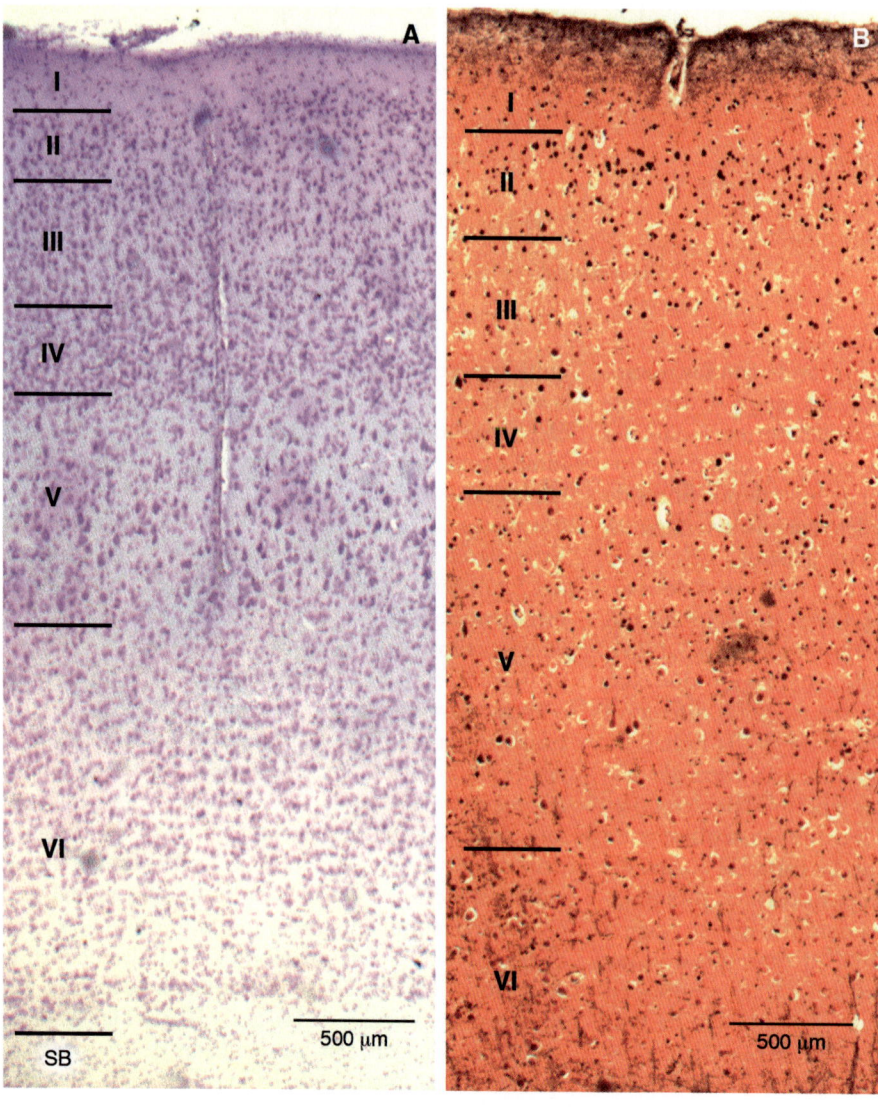

Fig. 23-6. A. Fotomicrografía óptica de la corteza cerebral de rata teñida con la técnica de Nissl. **B.** Fotomicrografía óptica de la corteza cerebral de conejo teñida con la técnica de Bielschowsky (impregnación argéntica). Obsérvese en ambos casos la distribución de las seis capas de la corteza cerebral. Desde el punto de vista práctico, es fácil localizar las capas impares (ya que la capa I es parvocelular, y las capas III y V contienen neuronas piramidales fácilmente identificables). Las capas pares se disponen entre estas, y la VI entre la capa V y la sustancia blanca (SB).

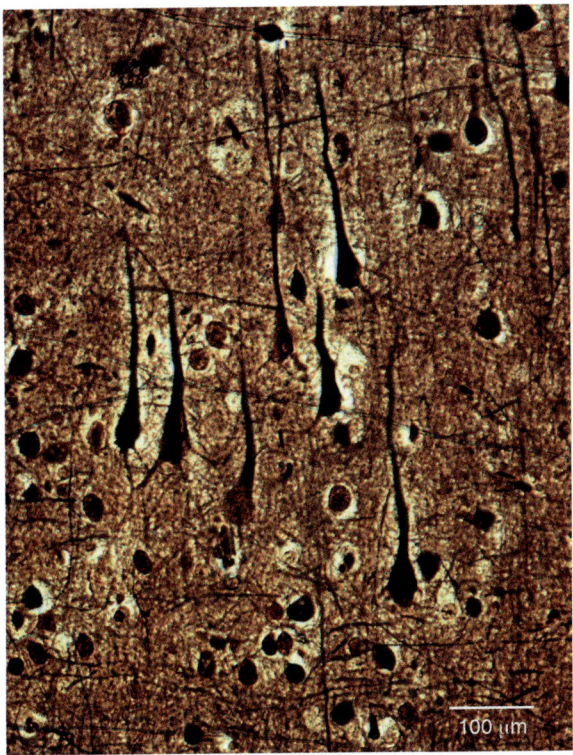

Fig. 23-7. Fotomicrografía de la capa V de la corteza cerebral teñida con la técnica de Bielschowsky. Obsérvese que las neuronas piramidales gigantes (células de Betz) presentan una dendrita apical dirigida hacia la piamadre.

estrías. Los rayos y las estrías determinan una serie de conexiones, que funcionalmente indican que dentro de cada columna hay un sentido ordenado de dirección del impulso descendente, ascendente o lateral, de tipo reverberante, de retroalimentación o *feedback*. El impulso nervioso descendente, al llegar a la base de la columna, se transforma en un impulso ascendente y forma un circuito de actividad permanente entre las neuronas que comparten una misma columna.

Hallocórtex e isocórtex

Brodmann publicó en 1909 su trabajo "Estudio de localización comparativa en el córtex cerebral, basado en la citoarquitectura cerebral", en el que postula 52 áreas de acuerdo con la forma, disposición y densidad de las neuronas, así como por el espesor y la secuenciación de las capas de la corteza. Pese a que la descripción de la superficie cortical es incompleta, ya que solo está numerado con límites poco precisos el tercio externo de la corteza, este mapa es el que más se utiliza y ellas tienen asignadas funciones específicas. Brodmann también realizó un estudio que, desde el punto de vista filogenético, comparaba los seres humanos con los simios y observó que las columnas aumentaban en número y diferenciación celular cuanto más evolucionado era el organismo. Así, en el paleocórtex (corteza olfatoria) y el arquicórtex (corteza del lóbulo límbico, hipocampo), que son cortezas antiguas (o hallocórtex en su conjunto), hay columnas

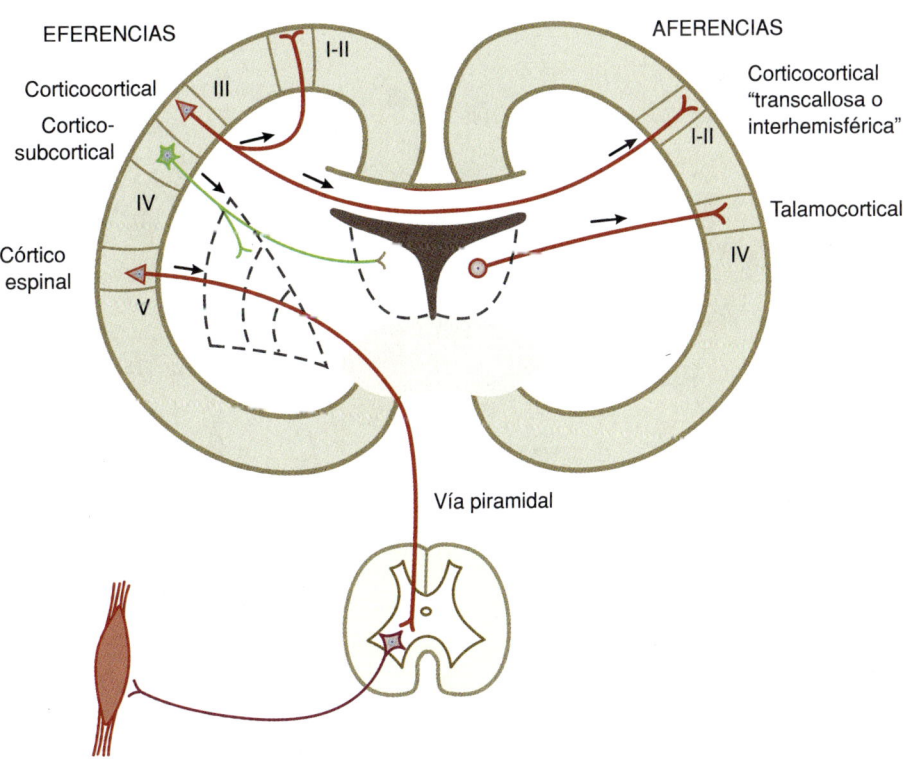

Fig. 23-8. Eferencias y aferencias de la corteza cerebral.

con una citoarquitectura más simple, con solo dos o tres estratos o capas neuronales. El hallocórtex incluye el bulbo, el tracto y el tubérculo olfatorios, la corteza piriforme, la amígdala, la formación hipocámpica (hipocampo, subículo, corteza entorrinal) y la corteza cingulada. En cambio, en la neocorteza (o isocórtex), las neuronas se distribuyen y forman seis capas o estratos desde la superficie hasta la profundidad, con estratos más superficiales que permiten la comunicación interhemisférica, y estratos más profundos que envían y reciben información a otros niveles. De acuerdo con su citoarquitectura, la corteza puede clasificarse según Von Economo en: 1) isocórtex heterotípico, que tiene los seis estratos característicos, pero con predominio de neuronas piramidales o granulares, correspondientes a las áreas motoras o sensitivas respectivamente, que están comunicadas con regiones subcorticales. Si predominan las neuronas piramidales, es de tipo motor (isocórtex heterotípico agranular), cuyo ejemplo típico es el giro precentral, con las características células piramidales gigantes de Betz, que predominan sobre otros estratos, y si predominan las neuronas granulares o estrelladas, es de tipo sensitivo (isocórtex heterotípico granular), como se observa en las áreas somatoestésicas (sensibilidad general), y 2) isocórtex homotípico, que representa la corteza más evolucionada, que contiene los seis estratos claramente identificables, con una disposición balanceada de los tipos neuronales. Esto es característico de las áreas de asociación, donde predominan las interneuronas (Golgi de tipo II), zona de almacenamiento de la información, planificación y operación de las funciones intelectuales superiores. Se observa en la corteza de asociación, que ocupa más del 80% de la corteza cerebral en el ser humano, donde evolutivamente la correlación entre la estructura y la filogenia es la más compleja, con mayor número de estratos. Por el contrario, a menor desarrollo filogenético, menor número de estratos y menor desarrollo de las funciones asociativas complejas (**fig. 23-9**).

Sistema extrapiramidal

El sistema extrapiramidal corresponde a una asociación funcional de núcleos subcorticales, los ganglios basales y pequeñas áreas ampliamente distribuidas en la corteza cerebral conectadas a núcleos del tronco encefálico (sustancia negra, área tegmentaria ventral, núcleo rojo, *tectum*, núcleos vestibulares y núcleos del puente) que se encargan de coordinar y dirigir los movimientos intencionales y automáticos. Recibe este nombre porque, en conjunto, sus fibras descendentes no pasan por las pirámides bulbares, como lo hace el sistema piramidal.

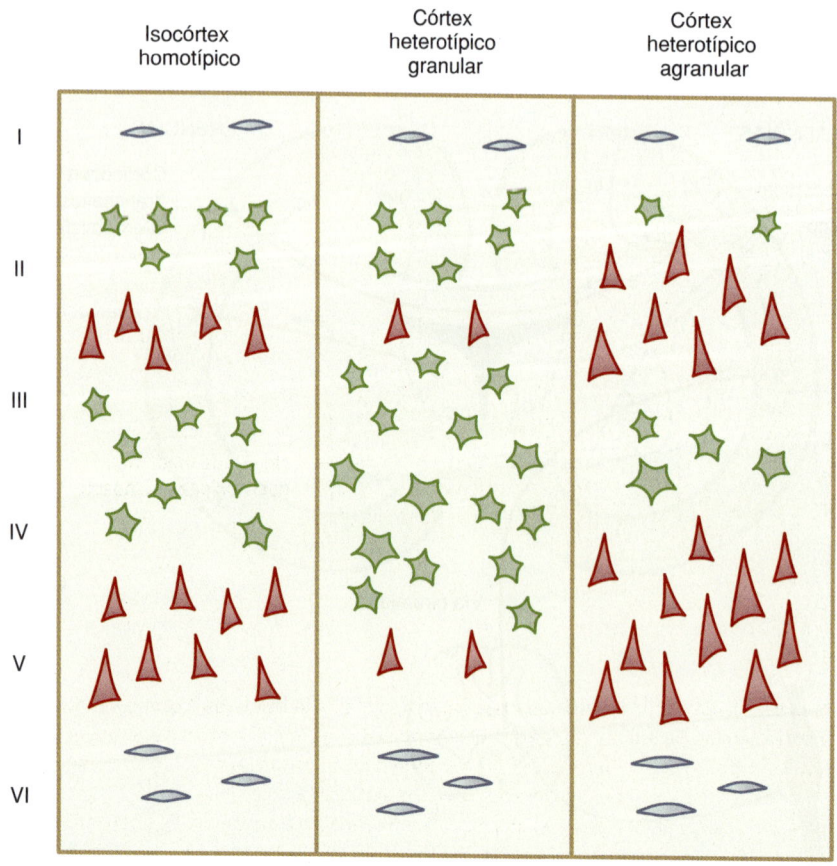

Fig. 23-9. Laminación cortical en los distintos tipos de corteza.

Intervienen en la motilidad involuntaria o automatismos, así como en el mantenimiento de la postura, el equilibrio y el tono muscular (**fig. 23-10**).

Cuerpo estriado

Los principales núcleos del sistema extrapiramidal son los ganglios basales, histológicamente tienen un aspecto estriado debido a que son atravesados o delimitados por fibras descendentes (sustancia blanca) y la cápsula interna separa el núcleo caudado del núcleo lenticular, que incluye el putamen y el globo pálido. Desde el punto de vista filogenético, el estriado se clasifica en: 1) arquiestriado, que corresponde a la amígdala; 2) paleoestriado, formado por el globo pálido, y 3) neoestriado, constituido por el putamen y el núcleo caudado. El término estriado o cuerpo estriado corresponde en conjunto al neoestriado y

el paleoestriado. En el ser humano estas estructuras se identifican con facilidad, no así en los roedores, en los cuales todos estos núcleos forman una masa de sustancia gris homogénea llamada cuerpo estriado, caracterizada por una gran diversidad de tipos neuronales. En el ser humano, el 95% del total de la población neuronal está compuesta por neuronas medianas espinosas (Golgi de tipo I) que contienen GABA, un neurotransmisor inhibitorio. El 5% restante está formado por neuronas de Golgi de tipo II, estrelladas gigantes no espinosas que liberan el neurotransmisor acetilcolina (Ach), y pequeñas neuronas que liberan el neurotransmisor gaseoso óxido nítrico (NO), que colocaliza con los péptidos somatostatina y neuropéptido Y. Los estudios de las últimas décadas han diferenciado el cuerpo estriado en dos compartimentos llamados estriosomas y matrisomas, de acuerdo con sus características inmunohistoquímicas con

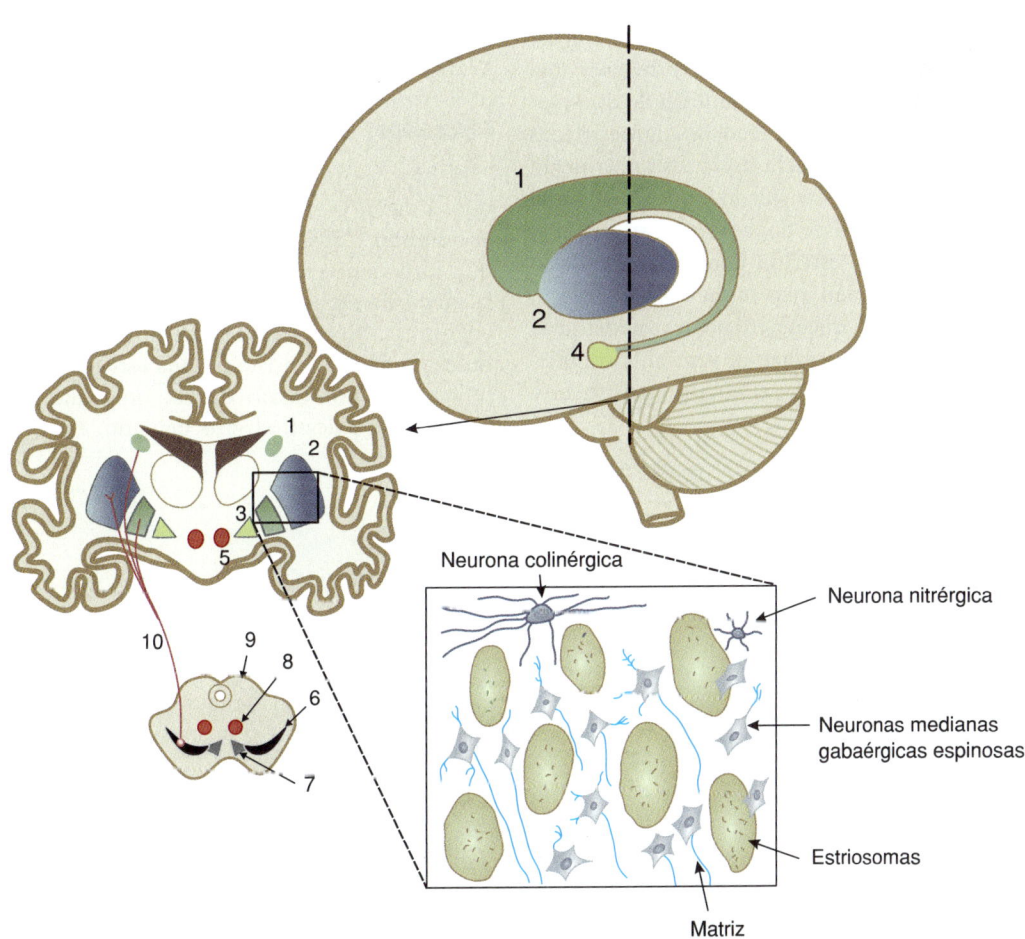

Fig. 23-10. El encéfalo y los componentes del sistema extrapiramidal. Arriba, corte sagital; a la izquierda, corte coronal en el nivel indicado por la línea punteada del corte sagital. Se indica, además, la ubicación de la sustancia negra y del área tegmental ventral en un corte coronal del mesencéfalo en la parte inferior izquierda del esquema, así como la relación funcional de la vía nigroestriatal. El recuadro central inferior muestra un detalle de la ubicación de los principales tipos neuronales presentes en el cuerpo estriado, formado por el núcleo caudado, el putamen y el globo pálido. 1: caudado; 2: putamen; 3: globo pálido; 4: amígdala; 5: núcleo subtalámico; 6: sustancia negra; 7: área tegmentaria ventral; 8: núcleo rojo; 9: *tectum*; 10: vía nigroestriada.

respecto al contenido en la enzima acetilcolinesterasa (la enzima que degrada Ach), la cual predomina en los matrisomas. Las neuronas medianas espinosas gabaérgicas predominan en los estriosomas, las neuronas gigantes no espinosas colinérgicas en el límite entre los matrisomas y los estriosomas, y las pequeñas neuronas no espinosas nitrérgicas en los matrisomas (**fig. 23-11**). Los ganglios basales tienen interconexiones, aferencias y eferencias características.

Aferencias al estriado

Las principales aferencias corresponden a los haces fibrosos corticoestriatales, talamoestriatales y nigroestriatales. Las aferencias corticoestriatales provienen de neuronas estrelladas de las capas IV y II, así como piramidales de la capa V, que liberan glutamato como principal neurotransmisor. Sus fibras inervan principalmente la región dorsal del estriado, donde forman sinapsis sobre las espinas de las neuronas gabaérgicas del putamen y el caudado. Las aferencias talamoestriatales, así como las aferencias que provienen del núcleo subtalámico de Luys, son también de tipo glutamatérgico. Finalmente, las aferencias nigroestriadas provienen de la *pars* compacta de la sustancia negra que se encuentra en el mesencéfalo y que libera en el estriado el neurotransmisor dopamina. A su vez, una región mediobasal del estriado denominada núcleo *accumbens* recibe también inervación dopaminérgica, pero desde un núcleo que se encuentra medial a la sustancia negra, el área tegmental ventral. Este último sistema está implicado en el circuito del placer y de las adicciones.

Eferencias estriatales

Las neuronas que intervienen en la eferencia del estriado pertenecen mayormente a las neuronas medianas espinosas gabaérgicas. Estas proyectan al tálamo, interconectan los diferentes núcleos estriatales entre sí y también forman la vía palidófuga, donde los axones descendentes del globo pálido interno llegan a la sustancia negra, el núcleo rojo y el *tectum* en el mesencéfalo, entre otros.

Sistema límbico

El sistema límbico (lat. *limbus* 'límite') está constituido por una compleja asociación de estructuras cerebrales subcorticales que en su mayoría se encuentran por debajo del tálamo (hipocampo, amígdala, *septum*, núcleo mamilar) y corticales (corteza cingulada, corteza olfatoria). Este sistema cumple con una gran variedad de funciones, como el establecimiento de emociones, conductas instintivas de autopreservación, preservación de la especie, motivación, memoria, aprendizaje y olfacción.

Hipocampo

El hipocampo comprende una estructura cortical que, aislada, es similar a un caballito de mar, de allí el nombre. Constituye una importante área cerebral que interviene en el procesamiento de la memoria, la memoria espacial, el aprendizaje y las habilidades cognitivas. Situado en la cara interna y basal del lóbulo temporal, consiste en una estructura curva que se estrecha por detrás de las amígdalas cerebrales. Su extremo inicial, el giro dentado, tiene neuronas

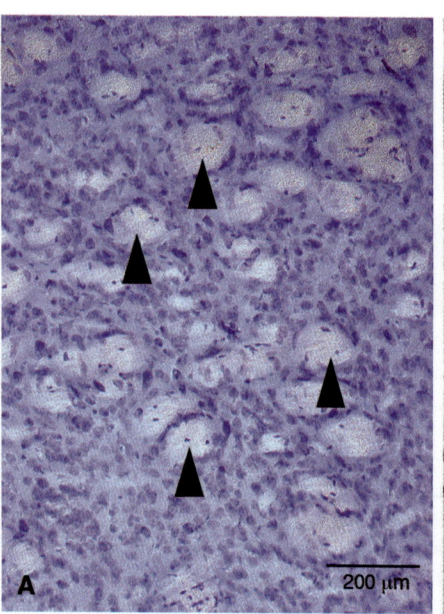
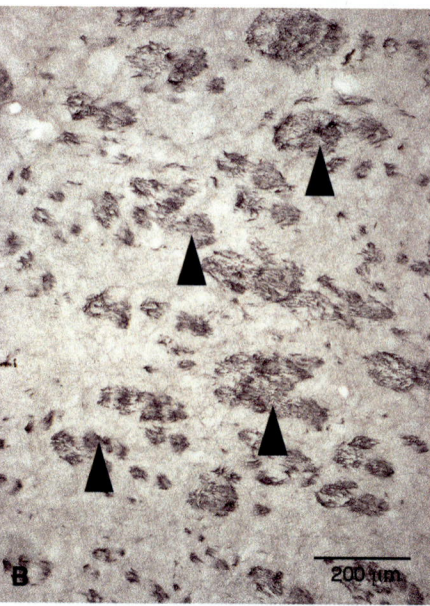

Fig. 23-11. Fotomicrografía óptica del cuerpo estriado de rata teñido con violeta de Cresilo (A) y con la técnica inmunocitoquímica utilizando como anticuerpo primario antineurofilamentos de 200 kDa (B). Obsérvense los paquetes de axones que conforman los estriosomas (flechas). Entre estos se encuentra la matriz.

granulares y su disposición, junto con las piramidales, recuerda el cuerno de un carnero representado, a su vez, en el dios egipcio Amón. El giro dentado está formado por una triple capa de neuronas: a) polimorfas, las más externas; b) granulares, las mediales, densamente empaquetadas en forma de C y que constituyen la capa de mayor extensión; y c) molecular, la más interna, mayormente fibrosa. Se denominan entonces *cornus Ammonis* o cuerno de Amón (CA) a las diferentes partes del hipocampo que comprenden las regiones CA4 (giro dentado) con células granulares y su continuación con las zonas CA3, CA2 y CA1 que tienen neuronas piramidales (**figs. 23-12** y **23-13**). Estas últimas tienen extensiones fibrosas sobre el soma que se denominan estratos: a) molecular, b) *lacunosum*, c) *radiatum* y d) *lucidum*, y por debajo del soma: e) *oriens* y f) *alveus*. La corteza parahipocámpica, que incluye las cortezas entorrinal y piriforme, comprende una circunvolución por debajo del hipocampo, que es la mayor fuente de aferencias desde la corteza cerebral hacia el hipocampo, zona que constituye la puerta de entrada al sistema límbico. Es aquí donde las neuronas piramidales, ubicadas en las capas más superficiales de la corteza entorrinal (subículo), reciben información sensorial proveniente de las neuronas corticales, mayormente desde un área de asociación:

el área 39 de Brodmann (equidistante entre los lóbulos parietal, temporal y occipital). Los axones de las células piramidales del subículo perforan (fibras perforantes de Cajal) el límite entre el parahipocampo y el hipocampo, y realizan contactos sinápticos con las dendritas de las neuronas granulares del área CA4. Los axones de estas neuronas forman un ramillete, las fibras musgosas, que establecen contacto sináptico con las dendritas de las células piramidales de CA3 y CA2, las que a través de colaterales axónicas (fibras de Schaffer) terminan haciendo sinapsis con una ramificación dendrítica apical profusa (*stratum radiatum*) de las neuronas piramidales de CA1. Por último, la eferencia más importante del hipocampo, los axones de las neuronas piramidales, constituyen un ramillete axónico, el fórnix, que dibuja una larga curvatura en forma de C que pasa por debajo del cuerpo calloso hasta el núcleo mamilar, desde donde un denso ramillete axónico configura el fascículo de Vicq d'Azyr, que llega al núcleo anterior del tálamo. Desde allí, las fibras talamocinguladas llegan al giro cingulado o circunvolución supracallosa, desde donde vuelven a partir fibras que regresan al hipocampo y cierran un circuito que interviene en el procesamiento de las emociones. Como ya se comentó, este circuito, originalmente descrito como cerebro visceral

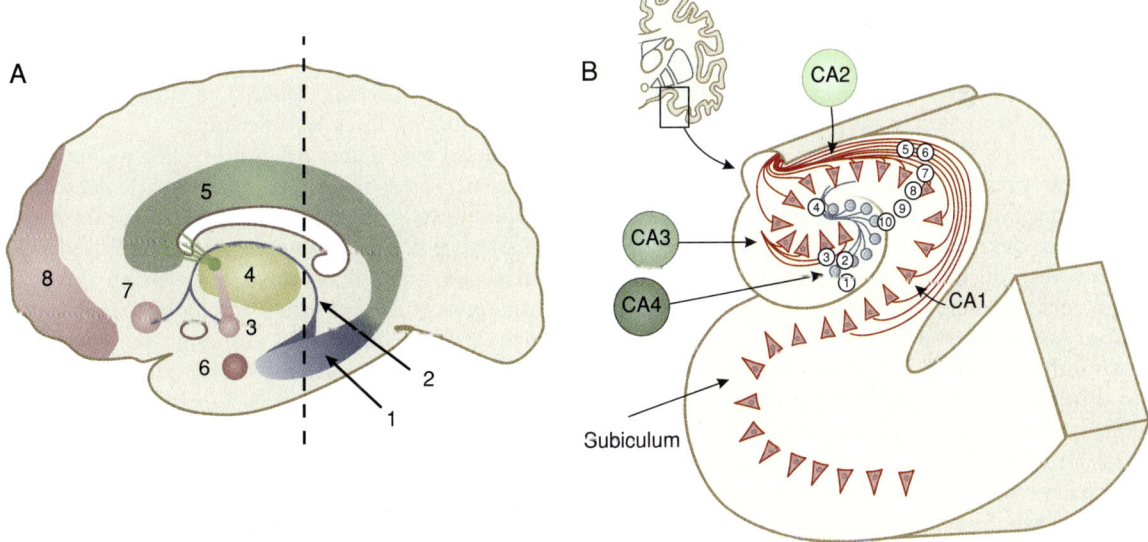

Fig. 23-12. A. Corte sagital del cerebro humano que indica la principal ubicación de las estructuras que intervienen en el circuito de Papez. 1: hipocampo, 2: fórnix; 3: núcleo mamilar, 4: núcleo anterior del tálamo, 5: giro cingulado, 6: amígdala; 7: *septum*, 8: corteza prefrontal. **B.** Corte coronal a la altura de la línea punteada indicada en el esquema del corte sagital. Se muestran la organización histológica, los principales tipos neuronales, y las relaciones entre el hipocampo, el fórnix y la corteza cerebral. 1: capa molecular CA4, 2: capa granular CA4, 3: capa polimorfa CA4, 4: fibras musgosas, 5: *alveus*, 6: *stratum oriens*, 7: *stratum piramidal*, 8: *stratum radiatum*, 9: *stratum lacunosum*, 10: *stratum molecular*.

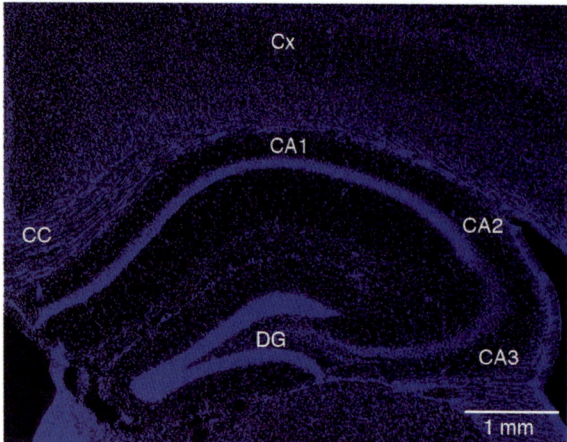

Fig. 23-13. Fotomicrografía del hipocampo de rata teñido con la técnica de Hoescht que tiñe los núcleos celulares. CA1, CA2, CA3: áreas del hipocampo, CC: cuerpo calloso, DG: giro dentado o área CA4.

en 1916 en la Argentina por Christofredo Jakob, fue redescrito en 1937 por James Papez y se conoce como circuito de Papez (véase **fig. 23-12**).

Otras conexiones del hipocampo implican la amígdala a través de la corteza prefrontal, el *septum*, el núcleo *accumbens* y el área tegmental ventral a través del haz mesencefálico medial. Además, el hipocampo recibe aferencias moduladoras de los sistemas serotoninérgico, dopaminérgico y noradrenérgico, así como del núcleo *reuniens* del tálamo.

Otras estructuras límbicas

En la década de 1950, Paul MacLean describió importantes núcleos como la amígdala, el *septum*, el núcleo *accumbens* y el área tegmental ventral, así como las cortezas prefrontal, dorsolateral y orbitofrontal. La amígdala es un núcleo con forma de almendra a ambos lados del tálamo y apoyado sobre el giro dentado involucrado en la autopreservación (alimento, abrigo, lucha, huida), en la atención (capacidad de focalizar los sentidos en un punto y de ignorar otros), en la motivación, y en otorgarle un signo placentero o displacentero a la información proveniente del medio externo. También interviene en el establecimiento de la memoria autobiográfica, marcadamente relacionada con el impacto emocional ya sea positivo como negativo. Se activa intensamente en situaciones extremas como miedo, ira, piedad e indignación. El *septum* es un área involucrada en la preservación de la especie y el placer sexual. La corteza prefrontal, responsable de la amplia frente que poseen los seres humanos a partir del hombre de Cromañón, interviene en la introspección y planificación intelectual, típica característica humana que nos diferencia del resto de los animales.

Tronco del encéfalo

El tronco del encéfalo está compuesto por el mesencéfalo, la protuberancia y el bulbo, en los cuales las neuronas se agrupan para formar núcleos específicos. En el mesencéfalo hay dos núcleos conocidos como sustancia negra o área A9 que, junto con los ganglios basales, intervienen en la regulación del tono muscular. Están situados en la base del mesencéfalo y tienen forma de dos medialunas que separan el área tegmental de los pedúnculos cerebrales. La sustancia negra tiene dos regiones: 1) la *pars compacta,* en el ser humano contiene neuronas que poseen el pigmento melanina, que le da el nombre, y sintetizan el neurotransmisor dopamina, que se libera en los ganglios basales, la corteza cerebral y el sistema límbico, por terminaciones sinápticas de los axones que forman el haz nigroestriado, y 2) la *pars reticulata,* de menor densidad celular, tiene neuronas sintetizadoras de GABA que reciben aferencias del globo pálido e inhiben la actividad dopaminérgica de las neuronas de la zona compacta. Una extensión lateral de la *pars reticulata* forma la *pars lateralis* de la sustancia negra, de función desconocida.

El área tegmental ventral de Tsai o área A10 es un núcleo triangular que se encuentra entre el núcleo interpeduncular y la sustancia negra, a ambos lados del mesencéfalo. Contiene neuronas dopaminérgicas cuyos axones forman el haz mesoestriado ventral (o mesolimbocortical) que se dirigen al núcleo *accumbens,* la amígdala, el área CA3 del hipocampo, el tubérculo olfatorio y las cortezas prefrontal e insular. También se han encontrado algunas neuronas glutamatérgicas y gabaérgicas interconectadas a través de uniones en hendidura que regularían la neurotransmisión dopaminérgica. Es un área implicada en el placer o recompensa, la motivación y las adicciones.

El núcleo rojo o área A8 es un núcleo redondo que se encuentra en el mesencéfalo, forma parte del sistema extrapiramidal e interviene en la coordinación motora. Contiene dos grupos neuronales: el grupo magnocelular, con grandes neuronas ubicadas en la región ventral, y el grupo parvocelular, con pequeñas neuronas en la región dorsal. Los axones provenientes de la región ventral forman el haz rubroespinal, que regula la motilidad de los miembros superiores, y los de la región dorsal, a través del cerebelo, el cual envía eferencias hacia la corteza cerebral. Además, recibe aferencias desde el núcleo interpósito contralateral del cerebelo y homolateral de la corteza cerebral motora.

El techo forma una estructura multilaminar de sustancia gris en la región dorsal del mesencéfalo. Las láminas están formadas por pequeñas neuronas de proyección intercaladas entre extensos plexos nerviosos. Forma dos protrusiones a cada lado de la línea media: los tubérculos cuadrigéminos o colículos superiores e inferiores. El colículo superior interviene en el procesamiento visual y el control de los movimientos oculares, y el colículo inferior en el procesamiento auditivo. Sus axones de proyección se conectan con la formación reticular del puente y forman el haz tectoespinal.

Los núcleos de la protuberancia (puente) o pontinos, los núcleos de los pares craneales V, VI, VII y VIII, se encuentran en la región ventral de esta. Están conectados con la corteza cerebral y el cerebelo, cumplen con funciones vitales involucradas en el control de la respiración (centro neumotáxico), deglución, sueño, control vesical, equilibrio, postura, audición, gusto, movimientos oculares y expresión facial.

El *locus coeruleus* es un núcleo que se encuentra dorsalmente en la región rostral de la protuberancia, sobre el piso del cuarto ventrículo. Debe su nombre a su coloración de aspecto celeste (lat. *caelum* 'cielo') en los cortes sin teñir, tiene neuronas de tamaño mediano productoras de noradrenalina (NA). Constituye el principal núcleo noradrenérgico cerebral que se conecta con la corteza cerebral, el tálamo, el hipotálamo, la amígdala, el giro cingulado, el rafe, el cerebelo y la médula espinal. El *locus coeruleus* se estimula frente a situaciones de estrés, es decir, aumenta la motivación (al estimular la corteza prefrontal) y estimula la liberación del factor liberador de corticotrofina (CRF) y así estimula la glándula suprarrenal (véase **cap. 19**). También está implicado en la vigilia, ya que activa la corteza cerebral al formar parte del sistema activador reticular ascendente (SARA) y participa, asimismo, en el procesamiento de la memoria, la atención, las emociones y la postura.

Las olivas bulbares son dos núcleos con forma dentada en la parte anterior y a cada lado de la línea media del bulbo raquídeo. Se encuentran lateralmente a las pirámides bulbares, de las cuales se separan por el surco anterolateral y las fibras del nervio hipogloso. Intervienen junto con el cerebelo en procesos de coordinación motora, así como en la percepción del sonido en el sistema auditivo.

El rafe es una estructura constituida por nueve núcleos ubicados en la línea media del tronco encefálico, desde el mesencéfalo hasta el bulbo. Contiene neuronas que sintetizan serotonina (5-hidroxitriptamina, 5-HT). Los núcleos serotoninérgicos se denominan con la letra B, sus neuronas tienen extensos axones con abundantes varicosidades, en las que se encuentran las vesículas sinápticas. Estos grupos forman dos grandes estructuras grises: el rafe rostral (que contiene los grupos B6 a B9, este último es el único bilateral), cuyos axones ascienden hasta la corteza cerebral, sistema extrapiramidal y límbico, y el rafe caudal (grupos B1 a B5), cuyos axones descienden por la médula espinal hasta realizar sinapsis con las motoneuronas alfa del asta anterior, a las que estimula y con neuronas peptidérgicas del asta dorsal, interviniendo en circuitos antinociceptivos. Ambos grupos de núcleos también se conectan con el cerebelo. El rafe es más conocido por las denominaciones clásicas de sus núcleos en rafe *pallidus* (B1),

obscurus (B2), *magnus* (B3) que están en el bulbo, *reticularis* y *pontis* (B5) en el puente, superior y *dorsalis* (B7) en el mesencéfalo. Los núcleos del rafe intervienen en un mecanismo de retroalimentación junto con los núcleos supraquiasmáticos y contribuyen así en los ritmos circadianos al aumentar los niveles de serotonina en la vigilia y alerta, y disminuir los estados de sueño. Además, la serotonina participa en las funciones viscerales del organismo, apetito, sexo, temperatura corporal, estados de ánimo y percepción sensorial.

El núcleo magnocelular de Meynert, también conocido como *nucleus basalis,* comprende un grupo de neuronas que producen y liberan el neurotransmisor acetilcolina (Ach). Este núcleo se encuentra en la antes denominada área innominada, por debajo del globo pálido y de la comisura blanca anterior, y por delante y lateral al hipotálamo anterior. Interviene en el procesamiento visual, la memoria y la vigilia (forma parte del SARA). Además, es un núcleo muy activo durante el sueño, especialmente durante el período de movimientos oculares rápidos (REM).

Cerebelo

El cerebelo es un órgano impar con forma de cono truncado, con un peso aproximado de 150 g, que mide unos 10 cm de ancho y 5 cm de alto. Está situado en la fosa craneal posterior, dorsal al tronco del encéfalo y por debajo del lóbulo occipital. Se encuentra envuelto por la celda cerebelosa, un estuche osteofibroso cuya pared superior está constituida por una prolongación de la duramadre, la tienda del cerebelo, mientras que su pared inferior forma las fosas cerebelosas del hueso occipital, también recubiertas por duramadre. A pesar de que su nombre (lat. *cerebellum*) significa "pequeño cerebro", tiene cerca del 90% del total de las neuronas del SNC, cuando ocupa solo el 10% de su volumen. Al cerebelo llegan aferencias de todas las vías motoras y sensitivas, excepto la olfatoria, y de él parten eferencias para controlar todas las vías motoras descendentes. Integra las vías sensitivas y motoras, conectándolas a su vez con otras estructuras encefálicas y con la médula espinal, a fin de lograr un adecuado ajuste y control de las órdenes que la corteza cerebral imparte al aparato locomotor. Interviene así en la precisión de los movimientos, el equilibrio, la postura y la bipedestación (capacidad de caminar erguido sobre las extremidades inferiores). Es decir, es el órgano encargado del control tanto de la motricidad voluntaria como automática. Además, se lo ha relacionado con diversas funciones cognitivas y con el lenguaje.

El cerebelo presenta una porción medial e impar, el vermis, desde el cual se extienden a ambos lados dos grandes porciones: los hemisferios cerebelosos. En su parte anterior se relaciona con el tronco del encéfalo a través de tres pares de pedúnculos, que encierran el techo del cuarto ventrículo. Por debajo de los pedúnculos cerebelosos inferiores se encuentra el lóbulo floculonodular.

Es útil desde el punto de vista funcional y clínico dividir el cerebelo según la filogenia en tres porciones: 1) arquicerebelo, que es la parte más antigua y corresponde al lóbulo floculonodular. Recibe principalmente aferencias de los núcleos vestibulares. Madura a los 3 meses de edad, lo cual se manifiesta por el sostén cefálico; 2) paleocerebelo, integrado por el vermis y el paravermis, que reciben mayormente aferencias desde la médula espinal. Madura a los 6 meses de edad, lo cual se evidencia por el sostén del tronco, y 3) neocerebelo, la porción más moderna, formado por los hemisferios, que reciben aferencias provenientes de la corteza cerebral a través de los núcleos del puente. Madura al año y se evidencia por la marcha (taxia).

Laminillas cerebelosas

La sustancia gris del cerebelo se dispone en la superficie y forma un manto, la corteza cerebelosa, de 1 mm de espesor, y en la profundidad, los núcleos profundos, mientras que la sustancia blanca se localiza entre la corteza y los núcleos profundos. La corteza cerebelosa tiene una superficie muy extensa, de aproximadamente 500 cm² debido a la gran cantidad de pliegues delgados denominados láminas o *folia cerebelli;* adopta así un aspecto rugoso característico, que puede apreciarse a simple vista y que Herófilo, en el siglo Iv a. C. definió por su aspecto como el árbol de la vida (**fig. 23-14**). Cuando estas láminas se estudian en cortes sagitales al microscopio óptico, están compuestas por una gran cantidad de pliegues muy delgados llamados laminillas cerebelosas, las cuales tienen un eje de sustancia blanca recubierta por sustancia gris, y constituyen las unidades histofuncionales del cerebelo (**fig. 23-15**).

Corteza del cerebelo

A diferencia de la corteza cerebral, la sustancia gris de la corteza del cerebelo tiene una organización histológica homogénea en todas sus regiones, constituida por tres capas en las que se distinguen siete tipos de neuronas, además de células gliales y vasos sanguíneos. Desde la superficie hasta la profundidad, se distinguen tres capas: 1) molecular o plexiforme, 2) de células de Purkinje y 3) granular. La capa molecular se llama así porque tiene un plexo tupido de axones y dendritas, con muy escasos somas neuronales, lo cual es bien evidente en los cortes histológicos por el aspecto parvocelular. Su espesor es muy delgado (300-400 μm) y su superficie está cubierta por la piamadre. La capa de las células de Purkinje está constituida por los somas de las células de Purkinje que se alinean y forman una monocapa celular. Son tan grandes con respecto a las células de otras capas que rápidamente orientan al

diagnóstico. Se concentran más en la convexidad de la laminilla que en la profundidad de los surcos. La capa granular es la capa de mayor espesor, limita internamente con la sustancia blanca y debe su nombre a que en ella predominan las células grano (las neuronas más pequeñas). Al microscopio óptico, con la técnica de Nissl, las células grano presentan pequeños núcleos

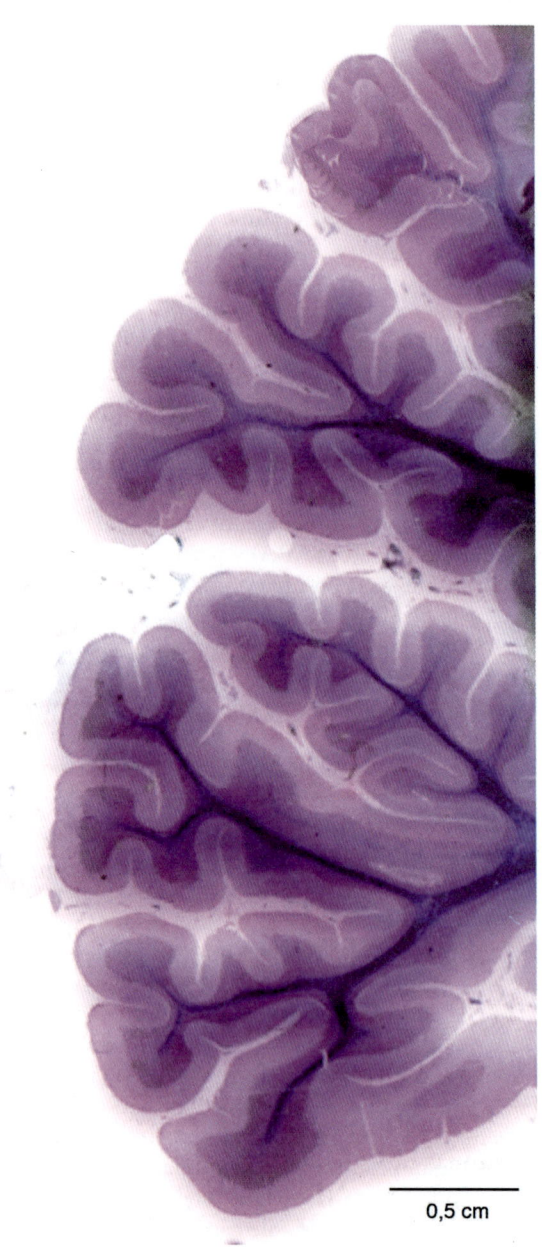

Fig. 23-14. Fotomicrografía de cerebelo de rata teñido con la técnica de Klüver-Barrera. La sustancia blanca teñida de azul intenso es central y está rodeada de sustancia gris periférica teñida en distintos tonos de lila. Obsérvese la presencia de folias o laminillas que le dan al conjunto el aspecto de un árbol.

0,5 cm

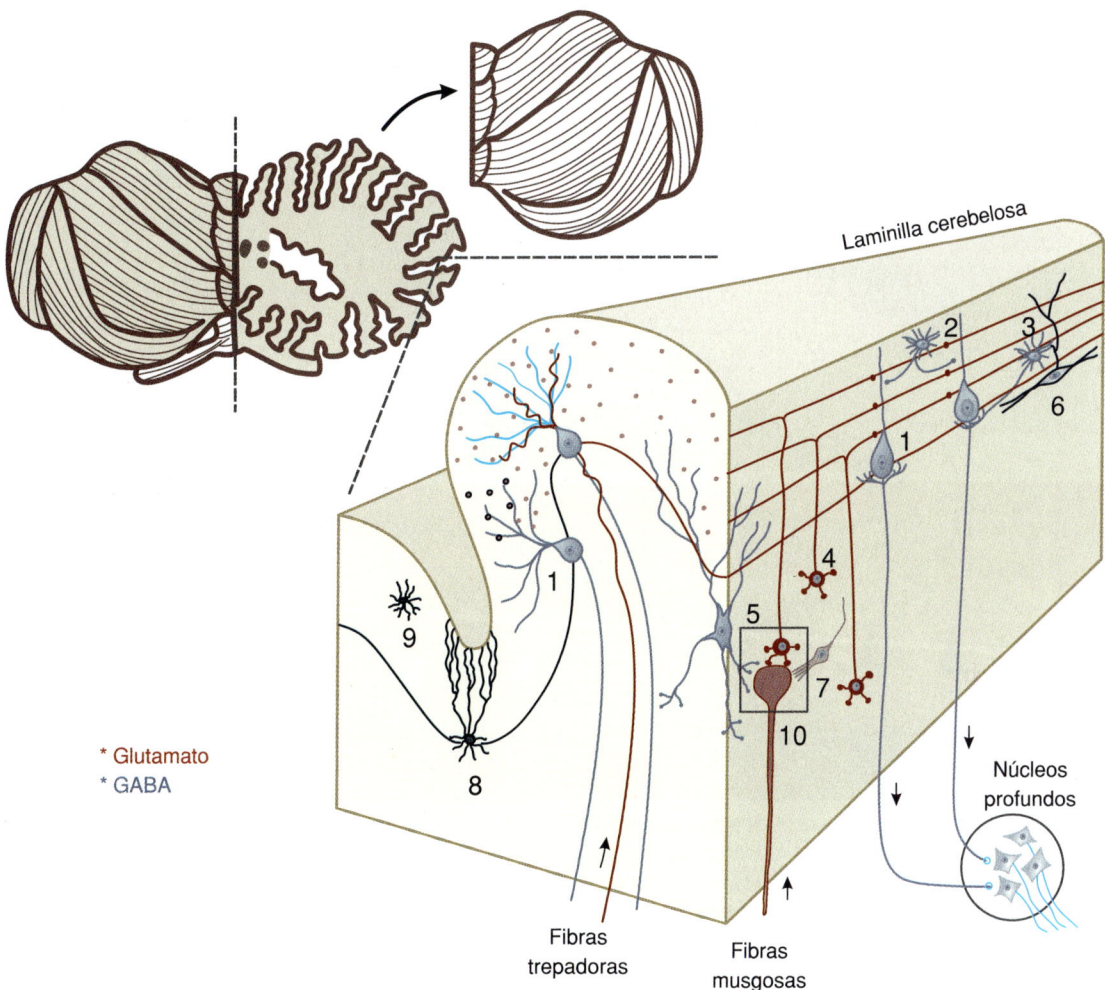

Laminilla cerebelosa

* Glutamato
* GABA

Núcleos profundos

Fibras trepadoras

Fibras musgosas

Fig. 23-15. Esquema tridimensional de una folia cerebelosa que muestra un corte transversal y longitudinal de esta última. Obsérvese la disposición de las células de Purkinje (azules) con un soma piriforme y un árbol dendrítico en forma de abanico en el corte transversal y superpuesto por una fila en el corte longitudinal. Obsérvense también las células grano (rojas) y sus axones que originan las fibras paralelas en la capa molecular. En el esquema se representan todos los tipos celulares, las aferencias (fibras trepadoras y musgosas), las eferencias y el glomérulo cerebeloso. 1: célula de Purkinje; 2: célula estrellada; 3: célula en cesto; 4: célula grano; 5: célula de Golgi; 6: célula de Lugaro; 7: célula empenachada; 8: glía de Bergmann; 9: astrocito; 10: glomérulo cerebeloso.

redondos de cromatina densa y escaso citoplasma (**fig. 23-16**). Entre estas células existen pequeñas áreas acelulares, descritas por Cajal como islotes protoplasmáticos, que corresponden al espacio que ocupan los glomérulos cerebelosos (véase más adelante).

Neuronas de la capa molecular: en esta capa hay dos tipos de interneuronas (Golgi de tipo II): las células estrelladas, situadas más superficialmente, y las células en cesto, más profundas y situadas por encima de las células de Purkinje. Las células estrelladas tienen un núcleo con cromatina laxa y citoplasma escaso en organelas. Su axón, después de un tramo inicial de unos 5 μm de longitud, se ramifica cerca del soma y forma un plexo que establece contactos sinápticos sobre las diferentes zonas de la célula de Purkinje.

A su vez, tienen unas cinco ramificaciones dendríticas principales que se dividen dicotómicamente para formar un plexo varicoso con múltiples espinas, que reciben aferencias sinápticas de fibras paralelas, fibras trepadoras y de otras células estrelladas y en cesto. Hay células estrelladas más grandes, de aspecto similar a las células en cesto, que participan en la formación de las cestas perisomáticas con el soma de las células de Purkinje. Las células en cesto, descritas por Rudolph von Kölliker, corresponden a una especialización de las células estrelladas que Cajal denominó células estrelladas pequeñas y profundas, y en las que basó su teoría neuronal. Tienen un núcleo lobulado y excéntrico y su soma, de 10-20 μm de diámetro, contiene escasas organelas, que se concentran en el polo

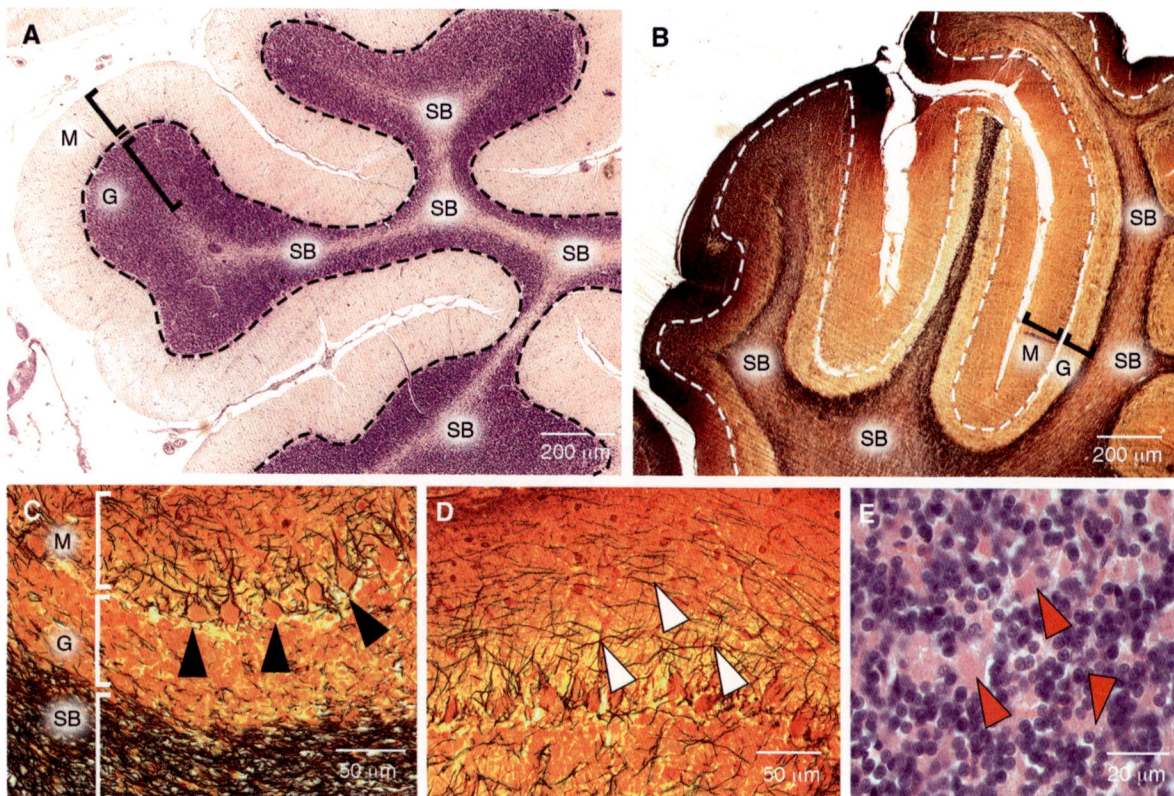

Fig. 23-16. A. Corteza cerebelosa de rata teñida con la técnica de Nissl. M: capa molecular, G: capa granulosa o de células grano. Entre ambas capas la línea punteada marca la capa de células de Purkinje. SB: sustancia blanca. **B.** Corteza cerebelosa de rata teñida con la técnica de Cajal. M: capa molecular, G: capa granulosa o de células grano. La línea punteada entre las dos capas indica la capa de células de Purkinje. **C.** Gran magnificación de la corteza cerebelosa teñida con la técnica de Cajal. Entre ambas capas se observan células de Purkinje con fibras trepadoras (flechas negras). **D.** Detalle de las células de Purkinje con la técnica de Cajal. Las flechas blancas señalan las fibras paralelas. **E.** Capa de células grano de la corteza cerebelosa teñidas con hematoxilina-eosina (H-E). Las flechas rojas muestran la ubicación de los glomérulos cerebelosos.

opuesto al núcleo, del que salen dendritas espinosas con pocas ramificaciones. El axón puede alcanzar 1 mm de longitud y, tras recorrer un trayecto horizontal en el plano sagital, emite ramas descendentes que finalizan en terminaciones que rodean los somas de las células de Purkinje en la proximidad del cono axónico, establecen numerosos contactos sinápticos y forman una estructura parecida a un cesto, nido o canastilla. Además, cada axón de una célula en cesto puede dar origen a unos 10 cestos, mientras que varias células en cesto contribuyen a formar los nidos pericelulares de cada célula de Purkinje. Los estudios ultraestructurales han revelado que las ramas descendentes de estas células, antes de contactar con la base de las células de Purkinje, atraviesan una envoltura glial y se acumulan en el segmento inicial axónico, donde hay pocas sinapsis.

Neuronas de Purkinje: estas neuronas, descritas en 1837 por Jan Evangelista Purkinje, se caracterizan por un soma con forma, tamaño y ubicación homogéneos en toda la corteza cerebelosa. Se calcula que en el cerebelo humano existen unos 30 millones de estas neuronas.

Su soma tiene forma piriforme, mide 50-100 μm de diámetro y presenta un gran núcleo central de cromatina laxa con un nucléolo evidente. Desde el extremo apical del soma, un grueso tronco dendrítico se ramifica profusamente en ramas de primero, segundo y tercer orden y forma un denso árbol dendrítico, que se extiende por todo el espesor de la capa molecular, con la particularidad de que se arboriza solo en el plano perpendicular al eje longitudinal de la laminilla. Por ello, su arborización se aprecia en toda su extensión en las secciones sagitales, mientras que solo se ven pocas y estrechas ramas verticales si las secciones son transversales. Las dendritas se hallan cubiertas de espinas y se calcula que cada célula de Purkinje puede tener de 30 000 a 60 000 espinas dendríticas. A nivel ultraestructural, el soma se caracteriza por un retículo endoplasmático rugoso y un aparato de Golgi bien desarrollados, y cisternas membranosas aplanadas pertenecientes al retículo endoplasmático liso por debajo de la membrana plasmática, llamadas cisternas hipolemales, que acumulan calcio. De la parte inferior del soma se origina el axón que, cerca de su origen, se mieliniza, atraviesa la capa de células granulares y, tras emitir colaterales, ingresa en la sustancia blanca y se dirige a los núcleos cerebelosos profundos y vestibulares. Además, existen colaterales axónicas ascendentes que forman dos plexos, supraganglónicos e infraganglónicos, es decir, por encima y por debajo de los somas de las células de Purkinje. También emite colaterales que realizan contactos sinápticos con las células de Golgi, en la capa granular (**fig. 23-17**).

Neuronas de la capa granular: aquí se hallan células grano densamente empaquetadas, que corresponden a pequeñas neuronas. Tienen un soma de 4-5 µm de diámetro y se las considera las células más pequeñas del organismo. Su citoplasma es muy escaso, tiene pocos corpúsculos de Nissl y está ocupado casi por completo por un núcleo redondo y central de cromatina densa. Del soma parten algunas dendritas cortas, de trayecto flexuoso y sin ramificaciones, que terminan en varicosidades o dilataciones parecidas a garras, las cuales reciben dos tipos de aferencias: glutamatérgicas de dilataciones gigantes de las fibras musgosas, llamadas rosetas, y gabaérgicas de los axones de las células de Golgi. Esta estructura multisináptica se denomina glomérulo cerebeloso. Los glomérulos cerebelosos son estructuras que solo se reconocen al microscopio electrónico (**fig. 23-18**; véase también **fig. 23-17**), pero al microscopio óptico se observan como espacios vacíos entre las células grano, que ocupan los islotes protoplasmáticos que,

según las descripciones de Cajal, correspondían a espacios acelulares eosinófilos (con hematoxilina-eosina). Las células grano tienen un axón amielínico que asciende hasta la capa molecular y una vez allí se ramifica en forma de T y origina las fibras paralelas, de largo trayecto (hasta 3 mm de longitud) paralelo al eje de la laminilla y perpendicular a las espinas dendríticas de las células de Purkinje, donde las fibras forman dilataciones varicosas que realizan sinapsis en *passant* (sinapsis establecidas en ubicaciones distintas que las usuales) con las dendritas de las células de Purkinje. Así, una sola célula granular puede establecer contacto con muchísimas células de Purkinje y, a su vez, cada célula de Purkinje recibe unas 300 000 sinapsis de fibras paralelas que, según las descripciones de Cajal, recuerdan la disposición de los cables de un tendido telefónico. Las fibras paralelas también hacen sinapsis con las dendritas de las células de Golgi, las células en cesto y las células estrelladas. Las células de Golgi son interneuronas (células de Golgi de tipo II), que se ubican de preferencia en la zona más externa de la capa granular. A nivel ultraestructural, presentan abundantes retículo endoplasmático rugoso y poliribosomas libres, con citoesqueleto, retículo endoplasmático liso y aparato de Golgi bien desarrollados. Su núcleo es de forma escotada, con cromatina laxa y nucléolo de ubicación excéntrica. Sus dendritas, poco espinosas, se proyectan en la capa molecular, se ramifican en las tres dimensiones del espacio y

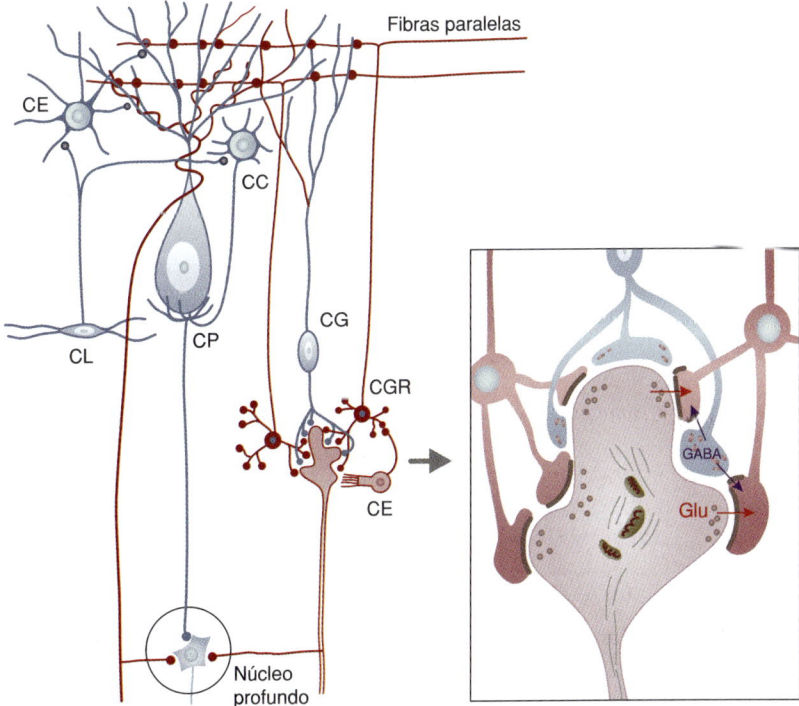

Fig. 23-17. Aferencias, eferencias y conexiones de la corteza cerebelosa. En rojo se indican las neuronas (somas y fibras) glutamatérgicas y en azul las gabaérgicas. En la parte inferior se señala la ubicación del glomérulo cerebeloso. En el recuadro se representa la ultraestructura del glomérulo cerebeloso. CE: célula estrellada; CC: célula en cesto; CP: célula de Purkinje; CL: célula de Lugaro; CG: célula Golgi; CGR: célula grano; CE: célula empenachada.

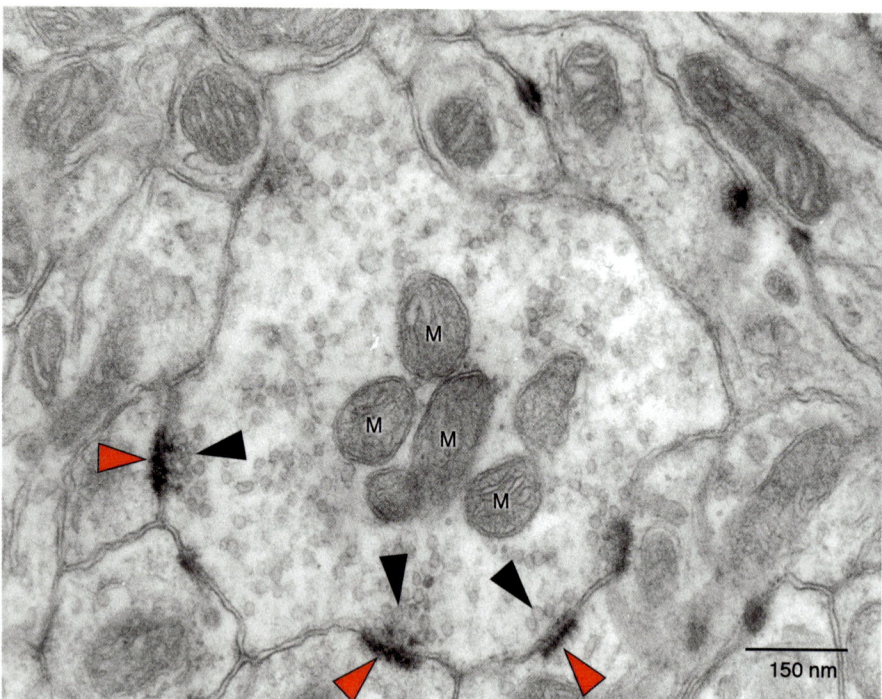

Fig. 23-18. Fotomicrografía electrónica de un glomérulo cerebeloso. La estructura central, que contiene numerosas mitocondrias (M) y vesículas sinápticas, es la roseta de una fibra musgosa que realiza sinapsis con dendritas de células grano y de Golgi. Las flechas negras señalan vesículas presinápticas y las flechas rojas, densidades postsinápticas.

150 nm

abarcan el área de unas 20 células de Purkinje. De su soma o desde uno de sus troncos dendríticos parte un axón que se ramifica profusamente en la capa granular y adopta la forma de un plexo, cuyos botones sinápticos terminan en contacto con las dendritas de las células grano y reciben aferencias de la roseta de las fibras musgosas en el glomérulo cerebeloso. También reciben aferencias de fibras trepadoras y, en menor medida, de células grano. Puede encontrarse además un tipo particular de sinapsis, en el que la roseta de las fibras musgosas se pone en contacto con el soma de una célula de Golgi y se establecen sinapsis axosomáticas. Otro tipo de neuronas corresponde a las menos conocidas células de Lugaro, que se encuentran por debajo de las células de Purkinje, tienen un soma de aspecto fusiforme con largas dendritas de disposición en abanico. Su axón se bifurca en un amplio plexo arrosariado que se extiende desde la zona superior de la capa granular hasta la superficie de la capa molecular, dispuesto en un plano sagital. Las células de Purkinje también incluyen las células en candelabro, que tienen un pequeño soma globuloso, del que parten dos o tres dendritas basales, y hacia la superficie pial varias ramificaciones axónicas que le dan el característico aspecto de un candelabro. Un tipo de neuronas descrito por D. Muñoz en 1990 son las células monodendríticas o monopolares en forma de penacho, con un soma esférico, un único y grueso tronco dendrítico que termina en una corta arborización en penacho que se encuentran en la capa granular. También pueden distinguirse algunas neuronas estrelladas.

Células gliales del cerebelo: en la corteza cerebelosa predominan los astrocitos protoplásmicos. Existen, además, tipos especiales de astrocitos como las células de Bergmann y de Fañanás. Entre las células de Purkinje se encuentran los somas de las células de la glía de Bergmann, de forma irregular, de las que parten dos o tres prolongaciones gruesas y largas que se extienden en la capa molecular hasta la piamadre, a la cual tapizan. Compartimentan así el tejido nervioso del cerebelo y forman la capa limitante de Cajal. Se cree que estas células son un vestigio de las células de la glía radial. Otro tipo especial de astrocitos son las células de Fañanás, cuyos somas se encuentran en la capa molecular con prolongaciones que no alcanzan la piamadre. Tanto la glía de Bergmann como las células de Fañanás tienen un citoesqueleto con filamentos intermedios compuestos por la proteína gliofibrilar ácida (GFAP). En la capa granular hay astrocitos protoplasmáticos que no aíslan completamente todas las neuronas, y otros que se disponen en círculos alrededor de los glomérulos cerebelosos, aunque sin compartimentarlos. Asimismo, existen oligodendrocitos en la capa molecular, pero no en la granular.

Núcleos profundos del cerebelo

En el interior de la sustancia blanca del cerebelo se encuentran cuatro pares de núcleos que de medial a lateral son: el núcleo fastigio (o del techo), el globoso y el emboliforme, que en conjunto se conocen como núcleo interpósito, y el más externo y de mayor tamaño: el núcleo dentado. Los núcleos vestibulares del bulbo raquídeo tienen, a su vez, conexiones directas con la corteza del lóbulo floculonodular. Los núcleos cerebelosos, además de recibir colaterales de fibras que desde otros centros nerviosos llegan al cerebelo, reciben los axones de las células de Purkinje, que corresponden a la única eferencia del cerebelo y que terminan a través de un dilatado plexo sobre unas 30 neuronas de los núcleos cerebelosos profundos. No hay conexiones directas de la corteza cerebelosa con otras estructuras grises, excepto por algunos axones que alcanzan directamente los núcleos vestibulares.

Sustancia blanca del cerebelo

En un corte sagital del cerebelo, la sustancia blanca adopta una disposición arborescente, por lo que se la ha comparado con el árbol de la vida o *arbor vitae*. Está formada por una masa voluminosa central, el centro medular, de la que parten prolongaciones hacia las láminas o folias del cerebelo denominadas láminas blancas. El centro medular se continúa hacia adelante con los pedúnculos, que también están constituidos por sustancia blanca. Desde el punto de vista histológico, la sustancia blanca del cerebelo está formada por axones aferentes (fibras musgosas y trepadoras; proyecciones difusas horizontales noradrenérgicas y serotoninérgicas provenientes del *locus cerúleo* y del rafe respectivamente), eferentes (axones de las células de Purkinje) y los que conectan entre sí diferentes áreas corticales llamadas fibras comisurales si atraviesan la línea media y conectan los hemisferios cerebelosos contralaterales, y fibras arqueadas o de asociación si las conexiones son homolaterales. Además, se encuentran astrocitos fibrosos y oligodendrocitos responsables de la envoltura mielínica.

Aferencias cerebelosas

Las fibras extrínsecas corresponden a axones mielínicos aferentes que alcanzan la corteza cerebelosa desde otras regiones del SNC. Las más importantes son las fibras musgosas y las fibras trepadoras.

Las fibras musgosas son fibras mielínicas gruesas procedentes de numerosas áreas del sistema nervioso (formación reticular, ganglios y núcleos vestibulares, médula espinal y núcleos pontinos) que transportan información desde prácticamente todo el SNC hasta el cerebelo. Entran en este a través de los pedúnculos cerebelosos medio y superior, y luego de dar colaterales a los núcleos profundos, se distribuyen por toda la corteza cerebelosa. Cuando llegan a la capa granular, su trayecto es tortuoso y finalmente se ramifican en forma arborizada, similar a la del musgo, se dilatan en sus extremos más distales y presentan un gran abultamiento o varicosidad, por lo que recuerdan a una flor, llamadas rosetas o rosáceas por Cajal en 1888. Cada fibra musgosa origina unas 20 rosetas que se pueden localizar

en el curso de la fibra, en sus terminaciones o sus bifurcaciones. Estas rosetas hacen sinapsis excitatorias mediante el neurotransmisor glutamato, sobre las dendritas de las células de Golgi y de las células grano. Estas últimas, a su vez, reciben sinapsis inhibitorias (GABA) por las terminaciones axónicas de las células de Golgi y forman en conjunto el glomérulo cerebeloso, que corresponde entonces a una estructura multisináptica responsable de los islotes protoplasmáticos acidófilos que se observan con el microscopio óptico. Las rosetas tienen en su interior abundantes neurotúbulos, neurofilamentos y mitocondrias, además de las numerosas vesículas sinápticas que contienen glutamato.

Las fibras trepadoras corresponden a axones de neuronas de proyección que provienen del núcleo olivar inferior, desde donde penetran en el cerebelo por el pedúnculo cerebeloso inferior. Una única neurona del núcleo olivar inferior da origen a unas 10 fibras trepadoras, de menor diámetro que las musgosas. Al llegar al cerebelo, estas fibras dan colaterales a los núcleos profundos y luego se distribuyen por la corteza cerebelosa, donde se convierten en fibras amielínicas. Atraviesan la capa granular en línea recta, donde tras proporcionar una o dos colaterales a las dendritas y somas de las células de Golgi, alcanzan la capa de células de Purkinje, sobre las cuales se enrollan como lianas que ascienden o trepan como las plantas enredaderas. Cada fibra trepadora puede enrollar 5 a 10 células de Purkinje y realizar con cada una cerca de 300 sinapsis. Las fibras trepadoras, en su porción más distal, presentan varicosidades y botones distales con escasa cantidad de neurofilamentos y mitocondrias, hacen sinapsis glutamatérgicas en *passant* con las dendritas de las células de Purkinje, y también con las dendritas de las células estrelladas y las células en cesto.

Además de las musgosas y las trepadoras, la corteza cerebelosa recibe otras fibras nerviosas aferentes entre las que destacan las procedentes del locus cerúleo, que son noradrenérgicas y se distribuyen por las tres capas, y las que se originan en los núcleos del rafe, que son serotoninérgicas, y se dirigen a la capa de células granulares y a la capa molecular (véase fig. 23-17).

Eferencias del cerebelo

Corresponde a los axones de las células de Purkinje, que hacen sinapsis con el núcleo profundo más cercano. Así, las células de Purkinje del vermis se ponen en contacto con las neuronas del núcleo del techo y las del neocerebelo con el núcleo dentado. Estas eferencias cerebelosas inhiben los núcleos profundos mediante el GABA, mientras que estos núcleos son estimulados por colaterales de las fibras musgosas y trepadoras por medio del glutamato.

Las células de Purkinje, cuyos axones forman la única eferencia cerebelosa, pueden ser estimuladas por dos vías: mediante las fibras trepadoras vía glutamato (vía directa) o mediante las fibras musgosas (vía indirecta). Estas últimas, vía glutamato estimulan las células grano, las que a través del glutamato liberado por las fibras paralelas estimulan las dendritas de las células de Purkinje. A su vez, las células de Purkinje pueden estar inhibidas por una multiplicidad de conexiones gabaérgicas, por parte de las células estrelladas, en cesto, de Golgi (directas hacia las células de Purkinje o en forma indirecta inhibiendo las células grano), las células de Lugaro y las empenachadas, así como de colaterales propias de la célula de Purkinje que la autoinhiben. Es decir que la actividad del cerebelo depende casi exclusivamente de los neurotransmisores GABA y glutamato, como neurotransmisores inhibitorio y excitatorio respectivamente, y modulan en última instancia la actividad de los núcleos profundos (véase **fig. 23-17**). (**Proyección médico-clínica 23-1. Manifestaciones clínicas de las alteraciones del cerebelo**).

Médula espinal

La médula espinal está constituida por una larga estructura de forma cilíndrica y cordonal de 40 a 45 cm de longitud, situada en el conducto raquídeo que forman las vértebras. Comunica el encéfalo con el resto del cuerpo a través de 31 pares de nervios raquídeos, los cuales llevan información aferente sensitiva al cerebro y, desde este, información motora hacia la musculatura estriada esquelética para realizar los movimientos de tipo voluntario. Además, participan en el control de los movimientos automáticos o reflejos, y de los sistemas simpático y parasimpático. Las neuronas de la médula espinal pueden llegar a tener axones de más de un metro de largo. Tiene cuatro caras: una cara anterior, dos caras laterales y una cara posterior. En la línea media de la cara anterior se observa el surco medio anterior, ancho y de 3 mm de profundidad, que no toma contacto con la sustancia gris, está revestido por la piamadre y contiene vasos. La cara anterior limita con las caras laterales por los surcos colaterales anteriores, de los cuales emergen las raíces anteriores, motoras o eferentes de los nervios espinales. La cara posterior contiene también un surco, el surco medio posterior, que se prolonga por un delgado tabique hasta la sustancia gris central, y está delimitado lateralmente por los surcos colaterales posteriores, que corresponden a la entrada en la médula de los axones sensitivos de los nervios espinales, que forman las raíces posteriores, sensitivas o aferentes (**fig. 23-19**). Entre ambos surcos existe otro, el surco paramediano, que divide el cordón posterior de la médula en los haces de Goll y de Burdach.

La médula espinal presenta dos engrosamientos: uno cervical y otro lumbosacro. En el engrosamiento cervical (C3 a T3) se originan los nervios espinales que inervan los miembros superiores, mientras que en el engrosamiento lumbosacro (T10 a L2) se originan los nervios espinales que inervan los miembros inferiores. La porción más distal de la médula espinal se adelgaza y termina en forma de punta: el cono terminal o cola de caballo. En las partes laterales, la médula tiene como medio de fijación los ligamentos dentados, mientras que en la parte inferior, se prolonga a través del *filum terminale* hasta el fondo de saco dural, que se encuentra en la segunda vértebra sacra y que además se relaciona con el filamento coccígeo que se inserta en el hueso coccígeo.

Sustancia gris

Longitudinalmente se divide en 31 segmentos, uno para cada par de nervios; así, los nervios espinales quedan emplazados en 8 cervicales, 12 torácicos, 5 lumbares, 5 sacros y uno coccígeo. Cada segmento tiene dos pares de raíces (dorsales y ventrales) situados de forma simétrica en las partes dorsal y ventral. A diferencia del encéfalo, la sustancia blanca se dispone en la periferia y la sustancia gris en el centro y adoptan en el corte transversal el aspecto de una H o mariposa. En la sustancia gris se encuentran los somas neuronales, así como los gliales, y presenta dos astas anteriores, dos astas posteriores, dos astas intermediolaterales (a nivel torácico y lumbar, perteneciente al SNA simpático) y la comisura gris central, en el centro de la cual se encuentra el conducto del epéndimo. El asta ventral o

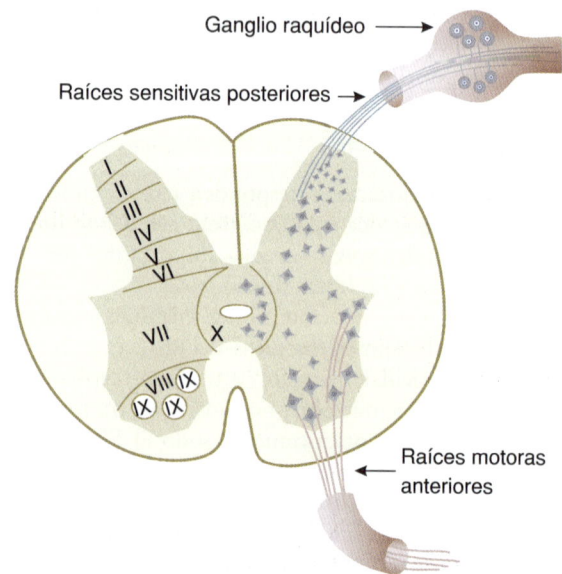

Fig. 23-19. Corte transversal de la médula espinal. En la hemisección derecha se observan, en el asta anterior, las motoneuronas α (alfa) que inervan los músculos estriados y en el asta posterior, pequeñas interneuronas que reciben aferencias de neuronas del ganglio raquídeo. En la hemisección izquierda se representan las láminas de Rexed.

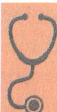

Proyección médico-clínica

23-1. Manifestaciones clínicas de las alteraciones del cerebelo

Hipotonía: disminución del tono muscular caracterizada por una pérdida de la resistencia a la palpación o a la manipulación pasiva de los músculos; suele acompañarse de una disminución de los reflejos osteotendinosos y pendulares, junto con un llamativo fenómeno de rebote en la prueba de Stewart-Holmes.

Ataxia o descoordinación de los movimientos voluntarios: la alteración de la coordinación de los movimientos voluntarios da lugar a la aparición de hipermetría, asinergia, discronometría y adiadococinesia. En las pruebas cerebelosas (dedo-nariz o talón-rodilla), la velocidad y el inicio del movimiento no se encuentran afectados, pero cuando el dedo o el talón se aproximan a la nariz o a la rodilla, sobrepasan su objetivo o corrigen excesivamente la maniobra (hipermetría). La asinergia consiste en una descomposición del movimiento en sus partes constitutivas. Todos estos trastornos se observan mejor cuanto más rápido se ejecutan las maniobras. La adiadococinesia indica una dificultad o la imposibilidad para ejecutar movimientos alternativos rápidos (prueba de las marionetas).

Alteración del equilibrio y de la marcha: la alteración de la estática provoca inestabilidad en el ortostatismo, por lo que el paciente debe ampliar su base de sustentación (separar los pies); cuando está de pie y camina, su cuerpo oscila con frecuencia. A diferencia de los trastornos vestibulares, estas alteraciones no se modifican al cerrar los ojos. La marcha es característica y se asemeja a la de un borracho (marcha de ebrio), titubeante, con los pies separados y desviándose hacia el lado de la lesión.

Otros signos: palabra escandida, explosiva, nistagmo, fatigabilidad.

Síndrome cerebeloso

La enfermedad o lesión de la totalidad o de gran parte del cerebelo es lo que se conoce como síndrome cerebeloso. Las lesiones selectivas del cerebelo son excepcionales.

Tipos de síndromes cerebelosos
Síndrome cerebeloso del vermis

La causa más frecuente es un tumor denominado meduloblastoma del vermis que afecta principalmente a los niños. El compromiso del lóbulo noduloflocular provoca signos y síntomas relacionados con el sistema vestibular. Como el vermis es único e influye en las estructuras de la línea media, la descoordinación muscular afecta la cabeza y el tronco, pero no las extremidades. Hay tendencia a caerse hacia adelante o hacia atrás, así como dificultad para mantener la cabeza quieta y erguida. También puede haber dificultad para mantener el tronco erguido.

Síndrome cerebeloso hemisférico

La causa de este síndrome puede ser un tumor o una isquemia en un hemisferio cerebeloso. En general, los síntomas y signos son unilaterales y afectan los músculos homolaterales al hemisferio cerebeloso enfermo. Los movimientos de las extremidades están alterados, y la hipermetría y la descomposición del movimiento son muy evidentes. A menudo, se produce oscilación y caída hacia el lado de la lesión. También son hallazgos frecuentes la disartria y el nistagmo.

Las etiologías más frecuentes de los síndromes cerebelosos son:

Vasculares: insuficiencia vertebrobasilar, infartos, hemorragias, trombosis.

Tumorales: meduloblastoma (vermis del cerebelo), astrocitoma quístico (hemisferios cerebelosos), hemangioblastoma (hemisferios cerebelosos), neurinoma del acústico (ángulo pontocerebeloso), metástasis (p. ej., originadas por cáncer de pulmón).

Traumáticas: contusión, laceración, hematomas.

Tóxicas: alcohol, drogas de abuso, fármacos (p. ej., hidantoinatos).

Infecciosas: cerebelitis viróticas, cerebelitis supuradas, absceso, tuberculomas.

Degenerativas: enfermedad de Friedrich, enfermedad de Pierre-Marie, esclerosis múltiple.

Malformaciones: Arnold-Chiari, síndrome de Dandy-Walker, malformaciones vasculares.

---

anterior es voluminosa y su contorno festoneado no alcanza la superficie medular. Contiene los somas de dos tipos de grandes neuronas multipolares motoras, denominadas motoneuronas alfa, cuyos axones forman las placas motoras con el músculo estriado esquelético y motoneuronas gamma, más pequeñas, cuyos axones terminan en la zona central del huso neuromuscular (**fig. 23-20**). Los axones de estas neuronas emergen de la médula por la raíz anterior. El asta dorsal o posterior es más delgada y está separada de la superficie medular solo por una estrecha capa de sustancia blanca denominada zona marginal de Lissauer. Su aspecto no es homogéneo, el extremo más externo de la sustancia gris forma la capa zonal de Waldeyer y, por dentro de esta, una zona de aspecto gelatinoso: la sustancia gelatinosa de Rolando. El asta posterior recibe las raíces posteriores o sensitivas que son axones provenientes de los somas neuronales que se encuentran en los ganglios raquídeos dorsales. Los axones que transmiten la sensibilidad profunda inconsciente establecen contacto con neuronas de pequeño tamaño ubicadas en el núcleo de la columna de Clarke. Las fibras que transmiten la sensibilidad termoalgésica hacen sinapsis con neuronas de la sustancia gelatinosa de Rolando, y las fibras que transmiten la sensibilidad táctil protopática o tacto grosero hacen sinapsis en el núcleo propio. El asta intermediolateral es una expansión de forma triangular que contiene las neuronas preganglionares simpáticas, cuyos axones salen de la médula por la raíz anterior y llegan a los ganglios prevertebrales y paravertebrales por el ramo comunicante blanco (mielinizado). Además de los tipos neuronales mencionados, hay neuronas cuyos axones ascienden o descienden por los cordones, y forman los diferentes tipos de haces y neuronas de circuito local, interneuronas o neuronas de Golgi de tipo II, que no salen de la sustancia gris y conectan neuronas en el mismo o en diferentes niveles medulares (véanse **figs. 23-19** y **23-20**).

Sustancia blanca

La sustancia blanca se encuentra alrededor de la sustancia gris y está formada por fascículos o haces de fibras (axones) que constituyen las vías ascendentes y descendentes de los cordones anteriores, laterales y posteriores. En el cordón anterior, las vías ascendentes sensitivas consisten en los fascículos espinotectal, que interviene en los movimientos reflejos de los ojos y la cabeza ante la información visual; espinoolivar, que lleva la información sensorial cutánea al cerebelo, y espinotalámico ventral, que lleva la información sobre el tacto grueso o protopático y la presión. Las fibras descendentes motoras intervienen en el control de los movimientos y son los fascículos reticuloespinal medial, vestibuloespinal y corticoespinal anterior. En el cordón lateral, las fibras ascendentes se encargan de llevar los estímulos de dolor, temperatura y tacto grueso, y comprende los fascículos espinocerebeloso, espinotalámico, espinorreticular y espinotectal. En cambio, las fibras descendentes motoras se encargan del control de los movimientos voluntarios correspondientes a los fascículos corticoespinal, rubroespinal y reticuloespinal. El cordón posterior tiene vías ascendentes sensitivas cuyos cuerpos neuronales se localizan en los ganglios dorsales y participa en dos modos de propiocepción consciente: la cinestesia (presión y vibración) y el tacto discriminativo o epicrítico (diferenciación de dos puntos, reconocimiento de formas). Se compone de dos haces o fascículos, el haz de Goll medial y el haz de Burdach inmediatamente lateral. Tiene pequeñas fibras motoras que se encargan de los arcos reflejos: entre los haces de Goll está el fascículo septomarginal, y entre el de Goll y el de Burdach, el fascículo semilunar.

Sistema nervioso autónomo

El sistema nervioso autónomo (SNA), también llamado **sistema nervioso vegetativo o visceral,** está formado por el conjunto de neuronas que ajustan y regulan funciones involuntarias, automáticas o inconscientes del organismo, es decir que mantiene la constancia del medio interno, condición indispensable para la vida del organismo. Su carácter de autónomo es notable cuando se observa la multiplicidad de respuestas inconscientes en las que interviene, como grado de sudoración, dilatación pupilar, frecuencia cardíaca, tensión arterial, motilidad y secreción gastrointestinal. Se subdivide en simpático y parasimpático, que tienen funciones en su mayoría antagónicas. Como ocurre en todo el sistema nervioso, también aquí hay arcos reflejos con quimiorreceptores y presorreceptores viscerales, que integran la información sensorial en el SNC, para desde allí, a través de las neuronas posganglionares, inervar las células diana, que en este sistema corresponden a las células musculares lisas, las células musculares estriadas cardíacas y las células glandulares. El tipo de respuesta de estas células del SNA dependerá del tipo de neurotransmisor que utilicen: la acetilcolina en el

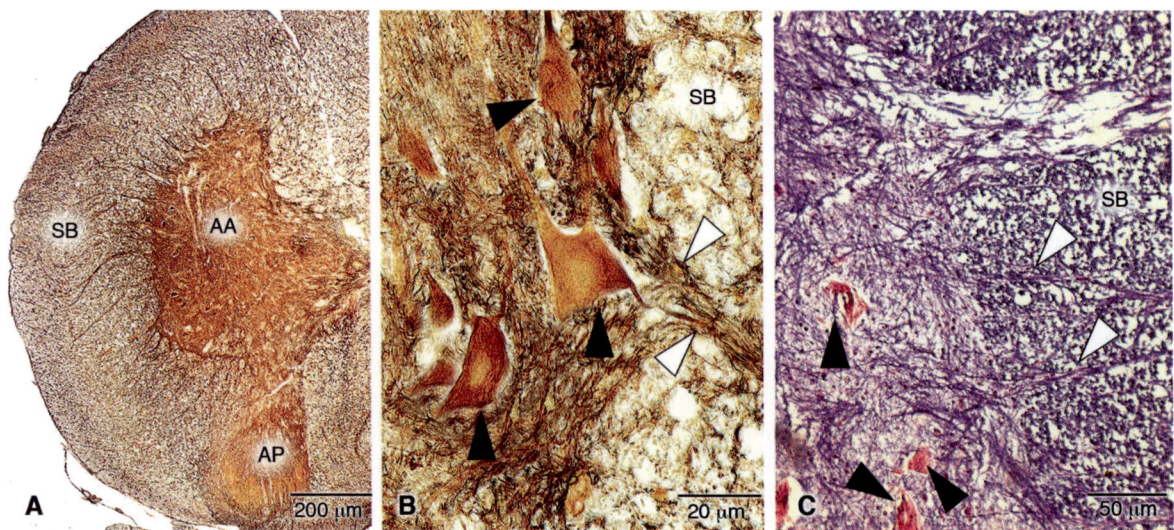

Fig. 23-20. A. Médula espinal de rata teñida con la técnica de Cajal. SB: sustancia blanca; AA: asta anterior; AP: asta posterior. **B.** Gran magnificación de la médula espinal de rata teñida con la técnica de Cajal. Las flechas negras indican somas de las motoneuronas alfa y las flechas blancas sus axones. **C.** Médula espinal teñida con la técnica de Klüver-Barrera. Las flechas negras señalan las motoneuronas alfa y las flechas blancas sus axones.

caso del parasimpático, y la noradrenalina en el simpático. En general, en reposo, ambos sistemas tienden a equilibrarse, aunque a veces predomina siempre uno sobre el otro, por ejemplo, en el corazón predomina el tono vagal (parasimpático). Existe una fuerte interrelación con el sistema endocrino, ambos contribuyen a la homeostasis o mantenimiento del medio interno, pero mientras que la respuesta del SNA es rápida y breve, la del sistema endocrino es lenta y duradera. Las células diana donde hacen sinapsis las fibras distales del SNA son células musculares lisas, cardiomiocitos y células glandulares (**fig. 23-21**).

El SNA parasimpático se origina en neuronas cuyos somas se localizan en el tronco encefálico (porción craneal, que origina los nervios de los pares craneales III, VII, IX y X) y la médula espinal sacra (porción sacra, S2 a S4). Sus axones son la eferencia de las neuronas preganglionares, que son largas y establecen sinapsis colinérgicas (Ach) con neuronas en ganglios del SNA cercanos a las vísceras o intramurales (en la pared de las vísceras) e incluso en las glándulas (entre ácinos), donde se encuentran las neuronas posganglionares también colinérgicas, de axón corto. El SNA parasimpático se activa durante el reposo, período en el cual aumentan las funciones peristálticas y secretoras de los aparatos digestivo y urinario, al mismo tiempo que se relajan los esfínteres. También hay broncoconstricción y mayor secreción respiratoria, así como vasodilatación esplácnica y visceral, disminuye la frecuencia cardíaca y disminuye el diámetro pupilar (miosis). En el hombre induce, además, la erección peneana durante el acto sexual. Los nervios parasimpáticos que inervan las glándulas y las vísceras de la cabeza y el cuerpo se originan en el mesencéfalo y el bulbo, mientras que los que inervan los órganos distales de los sistemas digestivo y urinario y

los órganos sexuales se originan en las secciones medulares S2 a S4.

El SN simpático tiene como eferencia una neurona preganglionar con un axón de trayecto corto originado en el asta intermediolateral de los segmentos medulares T1 a L2, que alcanza los ganglios prevertebrales y paravertebrales, donde hace sinapsis colinérgica con una neurona posganglionar con un axón largo, ramificado y varicoso, lo cual contribuye a una descarga noradrenérgica generalizada y difusa. El SN simpático se activa en situaciones de huida o peligro: acelera el ritmo cardíaco, aumenta la fuerza de contracción cardíaca, produce piloerección y sudoración, así como vasoconstricción cutaneomucosa y visceral, y vasodilatación en el músculo estriado esquelético, lo que favorece la lucha o la huida. También provoca la broncodilatación de las vías respiratorias para favorecer la oxigenación corporal y la dilatación pupilar (midriasis) para una mejor visualización del entorno, y estimula las glándulas suprarrenales a nivel medular para la síntesis y liberación adrenérgica, y a nivel cortical para la secreción de glucocorticoides. Al mismo tiempo, inhibe el peristaltismo intestinal y aumenta el tono de los esfínteres urinario y digestivo. En los hombres, induce la eyaculación durante el acto sexual.

Hipotálamo

El hipotálamo está compuesto por varios núcleos diencéfalicos situados por debajo del tálamo; de ahí su nombre (gr. *hypó* 'debajo de' + *thalam-* 'ventrículo'). Corresponde a una región del cerebro muy importante en el establecimiento de la conducta de autopreservación y mantenimiento de la especie al regular las funciones viscerales autonómicas (alimentación, ingesta

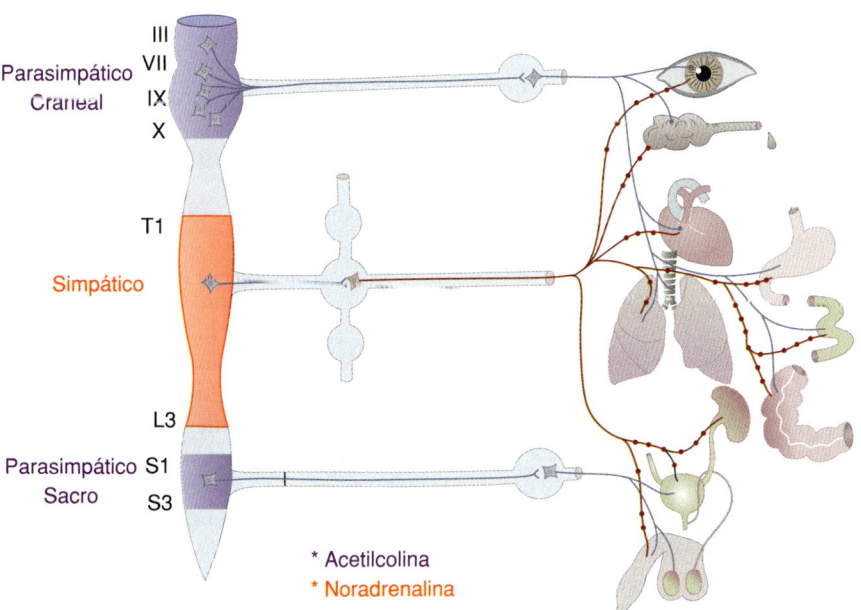

Fig. 23-21. Sistemas simpático y parasimpático, relaciones funcionales y neurotransmisores utilizados.

de líquidos, apareamiento y agresión), y las funciones del sistema endocrino al estimular o inhibir la liberación de las hormonas hipofisarias.

Está limitado por delante por la lámina supraóptica; por detrás por los tubérculos mamilares; lateralmente por las cápsulas internas, y por debajo por el quiasma óptico, el tallo hipofisario o infundíbulo, los tubérculos mamilares y las cintillas ópticas. En el hipotálamo se distinguen dos tipos de neuronas: 1) parvocelulares, que secretan hormonas peptídicas llamadas factores hipofisotrópicos (excitatorios o inhibitorios) a través de axones de trayecto corto hacia el plexo capilar primario de la eminencia media, desde donde estos factores se dirigen a través de vénulas al plexo capilar secundario en la adenohipófisis, para estimular o inhibir la secreción de hormonas hipofisarias, y 2) magnocelulares, de mayor tamaño y de axón largo, con varicosidades que le dan un aspecto arrosariado, las cuales producen, almacenan y liberan las hormonas peptídicas antidiurética o vasopresina (ADH) y oxitocina. Estos axones se sitúan en la *pars nervosa* de la neurohipófisis y se originan en los somas neuronales de los núcleos supraóptico y paraventricular, que secretan ADH y oxitocina, respectivamente. El núcleo paraventricular también participa en la regulación de la temperatura corporal. A excepción de estos dos últimos núcleos, los demás tienen límites poco precisos y su distinción es más funcional que anatómica, con neuronas que cumplen la misma función, pero en áreas diferentes. Entre esos núcleos con funciones conocidas y límites difusos se encuentran: los núcleos laterales, que intervienen en la regulación del apetito y el hambre; el núcleo ventromedial, que regula la saciedad; el núcleo preóptico, que tiene una función reguladora parasimpática; el núcleo hipotalámico posterior, que tiene una función simpática; el núcleo hipotalámico anterior, que regula la sed; el núcleo supraquiasmático, que interviene en la regulación del ciclo circadiano; el núcleo arcuato, que participa en la conducta emocional y la secreción del factor liberador de gonadotrofinas; y el núcleo mamilar, que interviene en el establecimiento de la memoria.

SISTEMA NERVIOSO PERIFÉRICO

El sistema nervioso periférico (SNP) está formado por los nervios craneales y espinales que emergen del SNC y recorren todo el cuerpo. Contiene los axones de proyección que componen las diferentes vías neurales sensitivas y motoras. También incluye las acumulaciones de somas neuronales que están fuera del estuche o protección ósea que proporcionan el cráneo y la columna vertebral, y que constituyen los ganglios (**figs. 23-22** y **23-23**).

Ganglios raquídeo y del sistema nervioso autónomo

Las neuronas del ganglio raquídeo son de tipo seudomonopolar, es decir que desde el soma no se originan prolongaciones dendríticas, pero sí un axón que se enrolla sobre sí mismo para formar una estructura denominada glomérulo, tras lo cual se divide en T y envía una de las ramas hacia el nervio espinal, donde sus terminaciones funcionan como dendritas y llevan la información sensitiva, mientras que la otra rama se introduce por el asta posterior de la médula espinal, funciona como un axón y termina en sinapsis con interneuronas o motoneuronas alfa. Los somas tienen un núcleo central y se agrupan en la zona periférica del ganglio raquídeo, mientras que las fibras se distribuyen por la zona central. Cada soma y su glomérulo correspondiente están rodeados por células gliales satélites denominadas anficitos. No se observan sinapsis en este tipo de ganglios (véase **fig. 23-23**).

Las neuronas de los ganglios del SNA simpático o parasimpático tienen una forma estrellada multipolar debido a la disposición de sus dendritas y presentan un soma con un núcleo siempre excéntrico. Los somas neuronales que se encuentran en el ganglio corresponden a neuronas posganglionares, se esparcen homogéneamente por toda la superficie del ganglio y reciben contactos sinápticos de axones pertenecientes a las neuronas preganglionares, que entran en el ganglio a través del ramo comunicante blanco, en el cual se distribuyen. Las neuronas posganglionares están encapsuladas por células gliales satélites y su axón continúa su trayecto por el nervio espinal tras abandonar el ganglio por el ramo comunicante gris (véase **fig. 23-23**). Las sinapsis observadas al microscopio electrónico tienen botones presinápticos con vesículas sinápticas redondas y pequeñas de dos tipos: claras (40-60 nm) y, en menor cantidad, con un núcleo electrodenso (80-100 nm), que contienen el neurotransmisor acetilcolina (Ach).

LÍQUIDO CEFALORRAQUÍDEO

El líquido cefalorraquídeo (LCR) es un líquido acuoso transparente que baña el encéfalo y la médula espinal, formado por el ultrafiltrado del plasma. Está compuesto por agua, proteínas y electrolitos como sodio, cloro y magnesio, con baja concentración de potasio, calcio y fosfatos, así como glucosa entre 50-85 mg% y algunas células (1-5 células/100 mL). Tiene un volumen de 100 a 150 mL, circula por el espacio subaracnoideo, los ventrículos cerebrales y el canal ependimario, motivo por el cual también se lo denomina líquido cerebroespinal.

Su función es sostener el encéfalo dentro de la bóveda craneal, actúa como un amortiguador o colchón y le brinda flotabilidad, lo cual reduce su peso relativo

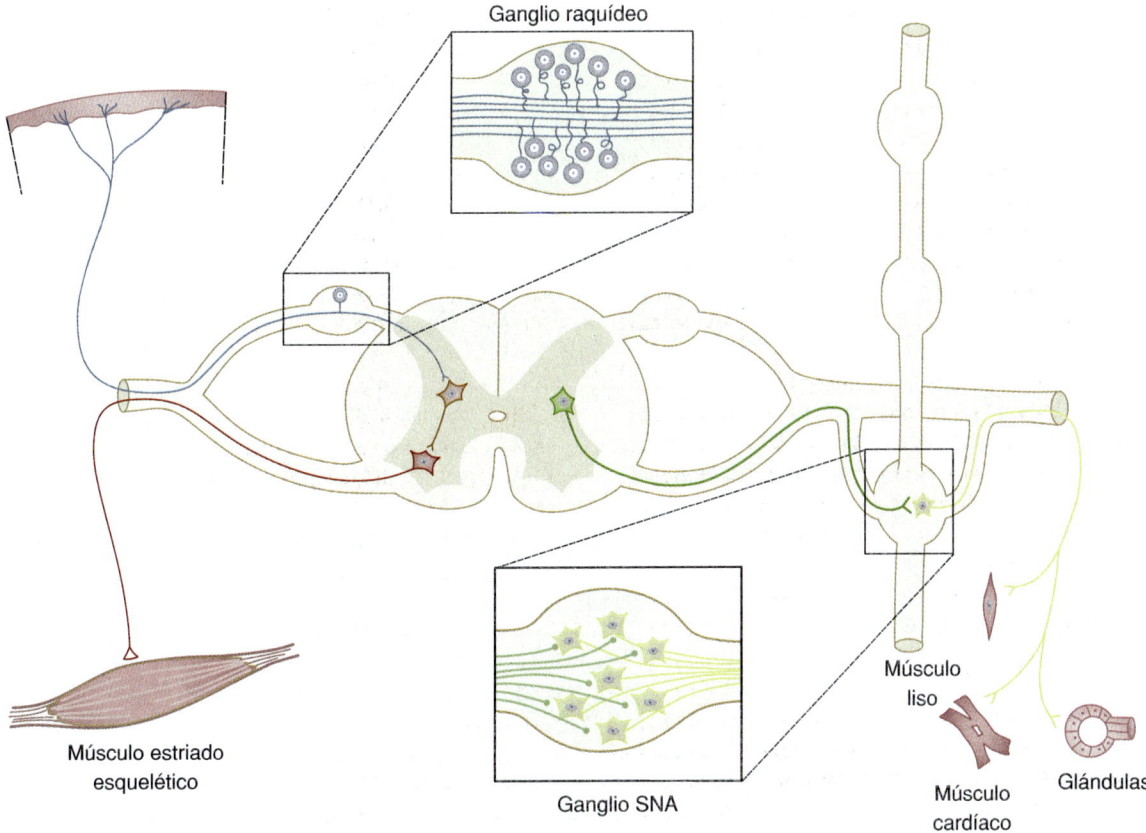

Ganglio raquídeo

Músculo estriado
esquelético

Ganglio SNA

Músculo
liso

Músculo
cardíaco

Glándulas

Fig. 23-22. Ubicación de los ganglios raquídeos y simpáticos en sus respectivos circuitos.

de 1500 g a solo 50 g. Además, reduce la aceleración de la masa cerebral cuando se producen movimientos bruscos de la cabeza. También interviene en la eliminación de los productos de desecho del metabolismo de diversas sustancias endógenas y exógenas como los fármacos, que llegan al encéfalo desde la circulación general y se vierten finalmente en la sangre venosa a través de las vellosidades aracnoideas. Se produce en un 70% en los plexos coroideos de los cuatro ventrículos cerebrales, sobre todo los laterales y un 30% en el epéndimo a razón de 0,35 mL/minuto o 500 mL/día. Todas las superficies ependimarias de los ventrículos y las membranas aracnoideas secretan cantidades adicionales de líquido y una pequeña cantidad proviene del propio encéfalo, a través de los espacios perivasculares que rodean los vasos sanguíneos que entran en él. El volumen total de líquido es de unos 150 mL y se renueva cada 7 horas. Se elimina por las vellosidades aracnoideas de Pacchioni, que son una proyección de las células que tapizan la aracnoides sobre los senos vasculares de la duramadre. Estos senos desembocan directamente en el torrente circulatorio. La circulación del LCR comienza en los ventrículos laterales, pasa hacia el tercer ventrículo por los agujeros de Monro

(agujeros interventriculares) y luego transcurre por el acueducto cerebral (acueducto de Silvio; acueducto mesencefálico) hasta el cuarto ventrículo. De allí desciende al conducto ependimario de la médula espinal y fluye a través de un conjunto de orificios, uno central: el agujero de Magendie, y dos laterales: los agujeros de Luschka, hacia la cisterna magna, un gran depósito de líquido situado detrás del bulbo raquídeo y debajo del cerebelo. La cisterna magna se continúa con el espacio subaracnoideo que rodea todo el encéfalo y la médula espinal. Luego, casi todo el LCR fluye a través de este espacio hacia el cerebro. Desde los espacios subaracnoideos cerebrales, el líquido fluye en las múltiples vellosidades aracnoideas que se proyectan en el gran seno venoso sagital y otros senos venosos, donde se vacía en la sangre venosa. (**Proyección médico-clínica 23-2. Importancia clínica y utilidad diagnóstica del líquido cefalorraquídeo**).

MENINGES (DURAMADRE, ARACNOIDES Y PIAMADRE)

Las meninges están compuestas por láminas de tejido conectivo denominadas duramadre, aracnoides y piamadre. Su función es protectora, ya que aíslan el en-

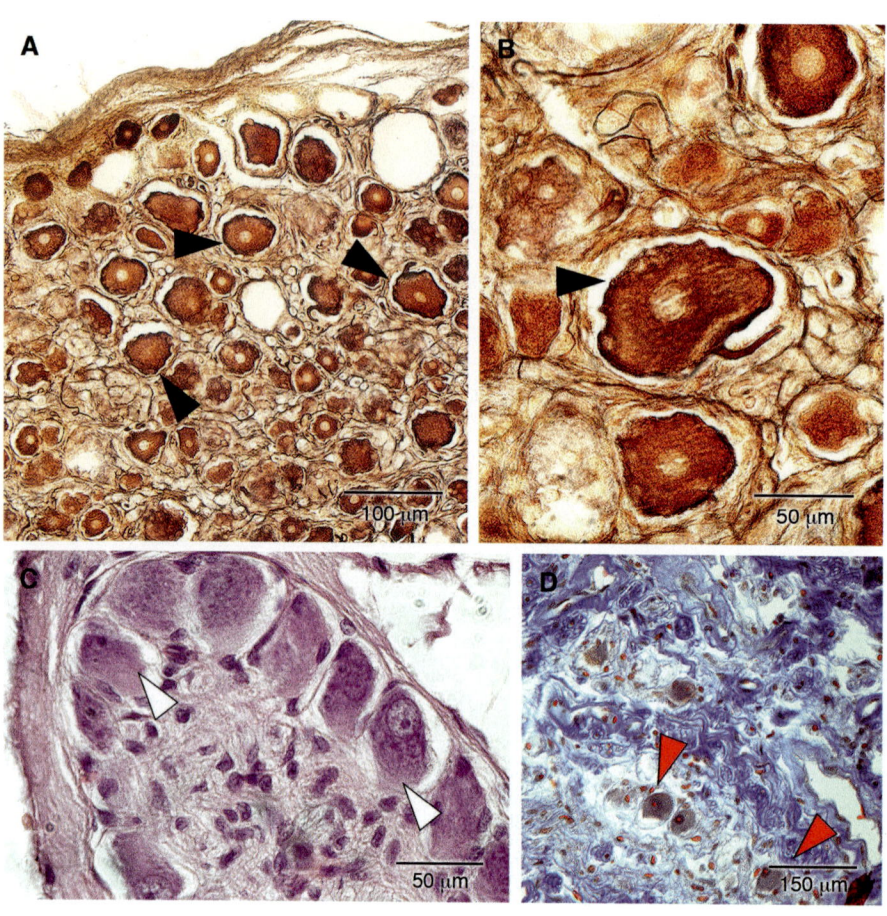

Fig. 23-23. A. Ganglio raquídeo teñido con la técnica de Cajal. Las flechas negras señalan las neuronas seudomonopolares. **B.** Ampliación de un ganglio raquídeo teñido con la técnica de Cajal que muestra las neuronas seudomonopolares (flechas negras) con núcleo central (negativo). Obsérvese el comienzo de la única prolongación que nace del soma en la neurona situada en el centro de la imagen y que forma una estructura denominada glomérulo. **C.** Ganglio parasimpático teñido con H-E. Las flechas blancas indican los somas multipolares de las neuronas dispuestas periféricamente, que presentan núcleos excéntricos y un nucléolo evidente. **D.** Ganglio simpático teñido con tricrómico de Mallory. Las flechas rojas señalan los somas neuronales.

céfalo y la médula espinal del hueso. Forman espacios por donde circula el LCR, que interviene como un amortiguador hidráulico en casos de traumatismos. Están inervadas y vascularizadas. Cuando esos vasos se distienden, por irritación o por estímulo del SNA simpático, provocan cefalea.

La duramadre es la capa más externa que rodea el encéfalo y la médula espinal. Es dura, fibrosa y brillante. Está compuesta por una gruesa cápsula membranosa formada por tejido conectivo colágeno denso. Entre la duramadre y el hueso del conducto vertebral existe un espacio llamado espacio epidural. En su extremo inferior, la duramadre forma un fondo de saco dural que rodea el *filum terminale* de la médula y origina el ligamento coccígeo. En los agujeros intervertebrales, continúa rodeando los nervios espinales, donde forma el epineuro. En el cráneo no existe espacio epidural y la duramadre comprende dos hojas: 1) endóstica, adherida directamente al hueso y donde esta membrana se comporta como el propio periostio (ausente en los huesos del cráneo), ya que sus células se diferencian en osteoprogenitoras y, por lo tanto, pueden reparar el hueso en caso de lesión; y 2) meníngea, que está unida a la hoja endóstica, pero se separan en los senos venosos, donde dejan un espacio triangular. A nivel inter-

hemisférico, se profundiza hasta el cuerpo calloso para formar la hoz del cerebro. También constituye la tienda del cerebelo al separarlo de las fosas cerebrales. En la hipófisis, la duramadre se desdobla y forma un diafragma, la tienda de la hipófisis, que origina el orificio que permite el paso del infundíbulo o tallo hipofisario. Además, tapiza la silla turca, donde se aloja esta glándula, que queda así aislada del resto de las estructuras cerebrales. También existe un desdoblamiento del bulbo olfatorio sobre la lámina cribosa del etmoides. En el ojo, la esclerótica es continuación de la duramadre que recubre el nervio óptico. La aracnoides es una capa muy delgada de tejido conectivo denso, con menos fibras colágenas y más fibras elásticas que la duramadre. Se encuentra entre la duramadre y la piamadre. Está separada de la duramadre por el espacio subdural, con líquido lubricante que permite que ambas hojas se deslicen una contra otra y, en los traumatismos craneales, la sangre puede acumularse y provocar un hematoma subdural, que puede comprimir el cerebro y poner en peligro la vida. Hacia la piamadre, la aracnoides envía delgadas trabéculas o columnas fibrosas de aspecto aracniforme, las trabéculas aracnoideas, entre las que se establece el espacio subaracnoideo por donde circula el LCR que rodea el encéfalo y la médula

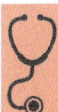

Proyección médico-clínica

23-2. Importancia clínica y utilidad diagnóstica del líquido cefalorraquídeo

La obtención del LCR es importante porque es un elemento de diagnóstico de enfermedades neurológicas como los síndromes meníngeos, las hemorragias subaracnoideas o los tumores cerebroespinales. Para su estudio, el LCR puede extraerse mediante punción lumbar (la más común), punción cisternal o punción ventricular (ventriculostomía). Para la punción lumbar se utiliza una aguja de aproximadamente 10 cm con mandril. El paciente puede estar sentado o acostado y se lo anestesia localmente. Dado que la médula espinal termina en los niveles L1-L2, para no ponerla en riesgo se opta por acceder al LCR en los niveles donde solo se encuentra el *filum terminale* rodeado de LCR. La punción se realiza entre la cuarta y la quinta vértebra lumbar, y se espera que el líquido comience a salir. Además, mientras se realiza la punción, es posible medir la presión del líquido con un manómetro. Para la punción cisternal, lo único que hay que cambiar es la posición del paciente, que debe estar sentado y también con hiperflexión cervical, ya que la aguja se introduce en el espacio occipitoatloideo.

Se estudia la presencia de bacterias, hongos, virus y leucocitos en el LCR. Se miden neurotransmisores, iones y anticuerpos. La determinación de estos elementos tiene importancia diagnóstica. Por ejemplo: la presencia de cocos es diagnóstica de meningitis meningocócica; la presencia del bacilo de Koch es diagnóstica de meningitis tuberculosa; un nivel bajo de cloruros y la presencia de *Cryptococcus neoformans* (torula histolítica) dan certeza de una meningitis provocada por este hongo; la presencia de eritrocitos es diagnóstica de un proceso hemorrágico.

espinal. La piamadre es una delgada capa de tejido conectivo estrechamente unida al tejido nervioso, que se inserta en sus surcos y fisuras. Tiene dos capas: una externa o epipía, en contacto con el LCR, por la que circulan los vasos sanguíneos, y otra interna, adherida al tejido nervioso. Además, solo en la porción espinal, envía a la duramadre unas prolongaciones con forma de diente de sierra llamadas ligamentos dentados, que se utilizan como puntos de referencia quirúrgicos. La médula espinal se mantiene en el medio del saco dural gracias a la presión ejercida por el LCR y por encontrarse sostenida entre el tronco encefálico y el *filum terminale*. Los vasos sanguíneos que circulan por el espacio subaracnoideo y cuyas ramificaciones se profundizan en el tejido nervioso lo hacen a través de los espacios de Virchow-Robin, delimitados por la túnica adventicia y externa a esta por una capa de células mesenquimáticas que corresponden a una extensión de la piamadre. Estos espacios llegan solo hasta el nivel arteriolar, más allá de los cuales los capilares forman la barrera hematoencefálica.

BARRERAS DEL CEREBRO

El tejido nervioso se mantiene en un medio interno o microambiente adecuado debido a la regulación de los astrocitos, que también participan en la formación de barreras selectivas que separan el tejido nervioso de la sangre y del LCR. Así, existen tres tipos de barreras: a) hematoencefálica (sangre-tejido nervioso); b) líquido espinal-encefálica (LCR-tejido nervioso) y 3) líquido espinal-hemática o barrera coroidea (LCR-sangre) (**fig. 23-24**).

Barrera hematoencefálica y ventanas del cerebro

La barrera hematoencefálica (BHE) está formada por las células endoteliales (de los capilares continuos) con uniones oclusivas entre sí, la membrana basal y, por fuera, los pies astrocitarios, que corresponden a dilataciones distales de las prolongaciones de astrocitos que compartimentan los vasos (antes llamados pies chupadores por Cajal) (véase **fig. 23-24**). El agua y las moléculas más pequeñas como el oxígeno, el dióxido de carbono, el etanol y los azúcares atraviesan esta barrera, por lo que su conocimiento es muy importante desde el punto de vista farmacológico a la hora de administrar fármacos que actúen sobre el SNC. Los compuestos liposolubles como el alcohol y los anestésicos volátiles atraviesan las barreras con facilidad. La nicotina la atraviesa bien, ya que es una molécula muy pequeña, además de aumentar su permeabilidad. La barrera es un aislante biológico de gran importancia contra las bacterias, pero ciertos virus como el virus de la rabia y el virus del herpes pueden atravesarla. La BHE puede dañarse o aumentar su permeabilidad en los procesos inflamatorios, lo que puede provocar cuadros graves de encefalitis. Existen ciertas zonas del cerebro donde no hay BHE; son las ventanas del cerebro, situadas en el área postrema (borde inferior del cuarto ventrículo), eminencia media (límite inferior del hipotálamo), glándula pineal, hipófisis, órgano subfornical y sistema nervioso periférico con sus ganglios.

Barrera líquido cefalorraquídeo-encefálica

La barrera entre el líquido cefalorraquídeo y el encéfalo está compuesta por los ependimocitos, su membrana basal y los pies astrocitarios. Los ependimocitos son células que forman un epitelio cúbico simple que tapizan los ventrículos y el epéndimo. Su cara apical contiene cilios y numerosas microvellosidades, mientras que su cara basal se apoya sobre una membrana basal, por fuera de la cual se observa una

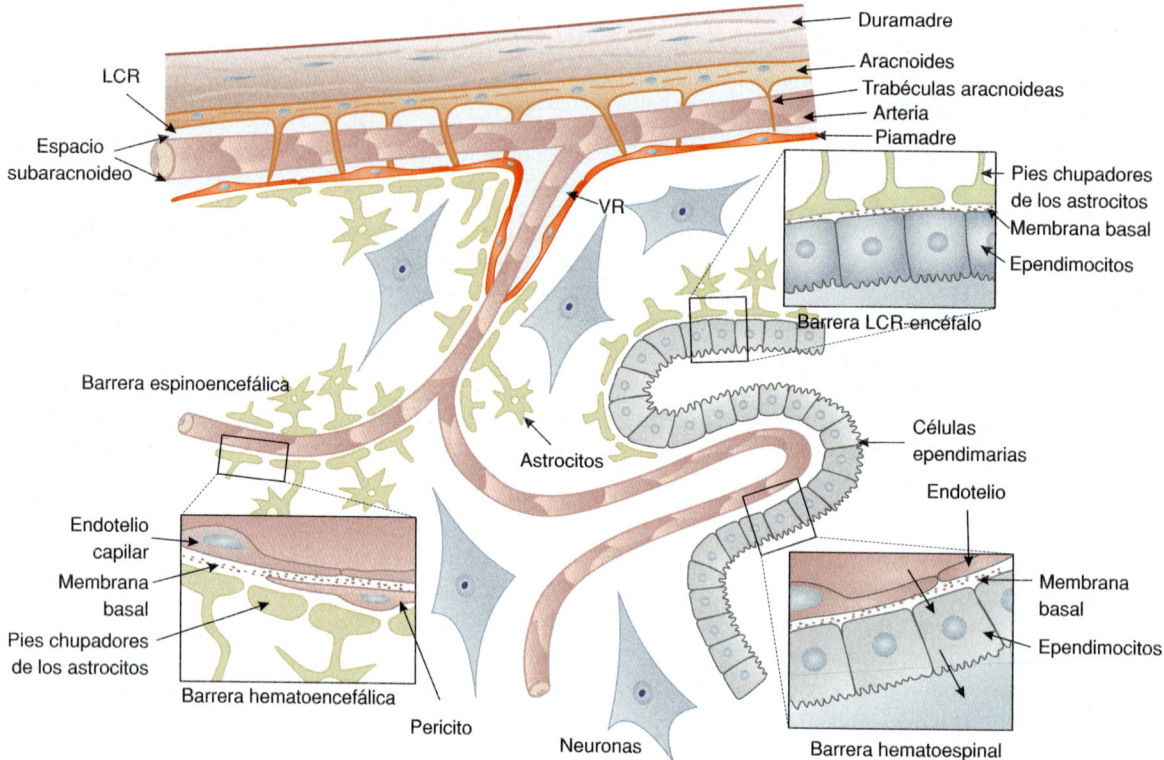

Fig. 23-24. Diagrama de las distintas barreras que muestra los tipos celulares que intervienen en cada una. LCR: líquido cefalorraquídeo; VR: Espacio de Virchow-Robin.

compartimentación formada por pies astrocitarios. Esta es una barrera mucho menos selectiva que la BHE, dado que muchas sustancias (colorantes, drogas o fármacos e, incluso, neurotransmisores) la atraviesan con facilidad.

Barrera líquido cefalorraquídeo-hemática

La barrera entre el líquido cefalorraquídeo y el sistema hemático forma parte de los plexos coroideos en los ventrículos laterales, así como en el tercer y el cuarto ventrículo. Consiste en un epitelio cúbico simple constituido por células ependimarias modificadas (ricas en mitocondrias, con una cara apical con microvellosidades y una cara basal con abundantes pliegues basales similares a las células de los túbulos renales, transportadoras de iones y agua), una membrana basal y células endoteliales de los capilares de los plexos. Por un mecanismo semejante al del ultrafiltrado de plasma renal, esta barrera filtra el plasma de la sangre hacia los ventrículos y se forma el LCR, que es particularmente rico en sodio y cloro debido a los mecanismos de transporte activo. En algunas zonas, los ependimocitos se modifican para formar los tanicitos, células presentes en el tercer ventrículo

que envían prolongaciones a las células neurosecretoras y a los vasos sanguíneos de la eminencia media del hipotálamo, probablemente implicadas en la transferencia de señales químicas del LCR a la sangre.

NEUROGÉNESIS ADULTA

La neurogénesis adulta es el proceso por el que se originan nuevas neuronas a partir de células madre neurales a lo largo de la vida. El cerebro adulto de los mamíferos tiene la capacidad de generar de manera continua nuevas neuronas que se integran en los circuitos neuronales preexistentes. En condiciones fisiológicas, la neurogénesis adulta ocurre en dos nichos neurogénicos distintos del cerebro: la zona subventricular (ZSV) de los ventrículos laterales y la zona subgranular (ZSG) del giro dentado, las cuales producen nuevas neuronas que se integran en el bulbo olfatorio y el hipocampo, respectivamente.

Si bien la neurogénesis subventricular es rudimentaria en los seres humanos, existen evidencias de que las nuevas neuronas generadas en el bulbo olfatorio humano adulto pueden participar en la discriminación olfativa de manera similar a la observada en los roedores. Por otra parte, la ZSG del giro dentado adulto contiene células madre neurales capaces de dar origen a nuevas neuronas excitatorias, conocidas como células granulares, las cuales contribuyen a los procesos de aprendizaje y memoria, separación de patrones y flexibilidad cognitiva. A medida que maduran las células granulares extienden sus dendritas hacia la capa granular molecular y sus axones forman las fibras musgosas que conectan el giro dentado con la región CA3.

En particular, la neurogénesis hipocámpica adulta es un proceso altamente regulado que comprende la salida del estado de reposo del ciclo celular (quiescencia) en el que se encuentran los progenitores hipocámpicos, para así proliferar, diferenciarse e integrarse funcionalmente en las redes neuronales preexistentes. La comprensión de las señales que controlan estos procesos biológicos es esencial para mejorar la sobrevida, la maduración y la integración morfológica y funcional de las nuevas neuronas en el cerebro envejecido y enfermo. Las capas que forman el giro dentado, los estadios del desarrollo neurogénico del hipocampo y la expresión de los marcadores específicos de cada tipo celular se muestran en la **figura 23-25**.

El giro dentado presenta una capa estratificada de células granulares generadas a lo largo del desarrollo temprano y la vida adulta según un patrón de segregación anatómica y funcional en el que la capa más externa contiene células granulares maduras originadas durante la vida perinatal y las capas más internas contienen células granulares inmaduras, nacidas en el hipocampo adulto, que se caracterizan por su fácil excitabilidad, inhibición gabaérgica reducida y alta plasticidad.

Si bien la neurogénesis hipocámpica adulta se ha confirmado en la mayoría de los mamíferos, su presencia en el ser humano sigue siendo un tema de intenso debate debido a los resultados contradictorios obtenidos hasta el presente. Los estudios en modelos con animales muestran que diversos factores como el envejecimiento, el estrés, la epilepsia, la isquemia cerebral, los trastornos neurodegenerativos y la depresión pueden afectar la tasa de neurogénesis hipocámpica. Así, mientras que las experiencias fisiológicas como el aprendizaje, el ejercicio físico y la exposición a un ambiente enriquecido se asocian a un aumento en la neurogénesis hipocámpica en los adultos, ciertas condiciones fisiopatológicas como el envejecimiento, el estrés, la depresión y los trastornos psiquiátricos reducen este proceso.

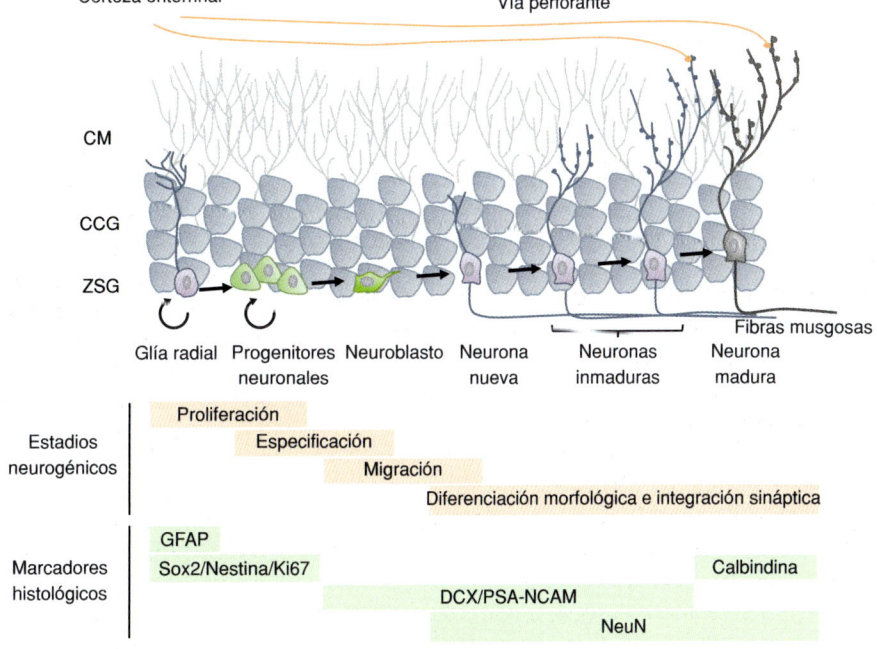

Fig. 23-25. Organización histológica del giro dentado, estadios del desarrollo neurogénico hipocámpico y expresión de los marcadores específicos de cada tipo celular. CM: capa granular molecular; ZSG: zona subgranular; CCG: capa de células granulares, GFAP: proteína gliofibrilar ácida; DCX: doblecortina, PSA-NCAM: molécula de adhesión celular neural asociada al ácido polisiálico; NeuN: antígeno neuronal nuclear; SOX2: factor de transcripción de células madre pluripotentes.

BIBLIOGRAFÍA

Abbott NJ, Rönnbäck L, Hansson E. Astrocyte-endothelial interactions at the blood-brain barrier. Nat Rev Neurosci. 2006;7(1):41-53.

Anacker C, Hen R. Adult hippocampal neurogenesis and cognitive flexibility - linking memory and mood. Nat Rev Neurosci. 2017;18(6):335-46.

Broca P. Anatomie comparée des circonvolutions cérébrales: le grand lobe limbique. Rev Anthropol. 1878;1:385-498.

Cajal SR. Textura del sistema nervioso del hombre y los vertebrados. Madrid: Nicolás Moya; 1904.

Fox CA. The intermediate cells of Lugaro in the cerebellar cortex of the monkey. J Comp Neurol. 1959;112:39-53.

Hamori J, Szentagothai J. Identification under the electron microscope of climbing fibers and their synaptic contacts. Exp. Brain. Res. 1966;1:65-81.

Kempermann G, Gage FH, Aigner L, et al. Human adult neurogenesis: evidence and remaining questions. Cell Stem Cell. 2018;23(1):25-30.

Llinás R. General discussion: radical connectivity in the cerebellar cortex; a novel view regarding the functional organization of the molecular layer. En: Palay SL, Chan-Palay V, ed. The cerebellum. New vistas. Berlín: Springer-Verlag; 1982. pp. 189-94.

Mugnaini E, Dahl AL. Mode of distribution of aminergic fibers in the cerebellar cortex of the chicken. J Comp Neurol. 1975;162(4):417-32.

Muñoz DG. Monodendritic neurons: a cell type in the human cerebellar cortex identified by chromogranin A-like immunoreactivity. Brain Res. 1990;528(2):335-8.

Palay SL, Chan-Palay V. Cerebellar cortex: Citology and organization. New York: Springer-Verlag; 1974.

Palkovits M, Magyar P, Szentágothai J. Quantitative histological analysis of the cerebellar cortex in the cat. IV. Mossy fiber-Purkinje cell numerical transfer. Brain Res. 1972;45(1):15-29.

Papez JW. A proposed mechanism of emotion.1937. J Neuropsychiatry Clin Neurosci. 1995;7:103-12.

Rexed B. The cytoarchitectonic organization of the spinal cord in the cat. J Comp Neurol. 1952;96:414-95.

Sotelo C, Llinas R. Specialized membrane junctions between neurons in the vertébrate cerebellar cortex. J Cell Biol. 1972; 53:271-89.

Toda T, Parylak SL, Linker SB, Gage FH. The role of adult hippocampal neurogenesis in brain health and disease. Mol Psychiatry. 2019; 24(1):67-87.

 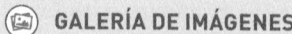 GALERÍA DE IMÁGENES

 AUTOEVALUACIÓN

Órganos de los sentidos

24

GENERALIDADES

Como se mencionó en el capítulo sobre el tejido nervioso (cap. 7), la función básica de este sistema es reaccionar mediante diferentes respuestas, a los estímulos externos e internos. Esa respuesta o reacción posibilita mantener la integridad del individuo, el control y regulación de la actividad de sus órganos, el medio interno (homeostasis), la postura corporal (tono muscular), y las funciones cognitivas complejas como la conciencia, el pensamiento y la memoria.

El organismo y su entorno

La posibilidad de relacionarse y dar una respuesta depende de la percepción de distintos tipos de información: visual, auditiva, gustativa, olfativa, vibratoria; de peligro, dolor, presión, posición corporal (equilibrio), estado muscular (tono) e, incluso, estado cinético del organismo (¿nos movemos?, ¿en qué dirección nos movemos?). Para captar la información del medio, el organismo dispone de estructuras especializadas denominadas genéricamente receptores, que están conectadas al sistema nervioso central y que, en algunos casos, forman parte de él. Los receptores son transductores biológicos, es decir, estructuras aptas para transformar un tipo de energía provocada por un estímulo lumínico, sonoro, químico, vibratorio, mecánico (presión) o cinético (variaciones de la aceleración lineal o angular) en una energía bioeléctrica que origina una variación del potencial eléctrico de las membranas, capaz de generar un potencial de acción. Este es conducido al sistema nervioso e interpretado por complejas redes de procesamiento neuronal para producir, a nivel cortical, la sensación consciente de visión, audición, olfato, gusto, tacto, temperatura, dolor, percepción de movimiento o vibración.

CLASIFICACIÓN DE LOS RECEPTORES

Los receptores sensoriales cuentan con una diversidad de estructuras especializadas en captar diferentes modalidades sensoriales. La complejidad varía para cada uno de ellos.

Clásicamente, se los ha clasificado, como se detalla a continuación.

Localización de los receptores

Según la localización, los receptores pueden ser:
- Dendritas desnudas (dolor).
- Dendritas encapsuladas: corpúsculos de Vater-Pacini (presión/vibración), corpúsculos de Meissner (tacto), corpúsculos de Krause, corpúsculos de Ruffini (temperatura) y discos de Merkel.
- Dendritas asociadas a estructuras especializadas: huso neuromuscular (tono muscular), órgano tendinoso de Golgi (tono muscular).
- Dendritas asociadas a neuroepitelios: corpúsculo gustativo (gusto), órgano de Corti (audición), máculas y crestas del aparato vestibular (equilibrio).
- Neuronas sensoriales insertas en un neuroepitelio: epitelio olfatorio (olfato).
- Neuronas sensoriales integradas en un circuito neuronal: retina (visión).

Función de los receptores

Se reconocen dos grandes grupos: 1) exterorreceptores y 2) interorreceptores.

Los exterorreceptores captan información del mundo exterior y son conscientes para el individuo. Algunos de ellos se encuentran en la cabeza, denominados telerreceptores o receptores de los sentidos especiales como los de la vista (fotorreceptores), el oído (órgano de Corti y del equilibrio), el gusto (corpúsculos gustativos) y el olfato (células olfatorias). Otros se distribuyen en la cabeza y en el resto del cuerpo en las dendritas distales como los mecanorreceptores (tacto), los presorreceptores (presión), los termorreceptores (temperatura) y los nocirreceptores (dolor). Ejemplos de receptores capsulados específicos de estos últimos son los corpúsculos de Pacini, Meissner, Merkel, Ruffini y Krause, y de no capsulados, las terminaciones nerviosas libres. Los interorreceptores captan la información del mundo interno, la cual es inconsciente para el individuo. Los interorreceptores se subdividen en otros dos grandes grupos: los propiorreceptores y los viscerorreceptores. Los propiorreceptores (huso neuromuscular y órgano tendinoso de Golgi) ayudan a mantener el tono muscular, que es el estado de semicontracción del músculo estriado esquelético, lo que permite un movimiento muscular adecuado cuando es necesario, así como un estado postural firme del cuerpo. Los viscerorreceptores están formados por quimiorreceptores y barorreceptores que, desde las vísceras (aparatos cardiovascular, respiratorio y digestivo), captan los cambios químicos o de presión respectivamente, que regulan el funcionamiento normal de estos órganos. En conclusión, los estímulos externos (de los que se es consciente) provocan una reacción voluntaria, ya que las células diana o efectoras de la alfa-motoneurona son las fibras musculares esqueléticas y constituyen el sistema nervioso de la vida de relación, mientras que los estímulos internos, ya sean inconscientes o semiconscientes, utilizan como células efectoras a las fibras musculares lisas, los cardiomiocitos y las células glandulares. Esto desencadena una respuesta involuntaria que forma parte del sistema nervioso autónomo o vegetativo.

OJO

El ojo se origina principalmente de dos esbozos: la cúpula óptica y la placoda cristaliniana. La primera nace como una evaginación del diencéfalo y la segunda es una invaginación del ectodermo general. La cúpula óptica origina la retina y los revestimientos epiteliales del cuerpo ciliar, los procesos ciliares y el epitelio posterior del iris, mientras que la placoda cristaliniana origina el cristalino. Todas las demás estructuras derivan del mesénquima cefálico circundante. En consecuencia, la retina tiene origen en el ectodermo neural, forma parte del sistema nervioso central y queda conectada a él por el nervio óptico.

Al igual que el resto del sistema nervioso central, que se aloja en un compartimento óseo (cráneo o canal medular, según corresponda) y está cubierto por las meninges, el ojo se sitúa en la cavidad orbitaria del cráneo y se compone de tres capas o láminas concéntricas. La más externa es una gruesa capa de tejido conectivo denso, la esclerocórnea, homóloga a la duramadre o paquimeninge; la media es la úvea, que incluye la coroides, el cuerpo ciliar y el iris, y es una capa vascular homóloga a las leptomeninges; la capa interna es la retina, que es la capa fotosensible y forma parte del sistema nervioso (**fig. 24-1**).

La esclerocórnea otorga protección al ojo; la úvea es el estrato encargado de la nutrición (a través de la coroides), la acomodación (los cuerpos ciliares) y el control de la luz que entra en el ojo (realizado por el iris); mientras que la retina es la estructura sensorial que capta los estímulos lumínicos.

El ojo dispone de un conjunto de medios dióptricos, de mayor índice de refracción que el aire, que permiten el paso de la luz y funcionan como lentes ópticas (en particular, la córnea y el cristalino). Los medios dióptricos son la córnea, el humor acuoso contenido en las cámaras anterior y posterior, el cristalino y el cuerpo vítreo (humor vítreo). La cámara anterior es el espacio intraocular comprendido entre la córnea y el iris. La cámara posterior es un espacio en forma de anillo que envuelve al cristalino y está delimitada por el iris, y por el cuerpo y sus procesos ciliares. Ambas cámaras contienen el humor acuoso, de composición similar a la del plasma. Este trasudado o este fluido se forma en los procesos ciliares de la cámara posterior, circula a través de la pupila hacia la cámara anterior, donde drena a través de un espacio trabeculado en el limbo esclerocorneal denominado el conducto de Schlemm. El resto del interior ocular corresponde a la cavidad vítrea, ocupada por una sustancia de características físicas similares a las de un gel, que es transparente y se llama cuerpo o humor vítreo (**fig. 24-2**).

Desde el punto de vista anatómico, el ojo tiene una forma aproximadamente esférica, con un polo anterior donde se encuentra la córnea y un polo posterior donde hay una zona especializada de la retina: la fóvea.

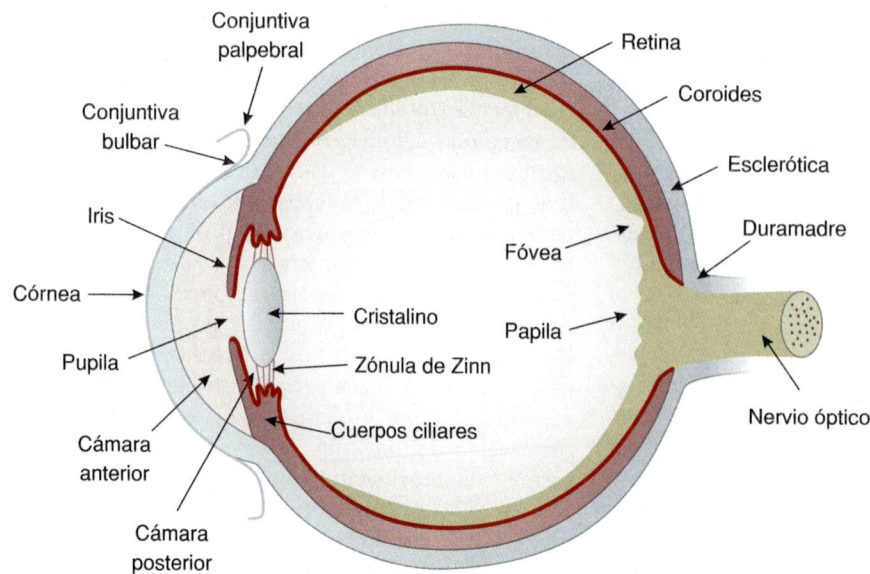

Fig. 24-1. Corte sagital del ojo. Se representan de forma concéntrica las tres capas principales que lo componen. En azul se observa la capa más externa (esclerocorneal), en rojo la capa media (úvea) y en amarillo la estructura interna de tejido nervioso (retina y nervio óptico). plasma. La línea de color rojo intenso corresponde al epitelio pigmentario de la retina, el epitelio de los cuerpos ciliares y el epitelio posterior del iris.

Fig. 24-2. Corte sagital de la porción anterior del ojo. Se muestra la estructura histológica de la esclerótica, la córnea, el cristalino, el cuerpo ciliar y el iris. Sombreadas en azul se observan las cámaras anterior y posterior, donde las flechas azules indican el sentido de la circulación del humor acuoso desde su formación en los procesos ciliares en la cámara posterior hasta su sitio de drenaje (espacio trabeculado de Fontana y conducto de Schlemm) en el ángulo iridocorneal de la cámara anterior. 1: esfínter del músculo; 2: músculo pupilar dilatador; 3: fibrocitos; 4: melanocitos.

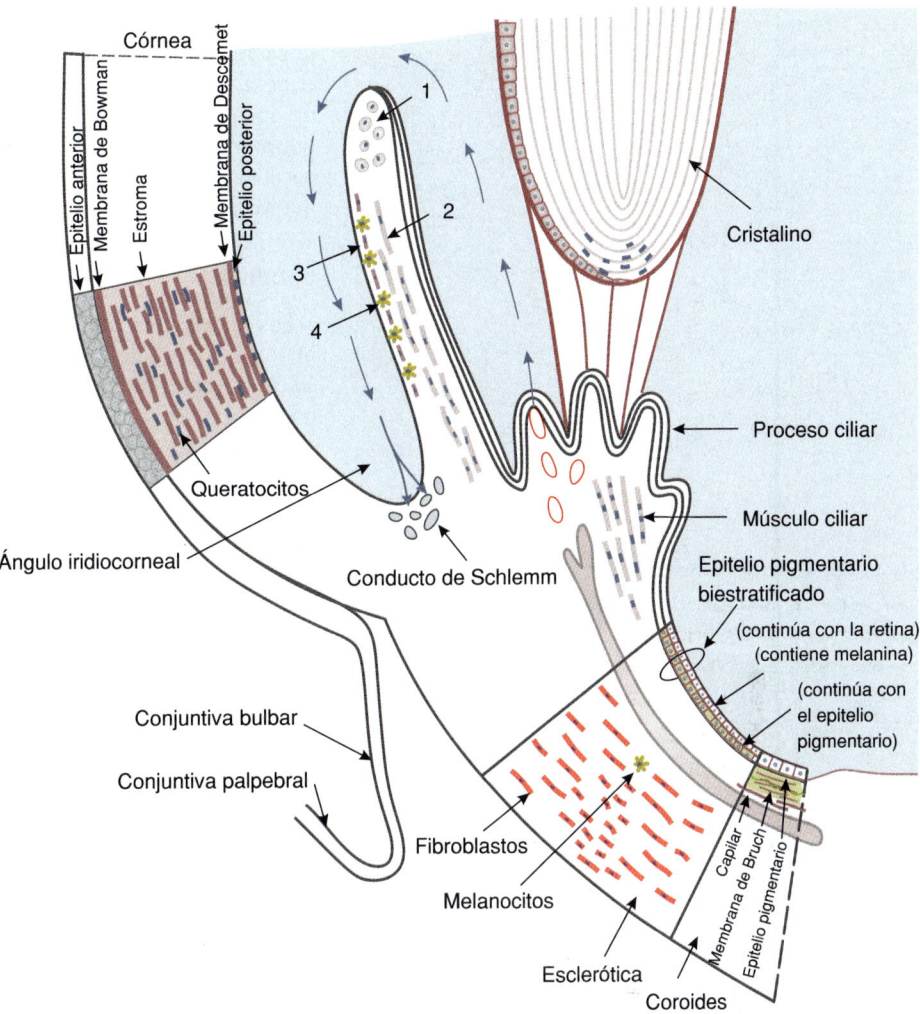

Se distinguen dos ejes: un eje óptico, que pasa por el centro de los medios refringentes, y un eje visual, que se desvía 4 a 7 grados hacia lateral respecto del eje anterior e incide en el centro de la fóvea, que es el sitio de máxima discriminación de la retina. En el ojo, además, se describen dos planos meridianos: vertical y horizontal. El plano vertical pasa por la fóvea y divide el ojo en una mitad nasal y otra temporal. El plano horizontal lo divide en una mitad superior y otra inferior. En su conjunto, estos planos dividen el ojo en cuatro cuadrantes. En el ojo se dice que algo es interno cuando está más cerca del centro del globo ocular, y externo o periférico cuando está más alejado del centro de este último (véase **fig. 24-1**).

Es posible hacer una homología entre el ojo y una cámara fotográfica. Mientras la luz entra en la cámara a través de la lente frontal, en el ojo atraviesa la córnea. Un diafragma regula la entrada de la luz en la cámara y el iris cumple esa función en el ojo. El ojo añade una lente regulable, que es el cristalino. Por último, la luz impacta en una película fotográfica o un chip que convierte la imagen analógica en digital, en tanto que en el ojo la luz incide en la retina, donde la imagen analógica se convierte en un complejo mapa digital mediante un lenguaje bioeléctrico (hiperpolarizaciones y despolarizaciones de las membranas) que es interpretado por el sistema nervioso.

Esclerótica

Es la capa más externa del ojo, que lo rodea en su mayor parte, excepto en el polo anterior, donde se encuentra la córnea. La esclerótica no puede ser atravesada por la luz y es de color blanco. Puede ser ligeramente azulada en los niños debido a su delgadez, o amarillenta en los ancianos por el depósito de pigmentos. Está constituida por un tejido conectivo colágeno denso que forma su estroma o esclerótica propiamente dicha (**fig. 24-3**). Presenta numerosos haces aplanados de fibras colágenas paralelas a la superficie, aunque hay algunas fibras elásticas. Las células predominantes son los fibroblastos y los fibrocitos, pero en su espesor es

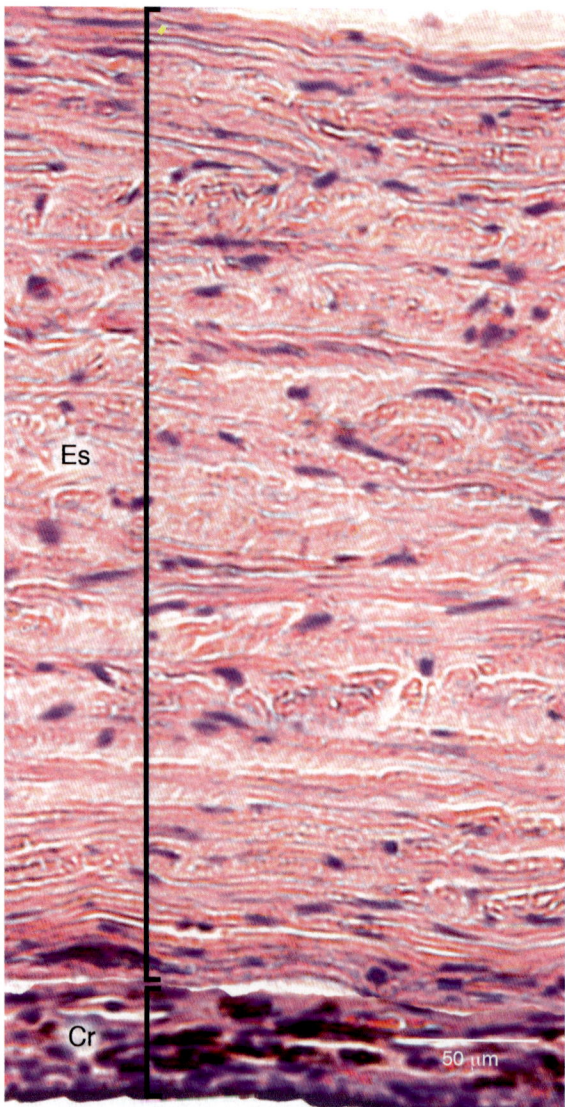

Fig. 24-3. Fotomicrografía de un ojo teñido con hematoxilina-eosina (H-E). Se observan el estroma de tejido conectivo colágeno denso que corresponde a la esclerótica (Es) y por debajo la coroides (Cr), compuesta por tejido conectivo colágeno laxo ricamente vascularizado y con melanocitos.

posible distinguir melanocitos, sobre todo en sus capas más profundas. En la parte más externa de la esclerótica se insertan los tendones de los músculos extrínsecos del ojo. Fuera del estroma de la esclerótica, la epiesclera, formada por tejido colágeno laxo, permite el movimiento del ojo en el tejido adiposo de la órbita. Por dentro, en el límite con la coroides, hay una delgada capa de tejido conectivo laxo con fibras elásticas, rica en melanocitos, denominada lámina fusca, que no tiene límites bien definidos con la capa supracoroidea hasta el punto que algunos autores utilizan ambos términos como sinónimos. En su polo anterior se continúa con

el estroma de la córnea y en su polo posterior presenta una lámina discoidea con orificios denominada lámina cribosa, por donde los axones de las células ganglionares abandonan el ojo para formar el nervio óptico. En resumen, las capas de la esclerótica, desde el exterior hacia el interior del ojo, son: la epiesclerótica, el estroma o esclerótica propiamente dicha y la lámina fusca.

Córnea

La córnea, junto con la esclerótica, constituyen la capa más externa del globo ocular. Continúa a la esclerótica en el polo anterior, pero tiene un radio de curvatura menor y un índice de refracción de 1,37 que la convierte en el principal elemento de refracción del globo ocular. Está constituida por un epitelio anterior, la membrana de Bowman, un estroma de tejido conectivo colágeno denso modelado laminar, la membrana de Descemet, y un epitelio posterior o endotelio (véase **fig. 24-2**).

El epitelio anterior es un epitelio plano estratificado no queratinizado. Este epitelio tiene una fina película precorneal húmeda en su cara anterior que lo protege continuamente y cuya composición depende, en gran medida, de la secreción de las glándulas lagrimales y, en menor medida, de las células caliciformes de la conjuntiva y de las glándulas presentes en los párpados. El epitelio es transparente y está formado por cinco capas de células, unidas entre sí por importantes interdigitaciones, desmosomas y uniones ocluyentes. Carece de melanocitos y, como todo epitelio, también de vasos, pero está ricamente inervado por terminaciones nerviosas que transmiten la sensibilidad al tacto y al dolor hacia el sistema nervioso central. Esa información desencadena el reflejo corneal que produce el cierre de los párpados. El reflejo corneal es el último reflejo que se pierde en el coma. La córnea tiene una importante capacidad regenerativa que le permite la reparación de lesiones o úlceras. Las células madre o *stem cells,* capaces de regenerar el epitelio corneal, se encuentran en la región del limbo esclerocorneal (véase **fig. 24-2**).

La membrana de Bowman es la porción más anterior del estroma de la córnea. Se la observa como una delgada lámina eosinófila de 6 a 9 μm de espesor, constituida por un fieltro de fibras colágenas (tipo I, III, V y VI). En su cara anterior limita con la membrana basal del epitelio corneal y en su cara posterior se continúa con el estroma corneal.

El estroma está formado por tejido conectivo colágeno denso modelado laminar. Está compuesto principalmente por colágeno de tipo I, pero hay algunas fibras de colágeno de tipo III, V y VI. Las fibras de colágeno se disponen paralelas entre sí dentro de cada capa, y constituyen láminas o laminillas, pero las fibras de cada capa son perpendiculares a las fibras de las capas contiguas (anteriores o posteriores). Entre las capas o laminillas se observan fibrocitos alargados que reciben el nombre de queratocitos en la córnea.

Además, en la matriz extracelular, entre las láminas de colágeno, hay glucosaminoglucanos (condroitina-sulfato y queratán-sulfato) que le otorgan al estroma de la córnea la propiedad de ser metacromático con determinadas coloraciones. La disposición de las fibras colágenas en la córnea crea la transparencia de esta, vital para el pasaje de la luz. Asimismo, el estroma carece de vasos sanguíneos, capilares linfáticos y otros tipos celulares, lo que garantiza su transparencia. La carencia de linfáticos posibilita el trasplante de córneas heterólogas. La nutrición de la córnea se produce por difusión, en su parte periférica a partir de los vasos del limbo esclerocorneal y, en el centro, a partir del humor acuoso. El oxígeno difunde directamente desde la superficie externa (**fig. 24-4**; véase también **fig. 24-2**).

La membrana de Descemet es una gruesa lámina basal de 5 a 10 μm de espesor, generada por el epitelio posterior corneal, que presenta un tipo particular de colágeno que muestra estriaciones en el corte transversal y figuras hexagonales en el corte tangencial. Si bien predomina el colágeno de tipo IV, también se encuentran los de tipo V, VIII, X y XII. El epitelio posterior o endotelio es un epitelio plano simple que contacta con el humor acuoso de la cámara anterior, en cuyas células se realiza el intercambio de líquido entre el humor acuoso y el estroma corneal. Las células tienen abundantes mitocondrias y bombean líquido desde el estroma de la córnea hacia el humor acuoso, lo que evita la opacificación de la córnea por exceso de hidratación (véase **fig. 24-4**).

Limbo esclerocorneal

Es una zona especializada que se encuentra en la unión de la córnea y la esclerótica. En su superficie exterior está el surco escleral externo. Aquí el epitelio corneal (plano estratificado) se continúa con el epitelio de la conjuntiva (cilíndrico estratificado), y la membrana de Bowman se continúa con la cápsula de Tenon y el tejido conectivo de la conjuntiva. Como se mencionó, es posible que en el epitelio de esta zona haya células madre responsables de la regeneración de la córnea tras una lesión (úlceras). En esta zona se encuentran vasos conjuntivales que forman un anillo alrededor de la córnea. En su superficie interna se observan el surco escleral interno y un espolón escleral donde se insertan el músculo ciliar y el iris.

En el surco escleral interno se forma un ángulo entre el iris y la córnea donde existe una especie de malla que es el espacio trabeculado de Fontana. Esta malla está constituida por delgadas trabéculas de tejido conectivo revestidas por endotelio. En la parte más interna del limbo esclerocorneal, próximo al vértice del espacio trabeculado, se observa en los cortes histológicos el conducto o canal de Schlemm. Este canal tiene un aspecto varicoso, un revestimiento endotelial, una membrana basal continua y una adventicia de tejido conectivo. Dispuesto en forma de anillo, rodea la córnea en la zona del limbo y drena el humor acuoso procedente de la cámara anterior a través del espacio trabeculado. También drena su contenido por medio de canales colectores a las venas profundas del limbo,

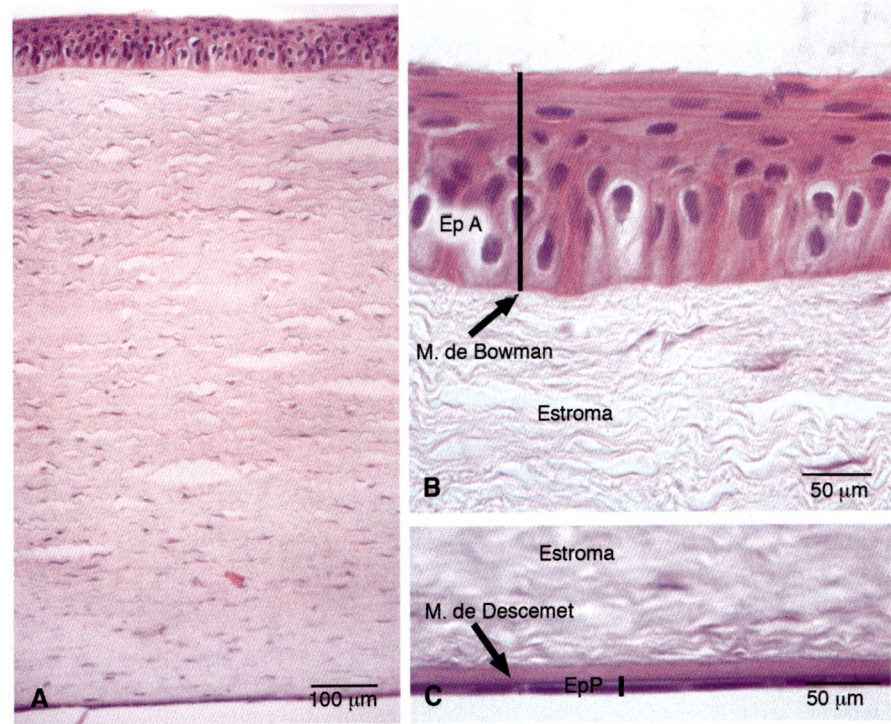

Fig. 24-4. Fotomicrografía de un corte de córnea teñido con H-E. **A.** Se ve todo el espesor de la córnea donde, de superficial a profundo se observan: epitelio anterior, estroma de tejido conectivo colágeno denso modelado laminar y epitelio posterior. **B.** A mayor aumento, detalle del epitelio anterior (EpA) de tipo plano estratificado que descansa sobre la membrana de Bowman. **C.** A mayor aumento, detalle del epitelio posterior (EpP) de tipo plano simple que descansa sobre la membrana de Descemet.

Ep A

M. de Bowman

Estroma

B   50 μm

Estroma

M. de Descemet

EpP

C   50 μm

A   100 μm

las cuales perforan el estroma y se continúan con las venas epiesclerales (véase **fig. 24-2**).

Coroides

La coroides es la parte o porción de la úvea que se extiende desde el polo posterior hasta la *ora serrata*. Está constituida por tejido conectivo laxo en el que abundan los melanocitos y vasos sanguíneos. Este tejido es común al estroma de las distintas capas de la coroides (véase **fig. 24-3**). Se encuentra separada de la esclerótica por una delgada lámina de tejido conectivo laxo denominada capa supracoroidea y se compone también de otras tres capas que son, desde el exterior hacia el interior del ojo, la capa coriovascular, la capa coriocapilar y la membrana vítrea o de Bruch.

La capa coriovascular tiene vasos arteriales y venosos de calibre grande y mediano rodeados por el estroma característico de la coroides compuesto por tejido conectivo laxo con abundantes melanocitos.

La capa coriocapilar tiene una red de capilares grandes con endotelio fenestrado, que está conectada con los vasos coriovasculares y asegura la nutrición y oxigenación de la retina externa por difusión a través de la membrana de Bruch y el epitelio pigmentario.

La membrana de Bruch es una estructura pentalaminar constituida por la lámina basal del endotelio de los capilares de la coriocapilar, una capa de fibras colágenas externa, una capa de fibras elásticas, una capa de fibras colágenas interna y la lámina basal del epitelio pigmentario.

Cuerpo ciliar

El cuerpo ciliar es una zona engrosada de la úvea, por delante de la *ora serrata,* que contiene músculo liso en su interior y un revestimiento epitelial cúbico biestratificado, continuación anterior de la retina no fotosensible. En los cortes histológicos, suele adoptar una forma triangular con un vértice posterior. En su porción anterior muestra un borde interno plegado con una serie de proyecciones del epitelio con ejes de tejido conectivo, y vasos capilares y venosos denominados procesos ciliares, en los que se anclan las fibras de la zónula de Zinn, que sujetan el cristalino (**fig. 24-5**). Estas fibras son sintetizadas por las células no pigmentadas del epitelio. El epitelio presenta una capa de células pigmentadas en contacto con el tejido conectivo que tienen gránulos de melanina y algunas mitocondrias en su citoplasma; e invaginaciones de su membrana plasmática en la región basal. La capa de células que se relaciona con el humor acuoso está orientada con su membrana apical en contacto con la membrana apical de las células pigmentadas, tiene múltiples invaginaciones de membrana y algunas mitocondrias. Estas células participan en los mecanismos de transporte activo que llevan a la formación del humor acuoso. Este líquido tiene una presión que resulta del balance entre la producción y el drenaje en el espacio trabeculado de Fontana de la cámara anterior, y asegura la estabilidad mecánica de los elementos ópticos del ojo. El humor acuoso tiene una composición ligeramente alcalina, distinta del plasma y más parecida al líquido

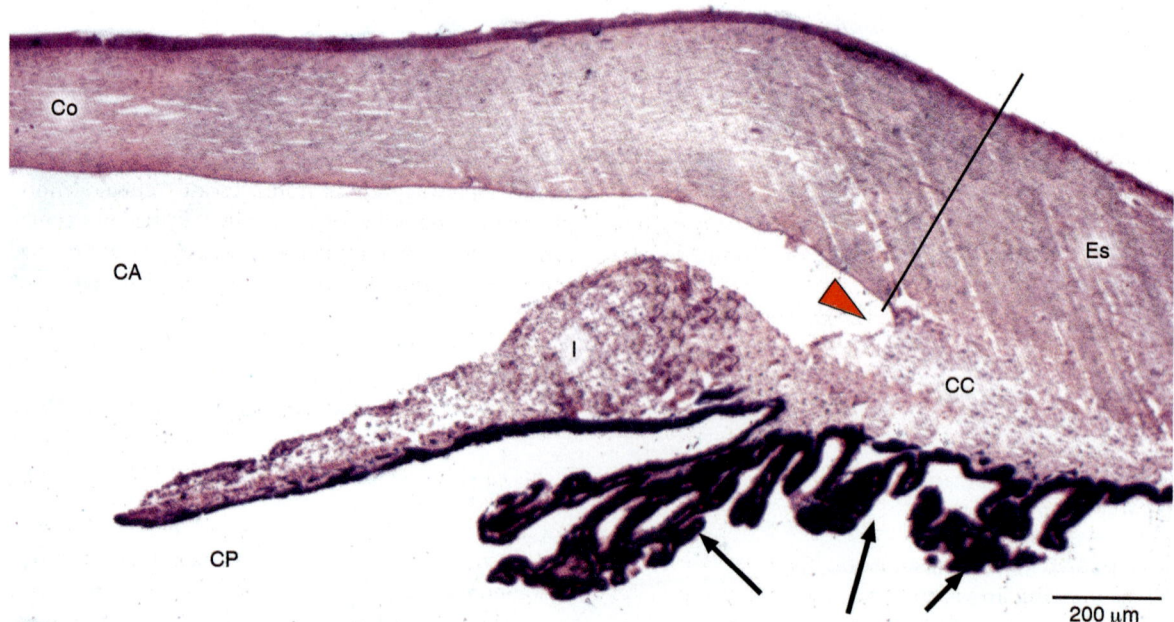

Fig. 24-5. Fotomicrografía de un corte de ojo de rata teñido con H-E. Se observan la cámara anterior (CA), la cámara posterior (CP), la córnea (Co), la esclerótica (Es), el limbo esclerocorneal (línea negra), el iris (I) y el cuerpo ciliar (CC) con sus procesos ciliares (flechas negras). La flecha roja indica el ángulo iridiocorneal.

cefalorraquídeo. Su contenido es bajo en proteínas y glucosa, y rico en ascorbato, piruvato y lactato. Las concentraciones de sodio, cloro y aminoácidos libres son mayores que las del plasma. Nutre el cristalino y la región central de la córnea, y embebe el cuerpo vítreo.

Como se dijo, el cuerpo ciliar tiene músculo liso en su espesor. Las fibras de músculo liso presentan tres disposiciones: meridional, radial y circular. Las fibras meridionales son las más próximas a la esclerótica y traccionan la coroides. Las fibras radiales parten del espolón hacia la cavidad ocular, tensan las fibras de la zónula de Zinn y aplanan el cristalino para facilitar la visión lejana. Las fibras circulares relajan las fibras de la zónula de Zinn y permiten que el cristalino se vuelva más convexo, lo que favorece la visión cercana. En resumen, estas fibras musculares participan activamente en el reflejo de la acomodación. El intersticio entre las fibras musculares del cuerpo ciliar es tejido conectivo con fibras elásticas y melanocitos que son más abundantes en proximidad de la esclerótica (véase **fig. 24-5**).

Iris

Es una estructura de forma anular que constituye el límite entre la cámara anterior y la cámara posterior. Se inserta por su borde externo o ciliar, en la región anterior del cuerpo ciliar, a nivel del limbo esclerocorneal, mientras que su borde interno, de forma circular, es libre y rodea una abertura que comunica las cámaras anterior y posterior que es la pupila.

El iris está constituido, en su mayor parte, por tejido conectivo laxo ricamente vascularizado y presenta melanocitos. Su cara anterior carece de epitelio, que es reemplazado por fibroblastos estrellados de naturaleza epitelioide. Detrás de esta capa se observa la lámina anterior del estroma, constituida por tejido conectivo con fibras colágenas, fibroblastos y melanocitos, pero carente de vasos. Inmediatamente detrás, hay una capa vascular o estroma vascular cuyos vasos tienen endotelio, pericitos y adventicias gruesas inmersas en una matriz de tejido conectivo laxo. Por último, la cara posterior tiene un epitelio cúbico biestratificado que se continúa con el epitelio ciliar. Este epitelio presenta una capa posterior en contacto con el humor acuoso que está intensamente pigmentada porque sus células contienen gránulos con melanina. La capa anterior del epitelio se halla en contacto con el estroma vascular del iris y sus células, además de tener melanina en su parte basal, presentan características contráctiles (células mioepiteliales) y constituyen el músculo dilatador de la pupila. Las células mioepiteliales reciben fibras del sistema simpático provenientes del ganglio cervical superior que provocan la midriasis o dilatación de la pupila ante una situación de alerta. El iris contiene, además, fibras musculares lisas de disposición circular en el estroma, próximo a la pupila, que constituyen

el esfínter de la pupila. Este músculo está inervado por fibras parasimpáticas que acceden por medio de los nervios ciliares cortos y que provocan la miosis o una disminución de la luz pupilar en respuesta a la entrada excesiva de luz o a la iluminación del ojo con una linterna cuando se exploran los reflejos pupilares en un examen clínico o neurológico de rutina, o ante un traumatismo de cráneo (reflejo fotomotor) (véase **fig. 24-5**).

El color del iris se debe al pigmento del epitelio posterior y a los melanocitos del estroma. El iris en el que el pigmento se aloja solo en el epitelio posterior será azul; al añadirse melanocitos al estroma, será gris, verde o marrón. En ausencia de pigmento, como en el albinismo, el iris es rojo por la riqueza de vasos de su estroma.

Los medios refringentes del ojo son la córnea, las cámaras anterior y posterior, el cristalino y el cuerpo vítreo. A continuación, se describen el cristalino y el cuerpo vítreo (véase **fig. 24-2**).

Cristalino

El cristalino es una estructura con forma de lente biconvexa que funciona como una lente con un radio de curvatura variable para que el foco de la imagen se produzca siempre en la retina. En el ojo humano adulto su diámetro aproximado es de 10 mm y su índice de refracción es de 1,36. Tiene dos superficies, una anterior y otra posterior, de las cuales la posterior presenta un radio de curvatura mayor. Está rodeado por una cápsula de fibras colágenas y proteoglucanos que es PAS positiva. Tiene un epitelio cúbico simple en su cara anterior. En el ecuador del cristalino, las células se transforman en fibras. Durante el desarrollo, las células del epitelio posterior se alargan de manera notable hasta que sus citoplasmas llenan el interior de la placoda cristaliniana y entran en contacto con el epitelio anterior. Luego pierden sus núcleos y tienen citoplasmas ricos en polirribosomas libres, escaso retículo endoplasmático rugoso y algunas mitocondrias. Se transforman en las denominadas fibras del cristalino, que son prismas largos de sección hexagonal. Estas fibras se mantienen unidas por uniones adherentes y son ricas en proteínas. Las cristalinas alfa, beta y gamma son específicas del cristalino adulto. Estas características garantizan la transparencia de la estructura, que se pierde en la enfermedad denominada cataratas. En el adulto, las células presentes en el ecuador continúan dividiéndose y agregan nuevas fibras al cristalino. Las fibras cristalinianas meridionales llegan a tener 7 a 10 mm de longitud y constituyen la mayoría del volumen del cristalino. El cristalino es avascular y se nutre por difusión del humor acuoso.

El cristalino se encuentra sujeto en el eje óptico del ojo por un conjunto de fibras denominadas zónula de Zinn, que se originan en el epitelio de los procesos ciliares y se anclan en la cápsula del cristalino (**fig. 24-6**). Un grupo de fibras se inserta delante del ecuador y otro grupo, en la cara posterior. Las fibras están constituidas por filamentos muy delgados que muestran al microscopio electrónico un patrón de estriaciones transversales en los cortes longitudinales y una estructura tubular en el corte transversal. Desde el punto de vista bioquímico, son digeridas por la enzima elastasa y están compuestas principalmente por la proteína fibrilina, uno de los componentes de las fibras elásticas.

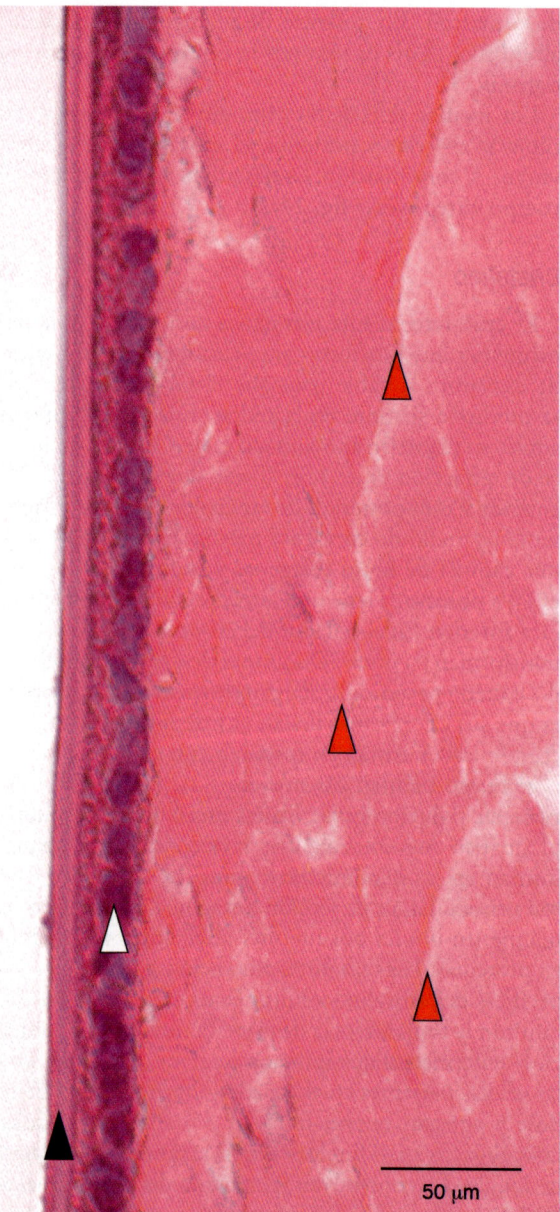

Fig. 24-6. Fotomicrografía de cristalino teñido con H-E. Se aprecian el epitelio anterior (flecha blanca), las fibras del cristalino (flechas rojas) y la lámina basal (flecha negra) que constituye la cápsula del cristalino.

Las fibras de la zónula de Zinn le proporcionan al cristalino cierto grado de tensión que le permite adquirir una curvatura adecuada para enfocar con precisión en la retina los objetos situados a diferentes distancias. Cuando los objetos están a corta distancia, las fibras musculares circulares del cuerpo ciliar se contraen y reducen la tensión que ejercen sobre el cristalino. Como consecuencia, el cristalino aumenta su curvatura gracias a su elasticidad y hace foco en el plano de la retina (acomodación). Las propiedades elásticas del cristalino son importantes en este proceso. Con la edad, el cristalino pierde elasticidad, por lo que es necesario usar lentes para leer de cerca. Esta alteración de la visión se denomina presbicia (**fig. 24-6**; véase también **fig. 24-2**).

Cuerpo vítreo o humor vítreo

El cuerpo vítreo es una estructura gelatinosa transparente que rellena el espacio situado entre la retina, por detrás, y el cristalino, los procesos ciliares y el cuerpo ciliar, por delante. Se adhiere a la retina y muy especialmente en la *ora serrata*. Está compuesto principalmente por agua (99%) y, en menor medida, por ácido hialurónico y fibras delgadas de colágeno. Estos componentes están más concentrados en la periferia del cuerpo vítreo. Contiene pocas células, los hialocitos, encargados de la síntesis del ácido hialurónico y el colágeno. El cuerpo vítreo es atravesado por un canal denominado canal hialoideo o conducto de Cloquet, por donde circula la arteria hialoidea durante el desarrollo embrionario pero, dado que este vaso involuciona, en el adulto solo se observa un canal lleno de líquido.

Retina

La retina es la capa más interna del ojo. Se forma a partir de la cúpula óptica. Esta estructura embrionaria tiene dos hojas: una externa que origina el epitelio pigmentario de la retina, y otra interna que origina las demás capas de la retina. En su tercio anterior, la retina forma el revestimiento epitelial del iris y de los procesos ciliares, es la región no fotosensible, no visual denominada retina ciega, y en sus dos tercios posteriores origina la porción fotosensible, óptica o funcionante, que se extiende desde la *ora serrata*, por delante, hasta la papila donde emergen las fibras del nervio óptico, por detrás. En la retina se reconocen, desde el exterior hacia el interior, las siguientes capas (**figs. 24-7** y **24-8**):

1. Epitelio pigmentario
2. Capa de conos y bastones (fotorreceptores)
3. Membrana limitante externa
4. Capa nuclear externa
5. Capa plexiforme externa
6. Capa nuclear interna
7. Capa plexiforme interna
8. Capa de células ganglionares

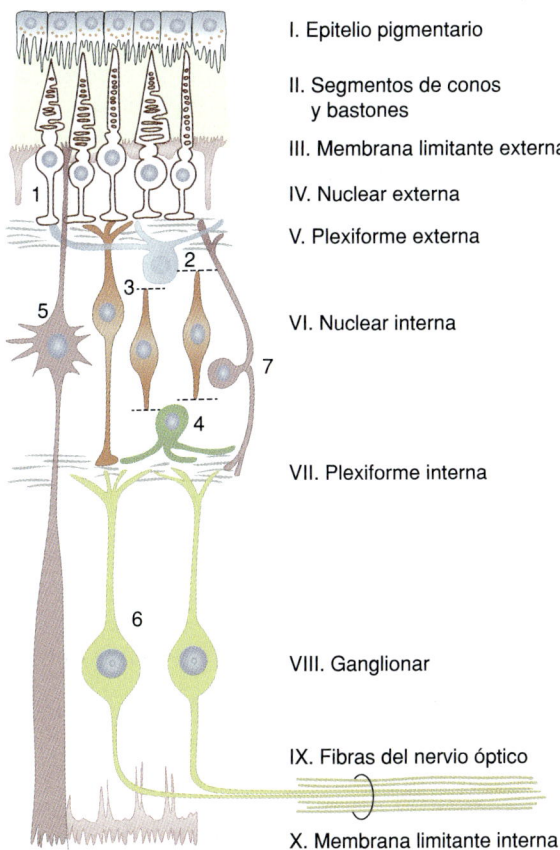

I. Epitelio pigmentario

II. Segmentos de conos y bastones

III. Membrana limitante externa

IV. Nuclear externa

V. Plexiforme externa

VI. Nuclear interna

VII. Plexiforme interna

VIII. Ganglionar

IX. Fibras del nervio óptico

X. Membrana limitante interna

Fig. 24-7. Corte histológico de la retina donde se indican las capas y los tipos celulares que la componen. 1: fotorreceptores; 2: células horizontales; 3: células bipolares; 4: células amacrinas; 5. Célula de Müller; 6: células ganglionares; 7: células interplexiformes.

9. Capa fibrosa o de fibras del nervio óptico
10. Membrana limitante interna

En el ser humano, como en todos los vertebrados, la retina está invertida, de modo que la luz debe atravesar todas las capas para incidir sobre los segmentos externos de los fotorreceptores porque, como se ve en la enumeración de las capas, estos se encuentran en la capa más externa.

A unos 2,5 mm de la papila hay una zona discoidea amarillenta, la mácula lútea, en la que se distingue una depresión central denominada fóvea, que tiene un gran número de fotorreceptores sumamente ordenados y con predominio de conos. No es posible ver los otros tipos celulares de la retina ni elementos vasculares, de manera que la luz incide prácticamente de forma directa sobre los fotorreceptores en la fóvea. Este sitio es el de máxima discriminación o visión fina de la retina. En el resto de la retina la visión es menos definida.

En la papila, como no hay fotorreceptores, la retina es incapaz de captar estímulos. Es el punto ciego de la retina (**fig. 24-9**).

Epitelio pigmentario

El epitelio pigmentario es un epitelio cúbico simple que descansa sobre una lámina basal que forma parte de la membrana vítrea o de Bruch. Las células tienen invaginaciones de la membrana plasmática en su dominio basal, entre las que se pueden observar mitocondrias. Sus membranas laterales presentan complejos de unión (uniones estrechas en la porción apical de las membranas laterales y adherentes en el resto de la misma membrana) y algunas uniones en hendidura. Este epitelio presenta células con núcleos basales y, en el citoplasma, numerosas vesículas con melanina, cuerpos residuales producto de la fagocitosis de discos de fotorreceptores, abundantes túbulos y vesículas del retículo endoplasmático liso, escaso retículo endoplasmático rugoso y un aparato de Golgi supranuclear. La membrana apical tiene numerosas microvellosidades que rodean los segmentos externos de los fotorreceptores, pero carece de uniones con estos últimos. Solo hay una matriz rica en glucosaminoglucanos en esta interfaz, secretada por el epitelio pigmentario, de modo que la retina puede desprenderse patológicamente del epitelio. Ambas capas se unen a nivel de la papila y de la *ora serrata*.

El epitelio pigmentario cumple numerosas funciones:
- Participa en el pasaje de sustancias desde los vasos de la coroides hasta los fotorreceptores y la retina externa, por lo que interviene en la nutrición de la retina externa, pero también forma parte, junto con el endotelio de los capilares con sus uniones estrechas, de la barrera hematorretiniana, que protege el órgano de los agentes externos a modo de filtro.
- Otorga sostén a los segmentos externos de los fotorreceptores, a los que rodea mediante microvellosidades, y sus células secretan glucosaminoglucanos, la sustancia de la interfaz que crea un microambiente y los mantiene unidos al epitelio pigmentario durante la vida adulta.
- Debido a la presencia de pigmento, participa en la reflexión de la luz para que ejerza su efecto sobre los fotorreceptores.
- Tiene un papel trófico en la retina porque sintetiza el factor derivado del epitelio pigmentario (PEDF), que protege las neuronas, evita la proliferación de vasos sanguíneos, previene la inflamación y es antioxidante.
- Participa en la renovación de los bastones mediante la fagocitosis de los discos de los segmentos externos de estos fotorreceptores y, aunque no está muy claro, realiza una función similar con los segmentos externos de los conos (los conos no sufren la descamación de los discos como los bastones).
- Interviene en el metabolismo de la vitamina A-rodopsina. El transretinal se desprende de la proteína

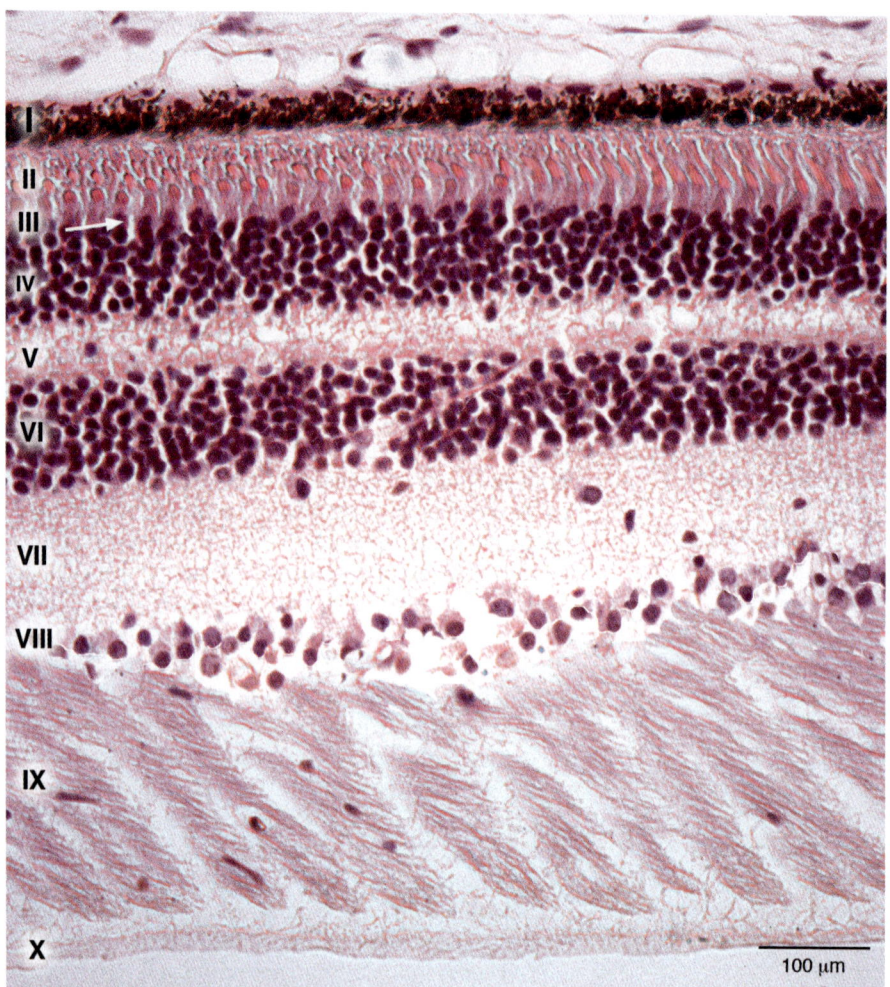

Fig. 24-8. Fotomicrografía de retina de hámster teñida con H-E. Se observan las capas de la retina: I, epitelio pigmentario; II, capa de segmentos de conos y bastones; III, limitante externa; IV, nuclear externa; V, plexiforme externa; VI, nuclear interna; VII, plexiforme interna; VIII, células ganglionares; IX, fibras del nervio óptico; X, limitante interna.

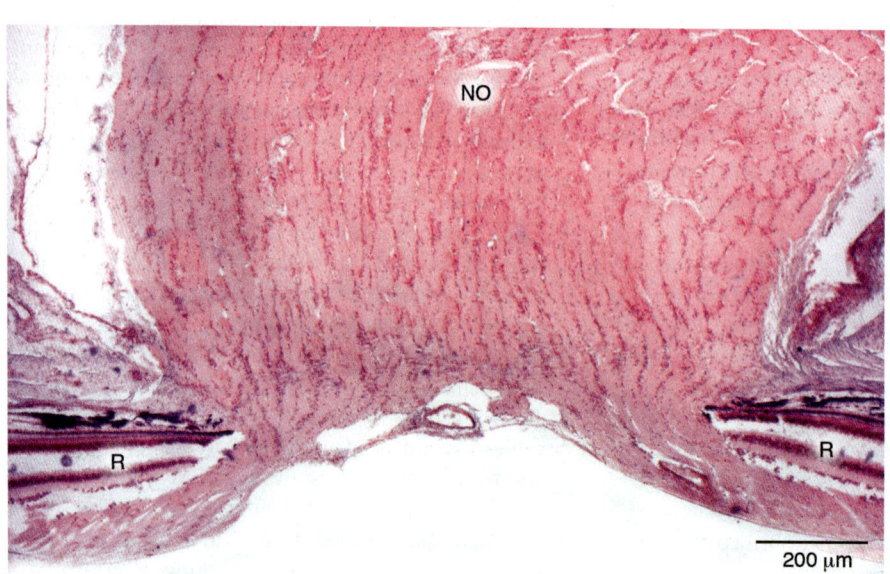

Fig. 24-9. Fotomicrografía de un corte de ojo de rata teñido con H-E a nivel de la papila, donde emergen las fibras que constituyen el nervio óptico (NO); en el centro de esta se observa un vaso y, a ambos lados, las capas de la retina (R).

opsina, se adhiere a los GAG de la interfaz, y es recaptado por el epitelio pigmentario, que lo convierte en 11-cis retinal porque contiene la enzima retinol-isomerasa en su citosol.

Tipos celulares de la retina neural

En la retina neural se distinguen seis tipos neuronales: 1) células fotorreceptoras, 2) células horizontales, 3) células bipolares, 4) células amacrinas, 5) células interplexiformes y 6) células ganglionares, y un tipo de célula glial de sostén (célula de Müller).

Células fotorreceptoras o fotorreceptores

Debido a la forma de sus segmentos externos, se los clasifica en dos tipos celulares denominados conos y bastones. Estos tipos se diferencian en la forma de sus segmentos externos, en su fisiología (visión color y diurna o fotópica versus visión blanco y negro, visión con poca luz, visión nocturna o escotópica, respectivamente) y en su ubicación, predominantemente periférica los bastones y macular los conos, pero comparten una estructura o esquema general. Ambos tienen un segmento externo y otro interno, un cuerpo donde se encuentra el núcleo, una fibra interna y un terminal presináptico conforma de pedículo en el cono o de esférula en el bastón.

Los conos presentan segmentos externos con forma cónica cuyo interior muestra un conjunto de laminillas densamente empaquetadas que configuran discos donde se encuentran los pigmentos fotosensibles. Si se observan con detenimiento los discos más próximos al segmento interno, puede apreciarse que la membrana plasmática origina estas estructuras al plegarse sobre sí misma, lo cual aumenta la superficie fotosensible. El segmento externo está unido al segmento interno por un delgado tallo que presenta la ultraestructura de un cilio inmóvil, ya que tiene nueve pares de microtúbulos periféricos, pero ningún par de microtúbulos en el centro. El esqueleto axial está unido a un cuerpo basal en el segmento interno del fotorreceptor. Por tal razón, el segmento externo se considera un cilio modificado. En el segmento interno se identifican, al microscopio electrónico, una parte externa o elipsoide, en la que hay gran número de mitocondrias, y una porción interna o mioide donde se observan aparato de Golgi, retículo endoplasmático liso, retículo endoplasmático rugoso y abundantes ribosomas libres. Este segmento es la porción metabólica del fotorreceptor donde se sintetizan los componentes de los discos del segmento externo. La renovación se produce por la incorporación de proteínas a la membrana en el segmento externo. En la porción mioide del fotorreceptor se observa glucógeno, que conforma lo que se denomina el paraboloide. Los segmentos internos de los fotorreceptores están unidos con la porción apical de las células de Müller

por medio de uniones adherentes o desmosomas, que constituyen la membrana limitante externa que se ve con el microscopio óptico. Los núcleos se encuentran muy cerca del segmento interno y forman una hilera única (la más externa) en la capa nuclear externa, salvo en la región que rodea a la fóvea, donde se observan varias capas de núcleos de conos. Del borde inferior parte una fibra interna, que presenta la morfología de un axón que termina en una dilatación triangular denominada pedículo, la cual establece contactos sinápticos con dendritas de células horizontales y bipolares en la capa plexiforme externa. Esas sinapsis son de tipo invaginante. En el interior de los pedículos de los conos se observan unas barras electrodensas denominadas cintas sinápticas que parecen guiar las vesículas de la presinapsis hacia el sitio activo (sinapsis). Además, los pedículos muestran sinapsis eléctricas con otros fotorreceptores. Hay alrededor de 6 a 7 millones de conos en la retina del ser humano, pero solo un millón de fibras en el nervio óptico, por lo que la relación entre fibras y conos es de 1:6 a 1:7.

Los conos tienen una proteína fotosensible en las membranas de sus discos acoplada con proteína G denominada yodopsina, análoga a la rodopsina de los bastones. Esta proteína tiene una porción proteica llamada fotopsina y pigmentos visuales que les permiten absorber luz de distintos colores. Algunos conos tienen pigmento visual para absorber el color rojo (son el 64% de los conos o conos L: *long wavelength*), otros contienen el pigmento para la absorción de la luz verde (son el 32% de los conos o conos M: *medium wavelength*) y otros más tienen pigmento para absorber la luz correspondiente al azul (son el 2-7% de los conos o conos S: *short wavelenght*). La visión del color es similar a la de los monitores RGB (*red-green-blue*) utilizados en las computadoras.

Los bastones presentan segmentos externos largos cilíndricos, cuyo interior muestra un conjunto de laminillas densamente empaquetadas que forman discos independientes de la membrana plasmática. Estos discos se originan en las proximidades del segmento interno y se descaman en su extremo externo o apical, donde son fagocitados por el epitelio pigmentario. Al igual que los conos, estos discos contienen pigmentos fotosensibles y aumentan la superficie de captación de los fotones de la luz. Un tercio del segmento externo se encuentra rodeado o envuelto por las microvellosidades del epitelio pigmentario. El segmento externo está unido al segmento interno por un delgado tallo que presenta la ultraestructura de un cilio inmóvil por lo que, al igual que los conos, el segmento externo es un cilio modificado. Al microscopio electrónico, en el segmento interno se identifican las mismas partes que en los conos, es decir, una parte externa o elipsoide en la que hay gran número de mitocondrias y una porción interna o mioide donde se observan aparato de Golgi, retículo endoplasmático liso, retículo endoplasmático rugoso y abundantes ribosomas libres. Los bastones tienen una fibra externa que comunica el segmento interno con el soma que contiene el núcleo. Los núcleos forman numerosas hileras en la capa nuclear externa y se encuentran en toda la retina, salvo en la fóvea en cuyo centro faltan por completo. Del borde inferior parte una fibra interna que presenta abundantes microtúbulos (distinguibles al microscopio electrónico) y es un axón que termina en una dilatación ovoide denominada esférula, la cual establece contactos sinápticos con las dendritas de las células horizontales y bipolares. Los bastones contienen púrpura visual o rodopsina en el interior de las membranas de los discos de los segmentos externos y es responsable de la absorción de la luz. La rodopsina se degrada en presencia de la luz y se resintetiza mediante la participación de fotorreceptores y epitelio pigmentario.

Células horizontales

Las células horizontales son neuronas presentes en la capa nuclear externa. Presentan dendritas de disposición horizontal que originan cortos penachos dendríticos que hacen sinapsis, en la capa plexiforme externa, con los pedículos de los conos. Las sinapsis son de tipo invaginante. En ellas, la membrana presináptica del fotorreceptor se invagina para recibir dos o tres terminales dendríticos que pertenecen a células horizontales y bipolares. El axón hace sinapsis con las esférulas de los bastones. Las células horizontales son neuronas inhibitorias y el principal neurotransmisor que emplean es el ácido gamma-aminobutírico (GABA).

Se describieron tres tipos de células horizontales: I, II y III, cuyas dendritas reciben señales de los distintos tipos de conos (con pigmento rojo, verde o azul). Sin embargo, los resultados publicados son contradictorios. También se identificó un tipo de células horizontales cuyas dendritas son estimuladas por los bastones y su axón hace sinapsis con los pedículos de varios conos.

Células bipolares

Estas células son neuronas que participan en el circuito de proyección o directo de la retina, se extienden desde la capa plexiforme externa a la plexiforme interna y presentan su núcleo en la capa nuclear interna. Las células presentan una o más dendritas que hacen sinapsis con los fotorreceptores en la capa plexiforme externa y un único axón que hace lo propio en la capa plexiforme interna con células ganglionares y amacrinas. Se clasifican en: bipolares de los bastones, bipolares enanas invaginadas y bipolares enanas planas que hacen sinapsis solo con un único cono, y bipolares planas o difusas que hacen lo propio con varios conos. Las células bipolares, en general, participan en el circuito de proyección y usan el neurotransmisor excitatorio glutamato.

Células amacrinas

Las células amacrinas son neuronas carentes de axón cuyo soma se encuentra en la capa nuclear interna, en general, en la parte más interna de la capa y, en algunos casos, sus somas pueden verse en la capa plexiforme interna o en la ganglionar (amacrinas desplazadas). Estas células tienen numerosas dendritas que se extienden en la capa plexiforme interna y hacen sinapsis con los axones de las células bipolares, entre sí y con las dendritas de las células ganglionares. Establecen contactos sinápticos denominados díadas, sinapsis seriadas y sinapsis recíprocas. Las prolongaciones dendríticas de las células amacrinas se extienden de forma difusa por la capa plexiforme interna o constituyen subláminas o estratos de fibras en la mencionada capa; por ello, se las puede clasificar en células amacrinas difusas y células amacrinas estratificadas. Las células amacrinas participan tanto en el circuito de proyección como en los circuitos laterales. Se describieron numerosos subtipos de células amacrinas y, desde el punto de vista neuroquímico, utilizan diversos neurotransmisores: serotonina, dopamina, glicina, GABA e, incluso, un gas como el óxido nítrico.

Células interplexiformes

Son neuronas cuyo soma se encuentra en la capa nuclear interna, presentan dendritas en la capa plexiforme interna donde reciben estímulos de las células amacrinas, y sus terminales presinápticos hacen sinapsis en la capa plexiforme externa con las células bipolares y horizontales. Para algunos autores, las células interplexiformes son un subtipo de células amacrinas. Las células interplexiformes establecen un circuito de retroalimentación intrarretiniano. Se ha demostrado que participan enzimas en la síntesis de dopamina en estas células, pero también hay GABA en una subpoblación de neuronas interplexiformes.

Células ganglionares

Las células ganglionares son neuronas que participan en el circuito de proyección de la retina. Sus dendritas, que se encuentran en la capa plexiforme interna, reciben el estímulo de las células bipolares y amacrinas. El soma, de tamaño variable (10-30 μm), se ubica en la capa homónima (de células ganglionares) y sus axones son la eferencia del órgano, forman la capa fibrosa de la retina y constituyen el nervio óptico, el cual lleva la información al tálamo (cuerpo geniculado lateral).

Las células ganglionares se pueden clasificar en tres grupos de acuerdo con las características del árbol dendrítico: 1) ganglionares enanas: tienen un tallo dendrítico único que termina en un penacho o cesto pequeño de dendritas secundarias y terciarias; 2) ganglionares difusas: tienen un árbol dendrítico que se extiende por toda la plexiforme interna; 3) ganglionares estratificadas: tienen dendritas que forman subláminas o estratos en la plexiforme interna.

Las células ganglionares enanas hacen sinapsis con las ramificaciones del axón de una única célula bipolar enana, la cual se contacta con un cono, por lo que este tipo de ganglionares predominan en la mácula donde son el 90% de las células ganglionares. Aquí, la relación entre los conos y las ganglionares es de 1:1, por lo que se alcanza la máxima discriminación. Por el contrario, las células ganglionares difusas establecen contactos sinápticos con numerosas neuronas bipolares de conos difusas y con bipolares de bastones.

Células de Müller

Las células de Müller son astrocitos modificados, forman parte de la glía radial, que desempeña un papel fundamental en el desarrollo del órgano al guiar la migración de las neuronas. Esta función fue observada por primera vez por Pasko Rakic en las células de Bergmann del cerebelo. La célula de Müller tiene el núcleo en la parte central de la capa nuclear interna y extiende prolongaciones de su citoplasma por toda la retina.

Por un lado, el citoplasma se extiende hasta el límite interno de la retina, donde los procesos están unidos por uniones adherentes y se apoyan en una lámina basal acidófila al microscopio óptico conocida como membrana limitante interna, aunque no es exactamente una membrana. Por otro lado, el citoplasma se extiende hasta un punto entre la capa nuclear externa y los segmentos internos de los fotorreceptores, donde las uniones adherentes de los procesos de las células de Müller con los conos y bastones originan otra línea acidófila al microscopio óptico conocida como membrana limitante externa. Las células de Müller envuelven con delgadas prolongaciones tanto los somas neuronales como sus prolongaciones en todas las capas de la retina. Además de su papel en el desarrollo, constituyen el sostén de las neuronas en la retina, secretan factores tróficos, y participan en la nutrición de la retina y en la recaptación de neurotransmisor del medio (p. ej., glutamato).

Si bien las células de Müller son las principales células gliales, existe otro tipo de astrocitos en la capa de las fibras del nervio óptico de la retina. Además, la retina tiene microgliocitos que realizan fagocitosis. Las fibras del nervio óptico son mielínicas y la mielinización es llevada a cabo por los oligodendrocitos.

Análisis integrado de las capas de la retina

Capa de conos y bastones

Se encuentran los segmentos externos e internos de conos y bastones. La abundancia de mitocondrias del elipsoide es responsable de la acidofilia de la capa que alberga los segmentos internos.

Membrana limitante externa

No es una membrana propiamente dicha, sino el conjunto de uniones adherentes (mácula adherente o desmosomas puntiformes y fascias adherentes o desmosomas en cinturón) de la porción apical del citoplasma de las células de Müller entre sí y con los fotorreceptores (conos y bastones).

Capa nuclear externa

Hay ocho o nueve capas o hileras de núcleos de fotorreceptores. Los núcleos de los conos constituyen la hilera nuclear más externa, mientras que el resto pertenecen a los bastones.

Capa plexiforme externa

Elementos intervinientes: pedículos de conos, y esférulas de bastones con dendritas de células bipolares y dendritas y axón de horizontales. Puede haber también axones de células interplexiformes.

Tipos de sinapsis: simples (planas), invaginantes y eléctricas. Tríadas.

En esta capa al microscopio electrónico se observan:

Sinapsis invaginantes en pedículos de conos y esférulas de bastones. En ambos casos la membrana presináptica se invagina para "abrazar" los elementos postsinápticos.

En los conos (12 a 25 invaginaciones por célula) la presinapsis tiene una cinta sináptica electrodensa alrededor de la cual se alinean vesículas sinápticas. En cada invaginación penetran dos dendritas de células horizontales con vesículas sinápticas lateralmente y una dendrita en el medio, perteneciente a una célula bipolar enana invaginada. Este tipo de sinapsis también se denomina tríada, dado que se encuentran tres elementos que hacen sinapsis con la presinapsis del pedículo.

En los conos también se pueden encontrar en la superficie de los pedículos (no en las invaginaciones) cientos de sinapsis planas con dendritas de células bipolares enanas planas.

Los bastones carecen de sinapsis superficiales y tienen una sinapsis invaginante por esférula. En la sinapsis invaginante se observan dos axones de células bipolares a los lados y de una a cuatro dendritas de células bipolares en el centro. También tienen cinta sináptica en la presinapsis.

Los fotorreceptores muestran sinapsis eléctricas entre sí cuya ultraestructura corresponde a uniones en hendidura.

Además, se observan sinapsis superficiales y planas con dendritas de bipolares en las esférulas de los bastones.

Capa nuclear interna

Se encuentran los núcleos de las células bipolares, horizontales, amacrinas, interplexiformes y de Müller.

Capa plexiforme interna

Elementos intervinientes: axones de células bipolares con procesos de neuronas amacrinas y dendritas de neuronas ganglionares. Otros elementos son las dendritas de las células interplexiformes.

Se observan sinapsis simples, recíprocas, díadas (un terminal presináptico de célula bipolar con dos dendritas de dos células amacrinas o con una dendrita de una célula amacrina y otra de una ganglionar) y seriadas (hay varios procesos amacrinos que se interponen entre un terminal presináptico de una célula bipolar y un postsináptico de una ganglionar). Además, hay sinapsis con cinta y sin cinta. En las sinapsis con cinta los axones de las células bipolares hacen sinapsis con procesos amacrinos y dendritas de células ganglionares. Las sinapsis químicas convencionales se producen entre amacrinas con bipolares, con otras amacrinas y con células ganglionares. Las sinapsis recíprocas se dan entre células bipolares y amacrinas.

Se observan estratos de fibras y conexiones debido a las arborizaciones de los axones de las células bipolares y los distintos tipos de células amacrinas y ganglionares.

Capa de células ganglionares

En esta capa se encuentran somas de células ganglionares con sus típicos núcleos de cromatina laxa y nucléolo central; células amacrinas desplazadas y somas de astrocitos. Hay sinapsis de procesos amacrinos con somas de células ganglionares y sinapsis axosomáticas de axones de células bipolares con somas de células ganglionares.

Capa de fibras del nervio óptico

En esta capa se encuentran axones amielínicos de las células ganglionares (se hacen mielínicos al abandonar la retina, luego de traspasar la lámina cribosa de la papila); también se observan vasos arteriales y venosos, ramas de la arteria y la vena centrales de la retina.

Membrana limitante interna

Formada por la lámina basal de las células de Müller, según algunos autores se incluye la dilatación de los procesos internos de las células de Müller con sus uniones.

En la retina se describen dos tipos de circuitos: 1) circuito de proyección, directo u *on-line*. En este circuito los fotorreceptores hacen sinapsis con las células bipolares y estas hacen lo propio con las células ganglionares. Este circuito es responsable de llevar la información al sistema nervioso; 2) circuitos laterales u *off line*.

Estos circuitos, en la capa plexiforme externa, están representados principalmente por las células horizontales, y permiten la inhibición lateral y el aumento de la discriminación. A nivel de la en la capa plexiforme interna, estos circuitos son más complejos, en ellos participan las células amacrinas que se interponen entre las células bipolares y ganglionares, y hacen posible la modulación de la señal, mecanismos de integración y elaboración de la información en la retina antes de ser conducida al cuerpo geniculado lateral y a la corteza occipital. (**Proyección médico-clínica 24-1. Correlación histológica de la tomografía de coherencia óptica. Glaucoma y fig. PMC 24-1**).

Histofisiología de la retina

La transducción visual ocurre en los fotorreceptores, particularmente en sus segmentos externos. Los conos son responsables de la visión en color, la visión de la luz brillante o visión fotópica y la discriminación fina, mientras que los bastones son responsables de la visión en blanco y negro, y la visión de la luz difusa o escotópica. El proceso de transducción se describió por primera vez en los bastones, en cuyos discos se encontró la proteína rodopsina. Esta proteína es un receptor acoplado a las proteínas G (GPCR: G *protein coupled receptor*) que tiene siete dominios transmembrana. La proteína G con la cual está acoplada se denomina transducina. La proteína rodopsina está compuesta por un caroteno, aldehído de la vitamina A, denominado retinal más la proteína opsina. En condiciones basales, ausencia de estímulo lumínico, el retinal se encuentra en conformación cis y unido a la opsina. Luego de la estimulación lumínica, los fotones producen el cambio de cis-retinal a trans-retinal, el cual se separa de la opsina y se genera un cambio de la conformación de la proteína opsina, esta se acopla a la proteína G transducina, la cual se disocia en sus subunidades. La subunidad alfa de la transducina estimula la GMPc fosfodiesterasa, que degrada el GMPc y disminuye sus niveles intracelulares. La membrana tiene canales del Na^+ activados por GMPc que están abiertos en la oscuridad debido a la unión del GMPc. Ante el estímulo lumínico, la disminución del GMPc provoca el cierre de los canales del Na^+, y paradójicamente, se hiperpolariza el fotorreceptor y disminuye la liberación del neurotransmisor. Mediante mecanismos de transducción de señales intracelulares, la señal se amplifica y puede adaptarse al brillo por un mecanismo de retroalimentación negativo.

El canal del Na^+ permite la entrada del Ca^{2+}. El cierre de los canales del Na^+ disminuye el Ca^{2+} citosólico, lo que estimula la proteína recoverina. Esta, a su vez, estimula la guanilato-ciclasa, que restablece los niveles de

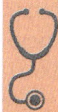

Proyección médico-clínica

24-1. Correlación histológica de la tomografía de coherencia óptica. Glaucoma

La tomografía de coherencia óptica (OCT) es una técnica de diagnóstico por imágenes que permite el diagnóstico y seguimiento de los pacientes en oftalmología. Se basa en la emisión de luz infrarroja que se refleja en las estructuras oculares, lo que permite observar en 3D la estructura de la retina y la papila óptica a nivel histológico in vivo. La importancia de las imágenes obtenidas mediante OCT radica en que permite correlacionar la imagen, que se toma de un paciente de forma no invasiva, con lo que podría observarse en un corte histológico. Esto es posible porque la OCT reconstruye imágenes de la retina con un límite de resolución entre 3-7 µm, lo que proporciona una imagen con un grado de detalle similar al logrado por microscopía óptica. En la **figura PMC 24-1 A** se observa una imagen de OCT que corresponde a un corte de la retina, incluidas la fóvea y parte de la papila óptica. En ella pueden identificarse todas las capas de la retina. En la **figura PMC 24-1 B** se destaca la correlación histológica con ese estudio. Para comprender la relevancia clínica de los conocimientos histológicos de la retina, se seleccionó como ejemplo el glaucoma. Esta patología comprende un grupo heterogéneo de neuropatías ópticas degenerativas caracterizadas por un aumento de la excavación de la papila óptica debido a la degeneración y pérdida de las células ganglionares de la retina (CGR). Esto se traduce en una pérdida progresiva e irreversible de la visión periférica y, en estadios avanzados, también de la visión central y la agudeza visual. Dado el carácter silente de la patología, ya que las manifestaciones clínicas no son evidentes hasta que más del 30% de las CGR se han perdido, el glaucoma se diagnostica en estadios en los que la lesión de la retina interna ya es significativa. Debido a estos aspectos, el glaucoma es la principal causa de ceguera irreversible por afección de la retina. Su fisiopatología está relacionada con el aumento de la presión intraocular, en su mayoría por alteraciones del flujo de drenaje del humor acuoso. En la **figura PMC 24-1, A** y **B** correlacionan la información de la OCT y lo observado en un corte histológico; C y D muestran, respectivamente, la medición del espesor de las tres capas que están conformadas por las CGR (axón en la capa de fibras del nervio óptico, soma en la capa de células ganglionares, dendrita en la capa plexiforme interna) y su correlato histopatológico. En este se observa una notoria disminución de somas de las neuronas ganglionares que repercute en una disminución de las fibras del nervio óptico. Esto es apreciable tanto en la histología como en la OCT.

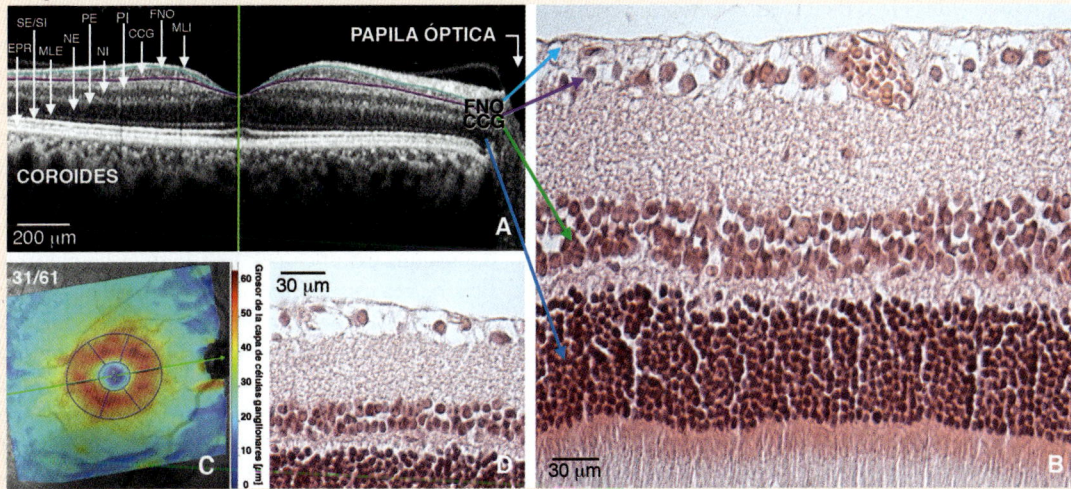

Fig. PMC 24-1. A. Imagen de tomografía de coherencia óptica (OCT) de la fóvea con identificación de la laminación retiniana. **B.** Microfotografía óptica de la retina teñida con H-E. Obsérvense las flechas que correlacionan la capa de fibras del nervio óptico intrarretiniana y las capas nucleares entre A y B. **C.** Medición del espesor de las neuronas ganglionares a nivel perimacular por OCT. Se observa en celeste la mácula y en rojo/amarillo el área de neuronas ganglionares perimaculares. **D.** Microfotografía óptica de la retina interna teñida con H-E. Se observa la típica lesión glaucomatosa caracterizada por la pérdida de células ganglionares de la retina. EPR: epitelio pigmentario de la retina; SE/SI: segmentos externos e internos de fotorreceptores; MLE: membrana limitante externa; NE: nuclear externa; PE: plexiforme externa; NI: nuclear interna; PI: plexiforme interna; CCG: capa de células ganglionares; FNO: capa de fibras del nervio óptico; MLI: membrana limitante interna. Cortesía de Ronan Nakamura.

GMPc. Las concentraciones de calcio intervienen en la reversión del fotorreceptor a su estado de reposo y en la adaptación a la iluminación constante.

En forma análoga, los conos tienen un tipo de opsinas con distintos pigmentos que absorben la luz de las longitudes de onda correspondientes a los colores rojo, verde o azul. Sin embargo, cada cono tiene un tipo particular de opsina, de modo que algunos conos detectan el rojo, otros el verde y otros el azul. Ante el estímulo específico de cada caso se genera un mecanismo de transducción de señales que produce la variación del voltaje de membrana (hiperpolarización) y la modificación de la liberación de neurotransmisor por el pedículo del cono correspondiente.

Topografía retiniana

La retina neural se extiende desde la *ora serrata* hasta la papila. Sin embargo, su espesor varía según se analice el polo posterior o la proximidad a la *ora serrata*. También varía la cantidad de conos o bastones. En proximidad a la *ora serrata* la retina periférica es delgada, predominan los bastones y numerosos fotorreceptores hacen sinapsis con unas pocas células bipolares y estas con una sola célula ganglionar. Esta disposición se denomina convergencia y ocasiona una visión con baja resolución. En proximidad al polo posterior aumenta el porcentaje de conos, los cuales están aún más concentrados en la mácula, y la fóvea está compuesta exclusivamente por conos. En esta última estructura, cada cono hace sinapsis con una única célula bipolar y, a su vez, cada célula bipolar hace sinapsis con una única célula ganglionar, lo que permite la discriminación fina de los detalles.

La papila es el punto de ingreso de la arteria central de la retina, y de egreso de los vasos venosos y las fibras del nervio óptico. Está ubicada unos 3 mm por dentro (interna) respecto del polo posterior. Como en este punto no hay fotorreceptores, es el punto ciego de la retina. Aquí se encuentra la lámina cribosa, compuesta por tejido conectivo, que está atravesada por los axones de las células ganglionares que forman el nervio óptico. En un corte de la papila se observa que está rodeada en su cara externa por el fondo de saco del espacio subaracnoideo. En los pacientes, esta relación anatómica es de suma importancia porque permite diagnosticar el síndrome de hipertensión intracraneal.

Este síndrome, caracterizado por cefalea, fotofobia y vómitos, aparece en la hipertensión intracraneal y puede ser causado por un hematoma o por un tumor cerebral. El aumento de presión del interior del cráneo es transmitido por el líquido cefalorraquídeo del espacio subaracnoideo hasta este fondo de saco que provoca la protrusión de la papila hacia el cuerpo vítreo (edema de papila). Este signo puede observarse en un estudio de fondo de ojo mediante un oftalmoscopio.

La mácula lútea es una zona clara/amarillenta de la retina ubicada en el polo posterior. Debe su color a la presencia de pigmento de tipo caroteno, la xantofila, en los somas de las células ganglionares. La mácula lútea tiene forma de disco de aproximadamente 5,5 mm de diámetro. En su centro, la retina es muy delgada, ya que sus capas se desplazan hacia los lados, lo que crea una depresión central o fóvea, compuesta solo por conos, donde los fotorreceptores están casi en contacto con la luz. En esta zona no se aprecian vasos en la retina. Es la zona de discriminación fina de la retina. La relación de los conos con las demás células es de 1:1, un cono por cada célula bipolar y ganglionar.

El nervio óptico no es un nervio en sentido estricto. Está compuesto por los axones de las células ganglionares mielinizados, son un fascículo que constituye parte de la sustancia blanca del SNC que es rodeada por las meninges (duramadre, aracnoides y piamadre). Estas cubiertas se continúan a lo largo del nervio óptico hasta la lámina cribosa, allí la paquimeninge se continúa con la esclerótica y el espacio subaracnoideo origina el fondo de saco anular que rodea externamente la papila y cuya importancia clínica se comentó en el párrafo precedente. El nervio óptico tiene alrededor de un millón de axones que son mielinizados por oligodendrocitos.

Irrigación de la retina

La retina es irrigada por la arteria central de la retina, rama de la arteria oftálmica, que ingresa en el ojo por la papila (donde egresan la vena central y los axones que forman el nervio óptico) y se ramifican en dos vasos uno superior y otro inferior. Estos vasos tienen un pequeño trayecto entre la limitante interna y el humor vítreo, luego se introducen en la capa fibrosa de la retina donde se dividen en una rama temporal y otra nasal que irrigan los distintos cuadrantes del órgano. Estas arterias se ramifican en vasos de menor calibre que se distribuyen por la retina hasta el límite externo de la capa nuclear interna, donde originan un plexo de capilares. La arteria central de la retina y sus ramas son responsables de la nutrición y oxigenación de la retina interna. La retina externa recibe sus nutrientes y el oxígeno por difusión a partir de los vasos coroideos. La retina está protegida de agentes externos por una barrera hematorretiniana. Esta barrea está formada por el endotelio de los capilares coroideos con su membrana basal, la membrana de Bruch y el epitelio pigmentario con sus uniones ocluyentes o estrechas. Los capilares de la retina son capilares continuos que tienen células endoteliales con uniones estrechas y una membrana basal continua que envuelve un segundo tipo celular, las células murales o pericitos intramurales, que tienen proteínas contráctiles en su citoplasma. Las venas de la retina acompañan a los vasos arteriales y convergen en la vena central de la retina, que abandona el órgano a través de la papila.

Los vasos de la retina son terminales, su oclusión ocasiona la lesión del tejido y provoca la ceguera del campo visual que es captado por ese sector de la retina.

Los anexos oculares son: párpados, aparato lagrimal (glándulas y conducto nasolagrimal), conjuntivas y músculos extrínsecos. (**Proyección médico-clínica 24-2. Enfermedades degenerativas de la retina**).

Párpados

Los párpados protegen los ojos y están compuestos, desde la superficie anterior o externa hasta la superficie posterior o interna, por:

- Piel: una piel delgada con una epidermis algo más pigmentada, dermis con glándulas sebáceas y sudoríparas, y tejido celular subcutáneo formado por tejido conectivo laxo con adipocitos que suele edematizarse con facilidad.
- Músculo palpebral: es un músculo estriado esquelético que rodea en forma circular ambos párpados (músculo orbicular). Este músculo es voluntario y está inervado por el nervio facial (VII par), como los restantes músculos de la mímica.
- Tarso: es una especie de esqueleto fibroso de los párpados constituido por tejido conectivo denso que se extiende cerca de los bordes palpebrales de comisura a comisura. Contiene las glándulas de Meibomio, que son el resultado de la fusión de unas 30 glándulas sebáceas y que vierten sus secreciones hacia el borde de los párpados.
- Otros músculos del párpado: el músculo elevador del párpado está formado por músculo estriado, se inserta en el borde superior del tarso y en la órbita, y es inervado por fibras del nervio oculomotor (III par). Los músculos tarsales superior e inferior están constituidos por músculo liso y son inervados por el sistema simpático.
- Folículos pilosos: en los bordes de los párpados hay folículos pilosos carentes de músculo piloerector que originan las pestañas, pequeñas glándulas sebáceas o glándulas ciliares o de Zeis, y glándulas sudoríparas apocrinas denominadas glándulas de Moll.
- Conjuntiva: en su cara posterior o interna los párpados están revestidos por una mucosa denominada conjuntiva. La conjuntiva se repliega en los fondos de saco conjuntival superior e inferior y tapiza la superficie de la esclerótica (conjuntiva ocular o bulbar). Presenta un epitelio cilíndrico estratificado con 2 a 5 capas de células y algunas células caliciformes. La lámina propia es de tejido conectivo laxo cerca del epitelio y contiene algunos linfocitos, mastocitos y macrófagos. El tejido conectivo es más denso en proximidad de la esclerótica, y presenta vasos y nervios.

Glándulas lagrimales

Tienen forma de almendra y están situadas en la cavidad orbitaria, en el sector superior y externo del globo ocular. Se encargan de producir las lágrimas, que son el principal componente de la película precorneal. Esta película humedece el epitelio y lo lubrica, lo que favorece el movimiento y la limpieza de los párpados. Además, desempeña una función bactericida e inmunitaria al contener lisozima e IgA, respectivamente. Las glándulas están divididas por tabiques de tejido conectivo en lóbulos independientes que secretan sus

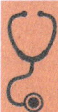

Proyección médico-clínica

24-2. Enfermedades degenerativas de la retina

La retina puede sufrir procesos degenerativos que afectan la retina externa o la retina interna. En el primer grupo, la degeneración afecta principalmente el epitelio pigmentario y los fotorreceptores como la enfermedad de Stargardt, la retinitis pigmentaria y la degeneración macular asociada con la edad. En el segundo grupo las células más afectadas son las células ganglionares que originan el nervio óptico. En este segundo grupo se encuentran la retinopatía diabética, el glaucoma y la retinopatía del prematuro.

Degeneración macular relacionada con la edad

La degeneración macular relacionada con la edad o AMD (*age-related macular degeneration*) es una enfermedad multifactorial degenerativa de la retina. Afecta a personas de más de 50 años y es la principal causa de ceguera legal en los países desarrollados. Esta enfermedad provoca la degeneración de los fotorreceptores de la mácula, por lo que se pierde la visión del color, la visión discriminativa y la visión central, pero se conserva la visión periférica que le permite a la persona cierto grado de independencia. Nunca se pierde totalmente la visión.

Existen dos variantes de la enfermedad: una es la húmeda, que afecta el 10-15% de los pacientes, y la otra es la seca, que afecta el 85-90% de los pacientes. Sin embargo, muchas veces comienza como una variante seca y evoluciona a la variante húmeda. La evolución de la enfermedad conduce a la ceguera legal en un lapso variable que puede ser de 3 años. En ambas variantes el primer hallazgo patológico es la formación de depósitos debajo del epitelio pigmentario denominados drusas (del alemán, *Drüsen*, que significa 'nódulo pétreo'). Estos depósitos dificultan la difusión de nutrientes y de oxígeno desde la coroides al epitelio pigmentario, proceso que conduce a la degeneración de este último y de los fotorreceptores, y a la consiguiente pérdida de la visión.

En la variante húmeda, el epitelio pigmentario responde a los déficits mediante la síntesis y liberación de factores de crecimiento; el principal factor secretado es el factor de crecimiento endotelial vascular (VEGF: *vascular endothelial growth factor*). Este induce la proliferación vascular que provoca una neovascularización significativa de los vasos coroideos que invaden el epitelio pigmentario. Además, aumenta la permeabilidad vascular, por lo que se produce un exudado; de ahí el nombre de variante húmeda. El exudado sobrepasa la membrana de Bruch y el epitelio pigmentario, se acumula entre el epitelio y la retina, y favorece el desprendimiento de la retina con sus consecuencias. Los tratamientos incluyen la terapia con láser y el uso de anticuerpos monoclonales contra el VEGF. Estos últimos son la terapia más moderna, se administran por vía intravítrea y tienen un efecto beneficioso al frenar la progresión de la enfermedad en los pacientes con la variante húmeda. Sin embargo, todavía no hay una terapia efectiva para los pacientes que padecen la variante seca. Es necesario continuar investigando con el objetivo de encontrar un tratamiento eficaz que incluya esta última variante.

productos por medio de seis conductos excretores al fondo de saco conjuntival superior. Desde el punto de vista morfológico, las glándulas lagrimales son tubuloalveolares, compuestas por células con secreción de tipo seroso, aunque pueden presentar pequeñas gotas lipídicas en su citoplasma. Los adenómeros están rodeados por células mioepiteliales. Hay otras glándulas lagrimales de menor tamaño, denominadas accesorias, en el fondo de saco bulbar y en la conjuntiva palpebral.

La secreción de las glándulas se drena en el ángulo interno del ojo, en el lago lagrimal a través de los puntos lagrimales (uno en cada párpado), allí son conducidas por los conductos lagrimales al saco lagrimal y de este por el conducto nasolagrimal a la cavidad nasal.

Los conductos lagrimales están revestidos por un epitelio plano estratificado que asienta sobre un manguito de tejido conectivo denso y tienen en su parte vertical tejido muscular. El saco lagrimal y el conducto nasolagrimal están revestidos por un epitelio cilíndrico seudoestratificado rodeado de tejido conectivo laxo, el cual a su vez está envuelto por tejido conectivo denso con algunas fibras elásticas.

OÍDO

En los vertebrados se han desarrollado órganos sensoriales que detectan no solo el sonido, sino también el equilibrio. Este es el caso del órgano oído interno, que transduce el sonido en la cóclea y los cambios de aceleración lineal y angular, relacionadas con el equilibrio, en las máculas del utrículo-sáculo y en los conductos semicirculares, respectivamente (**fig. 24-10**).

El oído está compuesto por tres porciones: externo, medio e interno. El oído externo incluye el pabellón auricular u oreja y el conducto auditivo externo que se extiende hasta la membrana del tímpano. El oído medio incluye una cavidad, la cavidad del tímpano o cavidad timpánica, que aloja los huesecillos del oído: martillo, yunque y estribo, los cuales están articulados entre sí y en ellos se insertan pequeños músculos (músculo del martillo y músculo del estribo). Esta cavidad limita con el oído externo por medio de la membrana timpánica y con el oído interno a través de la ventana oval cubierta por una membrana sobre la que se asientan la platina del estribo y la ventana redonda con su membrana propia. El oído interno está formado por una estructura en forma de caracol denominada cóclea, que está en el interior de la porción petrosa del hueso temporal. Esta estructura está labrada en el interior del hueso, lo que constituye el laberinto óseo, dentro del cual se aloja la porción membranosa de la cóclea: la rampa coclear.

Entre ambas estructuras se encuentra un líquido conocido con el nombre de perilinfa, que circula por las rampas vestibular y timpánica, mientras que en el interior de la rampa coclear se encuentra la endolinfa (véase **fig. 24-10**).

Oído externo

Está constituido por el pabellón auricular u oreja y el conducto auditivo externo.

El pabellón auricular tiene un esqueleto de cartílago elástico salvo en el trago (pequeña protuberancia debajo de la entrada del conducto auditivo). Este cartílago está recubierto de piel fina con delgados vellos que parten de folículos pilosos con glándulas sebáceas. La forma particular del pabellón auricular,

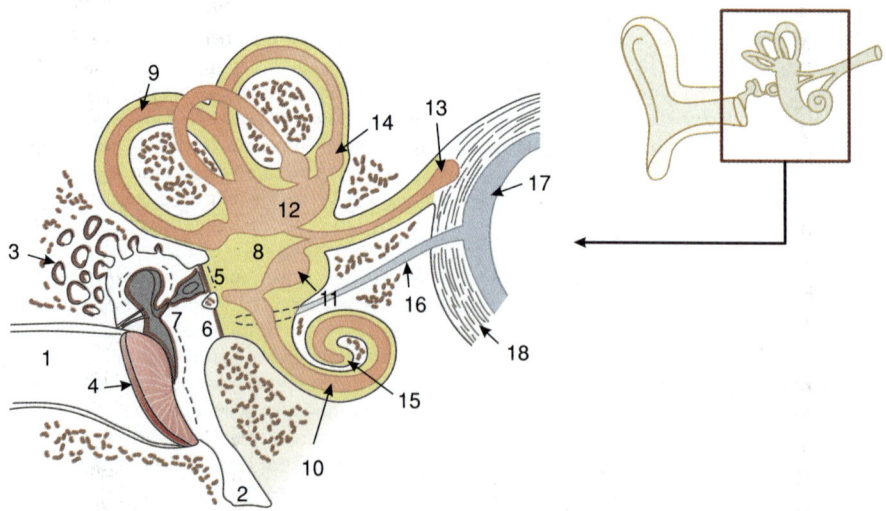

Fig. 24-10. Anatomía del oído externo, el oído medio y el oído interno. 1: conducto auditivo externo; 2: trompa de Eustaquio; 3: celdas mastoideas; 4: tímpano; 5: ventana oval; 6: ventana redonda; 7: huesecillos del oído; 8: vestíbulo del oído interno; 9: conductos semicirculares; 10: conducto coclear; 11: sáculo; 12: utrículo; 13: conducto endolinfático; 14: ampollas; 15: helicotrema; 16: conducto perilinfático; 17: espacio subaracnoideo; 18: duramadre

similar a un embudo, se debe al cartílago y le permite conducir las ondas sonoras al conducto auditivo externo.

El conducto auditivo externo se extiende desde el pabellón auricular hasta la membrana del tímpano. Tiene dos porciones: una cartilaginosa o externa (2/3), y una ósea o interna (1/3). Su porción externa está rodeada por un armazón cartilaginoso que es continuación del cartílago elástico del pabellón auricular y está revestido por piel fina con pelos y glándulas sebáceas. Los pelos ocupan la luz y dificultan la entrada de objetos e insectos. Además, en la piel de esta parte del conducto se encuentran glándulas sudoríparas apocrinas denominadas glándulas ceruminosas. La secreción de estas glándulas y de las sebáceas constituye el cerumen, que en condiciones normales impide la maceración del epitelio, pero patológicamente ocasiona la formación de los tapones de cera. En su tercio interno el conducto está rodeado por hueso y en la piel que lo rodea casi no hay glándulas ni pelos.

Membrana del tímpano

Es una membrana lisa, de color blanquecino y aspecto nacarado que presenta una parte tensa y una porción superior más laxa o flácida. Separa anatómicamente el oído externo del oído medio. Está compuesta por un tejido epitelial plano estratificado del lado externo que es continuación del epitelio del conducto. El epitelio asienta sobre una delgada lámina de tejido conectivo subepidérmico, y carece de glándulas y pelos. El estroma está constituido por tejido conectivo colágeno denso, cuyas fibras colágenas se disponen de forma radiada en su parte externa, irradiando desde el punto de inserción del mango del martillo hacia la periferia, y de forma circular en su parte interna. La cara interna de la membrana está revestida por una mucosa con un epitelio plano simple y una delgada lámina propia. Fisiológicamente, el tímpano vibra como consecuencia del sonido y transmite el movimiento al martillo que se inserta en él.

Oído medio

Está compuesto por la cavidad del tímpano o timpánica, los huesecillos del oído (martillo, yunque y estribo) que están articulados entre sí y que tienen pequeños músculos (músculo del martillo y músculo del estribo). Esquemáticamente, la cavidad puede interpretarse como un cubo labrado en el interior de la porción petrosa del hueso temporal. Este cubo limita por su pared externa con el conducto auditivo externo por medio de la membrana timpánica, su pared interna limita con el oído interno por medio de las ventanas oval y redonda, en su pared posterior se encuentra el antro mastoideo que lo comunica con las celdas

mastoideas y en su pared anterior se encuentra la abertura de la trompa de Eustaquio, que es un conducto que la comunica con la rinofaringe. Su pared superior carece de ventanas o conexiones, y se relaciona con la base del cráneo. La cavidad timpánica está revestida por una delgada mucosa que tiene un epitelio plano simple y una delgada lámina propia de tejido conectivo que se fija al periostio. El epitelio se transforma en el epitelio respiratorio (cilíndrico seudoestratificado ciliado con células caliciformes) en la trompa de Eustaquio (véase **fig. 24-10**).

Los huesecillos del oído medio son el martillo, el yunque y el estribo. Estos tres huesos tienen articulaciones entre sí y se encuentran fijados a la cavidad timpánica por ligamentos. El martillo, además, se une por el mango a la membrana del tímpano y el estribo; por medio de su platina, ocluye la ventana oval que comunica con la rampa vestibular de la cóclea. Histológicamente, los huesecillos están formados por hueso compacto y revestidos por la misma mucosa que la caja del tímpano. Además, en estos huesecillos se insertan dos músculos estriados pequeños: el músculo tensor del tímpano que se inserta en el martillo, como indica el nombre, es responsable de tensar la membrana timpánica, y el músculo del estribo o estapedio, que es el músculo más pequeño del organismo. La contracción de estos músculos ante sonidos intensos disminuye los movimientos de la cadena de huesecillos y protege al oído del efecto dañino de los sonidos. Los huesecillos del oído se encargan de transmitir la vibración de la membrana del tímpano originada por el sonido a la ventana oval que comunica con la rampa vestibular del oído interno. Allí, el movimiento de la platina del estribo genera la vibración de la perilinfa contenida en las rampas.

Trompa de Eustaquio

Es un conducto que comunica la cavidad timpánica con la rinofaringe; tiene una porción ósea (tercio próximo a la cavidad timpánica) y una porción cartilaginosa (porción próxima a la rinofaringe). Su luz está revestida por una mucosa con un epitelio cilíndrico seudoestratificado ciliado con células caliciformes y una lámina propia de tejido conectivo laxo que es delgada en la porción ósea y gruesa con glándulas mucosas en la porción cartilaginosa. En su desembocadura en la rinofaringe se observa tejido linfático que constituye las amígdalas tubáricas. Las trompas de Eustaquio permiten el equilibrio de presiones entre la cavidad timpánica y el conducto auditivo externo.

Oído interno

El oído interno está situado en la porción petrosa del temporal, e incluye un laberinto óseo y un laberinto membranoso. Este último se aloja en el interior del laberinto óseo. Entre ambos hay un líquido denominado perilinfa, y dentro del laberinto membranoso se halla otro líquido llamado endolinfa.

El laberinto óseo incluye un vestíbulo y tres conductos semicirculares que alojan el sáculo, el utrículo y los conductos semicirculares membranosos que constituyen el órgano del equilibrio y, por otro lado, la cóclea o caracol que contiene la rampa coclear donde está el órgano de Corti. Mientras el vestíbulo es posterior y externo, la cóclea o caracol es anteromedial. Los conductos semicirculares se orientan en tres planos del espacio a 90° unos respecto de los otros, el conducto semicircular externo es horizontal; el anterior es vertical y forma un ángulo de 45° con el plano medial; y el posterior comparte su rama anterior con la rama posterior del conducto anterior y se encuentra a 90° del anterior. Cada uno de estos conductos tiene uno de sus extremos dilatado para formar una ampolla en su desembocadura en el vestíbulo.

La cóclea es una estructura hueca con la forma de un caracol que tiene un eje óseo, la columela o modiolo, que se orienta de posterior a anterior y de medial a lateral. Esta cavidad tiene un túnel que da dos vueltas y media alrededor del eje o columela. Esta última tiene una delgada lámina espiral ósea, que en forma análoga a los dientes de un tornillo, la rodea desde la base hasta su vértice y divide el túnel de forma incompleta. En el vértice de esta lámina se inserta una membrana de tejido conectivo que se extiende hasta la pared opuesta del túnel y la divide por completo: la membrana basilar.

El laberinto coclear es la porción del laberinto membranoso que se encuentra en el interior de la cóclea. Este laberinto origina la rampa coclear o caracol membranoso que se extiende desde la base del caracol (fondo de saco utricular) hasta el vértice del helicotrema. El fondo de saco utricular se comunica con el saco membranoso utricular por el *canalis reuniens*. El conducto coclear descansa sobre la membrana basilar y divide el interior de la cóclea en tres rampas: la rampa vestibular, la rampa media o coclear y la rampa timpánica.

Una delgada membrana revestida por epitelios planos simples separados por sus láminas basales fusionadas, la membrana vestibular, se extiende desde un engrosamiento del periostio de la lámina espiral hasta la pared opuesta del túnel coclear y separa la rampa coclear de la rampa vestibular. La membrana basilar, compuesta por tejido conectivo, tiene un epitelio plano simple en su cara inferior y un epitelio especializado en su cara superior (órgano de Corti); separa la rampa coclear de la rampa timpánica. Tanto las rampas vestibulares como la rampa timpánica están revestidas por una delgada mucosa de epitelio plano simple que asienta sobre una lámina delgada de tejido conectivo. Ambas están llenas con perilinfa y se comunican una con la otra a nivel del vértice coclear en la zona conocida como helicotrema (**fig. 24-11**).

La rampa coclear muestra en el corte longitudinal del caracol una sección triangular con una pared externa, que presenta un engrosamiento del periostio o ligamento espiral, sobre el que se encuentra el único epitelio vascularizado del organismo, que es un epitelio estratificado, la estría vascular (*stria vascularis*). En esta estructura se sintetiza la endolinfa que llena el interior de la rampa coclear. Las células epiteliales muestran

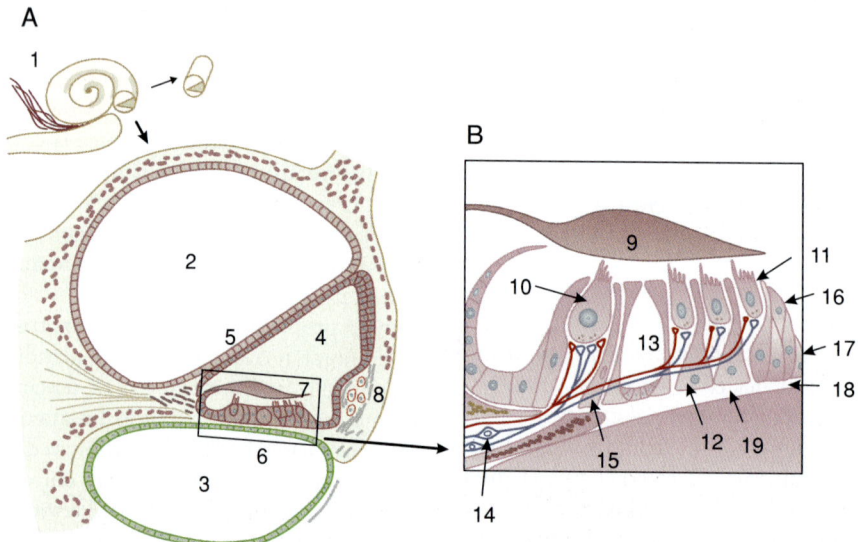

Fig. 24-11. A. Corte transversal de la cóclea donde se observan las rampas vestibular, coclear y timpánica. **B.** Detalle celular del órgano de Corti. 1: cóclea; 2: rampa vestibular; 3: rampa timpánica; 4: rampa media o coclear; 5: membrana de Reissner; 6: membrana basilar; 7: órgano de Corti; 8: estría vascular; 9: membrana tectoria; 10: célula pilosa de tipo I; 11: célula pilosa de tipo II; 12: célula de sostén o falángica externa; 13: túnel de Corti; 14: ganglio coclear o espiral; 15: célula de sostén o falángica interna; 16: célula de sostén o Hensen; 17: célula de sostén o Claudius; 18: ligamento espiral; 19: membrana basilar.

numerosas invaginaciones de sus membranas, que tienen bombas Na$^+$K$^+$+ATPasa y bombas de K$^+$ responsables de la composición iónica de la endolinfa (rica en K$^+$). En la parte inferior de la pared externa se encuentran el rodete del ligamento espiral y la inserción de la membrana basilar.

En el piso de la rampa coclear, por encima de la membrana basilar, está el órgano de Corti, que es la estructura sensorial responsable de la audición. Es el transductor del sistema auditivo.

Sobre la membrana basilar se encuentran desde el interior o vértice de la rampa coclear hacia el exterior los siguientes elementos: la lámina espiral ósea, el surco espiral y el órgano de Corti.

La lámina espiral ósea o limbo de la lámina espiral es un engrosamiento del periostio que llega hasta el surco espiral interno y que presenta en su parte superior un conjunto de células epiteliales especializadas que son las células interdentarias, las cuales revisten el surco espiral interno y se continúan con las células limitantes internas. Estas células tienen características secretoras y posiblemente originen la membrana tectoria que se extiende sobre las células ciliadas del órgano de Corti. Este órgano tiene dos tipos celulares principales: 1) células de sostén y 2) células ciliadas (**fig. 24-12**; véase también **fig. 24-11**).

Las células de sostén incluyen las células falángicas internas, los pilares del túnel de Corti (internos y externos), las células falángicas externas (de Deiters) y las células limitantes externas (de Hensen). Estas células descansan sobre una lámina basal que las separa de la membrana basilar y se unen en su parte apical por complejos de unión que incluyen uniones estrechas u ocluyentes. Tienen un desarrollo particular del citoesqueleto (microtúbulos y microfilamentos). Entre los pilares del túnel de Corti se forma un espacio que es el túnel homónimo que se comunica con otros espacios intercelulares, pero que está aislado completamente de la luz de la rampa coclear por las uniones ocluyentes o estrechas del epitelio. El túnel de Corti contiene un líquido cuya composición es similar al líquido extracelular y se llama cortilinfa. Más externamente se encuentran otras células epiteliales, las células de sostén externas o de Claudius y las células de Boettcher (posiblemente secretoras) que se continúan con el revestimiento epitelial del surco espiral externo, pero que no se consideran parte del órgano de Corti. En cambio, las células falángicas internas se continúan con las células marginales que se aplanan de manera gradual y rodean el surco espiral interno

Células ciliadas

Las células ciliadas son internas o externas. Las células ciliadas internas, también denominadas células pilosas internas o tipo I, constituyen una única hilera de células por dentro de los pilares del túnel de Corti. Son redondeadas o piriformes (forma de pera), tienen un núcleo basal y un citoplasma apical estrecho. Si bien se denominan células ciliadas carecen de estas. Su membrana plasmática apical presenta numerosas estereocilios orientados como una letra U aplanada con la abertura hacia el pilar interno del órgano de Corti. Se apoyan sobre las células falángicas internas que las envuelven por completo.

Sin embargo, estos estereocilios no llegan a contactar la membrana tectoria. Las células ciliadas internas presentan un engrosamiento de la red de filamentos de actina en su porción apical que forman la placa cuticular y uniones ocluyentes que la sujetan a las células vecinas. Carecen de cilios o cinocilios, pero tienen un cuerpo basal que se observa en su parte apical. En la región basal, entre las células ciliadas y las células falángicas internas, se encuentran terminales aferentes que establecen sinapsis con células ciliadas internas, en

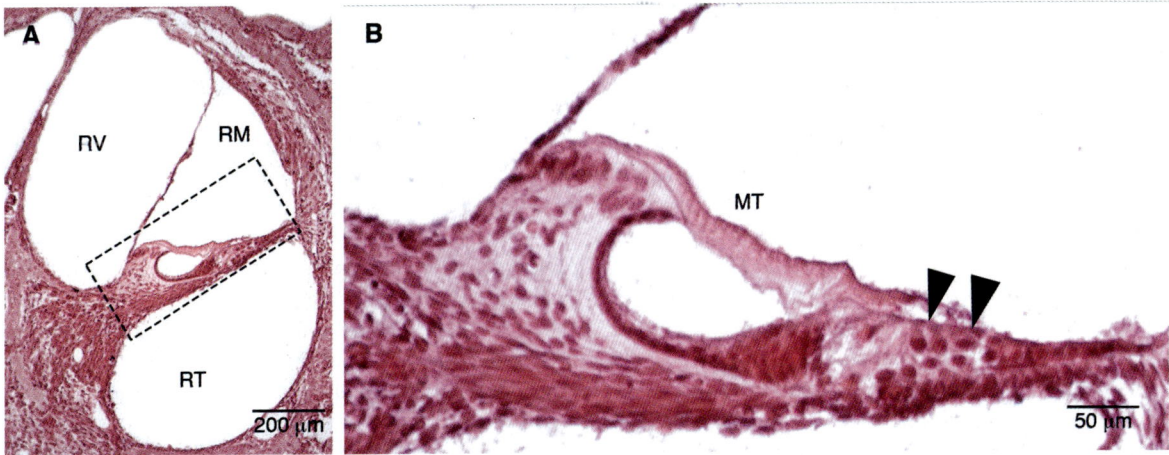

Fig. 24-12. Fotomicrografía óptica del oído interno. **A.** Se aprecia la cóclea con sus rampas vestibular (RV), media (RM) y timpánica (RT). **B.** Órgano de Corti. MT: membrana tectoria. Flechas: células ciliadas.

estas hay cintas sinápticas asociadas a vesículas sinápticas. Esto es análogo a lo observado en las sinapsis entre los fotorreceptores y las células bipolares de la retina. Además, se encuentran terminales axónicos o eferentes en el espacio entre las células falángicas y las células ciliadas internas. Estos axones hacen sinapsis con las fibras aferentes y establecen un control central que modula la información aferente.

Las células ciliadas externas, también denominadas células pilosas externas o de tipo II, constituyen tres hileras de células por fuera del túnel de Corti. Son cilíndricas y más altas que las ciliadas internas, tienen un núcleo basal y una placa cuticular apical, que al microscopio electrónico corresponde a una condensación de los microfilamentos. En el citoplasma apical también se puede observar un centriolo. La membrana apical muestra hasta 100 estereocilios, los más largos de los cuales hacen contacto con la membrana tectoria e incluso están incluidos en ella. La microscopía de barrido muestra que los estereocilios tienen una disposición en forma de W con su parte abierta orientada hacia los pilares del túnel de Corti. En su parte basal, las células ciliadas externas se apoyan sobre tres hileras de células falángicas externas que las envuelven parcialmente. En el espacio entre los dos tipos celulares hay terminales aferentes y eferentes que establecen contacto sináptico, en ambos casos, de manera directa con las células ciliadas externas

La membrana tectoria es una lámina carente de células, compuesta por distintos tipos de colágeno (II, V y IX) y glucosaminoglucanos, sintetizada por las células interdentadas, que se extiende desde el labio vestibular de la lámina espiral hasta las células limitantes externas. Otras proteínas (otogelina y tectorina) estarían en las membranas otolíticas de las máculas. En la membrana tectoria se inserta la parte apical de los estereocilios de las células ciliadas externas, pero no hay evidencias de que se inserten los estereocilios de las células ciliadas internas, aunque este último punto puede ser un artefacto (véase **fig. 24-11**).

Histofisiología

Cuando llega un sonido, se produce una vibración de la membrana del tímpano. Esa vibración origina el movimiento del martillo, que transmite ese movimiento vibratorio al yunque y este al estribo. La platina del estribo, insertada en la ventana oval, provoca un movimiento ondulatorio de la perilinfa de la rampa vestibular que llega al helicotrema, continúa por la rampa timpánica hasta la ventana redonda donde la membrana que la ocluye se mueve, lo que compensa el desplazamiento del líquido que es incompresible.

El movimiento ondulatorio del líquido genera el ascenso y descenso de la membrana basilar sobre la cual asienta el órgano de Corti. El órgano está inmerso en endolinfa, que tiene un alto contenido de potasio, y sus células ciliadas tienen una diferencia de potencial de -150 mV respecto del medio. Ante los movimientos ascendentes o descendentes de la membrana basilar, los estereocilios experimentan movimientos de flexión que abren canales iónicos del K^+ acoplados a una proteína transductora mecanoeléctrica, lo que produce la despolarización celular. A continuación, la apertura de los canales del Ca^{2+} originada por la despolarización provoca la liberación del contenido de las vesículas sinápticas (el neurotransmisor) en las sinapsis entre las células ciliadas y las fibras aferentes responsables de la conducción del estímulo.

Sin embargo, si bien el movimiento hacia afuera de los estereocilios (acercándolos al cuerpo basal), por ascenso de la basilar produce la despolarización, el movimiento inverso provoca la hiperpolarización celular. De esta manera ocurre la transducción del sonido a un lenguaje bioeléctrico que implica la despolarización de las membranas que puede ser interpretado por el sistema nervioso. Finalmente, existe una localización tonotópica del sonido según su frecuencia a lo largo de la rampa coclear. Mientras los de menor frecuencia se localizan en el helicotrema, los de alta frecuencia llegan a la región basal y las frecuencias intermedias se ubican entre ambos extremos.

El órgano de Corti está inervado por neuronas presentes en la columela o modiolo que constituyen el ganglio coclear. Estas neuronas bipolares envían sus dendritas a las células ciliadas internas (95%, principales células sensoriales) y a las células ciliadas externas (5%). Sus axones constituyen la rama coclear del VIII par. Estas fibras conducen la información a los núcleos cocleares en el bulbo, donde se encuentran neuronas cuyos axones ascienden al tálamo (cuerpo geniculado medial) y llevan la información auditiva que es enviada a la corteza auditiva, localizada en el lóbulo temporal.

Laberinto vestibular

El laberinto vestibular tiene una porción membranosa que incluye el utrículo, el sáculo y los conductos semicirculares membranosos, el conducto y el saco endolinfáticos. El utrículo está situado por arriba y atrás del vestíbulo y en él desembocan los conductos semicirculares. El sáculo se encuentra por debajo y adelante del vestíbulo y está comunicado con el utrículo por el conducto utrículo-sacular. Del sáculo parte el conducto endolinfático que comunica con el saco endolinfático; además, el sáculo se conecta por medio del *canalis reuniens* con la porción utricular del conducto coclear.

Todas las estructuras membranosas mencionadas tienen una delgada pared compuesta por tejido conectivo y epitelio plano simple. Sin embargo, en sitios especiales se produce un engrosamiento del epitelio que origina, tanto en el utrículo como en el sáculo, dos estructuras con forma de disco denominadas máculas. Estas se sitúan en posición horizontal en el piso del utrículo y en posición vertical en la pared interna del sáculo. Además, se observan engrosamientos epiteliales en las dilataciones ampulares o ampollas de los conductos semicirculares que constituyen las crestas ampulares.

Las máculas y las crestas ampulares son los neuroepitelios sensoriales que captan respectivamente las variaciones de aceleración lineal y angular del cuerpo. En ambos casos se observa un epitelio cilíndrico con dos tipos celulares: células de sostén y células ciliadas. Las células de sostén son células cilíndricas con núcleo basal con un importante desarrollo del citoesqueleto con una red terminal que presentan complejos de unión entre sí y con las células ciliadas. Las células ciliadas se clasifican en tipo I o tipo II (**fig. 24-13**).

Las células ciliadas o pilosas de tipo I son piriformes o esferoidales, tienen sus núcleos basales, un citoplasma apical angosto con aproximadamente 50 estereocilios y un cinocilio apicales. El cinocilio carece de movimiento, es inmóvil. Al microscopio electrónico muestra nueve pares de microtúbulos periféricos, pero carece de un par central porque este desaparece a corta distancia del cuerpo basal. Los estereocilios son largas microvellosidades que carecen de microtúbulos en su interior. La célula está envuelta por un terminal aferente en forma de cáliz que la envuelve casi por completo. La célula ciliada de tipo I hace sinapsis con el terminal y muestra cintas sinápticas rodeadas de vesículas al igual que los fotorreceptores. Este tipo celular parece ser el más importante en la transducción de señales relacionadas con el equilibrio.

Las células ciliadas o pilosas de tipo II tienen forma cilíndrica y presentan sus núcleos a distintas alturas. En forma análoga a las de tipo I tienen un cinocilio y varios estereocilios. En su parte basal se encuentran terminales aferentes y eferentes que hacen sinapsis con la célula ciliada. En el presinapsis de la célula ciliada se observan cintas sinápticas y vesículas sinápticas como en las de tipo I y los fotorreceptores. Los terminales eferentes hacen sinapsis directamente sobre la célula ciliada de tipo II y establecen un control eferente modulatorio.

Las células ciliadas de las máculas y de las crestas ampulares están inmersas en una sustancia gelatinosa compuesta por glucosaminoglucanos y proteínas. En el caso de las máculas, esa sustancia constituye una capa (membrana otolítica) sobre la que hay estructuras cristalinas compuestas por carbonato de calcio llamadas otolitos, que le dan el nombre de membrana otolítica. En el caso de las crestas ampulares, esa sustancia llena en forma completa la dilatación ampular de los conductos semicirculares constituyendo las cúpulas. Las cúpulas están sujetas por los estereocilios de las células de la cresta, que hacen las veces de bisagra, y pueden experimentar un movimiento de ida y vuelta como consecuencia del desplazamiento de la endolinfa por los conductos semicirculares.

Histofisiología del laberinto vestibular

Por su localización, las máculas del utrículo y del sáculo envían información posicional y de variación de aceleración lineal. El movimiento ascendente o descendente, o hacia adelante y atrás, o lateral provoca un desplazamiento de los otolitos sobre las membranas homónimas que generan la incurvación de los estereocilios de las células de tipo I y II. Mientras que el movimiento de los estereocilios hacia el cinocilio produce la despolarización y la liberación de neurotransmisores, el movimiento opuesto causa hiperpolarización y disminución de la descarga de neurotransmisores. Asimismo, los movimientos rotatorios ocasionan el movimiento de la endolinfa en los conductos semicirculares que desplaza la cúpula de las dilataciones ampulares. Como los estereocilios están inmersos en ellas, el movimiento

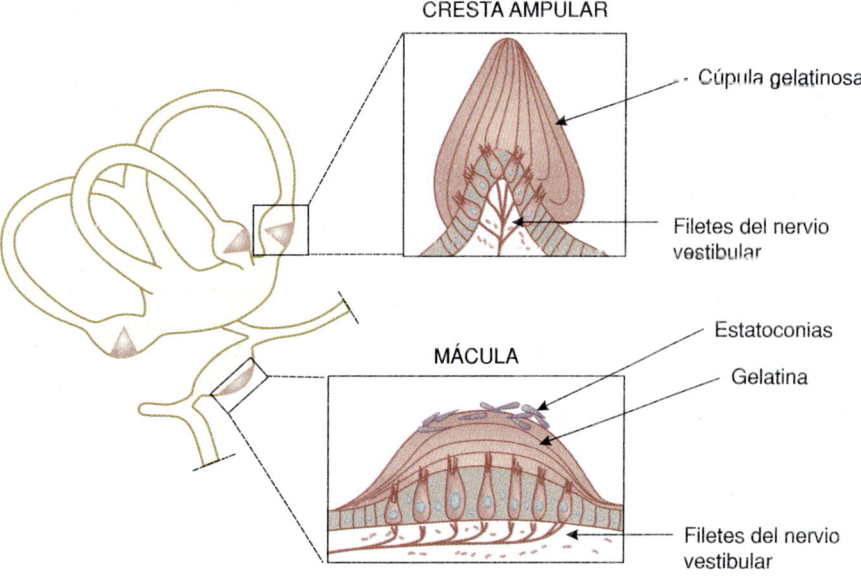

Fig. 24-13. Corte de la cresta ampular de los conductos semicirculares del utrículo y de la mácula del sáculo. En ambos casos se representan las células ciliadas responsables de la percepción del movimiento.

CRESTA AMPULAR

Cúpula gelatinosa

Filetes del nervio vestibular

MÁCULA

Estatoconias

Gelatina

Filetes del nervio vestibular

en uno u otro sentido genera la despolarización o la hiperpolarización celular con sus consecuencias.

Las estructuras están inervadas por neuronas bipolares del ganglio de Scarpa, cuyos axones forman el componente vestibular del VIII par que termina en los núcleos vestibulares del tronco encefálico, los cuales envían la información a la corteza primaria, al cerebelo y a los núcleos motores de los ojos (III, IV y VI par).

Formación y drenaje de la endolinfa

La endolinfa es un líquido que tiene una baja concentración de iones sodio y una alta concentración de potasio. Se parece al líquido intracelular. Se forma en la estría vascular y posiblemente también en las células oscuras que recubren el laberinto vestibular. Este líquido tiene importancia en la despolarización de las células ciliadas del aparato vestibular y la cóclea. Al parecer, la endolinfa es drenada por células con características absortivas que se encuentran en el saco endolinfático.

Irrigación del oído

El oído externo y el oído medio son irrigados por ramas de la carótida externa. El oído interno es irrigado por la arteria laberíntica rama de la cerebelosa inferior o de la basilar. Sus ramas acompañan a la división del nervio vestibulococlear (VIII par). El drenaje venoso ocurre por vasos venosos del vestíbulo y de la cóclea a una vena común que desemboca en un seno venoso de la duramadre.

ÓRGANOS DE LOS SENTIDOS QUÍMICOS

A diferencia de otras modalidades sensoriales, como la visión y la audición, la percepción olfativa y gustativa depende de la estimulación química. Esto implica el contacto directo de macromoléculas o electrolitos con receptores sensoriales específicos. En términos fisiológicos, estas moléculas tienen que ser transportadas por el aire y disolverse en líquidos para que se produzca la percepción olfativa y gustativa.

La mucosa nasofaríngea puede pueden responder a las sustancias químicas del entorno, razón por la cual esta sensibilidad química o quimiosensibilidad originalmente se llamó el sentido químico común. Dado que esta característica es compartida tanto por el sentido del olfato como el del gusto, se los denomina en conjunto como sentidos químicos.

Sin embargo, también hay un tercer componente que forma parte de la denominación sentidos químicos, conocido como quimioestesia trigeminal. Este término hace referencia a la quimiosensibilidad causada por sensaciones que no son ni olores ni gustos. Entre este tipo de sensaciones no olfativas ni gustativas que pueden

darse en diversas mucosas, se encuentran la irritación, el picor, el frescor, el escozor, el hormigueo, la quemazón, etc. Si bien todas las mucosas corporales tienen quimiosensibilidad, las más expuestas a las sustancias químicas ambientales son las mucosas nasal, oral y ocular. Desde el punto de vista anatomofisiológico, las ramificaciones del nervio trigémino (V par craneal), son las encargadas de proporcionar la quimiosensibilidad a estas tres mucosas. Por su gran extensión en las mucosas faciales, el trigémino cumple un papel fundamental en la detección de sustancias químicas y posibles irritantes que se difunden por aire o por líquidos. Esto se conoce como quimiorrecepción trigeminal.

En cuanto a la interacción funcional de la percepción olfativa y trigeminal, las sustancias químicas transportadas por el aire y que se detectan durante la inhalación son capaces de producir una respuesta tanto olfativa como trigeminal. En otras palabras, pueden provocar tanto un olor como una sensación quimioestésica, como sucede con el eucaliptol, una molécula aromática del eucalipto (árbol del género *Eucalyptus*) que tiene un aroma característico y que, a su vez, produce una sensación trigeminal de frescor. Por regla general, este tipo de moléculas volátiles se detecta inicialmente por el olor y, si su concentración en el ambiente aumenta, producen quimioestesia nasal.

De este modo, la quimiorrecepción trigeminal es el tercer componente que, junto con la percepción olfativa y gustativa, conforman los sentidos químicos.

Olfato

Los senos paranasales son cavidades óseas que desembocan en la región respiratoria de las fosas nasales. Están tapizados por una mucosa que presenta un epitelio seudoestratificado cilíndrico ciliado con abundantes células caliciformes.

Hacia la región que se ubica en el tercio superior de las fosas nasales, abarcando el *septum* y los cornetes superiores, se encuentra el epitelio olfatorio (**fig. 24-14**). Esta estructura histológica se considera un excelente modelo para estudiar varios aspectos del desarrollo neural, como han mostrado las investigaciones de Ramón y Cajal desde principios del siglo pasado.

Desde una perspectiva evolutiva, el olfato no solo es el sistema sensorial más antiguo, sino que además es el sentido que permite la supervivencia neonatal inmediatamente después del nacimiento. De hecho, el propio olor del pezón materno y de la secreción del calostro es el principal estímulo sensorial que permite atraer y guiar a los neonatos, y que de esta forma puedan alimentarse incluso sin la ayuda materna.

Sin embargo, a pesar de todos estos aspectos que son tan relevantes para la especie humana, el olfato sigue siendo una de las modalidades sensoriales menos comprendidas. Esto se debe, en parte, a que el ser humano utiliza principalmente el sentido de la vista y la audición

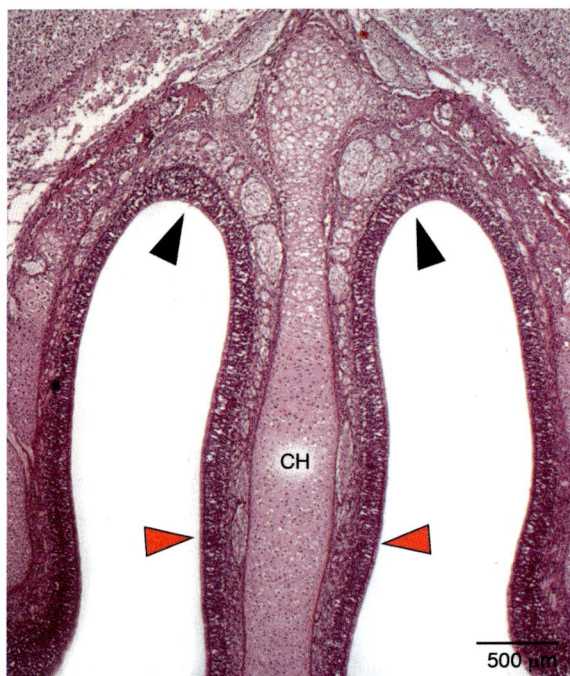

Fig. 24-14. Fotomicrografía de las fosas nasales. Se observa el *septum* del cartílago hialino (CH) recubierto por epitelio respiratorio (flechas rojas) y por el epitelio olfatorio en la región superior (flechas negras).

para orientarse en el espacio y poder desplazarse. El cerebro jerarquiza esta información visual-auditiva y la procesa continuamente, dándole una mayor relevancia respecto de la información sensorial olfativa, que es fluctuante y se procesa de manera intermitente.

Estructura del epitelio olfatorio

Desde el punto de vista estructural, el epitelio olfatorio es un neuroepitelio seudoestratificado y puede diferenciarse del epitelio respiratorio porque carece de células caliciformes. Este neuroepitelio está compuesto por cuatro tipos celulares principales: las células receptoras olfativas, las células en cepillo, las células basales y las células de sostén (**fig. 24-15**).

Las células receptoras olfatorias, también llamadas neuronas sensoriales olfatorias, son neuronas bipolares. Presentan un único proceso dendrítico que alcanza la superficie apical donde se expande para formar una dilatación denominada vesícula olfatoria, desde la que parten entre 5 y 30 cilios sensoriales largos e inmóviles. En la región proximal, estos cilios tienen la típica organización ultraestructural microtubular en una disposición 9 + 2. Estos cilios, que están expuestos a la mucosa, facilitan la unión de las moléculas odorantes con los respectivos receptores olfativos. Desde la cara basal de la neurona sensorial olfatoria emerge un axón que se dirige hacia el tejido conectivo, atraviesa la lámina cribosa del etmoides y llega al bulbo olfatorio. Esta estructura par está situada en la fosa craneal anterior bajo la cara orbitaria del lóbulo frontal, donde convergen los axones neuronales que forman el nervio olfatorio (I par craneal). Allí hacen sinapsis con otras células nerviosas que expresan el mismo receptor odorante: las neuronas mitrales. A diferencia de otras neuronas que forman parte del sistema nervioso, las neuronas sensoriales olfatorias pueden regenerarse durante la vida adulta posnatal. Su ciclo vital promedio puede variar entre 30 y 120 días, para luego ser reemplazadas por la

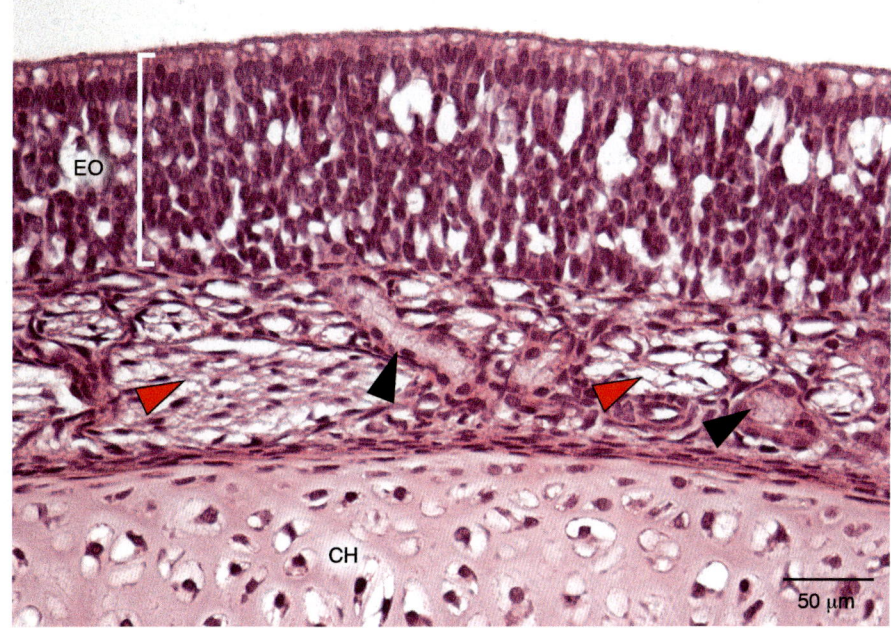

Fig. 24-15. Fotomicrografía del epitelio olfatorio (EO). Son visibles las glándulas de Bowman (flechas negras) y las fibras nerviosas que forman el nervio olfatorio (flechas rojas). CH: cartílago hialino.

población de células basales multipotentes que se comportan como precursores neuroepiteliales.

Las células en cepillo se observan en la zona apical del neuroepitelio olfativo, miden 5-7 μm y morfológicamente se asemejan a una pera. Tienen un citoplasma claro al teñirlos con H-E, y en la región apical presentan microvellosidades agrupadas, que se extienden hacia la superficie mucosa de la cavidad nasal. Si bien todavía no se ha caracterizado completamente su función, hay evidencias que sugieren su participación en el control de la proliferación neuronal del epitelio olfativo.

Las células basales ubicadas en la zona basal del epitelio, en contacto con la lámina basal, se clasifican en células basales horizontales y globosas. Funcionalmente, las células basales se comportan como neuroblastos y se dividen para dar origen a las células receptoras olfatorias. Asimismo, estos precursores multipotentes son capaces de generar otros tipos celulares no neurales del epitelio olfatorio como las células de sostén. Las células globosas difieren morfológicamente de las horizontales, son esferoidales y suelen localizarse por encima de las horizontales.

Las células de sostén son las más abundantes del epitelio olfatorio, son cilíndricas altas y se extienden por todo el espesor del epitelio. Desde su cara apical proyectan microvellosidades cortas hacia la superficie mucosa, mientras que en la región basal presentan una prolongación citoplasmática en forma de pie que las ancla a la lámina basal. Tienen abundantes mitocondrias y retículo endoplasmático liso; sus núcleos se localizan en el segmento celular apical y forman una hilera de núcleos superficiales. En toda su extensión, las células de sostén están estrechamente asociadas a las neuronas sensoriales olfatorias a través de uniones adherentes que conectan ambos tipos celulares entre sí.

Dadas estas características, brindan sostén mecánico, participan en funciones metabólicas, mantienen la homeostasis del entorno neuronal y tienen actividad fagocítica de forma similar al de otras células gliales.

El epitelio olfatorio está atravesado por las glándulas olfatorias de Bowman. Morfológicamente, son glándulas tuboalveolares ramificadas, tienen su adenómero en el tejido conectivo subyacente, y su conducto excretor está formado por un epitelio cúbico simple, por el cual libera su secreción serosa en la superficie del epitelio. La secreción proteica es un solvente para las sustancias odoríferas, se libera continuamente hacia la luz del epitelio, lo que permite limpiar la superficie de este y barrer las moléculas odoríferas que ya han cumplido su función.

Receptores olfatorios

En cuanto a la información olfativa, es importante señalar que estamos inmersos en un entorno en el que abundan distintas moléculas volátiles, que proceden tanto de nuestro propio cuerpo como de diversas fuentes odoríferas. Estas moléculas se propagan en el ambiente y proporcionan información crítica para nuestra especie, desde la detección de aromas alertantes producidos por efecto de la combustión, hasta aromas putrefactivos provenientes de alimentos en mal estado. Los compuestos aromáticos que se volatilizan son reconocidos y procesados por receptores específicos localizados en las neuronas sensoriales del epitelio olfatorio. Estos receptores fueron descritos y caracterizados gracias a las investigaciones de Linda Buck y Richard Axel, quienes recibieron el premio Nobel de Medicina en 2004 por este aporte a la ciencia.

Los receptores olfatorios se definen sobre tres principios básicos: 1) se expresan en las neuronas sensoriales del epitelio olfatorio; 2) presentan especificidad para detectar señales químicas; 3) desencadenan la transducción de mecanismos intracelulares que permiten la propagación de una señal eléctrica a través del sistema olfatorio.

A nivel molecular, los receptores olfatorios se encuentran en la membrana plasmática de las neuronas sensoriales olfatorias. Estos receptores de odorantes pertenecen a la familia de receptores acoplados a la proteína G, y se caracterizan por presentar siete dominios helicoidales transmembrana, un sitio de glucosilación en la región aminoterminal extracelular y el extremo carboxiloterminal intracelular. Cada receptor olfatorio detecta odorantes específicos, los cuales no solo permiten la percepción de moléculas aromáticas en el entorno, sino también influyen en múltiples aspectos fisiológicos. Asimismo, la capacidad olfatoria de cada individuo queda determinada por la diversidad y el número de receptores olfatorios expresados en las neuronas sensoriales y varía en función de la especie.

Histofisiología

La detección de un aroma u olor por el sistema olfatorio implica la conversión de una señal química, determinada por moléculas odorantes, en una señal eléctrica que puede transmitirse a otras estructuras centrales de ese sistema. Este mecanismo se denomina transducción de señales y ocurre en todos los sistemas sensoriales humanos.

Para que sea posible la transducción, la señal olfatoria tiene que alcanzar el epitelio olfatorio. Las moléculas odorantes toman contacto con los cilios de las células olfatorias y se unen a los receptores específicos que allí se expresan. La unión ligando-receptor activa una serie de mecanismos de transducción mediados por una adenilato-ciclasa acoplada a la proteína G, catalizando la conversión de trifosfato de adenosina (ATP) en monofosfato de adenosina cíclico (AMPc). La concentración intracelular de AMPc aumenta y abre los canales del Na^+ en la membrana celular, lo que activa la despolarización de la neurona olfatoria y permite la propagación de la señal eléctrica a lo largo de los axones del nervio olfatorio en dirección al bulbo olfatorio.

Gusto

Los primeros estudios de anatomía macroscópica y microscópica de la superficie lingual datan de principios del siglo XVII. La descripción de su estructura morfológica se debe principalmente a tres investigadores italianos: Malpighi, Bellini y Casserius. Sus estudios mostraron que las elevaciones presentes en la superficie de la lengua estaban asociadas a fibras nerviosas y las denominaron papilas, estructuras que asociaron a la percepción gustativa. En la cavidad bucal humana hay entre 2000 y 5000 papilas gustativas, distribuidas mayormente en la lengua, el paladar y, en menor medida, la epiglotis, la faringe y la laringe.

Gracias al crecimiento tecnológico que tuvo la microscopía y las metodologías asociadas durante el siglo pasado, se lograron grandes avances en la caracterización histológica de la superficie mucosa de la lengua. Esta está tapizada por un epitelio plano estratificado no queratinizado, que se repliega para formar las distintas variantes morfológicas de las papilas gustativas (véase **cap. 17** para obtener más detalles). Existe una correlación entre la densidad de las papilas gustativas en la superficie de la lengua de un individuo y su capacidad gustativa. A mayor densidad de papilas, mayor capacidad gustativa. Sin embargo, no es el único factor que la determina.

Estructura del corpúsculo gustativo

En el epitelio de las caras laterales de las papilas se encuentran los corpúsculos gustativos, estructuras esferoidales con una morfología que asemeja a una cebolla o bulbo. Están formados por agrupaciones de 50-120 células fusiformes que se extienden desde la membrana basal hacia el poro gustativo (**fig. 24-16**) Estas células se consideran funcionalmente receptoras gustativas y, basándose en su morfología y en la expresión de genes marcadores, se clasifican en tipo I, tipo II, tipo III y tipo IV. A su vez, pueden clasificarse en subtipos según si responden a un estímulo gustativo dulce, amargo, umami (subtipos de células de tipo II), ácido y salado (principalmente subtipos de células de tipo III).

Según las clasificaciones actuales, los corpúsculos gustativos de los mamíferos están compuestos por cuatro tipos celulares: las células de tipo I son similares a las células gliales o de sostén, y son las más abundantes en el corpúsculo gustativo; tienen forma fusiforme con un núcleo irregular de cromatina densa. La superficie apical se caracteriza por presentar múltiples microvellosidades que desembocan en el poro gustativo. El citoplasma apical contiene gránulos grandes, y si bien

esta célula cumple una función de sostén, también tiene una función secretora y fagocítica. Asimismo, presentan una prolongación citoplasmática basal que sirve para envolver los axones de las neuronas sensoriales, lo que aísla eléctricamente las células de tipo II y III. Al igual que otras células gliales presentes en el tejido nervioso, las células de tipo I mantienen la homeostasis de las neuronas sensoriales por medio de la eliminación de neurotransmisores y la redistribución de iones.

Las células de tipo II o células receptoras gustativas son células epiteliales fusiformes especializadas, y en los mamíferos se localizan en la periferia del corpúsculo gustativo. En la región apical, el cuerpo celular se extiende y adelgaza para formar una única microvellosidad delgada. A nivel ultraestructural, se diferencian de las células de tipo I porque no tienen gránulos citoplasmáticos ni protrusiones envolventes. Tienen un núcleo esferoidal con cromatina laxa, un citoplasma denso y el retículo endoplasmático se caracteriza por presentar cisternas subyacentes a las fibras nerviosas aferentes. Cada célula receptora es específica para un determinado gusto básico, y pueden responder a estímulos sensoriales de tipo dulce, amargo y umami. Durante muchos años no estuvo claro cómo se comunicaban estas células receptoras con las fibras nerviosas aferentes, ya que carecen de vesículas sinápticas y no tienen sinapsis estructuralmente bien diferenciables. Sin embargo, las células receptoras secretan ATP como neurotransmisor sin que este proceso implique la exocitosis vesicular, sino lo liberarían por medio de canales específicos localizados en la membrana plasmática.

Las células de tipo III o presinápticas constituyen un 5-7% de las células presentes en el corpúsculo gustativo y, al igual que las células de tipo II, tienen una función receptora. Morfológicamente, presentan procesos basales y apicales no ramificados. En su porción apical sobresale una única microvellosidad prominente que desemboca en el poro gustativo y que permitiría la percepción del gusto ácido y salado por medio de canales iónicos. Presentan numerosas vesículas densas próximas al núcleo celular, las cuales participan en la síntesis de neurotransmisores como el GABA y la serotonina. Estas son las únicas células del corpúsculo gustativo que establecen contactos sinápticos con fibras nerviosas aferentes. Sin bien también se excitan ante estímulos dulces, amargos y umami, carecen de receptores específicos para estos compuestos.

Las células de tipo IV son indiferenciadas y pequeñas, y se localizan en la región basal del corpúsculo gustativo, sin alcanzar el poro apical. Contienen numerosos filamentos intermedios y por el grado de indiferenciación citoplasmática, además de otros aspectos vinculados a la expresión génica, se consideran precursoras de los otros tres tipos celulares presentes en el corpúsculo gustativo. Esto permite la regeneración continua de cada tipo celular en esta estructura, con una vida media que varía entre 7 y 30 días.

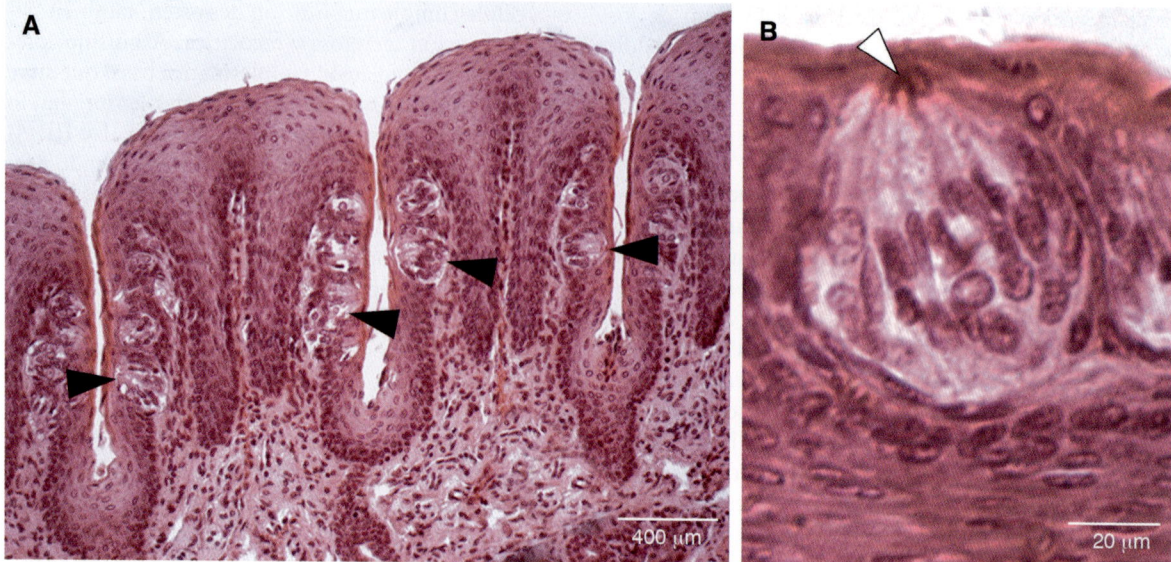

Fig. 24-16. A. Fotomicrografía de la lengua que muestra los corpúsculos gustativos (flechas negras) en las papilas. **B.** A mayor aumento se observa el corpúsculo gustativo. La flecha blanca señala el poro gustativo.

Receptores gustativos

La capacidad del ser humano de reconocer cada gusto depende de un mecanismo específico que permite su detección. Si bien conocemos la existencia de los gustos básicos como el dulce, el salado, el ácido y el amargo, más recientemente se han identificado otros gustos como el umami. Asimismo, se encuentran en estudio otras sensaciones gustativas como el oleogustus (detección de lípidos), el amiláceo (detección de carbohidratos complejos) y el kokumi (detección de péptidos). En cuanto a la detección de cada gusto y su distribución sobre la superficie de la mucosa lingual, uno de los conceptos más desactualizados es el de mapa lingual. Este mapa surgió a principios del siglo pasado como resultado de una interpretación errónea de un estudio realizado a finales del siglo XIX. Mediante las nuevas herramientas metodológicas que permiten estudiar los tejidos en profundidad, se ha demostrado que todos los gustos básicos pueden detectarse en todas las zonas de la lengua que tienen papilas gustativas. Es decir, no existe una distribución regionalizada que se asemeje a un mapa de los gustos, concepto que hoy se considera incorrecto.

La detección de los gustos básicos está mediada tanto por receptores específicos que responden a moléculas disueltas en la saliva como por canales que se activan ante la presencia de iones.

El gusto salado se percibe principalmente en presencia de cloruro de sodio. Su detección está mediada por canales del sodio que suelen componerse de tres subunidades. La expresión de estos canales predomina en las células de tipo I del corpúsculo gustativo y pueden localizarse en las microvellosidades en la superficie apical o superior de la célula. Los iones de sodio también pueden entrar a través de los canales situados en la superficie basolateral de las células receptoras.

El gusto ácido implica la despolarización de la célula de tipo III por la entrada de H^+ o Na^+ desde el compartimento apical celular. Esto desencadena la apertura de canales del Ca^{++} dependientes del voltaje, lo que permite la entrada de este catión en la célula y el aumento de su concentración intracelular. Se produce así la liberación de vesículas cargadas de serotonina, neurotransmisor que actúa sobre los receptores 5-HT3a de las terminaciones nerviosas aferentes. Además, es necesaria la activación simultánea de receptores purinérgicos de tipo P2X3 para que se estimulen las fibras aferentes.

El gusto dulce se percibe tanto por medio de hidratos de carbono como la glucosa y la sacarosa, así como por los endulzantes artificiales. Estas moléculas son detectadas por las células de tipo II que expresan específicamente los receptores de membrana Tas1R2 y Tas1R3 acoplados a las proteínas G. Esto desencadena un aumento de la concentración de Ca^{++} proveniente de los depósitos intracelulares y, en consecuencia, la liberación de ATP como neurotransmisor. Se activan así las fibras aferentes y también las células de tipo III.

El gusto umami se detecta por medio de moléculas como el glutamato, el inositato y el guanilato que están presentes en muchos alimentos ricos en aminoácidos, incluso en la leche materna. Como en el caso del gusto dulce, se unen a los receptores de membrana como los Tas1Rs y otros, que se expresan en las células de tipo II, que solo detectan el umami. Estos receptores están acoplados a proteínas G y comparten la misma cascada intracelular hasta estimular las fibras nerviosas aferentes y las células de tipo III.

El gusto amargo está desencadenado por moléculas como la quinina y la cafeína, que activan receptores de membrana Tas2Rs en las células de tipo II. De la misma manera que ocurre con el gusto dulce y el umami, estos receptores están acoplados a la proteína G y comparten la misma cascada intracelular que permite la propagación de la información sensorial hacia fibras aferentes y células de tipo III. Una característica única respecto de los otros gustos es que hay una gran variabilidad en la capacidad de detectar el amargo entre individuos. Esto se debe a otro receptor, el Tas2R38, cuya expresión es muy variable entre individuos a lo largo de la vida. Tas2R38 permite detectar ciertos compuestos amargos y tiene una gran expresión durante la primera infancia. Esto explicaría el rechazo a ciertos tipos de alimentos amargos durante esa etapa de la vida, que en el plano evolutivo se traduce como una conducta innata que permitía evitar posibles alimentos tóxicos. Con los años, la expresión de este receptor puede disminuir y, en consecuencia, hay personas que durante la vida adulta presentan tolerancia y preferencia por los alimentos amargos. Sin embargo, otros individuos conservan la expresión de este receptor durante toda la vida y su desagrado ante el gusto amargo, por lo cual se los clasifica como "supergustadores".

Histofisiología

La saliva recubre constantemente la mucosa bucal, y cumple funciones inmunitarias y digestivas. Sin embargo, tiene otras funciones fundamentales como permitir la integridad de los receptores gustativos protegiéndolos del entorno en el que están inmersos. La saliva también participa indirectamente en la transducción del gusto, ya que facilita la llegada de las distintas moléculas gustativas a la superficie de las células receptoras.

Para alcanzar los canales y receptores gustativos, estas moléculas tienen que disolverse primero en la saliva, que está compuesta por diversas sustancias orgánicas e inorgánicas. Algunas de estas sustancias también pueden estimular de forma directa los receptores gustativos o interactuar químicamente con las propias moléculas gustativas.

Una vez que las sustancias de los alimentos entran en contacto con los distintos tipos de células gustativas a través del poro gustativo, en función de la molécula, se activan canales o receptores de membrana específicos. Esto provoca una cascada de eventos intracelulares que conducen a la liberación de Ca^{++} desde el retículo endoplasmático, con el consiguiente aumento de su concentración citoplasmática. Según el tipo de receptor activado, se ponen en marcha otros mecanismos intracelulares que implican una disminución de la concentración de AMP cíclico. Esto desencadena la apertura de los canales del Na^+ dependientes del voltaje y la liberación ATP como neurotransmisor. Así, la señal química se traduce a una señal eléctrica que se propaga a los centros jerárquicos superiores del cerebro.

Percepción del sabor y otras sensaciones orofaríngeas

Si bien suele utilizarse la palabra sabor como sinónimo de gusto, desde un punto de vista fisiológico estos conceptos no son intercambiables. El gusto comprende solo las sensaciones correspondientes a los gustos básicos, es decir, el salado, el dulce, el amargo, el ácido y el umami. Por el contrario, el sabor es la suma de la información gustativa proveniente de cada uno de los gustos básicos más la información olfativa que acompaña a un determinado gusto. Por lo tanto, el sabor es el resultado del procesamiento simultáneo de información sensorial gustativa y olfativa. De hecho, el sabor en sí mismo está determinado por un 10-20% de información aferente gustativa y un 80-90% de información aferente olfativa. Esto significa que el sabor depende mayoritariamente del aroma detectado y no del gusto en sí mismo proveniente de la cavidad bucal.

Otras sensaciones orales como el mentol o el picor también suelen describirse como gusto o sabor pero esto es asimismo un concepto erróneo. El mentol activa a los receptores TRPM8 que transmiten información táctil vinculada a la percepción del frío.

Por su parte, el picor es también otra sensación táctil que se produce cuando la capsaicina, molécula presente en los ajíes picantes, se une al receptor TRPV1. Este receptor pertenece al sistema somatosensorial y se activa ante temperaturas superiores a los 43 ºC, y la capsaicina funciona como agonista, es decir, lo activa. A nivel cerebral, el picor se interpreta como una información térmica nociva en lugar de una información gustativa y provoca la liberación de endorfinas, opioides que forman parte del sistema de analgesia endógeno. (**Proyección médico-clínica 24-3. Disfunción olfativa por SARS-CoV-2**).

RECEPTORES CUTÁNEOS

En la piel hay estructuras especializadas en detectar los estímulos externos, como los provenientes del tacto, la presión, la temperatura y el dolor, denominadas receptores sensitivos.

Los receptores cutáneos están formados por terminaciones nerviosas libres (receptores del dolor) o encapsuladas (corpúsculos de Meissner, de Pacini, de Ruffini y los discos de Merkel). Cada uno tiene localizaciones específicas en capas de la piel y en regiones corporales donde pueden detectar diferentes estímulos que se transmiten al sistema nervioso central.

Terminaciones libres

Las terminaciones libres se encuentran distribuidas en la dermis y en la epidermis y corresponden a prolongaciones delgadas y ramificadas de fibras nerviosas que pierden su vaina de mielina al ingresar al epitelio.

En la epidermis se extienden entre los queratinocitos, desde el estrato basal hasta el estrato granuloso, y pueden estar cubiertas de células por Schwann en algunos tramos. En la dermis, rodean estructuras como los folículos pilosos y las glándulas.

Su función es la percepción de estímulos nociceptivos (dolor), térmicos (calor y frío) y táctiles no

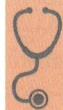

Proyección médico-clínica

24-3. Disfunción olfativa por SARS-CoV-2

En la práctica médica diaria, la evaluación de la función olfativa y gustativa estaba limitada exclusivamente al diagnóstico y seguimiento de ciertas enfermedades neurodegenerativas.

Actualmente, la causa más frecuente de disfunción olfativa en el mundo es el síndrome respiratorio agudo grave por coronavirus 2 (SARS-CoV-2), el virus que ocasionó la pandemia de COVID-19. Durante la fase aguda de la enfermedad, una de las alteraciones más frecuentes es la anosmia repentina, en la que se produce una pérdida aguda y total de la capacidad de detectar, identificar y discriminar los aromas. También puede presentarse una hiposmia de menor o mayor grado, que implica una disminución parcial de la capacidad olfativa. Tras la fase aguda, es frecuente que los pacientes no recuperen por completo su capacidad olfativa y, en muchos casos, puede presentarse otro tipo de alteraciones como las parosmias. Esta se caracteriza por una distorsión en la capacidad olfativa, en la que un aroma conocido (café, chocolate, cebolla, carnes, huevos, cítricos, etc.) se percibe de una forma totalmente diferente. En general, los pacientes lo definen como un aroma nuevo o muy desagradable, similar a un olor químico o pútrido. Dado que el aroma cumple un papel clave en la percepción del sabor, la alimentación se ve muy afectada. Además, como la percepción de los aromas corporales y del entorno está alterada, estos cambios en la percepción sensorial cotidiana tienen un efecto negativo que repercute de manera significativa en la calidad de vida del paciente. La fisiopatología de la alteración olfativa aún se está estudiando y está vinculada al daño que el virus ocasiona a las células del epitelio olfativo. El abordaje terapéutico con mejores resultados es la estimulación del neuroepitelio olfativo, que se lleva a cabo mediante el entrenamiento olfativo con moléculas odorantes específicas.

discriminativos. También desempeñan un papel crucial en la detección de cambios químicos en el tejido, como los asociados a la inflamación.

Corpúsculos de Pacini

Los corpúsculos de Pacini, también llamados corpúsculos de Vater-Pacini o corpúsculos lamelares, son mecanorreceptores de rápida adaptación que responden a los cambios de presión y vibración. Descubiertos por Vater en 1741 y descritos histológicamente por primera vez por Pacini en 1835, los corpúsculos de Pacini se localizan con mayor frecuencia en la dermis profunda y en la hipodermis. También se encuentran en el periostio, el corazón, las mamas, las articulaciones, el mesenterio y el tejido conectivo laxo.

Un corpúsculo de Pacini normal mide de 1 a 2 mm de diámetro, los más pequeños de 0,1 a 0,7 mm en la piel, y los más grandes alcanzan los 5 mm en otros órganos.

Al microscopio óptico se observan como estructuras ovales y acidófilas. Cada corpúsculo se compone de un terminal nervioso central que pierde su vaina de mielina al penetrar en la cápsula, la cual está formada por 20 a 60 láminas fibrosas concéntricas y células aplanadas semejantes al endoneuro. Entre las láminas se encuentra un material intersticial amorfo rico en proteoglicanos.

La superficie de la cápsula está formada por tejido conectivo y se continúa con el perineuro.

Estas estructuras son capaces de captar presión o vibración, y los estímulos provocan el desplazamiento de las láminas capsulares y la despolarización del axón.

Corpúsculo de Meissner

Los corpúsculos de Meissner son mecanorreceptores localizados en la superficie palmar (yemas de los dedos), plantar, labios, genitales externos y pezones. En estas regiones se observan en las papilas dérmicas próximos a la unión dermoepidérmica como estructuras de aspecto piriforme o cilíndricas con su eje mayor perpendicular a la superficie cutánea.

Su diámetro no supera los 150 μm. Están compuestos por fibras nerviosas que, al ingresar a la cápsula, pierden su vaina de mielina y se enrollan entre capas de células de Schwann aplanadas. En la periferia están recubiertos por una gruesa cápsula de tejido conectivo colágeno.

Son fundamentales para la percepción del tacto fino y el reconocimiento de texturas.

Corpúsculo de Ruffini

Los corpúsculos de Ruffini son mecanorreceptores localizados en la dermis profunda e hipodermis de las plantas de los pies.

Morfológicamente son estructuras fusiformes, paralelas a la superficie cutánea de 1 mm de largo aproximadamente, formadas por extensas ramificaciones de terminales axónicos que finalizan en una dilatación y se asocian con fibras colágenas y 4 o 5 capas de células de Schwann especializadas, denominadas células de Schwann lamelares o terminales (células de Schwann no formadoras de mielina). En la periferia están rodeados por una delgada cápsula de tejido conectivo.

Se especializan en la detección de estímulos mecánicos continuos, como la tensión y el estiramiento de la piel.

Los **discos de Merkel** se mencionan cuando se describen las células de Merkel (véase **cap. 22**).

BIBLIOGRAFÍA

Beauchamp GK. Sensory and receptor responses to umami: an overview of pioneering work. Am J Clin Nutr. 2009;90(3):723S-727S.

Bryant B, Silver WL. Chemesthesis: The Common Chemical Sense. En: Finger TE, Silver WL, Restrepo D (eds.). The Neurobiology of Taste and Smell. 2nd ed. New York: Wiley-Liss; 2000. pp.73-100.

Dawson WW. Chemical stimulation of peripheral trigeminal nerve. Nature 1962;196:341.

Doty RL. Olfactory dysfunction in COVID-19: pathology and long-term implications for brain health. Trends Mol Med. 2022 ;28(9):781-94.

Doty RL. Handbook of olfaction and gustation. Wiley-Blackwell; 2015.

Doty RL, Brugger WE, Jurs PC, Orndorff MA, Snyder PJ, Lowry LD. Intranasal trigeminal stimulation from odorous volatiles: psychometric responses from anosmic and normal humans. Physiol Behav. 1978;20(2):175-85.

Fawcett DW. Tratado de Histología. 12.a ed. México: Interamericana; 1987.

Finger TE, Barlow LA. Cellular diversity and regeneration in taste buds. Curr Opin Physiol. 2021;20:146-53.

Maßberg D, Hatt H. Human olfactory receptors: novel cellular functions outside of the nose. Physiol Rev. 2018;98(3):1739-63.

Parmentier M, Libert F, Schurmans S, et al. Expression of members of the putative olfactory receptor gene family in mammalian germ cells. Nature. 1992;355(6359):453-5.

Pecci Saavedra J, Vilar, Pellegrino de Iraldi A. Histología médica. Ciudad Autónoma de Buenos Aires: López Libreros; 1990.

Pfister S, Dietrich MG, Sidler C, Fritschy JM, Knuesel I, Elsaesser R. Characterization and turnover of CD73/IP(3)R3-positive microvillar cells in the adult mouse olfactory epithelium. Chem Senses. 2012;37(9):859-68.

Ricatti MJ, Savazzi S, Cesari P, Cecchini MP. Olfaction and gustation in blindness: a state of the art of the literature. Neurol Sci. 2023;44(7):2251-63.

Roper SD. Taste buds as peripheral chemosensory processors. Semin Cell Dev Biol. 2013;24(1):71-9.

Smith DV, Margolskee RF. Making sense of taste. Sci Am. 2001;284(3):32-9.

Spence C. Multisensory flavor perception. Cell. 2015 Mar 26;161(1):24-35.

Stoj VJ, Adalsteinsson JA, Lu J, Berke A, Lipner SR. Pacinian corpuscle hyperplasia: A review of the literature. Int J Womens Dermatol 1010;7(3):335-41.

Tomchik SM, Berg S, Kim JW, Chaudhari N, Roper SD. Breadth of tuning and taste coding in mammalian taste buds. J Neurosci. 2007;27(40):10840-8.

Wakisaka S, Atsumi Y, Youn SH, Maeda T. Morphological and cytochemical characteristics of periodontal Ruffini ending under normal and regeneration processes. Arch Histol Cytol 2000;63(2):91-113.

Wei FC, Carver N, Lee YH, Chuang DC, Cheng SL. Sensory recovery and Meissner corpuscle number after toe-to-hand transplantation. Plast Reconstr Surg 2000;105(7):2405-11.

Yoshikawa K, Touhara K. Myr-Ric-8A enhances G(alpha15)-mediated Ca2+ response of vertebrate olfactory receptors. Chem Senses. 2009;34(1):15-23.

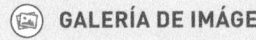 **GALERÍA DE IMÁGENES**

 AUTOEVALUACIÓN

Índice analítico

Los números de página seguidos de una "c" indican un cuadro, los seguidos de una "f" una figura y los seguidos de una "p" un recuadro de proyección médico-clínica.

A

Absorción, 65
- microvellosidades, 65
Ácido hialurónico, 90
Acidofilia, 48
Ácidos nucleicos, 2, 4f, 48
- desoxirribonucleico, 2
- ribonucleico, 2
Ácinos, 76
- mixtos, 77, 77f
- mucosos, 77, 77f
- serosos, 77, 77f
Aclaración, 45, 48, Véase también *Técnica histológica*
Actina, 108f, 110
- F, 110f
- fibrilar, 109
- G, 110f
- globular, 109
- microfilamentos, 128
- miofilamentos, 123
Adenohipófisis, 347, 350f
- *pars distalis*, 348
- *pars intermedia*, 350
- *pars tuberalis*, 350
Adenomas hipofisarios, 350, 351p
Adenómero sacular, 80f
Adenómeros alveolares, 79f
Adherencia epitelial primaria, 303
Adipocitos, 85c, 149f
- *beige*, 154
- blancos, 155
- pardos, 152f
Adipoquinas, 154
Adrenocorticotrofina, 349
Adrenocorticotropas, Véase *Células cromófilas, adrenocorticotropas*
Agenesia dentaria, 300p
Aglutinógenos, 192
Agranulocitos, 190, Véase también *Leucocitos*
- linfocitos, 190
- monocitos, 190
Albúmina, 198, 335
Alérgenos, 89
Alfa-actinina, 109
Alteraciones de los epitelios, 82p
Alteraciones estructurales de las fibras colágenas, 92p
Alteraciones estructurales de las fibras elásticas, 95p
Alteraciones de las membranas basales, 82p
Alvéolos, 78, 187, 218, 254, 262, 263f, 264, 265f
- epitelio alveolar, 264
Ameloblastos, 302
Amelogénesis imperfecta, 304p, 307p
Amelogeninas, 302
Amígdala (cerebral), 458, 463f, 463f
Amígdalas, 249
- nódulos linfáticos, 249
Amigdalitis, 249
Anafilaxia, Véase *Reacción anafiláctica*
Análisis de imágenes, 40
Angina de pecho, 224p
Ano, 327, 328
Anticuerpos, 233f
- antiespermatozoides, 431
Aparato cardiovascular, 207
- coagulación, 207
- endotelinas, 207
- óxido nítrico, 207
- presión sanguínea, 207
- prostaciclina, 207
- subendotelio, 207
- túnica íntima, 207
Aparato circulatorio, 187
Aparato digestivo, 313, 331, Véase también cada órgano específico
- bilis, 331
- boca, 313
- conducto anal, 313
- digestión, 313
- esófago, 313
- estómago, 313
- faringe, 313
- glándulas anexas, 313, 331
- glándulas salivales, 331
- hígado, 331
- intestino delgado, 313
- intestino grueso, 313
- jugo pancreático, 331
- páncreas, 331
- quimo, 331
- tejido linfoide asociado a la mucosa (TLAM o MALT), 313
- tubo digestivo, 313
- túnica mucosa, 314
- túnica muscular externa, 314
  - cardias, 314
  - esfínter anal, 314
  - esfínter esofágico superior, 314
  - píloro, 314
  - plexos mientéricos o de Auerbach, 314
  - sistema nervioso autónomo, 314
  - válvula íleocecal, 314
- túnica serosa, 314
- túnica submucosa, 314
  - plexos submucosos o de Meissner, 314
Aparato genital femenino, 377
- glándulas mamarias, 377
- ovarios, 377
- trompas de Falopio, 377
- útero, 377
- vagina, 377
- vulva, 377
Aparato genital masculino, Véase *Aparato reproductor masculino*
Aparato de Golgi, 6
Aparato reproductor femenino, Véase *Aparato genital femenino*
Aparato reproductor masculino, 409
- bolsa escrotal, 409
- células de Leydig, 410
- espermatogénesis, 409
- espermatozoides, 409
- glándulas anexas, 425
- glándulas bulboureterales de Cowper, 426, 428
- pene, 432, 433f
- semen, 409
- testículos, 409, 410
- tetosterona, 409, 410
- túnica albugínea, 410
- vesículas seminales, 425
Aparato respiratorio, 253, 254
- alvéolos, 254, Véase también *Alvéolos*
- bronquios, 253
- faringe, 253
- fosas nasales, 253
- laringe, 253
- pulmones, 253
- tráquea, 253
Aparato urinario, 271
- riñones, 271
- uréteres, 271
- uretra, 271
- vejiga, 271
Aparato yuxtaglomerular, 274f, 286, 365
- células yuxtaglomerulares, 286
- mácula densa, 286
- mesangio extraglomerular, 286
- renina, 286
- sistema renina-angiotensina-aldosterona, 286
Apéndice cecal, 326
Aracnoides, 456, 480
Arco reflejo, 455
Área tegmental de los pedúnculos cerebrales, 466
Área tegmentaria ventral, 462, 463f
Aréola mamaria, 447f
Arquicórtex, 455
Arteria(s), 187
- aorta, 123f
- central de la retina, 500
- diagnóstico diferencial con venas, 222c
- elásticas, 209
  - fibras elásticas, 211
  - lámina elástica interna, 211
  - túnica adventicia, 211
- espiraladas, 392
- musculares, 123f, 211, 212f
- pulmonar, 217
- renales, 284
  - arciforme, 284
  - arteriolas aferentes, 284
  - glomérulos renales, 284
  - interlobulillares, 284
Arteriola(s), 209, 211, 212f, 219f, 220f
- aferente, 274f, 284, 285f, 286
- eferente, 273, 274f, 284, 285, 285f

Arteriola(s) *(Cont.)*
- - vasos rectos falsos, 285
- - vasos rectos verdaderos, 285
- espiraladas, 389
Articulaciones alveolodentarias, 297
Asa gruesa ascendente de Henle, 281
- túbulo recto distal, 281
Asma, 263p
Astrocitos, 132, 140, 140f, 141f, 144f, 472
- barrera hematoencefálica, 140
- pies astrocitarios, 141, 481, Véase también *Barreras del cerebro*
- pies chupadores, 482f
- pituicitos, 141
Astrogliosis, 144f
Ataque cerebrovascular, 212p
Aterosclerosis, 217p
Atrio, 265f
Autocrino, 347
Axones, 127
- mielínicos, 136f
Axoplasma, 127
Azul de toluidina, 106f
Azul tripán, 87

B

Bandas A, 110, Véase también *Músculo estriado esquelético*
Bandas escaleriformes, 116
Bandas H, 110, Véase también *Músculo estriado esquelético*
Bandas I, 110, Véase también *Músculo estriado esquelético*
Barorreceptores, 485
Barrera alveolocapilar, 82p, 254
Barrera de filtrado glomerular, 82p
- lámina rara, 276
- membrana de la ranura de filtración, 276
- pedicelos, 276
- podocitos, 276
- ranuras de filtración, 276
Barrera hematoalveolar, 254, 266
- célula epitelial (neumocito I), 266
Barrera hematoencefálica, 82p, 143f, 144f
Barrera hematotesticular, 82p
Barrera hematotímica, 82p, 241, 241f
Barrera líquido cefalorraquídeo-encefálica, 144f
Barrera de ultrafiltrado glomerular, 276f, Véase también *Riñones*
- albúmina, 277
- diafragma de las ranuras de filtración, 277
- nefrina, 277
Barreras del cerebro, 481
- barrera hematoencefálica, 481
- - pies astrocitarios, 481
- barrera líquido cefalorraquídeo-encefálica, 481
- barrera líquido cefalorraquídeo-hemática, 482
Basófilos, 190, 195, 205
- histamina, 196
- metacromasia, 195
- mielocitos basófilos, 205
- shock anafiláctico, 196
Bastones, 495, 496
Bazo, 204, 244, 246f

- capilares, 249f
- células interdigitadas o dendríticas, 245
- circulación sanguínea, 248
- cordones de Billroth, 249f
- corpúsculo esplénico, 247, 247f, 248f, 249f
- eritrocitos, 245
- folículo linfático, 247f
- hemocatéresis, 248
- impregnación argénica, 250f
- leucocitos, 245
- linfoblastos, 245
- linfocitos T, 248
- macrófagos, 245, 250f
- metaarteriolas, 248
- plasmocitos, 245, 248
- pulpa blanca, 246, 247, 247f, 250f
- - linfocitos, 247
- pulpa roja, 246, 247, 247f, 249f, 250f
- - capilares sinusoides, 247
- - cordones esplénicos de Billroth, 247
- - senos venosos, 247
- sinusoides, 248
- vasos penicilados, 248
Bilis, 331
Boca, 291, 313, Véase también *Cavidad bucal*
Botón sináptico, 127, 129, 133
Bronquio intrapulmonar, 259f, 260f
Bronquíolo(s), 260
- epitelio bronquiolar, 260
- propiamente dicho, 260, 263f
- respiratorio(s), 254, 260, 261, 262, 263f, 264f
- - sacos alveolares, 262
- terminal, 260
Bronquios, 258
Bulbo olfatorio, 457
Bulbo raquídeo, 466
- olivas bulbares, 467

C

Calcificación, 167
Campo visual, 27
Cáncer colorrectal o cáncer de colon, 328p
Canalículo biliar, 337
Capa osteogénica, 168f
Capa reticular, 367f
Capilar(es), 209, 213, 215, 218
- continuos, 213f, 214f, 215, 215f, 216f, 225f
- - cavéolas, 215
- - diafragma, 215
- - pinocitosis, 215
- discontinuos, 215
- fenestrados, 218f, 352
- linfáticos, 228f
- sanguíneos, 192, 228f
- sinusoides, 215, 218f, 219f
Cápsula de Bowman, 273
- hoja parietal, 275, 275f
- hoja visceral, 274f
Cápsula de Glisson, 336
Características tintoriales, 149
- sudanes, 150
- tetróxido de osmio, 150
Carcinoma cervical, 396
Cardiomiocitos, 116, 119, 225f

Cartílago, 157, 162
- del crecimiento o metáfisis, 165p
- elástico, 160
- fibroso, 161
- hialino, 159
- - ácido hialurónico, 160
- - agrecano, 160
- - colágeno de tipo II, 160
- - colágeno de tipo IX, 160
- - colágeno de tipo X, 160
- - condroitín-sulfato, 160
- - condronectina, 160
- - fibras colágenas, 160
- - metacromasia, 159
- - osificación endocondral, 160
- - proteoglucanos, 159, 160
- - queratán-sulfato, 160
- hipertrofiado, 181f
- traqueal, 258
- - cartílago hialino, 259f
- - tejido conectivo de tipo fibroelástico, 258
- y trasplantes, 158p
Cavéolas, 122, 124f
Cavidad bucal, 291
- arcos dentarios, 291
- articulaciones dentoalveolares, 291
- articulaciones estomatognático, 291
- articulaciones temporo-mandibulares, 291
- bóveda palatina, 291
- dientes, 291
- epitelio bucal, 293
- glándulas salivales, 291
- huesos maxilares, 291
- labios, 291
- lengua, 291
- mejillas, 291
- mucosa masticatoria, 295
- orofaringe, 291
- paladar duro, 291
- saliva, 293
- vestíbulo bucal, 291
Cavidad orbitaria, 486
Cavidad timpánica, 503
Célula eucarionte, 1
- citoplasma, 1
- núcleo, 1
Célula mesangial, 275f
Célula mesenquimática, 85c
Célula reticular, 85c
Célula de Schwann, 135f
Célula de Sertoli, 413f
Célula, definición, 1
Células acidófilas, 348
Células adiposas, 201
Células alfa, 373f
Células del asa delgada de Henle, 281f
Células basales con gránulos pequeños, 254
Células basófilas, 349
- adrenocorticotropas, 349
- gonadotropas, 349
- tirotropas, 349
Células caliciformes, 70f, 259f
Células cebadas, 88, Véase también *Mastocitos (células cebadas)*
Células en cepillo, 254
Células condroprogenitoras, 162

- condrógena, 162
- pericondrio, 162
Células de conducción cardíaca, 118
- fibras o células de Purkinje, 118
- sistema cardionector, 118
- sistema de conducción cardíaca, 118
Células cromafines, 364f, 366, 367f
Células cromófilas, 348
Células cromófobas, 348
Células D1, 374
- péptido intestinal vasoactivo, 374
Células dentríticas, 232
- antígenos, 232
- ganglios linfáticos, 232
- inmunidad adquirida, 232
- linfocitos, 232
- - T, 232
- receptores de reconocimiento de patrones
    (RRP), 232
Células EC, 374
Células enterocromafines, 319
- células D, 320
- células G, 320
Células epiteliorreticulares, 240f
Células épsilon, 374
- grelina, 374
Células fijas o residentes, 84
- adipocitos, 84
- células mesenquimáticas, 84
- células reticulares, 84
- fibroblastos, 84
- fibrocitos, 84
- pericitos, 84
Células foliculares, 379f
Células fotorreceptoras, 495
Células ganglionares, 364f, 368
Células germinales, 414
- espermatogénesis, 414
- espermiación, 414
- espermiogénesis, 414
Células gliales, 127, 139, 140f
- astrocitos, 127, 139
- células ependimarias, 139
- células Schwann, 139
- epedimocitos, 139
- microglía, 127, 139
- oligodendrocitos, 127, 139
- tanicitos, 139
Células glomerulares, 364f
Células grano, 471
Células granoluteínicas, 383f
Células de Ito, 336f, 337, 338f
Células de Kupffer, 339
Células de Langerhans, 295, 442
- gránulos de Birbeck, 442
Células de Leydig, 412f, 415f, 419, 420f
- epitelio seminífero, 420, 421
- tetosterona, 420, 421
Células madre hematopoyéticas, 201
- pluripotentes, 202
- unidades formadoras de colonias, 202
- unipotentes, 202
Células de Merkel, 295, 442
- neuronas sensitivas, 442
Células mesangiales, 275
Células mesenquimáticas, 83, 86, 101f
- tejido conectivo mucoso, 86

Células microgliales, 143
Células móviles o migratorias, 86
- leucocitos, 86
- - basófilos, 86
- - eosinófilos, 86
- - linfocitos, 86
- - monocitos, 86
- - neutrófilos, 86
- macrófagos, 86
- mastocitos, 86
- plasmocitos, 86
Células musculares lisas, 90
Células de Müller, 497
Células osteoprogenitoras, 171
- capa osteógena, 171
- crecimiento por aposición del tejido óseo,
    171
- endostio, 171
- osificación, 171
- perioso, 171
- remodelado, 171
Células oxífilas, 362, 363f
Células de Paneth, 322, 323
Células parafoliculares, 359f
Células parietales u oxínticas, 319
- factor intrínseco o de Castle, 319
Células PP, 374
- polipéptido pancreático, 374
Células presentadoras de antígenos (CPA),
    143, 232f, 233f, 234
- células dendríticas, 234
- células de Langerhans, 234
- células de Von Kuppfer, 234
- histiocitos, 234
- macrófagos, 234
- - alveolares, 234
- microglía, 234
- monocitos, 234
- osteoclastos, 234
Células principales, 362, 363f
Células de Purkinje, 468, 470f, 473
Células reticulares, 86, 243f
- fibras reticulares, 86
Células de revestimiento óseo, 171
- cavidad medular, 171
- endostio, 171
   periostio, 171
- trabéculas óseas, 171
Células satélites, 112, 113
Células de Schwann, 141
Células secretoras, 75f
- adenómero, 75f
- conducto excretor, 75f
- endocrina, 75f
Células de Sertoli, 411f, 413, 413f
- barrera hematotesticular, 413
- espermatogénesis, 413, 414
- espermiación, 414
Células del túbulo contorneado proximal,
    280f
Cemento, 307
- acelular o primario, 307
- celular o secundario, 308
- cementoide, 308
- dentina radicular, 307
Centro germinativo de Flemming, 244p
Cerebelo, 467, 468f

- aferencias, 473
- - fibras musgosas, 473
- - fibras trepadoras, 473
- astrocitos, 472
- células de Purkinje, 468, 470f, 473
- corteza, 468
- corteza cerebelosa, 470f, 471f
- eferencias, 473
- folia cerebelosa, 469f
- glía de Bergmann, 472
- glía radial, 472
- glomérulos cerebelosos, 469, 470f, 471,
    472f, 473
- laminillas cerebelosas, 468
- núcleos profundos, 472
- pedúnculos cerebelosos, 468
- sustancia blanca, 473
- tienda del cerebelo, 480
Cerebro, 457
- amígdala, 458
- barreras, 481
- citoarquitectura cerebral, 461
- corte sagital, 465f
- hipocampo, 458
- hipotálamo, 457
- hoz del cerebro, 480
- núcleo accumbens, 458
- núcleo caudado, 457
- *septum*, 458
- sustancia gris, 457
Cérvix, 393
Chapa estriada, 10
Cicatrización, 83, 84, 101
- coagulación, 101
- colágeno, 83
- fibroblastos/ fibrocitos, 83
- inflamación, 101
- maduración, 103
- matriz extracelular, 83, 101
- miofibroblastos, 83
- proliferación celular, 101
Ciclo celular, 17
Ciclo endometrial, 389
- etapas, 390
- - menstrual, 390
- - proliferativa, 390
- - secretora, 390
Ciclo ovárico, 385f
- etapa lútea, 386
- - cuerpo *albicans*, 386
- - progestacional, 386
- fase folicular, 385
- - folículo de De Graaf, 385
- - FSH, 385
- - LH, 385
Ciclo uterino, 385f
Ciego, 325
Circuito sanguíneo sistémico, 207
Circulación linfática, 208f
Circulación renal, 285f
Circulación sistémica, 209
- arterias elásticas, 209
- arterias musculares, 209
- arteriolas, 209
- capilares, 209
- válvulas, 209
- vénulas, 209

Citoarquitectura cerebral, 461
Citoesqueleto, 9
- filamentos intermedios, 9
- microfilamentos, 9
- microtúbulos, 9
- neuronal, 128
- - filamentos intermedios, 128
- - microfilamentos de actina, 128
- - neurofilamentos, 128
- - neurotúbulos, 128
- - proteína Tau, 128
- - tubulina, 128
Citología exfoliativa, 394
Citología tiroidea, 360p
Citoquinas, 232
- antiinflamatorias, 232
- células epiteliales, 232
- endotelios vasculares, 232
- factores de crecimiento, 232
- leucocitos, 232
- proinflamatorias, 232
- quimioquinas, 232
- - funciones quimiotácticas, 232
Citosol, 3, 8
Citotrofoblasto, 401f
Coagulación, 187, 207
- factor activador de plaquetas, 207
- tromboplastina, 207
Cóclea, 504, 504f
Colagenasas, 79
Colágeno, 91
- de tipo I, 92
- - córnea, 92
- - dermis, 92
- - tendón, 92
- de tipo II, 93
- de tipo III, 93
- de tipo IV, 79, 93
- de tipo V, 93
- de tipo VI, 93
- de tipo VII, 93
- de tipo VIII, 93
- de tipo IX, 94
- de tipo X, 94
- de tipo XI, 94
- de tipo XII, 94
- de tipo XIII, 94
Colesterol, 12
Colon, 326
- criptas colónicas, 327
- tenias, 327
Coloración, 47, Véase también *Técnica histológica*
- con el reactivo de Schiff, 51
- de Feulgen, 51
- intravital, 43
- - verde Jano, 43
- PAS, 51
- de Sudán, 52
Colorantes ácidos, 48
Colorantes básicos, 48
Colposcopía, 394
Columela o mediolo, 504
Columna vertebral, 455
Columnas corticales, 458
Complejo mayor de histocompatibilidad (CMH), 234

Complemento, Véase *Sistema del complemento*
Condensador, 26, 28, Véase también *Microscopio(s)*
Condroblastos, 84, 158, 163f
Condrocitos, 158, 163f
- condronectina, 158
- proteoglucanos, 158
Condroitín-sulfato, 90
Condroprogenitoras, 164
- condroblastos, 164
- condrocitos, 164
Conducción cardíaca, 118
- fibras musculares cardíacas, 118
- marcapasos, 118
Conducción continua, 137
- axón amielínico, 137
Conducción saltatoria, 137
Conducto alveolar, 263f
Conducto anal, 313
Conducto auditivo externo, 502, 503
Conducto de Bartholin, 333, Véase también *Glándula sublingual*
Conducto deferente, 409f, 410f, 423, 425f
Conducto del epéndimo, 139f
Conducto excretor, 74
Conducto eyaculador, 409f, 424
Conducto lacrimonasal, 502
Conducto linfático, 208
Conducto torácico, 208
Conducto de Wharton, 331, Véase también *Glándula submaxilar*
Conducto de Wirsung, 345
Conductos alveolares, 264f
Conductos estriados, 75
Conductos excretosecretores, 75
Conductos de Havers, 175f, 176f
Conductos papilares de Bellini, 282
Conductos semicirculares membranosos, 506
Conductos de Volkmann, 173, 175f, 176f
Congelación, 44
Contactos sinápticos, 128
Contracción de la fibra muscular estriada, 112, Véanse también *Fibras musculares, estriadas cardíacas* y *Fibras musculares, estriadas esqueléticas*
- miosina, 112
- placa neuromuscular, 112
- tropomiosina, 112
- troponina T, 112
Contracción de la fibra muscular lisa, 123, Véase también *Fibras musculares, lisas*
- calmodulina, 125
- cavéolas, 125
- cuerpos densos, 123
- miofilamentos, 123
- - de actina, 123
- - de miosina, 123
- placas de inserción, 123
- quinasa de cadena liviana de miosina, 125
- red de miofilamentos, 123
- retículo sarcoplasmático, 125
Contracción muscular, 107, 113f
Contraste-coloración, 51
Corazón, 105, 207, 221
- aurículas, 221
- circulación menor, 221

- circulación pulmonar, 221
- conducción cardíaca, 118, Véase también *Conducción cardíaca*
- endocardio, 222, 223
- epicardio, 151f, 222
- miocardio, 222
- sistema cardionector, 222
- tabique interventricular, 221
- tabique intrauricular, 221
- válvula(s), 222
- - auriculoventriculares, 222
- - mitral, 222
- - semilunares, 222
- - sigmoideas, 222
- - tricúspide, 222
- venas pulmonares, 222
- ventrículos, 221
Cordón umbilical, 406, 406f
Cordones esplénicos de Billroth, 246
Corion, 96
Córnea, 488, 489f
- células madre, 488
- epitelio anterior, 488
- epitelio posterior, 488
- estroma, 488
- glucosaminoglucanos, 489
- membrana de Descemet, 489
- queratocitos, 489
Cornetes nasales, 254
Coroides, 490
- melanocitos, 490
Corona del diente, 298, Véase también *Dientes*
Corona radiata, 381f
Corpúsculo renal, 271, 272f, 273, 277f
- acuaporinas, 274
- arteriola aferente, 273
- arteriola eferente, 273
- capilares glomerulares, 273, 274
- cápsula de Bowman, 273
- células mesangiales, 275
- espacio urinífero, 273
- hoja parietal de la cápsula de Bowman, 274
- membrana de la ranura de filtración, 274
- mesangio extraglomerular, 275
- mesangio intraglomerular, 275
- óxido nítrico, 274
- pedicelo, 274
- podocitos, 274
- prostaglandinas, 274
- ranura de filtración, 274
Corpúsculos esplénicos (de Malpighi), 246, 247f
Corpúsculos gustativos, 297, 485, 511
Corpúsculos de Hassall, 239, 239f, 240f
Corpúsculos de Krause, 485
Corpúsculos de Meissner, 295, 485, 514
Corpúsculos de Nissl, 128
Corpúsculos de Pacini, 514
Corpúsculos de Ruffini, 485, 514
Corpúsculos de Vater-Pacini, 485
Glaucoma, 499p
Corte, 45, 50, Véase también *Técnica histológica*
- criostato, 46
- grilla, 50
- micrótomo, 45
- micrótomo de congelación, 46

- ultramicrótomo, 50
- vibrátomo, 45
Corteza cerebelosa, 468, 470f, 471f
- células grano, 471
Corteza cerebral, 457, 459f, 460f
- capas, 458
- columnas corticales, 458
- corteza prefrontal, 457, 458
- eferencias y aferencias, 461f
- eferencias corticocorticales, 459
- hallocórtex, 461, 462
- isocórtex, 461
- neocorteza, 462
- neuronas piramidales, 457
Corteza renal, 279f
Corteza suprarrenal, 363
- angiotensina II, 363
- aparato yuxtaglomerular, 365
- enzima convertidora de la angiotensina II, 365
- renina, 365
- zona fasciculada, 365
- - cortisol, 366
- - espongiocitos, 365
- - glucocorticoides, 366
- zona reticular, 366
- - andrógenos, 366
COVID-19, 514p, Véase también
      SARS-CoV-2 y disfunción olfativa
Cráneo, 455
Crecimiento por aposición, 163f
Crecimiento aposicional, 162
Crecimiento intersticial, 163f, 164
- condroplastos, 164
- grupos isógenos, 164
Cremáster, 410f
Crestas ampulares, 506, 507, Véase también
      Laberinto vestibular
Criostato, 45
Criptas o glándulas de Lieberkühn, 320
Cristales de hidroxiapatita, 167
Cristalino, 491
- zónula de Zinn, 492
Cromófilas, Véase *Células cromófilas*
Cromófobas, Véase *Células cromófobas*
Cuarto ventrículo, 468
Cuello uterino, 393
Cuerno de Amón, 465
Cuerpo ciliar, 490, 491
- zónula de Zinn, 490
Cuerpo esponjoso, 409f
Cuerpo estriado, 463, 463f, 464f
- aferencias corticoestriatales, 464
- aferencias nigroestriadas, 464
- aferencias talamoestriatales, 464
- eferencias estriatales, 464
- estriosomas, 463
- matrisomas, 463
Cuerpo lúteo, 383, 383f, 392
- células granuloteínicas, 383
- células tecoluteínicas, 383
- cuerpo *albicans*, 384
- cuerpo amarillo, 383
- esteroides sexuales, 384
- estradiol, 383
- estrógenos, 384
- estrona, 383
- gonadotrofina coriónica, 384

- hormona antimülleriana, 384
- progesterona, 383, 384
- relaxina, 383, 384
Cuerpo vítreo, 492
Cuerpos cavernosos, 409f
Cuerpos densos, 121
- alfa-actinina, 122
Cuerpos de Nissl, 55
Cúmulo oóforo, 381f
Cúpula óptico, 486

D

Decidua, 406f
Degeneración axonal, 129p
Dendritas, 127, 128
- aparato espinoso, 128
- espinas, 128
- neuronas espinosas, 128
Densidad postsináptica, 128, 129, 138
Dentición permanente, 297
Dentición primaria o decidua, 297
Dentina, 303
- calcosferitos, 304
- colágeno de tipo I, 303
- dentina coronaria, 303
- fosfoglucoproteína, 303
- frente de mineralización, 306
- odontoblastos, 303, 305
- osteocalcina, 303
- osteonectina, 303
- osteopontina, 303
- papila dental, 304, 306
- predentina, 306
- procesos odontoblásticos, 306
- pulpa, 306
- sialoproteína ósea, 303
Dermatán-sulfato, 90
Dermatoscopio, 452p
Dermis, 435, 437f
- glándulas sebáceas, 445
- glándulas sudoríparas, 445
- papilar, 444f, 445f
- reticular, 444f, 445f
Derrame pericárdico, 225p
Deshidratación, 45, 48
Desmielinización, 142p
Desparafinización, 47, Véase también *Técnica
      histológica*
Despolarización, 133
Detritos, 87
Díadas, 116, 120f
Diáfisis, 176f
Diafragma, 28, Véase también *Microscopio(s)*
Diagnóstico anatomopatológico, 45
Diapédesis, 88, 194
Diencéfalo, 455
Dientes, 297
- caninos, 297
- corona, 297, 298
- cuello, 297
- dentina, 298
- esmalte, 298
- estadio de brote, 299, Véase también
      Germen dental
- estadio de campana, 299, Véase también
      Germen dental

- estadio de casquete, 299, Véase también
      Germen dental
- incisivos, 297
- margen cervical, 297
- molares, 297
- porción radicular, 297
- premolares, 297
Diferenciación celular, 90
Difusión de gases, 66
- alvéolos pulmonares, 66
Digestión, 313
Discos intercalares, 116, 116f, 120f
Discos Z, 109, Véase también *Músculo
      estriado esquelético*
Disfunción olfativa por SARS-CoV-2,
      514p
Disfunción sexual eréctil, 434p
Distrofinas, 107
Dopamina, 464
Drenaje linfático, 242
- linfa, 242
Drepanocitos, 193
Duodeno, 323
- glándulas de Brünner, 324
Duramadre, 456, 480, Véase también
      Meninges

E

Eje hipotálamo-hipofisario, 352, 355
- ACTH, 356
- LH/FSH, 356
- prolactina, 356
- TSH, 356
Encía, 309
- amelotina, 309
- encía libre o marginal, 309
- epitelio del surco, 309
- líquido gingival, 309
- procesos alveolares (encía insertada), 309
- proteína odontogénica asociada a los
      ameloblastos, 309
- rodete gingival, 309
- unión cemento-adamantina, 309
- unión dentogingival, 309
Endocardio, 223, 225f
- en aurículas, 224
- y cardiomiocitos, 224
- subendotelio, 223
- y ventrículos, 224
Endocérvix, 393, 393f
Endocitosis, 13
- fagocitosis, 14
- pinocitosis, 14
Endocrino, 347
Endolinfa, 502, 504
Endometrio, 391f, 392
- arterias espiraladas, 392
- - isquemia del estrato funcional, 392
Endometriosis, 392, 393p
Endomisio, 115
Endostio, 175f, 177, 177f
- conductos de Havers, 177
- conductos de Volkmann, 177
Endotelio fenestrado, 216f
Enfermedad celíaca, 322p
Enfermedades degenerativas de la retina, 501p

Enfisema, 267p
Enfermedades desmielinizantes, 142p
Enfoque, 26, 29, Véase también
   Microscopio(s)
- aceite de inmersión, 29
- objetivo de inmersión, 29
- portaobjetos, 29
Entesopatía del tendón de Aquiles, 99p
Envoltura nuclear, 6
Enzima convertidora de la angiotensina, 254
Eosinofilia, 48
Eosinófilos, 190, 195
- infestación parasitaria, 195
Ependimocitos, 481, 482f
Epicardio, 151f, 224
Epidermis, 435, 436, 437f
- corneodesmosona, 438
- dermatoglifos, 436
- folículos pilosos, 436
- glándulas sebáceas, 436
- glándulas sudoríparas, 436
- gránulos laminados, 437
- gránulos de queratohialina, 437
- piel fina, 436
- piel gruesa, 436, 437
- queratina, 438
- queratinosomas, 437
- queratohialina, 437
Epidermólisis ampollar, 444p
Epidídimo, 409f, 410f, 423, 424f
Epimisio, 115
Epineuro, 480
Epitelio alveolar, 264
- células alveolares de tipo I o neumocitos, 264
- células alveolares de tipo II, 264
- macrófagos alveolares, 264
- surfactante, 265
Epitelio amniótico, 406f
Epitelio bronquiolar, 262
Epitelio bucal, 293
- población extrínseca, 295
- población intrínseca, 293, 295
- queratinocitos, 293
Epitelio cilíndrico seudoestratificado ciliado,
   70f, 82p
Epitelio cilíndrico simple, 70f
- con chapa estriada y células caliciformes,
   74f
Epitelio cúbico y cilíndrico estratificado, 71
- epitelios biestratificados, 71
Epitelio cúbico estratificado, 73f
Epitelio cúbico simple, 69f, 243
- vénulas de endotelio alto, 243
Epitelio dental interno, 302
Epitelio germinal, 378
Epitelio glandular, 72
- unicelular y multicelular, 72
Epitelio olfatorio, 254, 508, 509, 509f, 511
- células receptoras olfativas, 509
- glándulas de Bowman, 509f
- neuronas sensoriales olfatorias, 509
- vesícula olfatoria, 509
Epitelio pigmentario, 493, 500
Epitelio plano estratificado, 70
- no queratinizado, 71, 72f, 295
- - estrato basal, 295
- - estrato intermedio, 295

- - estrato superficial, 295
- queratinizado
- - basal, 294
- - córneo, 295
- - espinoso, 294
- - granuloso, 294
Epitelio plano simple, 68f, 69f
Epitelio polimorfo, 72
Epitelio respiratorio, 70
Epitelio seminífero, 411
Epitelio seudoestratificado, 254
- cilíndrico ciliado con células caliciformes,
   259f
Epitelio de transición, 72
Epitelio vaginal, 395f
Epitelios biestratificados, 71
Epitelios estratificados, 70
Epitelios germinativos, 66
Epitelios de revestimiento, 66
- cilíndrico seudoestratificado, 68
- cilíndrico simple, 68
- cúbico simple, 68
- mesotelios, 67, 68r
- - pericardio, 67
- - peritoneo, 67
- - pleura, 67
- plano simple, 66
- - endotelio, 67
- - mesotelios, 67
- simple, 66
Eritrocitos, 187, 191, 191f, 204, 254
- patología, 193p
Eritropoyesis, 201, 203, 203f
- células madre hematopoyéticas
   pluripotentes, 203
- células madre unipotentes, 203
- eritroblastos basófilos, 203
- eritroblastos ortocromáticos, 203
- eritroblastos policromatófilos, 203
- eritrocitos, 203
- eritropoyetina, 203
- hemoglobina, 203
- nidos rojos, 201
- normoblastos, 203
- proeritroblastos, 203
- reticulocitos, 203
Eritropoyetina, 271
Esclerostina, 168
Esclerótica, 480, 487
- epiesclerótica, 488
- fibras elásticas, 488
- fibroblastos, 488
- fibrocitos, 488
- lámina cribosa, 488
- lámina fusca, 488
- melanocitos, 488
- músculos extrínsecos, 488
- tejido adiposo, 488
- tejido conectivo colágeno laxo, 488
- tendones, 488
Escroto, 409f
Esfínteres precapilares, 212
Esmalte, 300, Véase también *Dientes*
- ameloblastos, 300
- amelogénesis, 301
- conexión amelodentinaria, 301
- cristales de hidroxiapatita, 300, 301

- estrías de Retzius, 301
- formación, 301
- huesos adamantinos, 301
- laminillas del esmalte, 301
- periquematías, 301
Esófago, 313, 314
- cardias, 316
- glándulas cardinales, 314
- orofaringe, 314
Espacio de Disse, 337
Espacio epidural, 480
Espacio intersináptico o hendidura sináptica,
   138
Espacio urinífero, 275f, Véase también
   Riñones
Espacios porta o de Kiernan, 337
Espermátides, 413f, 415
- espermiogénesis, 416
- inmaduras, 411f, 416, 418f
- maduras, 411f, 416, 417f, 418f
- tardías, 416f
- tempranas, 415f, 416f, 417f
Espermatocitos, 411f, 413f, 415
- I, 415, 415f, 416f
- II, 415
Espermatogénesis, 418p
Espermatogonias, 414
- A, 411f, 414
- - oscuras, 415f
- B, 411f, 415, 415f, 416f
Espermatozoides, 417, 419f, 420f
Espermiación, 417
Espermiogénesis, 417, 418p
Espermograma, 23, 428
- aspermia, 429
- azoospermia, 429
- hiperspermia, 429
- hipospermia, 429
- leucocitospermia, 430
- oligozoospermia, 429
   semen, 429
Espolones, 265f
Espongiocitos, 364f, 366f
Estereocilios, 506
Estómago, 313, 316
- fóveas o criptas gástricas, 316
- glándulas gástricas, 317
- jugo gástrico, 316
Estriosomas, 463, Véase también *Cuerpo*
   estriado
Estrógenos, 378
Estroma, 83
Etapa proliferativa, 392f
Etapa secretora, 392f
Eucromatina, 48
Excreción, 66
Exocérvix, 393, 393f
Exocitosis, 14
Extendido sanguíneo, 189, Véase también
   Frotis
Extendido vaginal, 22, 397f

F

Factor natriurético auricular, 119, 120f
Factor Rh, 192
Falsa albugínea, 378

Faringe, 254, 313
- faringolaringe, 254
- nasofaringe, 254
- orofaringe, 254
Faringolaringe, 255
Fascias adherens, 116, 120f
Fibras de anclaje, 228f
Fibras colágenas, 90
Fibras elásticas, 90, 94, 95f
- elastina, 94
Fibras musculares, 105, 111
- estriadas cardíacas, 119f, 120f
- - contracción, 112, Véase también *Contracción en la fibra muscular estriada*
- estriadas esqueléticas, 106f, 113
- - blancas, 113
- - contracción, 112, Véase también *Contracción en la fibra muscular estriada*
- - intermedias, 113
- - rojas, 113
- - tríada, 108, 109f
- - - estructura, 111
- lisas, 120, 121f, 122, 122f, 123f, 124f, 125
- - caldesmona, 122
- - calponina, 122
- - células mesenquimáticas, 125
- - mioblastos, 125
- - mioepiteliales, 120
- microfilamentos, 105
- miofilamentos, 105
- miosina, 105
Fibras de Purkinje, 120f, 223f, 224, 225f
Fibras reticulares, 93, 94, 95f
Fibras de Sharpey o perforadoras, 176
Fibrillas, 91
- de colágeno, 92
Fibrina, 198
Fibroblastos, 85c
Fibrocitos, 85c
Fibronectina, 79, 89
Fijación, 43, 44, 50, Véase también *Técnica histológica*
- fijadores simples, 44
- - físicos, 44
- por inmersión, 43
  mezclas fijadoras, 44
- por perfusión, 44
- químicos, 44
Filamentos finos, 109
- actina fibrilar, 109
- actina globular, 109
Filamentos intermedios, 10, 122, 146
- desmina, 122
- láminas nucleares, 10
Fluidez de las membranas, 12
Folia cerebelosa, 469f
Folículo piloso, 80f, 450f
Folículos antrales, 378, 381f
- corona radiada, 380
- disco prolígero, 380
- folículo maduro de De Graaf, 381
- mácula pelúcida, 381
- teca externa, 381
- teca interna, 381
Folículos atrésicos, 381, 381f
- preantrales, 381
- - glándulas intersticiales, 382

Folículos ováricos, 378
- antrales, 378, 380
- antro, 378
- preantrales, 378
Folículos pilosos, 447f
Folículos primarios, 379
- antro folicular, 380
- células de la granulosa, 379
- hormona folículoestimulante, 379
- luteinización, 379
- multilaminares, 380f
- receptor RH, 379
- teca folicular, 379
- unilaminares, 380f
- vacuolas de Call Exner, 379, 380
- vesiculosos, 380f
- zona pelúcida, 379
Folículos primordiales, 378, 379f
- células foliculares, 378
Folículos tiroideos, 357f, 359f
Fórmula leucocitaria relativa, 190, 192f, Véase también *Leucocitos*
Fosas nasales, 254, 508
Fosfatasa alcalina, 167
Fosfolípidos, 12
Fotorreceptores, 485, 495
- discos, 493
- segmentos externos, 493
Fóvea, 493
Frecuencia cardíaca, 119
Frotis, 189, 190f
- de sangre, 45, 191f
Funciones del tejido nervioso, 127

G

Ganglios basales, 455
Ganglios linfáticos, 241, 242f, 243f
- circulación linfática, 241, 242
- folículos linfáticos primarios, 241
- paracorteza, 241
- tejido linfoide, 241
- vasos linfáticos, 241
Ganglios parasimpáticos, 480f
Ganglios raquídeos, 479f, 480f
Ganglios simpáticos, 479f, 480f
Gap junction, 16
Germen dental, 299, Véase también *Dientes*
- estadio, 299
- - brote, 299
- - campana, 299
- - casquete, 299
- maxilar superior, 299
- piezas dentarias temporarias, 299
- tejidos dentarios, 299
Giro dentado, 465
- organización histológica, 483f
Glande, 409f
Glándula de Cowper, 409f, 426, 428
Glándula hipófisis, 347, Véase tamién *Hipófisis*
Glándula intersticial, 382f
Glándula pineal, 369, 370f
- melatonina, 370
- pinealocitos, 369
Glándula pituitaria, 347, Véase también *Hipófisis*

Glándula sublingual, 332f, 333
- conducto de Bartholin, 333
Glándula submaxilar, 212f
Glándula sudorípara, 446f
Glándula sumaxilar, 331
- conducto de Wharton, 331
- semiluna de Gianuzzi, 333
Glándula suprarrenal, 367f
Glándula tiroides, 356, 357f, 359f
- calcitonina, 356, 358
- células foliculares, 356
- células parafoliculares, 356, 358
- fóculos tiroideos, 356
- hormonas tiroideas, 359
- osteoclastos, 359
- tetrayodotironina, 356
- tiroglobulina, 356, 359
- triyodotironina, 356
Glándula uterina, 389f
Glándula(s) mamaria(s), 396
- activa, 399f, 400f
- conductos galactóforos, 399
- leche materna, 400
- masculinas, 400
- prolactina hipofisaria, 399
- en reposo, 398f
- secreción apocrina, 399
- tubuloalveolares ramificados, 398
Glándulas acinares, 76
Glándulas anexas (aparato reproductor masculino), 425
- vesículas seminales, 409, 409f, 425, 426f
Glándulas anficrinas, 78
- doble, 78
- mixta, 78
Glándulas bulbouretrales de Cowper, 428
Glándulas ceruminosas, 503
Glándulas corpofúndicas, 318
Glándulas endocrinas, 73
Glándulas exocrinas, 73, 76
- apocrinas, 76
- - alvéolos mamarios, 76
- citocrinas, 76
- holocrinas, 76
- - glándula sebácea, 76
- merocrinas, 76
- multicelulares, 76
- unicelulares, 76
- - célula calciforme, 76
Glándulas gástricas, 317
- cardiales, 317
- células enterocromafines, 319
- células mucosas del cuello, 318
- células mucosas superficiales, 318
- células parietales u oxínticas, 318
- células principales o adenomorfas, 319
- - quimosina, 319
- corpofúndicas, 317
- pilóricas, 317
Glándulas holocrinas, 75, 80f
Glándulas intersticiales, 380f
Glándulas lagrimales, 488, 502
Glándulas de Lieberkühn, 322
- células absortivas o enterocitos, 322
- células caliciformes, 322
- células indiferenciadas o madre, 322
- células de Paneth, 322

Glándulas de Littré, 428
Glándulas mamarias, 79f
Glándulas merocrinas, 76
Glándulas mucosas, 75
- de Brünner, 323
Glándulas multicelulares, 73
Glándulas saculares, 76
- holocrinas, 76
- - glándulas sebáceas, 76
Glándulas salivales, 331
- cavidad bucal, 331
- células mioepiteliales, 334
- conductos estriados, 334
- conductos excretores, 334
- - extralobulillares, 334
- conductos intercalares, 334
- parótidas, 331
- saliva, 334
- sublinguales, 333
- submaxilares, 331
Glándulas sebáceas, 75, 80f, 254, 445, 448
- glándulas de Meibomio, 448
- sebo, 448
Glándulas seromucosas, 70f
Glándulas sudoríparas, 75, 445
- apocrinas, 447, 448
- - unidad pilosebácea, 448
- ecrinas, 447
- - células mioepiteliales, 447
Glándulas suprarrenales, 362, 363, Véase
    también *Corteza suprarrenal*
Glándulas tiroides, 362f
Glándulas tubulares, 76
- glomerulares, 76
- ramificadas, 81f
- saculares, 76
- simples, 76
- simples ramificadas, 81f
Glándulas tubuloalveolares, 79f
Glándulas tubuloglomerulares, 76f
Glándulas uterinas, 388f
Glándulas de Weber, 297
Glaucoma, 499p
Glía de Bergmann, 472
Glía limitante, 144f
Glía radial, 472
Glóbulos blancos, 89, 187, 193, Véase
    también *Leucocitos*
Glóbulos rojos, 187, 190, 191, Véase
    también *Eritrocitos*
- actina, 192
- drepanocitos, 193
- espectrina, 192
- hipercromía, 193
- macrocitosis, 193
- microcitosis, 193
- recuento, 187
Glomerulo renal, 274f
- arteriola aferente, 274f
- arteriola eferente, 274f
Glomérulos cerebelosos, 469, 470f, 471,
    472f, 473
Glúcidos, 12
Glucocáliz, 13
Glucolípidos, 12
Glucoproteínas, 89c, 90
- entactina, 90

- fibronectinas, 90
- lamininas, 90
- organogénesis, 90
Glucoproteínas de adhesión, 167
Glucosaminoglucanos, 89, 90, 167
Golgi de tipo I, 131f
Golgi de tipo II, 131f
Gonadotrofinas, 391f
Gonadotropas, Véase *Células cromófilas,*
    acidófilas, gonadotropas
Grandes venas, 217
Granulocitos, 190
- basófilos, 196f
- eosinófilos, 196f
Gránulos azurófilos, 194
Gránulos de lipofuscina, 143
Gránulos de zimógeno, 75
Grasa blanca, 148
Grasa parda, 84, 151
- termogenina, 152
Grilla postsináptica, 128, Véase también
    Densidad postsináptica
Grupos isógenos, 164
- axiles, 164, 181f
- coronarios, 164
Grupos sanguíneos, 192
- sistema AB0, 192
- sistema Rh, 192
Gusto, 511
- céulas de tipo II o células receptoras
    gustativas, 511
- corpúsculos gustativos, 511
- percepción del sabor, 513
- poro gustativo, 511
- receptores gustativos, 512

H

Hallocórtex, 461, 462
Helicotrema, 504
Hemaglutinación, 192
Hematíes, 191, Véanse también *Eritrocitos y*
    Glóbulos rojos
Hematocrito, 187, 189f
Hematopoyesis, 199
Hematosis, 188f, 218, 254
Hemidesmosomas, 303
Hemoglobina, 191, 254
Hemograma, 22
Hendidura sináptica, 111
Heparán-sulfato, 90
Hepatocitos, 335, 336, 336f, 337
- canalículo biliar, 337, 338f, 342
- espacio de Disse, 336, 337
Heterocromatina, 5
Hibridación in situ, 62
Hidratación, 47, Véase también *Técnica*
    histológica
Hidratos de carbono, 4
Hígado, 334
- cápsula de Glisson, 334, 336
- células de Kupffer, 339
- espacio de Disse, 339
- espacio de Mall, 339
- espacios de Kiernan, 339
- hepatocitos, 335, 336, 336f, 337
- hormonas, 335

- - somatomedina, 335
- lipoproteínas, 335
- - HDL, 335
- - LDL, 335
- lobulillo hepático clásico, 335, Véase
    también *Lobulillo hepático clásico*
- lobulillo portal, 341
- síntesis de albúmina, 335
- síntesis de globulinas plasmáticas, 334
- síntesis de glucoproteínas, 335
- - transferrina, 335
- sinusoides hepáticos, 338
- sistema porta venoso, 339
- tríada portal, 339, Véase también *Tríada*
    portal
Hipertensión portal y síndrome ascítico
    edematoso, 343p
Hipocampo, 464, 465
Hipocromía, 193
Hipodermis, 435, 445
Hipófisis, 347
- adenohipófisis, 348
- neurohipófisis, 353
- quistes bolsa Rathke, 353p
- tumores neurohipófisis, 355p
- tumorigénesis hipofisaria, 351p
Hipotálamo, 347, 457, 477
Histiocitos, 84, 86
Histofisiología, 150, 151, Véase también *ítem*
    específico
Histogénesis, 115
- células satélites, 115
- hipertrofia muscular, 115
- masa muscular, 115
- mioblastos, 115
- miofibrillas, 115
- miotubos, 115
Histonas, 4
Holocrina, Véase *Glándulas holocrinas*
Homúnculo, 458, 458f
Hormona(s), 73, 347, Véanse también
    nombres específicos
- antidiurética, 282
- foliculoestimulante, 349
- luteinizante, 349
- ováricas, 391f
- paratiroidea, 168
- tiroideas, 360
- - hipertiroidismo, 361
- - hipotiroidismo, 361
Hoz del cerebro, 480
Huesesillos del oído medio, 503, Véase
    también *Oído, medio*
- estribo, 503
- martillo, 503
- yunque, 503
Hueso, 178
- alveolar, 309
- - alvéolos dentarios, 309
- compacto, 173, Véase también *Tejido óseo*
- - osteonas, 173
- esponjoso, 174, 176f, Véase también *Tejido*
    óseo
- - tejido hematopoyético, 174
- - tejido óseo laminillar, 174
- - hueso fasciculado, 309
- lagunas osteocitarias, 178

- osteonas, 178
Humor acuoso, 491
Humor vítreo, 93, 492
Huso mitótico, 11
Huso neuromuscular, 485

I

Íleon, 324
- células M, 325
- criptas de Lieberkühn, 324
- placas de Peyer, 324
Iluminación, 28, Véase también
    Microscopio(s)
Importancia de los cilios en las vías aéreas,
    261p
Importancia clínica y utilidad diagnóstica del
    líquido cefalorraquídeo, 481p
Impregnación argéntica, 55, 79, 107f
- técnica de Cajal, 55
- técnica de Golgi, 55
- tetróxido de osmio, 56f
Impregnación de oro sublimado de Cajal,
    56f, 57
Inclusión, 45, 50, Véase también *Técnica
    histológica*
Inclusiones citoplasmáticas, 11
Infarto de miocardio, 119, 224p
Inflamación, 83, 195
Inmunidad, 231
- adquirida, 232
- - anticuerpos, 232, 233
- - antígeno, 232
- - células inmunocompetentes, 233
- - células presentadoras de antígenos,
      232f
- - citoquinas, 232
- - complemento, 232, 233
- - inmunidad celular, 233
- - inmunidad humoral, 233
- - inmunoglobulinas, 233
- - linfocitos, 233
- - linfocitos B, 233
- - plasmocitos, 233
- - vacunas, 232, 233
- celular, 236, 236f
- - CD8+, 236
- - fragmentinas, 236
- - IL-2, 236
- - linfocitos T citotóxicos, 236
- - LT8, 236
- - *natural killers*, 236
- - perforinas, 236
- humoral, 236, 236f, 237
- - anticuerpos, 236, 237
- - antígenos, 237
- - IL-2, 236
- - plasmocitos, 237
- inmunología, 231
- innata, 231
- - barreras físicas, 231
- - barreras microbiológicas, 231
- - barreras químicas, 231
- - células centinelas, 231
- - respuesta inflamatoria asociada, 231
- - - patógenos, 231
- sistema linfático, 231

Inmunocitoquímica, 45
Inmunoglobulinas, 233
- IgA, 233
- IgE, 233
- - hipersensibilidad anafiláctica, 233
- IgM, 233
- plasmocitos, 233
Interacción célula-matriz extracelular, 16
Intercambio gaseoso, 191f, 192, 218
Interneuronas, 455, 462
Intestino delgado, 213f, 313, 320
- duodeno, 320
- íleon, 320
- pliegues de Kerckring o válvulas
    conniventes, 320
- vellosidades, 320
- yeyuno, 320
Intestino grueso, 313, 325
- apéndice cecal, 325
- ciego, 325
- colon, 325
- - ascendente, 325
- - descendente, 325
- - recto, 325
- - sigmoideo, 325
- - transverso, 325
Iris, 491
- células mioepiteliales, 491
- epitelio ciliar, 491
- epitelio cúbico biestratificado, 491
- melanina, 491
- músculo dilatador de la pupila, 491
Islote pancreático, 373f

J

Jugo pancreático, 331

K

Kranocitos, 111

L

Laberinto óseo, 502, 504
Laberinto vestibular, 506, 507
- conductos semicirculares membranosos, 506
- sáculo, 506
- utrículo, 506
Lactancia, 399f, 400f
Laguna de Howship, 168f
Lagunas osteocitarias, 168f, 174f, 182f
Lámina basal, 79
Lámina externa, 79
Lámina lúcida, 79
Lámina propia, 96, 124f, 254
Lámina rara o densa, 79, 276
Lámina reticular, 79, 84
Laminación cortical, 462f
Láminas elásticas, 123f
Laminillas cerebelosas, 468
Laminillas intersticiales, 177
Laminina, 79, 89
Laringe, 256
- cuerdas vocales, 256
- epiglotis, 256

- - cartílago elástico, 256
- epitelio respiratorio, 256
- pliegues vocales, 256
- subglotis, 257
- supraglotis, 256
- - epiglotis, 256
Lengua, 296
- deglución, 296
- fonación, 296
- papilas linguales, 296
Lente, 31, Véase también *Microscopio(s)*
- objetivo, 27, 31
- - apertura numérica, 27
- - aumento, 27
- ocular, 27, 31
Leucocitos, 87c, 89, 187, 193
- agranulocitos, 193, 197f
- basófilos, 87c, 89, 193
- diapédesis, 193, 194
- eosinófilos, 87c, 89, 193
- fórmula leucocitaria relativa, 190, 192f
- granulocitos, 193, 194f
- gránulos específicos, 193
- linfocitos, 87c, 190
- - B, 89
- monocitos, 87c, 89, 190
- monomorfonucleares, 193
- neutrófilos, 87c, 89, 193
- patología, 199p
- polimorfonucleares, 193
Leucocitosis, 195
Leucodistrofias, 142p
Leucopoyesis, 201, 204
- basófilos, 204
- células pluripotentes, 204
- eosinófilos, 204
- granulocítica, 201
- - nidos blancos, 201
- granulocitos, 204
- mieloblastos, 204
- monoblastos, 204
- monocitos, 204
- progenies, 205c
Ligamento periodontal, 308
Limbo esclerocorneal, 489
- surco escleral interno, 489
Límite de resolución (LR), 25, 29, Véase
    también *Microscopio(s)*
- apertura numérica, 29
- aumento, 29
- imagen, 29
Líneas M, 110, Véase también *Músculo
    estriado esquelético*
Líneas Z, 110, Véase también *Músculo
    estriado esquelético*
- alfa-actinina, 110
- desmina, 110
- vimentina, 110
Linfa, 208f
Linfangión, 229
Linfoblastos, 247
Linfocitos, 87c, 190, 197, 197f, 198f, 205,
    244, 246f
- B, 233f, 235
- linfoblastos, 205
- linfopoyesis, 205
- maduros, 205

Linfocitos *(Cont.)*
- prolinfocitos, 205
- respuesta inmune celular, 197
- respuesta inmune humoral, 197
- T, 237
-   - trasplantes, 241
- timo, 205
Linfopoyesis, 201
Lípidos, 4
- ácidos grasos, 4
- fosfolípidos, 4
- triglicéridos, 4
Lipofuscina, 128
Líquido cefalorraquídeo, 455, 478
Lisosomas, 7
- fagocitosis/endocitosis, 7
Lobulillo hepático clásico, 335
- espacio de Disse, 337, 339, 340f
- espacios porta o de Kiernan, 337
- hepatocitos, 335, 336, 336f, 337
- trabéculas de Remak, 335, 335f
Lobulillo portal, 341
Lobulillo renal, 271
Lobulillos tímicos, 238f
Lubricación, 66
- mesotelios, 66
- mucosa, 66
Lucifer yellow, 57

M

Macrocitosis, 193
Macrófagos, 84, 87c, 143, 192, 277
- técnica vital, 87
Mácula *adherens*, 117
- desmosomas, 117
Mácula densa, 274f, 275f, 281
Mácula lútea, 493
Máculas (aparato vestibular), 485, Véase
    también *Laberinto vestibular*
Marcación retrógrada, 57
- técnica intravital, 57
- transporte retrógrado, 57
Marcha de rayos, 30
Mastocitos (células cebadas), 87c, 88, 195
Matrisomas, 463, Véase también *Cuerpo
    estriado*
Matriz cartilaginosa, 158
- calcificada, 181, Véase también *Osificación,
    endocondral*
- cartílago elástico, 159
- cartílago fibroso, 159
- cartílago hialino, 159
- condrogénesis, 159
- condroitinasas, 159
- condrólisis, 159
- condronectina, 159
- fibras elásticas, 159
- GAG, 159
- glucoproteínas, 159
- heparanasas, 159
- hialunorinasas, 159
- interterritorial, 159
- proteoglucanos, 159
- territorial, 159
-   - pericelular, 159
Matriz extracelular, 79, 89, 90, 157, 168f

- glucosaminoglucanos, 89
- proteoglucanos, 89
Matriz ósea, 168f, 172
- colágeno de tipo I, 172
- condroitín-sulfato, 172
- cristales de hidroxiapatita, 172
- osteocalcina, 172
- osteopontina, 172
- queratán-sulfato, 172
- sialoproteína, 172
Matriz osteoide, 167, 180f
Mecanismo de multiplicación de
    contracorriente, 283f
Mecanorreceptores, 485
Médula espinal, 139f, 456, 474
- sustancia blanca, 476
- sustancia gris, 474
Médula ósea, 89, 177f, 199, 200f, 202f, 204
- células adiposas, 199
- células hematopoyéticas, 199
- células madre hematopoyéticas, 201
- células reticulares, 199, 201
- eritrocitos, 199
- médula amarilla, 199
- médula roja, 199
- senos venosos, 200
- tejido hematopoyético, 201f
- vasos venosos, 200
Médula renal, 284
Médula suprarrenal, 366, 367f
- catecolaminas, 368
- células cromafines, 366
- células ganglionares, 366
- cortisol, 368
- feocromocitoma, 367
Megacariocitos, 197, 202f
Melanocitos, 295, 440
- albinismo, 441
- carotenos, 441
- complejos melanosómicos, 441
- eumelanina, 441
- feomelanina, 441
- melanina, 440
- melanosomas, 440, 441
- queratinocitos, 441
- secreción citocrina, 441
- unidad melanoepidérmica, 440, 441
Membrana basal, 78, 82p, 90
Membrana de Bowman, 489
Membrana de Descemet, 489
Membrana plasmática, 4, 12, 13
- endocitosis, 13
- postsináptica, 138
- reconocimiento celular, 13
- señalización celular, 13
Membrana tectoria, 505f, 506
Membrana del tímpano, 502, 503
Membrana vítrea o de Bruch, 493, 500
Membranas biológicas, 12
Membranas placentarias, 406, 406f
Menarca, 395
Meninges, 455, 480
- aracnoides, 456, 480
- duramadre, 456, 480
- espacio epidural, 480
- hoz del cerebro, 480
- piamadre, 456, 480

- tienda del cerebelo, 480
Merocrina, Véase *Glándulas merocrinas*
Mesangio intraglomerular, 274f
Mesencéfalo, 455, 466
Mesodermo amniótico, 406f
Mesodermo coriónico, 406f
Mesotelio, 68p
Metaarteriolas, 212, 213f, 214f
Metacromasia, 53, 90
- azul de metileno, 53
- azul de toluidina, 53
Metaloproteasas, 79
Metamielocitos, 202f
Metencéfalo, 455
Método de biotina-avidina-peroxidasa, 59
Método estreptavidina-peroxidasa, 60
Mezclas fijadoras, 44
Microcitosis, 193
Microfilamentos, 9
- corteza celular, 9
Microgliocitos, 140f, 141f, 143
Microgliocitosis, 143
Microscopía de contraste de fase e
    interferencia, 34
Microscopía crioelectrónica, 39
Microscopía de dos fotones, 36
Microscopía electrónica de transmisión, 49
Microscopía de superresolución, 36
- de agotamiento de la emisión estimulada,
    37
- de localización fotoactivada, 37
Microscopio(s), 25
- aceite de inmersión, 29
- binoculares, 26
-   - lentes objetivo, 26
-   - lentes oculares, 26
- campo visual, 27
- condensador, 26, 28
- confocal, 36
-   - de reflectancia, 42p
- cubreobjetos, 29
- diafragma, 28
- distancia frontal, 27
- electrónico, 25, 37
-   - de alto voltaje o alto poder resolutivo,
        37
-   - de barrido o *scanning*, 37, 39
-   - de transmisión, 37, 38
-   -   - ultraestructura celular, 38
- enfoque, 26, 29
- de fluorescencia, 34
- de fondo oscuro, 33
- iluminación, 28
- imagen final, 33
- lente objetivo, 27
- lente ocular, 27
- límite de resolución (LR), 25, 29
- de luz, 25
- de luz polarizada, 34
- objetivo de inmersión, 29
- ópticos, 25, 33
-   - invertido, 33
-   -   - contraste de fase, 33
-   -   - fluorescencia, 33
-   -   - de interferencia, 33
- portaobjetos, 29
- trinocular, 27

Micrótomo, 45, Véase también *Técnica histológica*
- de congelación, 45
Microtúbulos, 11
- centríolo, 11
Microvasculatura, 211
Microvellosidades, 9
Mielina, 129, 133
- célula de Schwann, 133, 136, 137
- incisuras de Schmidt-Lanterman, 136
- nodos de Ranvier, 134, 137
- oligodendrocito, 133
- oligodendrocitos, 137
- paranodos, 134
- proteínas básicas, 135
- proteolípido, 136
- tetróxido de osmio, 137
- vainas de mielina, 137
Mielinización, 135f
Mieloblastos, 204
- promielocitos, 204
Migración celular, 16, 18p, 19f
Mineralización, 167
Miocardio, 224, 225f
- factor natriurético auricular, 224
Miofilamentos, 122
Mioglobina, 113
Miomesina, 109
Miometrio, 125, 388, 389f
Miosina, 108f, 123
- cabeza, 125
- I, 110f
- II, 108, 122
Mitocondrias, 7
- crestas mitocondriales, 7
- matriz mitocondrial, 7
Monocitos, 87, 187, 190, 197, 197f, 205
- macrófagos, 197
- monoblasto, 205
- promonocito, 205
- sistema fagocítico mononuclear, 197
Monopoyesis, 201
Montaje, 48, Véase también *Técnica histológica*
- cubreobjetos, 49
Mosaico fluido, 12
Movimiento celular, 9
- endocitosis, 9
- exocitosis, 9
- seudópodos, 9
Mucosa bucal, 292
- epitelio plano estratificado no queratinizado, 295
- epitelio plano estratificado queratinizado, 294
- papilas conectivas o coriónicas, 292
Mucosa especializada, 292
Mucosa masticatoria, 292, 295
- paladar duro, 292
- rugas palatinas, 292
Mucosa olfatoria, 254
Muerte celular, 17
- programada apoptótica, 17
- programada no apoptótica, 17
- su importancia en la clínica, 21p
Muestra (de tejido), 43, Véase también *Técnica histológica*

- corte (de tacos de parafina), 45
- deshidratación y aclaración, 45
- fijación, 43
- inclusión, 43
- de necropsia, 43
Músculo dilatador de la pupila, 491
Músculo estriado cardíaco, 115, 116f, 117f, Véase también *Fibras musculares, estriadas cardíacas*
- bandas escaleriformes, 115
- cardiomiocitos, 115
- discos intercalares, 115
Músculo estriado esquelético, 107f, 115f, Véase también *Fibras musculares, estriadas esqueléticas*
Músculo liso, 119, Véase también *Fibras musculares, lisas*
- fibras musculares ahusadas, 119
Músculos, 105, Véase también *Fibras musculares, lisas*

N

Nasofaringe, 255
- adenoides, 255
- amígdala faríngea, 255
- epitelio cilíndrico seudoestratificado ciliado con células caliciformes, 255
- nódulos linfáticos, 255
- tejido linfoide asociado a las mucosas, 255
Necrosis, 17
Nefrina, 277
Nefropatía diabética, 277
Nefropatía hipertensiva, 277
Nefropatía lúpica, 277
Neocórtex, 455
Nervi vasorum, 209
Nervio(s), 129, 145
- amielínicos, 145
- endoneuro, 145
- epineuro, 145
- mielínicos, 145
- óptico, fibras, 498
- perineuro, 145
Neumocitos de tipo I, 264f, 265f
Neumocitos de tipo II, 265f
Neurofilamentos, 146
Neurogénesis adulta, 482
Neurohipófisis, 347, 353, 353f, 355, 355f
- cuerpos de Herring, 353
- hormona antidiurética, 353
- infundíbulo, 353
- oxitocina, 353, 355
- *pars nervosa*, 353, 355
- pituicitos, 355
- vasopresina, 355
Neurona(s), 127, 455
- bipolar, 130f
- estrelladas, 130f, 131f
- excitatorias, 129
- de Golgi de tipo I o de proyección, 129
- - sustancia blanca, 129
- integradoras, 127
- interneuronas, 462
- mitrales, 509
- motoras, 127, 455f
- neurogénesis adulta, 482

- piramidales, 130f, 131f, 140f, 457, 465
- - gigantes, 461f
- piriforme, 130f
- piriformes, 131f
- de Purkinje, 470, Véase también *Cerebelo*
- sensitivas, 455f
- sensoriales, 485
- seudomonopolar, 130f
- de tipo II, 129
- - de asociación, 129
- - interneuronas, 129
Neurópilo, 127, 134f
Neurosecreción, 127
Neurotransmisores, 111, 129, 138
Neurotúbulos, 146
Neurregulinas, 111
Neutrófilos, 190, 194, 204
- metamielocitos neutrófilos, 204
- mielocitos neutrófilos, 204
- núcleo en banda, 204
- promielocitos polimorfonucleares, 204
Nexo (*nexus*), 16, 117, Véase también *Uniones en hendidura*
Nidos blancos, 201, 202f, Véase también *Médula ósea*
Nidos rojos, 202f, Véase también *Médula ósea*
Nocirreceptores, 485
Nódulos linfáticos, 250f, 251f
Normoblastos, 202f
Núcleo *accumbens*, 464
Núcleo caudado, 463
Núcleo magnocelular de Meynert, 467
Núcleo rojo, 462, 466
Nucléolos, 48
Núcleos serotoninérgicos, 467
Nutrición, 66
Nutrientes, 83

O

Obesidad, 153p
Oído, 502
- externo, 502, 503
- - conducto auditivo externo, 502
- - glándulas ceruminosas, 503
- - irrigación, 508
- - membrana del tímpano, 502
- - pabellón auricular, 502
- interno, 502, 504
- - células ciliadas, 505
- - células ciliadas o pilosas de tipo I, 506
- - células ciliadas o pilosas de tipo II, 506
- - células falángicas internas, 505, 506
- - células de sostén externas o de Claudius, 505
- - cinocilio apical, 506
- - conductos semicirculares membranosos, 506
- - crestas ampulares, 506
- - endolinfa, 502, 508
- - estereocilios, 506
- - estría vascular, 505
- - laberinto óseo, 502
- - laberinto vestibular, 506
- - lámina espiral ósea, 505
- - membana basilar, 505

Oído *(Cont.)*
- - órgano de Corti, 504
- - perilinfa, 502
- - rampa coclear, 502
- - rampa timpánica, 502
- - rampa vestibular, 502
- - sáculo, 506
- - surco espiral externo, 505
- - túnel de Corti, 505
- - utrículo, 506
- medio, 502
- - huesecillos, 503
- - irrigación, 508
- - ventana oval, 502
Ojo, 486, 486f
- cámara anterior, 486
- cámara posterior, 486
- conducto de Schlemm, 486
- córnea, 486, 488
- coroides, 486, 490
- cristalino, 491
- cuerpo ciliar, 490
- cuerpo vítreo o humor vítreo, 486, 492
- eje óptico, 487
- esclerocórnea, 486
- esclerótica, 487
- fóvea, 487, 493
- glándulas lagrimales, 502
- iris, 486, 491
- lentes ópticas, 486
- limbo esclerocorneal, 489
- mácula lútea, 493
- membrana vítrea o de Bruch, 493
- *ora serrata*, 493
- párpados, 501, Véase también *Párpados*
- refracción, 486
- retina, 493, Véase también *Retina*
- - papila, 500
- úvea, 486
Olfato, 457, 508
- bulbo olfatorio, 509
- células globosas, 510
- células de sostén, 510
- céulas basales, 510
- epitelio olfatorio, 508, 509, 511
- neurona sensorial olfatoria, 510
- neuronas mitrales, 510
- receptores olfatorios, 510
Oligodendrocitos, 135f, 140f, 141, 141f
- cápsula glial, 141
Olivas bulbares, 467
Opsina, 498
Ora serrata, 493
Oreja, 502
Organelas, 1
Órgano de Corti, 485, 504
- células ciliadas, 505
- células de sostén, 505
- - células falángicas externas, 505
- - células falángicas internas, 505
- - células limitantes externas, 505
Órganos, 20
- linfáticos, 237
- - primarios, 237, Véase también *Médula ósea*
- - secundarios, 237
- de los sentidos, 485

Oro sublimado de Cajal, 56f, 57, 143f
Orofaringe, 255
- amígdalas palatinas, 255
- glándulas acinares mucosas, 255
Osificación, 178
- células osteoprogenitoras, 178
- endocondral, 157, 178, 180f, 182f, 183f
- - apoptosis, 178
- - calcificación, 179
- - cartílago hialino, 178
- - cartílago seriado, 179
- - células mesenquimáticas, 178
- - collar óseo subperióstico, 178
- - condroblastos, 178
- - condrocitos, 178
- - matriz cartilaginosa, 178
- - - calcificada, 178
- - matriz ósea, 178
- - matriz osteoide, 179
- - osteoblastos, 178, 179
- - pericondrio, 178
- - periostio, 178
- - sustancia osteoide, 178
- histogénesis del hueso, 178
- intramembranosa, 178, 180f
- - células osteoprogenitoras, 178
- - hueso esponjoso, 178
- - médula ósea, 178
- - osteoblastos, 178
- - osteocitos, 178
- - sustancia osteoide, 178
- osteoblastos, 178
- resorción ósea, 178
Osteoartritis, 161p
Osteoblastos, 84, 168f
Osteocitos, 168, 168f, 169, 174f, 177f
- células del revestimiento óseo, 169
- esclerostina, 170
- hidrolasas, 169
- mecanorreceptores, 169
- osteoblastogénesis, 170
- y osteoblastos, 169
Osteoclastos, 168f, 170, 172f
- calcemia, 170
- calcitonina, 171
- integrinas, 171
- lagunas de Howship, 170, 171
- resorción ósea, 170, 171
Osteogénesis imperfecta, 173p
Osteona(s), 177, Véase también *Sistema de Havers (osteona)*
Osteopenia y osteoporosis, 185p
Osteoprotegerina, 167
Ovarios, 378f, 391f
Ovocitos, 378, 379f
Ovulación, 385
- eje hipotálamo-hipofisario, 385
- estrógenos, 385
- folículo de De Graaf, 386
- meiosis I, 386
- meiosis II, 386
- ovocito secundario, 386
- primer cuerpo polar, 386
Óxido nítrico, 125
Oxitocina, 125

P

Pabellón auricular, 502, 503
Paleocórtex, 455
Páncreas, 331, 344, 345f, 346f
- células centroacinares, 344
- células SNED, 346
- endocrino, 372
- - células alfa, 372
- - - glucagón, 372
- - células beta, 372
- - - insulina, 373
- - células delta, 373
- - - somatostatina, 373
- - islotes de Langerhans, 346, 372, 373f
- jugo pancreático, 331, 345
- zimógeno, 344
Papanicolaou, 394, 397f
Papilas linguales, 296, Véase también *Gusto*
- caliciformes, 296
- filiformes, 296
- foliadas, 296
- fungiformes, 296
Papila renal, 283
Parafina, 45
Paraganglios, 371
Paratiroides, 361
- células oxífilas, 361
- células principales, 361
Parótida, 331
- conducto de Stenon, 331
- saliva, 334
Párpados, 501
- conjuntiva, 501
- músculo elevador, 501
- músculo palpebral, 501
- tarso, 501
Pars distalis, 352, Véase también *Adenohipófisis*
Pars intermedia, 350, 353f, Véase también *Adenohipófisis*
- betaendorfina, 350
- betalipotrofina, 350
- hormona estimulante de los melanocitos, 350
- quistes de Rathke, 350
Pars tubelaris, 352, Véase también *Adenohipófisis*
Pars tuberalis, 350, Véase también *Adenohipófisis*
Patógenos, 231
- flagelina, 231
- lipopolisacáridos, 231
- peptidoglucano, 231
Pedicelos, 274f, 276f
Pedúnculos cerebelosos, 468
Pelo, 445, 449
- folículo piloso, 449
- queratinización, 450
- teñido, 451f
- unidad pilosebácea, 449
Pelvis renal, 271, 284, Véase también *Riñones*
- cálices renales, 271, 284
- corteza renal, 271
- médula renal, 271

- pirámides renales, 271
- urotelio, 284
Pene, 432, 433f
Pericardio, 224
Pericarion, 127
Pericitos, 85, 143, 191f, 214f
- angiogénesis, 85
- células endoteliales, 85
- membrana basal, 85
Pericondrio, 157
- condrógeno, 157
- - células condroprogenitoras, 157
- - condroblastos, 157
- externo, 157
- interno, 157
Perilinfa, 502, 504
Perimetrio, 389
Perimisio, 115
Periodonto, 297, 308
- hueso alveolar, 308
- ligamento periodontal, 308
Periostio, 168f, 174, 176f, 177
- externo, 175
- interno, 175
- - células osteoprogenitoras, 175
- - osteoblastos, 175
Peroxisomas, 8
Piamadre, 456, 480
Piel, 446f
- fina, 435, 436f
- gruesa, 435, 436f
- renovación, 451
Pies chupadores, 143f
Pieza dentaria, 303
Pituicitos, 355f
Placa neuromuscular, 109f, 110, 111f
Placa ungueal, 449
Placas de inserción, 122
Placas de Peyer, 249, 251f
Placenta, 400, 402, 404f, 405f
- citotrofoblasto, 401
- implantación, 401
- mesodermo extraembrionario hoja parietal, 401
- sincitiotrofoblasto, 401
  vellosidad, 401
- - primaria, 401
- - secundaria, 401
- - terciaria, 401
- vellosidades intermedias inmaduras, 403
- vellosidades intermedias maduras, 404
- vellosidades mesenquimáticas, 402
- vellosidades terminales, 404
- vellosidades troncales, 403
Placoda cristaliniana, 486, 491
Plaquetas, 190, 197, 198f
- agregación plaquetaria, 198
- contractilidad celular, 198
- médula ósea, 197
- tapón hemostático, 198
Plasma, 187, 198
- albúmina, 198
- anticuerpos, 199
- coagulación, 187
- fibrina, 187
- fibrinógeno, 187, 198
- gammaglobulinas, 199

- globulinas, 198
- inmunoglobulinas, 199
- lipoproteínas, 199
- suero, 187
- transferrina, 199
Plasmalema, 116
Plasmocitos, 87c, 88, 233, 233f, 246, 246f, 247
- inmunoglobulinas, 233
- linfocitos B, 88
- respuesta inmune humoral, 88
Pleura, 268
- mesotelio, 268
- - parietal, 268
- - visceral, 268
Plexo mientérico de Auerbach, 320, 323
Pliegues de Kerckring o válvulas conniventes, 320
PMC, Véase *Proyecciones médico-clínicas (PMC)*
Poder resolutivo, 29, Véase también *Microscopio(s)*
Podocitopatías, 277
Podocitos, 274f, 275f, 276f
Polaridad celular, 2
- planar, 418p
Polirribosomas libres, 9, 11
Poro gustativo, 511
Posmenopausia, 395
Potenciales de acción, 133
- anterógrado, 127
- retrógrado, 127
Preeclampsia, 277
- y sus efectos sobre la maduración vellositaria, 405p
Prepucio, 409f
Presinapsis, 111, 138
- neurotransmisores, 138
- vesículas sinápticas, 138
Presorreceptores, 485
Proceso de Tomes, 303
Procesos odontoblásticos, 303
Procolágeno, 90, 91
Progesterona, 378
Propiorreceptores, 485
Prostaglandinas, 284
Próstata, 409f, 426, 426f, 427f, 428f
Proteasomas, 12
Proteína(s), 3, 48
- ácidas, 4
- C, 109
- de la cromatina, 3
- enzimas, 3
- integrales, 12
- verde fluorescente, 57
Proteoglucanos, 79, 89, 89c
Proteosomas, 234
Protuberancia, 466, 467
- *locus coeruleus*, 467
Proyecciones médico-clínicas (PMC)
- Agenesia dentaria, 300p
- Alteraciones de los epitelios, 82p
- Alteraciones estructurales de las fibras colágenas, 92p
- Alteraciones estructurales de las fibras elásticas, 95p
- Alteraciones de las membranas basales, 82p

- Amelogénesis imperfecta, 304p, 307p
- Angina de pecho, 224p
- Asma, 263p
- Ataque cerebrovascular, 212p
- Aterosclerosis, 217p
- Cáncer colorrectal o cáncer de colon, 328p
- Cartílago del crecimiento o metáfisis, 165p
- Cartílago y trasplantes, 158p
- Centro germinativo de Flemming, 244p
- Compromiso de la membrana basal glomerular, 278p
- Correlación histológica de la tomografía de coherencia óptica. Glaucoma, 499p
- Degeneración axonal, 129p
- Derrame pericárdico, 225p
- Diseminación tumoral a través de los espacios alveolares, 269p
- Disfunción olfativa por SARS-CoV-2, 514p
- Disfunción sexual eréctil, 434p
- El oligodendrocito. Enfermedades desmielinizantes, 142p
- El proceso de la migración celular, 18p
- Endometriosis, 393p
- Enfermedad celíaca, 322p
- Enfermedades degenerativas de la retina, 501p
- Enfisema, 267p
- Entesopatía del tendón de Aquiles, 99p
- Epidermólisis ampollar, 444p
- Fotografía de un examen dermatoscópico con diagnóstico de carcinoma espinocelular, 452p
- Hipertensión portal y síndrome ascítico edematoso, 343p
- Hipófisis: quistes de la bolsa de Rathke, 353p
- Hipófisis: tumores de la neurohipófisis, 355p
- Hipófisis: tumorigénesis hipofisaria, 351p
- Importancia de los cilios en las vías aéreas, 261p
- Importancia clínica y utilidad diagnóstica del líquido cefalorraquídeo, 481p
- Infarto de miocardio, 224p
- Manifestaciones clínicas de las alteraciones del cerebelo, 475p
- Mesotelio, 68p
- Microscopio confocal de reflectancia, 42p
- Muerte celular: su importancia en la clínica, 21p
- Obesidad, 153p
- Osteoartritis, 161p
- Osteogénesis imperfecta, 173p
- Osteopenia y osteoporosis, 185p
- Patologías debidas a alteraciones de los eritrocitos, 193p
- Patologías debidas a alteraciones de los leucocitos, 199p
- Polaridad celular planar, 418p
- Preeclampsia y sus efectos sobre la maduración vellositaria, 405p
- Proceso de biomineralización del tejido óseo, 169p
- Reacción astroglial, 141p
- Regeneración del músculo estriado esquelético, 114p
- Shock anafiláctico, 88p
- Síndrome de inmunodeficiencia adquirida, 235p

Proyecciones médico-clínicas (PMC) *(Cont.)*
- Técnica de hematoxilina-eosina en el diagnóstico médico, 50p
- Tejido adiposo como glándula endocrina, 150p
- Tiroides: citología tiroidea: punción aspirativa con aguja fina, 360p
- Tiroides: síndrome de Pendred, 361p
- Tiroides: tiroiditis autoinmune o enfermedad de Hashimoto, 362p
- Utilización de la técnica de inmunohistoquímica en el diagnóstico médico, 63p
- Várices, 219p
- Virus del papiloma humano, 398p
Puerperio, 395
Pulmones, 218, 253
- alvéolos, 253
- arteriolas, 253
- bronquíolos, 253
- bronquios intrapulmonares, 253
- capilares, 253
- conductos alveolares, 253
- metaarteriolas, 253
- venas pulmonares, 253
- vénulas, 253
Pulpa, 306, Véase también *Dientes*
- blanca, 247f, 248f, Véase también *Bazo*
- ligamento periodontal, 306
- roja, 247f, Véase también *Bazo*
- zona odontoblástica, 306
- zona oligocelular, 306
- zona rica en células, 306
- zona subodontoblástica, 307
Pupila, 493, 500, Véase también *Ojo*
Pus, 195

Q

Queratán-sulfato, 90
Queratinocitos, 438
- filagrina, 438, 440
- queratinas, 440
- queratinización, 440
Quimiorreceptores, 485
Quimo, 331
Quistes de la bolsa de Rathke, 353p

R

Radioautografía, 60
Raíz ungueal, 449
- cutícula, 449
Rampa coclear, 502, 504f, 505
Rampa timpánica, 502, 504f
Rampa vestibular, 502, 504f
Reacción anafiláctica, 88
Reacción astrocitaria, 144f
Reacción astroglial, 141p
Reacción inmune, 235, 243
- CD4, 235
- interleuquina-1, 235
- interleuquina-2, 235
- linfocitos T colaboradores, 235
Reacción de PAS, 52
Reactivo de Schiff, 51

- coloración de Feugen, 51
- coloración PAS, 51
Receptores cutáneos, 514
- corpúsculos de Meissner, 514
- corpúsculos de Pacini, 514
- corpúsculos de Ruffini, 514
- terminaciones libres, 514
Receptores gustativos, 512
Receptores de membrana, 16
Receptores presinápticos, 139
Receptores de reconocimiento de patrones, 231
Receptores sensoriales, 485
- exterorreceptores, 485
- fotorreceptores, 485
Recto, 327
Recuento de glóbulos rojos, 187
- cámara de Neubauer, 187
Regeneración de los epitelios, 81
- células madre, 81
- mitosis, 81
Regeneración del músculo estriado esquelético, 114p
Remodelado óseo, 167
- moduladores, 181
- - calcemia, 182
- - calcitonina, 184
- - fosfatasa, 182
- - fosfatasa alcalina, 184
- - fosfatasa ósea, 184
- - metabolismo fosfocálcico, 182
- - mineralización, 184
- - osteoclastos, 182
- - osteoformación, 184
- - osteoprotegerina, 182
- - receptor RANK, 182
Renovación celular, 17, 20
Renovación de los epitelios, 81
- epitelio cilíndrico simple, 81
- epitelio plano estratificado queratinizado, 81
Renovación de la piel, 451
- células madre cutáneas, 451
- células madre dérmicas, 451
- pericitos, 451
Resolución, límite, 25, 29, Véase también *Microscopio(s)*
Respuesta inmune, 89, 234
- antígeno, 234
- células plasmáticas, 234
- células presentadoras de antígenos (CPA), 234
- ganglios linfáticos, 234
- inmunocompetentes, 234
- inmunoglobulinas, 234
- linfa, 234
- linfocitos B, 234
- linfocitos T, 234
- órganos linfáticos primarios, 234
- - médula ósea, 234
- - timo, 234
- plasmocito, 234
Respuestas inflamatorias, 84
Rete testis, 410f
Retículo endoplasmático, 5
- rugoso, 5
Retículo sarcoplasmático, 108, 116

Reticulocitos, 193, 203f
Retina, 493
- arteria central de la retina, 500
- capa(s), 492, 493, 493f, 494f
- - de células ganglionares, 496
- - de conos y bastones, 492
- - epitelio pigmentario, 493
- - fibras del nervio óptico, 493f
- - membrana limitante externa, 492
- - membrana limitante interna, 493, 498
- - nuclear externa, 493f
- - nuclear interna, 493f, 498
- - plexiforme externa, 494f
- - plexiforme interna, 498
- células amacrinas, 496
- células bipolares, 496
- células fotorreceptoras, 495
- células horizontales, 496
- células interplexiformes, 496
- histofisiología, 498
- no fotosensible, 490
Ribete en cepillo, 10
Rigor mortis, 113f
Rinofaringe, 503
Riñones, 271
- aparato yuxtaglomerular, 274f
- calcemia, 271
- cálices renales, 271, 284
- columnas renales, 271
- corpúsculo renal, 271
- corteza renal, 271
- equilibrio hidroelectrolítico, 276
- eritropoyetina, 271
- lobulillo renal, 271
- médula renal, 271
- nefrones, 271
- orina, 271
- papila renal, 283
- pelvis renal, 271, 284
- rayos medulares, 271
- renina, 271
- - sistema renina-angiotensina-aldosterona, 271
- túbulo colector, 271
- ultrafiltrado glomerular, 271
- ultrafiltrado de la sangre, 271
Rodopsina, 496

S

Saco alveolar, 265f, Véase también *Alvéolos*
Sáculo, 506
Saliva, 293, 334
Sangre, 187
- basófilos, 187
- capilares, 187
- carbooxigenada, 208f
- coagulación, 187
- eosinófilos, 187
- eritrocitos, 187
- frotis, 189
- grupos sanguíneos, 192
- - sistema AB0, 192
- - sistema Rh, 192
- hematíes, 187
- hematocrito, 187
- hemoglobina, 191

- intercambio gaseoso, 192
- leucocitos, 187
- - linfocitos, 187
- - monocitos, 187
- - neutrófilos, 187
- oxigenada, 208f
- plaquetas, 187
Sarcolema, 105, 107, 111, 121
- cavéolas, 121
Sarcómero, 107, 108, 110
Sarcoplasma, 105, 121
Sarcosomas, 107
Sarcotúbulos, 108
SARS-CoV-2 y disfunción olfativa, 514p
Secreción, 65, 74f
- adenómero, 65
- apocrina, 74f
- autocrina, 74f
- células calciformes, 65
- citocrina, 74f
- endocrina, 74f
- holocrina, 74f
- merocrina, 74f
- paracrina, 74f
- tipos, 74f
Semen, 424, 431
Semiluna de Gianuzzi, 77, 77f, 333
Señalización celular, 16
- receptores intracelulares, 16
- secreción autocrina, 16
- secreción endocrina, 16
- secreción paracrina, 16
Senos paranasales, 254, 508
Shock anafiláctico, 88p
Sinapsis, 137f, 455
- asimétrica, 138
- botones sinápticos, 138
- complejas, 139
- - glomerulares, 139
- - recíprocas, 139
- - tríadas, 139
- dendritas, 138
- eléctricas, 138
- - conexones, 138
- - fotorreceptores, 139
- excitatoria, 137f
- gaseosas, 139
- impregnación argéntica de Camillo Golgi, 138
- inhibitorias, 137f
- neurotransmisor, 138
- química, 137f
- simétrica, 138
- simples, 139
- - axoaxónicas, 139
- - axodentríticas, 139
- - axoespinosas, 139
- - axosomáticas, 139
- - dendrodentríticas, 139
- - dendrosomáticas, 139
- - somatodendríticas, 139
- - somatosomáticas, 139
- vesículas sinápticas, 138
Sinaptotagmina, 138
Sincitiotrofoblasto, 401f, 402
Síndrome de inmunodeficiencia adquirida, 235p

Síndrome nefrótico, 277
Sinusoides (médula ósea), 201
Sinusoides hepáticos, 338
- células de Von Kupffer, 338, 338f
- trabéculas de Remak, 335, 335f, 338
Sistema AB0, 192
Sistema activador reticular ascendente (SARA), 467
Sistema arterial, 207
Sistema cardionector, 224
- diástole, 226
- fibras de Purkinje, 226
- haz de His, 226
- sistema nervioso autónomo, 226
- sístole, 226
Sistema circulatorio linfático, 207
Sistema del complemento, 233
- citotóxico, 234
- inflamación, 234
- inmune humoral, 234
- opsonización, 234
Sistema endocrino, 347
- efecto autocrino, 347
- efecto endocrino propiamente dicho, 347
- efecto paracrino, 347
Sistema extrapiramidal, 462, 463, 463f
- amígdala, 463
- área tegmentaria ventral, 462
- ganglios basales, 463
- núcleo caudado, 463
- núcleo rojo, 462
- sustancia negra, 462
Sistema fagocítico mononuclear, 88
Sistema de Havers (osteona), 92, 173, 174f, 175f, 176f
- conductos de Volkmann, 173
- lagunas osteocitarias, 173
- laminillas óseas, 173
- osteocitos, 173
Sistema inmune, 231
- inmunidad innata, 231
- receptores de reconocimiento de patrones (RRP), 231
Sistema límbico, 464
Sistema linfático, 231
- amígdalas, 249, Véase también *Amígdalas*
- bazo, 244, Véase también *Bazo*
- ganglios linfáticos, 241
- placas de Peyer, 249, Véase también *Placas de Peyer*
Sistema nervioso, 455
- arco reflejo, 455
- arquicórtex, 455
- autónomo, 476
- - parasimpático, 477
- - relaciones funcionales y neurotransmisores, 477f
- - simpático, 209, 477
- barreras, 482f
- central, 455, 456f, 457
- diencéfalo, 455
- ganglios basales, 455
- líquido cefalorraquídeo, 455
- médula espinal, 456
- meninges, 455
- mesencéfalo, 455
- metencéfalo, 455

- neocórtex, 455
- neuronas, 455
- - motoras, 455f
- - sensitivas, 455f
- paleocórtex, 455
- periférico, 455, 456, 456f, 478
- receptores sensoriales, 485
- sinapsis, 455
- ventrículos, 456
Sistema neuroendocrino, 347
- difuso, 370
Sistema de retroalimentación, 347
Sistema Rh, 192
Sistema tegumentario, 435, Véase también *Piel*
- glándulas, 435
- - sebáceas, 435
- - sudoríparas, 435
- microbioma, 435
- pelo, 435
- piel, 435
- uñas, 435
- vitamina D, 435
Sistema vascular pulmonar, 221
Sistema venoso, 207
Sistema(s) porta, 207, 221
- hepático, 221
- - capilares sinusoides, 221
- hipotálamo-hipofisario, 221, 354f
- renal, 221, 285
- venoso, 352
Soma, 127
- neuronal, 130f
Subendocardio, 118, 224
Submaxilar, 77f
Submesotelio, 224
Suero, 199
Suprarrenales, 347
Sustancia blanca, 131, 132f, 133f, 141f
- células gliales, 131
- del cerebelo, 473
- de la médula espinal, 475
- vasos sanguíneos, 131
Sustancia gris, 129, 132f, 133f, 457
- células gliales, 131
- cerebelosa, 129
- corteza, 132f
- - cerebral, 129
- médula espinal, 474
- neurópilo, 131
- núcleos, 129, 132f
- sistema nervioso autónomo, 131
- sistema nervioso periférico, 131
- vasos sanguíneos, 131
Sustancia negra, 463f, 464, 466
- dopamina, 464
Sustancia osteoide, 168f

T

Tabiques interlobulillares, 212f
Técnica de Cajal, 55, 145f
Técnica de Golgi, 55, 145f
Técnica de hematoxilina-eosina en el diagnóstico médico, 50p
Técnica histológica, 43
- coloración vital, 43

Técnica histológica (Cont.)
- - in vitro o supravital, 43
- - in vivo o intravital, 43
- muestras, 43
- - corte, 45
- - - micrótomo, 45
- - - vibrátomo, 45
- - deshidratación y aclaración, 45
- - fijación, 43
- - inclusión, 45
- - tacos de parafina, 45
Técnica de inmunofluorescencia, 60
Técnica de inmunoperoxidasa indirecta, 58
Técnica de Nissl, 55, 145f
- azul de metileno, 55
- azul de toluidina, 55
- violeta de cresilo, 55
Técnica vital, 87, Véase también *Técnica histológica, coloración vital*
Técnica de Weigert, 56f
Técnicas citoquímicas e histoquímicas, 51
Técnicas enzimáticas, 53
Técnicas inmunocitoquímicas, 57
- hibridoma, 58
Técnicas para mielina, 57
- técnica de Klüver-Barrera, 57
- técnica de Weigert, 57
- tetróxido de osmio, 57
Técnicas de PAS, 75, 79
Tejido adiposo, 84, 147, 151f, 214f
- adipocitos, 147
- - *beige*, 148
- adipoquinas, 148
- blanco, 148, Véase también *Grasa blanca*
- - adipocitos blancos, 148
- - fibras reticulares, 148
- - panículo adiposo, 148
- - uniloculares, 148
- - vimentina, 148
- - visceral y subcutáneo, 153p
- células mesenquimáticas, 147
- como glándula endocrina, 150p
- pardo, 148, 151, 152f, 155f, Véase también *Grasa parda*
- - multilocular, 151
- preadipocitos, 147
Tejido cartilaginoso, 157
- condroblastos, 157
- condrocitos, 157
- condroplasto, 157
Tejido celular subcutáneo, 84
Tejido conectivo, 83
- colágeno denso, 92, 96, 97f
- - modelado laminar, 72f, 97
- - - queratocitos, 98
- - modelado membranoso, 97, 98
- - modelado tendinoso, 97
- - - tendinocitos, 97
- - no modelado, 99
- - tendones, 97
- colágeno laxo, 70f, 95f, 96, 97f, 124f
- defensa y reparación, 83
- elástico, 95f, 99
- fibras elásticas, 99
- funciones de defensa y reparación, 83
- mucoso, 96, 101, 101f
- no especializado, 96

- reticular, 101
Tejido epitelial, 65
- absorción, 65
- difusión de gases, 66
- excreción, 66
- función inmunitaria, 66
- función sensitiva, 66
- función sensorial, 66
- lubricación, 66
- secreción, 65
- sostén y nutrición, 66
- transporte, 66
Tejido hematopoyético, 180f
Tejido linfático, 237
- asociado a las mucosas, 249, 250f
- células dendríticas, 237
- células reticulares, 237
- células sanguíneas, 237
- centros germinativos de Flemming, 237
- difuso, 237
- fibras reticulares, 237
- folicular, 237
- inmunoblastos, 237
- linfoblastos, 237
- linfocitos B, 237
- linfocitos T, 237
- macrófagos, 237
- nodular, 237
- plasmoblastos, 237
- plasmocitos, 237
Tejido linfoide asociado a la mucosa (TLAM o MALT), 313
Tejido muscular, 105, Véase también *Fibras musculares*
- estriado cardíaco, 105, 151f
- estriado esquelético, 105
- liso, 105
Tejido nervioso, 127
- función neuroendocrina, 127
- neuronas, 127
- sinapsis, 127
Tejido óseo, 92, 167, 168f, Véase también *Osificación*
- biomineralización del tejido óseo, 169p
- células osteoprogenitoras, 167
- células de revestimiento óseo, 167
- compacto, 175f, 176f, 177f, Véase también *Hueso compacto*
- esponjoso, 177f, Véase también *Hueso esponjoso*
- osteoblastos, 167
- osteocitos, 167
- osteoclastos, 167
- sistemas haversianos, 92
- - laminillas circulares, 92
- y tendones, 167
Tejidos, 20, Véase también cada tejido específico
Teledendrón, 127, 133
Telemicroscopía, 40
Tendinocitos, 98f
Tendones, 92, 98f
Terminal nervioso, 111
Termogénesis, 154
Termogenina, 152, 154
Termorreceptores, 485
Testículo, 409f, 411f

- células de Leydig, 420f
- células de Sertoli, 411f, 413
- conducto deferente, 410f
- cremáster, 410f
- *rete testis*, 410f
- tubos rectos, 410f
- túbulos seminíferos, 410f, 411f
- túnica albugínea, 410f
- túnica vaginal, 410f
- túnica vascular, 410f
Tienda del cerebelo, 480
Timo, 237, 238f, 240f
- barrera hematotímica, 239
- bazo, 239
- corpúsculos de Hassall, 239, 239f
- epiteliorreticulares, 237
- factor humoral tímico, 239
- lobulillo tímico, 237
- órgano capsulado, 237
- reticuloepiteliales, 237
- timocitos, 237
- timomodulina, 239
- timopoyetinas, 239
- timosinas, 239
- timulina, 239
Tímpano, 502
Tinción de contraste, 60
- DAPI, 60
- Hoechst, 60
Tinción de May-Grünwald-Giemsa, 189
- acidofilia, 190
- azurofilia, 190
- basofilia, 190
- neutrofilia, 190
Tinta china, 87
Tirocito, 360f, 361p
Tiroides, 347
Tiroides: citología tiroidea: punción aspirativa con aguja fina, 360p
Tiroides: síndrome de Pendred, 361p
Tiroides: tiroiditis autoinmune o enfermedad de Hashimoto, 362p
Tiroiditis autoinmune, 361p
Tirotrofina, 349
Tirotropas, Véase *Células cromófilas, acidófilas, tiotropas*
Tomografía de coherencia óptica, 499p
Trabéculas directrices, 181f
- matriz cartilaginosa calcificada, 181
- matriz osteoide, 181f
Trabéculas óseas acidófilas, 177f
Trabéculas primarias, 181
- osteoblastos, 181
Trabéculas secundarias, 181
Trabéculas terciarias, 181
- matriz osteoide, 181
Transcripción, 3
Transporte, 66
- axónico, 129, 131, 134f
- - anterógrado, 131
- - flujo axónico, 132
- - retrógrado, 132
- - - dineínas, 132
- cilios, 66
- epitelio respiratorio, 66
- retrógrado, 146
Tráquea, 257

- células basales con granos pequeños o células de Kulchitsky, 258
- células basales indiferenciadas, 258
- células caliciformes, 257
- células en cepillo de tipo I, 257
- células en cepillo de tipo II, 257
- células ciliadas, 257
- epitelio seudo estratificado cilíndrico ciliado con células caliciformes, 257
- tejido linfático difuso, 258
- tejido nodular, 258
Tríada, 108, 109f
- estructura, 111
Tríada portal, 339
- espacios de Kiernan, 339
Tricrómico de Mallory, 53
Tricrómicos de Masson y Van Gieson, 53
Trofoblasto extravelloso, 406f
Trofoblasto velloso, 402
Trombina, 198
Trombocitos, 187, Véase también *Plaquetas*
Trombopoyesis, 201, 205
- endomitosis, 206
- megacarioblasto, 206
- megacariocito, 206
- plaquetas, 206
- promegacariocito, 206
Trompa de Eustaquio, 503
Trompas de Falopio, 386
- ampollas, 386
- células cilíndricas ciliadas, 387
- células secretoras, 387
- cigoto, 386
- fimbrias, 386
- implantación, 386
- istmo, 386
- mesosálpinx, 387
- período menstrual, 387
- porción intramural, 386
Trompas uterinas, 386f, Véase también *Trompas de Falopio*
Tronco del encéfalo, 466
- bulbo, 466
- mesencéfalo, 466
- protuberancia, 466
- rafe, 467
Tropocolágeno, 91
Tropomiosina, 109
Troponina, 109
- C, 109
- I, 109
- T, 109
Tubos eferentes, 410f
Tubos T, 108, 116
Túbulo colector, 282
Túbulo contorneado distal, 275f, 279f, 282, 282f
Túbulo contorneado proximal, 277, 279f
- ácido fólico, 278
- acuaporinas, 278
- endocitosis mediada por receptor, 278
- espacio urinífero, 277
- glucosuria, 278
- megalina, 278
- receptor de factor intrínseco, 278
- ribete en cepillo, 278

Túbulo recto distal, 281
Túbulo recto proximal, 280
- asa de Henle, 280
- mecanismo de contracorriente, 281
- médula renal, 281
Túbulos colectores, 279f, 282
- asas delgadas de Henle, 280f
Túbulos seminíferos, 76, 410, 410f, 411f, 412f, 415f, 416f
- epitelio glandular estratificado, 410
- epitelio seminífero, 410
Túnel de Corti, 505, 506
- cortilinfa, 505
Túnica muscular, 219f
Túnica muscular circular interna, 122f
Túnica muscular longitudinal externa, 122f
Túnica serosa, 122f
Túnica submucosa, 70f

U

Ultrafiltrado glomerular, 271
- barrera, 274f, 275
Unidad maternofetoplacentaria, 407
- estrógenos, 407
- gonadotrofina coriónica humana, 407
- hormona de crecimiento placentaria, 407
- progesterona, 407
- somatomamotropina coriónica humana, 407
Unidad de membrana, 13
Unión dentogingival, 309
Unión dermoepidérmica, 443
Unión neuromuscular, 127
Uniones adherentes, 117
- *fascias adherens*, 117
- *zonula adherens*, 117
Uniones de adhesión celular, 14
Uniones estrechas, 15
Uniones en hendidura, 16, 117, 120f, 124f
Uñas, 445, 448
- hiponiquio, 449
- lecho ungueal, 449
- placa ungueal, 449
- raíz ungueal, 449
- rodete ungueal o perinoquio, 449
Uréteres, 286, 287f
Uretra, 287f
- membranosa, 409f
- peneana, 409f
- prostática, 409f, 424
Urotelio, 72, 290f
Útero, 387, 388f, 389f
- cérvix, 388
- cuello del útero, 388
- endometrio, 388
- glándulas endometriales, 388
- miometrio, 388
- pared uterina, 392f
- perimetrio, 388
Utrículo, 506

V

Vacuolas de Call Exner, 380f
Vagina, 393, 394, 396f

Vainas de mielina, 136f
Válvula(s)
- auriculoventriculares, 222
- linfáticas, 229
- mitral, 222
- semilunares, 222
- sigmoideas, 222
- tricúspide, 222
Várices, 219p
Vasa vasorum, 209
Vascularización, 452
Vasos colectores poslinfonodales, 228
- válvulas, 228
Vasos colectores prelinfonodales, 228
Vasos linfáticos, 207, 226, 446f
- capilares linfáticos, 226
- edema, 227
- espacio de Disse, 227
- filamentos de anclaje, 227
- ganglios linfáticos, 226
- homeostasis, 226
- linfa, 226
- mayores, 228
- nódulos linfáticos, 226
- quilífero central, 227
- válvulas, 226
Vasos penicilados, 248, Véase también *Bazo*
Vasos sanguíneos, 207
- diagnóstico diferencial, 222c
- estructuras al microscopio óptico, 210c
- vasos venosos, 207
Vejiga, 287f, 288, 289f
- urotelio, 288
Vellosidades, 321, 386f
- chapa estriada, 321
- enterocitos, 321
- intestinales, 124f
- músculo de Brücke, 321
- vaso quilífero, 321
Vena(s)
- arciformes, 285
- diagnóstico diferencial con arterias, 222c
- estrelladas, 285
- interlobulares, 285
- propiamente dichas, 217
-   - válvulas, 217
- rectas ascendentes, 285
- renal, 285
- vasos sanguíneos y estructuras al microscopio óptico, 210c
Ventana oval, 502, 503
Vénulas, 208, 209, 212f, 228f, 243
- de endotelio alto, 207, 246f
- musculares, 212f, 217, 219f, 220f
- pericíticas, 217, 219f
-   - pericitos, 217
- porta hipofisarias, 352
- poscapilares, 187
Vesícula acrosómica, 416
Vesícula biliar, 342
Vesícula olfatoria, 509
Vesícula seminal, 409f, 424, 426f
Vesículas extracelulares, 14
- exosomas, 14
- microvesículas, 14
Vesículas matriciales, 167
Vesículas sinápticas, 111

Vías biliares, 342
- conductos de Hering, 342
Vías espermáticas extratesticulares, 421
- conductillos eferentes, 421
Vías espermáticas intratesticulares, 421
Vibrátomo, 45, Véase también *Técnica histológica*

Virus del papiloma humano, 398p
Volemia, 187

W

Wirsung, conducto, 345

Y

Yeyuno, 324

Z

Zónula de Zinn, 490, 492